JN420785

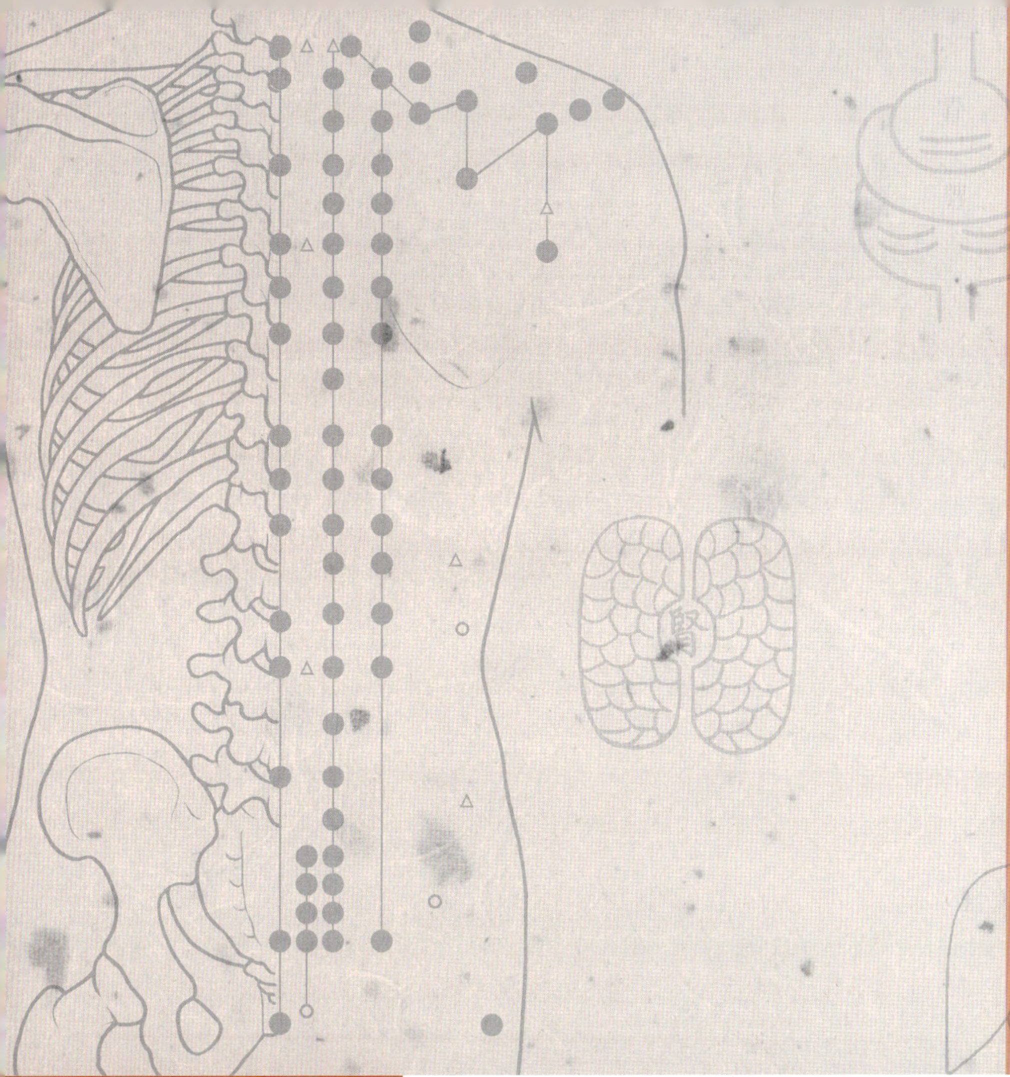

腎系內科學

신계내과학

제 3 판

| 전국 한의과대학 신계내과학교실 |

신계내과학

제 3 판

첫째판 1쇄 발행 | 2011년 03월 02일
둘째판 1쇄 발행 | 2015년 03월 03일
셋째판 1쇄 인쇄 | 2025년 02월 20일
셋째판 1쇄 발행 | 2025년 02월 27일

지 은 이 전국 한의과대학 신계내과학교실
발 행 인 장주연
출판기획 김도성
책임편집 이민지, 김형준
편집디자인 김영준
일러스트 김제도
표지디자인 김재욱
제 작 황인우
발 행 처 군자출판사(주)
등록 제4-139호(1991. 6. 24)
본사 (10881) 파주출판단지 경기도 파주시 회동길 338(서패동 474-1)
전화 (031) 943-1888 팩스 (031) 955-9545
홈페이지 | www.koonja.co.kr

ⓒ 신계내과학 제3판 / 군자출판사(주)
본서는 저자와의 계약에 의해 군자출판사(주)에서 발행합니다.
본서의 내용 일부 혹은 전부를 무단으로 복제하는 것은 법으로 금지되어 있습니다.
www.koonja.co.kr

* 파본은 교환하여 드립니다.
* 검인은 저자와의 합의 하에 생략합니다.

ISBN 979-11-7068-232-5 (93510)
정가 50,000원

腎系內科學

신계내과학

제3판

집필진

대학별 설립순

경희대학교	안세영, 안영민, 이병철
원광대학교	송봉근
동국대학교	정지천
대구한의대학교	신현철
대전대학교	조충식
동의대학교	손변우
우석대학교	강세영
동신대학교	한양희
가천대학교	최유경
세명대학교	신선미
부산대학교	윤영주, 박소정

서문

1977년 경희대학교 한의과대학에서 내과 영역을 五臟系의 5개 내과(간계내과, 심계내과, 비계내과, 폐계내과, 신계내과)로 분류한 이후, 우리나라의 모든 한의학 교육기관에서는 이 체계를 따르고 있다. 임상 진료 시에는 편의상 환자들의 이해를 돕고자 다른 명칭(예를 들어 간장조혈내과, 심장순환내과, 신장내분비내과 등)을 사용하면서도, 학생들 교육을 위한 교과 체계만큼은 여전히 이 틀을 유지하는 것이다. 심신일원론과 유기적 전체주의를 담지하는 한의학의 특장점을 유물론에 입각한 단순 칭호로는 다 담아낼 수 없기 때문이다.

교육용 교재를 목적으로 1979년 두호경 교수님께서 최초로 『東醫腎系內科學』을 상재하였고, 이후 수차례의 개정·증보를 거쳐 1991년에 『東醫腎系學』을 편찬한 바, 전국의 모든 한의과대학에서는 2010년까지 이를 교과서로 채택하였다. 분량이 방대하고 내용이 충실하였지만 나날이 등장하는 신의료지식을 마냥 외면할 수는 없어서, 전국의 신계내과 교수님들이 2008년부터 개정작업을 진행하여 2011년 『腎系內科學』을 발간하였다.

새롭게 펴낸 『腎系內科學』은 總論篇·病證篇·症狀 및 疾病篇·老人醫學篇·處方篇 등으로 구성하였다. 익숙했던 과거의 『東醫腎系學』 편제(藏象學·泌尿學·腎臟學·藏精生化學·老衰學)와 다른 형식을 취한 이유는 내용의 중복을 피하기 위함이었고, 아울러 한의학적 병증과 서양의학적 질병이 일대일로 대응하지 않음을 그대로 드러냄으로써 한의학의 정체성을 강조하려는 의도였다. 이런 까닭에 總論篇에서는 腎系內科의 總論格에 해당하는 내용을 簡述하였고, 病證篇에서는 遺尿·水腫·陽痿·消渴 등 腎과 관련된 病證에 대한 한의학적 내용을 수록하였으며, 症狀 및 疾病篇에서는 腎系內科 영역에 해당하는 비뇨·생식·신장·내분비·대사 등에서의 각종 증상 및 질병에 대한 서양의학적 내용을 언급하였다. 물론 老人醫學篇은 편저자들이 취한 체계 탓에 따로 독립적인 篇名을 붙여 수록하였고, 處方篇에서는 病證篇에 등장하는 여러 方劑들의 出典과 처방구성 내용을 기재하였다.

2015년에는 초판본의 오탈자 및 미흡했던 부분을 교정·첨삭하여 개정판을 발간하였고, 올해에는 급변하는 의료환경에 발맞추어 다시금 『腎系內科學』 제3판을 내놓기에 이르렀다. 이번 개정판에서는 비만·대사증후군·노인의학 분야를 더욱 보강하였고, 증상 및 질병 설명 말미에 한의치료동향을 첨부하여 실제 임상에 도움이 되도록 하였다.

전국의 신계내과 전임 교수님들이 여러 차례 토의와 노력을 더해 제3판 교과서를 선보이게 되었지만, 인쇄만을 앞두고서 최종 교정을 진행하는 이 순간에도 불비한 부분이 적지 않아 무거운 책임감이 어깨를 짓누른다. 미진한 내용에 대한 讀者諸賢의 기탄없는 叱正을 기대하며, 부디 이 교재가 학생들과 임상 일선의 개원의들에게 유용한 길잡이가 되기를 기원한다.

2025. 02.

편저자 대표 안세영 謹識

목차

I. 總論篇 01

II. 病證篇 23

IV. 老人醫學篇 423

V. 處方篇 477

I

腎系內科學

總論篇

01 腎에 관한 역대 醫論 簡略

1.『黃帝內經』에서의 腎

腎系 이론체계의 기원은『黃帝內經』에서 비롯되었다.『素問』,『靈樞』各81篇씩 총 162篇의『黃帝內經』에는 모두 88篇(『素問』 53편,『靈樞』 35편)에서 '腎'이란 단어가 등장하는데, 이상의 各篇들에서 '腎'이 언급된 단락에는 腎의 生理, 病理, 診斷, 治療原則 등에 관한 내용들이 수록되어 있다.

生理 방면에서는 우선 腎이 主水·主藏精한다 했으니, 가령『素問·逆調論』에서는 "腎者水藏, 主津液."이라 했고『素問·上古天眞論』에서는 "腎者主水, 受五藏六府之精而藏之."라 했다. 또한, 腎은 '主骨生髓, 其華在髮'이라 했으니,『素問·宣明五氣』에서는 '腎主骨'이라 했고,『素問·陰陽應象大論』에서는 '腎生骨髓'라 했으며,『素問·六節藏象論』에서는 "腎者主蟄, 封藏之本, 精之處也, 其華在髮."이라 했다. 아울러 腎은 耳에 開竅하고 志를 藏한다고 했으니,『素問·陰陽應象大論』에서는 "腎主耳 … 在竅爲耳."라고 했고,『素問·宣明五氣』에서는 '腎藏志'라고 했다.

病理 방면에서는 腎의 생리적 기능 실조에 의해 야기되는 病證인 水腫, 腰痛, 浮腫, 耳鳴耳聾, 遺精, 不育, 陽痿, 虛勞, 腎積, 腎風, 腎熱 등에 대해 광범위하게 언급했다. 특히, 水腫의 경우는 風水, 石水, 涌水 등으로 구분해서 水腫의 증상을 묘사했고,『靈樞·水脹』에서는 "水始起也, 目窠上微腫, 如新臥起之狀, 其頸脈動, 時咳, 陰股間寒, 足脛瘇, 腹乃大, 其水已成矣. 以手按其腹, 隨手而起, 如裹水之狀, 此其候也."라 하며 水腫의 증후를 상술했다. 또한,『靈樞』에는 腎風, 腎瘧, 腎熱, 腎咳, 腎脹, 腎疸 등의 病證이 기재되었는데, 이는 外感과 內傷이 모두 腎에 영향을 미쳐 여러 가지 病證을 야기한다는 사실을 뜻하니,『素問·奇病論』의 "有病痝然如有水狀, 切其脈大緊, 身無痛者, 形不瘦, 不能食, 食少 … 病生在腎, 名爲腎風. 腎風而不能食, 善驚, 驚已, 心氣痿者死."란 설명은 그 대표적인 예이다. 아울러『素問·咳論』에서는 "腎咳之狀, 咳則腰背相引而痛, 甚則咳涎.", "腎咳不已, 則膀胱受之. 膀胱咳狀, 咳而遺溺."라 하여, 腎이 他臟腑와도 병리적으로 밀접한 관련이 있다고 했다.

病機에 관한 내용은 水腫에 대한 설명에서 뚜렷하게 드러나니, 가령『素問·水熱穴論』에서는 "腎者牝藏也, 地氣上者, 屬於腎而生水液也, 故曰至陰. 勇而勞甚則腎汗出, 腎汗出逢於風, 內不得入於藏府, 外不得越於皮膚, 客於玄府, 行於皮裏, 傳爲胕腫, 本之於腎, 名曰風水. 所謂玄府者, 汗空也."라 하여, 勞倦傷腎에 의한 水腫의 病機를 자세히 설명했다. 또한,『素問·水熱穴論』에서는 "其本在腎, 其末在肺."라 했고,『素問·陰陽別論』에서는 "三陰結謂之水."라 했으며,『素問·至眞要大論』에서는 "諸濕腫滿, 皆屬於脾.",『素問·水熱穴論』에서는 "腎者, 胃之關也, 關門不利, 故聚水而從其類也."라 하여, 水腫의 발병기전이 肺·脾·腎·三焦 및 膀胱의 氣化不利임을 지적했다. 이외에도『素問·至眞要大論』에서는 "諸寒收引, 皆屬於腎.", "諸厥固泄, 皆屬於下."라 하여, 腎病의 病機를 개괄했다.

診斷 방면에서는 色脈을 중시했는데, 가령『靈樞·邪氣藏府病形』에서는 "夫色與尺之相應也. … 黑者, 其脈石."이라 했고,『素問·痿論』에서는 "腎熱者, 色黑而齒枯."라 했다. 이외에도『素問·陰陽應象大論』에서는 "在變動爲慄.", "在聲爲呻."이라 하여, 慄과 呻이 腎과 관련됨을 설명했다. 예후 방면에서는『素問·五藏生成』에서 "黑如烏羽者生 … 黑如炱者死."라 했고,『素問·診要經終論』에서는 "少陰終者, 面黑齒長而垢, 腹脹閉, 上下不通而終矣."라 했다.

治療 방면에서는 구체적인 方藥을 언급하지는 않았지만 治法의 원칙을 밝혔으니, 가령『素問·湯液醪醴論』에서는 水腫의 治法에 대해 '平治於權衡', '去菀陳莝', '開鬼門, 決淨府.'의 원칙을 언급했다. 또한,『素問·藏氣法時論』에서는 "腎苦燥, 急食辛以潤之, 開腠理, 致津液通氣也.",

"腎欲堅, 急食苦以堅之, 用苦補之, 鹹瀉之.", "腎色黑, 宜食辛, 黃黍鷄肉桃葱皆辛."이라 하여, 腎病 치료 약물의 氣味에 대한 기본적인 원칙을 언급했다. 한편, 鍼灸 치료에 있어서는 '循經配穴'과 '以病爲兪'의 방법을 중시했으니, 가령 『靈樞·五邪』에서는 "邪在腎, 則病骨痛, 陰痺. 陰痺者, 按之而不得, 腹脹, 腰痛, 大便難, 肩背頸項痛, 時眩. 取之湧泉, 崑崙. 視有血者, 盡取之."라 했다.

이 밖에 攝生·養生 방면에서도 腎氣의 顧護를 강조했으니, 그 대표적인 예로 『素問·上古天眞論』의 "以酒爲漿, 以妄爲常, 醉以入房, 以欲竭其精, 以耗散其眞, 不知持滿, 不時御神, 務快其心, 逆於生樂, 起居無節, 故半百而衰也."란 구절을 들 수 있다.

2. 『難經』에서의 腎

『難經』 81篇에서 '腎'이란 단어는 모두 23篇에서 등장한다. 『難經』에는 腎과 관련된 脈象과 鍼法이 보다 상세히 기록되었고, 腎의 생리 및 병리에 관한 내용이 『黃帝內經』에 비해 더욱 자세히 설명되었다. 가장 큰 특징은 역시 『難經·三十六難』과 『難經·三十九難』 등에서 언급된 "腎兩者, 非皆腎也. 其左者爲腎, 右者爲命門. 命門者, 諸神精之所舍, 原氣之所繫也, 男子以藏精, 女子以繫胞. 故知腎有一也."와 "謂腎有兩藏也. 其左爲腎, 右爲命門. 命門者, 謂精神之所舍也, 男子以藏精, 女子以繫胞, 其氣與腎通." 등의 내용인데, 이로부터 논란이 분분한 소위 '命門學說'이 비롯되었기 때문이다.

한편, 『難經·四難』의 "呼出心與肺, 吸入腎與肝"이란 내용도 이후 '腎主納氣'의 근거가 되었고, 『難經·十四難』의 "損其腎者, 益其精"이란 구절 또한 이후 腎病에 주로 '補精'의 治法을 사용하는 근거가 되었다.

3. 漢代 張機의 견해

東漢의 張機는 腎系 病證 중 특히, 水腫, 消渴, 虛勞, 腰痛 등에 대한 기본적인 辨證論治를 확립했다. 『傷寒論』에 등장하는 112개의 처방 중, 水氣·小便不利를 治療하는 方劑는 20여종인데, 병리기전 상 陽虛氣化不利로 인한 水液內停에는 苓桂朮甘湯, 苓桂甘棗湯, 茯苓甘草湯, 五苓散, 眞武湯, 附子湯 등을 사용했고, 疏泄失常으로 인한 水道失調에는 小柴胡湯, 柴胡桂枝乾薑湯, 四逆散 등을 사용했으며, 陰虛水停에는 猪苓湯 등을 사용했다. 한편, 『金匱要略』에서는 水腫을 風水, 皮水, 正水, 石水, 黃汗으로 구분했고, 발병기전과 증후에 따라 心水, 肝水, 肺水, 腎水, 脾水로도 구분했다. 치료에 있어서는 "諸有水者, 腰以下腫, 當利小便, 腰以上腫, 當發汗乃愈."란 부위별 치료 원칙을 주장하면서 風水, 皮水 등을 치료할 때는 解表와 利水를 결합해서 越婢湯, 越婢加朮湯, 防己黃芪湯, 防己茯苓湯 등을 사용했고, 正水, 石水 등에 대해서는 비록 구체적인 처방을 제시하지는 않았지만 '可下之'의 치료원칙을 확립했다. 水氣에 대한 처방들을 분석하면 溫陽利水, 育陰利水, 化氣利水, 調氣利水, 散結逐水, 化飮利水 등의 6가지로 귀결된다는 점에서도 알 수 있듯이 仲景은 痰飮과 水腫의 轉化關係를 이미 파악하고 있었으니, 痰飮病篇의 溢飮證에 수록된 苓桂朮甘湯, 十棗湯, 葶藶大棗瀉肺湯 등이 그 實例이다. 이외에 淋證에 대해서도 상세히 수록했는데, 證候로는 "淋之爲病, 小便如粟狀, 小腹弦急, 痛引臍中."이라 했고, 치료원칙으로는 "淋家不可發汗, 發汗必便血."이라 했다. 또한, 尿血의 病機에 대해서도 "熱在下焦 … 亦令淋秘不通"이라 했다.

4. 隋唐宋代 醫家들의 견해

晋代의 王叔和는 腎系 病證의 진단에 크게 공헌했으니, 『脈經』에서 寸關尺 三部의 脈診法을 설명할 때 『難經』의 左腎右命門說을 근거로 '左尺候腎與膀胱, 右尺候命門三焦'를 주장했다. 이에 대해 淸代의 李惺庵은 『證治彙補』에서 "腎虛中分眞陰眞陽, 其論創自王叔和, 乃知古人立說, 各有一長."이라 평가했다.

隋代의 巢元方은 『諸病源候論』에서 淋證을 石淋, 勞淋, 氣淋, 膏淋, 寒淋, 熱淋, 血淋의 7가지로 분류하여,

"熱淋者, 三焦有熱, 氣搏於腎, 流入於胞而成淋也", "氣淋者, 腎虛膀胱熱, 氣脹所爲也.", "石淋者, 淋而出石也. 腎主水, 水結則化爲石, 故腎客砂石. 腎虛爲熱所乘, 熱則成淋.", "膏淋者, … 此腎虛不能制於肥液.", "勞淋者, 謂勞傷腎氣而生熱成淋也.", "寒淋者, … 由腎氣虛弱, 下焦受於冷氣, 入胞與正氣交爭, 寒氣勝則戰寒而成淋."이라 했다. 또한, 모든 淋證을 총괄해서 "諸淋者, 由腎虛而膀胱熱故也."라 하여 淋證의 病位를 腎과 膀胱으로 지적했고, "腎虛則小便數, 膀胱熱則水下澁. 數而且澁, 則淋瀝不宣, 故謂之爲淋."이라 하여 淋證의 病機를 腎虛가 本이고 膀胱熱이 標라고 밝혔으며, "宿病淋, 今得熱而發者."라 하여 淋證의 반복적인 재발을 설명했다. 아울러 『諸病源候論·水腫病諸候』에서는 水氣의 기본적인 病機를 "水病者, 由腎脾俱虛故也. 腎虛不能宣通水氣, 脾虛又不能制水, 故水氣盈溢, 滲液皮膚, 流遍四肢, 所以通身腫也. 令人上氣體重, 小便黃澁, 腫處按之隨手而起是也."라 했다. 한편, "腎勞者, 背難而俯仰, 小便不利, 色赤黃而有餘瀝, 莖內痛, 陰濕, 囊生瘡, 小腹滿急."이라 하여, '腎勞'의 病證을 최초로 언급했고, "腎爲足少陰之經而藏精, 氣通於耳. 耳, 宗脈之所聚也. 若精氣調和, 則腎臟强盛, 耳聞五音. 若勞傷血氣, 兼受風邪, 損於腎臟而精脫, 精脫者, 則耳聾."이라 하여, 腎과 耳의 생리·병리 관계도 설명했다. 이외에도 五遲, 五軟, 腰痛, 痴呆, 尿濁, 尿血, 癃閉, 陽痿, 早泄, 遺精, 遺尿, 不孕, 消渴, 水腫, 腎勞 등과 같은 腎系 病證의 病因病機 및 證候에 대해 자세히 설명했다.

唐代에는 方劑學 방면에 많은 발전이 있었다. 孫思邈의 『千金方』과 王燾의 『外臺秘要』에는 腎病을 치료하는 方劑 또한 많이 수록되었으니, 가령 『千金方』에는 小便不通을 치료하는 方劑만도 13종이나 되었다. 孫思邈은 『千金方』에서 腎病에서 寒熱虛實에 의한 臨床證候를 자세히 분석하면서 치료에 특별히 '補腎'을 강조했는데, 明代의 李中梓는 이에 대해 『醫宗必讀』에서 "孫眞人云, 補脾不如補腎."이라 평가하면서 脾와 腎은 人身의 根蒂로서 相助하는 기능이 있다고 했다. 孫思邈은 또한 최초로 導尿法을 운용했으니, 그는 『千金方·包囊論』에서 "凡尿不在胞中, 爲胞屈僻, 津液不通. 以葱葉除尖頭, 內陰莖孔中深三寸, 微用口吹之, 胞脹, 津液大通便愈."라 했다. 또한, "大凡水腫難治, 瘥後特須愼於口味. 又復病水人多嗜食不廉, 所以此病難愈也."라 하여 水腫의 치료에 飮食調理를 중시했는데, 특히 "莫恣意鹹物"이라 하여 짠 음식의 섭취를 禁했다. 한편, 王冰은 『次注黃帝素問』에서 "益火之源, 以消陰翳. 壯水之主, 以制陽光."이라 하여, 腎陽虧虛와 腎陰不足의 치료원칙을 확립했다.

宋代에는 『聖濟總錄』, 『三因極一病證方論』, 『聖惠方』, 『本事方』, 『和劑局方』, 『小兒藥證直訣』 등의 많은 方劑書 및 理論書가 등장하여 腎系 病證에 대한 理法方藥 또한 당연히 많은 발전이 있었다. 가령 『太平惠民和劑局方』에는 淋證을 치료하는 八正散, 五淋散, 石葦散, 腰痛을 치료하는 青娥丸, 無比山藥丸, 水腫을 치료하는 蔘苓白朮散 등이 수록되었고, 『濟生方』에는 尿血를 치료하는 小薊飮子, 水腫을 치료하는 濟生腎氣丸, 實脾飮, 疏鑿飮子 등이 수록되었으며, 『小兒藥證直訣』에는 '補腎 名方'으로 언급되는 六味地黃丸 등이 수록되었다. 특히, 五臟辨證方法을 주창한 錢乙은 小兒는 純陽之體이므로 '柔陰'을 치료원칙으로 주장했는데, 그가 腎陰不足의 치료를 위해 立方한 六味地黃丸은 지금도 임상에서 널리 활용되고 있다.

許叔微는 腎과 脾가 人身의 根蒂이자 生死의 所系임을 인식하면서도 腎을 더욱 중요시했으니, 補脾할 때에도 "常須暖補腎氣"를 주장했다. 즉, 溫脾湯, 實脾飮 등의 처방에서 附子, 肉桂 등의 溫腎藥을 즐겨 사용했으니, 이는 治脾보다 治腎을 중요시했음을 의미한다. 물론 暖補腎氣를 주장하면서도 剛燥之藥의 사용은 반대했는데, 硫黃, 鍾乳, 煉丹 등의 剛燥之品은 오히려 腎之所惡(腎惡燥)에 해당하기 때문이었다.

陳言은 『三因極一病證方論·水腫敍論』에서 "原其所因, 則冒風寒暑濕屬外, 喜怒憂思屬內, 飮食勞逸背於常經屬不內外, 皆致此疾. 治之當究其所因及諸禁忌而爲治也."라 하여, 水腫의 형성 원인에 따른 치료가 필요하다고 주장했다.

嚴用和는 水病을 陽水와 陰水로 구분하여 치료했으니,

『濟生方·水腫門』에서는 "然腫滿最愼於下, 當辨其陰陽. 陰水爲病, 脈來沈遲, 色多靑白, 不煩不渴, 小便澁少而淸, 大腑多泄, 此陰水也, 則宜溫暖之劑 … 陽水爲病, 脈來沈數, 色多黃赤, 或煩或渴, 小便赤澁, 大腑多閉, 此陽水也, 則宜用淸平之藥."이라 했다.

5. 金元代 醫家들의 견해

"六氣皆從火化", "五志過極皆爲熱甚" 등의 主火論을 주창한 劉完素는 心主火·腎主水·藏志하기 때문에 치료 시에도 益腎水·降心火의 방법을 사용했다. 劉完素를 推崇한 張從正도 『儒門事親·三消之說當從火斷』에서 "五行之中, 惟火能焚物, 六氣之中, 惟火能消物 … 得其平, 則烹煉飮食, 糟粕去焉, 不得其平, 則燔灼臟腑而津液竭焉."이라 주장하면서 仲景이 消渴 치료에 사용했던 腎氣丸을 改變시켜 六味地黃丸을 사용했다.

李杲는 『脾胃論』에서 "心火者, 陰火也, 起於下焦, 其脈系於心, 心不主令, 相火代之. 相火, 下焦包絡之火, 元氣之賊也."라 하여 相火를 元氣의 賊이라 했는데, 그가 말한 '元氣'가 元陽임을 고려하면 이는 腎陽이 損傷되었다는 뜻이니, 下焦의 元氣不足으로 腎陽이 虛衰하면 水穀을 運化하지 못해 精血을 생성하지 못하므로 陰虛發熱이 발생함을 알 수 있다.

'陽常有餘 陰常不足'의 이론을 주장한 朱震亨은 相火論을 중시했으니, 그는 『格致餘論』에서 "人非此火, 不能有生.", "主閉藏者腎也, 司疏泄者肝也, 二臟皆有相火."라 했다. 곧 병리적인 '相火妄動'이 陰血을 耗損시켜 病을 일으키므로, 평상 시에도 淸心寡慾으로 陰精을 保養해야 하고, 발병 시에는 더더욱 陰氣를 顧護하고 飮食·色慾을 절제해야 한다고 주장하면서 치료방법으로 소위 '滋陰降火法'을 創案했다. 補腎水·降陰火에 따른 大補陰丸·知柏地黃丸 및 여기에서 파생되어 나온 補陰丸·龍虎丸·鎖陽丸 등의 대표적인 補陰方들은 지금도 임상에서 널리 활용되고 있다.

6. 明淸代 醫家들의 견해

趙獻可의 『醫貫』은 腎을 전문적으로 다룬 최초의 醫書인데, 『醫貫·內經十二官論』에서는 "命門無形之火, 在兩腎有形之中.", "命門爲十二經之主"라 하면서 命門을 특별히 강조했다. 또한, 薛己는 『薛氏醫案』에서 補腎의 치료방법을 주장했는데, 腎과 命門을 중요시하면서 陰陽虛實의 편차에 따라 辨證論治를 시행했다.

明代에는 命門學說이 크게 발달했는데, 張介賓은 『類經附翼·求正錄』에서 "命門者, 爲水火之府, 爲陰陽之宅, 爲精氣之海, 爲生死之竇 … 此誠性命之大本."이라 하여, '命門總主乎兩腎, 而兩腎皆屬於命門'을 주장했고, "五臟之陰氣, 非此不能滋, 五臟之陽氣, 非此不能發."이라 하면서 "五臟所傷, 究必歸腎"이라 했다. 또한, 『素問·水熱穴論』의 "腎者胃之關也, 關門不利, 故聚水而從其類也."를 해석에서도 『景岳全書·腫脹』에서 "腎爲先天生氣之源, 若先天元氣虧於下, 則後天胃氣失其所本, 而由脾及肺, 治節所以不行, 是以水積於下, 則氣壅於上, 而喘脹由生."이라 설명했다. 아울러 王冰이 주창한 "益火之源, 以消陰翳. 壯水之主, 以制陽光."의 견해를 계승해서 陰陽雙補法을 주장했으니, 『景岳全書·新方八陣』에서 "善補陽者, 必於陰中求陽, 則陽得陰助而生化無窮. 善補陰者, 必於陽中求陰, 則陰得陽升而泉源不竭."이라 했다. 그는 腎氣丸, 地黃丸 등을 기초로 創製한 左歸丸, 左歸飮 등으로 補腎陰하고 右歸丸, 右歸飮 등으로 補腎陽했으니, 이들 방법은 후세 의가들의 腎病虛證 치료에 많은 영향을 주었다. 水腫에 대해서는 氣化 이론을 주장했으니, 『景岳全書·腫脹』에서는 "凡水腫等證, 乃肺脾腎三臟相干之病. 蓋水爲至陰, 故其本在腎, 水化於氣, 故其標在肺 水惟畏土, 故其制在脾. 今肺虛則氣不化精而化水, 脾虛則土不制水而反克, 腎虛則水無所主而妄行 … 雖分而言之而三臟各有所主, 然合而言之則總由陰勝之害 而病本皆歸於腎. … 故凡治腫者必先治水. 治水者必先治氣. 若氣不能化, 則水必不利. 惟下焦之眞氣得行, 始能傳化."라 했다. 이외에도 景岳은 淋과 癃을 구분해서 따로 癃閉만을 전문

적으로 다루었고, 淋證과 癃閉의 辨證論治에 대해서도 상세하게 설명했다.

李中梓는 '腎肝同治'를 강조했으니, 그는 『醫宗必讀』에서 "東方之木無虛, 不可補, 補腎卽所以補肝.", "木氣無虛, 又言補肝者, 肝氣不可犯, 肝氣自當養也, 血不足者濡之, 水之屬也. 壯水之源, 木賴以榮. 水旣無實, 又言瀉腎者, 腎陰不可虧, 而腎氣不可亢也."라 했다. 또한, 癃과 閉를 명확히 구분했으니, 『醫宗必讀·小便閉癃』에서 "閉與癃兩證也, 新病爲溺閉, 蓋點滴難通也. 久病爲溺癃, 蓋屢出而短少也."라 했다. 아울러 水腫의 治法을 전체적으로 개괄했으니, 『證治彙補·水腫』에서 "治水之法, 行其所無事, 隨表裏寒熱上下, 因其勢而利導之. 故宜汗宜下宜滲宜淸宜燥宜溫, 六者之中, 變化莫拘."라 했다. 이외에도 『證治彙補·關格』에서 "旣關且格, 必小便不通, 旦夕之間, 陡增嘔惡, 此因濁邪壅塞三焦, 正氣不得升降, 所以關應下而小便閉, 格應上而生嘔吐, 陰陽閉絶, 一日卽死, 最爲危候."라 하여, 關格의 증상 및 豫候를 상세히 설명했다.

『寓意草』, 『醫門法律』, 『尙論篇』 등을 저술한 喩嘉言은 "病機之切於人身者 … 水火而已"라 주장했으니, 가령 "水病以脾肺腎爲之綱", "然其權尤重於腎, 腎者胃之關也. 腎司開闔, 腎氣從陽則開, 陽太盛則關門大開, 水直下而消. 腎氣從陰則闔, 陰太盛則關門常闔, 水不通而爲腫."이라 했다.

淸代에는 특히 三焦辨證이 創立되어 腎病의 내용이 더우 충실해졌는데, 徐靈胎는 『醫學源流論』에서 '腎藏精'에 대해 "夫精卽腎中之脂膏也. 有長存者, 有日生者. 腎中有藏精之處, 及有病而滑脫之精, 乃日生者也. 其精旋去旋生."이라 했고, 또한 "故精之爲物, 欲動則生, 不動則不生, 所自然不動則有益, 强制則有害, 過用則衰竭, 任其自然而無所勉强, 則保精之法也."라 했다. 한편, 치료에 있어서는 "五臟皆有火而心腎二臟爲易動", "治心火以苦寒, 治腎火以鹹寒. 若二臟之陰不足以配火, 其又宜補二臟之陰藥補之. 若腎火飛越, 又有回陽之法, 反宜用溫熱, 與治心火迥然不同."이라 했다.

한편, 唐宗海는 『血證論』에서 "瘀血化水, 亦發水腫, 是血病而兼水."라 하여, 瘀血로 인한 水腫에 대해 설명했고, 韓善徵는 陽痿만을 전문적으로 다룬 『陽痿論』에서 "因於陽虛者少, 因於陰虛者多."라 하여, 陽痿의 대부분이 陰虛로 인해 발생한다고 주장했다.

02 腎의 해부학적 인식 및 오행적 속성

1. 腎의 해부학적 인식

한의학에서 일컫는 腎이 실질장기인 콩팥만은 아니지만, 일찍이 『素問·脈要精微論』에서는 "腰者 腎之府也."라 하여, 腎의 위치가 허리 부위임을 지적했다. 이후 宋代 吳簡의 『歐希范五臟圖』에서는 "腎則有一在肝之右, 微下, 一在脾之左, 微上."이라 했고, 明代 馬蒔의 『難經正義·卷三』에서는 "腎左上有脾胃及大腸下廻蓋之, 右上有肝及大腸上廻蓋之."라 했으며, 明代 趙獻可의 『醫貫·內經十二官論』에서는 "腎有二, 精所舍也. 生於脊膂十四椎下, 兩旁各一寸五分. 形如紅豆, 相並而曲附於脊外."라 했으니, 腎의 해부학적 위치와 형태는 서양의학에서 일컫는 콩팥과 상당 부분 일치함을 알 수 있다.

한편, 腎의 무게에 대해서도 『難經·二十四難』에서는 "腎有兩枚, 重一斤一兩."이라 했고, 明代 張介賓의 『類經』과 淸代 李梴의 『醫學入門』에서는 '一斤二兩'이라 했으며, 『難經正義·卷三』에서는 "形如猪腰子, 重約三至四兩"이라 했다. 아울러 腎의 색깔에 대해서도 『醫貫』에서는 "外有黃脂包裹, 裏白外黑."이라 했고, 『三才圖繪·腎神』에서는 "如縞映紫"라 했으며, 元代 滑壽의『十四經發揮·十四經脈氣所發篇』에서는 '黑紫'라 했으니, 腎의 무게와 색깔에 대한 인식 또한 서양의학에서 일컫는 콩팥과 거의 같음을 알 수 있다.

물론 한의학에서 일컫는 腎이 콩팥만이 아님은 남성의 고환 역시 腎의 범주에 귀속시켜 '外腎'이라 부른다는 점에서 분명히 드러난다.

2. 腎의 오행적 속성

腎은 五行歸類 상 水에 屬한다. 『書經·洪範』에서 "水曰潤下."라 했는데, '潤'은 滋潤·濡潤의 뜻이고 '下'는 下行·向下의 뜻이니, 潤下란 水가 滋潤·下行의 특징이 있음을 의미한다. 따라서 대개 滋潤, 下行, 寒涼, 閉藏 등의 성질이나 작용을 지닌 것들은 모두 水에 귀속된다. 그런데 腎은 藏精을 主하고 封藏之本이며 아래에 위치해서 '陰中之至陰'인 까닭에 오행 중 水의 下行·閉藏의 특성과 부합된다. 아울러 『素問·逆調論』에서는 "腎者水藏, 主津液."이라 했으니, 이 또한 腎이 오행 중 水에 屬함을 의미한다.

이렇게 腎이 水의 屬性을 지닌다는 것은 『素問·五運行大論』의 "北方生寒, 寒生水, 水生鹹, 鹹生腎, 腎生骨髓, 髓生肝. 其在天爲寒, 在地爲水, 在體爲骨, 在氣爲堅, 在藏爲腎. 其性爲凜, 其德爲寒, 其用爲藏, 其色爲黑, 其化爲肅, 其蟲鱗, 其政爲靜, 其令氷雪, 其變凝冽, 其眚氷雹, 其味爲鹹, 其志爲恐. 恐傷腎, 思勝恐. 寒傷血, 燥勝寒, 鹹傷血, 甘勝鹹."의 구절에서 잘 드러나는데, 이로부터 腎은 北方, 寒, 骨, 髓, 鹹, 恐, 黑 등과도 밀접한 관련이 있음을 알 수 있다.

五行 중 水에 屬하는 腎이 主하는 時間은 年, 月, 日, 時로 구분된다. 먼저 腎과 年의 관계는 水運의 平氣, 不及, 太過에서 찾을 수 있으니, 水運이 정상적인 平氣일 때는 『素問·五常政大論』에서 "靜順之紀 … 其候凝肅, 其令寒, 其藏腎, 腎其畏濕, 其主二陰."이라 했다. 水運이 太過일 때(丙寅·丙子·丙戌·丙申·丙午·丙辰年)는 『素問·五常政大論』에서 "流衍之紀 … 寒司物化, 天地嚴凝 … 其病脹."이라 했고, 『素問·氣交變大論』에서 "歲水太過, 寒氣流行, 邪害心火, 民病腎熱煩心躁悸, 陰厥, 上下中寒, 譫妄心痛 … 甚則腹大脛腫, 喘咳, 寢汗出憎風."이라 했다. 한편, 水運이 不及일 때(辛未, 辛巳, 辛卯, 辛丑, 辛亥, 辛酉年)는 『素問·五常政大論』에서 "涸流之紀 … 其用滲泄, 其動堅止, 其發燥枯, 其藏腎."이라 했고, 『素問·氣交變大論』에서 "歲水不及, 濕乃大行 … 腰股痛發, 膕腨股膝不便, 煩寃足痿淸厥, 脚下痛, 甚則胕腫."이라 했다. 腎과 月의 관계는 腎主冬季로 冬三月을 主하는데, 『素問·五常政大論』에서는 "冬三月, 此謂閉藏, 水氷地坼, 無擾乎陽, 早臥晩

起, 必待日光, 使志若伏若匿, 若有私意, 若已有得, 去寒就溫, 無泄皮膚, 使氣亟奪. 此冬氣之應, 養藏之道也. 逆之則傷腎, 春爲痿厥, 奉生者少."라 했다. 日은 天干에 배속되어 甲乙日·丙丁日·戊己日·庚辛日·壬癸日로 나뉘는데, 腎은 五行 상 水에 屬하므로 壬癸日을 主하니, 『素問·藏氣法時論』에서는 "腎病者, 愈在甲乙, 甲乙不愈, 甚於戊己, 戊己不死, 持於庚辛, 起於壬癸."라 했고, 『素問·刺熱論』에서는 "腎熱病者 … 戊己甚, 壬癸大汗, 氣逆則戊己死."라 했다. 마지막으로 時는 十二支에 배속되어 子丑寅卯辰巳午未申酉戌亥로 나뉘는데, 腎은 五行 상 水에 屬하므로 亥子時를 主하니, 『靈樞·順氣一日分爲四時』에서는 "以一日分四時, 朝則爲春, 日中爲夏, 日入爲秋, 夜半爲冬."이라 했고, 『素問·藏氣法時論』에서는 "腎病者, 夜半慧, 四季甚, 下晡靜."이라 했다.

腎은 그 속성에 따라 '陰中之陰', '至陰', '陰中之少陰', '陰中之太陰' 등으로도 일컬으니, 『素問·金匱要略眞言論』에서는 "故背爲陽, 陽中之陽, 心也. 背爲陽, 陽中之陰, 肺也. 腹爲陰, 陰中之陰, 腎也. 腹爲陰, 陰中之陽, 肝也. 腹爲陰, 陰中之至陰, 脾也."라 했고, 『素問·水熱穴論』에서는 "腎者至陰也, 至陰者, 盛水也."라 했으며, 『素問·六節藏象論』에서는 "腎者主蟄, 封藏之本, 精之處也. 其華在髮, 其充在骨, 爲陰中之少陰, 通於冬氣."라 했고, 『靈樞·陰陽繫日月』에서는 "其於五臟也, 心爲陽中之太陽, 肺爲陽中之少陰, 肝爲陰中之少陽, 脾爲陰中之至陰, 腎爲陰中之太陰."이라 했다.

03 腎의 생리적 기능

1. 腎藏精

'腎藏精'이란 腎이 閉藏을 主하고, 아울러 生長·發育·生殖을 主하는 2가지 측면을 모두 포괄한다. 먼저 腎이 閉藏을 主하는 경우는 인체의 精氣를 攝納하고 저장한다는 뜻이다. 즉, 『素問·上古天眞論』에서는 "腎者主水, 受五藏六府之精而藏之"라 했고, 『素問·六節藏象論』에서는 "腎者主蟄, 封藏之本, 精之處也."라 했으며, 『靈樞·本神』과 『靈樞·九鍼論』에서는 '腎藏精'이라 했으니, 腎에는 생명의 기본물질인 精을 閉藏하는 기능이 있다.

한편, 腎이 인체의 生長·發育·生殖을 主하는 경우는 『素問·上古天眞論』에 상세히 기록되어 있으니, "帝曰, 人年老而無子者, 材力盡耶? 將天數然也? 岐伯曰, 女子七歲, 腎氣盛, 齒更髮長. 二七而天癸至, 任脈通, 太沖脈盛, 月事以時下, 故有子. 三七, 腎氣平均, 故眞牙生而長極. 四七, 筋骨堅, 髮長極, 身體盛壯. 五七, 陽明脈衰, 面始焦, 髮始墮. 六七, 三陽脈衰於上, 面皆焦, 髮始白. 七七, 任脈虛, 太衝脈衰少, 天癸竭, 地道不通, 故形壞而無子也. 丈夫八歲, 腎氣實, 髮長齒更. 二八, 腎氣盛, 天癸至, 精氣溢寫, 陰陽和, 故能有子. 三八, 腎氣平均, 筋骨勁强, 故眞牙生而長極. 四八, 筋骨隆盛, 肌肉滿壯. 五八, 腎氣衰, 髮墮齒槁. 六八, 陽氣衰竭於上, 面焦, 髮鬢頒白. 七八, 肝氣衰, 筋不能動, 天癸竭, 精少, 腎藏衰, 形體皆極. 八八則齒髮去. 腎者主水, 受五藏六府之精而藏之. 故五藏盛乃能寫. 今五藏皆衰, 筋骨解墮, 天癸盡矣. 故髮鬢白, 身體重, 行步不正, 而無子耳. 帝曰, 有其年已老而有子者, 何也? 岐伯曰, 此其天壽過度, 氣脈常通, 而腎氣有餘也. 此雖有子, 男不過盡八八, 女不過盡七七而天地之精氣皆竭矣. 帝曰, 夫道者年皆百數能有子乎? 岐伯曰, 夫道者能却老而全形, 身年雖壽, 能生子也."라 하여, 인체의 정상적인 발육과정 및 남녀의 生殖 기능은 모두 腎氣의 盛衰와 관련된다고 했다.

2. 腎主水液

'腎主水液'이란 腎이 인체의 수액대사를 유지하고 조절한다는 뜻으로, 이런 까닭에 흔히 腎을 '水臟'이라 한다. 腎이 수액대사를 主한다는 사실은 『黃帝內經』의 여러 篇에서 찾아볼 수 있으니, 가령 『素問·逆調論』에서는 "腎者水藏, 主津液"이라 했고, 『素問·水熱穴論』에서는 "黃帝問曰, 少陰何以主腎? 腎何以主水? 岐伯對曰, 腎者至陰也, 至陰者, 盛水也. 肺者太陰也, 少陰者, 冬脈也. 故其本在腎, 其末在肺, 皆積水也. 帝曰, 腎何以能聚水而生病? 岐伯曰, 腎者, 胃之關也. 關門不利, 故聚水而從其類也. 上下溢於皮膚, 故爲胕腫. 胕腫者, 聚水而生病也. 帝曰, 諸水皆生於腎乎? 岐伯曰, 腎者牝藏也, 地氣上者, 屬於腎而生水液也, 故曰至陰. 勇而勞甚則腎汗出, 腎汗出逢於風, 內不得入於藏府, 外不得越於皮膚, 客於玄府, 行於皮裏, 傳爲胕腫, 本之於腎, 名曰風水. 所謂玄府者, 汗空也."이라 했다.

3. 腎主納氣

'腎主納氣'란 腎이 氣의 攝納을 主한다는 뜻이다. 비록 『黃帝內經』에서는 腎의 納氣 기능을 직접적으로 언급하진 않았지만, 『素問·示從容論』에서는 "咳嗽煩寃者, 是腎氣之逆也."라 했고, 『素問·逆調論』에서는 "腎者水藏, 主津液, 主臥與喘也."라 했으며, 『素問·藏氣法時論』에서는 "腎病者, 腹大脛腫, 喘咳."라 했으니, 腎이 호흡에도 관여함을 알 수 있다. 經脈 상으로도 腎은 호흡을 主하는 肺와 밀접한 관계가 있으니, 가령 『靈樞·經脈』에서는 "腎足少陰之脈, 起於小趾之下, 斜趨足心, 出於然谷之下, 循內踝之後, 別入根中, 而上踹內, 出膕內廉, 上股內後廉, 貫脊, 屬腎, 絡膀胱. 其直者, 從腎上貫肝膈, 入肺中, 循喉嚨, 挾舌本. 其支者, 從肺出, 絡心, 注胸中."이라 했고, 『靈樞·

本輪』에서는 "少陽 (少陰으로 고쳐야 마땅함)屬腎, 腎上連肺, 故將兩藏."이라 했으니, 腎은 納氣 작용을 통해 肺와 더불어 호흡에도 관여함을 알 수 있다.

腎의 納氣 기능은 『難經·四難』의 "呼出心與肺, 吸入腎與肝."에서 보다 명확히 설명했고, 宋代 楊士瀛의 『仁齋直指方』에서는 "肺出氣也, 腎納氣也. 肺爲氣之主, 腎爲氣之根. 凡咳嗽暴重, 引動百骸, 自覺氣從臍下逆奔而上者, 此腎虛不能納氣歸元."이라 했으며, 清代 林珮琴의 『類證治裁』에서는 "肺爲氣之主, 腎爲氣之根. 肺主出氣, 腎主納氣. 陰陽相交, 呼吸乃和."라 하여, 腎主納氣를 보다 자세히 설명했다.

4. 主骨生髓·其華在髮

'主骨生髓', '其華在髮'이란 腎이 骨을 主하고 骨髓를 生하며 그 榮華는 毛髮에 나타난다는 뜻이다. 먼저 主骨生髓의 경우, 『素問·五藏生成論』에서는 "腎之合骨也"라 했고, 『素問·陰陽應象大論』에서는 "腎生骨髓", "在體爲骨, 在藏爲腎"이라 했으며, 『素問·宣明五氣』에서는 "腎主骨"이라 했고, 『素問·六節藏象論』에서는 "其充在骨"이라 했으며, 『素問·逆調論』에서는 "腎者水也, 而生於骨, 腎不生則髓不能滿, 故寒甚至骨也."라 했으니, 腎이 骨을 主하고 骨髓를 生하여 骨과 骨髓의 健全 여부를 담당한다는 사실을 알 수 있다.

아울러 『素問·脈要精微論』에서는 "骨者髓之府"라 했고 『素問·解精微論』에서는 "髓者, 骨之充也."라 했으니, 骨髓는 骨의 所藏임을 알 수 있다. 한편, 『靈樞·海論』에서는 "腦爲髓之海"라 했으니, 腎이 생성하는 骨髓는 腦髓에도 영향을 미친다는 사실을 알 수 있다. 물론 이러한 관련성은 『素問·痿論』에서 "腎氣熱, 則腰脊不擧, 骨枯而髓減 發爲骨痿."라 하여 분명히 밝혔다. 뿐만 아니라, 『靈樞·五味論』에서는 "齒者, 骨之所終也."라 했으니, 腎이 主하는 骨의 健全 여부는 齒牙에도 영향을 미친다는 사실을 알 수 있는데, 이 때문에 清代 沈金鰲는 『雜病源流犀燭·口齒脣舌病源流』에서 "齒者, 髓之標, 骨之本也"라 했다.

한편, 其華在髮의 경우, 『素問·六節藏象論』에서는 "腎者主蟄, 封藏之本, 精之處也, 其華在髮, 其充在骨, 爲陰中之少陰, 通於冬氣."라 했고, 『素問·五藏生成論』에서는 "腎之合骨也, 其榮髮也, 其主脾也."라 했으니, 腎의 榮華는 毛髮에 나타남을 알 수 있다.

5. 開竅於耳及二陰

'開竅於耳及二陰'이란 腎이 耳와 二陰을 主한다는 뜻이다. 가령 『素問·陰陽應象大論』에서는 "腎主耳 … 在竅爲耳."라고 했고, 『靈樞·五閱五使』에서는 "耳者, 腎之官也."라 했으며, 『靈樞·脈度』에서는 "腎氣通於耳, 腎和則耳能知五音矣."라 했으니, 耳는 腎이 主하는 기관이며 耳의 청각 기능 또한 당연히 腎이 主함을 알 수 있다.

한편, 『素問·金匱要略眞言論』에서는 "北方黑色, 入通於腎, 開竅於二陰, 藏精於腎"이라 했으니, 腎이 前陰과 後陰, 곧 二陰을 主하는 臟腑임을 알 수 있는데, 이런 까닭에 『景岳全書·泄瀉』에서는 "蓋腎爲胃關, 開竅於二陰, 所以二便之開閉, 蓋腎臟之所主."라 했다.

6. 기타

1) 腎藏志

『靈樞·本神』에서는 "腎藏精, 精舍志.", "腎盛怒而不止則傷志, 志傷則喜忘其前言, 腰脊不可以俯仰屈伸, 毛悴色夭, 死於季夏."라 했고, 『素問·宣明五氣』에서는 "腎藏志"라 했다.

2) 在志爲恐

『素問·陰陽應象大論』에서는 "在藏爲腎, 在志爲恐, 恐傷腎."이라 했다.

3) 在液爲唾

『素問·宣明五氣』에서는 "五藏化液 … 腎爲唾."라 했다.

4) 在聲爲呻

『素問·陰陽應象大論』에서는 “其在天爲寒 … 在藏爲腎 … 在聲爲呻.”이라 했다.

5) 在音爲羽

『素問·陰陽應象大論』에서는 “其在天爲寒 … 在藏爲腎 … 在音爲羽.”이라 했고, 『素問·金匱要略陳言論』에서는 “北方黑色, 入通於腎, … 藏精於腎 … 其音羽.”라 했다.

6) 其色爲黑

『素問·五運行大論』에서는 “北方生寒, 寒生水, 水生鹹, 鹹生腎, 在藏爲腎 … 其色爲黑.”이라 했고, 『素問·五藏生成』에서는 “色味當五藏, … 黑當腎鹹.”이라 했다.

7) 其臭腐

『素問·金匱要略眞言論』에서는 “北方黑色, 入通於腎, … 其臭腐.”라 했다.

04 腎과 他臟腑와의 관계

1. 腎과 心

腎과 心의 관계는 흔히 '水火相濟'라는 표현으로 설명된다. 腎은 陰臟으로서 膈膜의 아래 부분인 下焦에 위치하며 그 성질이 水에 屬하는 반면, 心은 陽臟으로서 膈膜의 위 부분인 上焦에 위치하며 그 성질이 火에 屬한다. 따라서 水升火降이 이루어져야 인체가 정상적인 생명활동을 영위할 수 있으니, 이에 대해 明代의 周之干은 『愼齊遺書』에서 "心腎相交, 全凭升降, 而心氣之降, 由腎氣之升, 腎氣之升, 又因心氣之降. 夫腎屬水, 水性就下, 如何而升? 蓋因水中有眞陽, 故水亦隨陽而升至心, 則生心中之火. 心屬火, 火性炎上, 如何而降? 蓋因火中有眞陰, 故亦隨水降至腎, 則生腎中之水. 升降者水火, 其所以使之升降者, 水火中之眞陽眞陰也. 眞陰眞陽者, 心腎中之眞氣也."라 했다. 이러한 '水火相濟', '水升火降'은 精·氣·神·志에서 상호 영향을 미치니, 이에 대해 明代의 戴思恭은 『推求師意』에서 "心以神爲主, 陽爲用, 腎以志爲主, 陰爲用. 陽則氣也火也, 陰則精也水也, 及乎水火旣濟, 全在陰精上升, 以安其神, 陽氣下藏, 以定其志"라 했다.

한편, 腎과 心은 經絡 상으로도 밀접한 관련이 있으니, 『靈樞·經脈』에서는 "腎足少陰之脈, 起於小趾之下 … 其直者, 從腎上貫肝膈, 入肺中, 循喉嚨, 挾舌本. 其支者, 從肺出, 絡心, 注胸中."이라 했고, 『靈樞·營氣』에서는 "故氣從太陰出注手陽明 … 注足少陰, 上行注腎, 從腎注心"이라 했으며, 明代 孫一奎는 『醫旨緖餘』에서 "心有二系, 一則上與肺相通, 一則自肺葉曲折而後, 幷脊膂細絡相連, 貫脊通髓, 而與腎相通."이라 했다.

2. 腎과 肺

腎과 肺의 관계는 氣水相關, 金水相生, 呼吸權衡의 3가지 측면에서 설명할 수 있다. 첫째로 '氣水相關'의 경우, 淸代의 高世栻은 『醫學眞傳』에서 "腎爲水臟, 合膀胱水腑, 隨太陽之氣, 出皮予以合肺. 肺者天也, 水天一氣, 運行不息"이라 했다. 즉, 腎과 肺의 관계는 水를 蒸하면 氣가 되고 氣가 化하면 水가 된다는 점에서 알 수 있듯이, 氣와 水는 본래 一家라는 것이다. 물론 '肺爲水之上源', '腎爲水之下源'이란 말도 이런 관계를 설명한 것이다.

둘째로 '金水相生'의 경우란 肺는 腎의 母이고 腎은 肺의 子가 되어 母子가 相養한다는 뜻이다. 이를 明代의 趙獻可는 『醫貫』에서 "人皆曰金生水, 余獨曰水生金者. 蓋肺氣夜臥則歸藏於腎水之中, 腎中火炎則金爲火刑而不能歸, 無火則水冷金寒不能歸. … 或壯水之主, 或益火之源, 金自水中生矣."라 설명했다.

셋째로 '呼吸權衡'의 경우, 『難經·四難』에서 "呼出心與肺, 吸入腎與肝."이라 하여 肺뿐 아니라 腎도 呼吸에 관여함을 밝혔고, 宋代의 楊士瀛은 『仁齋直指方』에서 "肺出氣也, 腎納氣也. 肺爲氣之主, 腎爲氣之根."이라 하여 이를 더욱 분명히 규정했다. 淸代의 羅美는 『內經博議』에서 "所謂權衡者, 肺腎是也. 肺主上焦, 腎主下焦. 肺主降, 腎主升, 肺主呼, 腎主吸. 腎主納氣, 肺主出氣. 凡一身之氣, 其經緯本末出納之序, 蓋二臟爲之. 一散氣而持其平, 若衡然, 輕重緩急出入差累黍. 一鎭氣而歸其根, 若權然, 上下升降不使斷續間歇. 是二臟權衡之用也."라 하여, 呼吸에 관여하는 腎과 肺의 관계가 바로 '權衡'임을 밝혔다. 이는 『素問·經脈別論』에서 언급한 "氣歸於權衡"의 이치라고도 할 수 있다.

한편, 腎과 肺는 經絡上으로도 밀접한 관련이 있으니, 『靈樞·本輸』에서는 "腎合膀胱, 膀胱者津液之府. 少陽屬腎, 腎上連肺, 故將兩藏."이라 하여 腎의 經氣가 膀胱과 肺 두 臟腑로 운행된다고 했고, 『靈樞·經脈』에서는 "腎足少陰之脈 … 其直者, 從腎上貫肝膈, 入肺中."이라 했다.

3. 腎과 脾

잘 알려진 대로 腎과 脾의 관계는 先天과 後天으로 설명된다. 즉, 腎은 先天之本이고 脾는 後天之本인데, 後天은 반드시 先天의 主宰에 근본해야 하고 先天은 반드시 後天의 滋養에 의지해야 하니, 이를 두고 明代의 張介賓은 『類經』에서 "以精氣言, 則腎精之化, 因於脾胃. 以火土而言, 則土中陽氣, 根於命門."이라 했다.

한편, 經脈의 직접적인 연계가 없는 腎과 脾의 관계는 흔히 五行의 生克制化로 설명된다. 먼저 眞陰, 眞陽이 깃들어 있는 腎의 脾에 대한 작용은 腎水, 命門火가 脾土를 生養하는 것이다. '補脾不如補腎'을 주창한 南宋代의 嚴用和는 『濟生方』에서 "腎氣若壯, 丹田火盛, 上蒸脾土, 脾土溫和, 中焦自治"라 했는데, 이처럼 脾土의 運化蒸熟은 반드시 命門火의 蒸騰에 힘입어야 하니, 命門火는 脾土를 生한다. 한편, 淸代의 羅美는 『古今名醫方論』에서 "人知火能生土, 而不知水能生土. 知土爲水仇, 而不知水爲土母 … 太陰濕土, 眞陽所生, 是水之子也. 眞陰之子, 故曰太陰."이라 했는데, 이처럼 脾의 消化運輸에는 命門火뿐 아니라 腎水의 滋養도 필요하니, 이 때문에 淸代의 王之政은 『王九峰醫案』에서 "脾陰賴腎水以濡潤"이라 했다.

그러나 腎과 脾는 한편으로는 또다시 相克의 관계에 있으니, 宋代의 『聖濟總錄』에서는 "腎, 水也, 脾土制之, 水乃下行."이라 했고, 明代 張介賓의 『類經』에서는 "水得土克, 而成屛障之用."이라 했다. 물론 土克水에는 '制水'뿐 아니라 '養水'의 의미도 있으니, 淸代의 章楠은 『醫門棒喝』에서 "脾胃之能生化者, 實腎中元陽之鼓舞, 而元陽以固密爲貴. 其所以能固密者, 以賴脾胃生化陰精以涵育耳."라 했다.

4. 腎과 肝

腎과 肝의 관계는 '水生木'의 母子관계, 특히 '乙癸同源'으로 설명된다. 淸代 말기의 石芾南은 『醫源』에서 "腎中眞氣, 因腎陽蒸運上通於各臟腑之陰, 陽助陰升以養木, 則木氣繁榮, 血充而氣暢矣."라 했다. 한편, 腎의 肝에 대한 滋養작용은 腎陰(腎水)과 腎陽의 측면을 모두 고려해야 하니, 단순히 '水不涵木', 즉 肝陰에 대한 腎陰의 滋養만을 생각하면 肝陽에 대한 腎陽의 溫養은 놓치기 쉽기 때문이다. 이런 까닭에 淸代의 華岫雲은 『臨証指南醫案』에서 "肝爲肝木之臟, 因有相火內寄, 體陰用陽, 其性剛, 主動主升, 全賴腎水以涵之 … 則剛勁之性, 得以柔和之體, 遂其條達暢茂之性矣."라 했고, 何夢瑤는 『醫碥』에서 "腎水爲命門之火所蒸, 化氣上升, 肝氣受益."이라 했으며, 羅美는 『古今名醫方論』에서 "若膽家眞是畏而怯, 屬命門火衰, 當以乙癸同源而治."라 했다.

또한 淸代의 羅美는 『古今名醫滙粹』에서 "精血體潤, 皆屬於水."라 했으니, '乙癸同源'은 '精血同源'으로도 이해할 수 있다. 이는 腎은 精을 藏하는 반면 肝은 血을 藏하고, 남성은 精을 위주로 하는 반면 여성은 血을 위주로 하므로, 남성은 腎이 先天이 되는 반면 여성은 肝이 先天이 된다는 것으로도 해석할 수 있다.

한편, 腎과 肝은 經絡 上으로도 밀접한 관련이 있으니, 『靈樞·經脈』에서는 "腎足少陰之脈 … 其直者, 從腎上貫肝膈."이라 했다.

5. 腎과 膀胱

腎과 膀胱은 서로 表裏가 되는 臟과 腑이니, 『靈樞·本輸』에서는 "腎合膀胱"이라 했고, 『難經·三十五難』에서는 "膀胱者, 腎之府."라 했다. 經脈 上으로도 腎과 膀胱은 서로 絡屬의 관계이니, 『靈樞·經脈』에서는 "膀胱足太陽之脈 … 絡腎, 屬膀胱. … 腎足少陰之脈, 屬腎, 絡膀胱."이라 했다.

한편, 腎과 膀胱은 水液代謝에 관여한다는 점에서도 밀접한 관련이 있으니, 『靈樞·本輸』에서는 "腎合膀胱"이라 했고, 『素問·靈蘭秘典論』에서는 "膀胱者, 州都之官, 津液藏焉, 氣化則能出矣."라 했다.

6. 腎과 三焦

『靈樞·本藏』에서 "腎合三焦膀胱"이라 했고, 『素問·靈蘭秘典論』에서는 "三焦者, 決瀆之官, 水道出焉."이라 했으니, 腎과 三焦는 인체의 水液代謝에 밀접하게 관여한다. 이후 『難經·八難』에서는 "腎間動氣爲三焦之源"이라 했는데, 明代의 李時珍은 『本草綱目』에서 "三焦爲元氣之別使, 命門爲三焦之本元, 蓋一原一委也. 命門指所屬之府而名, 三焦指分治之部而名, 一以體名, 一以用名."이라 하여, 腎과 三焦의 관계를 더욱 명확히 밝혔다.

05 命門

'命門'이란 용어는 『黃帝內經』에서 모두 3곳, 곧 『素問·陰陽離合論』, 『靈樞·根結』, 『靈樞·衛氣』에 등장하지만, 『靈樞·根結』에서 "太陽根於至陰, 結於命門, 命門者, 目也."라 한 것처럼 '눈[目]'이나 穴位로서의 睛明穴을 의미했으니, '命門'을 臟腑의 일종으로 인식한 논술은 『難經』이 최초이다. 즉, 『難經·三十六難』과 『難經·三十九難』의 "腎兩者, 非皆腎也. 其左者爲腎, 右者爲命門. 命門者, 諸神精之所舍, 原氣之所繫也, 男子以藏精, 女子以繫胞. 故知腎有一也."와 "謂腎有兩藏也. 其左爲腎, 右爲命門. 命門者, 謂精神之所舍也, 男子以藏精, 女子以繫胞, 其氣與腎通."란 구절에서부터 논란이 분분한 '命門學說'이 비롯되었다. 命門의 部位 및 機能에 대한 역대 諸家들의 견해를 요약하면 다음과 같다.

1. 命門의 部位

1) 右腎命門說

『難經』에서 최초로 右腎命門說을 주창한 이래, 晋代 王叔和의 『脈經』, 宋代 陳言의 『三因方』과 嚴用和의 『濟生方』, 明代 李梴의 『醫學入門』 등에서 모두 右腎을 命門이라고 인식했다.

2) 兩腎總號命門說

元代의 滑壽가 『難經本義』에서 "命門, 其氣與腎通, 是腎之兩者, 其實一耳."라 하여, 최초로 兩腎總號命門說을 주창했는데, 明代의 虞摶은 『醫學正傳·醫學或問』에서 "夫兩腎固爲眞源之根本, 性命之所關, 雖爲水臟, 而實爲相火寓乎其中, 愚意當以兩腎總號爲命門."이라 하여, 이를 더욱 명확히 했다.

3) 子宮命門說

明代의 張介賓은 『類經附翼·求正錄』에서 "所謂子戶者卽子宮也, 卽玉房之中也. … 男精女血皆存乎此而子由是生, 故子宮者實又男女之通稱也. 道家 … 故名之曰丹田. 醫家 … 故名之曰血室 … 凡人之生唯氣爲先故又名爲氣海. 然而名雖不同而實則一子宮耳."라 하면서 "腎兩者, 坎外之偶也, 命門一者, 坎中之奇也. 以一統兩, 兩以包一. 是命門總主乎兩腎, 而兩腎皆屬於命門."이라 했다.

4) 兩腎之間命門說

明代의 趙獻可가 『醫貫·內經十二官論』에서 최초로 주창했는데, "命門卽在兩腎各一寸五分之間, 當一身之中, 內經說 七節之旁 中有小心是也, 名曰命門, 是眞君眞主, 乃一身之太極, 無形可見, 而兩腎之中, 是其安宅也."라 했다. 이후 淸代의 陳士鐸·陳修園·林珮琴 등도 命門의 위치가 兩腎之間이라 했다.

5) 腎間動氣說

이는 兩腎之間命門說과 비슷하지만, 다른 점은 命門이 有形의 臟腑가 아니라 兩腎之間에 있으면서 인체에 영향을 미치는 原氣, 즉 '動氣'라고 인식한 점이다. 明代의 孫一奎가 『醫旨緖餘·命門圖說』에서 최초로 주창했는데, "命門乃兩腎中間之動氣也, 非水非火, 用造化之樞紐, 陰陽之根蒂, 卽先天之太極. 五行以此而生, 臟腑以繼而成. 若謂屬水屬火屬臟屬腑, 乃是有形之物, 則外當有經絡動脈而形於診, 靈素亦必著之於經也."라 했다.

6) 心包命門說

朝鮮末 李圭晙 (1855~1923)은 『素問附說·腎有兩藏辨』에서, "腎은 北方水이며, 天의 北方에 火가 없는데, 어찌 人身에 유독 腎藏에 火가 있겠는가?"라는 『黃帝內經』의 이론을 제시하면서 기존 "『難經』의 命門說인 "腎有兩者, 非皆腎也, 左爲腎水, 右爲命門火"에 대한 비판, 즉 右腎을 命門으로 볼 수 없다고 주장했으며, 腎의 左右에 대

해서는 『素問附說·腎有兩藏辨』에서 "腎有兩者何也? 曰腎者冬藏也, 於時成始成終, 於志爲是爲非, 於藏右以納之, 左以泄之, 腎之有兩"이라 했다.

따라서 『難經』에서는 腎을 위치적인 관점에서 左右를 분리시켜 右腎을 별도의 藏으로 규정하고 이를 命門이라 命名한 반면, 石谷先生은 腎을 위치적인 左右로 분리할 수 없는 하나의 冬藏으로 인식하면서 腎의 左右를 右로는 藏했다가 左로는 生하는 기능적인 측면으로 간주했다. 아울러 命門의 부위에 대해서는 "命門者, 心包絡也, 其位膻中."이라 했다.

2. 命門의 機能

1) 主火

主火를 주장한 대표적인 의가는 趙獻可이다. 趙獻可는 『醫貫·內經十二官論』에서 "余有一譬焉, 譬之元宵之鰲山走馬燈, 拜者舞者飛者走者, 無一不具, 其中間有一火耳. 火旺則動速, 火微則動緩, 火熄則寂然不動 … 夫卽曰立命之門, 火乃人身之至寶."라 하여, 命門은 곧 眞火로써 一身의 陽氣를 主持한다고 했다. 淸代의 陳士鐸도 『石室秘錄』에서 "命門者, 先天之火也."라 했다.

2) 水火共主

水火共主를 주장한 대표적인 의가는 張介賓이다. 張介賓은 『景岳全書·傳忠錄·命門餘義』에서 "命門乃元氣之根, 爲水火之宅, 五臟之陰氣, 非此不能滋, 五臟之陽氣, 非此不能發."이라 하여, 命門에는 陰陽, 水火의 二氣가 모두 들어있으니 全身의 滋養, 激發작용은 命門을 따라 이루어진다고 했다.

3) 非水非火 (動氣)

非水非火 (動氣)를 주장한 대표적인 의가는 孫一奎이다. 孫一奎는 『醫旨緖餘·命門圖說』에서 "越人亦曰 腎間動氣者, 人之生命, 五臟六腑之本, 十二經脈之根, 呼吸之門, 三焦之原. 命門之意, 蓋本於此, … 命門乃兩腎中間之動氣也, 非水非火, 用造化之樞紐, 陰陽之根蒂, 卽先天之太極, 五行以此而生, 臟腑以繼而成."이라 하여, 命門이 兩腎之間에 生生不息하는 元氣의 發動處라 했다.

4) 代行君火

李圭晙은 『素問附說·腎有兩藏辨』에서 "命門者, 心包絡也, 其位膻中, 其官臣使, 故命曰相火"라 하여, 命門을 君命이 출납하는 門인 臣使之官이라 했다. 아울러 李圭晙은 『素問附說·扶陽論』에서 "心爲火之主, 故曰君火, 腎曰相火者, 非是別火, 此火之行乎水者也."라 하여, 君火가 行할 때 나타나는 火를 相火로 인식하며 相火 자체에 별도의 火가 없다고 했다. 따라서 그는 相火란 相이 君火를 받을 때 나타나는 火이고, 命門이란 臣使의 官으로서 단순히 君命을 出納하는 門에 해당된다고 간주했다. 아울러 命門相火의 기능에 대해서는 『素問附說·腎有兩藏辨』에서, 命門相火가 君火를 받아 四藏百體에 행하면 "莫不受命, 脾得之而化穀, 肺得之而宣衛, 肝得之而榮筋, 腎得之而生精."한다고 했다.

06 腎·膀胱의 病理

1. 腎의 病理

腎의 병리란 곧 腎의 생리 기능 실조이다. 腎의 주된 생리 기능이 主藏精, 主水液, 主納氣 등이니, 이런 기능이 원활하지 못하여 발생하는 腎의 주된 병리적 상황은 크게 腎不藏精, 腎不主水, 腎不納氣로 요약할 수 있다.

1) 腎不藏精

藏精은 腎의 주된 생리 기능이다. 腎이 所藏하는 精은 선천적으로 부모로부터 비롯된 先天之精과 후천적으로 음식물로부터 비롯된 後天之精으로 이루어지는데, 이 精이 있음으로 해서 인체는 생명활동을 유지하면서 生長, 發育, 生殖 등을 영위할 수 있다. 이런 까닭에 『素問·上古天眞論』에서는 腎이 所藏하는 精이 充足했을 때와 不足했을 때, 곧 腎氣가 盛한 경우와 衰한 경우의 증상, 증후 등을 7, 8의 倍數에 의한 男女의 加齡에 따라 자세히 설명했다.

腎이 所藏하는 精은 편의상 先天之精과 後天之精으로 구분되지만, 이 둘은 상호 불가분의 관계이다. 왜냐하면 先天之精은 後天之精의 부단한 보충을 위한 물질적 기초가 되고, 後天之精 역시 先天之精에 부단한 充養을 제공하기 때문이다. 물론 이러한 相互作用을 主宰하는 것이 바로 腎이기 때문에, 이를 '腎主藏精'이나 "封藏之本, 精之處也."라 했다. 따라서 '腎不藏精'은 腎의 중요한 병리 상황으로서 인체의 정상적인 生長, 發育, 生殖 등에 악영향을 미치니, 임상에서 흔히 볼 수 있는 遺精, 陽痿, 不育, 五遲, 五軟 등은 그 대표적인 病證이다.

또한 '腎不藏精'은 骨·髓·腦·牙齒·毛髮 등의 充養에도 악영향을 미쳐서 각종 病證을 일으킬 수 있다. 『素問·陰陽應象大論』에서 "腎生骨髓", "在體爲骨, 在藏爲腎."이라 설명했듯이, 腎과 骨髓는 '腎藏精-精生髓-髓養骨'의 관계이고, 『靈樞·五味論』에서 "齒者, 骨之所終也."라 설명했듯이, 腎과 牙齒는 '腎主骨', '齒者, 髓之標, 骨之本.'의 관계이며, 『素問·五藏生成論』에서 "腎之合骨也, 其榮髮也.", 『靈樞·海論』에서 "腦爲髓之海", 『素問·脈要精微論』에서 "腰者, 腎之府也."라 설명했듯이, 腎不藏精의 병리적 상황은 骨痿, 牙齒動搖, 脫毛, 腦鳴, 健忘, 腰痛 등의 병증을 야기할 수 있다.

뿐만 아니라, '腎不藏精'은 耳와 二陰 관련 病證도 야기할 수 있다. 『靈樞·脈度』에서 "腎氣通於耳, 腎和則耳能知五音矣.", 『靈樞·決氣』에서 "精脫者, 耳聾."이라 했고, 『素問·金匱要略眞言論』에서 "北方黑色, 入通於腎, 開竅於二陰, 藏精於腎."이라 설명했듯이, 腎의 藏精이 제대로 이루어지지 못하면 耳鳴, 耳聾, 小便不利, 大便秘結, 泄瀉(특히, 五更泄) 등의 病證이 발생할 수 있다.

2) 腎不主水

主水 역시 腎의 중요한 생리 기능이다. 『素問·逆調論』에서 "腎者水藏, 主津液."이라 했고, 『素問·經脈別論』에서 "飮入於胃, 游溢精氣, 上輸於脾, 脾氣散精, 上歸於肺, 通調水道, 下輸膀胱, 水精四布, 五經幷行."이라 했으며, 『素問·靈蘭秘典論』에서 "膀胱者, 州都之官, 津液藏焉, 氣化則能出矣.", "三焦者, 決瀆之官, 水道出焉."이라 했으니, 인체의 수액대사에 관여하는 주된 臟腑는 肺, 脾, 腎, 膀胱, 三焦인데, 특히 腎은 氣化의 과정을 主宰함으로써 수액대사를 주관한다. 따라서 '腎不主水'의 병리적 상황은 『素問·水熱穴論』의 "腎者, 胃之關也. 關門不利, 故聚水而從其類也."란 말처럼, 水腫, 關格 등의 病證이 발생할 수 있다.

腎이 주관하는 水液은 체내에 존재하는 濕潤, 流通, 分泌, 排泄되는 물질 모두를 지칭하니, 생리적으로 필요한 영양성분뿐 아니라 인체가 적절히 이용한 이후의 폐기물 성분까지도 모두 포함된다. 따라서 清代의 羅美는 『古今名醫滙粹』에서 "水有眞水, 有客水, 腎氣溫則水亦攝而爲眞水, 腎氣寒則眞水亦從而爲客水."라 했으니, 腎의 主水

기능이 원활히 이루어지지 않으면 水腫을 비롯해 淋證, 癃閉, 遺尿, 尿血, 尿濁 등의 病證이 발생할 수 있다.

3) 腎不納氣

『難經·四難』의 “呼出心與肺, 吸入腎與肝.”에 근거를 둔 ‘納氣’ 역시 腎의 중요한 생리 기능이다. 인체가 정상적인 호흡활동을 영위하기 위해서는 肺의 宣發과 腎의 攝納 기능이 상호 긴밀히 이루어져야 하는데, ‘腎不納氣’하면 肺의 정상적인 肅降에 악영향을 미쳐서 ‘呼多吸少’한 喘·哮 등의 病證을 일으킨다. 따라서 淸代의 林珮琴은 『類證治裁』에서 “肺爲氣之主, 腎爲氣之根. 肺主出氣, 腎主納氣.”라 했으니, 임상에서 흔히 마주치는 喘證·哮證은 肺뿐만 아니라 腎이 원인인 경우도 적지 않다.

4) 命門火衰

腎陽이라고도 일컫는 命門火의 衰弱 역시 腎의 병리적 상황인데, 命門火衰로 인한 대표적 病證은 水濕泛濫으로 인한 腫脹과 水濕不化로 인한 泄瀉이다.

2. 膀胱의 病理

膀胱의 病理란 곧 膀胱의 생리 기능 실조이다. 膀胱의 주된 생리 기능은 『素問·靈蘭秘典論』에서 “膀胱者, 州都之官, 津液藏焉, 氣化則能出矣.”라 했듯이 津液의 貯藏과 排出인데, 이는 膀胱과 表裏가 되는 臟腑인 腎의 封藏·固攝·氣化 기능과도 밀접한 관련이 있다.

『素問·宣明五氣』의 “膀胱不利爲癃, 不約爲遺溺.”와 『素問·氣厥論』의 “胞移熱於膀胱則癃尿血”이란 설명에서 알 수 있듯이, 膀胱의 생리 기능 실조로 인한 대표적 病證은 小便不利, 癃, 遺尿, 小便不禁, 尿血 등이다.

07 腎病의 辨證

1. 腎病의 辨證

腎의 주된 생리 기능은 主藏精, 主水液, 主納氣, 主骨生髓, 其華在髮, 開竅於耳及二陰 등이며 膀胱과는 表裏의 관계이다. 그러므로 生長, 發育, 生殖 기능, 水液代謝의 이상 및 呼吸, 骨, 髓, 腦, 聽覺, 大小便과 관련된 병변 등은 모두 腎을 중심으로 분석할 수 있다.

한편, 『素問·上古天眞論』에서는 "腎者主水, 受五臧六府之精而藏之."라 했고, 『素問·六節藏象論』에서는 "腎者主蟄, 封藏之本, 精之處也."이라 했으며, 『靈樞·本神』과 『靈樞·九鍼論』에서는 "腎藏精"이라 했으니, 腎病은 기본적으로 '閉藏'이 적절히 이루어지지 않아 발생한다. 여기에 『素問·通評虛實論』에서 "邪氣盛則實, 精氣脫則虛."의 내용을 더하면, 宋代 錢乙이 『小兒藥證直訣』에서 "腎主虛, 無實也."라고 주장한 대로 腎病은 대부분 虛證에 屬하는 '腎虛證'임을 알 수 있다.

腎病, 곧 '腎虛'에 대한 辨證은 의가들에 따라 조금씩 다르지만, 寒熱象의 有無에 따라 腎虛하면서 寒象이 없는 '腎精虛', 腎虛하면서 熱象이 없는 '腎氣虛', 腎虛하면서 寒象이 있는 '腎陽虛', 腎虛하면서 熱象이 있는 '腎陰虛'로 대별되며, 이외에 '腎不納氣', '腎虛水泛'으로 분류된다.

1) 腎精虛

'腎精虧虛' 혹은 '腎精不足'이라고도 한다. 腎精虛는 腎精이 不足하여 인체의 生長·發育·生殖 기능이 약화되고, 骨·髓·齒·髮에 대한 滋養 기능도 減弱된 病證으로, 대개 先天稟賦不足, 房勞過度, 年老體弱, 久病 등으로 인한 腎精의 손상 때문에 발생한다. 주된 증상은 眩暈耳鳴, 腰膝痿軟, 小兒發育遲延, 男子精少不育, 女子經閉不孕, 舌淡苔白, 脈細弱 등이고, 이외에 健忘少眠, 動作遲鈍, 形體消瘦, 齒搖髮脫, 小兒顖門閉遲, 知能低下, 反應遲鈍, 肌肉萎縮 등도 나타날 수 있다. 解顱, 五遲, 五軟, 痿病, 眩暈, 陽痿, 不孕 등의 病證에서 흔히 나타나며, '補益腎精'의 방법으로 치료해야 하니, 대표적인 처방은 河車大造丸 (『醫方集解』), 左歸丸 (『景岳全書』), 補腎地黃丸 (『醫宗金鑑』) 등이다.

2) 腎氣虛

'腎氣虛衰' 혹은 '腎氣不足'이라고도 한다. 腎氣虛는 腎氣가 虛弱하여 腎의 封藏·固攝 기능이 감퇴된 病證으로, 대개 先天稟賦不足, 房勞過度, 勞損過多, 年老體弱, 久病 등으로 인한 腎氣의 손상 때문에 발생한다. 주된 증상은 眩暈耳鳴, 腰膝痿軟, 氣短自汗, 倦怠無力, 舌淡苔白, 脈細弱 등이고, 이외에 面色皖白, 小便頻數, 遺精, 早泄 崩漏, 帶下靑稀, 滑胎 등도 나타날 수 있다. 耳鳴, 耳聾, 虛勞, 腰痛, 陽痿, 遺精 등의 病證에서 흔히 나타나며, '補益腎氣'의 방법으로 치료해야 하니, 대표적인 처방은 八物腎氣丸 (『丹溪心法』)이다.

3) 腎陽虛

'腎陽不足', '腎陽虛衰', '命門火衰'라고도 한다. 腎陽虛는 腎陽이 不足하여 氣化작용을 상실함으로써 溫煦가 안되고 水濕이 증가되는 病證으로, 대개 稟賦不足, 久病氣虛, 房勞不節, 勞役過度 등으로 인한 腎陽의 손상 때문에 발생한다. 주된 증상은 畏寒肢冷, 腰膝冷痛, 五更泄瀉, 小便淸長, 面色淡白, 舌淡嫩, 苔白滑, 脈沈遲無力 등이고, 이외에 面色皖白 (혹은 黎黑), 眩暈耳鳴, 陽痿, 早泄, 性慾減退, 宮寒不孕, 尿少浮腫, 白帶淸稀 등도 나타날 수 있다. 虛勞, 陽痿, 癃閉, 水腫, 泄瀉, 帶下, 哮喘 등의 病證에서 흔히 나타나며, '溫補腎陽'의 방법으로 치료해야 하니, 대표적인 처방은 腎氣丸 (『金匱要略』), 右歸飮 (『景岳全書』) 등이다.

4) 腎陰虛

'腎陰不足'이라고도 한다. 腎陰虛는 腎陰이 不足하여 虛火가 야기된 '陰虛火旺'의 病證으로, 대개 久病·失血·房勞過度·情志內傷·熱病 등으로 인한 腎陰의 손상 때문에 발생한다. 주된 증상은 頭暈目眩, 耳鳴耳聾, 腰膝痠軟, 五心煩熱, 潮熱盜汗, 顴紅, 口燥咽乾, 失眠多夢, 舌紅少苔, 脈細數 등이고, 이외에 健忘, 遺精, 早泄, 齒搖髮脫, 小兒發育遲延, 智能低下, 男子精少不育, 女子經少不孕, 尿赤便乾 등도 나타날 수 있다. 遺精, 不寐, 虛勞, 膏淋, 尿血, 崩漏, 消渴 등의 病證에서 흔히 나타나며, '滋陰降火'의 방법으로 치료해야 하니, 대표적인 처방은 六味地黃丸 (『小兒藥證直訣』), 滋陰降火湯 (『增補萬病回春』), 大補陰丸 (『丹溪心法』), 左歸飮 (『景岳全書』) 등이다.

5) 腎不納氣

'腎氣上逆' 혹은 '肺腎氣虛'라고도 한다. 腎不納氣는 腎虛로 腎의 納氣 기능이 감퇴되어 야기된 '氣不歸元'의 病證으로, 대개 勞倦傷氣·久病 등으로 인한 元氣의 손상 때문에 발생한다. 주된 증상은 氣短喘息, 呼多吸少, 動則喘甚, 舌淡苔白, 脈細弱 (혹은 虛浮) 등이고, 이외에 腰膝痠軟·面色晄白而虛浮·自汗出·畏寒肢冷 등도 나타날 수 있다. 喘病, 哮病 등의 病證에서 흔히 나타나며, '補腎納氣'의 방법으로 치료해야 하니, 대표적인 처방은 人蔘胡桃湯 (『濟生方』), 蔘蚧散 (『普濟方』) 등이다.

6) 腎虛水泛

'陽虛水泛'이라고도 한다. 腎虛水泛은 腎陽이 虛衰하여 氣化 작용이 이루어지지 않아 水飮이 貯留된 病證으로, 대개 久病, 房勞過度, 寒冷過多 등으로 인한 腎陽의 손상 때문에 발생한다. 주된 증상은 全身水腫 (下肢尤甚, 按之陷指), 舌淡體胖, 苔白滑, 脈沈弦 등이고, 이외에 腰膝痠痛, 尿少, 心悸氣短, 咳喘痰鳴, 形寒肢冷 등도 나타날 수 있다. 水腫, 痰飮 등의 病證에서 흔히 나타나며, '溫陽利水'의 방법으로 치료해야 하니, 대표적인 처방은 金匱要略腎氣丸 (『金匱要略』) 合 五苓散 (『傷寒論』), 眞武湯 (『傷寒論』) 등이다.

2. 膀胱病의 辨證

腎과 表裏 관계에 있는 膀胱의 주된 생리 기능은 『素問·靈蘭秘典論』에서 "膀胱者, 州都之官, 津液藏焉, 氣化則能出矣."라 했듯이, 津液의 저장과 배설이다. 그러므로 小便頻數, 小便不利, 小便失禁 등의 배뇨장애는 모두 膀胱을 중심으로 분석할 수 있는데, 膀胱病은 흔히 膀胱虛寒과 膀胱濕熱의 2가지로 대별된다.

1) 膀胱虛寒

'膀胱虛冷' 혹은 '膀胱失約'이라고도 한다. 膀胱虛寒은 腎氣가 손상되고 膀胱이 虛寒해져 氣化 작용이 되지 않은 까닭에 津液의 저장과 배출에 지장이 초래된 病證으로, 대개 稟賦不足, 久病體虛, 房事不節 등으로 인한 腎과 膀胱의 손상 때문에 발생한다. 주된 증상은 小便頻數, 小便淸長, 小便不禁, 尿有餘瀝, 遺尿, 舌淡, 苔薄白而潤, 脈沈細 등이고, 이외에 腰痠身疲, 面白形冷, 少腹冷痛 등도 나타날 수 있다. 遺尿, 小便不禁, 癃閉 등의 病證에서 흔히 나타나며, '溫腎固脬'의 방법으로 치료해야 하니, 대표적인 처방은 縮泉丸 (『婦人良方』), 鞏隄丸 (『景岳全書』) 등이다.

2) 膀胱濕熱

'濕熱蘊結膀胱'이라고도 한다. 膀胱濕熱은 濕熱이 膀胱에 鬱結해서 膀胱의 氣化 작용에 지장이 초래된 病證으로, 대개 外感이나 飮食不節로 인한 방광의 손상 때문에 발생한다. 주된 증상은 尿頻, 尿急, 尿澁, 尿痛, 尿黃白混濁, 尿血, 舌紅, 苔黃膩, 脈滑數 등이고, 이외에 發熱, 尿痛, 尿中有砂石 등도 나타날 수 있다. 淋證, 癃閉, 尿濁 등의 病證에서 흔히 나타나며, '淸熱利濕'의 방법으로 치료해야 하니, 대표적인 처방은 八正散 (『太平惠民和劑局方』), 石葦散 (『證治滙補』), 小薊飮子 (『濟生方』), 萆薢分淸飮 (『丹溪心法』) 등이다.

3. 腎과 他臟의 兼病 辨證

1) 肝腎陰虛

'肝腎陰虧' 혹은 '肝腎虧損'이라고도 한다. 肝腎陰虛는 肝陰不足과 腎陰不足이 결합된 病證이다. 주된 증상은 腰膝痠軟, 目乾澁痛, 胸脇疼痛, 五心煩熱, 舌紅絳小苔, 脈細數 등이고, 이외에 健忘失眠, 顴紅脣赤, 頭暈目眩, 耳鳴如蟬, 咽乾口燥, 盜汗, 遺精, 月經減少 등도 나타날 수 있다. 脇痛, 腰痛, 虛勞, 眩暈, 月經後期, 閉經, 痛經 등의 病證에서 흔히 나타나며, '滋養肝腎'의 방법으로 치료해야 하니, 대표적인 처방은 杞菊地黃丸 (『醫碥』)이다.

2) 心腎不交

'水火不濟'라고도 한다. 心腎不交는 腎陰不足으로 心火가 제어되지 못하거나 心火와 腎水가 相互交通되지 않아 水火의 平衡이 失調된 病證이다. 주된 증상은 心煩驚悸, 健忘失眠, 多夢, 遺精, 舌紅無苔 (혹 苔薄少津), 脈細數 등이고, 이외에 眩暈耳鳴, 口乾咽燥, 潮熱盜汗, 五心煩熱, 腰膝痠軟, 尿赤便乾 등도 나타날 수 있다. 驚悸, 怔忡, 不寐 등의 病證에서 흔히 나타나, '淸心安神, 滋陰瀉火'의 방법으로 치료해야 하니, 대표적인 처방은 黃連阿膠湯 (『傷寒論』), 天王補心丹 (『攝生秘剖』), 交泰丸 (『韓氏醫通』), 六味地黃丸 (『小兒藥證直訣』) 등이다.

3) 心腎陽虛

心腎陽虛는 心과 腎의 陽氣가 손상되어 溫煦·行血·氣化 기능이 제대로 이루어지지 않아 血行이 遲滯되고 水液이 停滯된 病證이다. 주된 증상은 形寒肢冷, 心悸短氣 (動則尤甚), 尿少身腫 (특히 下肢浮腫), 舌暗淡 (或靑紫), 苔白滑, 脈沈微 등이고, 이외에 面色暗滯, 心胸憋悶 (甚則疼痛), 脣甲靑紫, 腰背冷痛, 自汗, 身疲體倦 등도 나타날 수 있다. 水腫, 驚悸, 怔忡, 胸痺 등의 病證에서 흔히 나타나며, '溫補心腎, 溫陽散寒'의 방법으로 치료해야 하니, 대표적인 처방은 眞武湯 (『傷寒論』), 保元湯 (『景岳全書』이다.

4) 脾腎陽虛

'脾腎兩虛'라고도 한다. 脾腎陽虛는 脾와 腎의 陽氣가 손상되어 水液代謝에 지장이 초래된 病證이다. 주된 증상은 腰膝冷痛, 少腹冷痛, 大便溏泄, 完穀不化, 五更泄瀉, 舌淡苔白, 脈沈細 등이고, 이외에 形寒肢冷, 面色㿠白, 少氣懶言, 精神痿弱, 小便不利, 面浮肢腫 (甚則腹滿鼓脹) 등도 나타날 수 있다. 虛勞, 泄瀉, 痢疾, 水腫, 鼓脹, 陽痿, 便血 등의 病證에서 흔히 나타나며, '溫補脾腎'의 방법으로 치료해야 하니, 대표적인 처방은 實脾飮 (『濟生方』), 四神丸 (『內科摘要』) 등이다.

5) 肺腎陰虛

'肺腎陰虧'라고도 한다. 肺腎陰虛는 肺陰虛와 腎陰虛가 결합된 것으로, 滋潤 기능이 상실된 病證이다. 주된 증상은 咳嗽喘促, 痰中帶血, 喀血, 腰膝痠軟, 骨蒸潮熱, 舌紅少苔, 脈細數 등이고, 이외에 咳痰不爽, 口乾咽燥, 聲音嘶啞, 形體消瘦, 顴紅, 五心煩熱, 盜汗, 遺精, 月經減少 (甚則經閉) 등도 나타날 수 있다. 咳嗽, 喘病, 失音, 虛勞, 消渴 등의 病證에서 흔히 나타나며, '滋陰肺腎'의 방법으로 치료해야 하니, 대표적인 처방은 百合固金湯 (『醫方集解』), 八仙長壽丸 (『壽世保元』), 瓊玉膏 (『洪氏集驗方』), 麥味地黃丸 (『壽世保元』) 등이다.

II

腎系內科學

病證篇

1 遺尿

1. 定義 및 概要

遺尿란 소변의 불수의적인 배설로, 小便이 제어력을 잃고 스스로 배출되는 병증인데, 임상에서는 흔히 2가지 類型으로 구분한다. 첫째는 수면 중에는 小便이 나오는 것을 깨닫지 못하다가 잠에서 깬 후 알게 되는 '遺尿' 혹은 '尿床'으로, 흔히 小兒에게서 많이 볼 수 있다. 둘째는 깨어 있는 동안에 小便이 頻數하면서 방울방울 떨어지는 것을 억제하지 못하는 '小便失禁'으로, 흔히 久病으로 體弱한 사람이나 노인에게서 많이 볼 수 있다. 이렇게 遺尿는 광범위하게는 小便失禁의 의미를 포함하지만, 소변이 유출되어도 自覺하지 못하는 것(不知不覺而尿出)을 遺尿, 불수의적인 배뇨를 自覺하지만 이를 억제할 수 없는 것(知而不能固)을 小便失禁이라 하여, 배뇨감각의 認知 有無로 구분하기도 한다. 역대 醫家들은 遺尿를 '遺溺', '失溲', '小便失禁', '尿床候', '善溺', '喜溺' 등으로도 칭했다.

'溺'이란 글자에 대한 기록은 일찍이 『五十二病方』, 『黃帝內經』, 『史記』 등의 문헌에서 찾아볼 수 있지만, 遺尿를 병증으로 간주한 논술은 『黃帝內經』이 처음이다. 예를 들어 『素問·宣明五氣』에서는 "膀胱不利爲癃, 不約爲遺溺."이라 했고, 『靈樞·經脈』에서는 "肝所生病者, … 遺溺閉癃."이라 했다. 秦漢時代에 淳于意의 『診籍』에도 '遺溺'에 관한 기록이 있는데, '遺尿'란 명칭에 대한 논술은 東漢末의 張機가 최초이니, 『傷寒論·辨陽明病脈證幷治』에서 "三陽合病, … 遺尿譫語."라고 한 이후 『諸病源候論』·『外臺備要』·『千金方』 등에서는 모두 '遺尿'라 표현했다.

遺尿는 임상적으로 신경계통의 기능이상과 비뇨기계의 질병(요도염, 방광염, 방광결석 등)으로 인한 遺尿를 모두 포괄한다.

2. 歷代諸家說

『黃帝內經』에서는 遺尿의 병리기전이 주로 膀胱, 腎, 三焦, 督脈 및 肝 등의 臟腑와 관계있다고 했다. 가령 『靈樞·九鍼論』에서는 "膀胱不約爲遺溺"이라 했고, 『素問·痺論』에서는 "淫氣遺溺, 痺聚在腎."이라 했으며, 『靈樞·本輸』에서는 "三焦者, … 入絡膀胱, 約下焦, 實則閉癃, 虛則遺溺, 遺溺則補之, 閉癃則寫之."라 했다. 또한 『素問·骨空論』에서는 "督脈之病, … 癃痔遺溺嗌乾."이라 했고, 『靈樞·經脈』에서는 "肝足厥陰之脈, … 肝所生病者, … 遺溺."라 했다. 이외에 『素問·刺禁論』에서는 "刺陰股下三寸內陷, 令人遺溺."라 하여 遺尿에 관한 禁鍼穴도 제시했으니, 『黃帝內經』은 遺尿의 症狀·病因病機 및 治療原則 등에 대한 전반적인 내용을 제시함으로써 遺尿에 대한 이론적 기초를 제공했다.

秦漢時代에는 淳于意가 遺尿에 대해 깊이 인식했으니, 일찍이 齊北宮 司空命의 婦人이 遺溺를 앓자 이를 치료했다. 그는 遺尿의 病機에 대해 『史記·扁鵲倉公列傳』에서 "病氣疝, 客於膀胱, 難於前後溲, 而溺赤. 病見寒氣則遺溺, 使人腹腫."이라 설명했다. 또한 최초로 灸法을 응용했고, 大齊湯을 創方하여 遺尿를 치료했으니, 『史記·扁鵲倉公列傳』에서는 "意卽灸其足厥陰之脈, 左右各一所, 卽不遺溺而溲淸, 小腹痛止. 卽更大齊湯以飮之, 三日而疝氣散, 卽愈."라 했다. 한편, 張機는 遺尿의 證候分類에 많은 공헌을 했는데, 그는 遺尿를 흔히 볼 수 있는 증상으로 여겨서 여러 군데의 病篇에 수록하면서도 구체적으로는 外感病에서 비롯된 遺尿와 臟腑虛損에서 비롯된 遺尿의 2가지 類型으로 개괄했다. 먼저 仲景은 『傷寒論·辨陽明病脈證幷治』에서 "三陽合病, 腹滿身重, 難於轉側, 口不仁面垢, 譫語遺尿."라 했고, 『傷寒論·辨太陽病脈證幷治上』에서는 "太陽病, 發熱而渴, 不惡寒者, 爲溫病. … 若被下者, 小便不利, 直視失溲."라 했는데, 이는 外邪가 客

하여 발생한 遺尿로서 그 病機는 熱盛神昏, 膀胱失約이다. 한편, 『金匱要略·五臟風寒積聚病篇』에서는 "下焦竭, 卽遺溺失便, 其氣不和, 不能自禁止."라 했고, 『金匱要略·肺痿肺癰咳嗽上氣病篇』에서는 "肺痿吐涎沫而不咳者, 其人不渴, 必遺尿, 小便數. 所以然者, 以上虛不能制下故也."라 했는데, 이는 臟腑虛損으로 발생한 遺尿로서 그 病機는 臟腑虛寒이다.

隋代의 巢元方은 『諸病源候論』에서 內科·婦人科·小兒科에서 나타나는 遺尿에 대해 자세히 설명했다. 또한 '遺尿候' 뒤에는 '尿床候'에 대해서도 기록했는데, 그는 尿床候를 기록한 최초의 醫家로서 遺尿의 證候 분류를 더욱 명확히 하는 한편, 遺尿와 尿床의 감별요점 및 病機概要를 지적했다. 즉, 『諸病源候論·遺尿候』에서는 "遺尿者, 此由膀胱虛冷, 不能約於水故也"라 했고, 『諸病源候論·尿床候』에서는 "夫人有於睡眠不覺尿出者, 是其禀質陰氣偏盛, 陽氣偏虛者, 則膀胱與腎氣俱冷, 不能溫制於水", "凡人之陰陽, 日入而陽氣盡則陰受氣, 至夜半陰陽大會, 氣交則臥睡. 小便者水液之餘也, 從膀胱入於脬爲小便. 夜臥則陽氣衰伏, 不能制於陰. 所以陰氣獨發, 水下不禁故於睡眠而不覺尿出也"라 하여 遺尿와 夜尿의 병리기전을 설명했다.

唐代 孫思邈의 『千金要方』과 『千金翼方』에는 收集과 創方을 통한 遺尿의 치료처방이 많이 수록되어 있는데, 藥物治療를 위주로 하는 경우와 鍼灸 및 外治法을 위주로 하는 경우 등으로 개괄했다. 즉, 孫思邈은 『千金·淋閉』에서 "遺溺, 灸遺道俠玉泉五寸, 隨年壯. 又灸陽陵泉, 隨年壯. 又灸足陽明, 隨年壯."이라 했는데, 王燾 역시 이런 孫氏의 治療法을 『外臺備要』에 기록했다.

宋代에는 遺尿에 대한 새로운 치료방법이 등장했다. 즉, 宋代 이전의 遺尿 치료는 주로 溫補에 치중했는데, 宋代에는 澁法 등이 등장한 것이다. 물론 『千金要方』에도 遺尿와 小便澁의 처방 중에 固澁之劑인 牡蠣가 들어 있지만 그 이론에 대한 정확한 說明은 없었다. 그러나『太平聖惠方·治遺尿諸方』에서는 '治遺尿恒澁'의 치료원칙을 명확히 확립했으니, 『太平聖惠方』에 수록된 9개의 遺尿 치료방제 중 8개의 처방에서 牡蠣·桑螵蛸 등의 固澁之劑가 들어 있다. 한편, 楊士瀛은 『仁齋直指方論』에서 "下焦蓄血, 其與虛勞內損, 則便溺自遺而不知, 下焦虛寒, 不能溫制水液, 則便溺欲出而不禁, 是皆心不與腎交通."이라는 등 새로운 학설을 제시하여 遺尿 病機의 내용을 보충했다.

金元時代에 李杲는 肺氣의 不足뿐만 아니라 腎과 膀胱의 熱이 迫해도 尿不禁이 유발된다고 인식하여 補泄兼施의 치료법을 주장했다. 그는 『脾胃論·分經隨病制方』에서 "如小便遺失者, 肺氣虛也, 宜安臥養氣, 禁勞役, 以黃芪·人蔘之類補之. 不愈, 當責有熱, 加黃柏·生地黃."이라 했다. 한편, 朱震亨은 遺尿가 '屬熱·屬虛'와 '虛熱·虛寒'으로 구분했으니, 『丹溪心法·小便不禁』에서 "小便不禁者, 屬熱屬虛, 熱者五苓散加解毒, 虛者五苓加四物, 戴云小便不禁, 出而不覺, 赤者有熱, 白者氣虛也."라 주장했다.

임상의학이 어느 정도 완성된 明代에는 遺尿의 진단과 치료에 대한 새로운 논술이 많이 등장했는데, 특히 遺尿의 病因病機에 대해 더욱 심도 깊은 논술이 있었다. 먼저 王綸은 遺尿의 病因病機에 대해 丹溪의 이론을 계승하는 한편, 丹溪의 미비한 점까지 보충했으니, "小便不禁或頻數, 古方多以爲寒而用溫澁之藥, 殊不知屬熱者多, 蓋膀胱火邪妄動, 水不得寧, 故不能禁而頻數來也."라 했다. 또한 孫一奎는 『赤水玄珠全集』에서 "不禁爲無禁約, 小便多而不計遍數. … 有溫熱, 有下元虛憊. 數而少爲熱, 數而多爲虛, … 古人有謂不通爲熱, 不禁爲寒, 乃心腎氣弱, 陽道衰冷而傳化失道."라 했고, 張三錫은 『醫學六要』에서 "腎主閉藏, 腎虛則不能約, 以故不時而遺出也, 中年鑿喪太過, 多有此證. 亦有下部濕熱太盛, 迫水妄行者, 其人必嗜酒. 夜遺, 少壯責之火, 中年責之虛."라 했으며, 薛己는 『薛氏醫案』에서 "人之漩溺賴心腎二氣之所傳送, 蓋心與小腸爲表裏, 腎與膀胱爲表裏. 若心腎氣虧, 傳送失度, 故有此證."이라 했다. 한편, 王肯堂은 『證治準繩·小便不禁』에서 『黃帝內經』과 『素問玄機原病式』에서 언급된 遺尿에 대한 종합적인 분석을 진행하여 '上虛補氣·下虛澁脫'의 治療原則을 제시했다. 한편, 『醫學正傳』에서는 "老人與壯年飮水無多寡, 壯年小便甚少而老者小便甚多何

也. 壯者如春夏之氣升者多而降者少, 老者如秋冬之氣降者多而升者少 故不同耳."라 하여 노인이 청년에 비해 소변이 많은 이유를 설명했다. 또한, 張介賓은 遺尿를 3가지 유형으로 개괄했는데, 『景岳全書·雜證模·遺溺』에서 "證有自遺者, 以睡中而遺失也. 有不禁者, 此氣門不固頻數不能禁也. 又有氣脫於上則下焦不約而遺失不覺者."라 하면서 固澁 역시 治標이지 塞源의 방법은 아니라고 했다. 小便은 腎에서 利하지만 腎은 위로 肺에 연결되니, 肺氣가 기능을 잃으면 腎水는 결국 固攝할 수 없기 때문에 반드시 治水는 우선 治氣해야 하고 治腎은 우선 治肺해야 하므로 人蔘, 黃芪, 當歸, 白朮, 附子, 肉桂, 乾薑 등을 위주로 한 후에 病機를 살펴서 固澁하는 처방으로 佐해야 한다고 주장했으니, "庶得治本之道而源流如度, 否則徒障狂瀾終無益也."라 했다.

淸代에는 遺尿의 病因病機에 대한 이전의 이론을 더욱 귀납·분석하여 치료방법을 완성했다. 먼저 程國彭은 『醫學心悟·小便不禁』에서 "經云, 膀胱不利爲癃, 不約爲遺溺. 所以, 不約者其因有三. 一曰肝熱, 肝氣熱則陰挺失職. … 加味逍遙散主之. 二曰氣虛, 中氣虛則不能統攝, 以致遺溺, 十補湯主之. 三曰腎敗, 狂言反目, 溲便自遺者, 此腎絶者, 中症見之, 隨用大劑附子理中湯頻灌."이라 했다. 이에 비해 張璐는 『張氏醫通·遺尿』에서 "膀胱者, 州都之官, 津液藏焉. 臥則陽氣內收, 腎與膀胱之氣, 虛寒不能制約, 故睡中遺尿."라 했다. 한편, 林珮琴은 정상적인 小便의 배설을 위해서는 三焦와 膀胱의 기능이 健全해야 하는데, 三焦의 氣化가 不足하면 膀胱이 失約하여 小便不禁을 일으킨다고 보고, 『類證治載』에서 "夫膀胱僅主藏溺, 主出溺者, 三焦之氣化耳."라 했다. 또한, "小便不禁, 雖膀胱見症, 實肝與督脈三焦主病也."라 하여 『黃帝內經』에서 언급한 遺尿와 肝·督脈·三焦와의 관계에 대해서도 명확히 밝혔다. 이외에, 沈金鰲는 『雜病源流犀燭』에서 遺尿의 病位를 추론했는데, "遺尿, 腎, 小腸, 膀胱, 三焦 氣虛病也, 而經又推及肺, 肝, 督脈, 緣肺主氣以下降生水, 輸於膀胱. 肺虛則不能爲氣化之主, 故溺不禁也."라 했다.

이러한 역대 醫家들의 연구를 통해 遺尿의 病因病機, 治療原則, 方藥 등이 완성되었다.

3. 病因病機

膀胱의 氣化에 의해 水道의 開闔이 일어나므로, 『素問·脈要精微論』에서는 "水泉不止者, 是膀胱不藏也."라 했고, 『靈樞·九鍼論』에서는 "膀胱不約爲遺溺."라 했으며, 『素問·靈蘭秘典論』에서는 "三焦者, 決瀆之官, 水道出焉."이라 했다. 이처럼 膀胱과 三焦의 기능이 정상일 때 소변 또한 정상적으로 배출된다. 체내의 장부는 서로 연관되고 表裏의 經絡은 관통되므로 五臟의 失調는 膀胱의 氣化失司를 야기하여 遺尿가 발생한다.

1) 脬氣不固

睡眠 중의 遺尿가 主證이고 尿不禁을 겸하는데, 소아와 노인에게서 많이 나타난다. 『醫宗必讀』에서는 "嬰兒脬氣未固"라 하여 소아의 遺尿는 대부분 氣血不足·脬氣未充·魂魄未定에 屬한다고 했다. 또한 습관성 遺尿에 대해 『景岳全書』에서는 "小兒從幼不加檢束而縱肆常遺者, 此慣而無憚志意之病也, 當責其神 非藥所及."이라 했다. 한편, 노인의 遺尿는 脬氣虛, 心腎不足, 門戶不固인 경우가 대부분이다. 脬氣未固는 대부분 膀胱氣虛를 의미하는데, 挾熱한 경우는 소아에 많고, 挾寒한 경우는 노인에 많다.

2) 脾肺氣虛

久病, 勞倦, 七情所傷 등은 모두 脾肺에 손상을 미친다. 또한 '脾爲生氣之源, 肺爲主氣之樞'이므로 脾肺가 손상받으면 반드시 氣虛해지고, 脾肺의 氣가 不足하면 樞機不利, 升降無常, 固攝無權, 治節無度, 氣化失司, 膀胱不約에 이르러 尿液이 無節制排出되므로 遺尿에 이른다. 이는 尤在涇이 "脾肺氣虛, 不能約束水道而病爲不禁者, 『金匱要略』 所謂上虛不能制下者也."라 말한 바와 같다.

3) 下焦虛寒

寒客下焦, 虛勞內傷, 久病及腎은 모두 遺尿不禁을 야기한다. 『諸病源候論·小便病諸候』에서는 "遺尿者, 此由膀胱虛冷, 不能約於水故也."라 했는데, 津液之府로 出尿를 主하는 膀胱이 虛冷하면 陽氣衰弱·氣化失常으로 水를 制約하지 못하므로 遺尿가 발생한다. 또한 『小便不禁候』에서는 "小便不禁者, 腎氣虛, 下焦受冷也. 腎主水, 其氣下通於陰, 腎虛下焦冷, 不能溫制其水液, 故小便不禁也."라 하여 膀胱虛冷에 屬하는 사람은 遺尿를 많이 앓는다고 했으니, 病이 오래되어 腎陽虛衰하면 小便不禁이 많이 나타난다.

4) 肝失疏泄

『靈樞·經脈』에서는 "肝所生病者, … 遺溺."라 했다.

① 肝氣下泄: 肝經熱盛으로 疏泄太過하고 腎失封藏으로 膀胱開闔失司·約束無權하면 小便失禁이 발생한다. 張志聰은 "肝所生病者, 遺溺. 善溺者, 肝氣下泄也."라 했다.

② 肝氣鬱結: 三焦의 '氣化'와 '決瀆'은 모두 肝의 疏泄條達에 의존하므로, 肝氣鬱結로 疏泄無權하면 膀胱도 開闔不利·水道失約해서 遺尿가 발생한다.

③ 下焦濕盛: 肝經濕熱이나 濕熱內蘊이 膀胱에 下注하면 水道失約되어 遺尿나 小便失禁이 발생한다. 이는 앞서 『醫學六要·遺尿』의 "亦有下部濕熱太盛, 迫水妄行者, 其人必嗜酒."라는 말과 같다.

④ 虛損勞傷: 肝腎의 陰血虧虛나 濕熱傷陰으로 肝虛火擾·疏泄失職하면 膀胱血少로 陽氣偏旺해서 水不得寧하므로 遺尿가 발생한다. 『景岳全書』에서는 "竊謂肝主小便, 若肝經血虛, 用四物山梔."라 하여 그 病機를 설명했다.

5) 肺熱脬虛

素稟脬虛·肺熱久湮으로 鬱結不宣하면 肺氣失節·下不束脬해서 遺尿失禁이 발생하니, 이는 『金匱要略翼』의 "水雖主腎, 而腎上連肺, 若肺氣無權, 則腎水終不能攝."이란 말과 같다.

6) 氣滯血瘀

이외에도 각종 손상으로 인한 膀胱氣滯血瘀는 水道를 阻滯하여 脬氣를 不固시켜 遺尿를 야기할 수 있다. 『仁齋直指附遺方論』에서는 "下焦蓄血, 其與虛勞內損, 則便溺自遺而不知."라 했으니, 産傷脬氣로 인한 尿不禁은 脬氣不固나 脬傷瘀阻로 생기는 경우가 많다.

4. 診斷要點

1) 진단

遺尿는 尿床과 小便失禁을 포괄하는 병증이다.

대개 5세 이상의 소아에서부터 성인에 이르기까지 수면 중에 小便이 自行流出하며 깨어나서야 이를 아는 경우를 夜間遺尿라고 한다. 특히, 소아의 夜間遺尿는 생리적 야뇨증, 정신적 야뇨증, 기질적 야뇨증으로 구분한다. 생리적 야뇨증은 주로 방광 용적과 배뇨기능의 미성숙에 기인하며, 기질적, 정신적으로 원인이 될 만한 소인이 발견되지 않는다. 정신적 야뇨증은 기질적 원인 없이 일시적 배뇨 조절이 가능하던 아이가 이차적으로 발생하는 경우가 흔하다. 기질적 야뇨증은 夜間遺尿와 함께 깨어 있는 동안에도 요로의 증상을 호소하게 된다. 소아의 夜間遺尿는 5세의 15%가량으로 1년마다 15%씩 감소하여 12세경에는 1~2%로 보고된다.

깨어있을 때 尿가 불수의적으로 流出되는데, 滴瀝不斷하고 小便의 배출을 認知하면서도 이를 억제하지 못하는 경우를 小便失禁이라고 하는데, 무거운 것을 들거나 咳嗽, 大笑, 噴嚏, 驚恐할 때에 생기는 小便의 流出도 포함한다. 年老體衰와 産後의 尿失禁 역시 小便失禁에 屬한다.

傷寒, 溫病, 雜病이 계속되어 神昏이 나타날 때에 동반되는 遺尿는 原發病의 兼證으로 간주해야 한다.

2) 감별진단

(1) 胞痺: 少腹脹滿, 小便淋漓澁痛 혹은 尿失禁하면서 동

시에 關節酸痛, 肢體重着, 腰痠痛而活動不利 등을 동반한다. 따라서 胞痺는 비록 尿失禁의 증상을 동반하지만 오히려 內臟痺證의 범주에 속한다.

(2) 膀胱咳: 咳嗽의 일종으로 咳嗽 위주의 증상을 보이는데, 기침이 심하면 遺尿가 나타나고 기침이 그치면 遺尿도 그친다. 『素問·咳論』에서 "腎咳不已, 則膀胱受之, 膀胱咳狀, 咳而遺溺."라 했다.

(3) 淋證: 淋證은 小便頻急, 淋瀝不盡, 尿道澁痛, 少腹拘急, 痛引臍中하면서 간혹 遺尿가 나타난다. 한편, 遺尿에서는 尿道澁痛과 少腹拘急이 나타나지 않는다.

(4) 癃閉: 癃閉는 대부분 小便失禁을 동반하지만 주된 증상은 少腹脹滿難忍, 小便量少, 點滴而出, 甚則閉塞不通 등이다. 또한, 하루 배출되는 소변의 총량이 정상 이하이거나 아예 無尿인 경우도 있다. 한편, 遺尿의 경우는 이런 증상이 없을 뿐 아니라, 하루 배출되는 소변의 총량도 정상이다.

3) 요점

臟腑病位를 명확히 해서 審證求因한 후에 寒熱虛實을 정확하게 辨別하여 치료를 시행한다.

(1) 辨虛實: 遺尿는 虛證에 屬한 경우가 많다. 소아가 사춘기 이후에도 遺尿가 지속되는 이유는 대부분 禀賦素弱하거나 肺·脾·腎의 氣가 不足하기 때문이다. 病後體弱·虛損勞傷 및 노인의 경우는 대부분 臟腑의 損病이니 實證은 거의 없다. 반면, 健壯한 靑長年의 경우는 肺鬱熱結, 膀胱氣滯血瘀 등 實證이 대부분이다.

(2) 辨寒熱: 遺尿는 寒에 屬한 경우가 많은데, 주로 面色蒼白, 畏寒身冷, 小便淸長 등 虛寒證이 나타난다. 간혹 熱에 屬한 경우는 주로 手足心熱, 面頰潮紅, 小便短黃 등 虛熱證이 나타난다.

결론적으로 偏虛·偏實에 따라 증상이 다르게 나타나는데, 偏虛한 경우에는 다시 氣虛, 血虛, 陰虛 등으로 구분하고, 偏實한 경우에는 肝鬱, 血瘀, 寒凝 등으로 구분해야 한다. 또한 원인 臟腑로 肺, 脾, 腎, 膀胱, 三焦 등을 정확히 구별하여 '急則治標 緩則治本'의 원칙 아래 治本을 위주로 치료해야 한다.

5. 辨證施治

1) 脬氣不固

① 主證: 多見小兒睡夢遺尿, 形體消瘦, 精神不振, 或習慣性遺尿, 或老人遺尿, 小便不禁. 初患舌苔薄白, 脈稍虛緩或見平脈. 病久則舌淡苔薄白, 脈沈弱.

② 治法: 固脬培氣, 縮尿止遺.

③ 方藥: 縮泉丸 (『婦人良方』), 桑螵蛸散 (『本草衍義』), 固脬湯 (『沈氏尊生書』), 六味地黃丸 (『小兒藥證直訣』), 金匱要略腎氣丸 (『金匱要略』)

2) 脾肺氣虛

① 主證: 尿床或尿滴瀝不禁, 尿意頻急, 氣短懶言, 面色㿠白, 肢體倦怠, 少腹脹墮, 甚或咳嗽, 談笑等均可出現尿失禁. 舌質淡紅, 苔薄白, 脈多虛軟無力.

② 治法: 益氣健脾, 升陷固脬.

③ 方藥: 升陷湯 (『醫學衷中參西錄』), 補中益氣湯 (『脾胃論』), 擧元煎 (『景岳全書』)

3) 下焦虛冷

① 主證: 神疲頭暈, 怯寒背冷, 形體衰弱, 腰膝酸軟, 兩足無力, 小便淸長, 遺尿或小便不禁, 舌質淡苔薄白, 脈沈細或沈緩.

② 治法: 溫補腎陽, 固脬止尿.

③ 方藥: 固脬丸 (『普濟方·小便遺失』), 菟絲子丸 (『普濟方』), 鞏隄丸 (『景岳全書·新方八陣』)

4) 肝失疏泄

① 主證: 尿熱溲赤, 時有夢中遺尿或小便頻急, 赤澁淋瀝不禁, 少腹與尿道不適, 舌苔薄或稍膩, 舌質偏紅, 脈沈細數或沈細大滑.

② 治法: 疏肝清熱, 利竅止尿.

③ 方藥: 逍遙散 (『和劑局方』), 龍膽瀉肝湯 (『醫方集解』)

5) 肺鬱熱結

① 主證: 小便淋漓, 不能自禁, 無尿痛, 溲微黃, 咳嗽黃痰, 口渴微喘, 舌質紅, 舌苔黃白少津, 脈滑數.

② 治法: 宣肺淸熱, 約脬止尿.

③ 方藥: 麻杏甘石湯 (『傷寒論』)

6. 經過 및 豫候

遺尿의 예후는 비교적 양호하다. 특히, 소아의 遺尿는 성인의 방광으로 성장되면서 발육이 완성되면 대부분 저절로 호전되는 경우가 많다. 또한 素稟不足으로 臟氣가 虛弱한 경우에는 補脾腎의 방법으로 치유될 수 있다. 하지만, 虛損이 비교적 심하고 遺尿와 淋瀝不禁을 겸한 경우에는 培元固脬의 治法으로 장기간 치료해야 한다. 한편, 熱證에 屬한 경우는 熱이 해소되면 遺尿는 저절로 해결되고 효과 또한 뚜렷한 반면, 虛熱證에 屬한 경우는 병세가 완만하므로 淸補를 병용해야 한다.

7. 豫防 및 調理

1) 휴식을 취해 피로를 피하고, 정신적 스트레스를 줄여 마음을 항상 유쾌하게 한다.
2) 위생에 주의해서 의복을 청결하고 상쾌하게 한다.
3) 虛寒에 속한 경우에는 風寒을 피하고 生冷物의 복용을 禁한다.
4) 습관성 夜尿의 경우에는 잠자기 전에 음식물을 먹지 않도록 하고, 보호자는 정해진 시간에 환자를 깨워 배뇨 시키는 등 규칙적인 배뇨습관을 길러 준다.
5) 養生導引法: 누워서 발을 30 cm가량 높이로 들어 올려서 무릎을 구부리고 두 손을 발등에 이르게 한 다음, 순간적으로 다섯 발가락에 힘을 주면서 1번씩 움켜잡고 안쪽으로 구부린다(『諸病源候論』).
6) 食餌療法: 補腎·益肺·潤腸의 목적으로 胡桃粥 (『海上集驗方』)을 常服하거나 益腎固精, 健脾止瀉의 목적으로 芡實粉粥 (『本草綱目』)을 常服한다.

2 尿血

1. 定義 및 槪要

尿血은 소변 중에 血液이나 血塊가 섞여 있으면서 배뇨 시 뚜렷한 疼痛은 없는 병증으로 '溲血' 혹은 '溺血'이라고도 한다. 尿色은 정도에 따라 淡紅色이나 鮮紅色을 띠는데, 간혹 육안적인 尿色의 변화가 확실하지 않으면서 '현미경적 혈뇨'가 나타나기도 한다.

'溲血'이나 '溺血' 등의 명칭은 모두 『黃帝內經』에 나오는데, 『素問·四時刺逆從論』에서는 "少陰 … 濇則病積, 溲血."이라 했고, 『素問·痿論』에서는 "悲哀太甚則胞絡絶, 胞絡絶則陽氣內動, 發則心下崩, 數溲血也."라 했으며, 『素問·氣厥論』에서는 "胞移熱於膀胱, 則癃溺血."이라 했다. 한편, '尿血'이란 명칭은 『金匱要略』에 나오는데, 『金匱要略·五臟風寒積聚病脈證幷治』에서는 "熱在下焦者, 則尿血."이라 했다.

尿血은 임상적으로 사구체신염, 신결핵, 요로감염, 비뇨기계종양 등 비뇨기계통의 질병과 전신성 출혈성 질환, 감염성 질환, 결체조직 질환, 심혈관계 질환 등으로 인한 血尿를 모두 포괄한다.

2. 歷代諸家說

古代의 尿血은 일반적으로 尿色이 紅色이나 淡紅色으로 변하는 '육안적 혈뇨'를 지칭한다. 『黃帝內經』에서는 '溲血' 혹은 '溺血'이라 했고, 熱淫膀胱, 悲哀太甚, 陽氣內動, 少陰脈濇 등을 중요한 발병인자로 간주했다.

尿血이라는 명칭은 漢代 張機의 『金匱要略』에 가장 먼저 등장하는데, 仲景은 『金匱要略·五臟風寒積聚病脈證幷治』에서 "熱在下焦者, 則尿血."이라 하여, 尿血의 發病部位는 下焦이고 病因은 주로 熱이라 했다.

隋代의 巢元方은 『諸病源候論』에서 "心主於血, 與小腸合, 若心傷有熱, 結於小腸, 故小便血也."라 하여, 心과 小腸의 熱이 尿血을 일으킨다고 했다.

唐代 孫思邈의 『千金要方』과 宋代 王懷隱의 『聖惠方』에서는 尿血의 치료방제들을 많이 수록하여, 唐宋代 醫家들의 尿血 치료에 대한 임상경험을 소개했다.

宋代의 陳言은 『三因方』에서 "病者小便出血, 多因心腎氣結所致, 或因憂勞房室過度, 此乃得之虛寒. 故養生云, 不可專以血得熱爲淖溢爲說. 二者皆致尿血, 與淋不同, 以其不痛, 故屬尿血, 痛則當在血淋門."이라 하여, 尿血은 血熱妄行뿐 아니라 虛寒으로도 발생하며, 血淋과 血尿의 감별점은 痛症의 有無에 있음을 밝혔다.

明代의 張介賓은 『景岳全書』에서 "溺孔之血, 其來近者, 出血膀胱, … 多以酒色慾念致動下焦之火而然, 當見相火妄動. … 其來遠者, 出自小腸, … 蓋小腸與心爲表裏, … 故無論焦心勞力或厚味酒漿, 而上中二焦五志口服之火, 凡從淸道以降者, 必皆由小腸以達膀胱也. … 精道之血, 必自精宮血海而出於命門. 蓋腎者主水, 受五臟六腑之精而藏之, 故凡勞傷五臟或五志之火致令衝任動血者, 多以精道而出."이라 하여 溺血의 病因病機를 酒色慾念으로 인한 相火妄動, 心火移於小腸, 勞傷於腎으로 인한 封藏失職 등으로 나누었고, 그 病位를 膀胱, 小腸, 腎 등으로 구분했다.

淸代의 張璐는 『張氏醫通』에서 "多飮之人, 腎虛虧損, 下焦結熱, 血隨溺出, 脈必洪數有力, 治當壯水以制陽光, 六味加生牛膝. 溺血不止, 牛膝一味煎膏, 不時服之. 有氣虛不能攝血者, 玉雪膏最妙. … 溲血, 先與導赤散加桂苓作湯. 若服藥不效, 此屬陰虛, 五苓散加膠艾, 下四味鹿茸丸. 小便自利後有血數點者, 五苓散加桃仁赤芍藥, 暴病脈滑實者, 加大黃滑石甘草, 延胡索下之. 溲血日久, 元神大虛而挾虛熱, 所下如砂石而色紅, 有如石淋之痛, 神砂妙香散加澤瀉肉桂. 病久滑泄者, 去黃芪山藥桔梗木香, 加煅飛龍骨益智仁, … 虛寒以此湯呑四味鹿茸丸. 老人溲血, 多是陰虛, 亦有過服助陽藥而致者, 多難治."라 하

여, 尿血의 病因과 證治를 더욱 세분화했다.

이외에도 淸代의 많은 醫家들이 尿血의 病因病機와 治療에 대해 독특한 견해를 주장했는데, 李用粹는 『證治滙補』에서 "胞移熱於膀胱則溺血, 是溺血未有不本於熱者, 但有各臟虛實之不同耳. 或肺氣有傷, 妄行之血, 隨氣化而下降胞中, 或脾經濕熱內陷之邪, 乘所勝而下傳水府. 或肝傷血枯, 或腎虛火動, 或思慮勞心, 或勞力傷脾, 或小腸結熱, 或心胞伏暑, 俱使熱乘下焦, 血隨火溢."이라 했고, 吳謙은 『醫宗金鑑』에서 "非有損傷, 不能爲病, 而損傷之道有三. 一曰熱傷, 宜淸熱爲主. 一曰勞傷, 宜以理損爲主. 一曰勢傷, 初宜破逐爲主, 久病宜以理損爲主."라 했으며, 唐宗海는 『血證論』에서 "肺虛不能制節其下, 以致尿後滲血者.", "尿血治心與肝而不愈者, 當兼治其肺 … 人蔘瀉肺湯去大黃加苦蔘主之. 淸燥救肺湯加藕節蒲黃亦治之."라 했다.

3. 病因病機

尿血의 원인은 대부분 火熱로 인하며 발병부위는 膀胱이다. 『素問·至眞要大論』에서 "歲少陽在泉, 火淫所勝, … 民病注泄赤白, 少腹痛, 溺赤."이라 했으니, 熱이 尿血을 유발하는 중요한 발병인자임을 알 수 있다. 한편, 脾腎不固로 統攝·封藏을 喪失하여 勞傷이 腎과 膀胱에 미치거나 虛火가 膀胱血絡을 灼傷해도 尿血이 발생하니, 虛 역시 尿血을 유발하는 기본 발병인자임을 알 수 있다. 이외에 瘀血의 鬱裏不散으로 久瘀絡破하여 熱溢膀胱해도 尿血이 발생할 수 있다.

1) 熱結膀胱

대개 外感의 邪가 肌表에 침입해서 表邪化熱·傳經入裏하여 結於膀胱하거나 陽明經의 熱이 下迫膀胱해서 熱이 膀胱血絡을 損傷하면 尿血이 발생하는데, 『太平聖惠方』에서는 "夫尿血者, 是膀胱有客熱, 血滲於脬故也. 血得熱而妄行, 故因熱流散, 滲於脬內而尿血也."라 했고, 『血證論』에서는 "熱結膀胱, 則尿血."이라 했다.

2) 熱毒內迫

外感溫熱의 邪가 表를 통해 入裏해서 營血에 침범하여 迫血妄行하면 膀胱의 血絡이 손상 받아 尿血이 발생하는데, 흔히 火熱內感으로 인한 다른 여러 가지 증상이 동반되거나 熱入營血, 血熱妄行으로 인한 吐血, 衄血, 便血 및 皮膚紫斑 등의 증상이 나타난다.

3) 心火亢炎

勞神太過나 情志內傷으로 心陰이 耗傷되어 心火獨亢하여 小腸으로 熱을 옮겨 脈絡을 灼傷하면 血이 膀胱으로 滲入하여 尿血이 발생하는데, 『醫學心悟』에서는 "心主血, 心氣熱, 則遺熱於膀胱, 陰血妄行而溺出焉."이라 했다.

4) 腎陰虧虛

房室不節이 오래되어 腎을 傷하거나 助陽藥 복용의 太過나 憂勞過度 등으로 腎陰을 耗傷하면 內傷虛火로 인해 腎과 膀胱의 血絡이 손상 받아 血液이 妄行하여 尿液으로 흘러넘쳐 尿血이 발생한다.

5) 癆傷於腎

肺癆가 오래되어 傳變하여 病이 腎에 미치면 耗傷精血, 腎陰受損, 陰虛火旺, 迫血妄行의 일련의 과정을 거쳐 尿血이 발생한다. 혹은 癆蟲이 腎과 膀胱의 脈絡을 損傷하면 脈外로 血溢하여 尿血이 발생한다.

6) 脾腎陽虛

飮食不節, 思慮過度로 傷脾하고 房室不節, 久病體虛로 傷腎하면 脾腎이 虧虛해지는데, 脾虛로 統攝無力하면 血無所主하고 腎虛로 封藏無權하면 下元不固하므로 血이 循經하지 못하고 膀胱으로 흘러넘쳐 尿血이 발생한다.

7) 肺氣虛損

肺는 治節을 主하는데, 宣發肅降, 通調水道 기능을 통해 체내의 水液을 膀胱으로 下輸시켜 소변을 생성한다.

만약 感受外邪, 久病虧耗·勞傷過度 등으로 肺氣가 虧虛해지면 治節의 기능을 잃으므로 妄行한 血이 脈外로 溢出해서 尿液으로 滲入하여 尿血이 발생한다. 『血證論』에서는 "肺爲水之上源, 金淸則水淸, 水寧則血寧, 蓋此證原是水病累血.", "肺虛不能制節其下, 以致尿後滲血."이라 했다.

8) 氣滯血瘀

이외에도 각종 손상으로 인한 膀胱氣滯血瘀는 水道를 阻滯하여 脬氣를 不固시키고 血尿를 야기할 수 있다.

4. 診斷要點

1) 진단

소변 중에 血液, 血塊가 섞여 나오면서 尿色이 淡紅色, 鮮紅色, 淡醬油色을 띠거나 요침사 현미경검사에서 적혈구가 보이고, 배뇨 시에 극렬한 동통이 없으면 尿血로 진단할 수 있다. 일반적으로 현미경적 혈뇨는 신장에서 기인하는 경우가 많고, 육안적 혈뇨는 방광에서 기인하는 경우가 많다.

2) 감별진단

(1) 血淋: 血淋과 尿血 모두 尿中帶血하여 소변이 紅赤色이나 淡紅色을 띠는데, 血淋은 배뇨 시 疼痛이 뚜렷하지만 尿血은 배뇨 시 疼痛이 없다.

(2) 石淋: 소변에 血液이 섞여 나오는 점은 비슷하지만, 石淋에서는 간혹 砂石이 섞여 나오고 배뇨 시 참기 힘든 심한 刺痛이 있으며 澁滯不暢, 膀胱裏急 등의 증상을 동반한다. 간혹 腰部에 극렬한 疼痛이 있어 痛引少腹하는데, 砂石이 배출되면 痛症이 감소된다.

(3) 外傷尿血: 外傷尿血은 跌打損傷이나 기계적 검사로 血絡이 損傷되어 발생하는데, 外傷이 치유되면 尿血도 즉시 해소된다. 물론 소수에서는 재발하는 경우도 있다.

(4) 假性尿血: 여성에서는 月經血이나 자궁 등에서의 출혈이 소변과 혼합되면 尿色이 붉게 변할 수 있으니, 月經週期와 기타 여성의 질환 등을 염두에 두어야 한다.

(5) 藥物性 尿血: 수은제제, 설파피라졸(sulfapyrazole)제제, 산토닌제제(알칼리성 尿中에서), 기타 염색시약[가령 Congo red, BSP (bromsulphalein), PSP (phenolsulfonphthalein)] 등을 복용하면 尿色이 붉게 변할 수 있으니, 病歷과 약물복용 경력을 자세히 물어야 한다.

3) 요점

(1) 外感과 內傷의 감별: 外感과 內傷에서 모두 尿血이 발생할 수 있다. 外感尿血은 發病이 급작스럽고 鮮紅色을 띠며 초기에는 惡寒, 發熱 등의 表證이 나타난다. 內傷尿血은 發病이 완만하고 淡紅色을 띠며 일반적으로 전신증상이나 瘀血內傷의 證候가 먼저 나타난 후 尿血이 발생한다.

(2) 實證과 虛證의 감별: 尿血은 대부분 火熱迫血로 인해 발생하지만, 역시 虛實의 구분이 있다. 發病이 급하고 鮮紅色을 띠며 배뇨 시 尿道가 灼熱하거나 發熱·口渴喜飮·舌紅脈數 등이 나타나면 대부분 實證에 屬한다. 發病이 완만하고 淡色을 띠며 배뇨 시 澁滯한 느낌이 없거나 神疲乏力, 舌淡脈細弱 등이 나타나면 대부분 虛證에 屬한다.

(3) 近血과 遠血의 감별: 배뇨 시 出血의 先後를 살피면 출혈부위를 일차적으로 추정할 수 있다. 출혈의 부위가 前部尿道인 경우는 대부분 初期血尿이고, 방광 경부·삼각부·전립선을 포함한 後部尿道인 경우는 대부분 末期血尿이며, 방광 또는 상부요로인 경우는 全血尿이다.

(4) 血色의 감별: 일반적으로 출혈량이 적으면 微紅色을 띠고 출혈량이 많으면 深紅色을 띤다. 또한 血絲, 血塊가 동반되면 대부분 瘀血이다. 鮮紅色의 尿血은 熱盛迫血한 경우가 많고 淡紅色의 尿血은 氣血虧虛로 氣不攝血한 경우가 많다.

5. 辨證施治

1) 熱結膀胱

① 主證: 發病急驟, 初時惡寒發熱, 骨節疼痛, 口渴喜飮, 少腹脹滿不適, 尿時灼熱, 尿血色鮮紅. 舌質紅, 苔薄黃, 脈數.

② 治法: 淸熱利水, 凉血止血.

③ 方藥: 大分淸飮 (『景岳全書』), 七正散 (『景岳全書』), 小薊飮子 (『濟生方』)

2) 熱毒內迫

① 主證: 初見惡寒發熱, 繼則高熱, 煩渴欲飮, 頭痛身痛, 乏力倦怠, 甚則神昏譫語, 尿血色鮮紅, 幷可見衄血, 便血, 皮膚紫斑. 舌質紅, 苔黃膩, 脈弦數.

② 治法: 淸熱解毒, 凉血止血.

③ 方藥: 黃連解毒湯 (『外臺秘要』), 淸營湯 (『溫病條辨』)

3) 心火熾盛

① 主證: 心煩不寐, 口舌生瘡, 口苦而乾, 尿中帶血色鮮紅, 小便熱赤. 舌尖紅, 苔黃, 脈數.

② 治法: 淸心瀉火, 凉血止血.

③ 方藥: 導赤散 (『小兒藥證直訣』), 淸腸湯 (『壽世保元』)

4) 腎陰虧虛

① 主證: 小便頻數帶血, 尿色紅赤, 頭暈目眩, 耳鳴心悸, 腰膝酸軟, 口渴咽乾, 五心煩熱. 舌質紅, 少苔, 脈細數.

② 治法: 滋陰降火, 凉血止血.

③ 方藥: 六味地黃丸 (『小兒藥證直訣』), 知柏地黃丸 (『症因脈治』), 左歸丸 (『景岳全書』)

5) 癆傷於腎

① 主證: 尿血鮮紅, 小便頻急, 腰脊酸痛, 潮熱盜汗, 五心煩熱, 神疲乏力, 咽乾口燥, 納少氣短, 男子夢遺. 舌質紅, 淡紅或光紅, 苔薄或剝, 脈細數無力.

② 治法: 益氣養陰, 淸熱止血.

③ 方藥: 大補元煎 (『景岳全書』) 合 車前葉湯 (『聖濟總錄』), 淸火滋腎湯 (『壽世保元』)

6) 脾腎兩虛

① 主證: 尿血日久, 尿色淡紅, 面色萎黃, 飮食減少, 頭暈耳鳴, 神疲乏力, 心悸氣短, 腰痠膝軟. 舌質淡, 苔薄白, 脈細弱.

② 治法: 健脾益氣, 補腎固攝.

③ 方藥: 苓朮菟絲丸 (『景岳全書』), 人蔘固本丸 (『景岳全書』), 補中益氣湯 (『脾胃論』)

7) 肺氣虛損

① 主證: 尿血色淡紅, 面色㿠白, 身倦乏力, 氣短懶言, 聲音低弱, 自汗, 甚動則喘息. 或易傷風感冒, 或咳嗽無力. 舌淡紅, 苔薄白, 脈虛弱.

② 治法: 補脾益氣, 養血止血.

③ 方藥: 人蔘養榮湯 (『和劑局方』), 人蔘補肺湯 (『證治準繩』), 滋補養營丸 (『雜病源流犀燭』)

8) 氣滯血瘀

① 主證: 尿血色暗紅, 夾有血絲或血塊, 少腹刺痛, 固定不移, 或可觸到積塊, 排尿不暢. 舌質紫暗, 或有瘀點, 瘀斑, 苔薄白, 脈細澁.

② 治法: 行氣化瘀, 養血止血.

③ 方藥: 沈香散 (『醫宗必讀』), 少腹逐瘀湯 (『醫林改錯』)

6. 經過 및 豫候

尿血의 예후는 病因과 證型의 轉化와 밀접한 관계가 있다. 外邪感受로 인한 尿血은 대개 實證, 熱證에 屬하는데, 淸熱祛邪, 瀉火止血 등의 방법으로 잘 치료된다. 病勢가

危重한 소수의 환자에서 高熱神昏·尿血不止 및 衄血이나 便血이 동반되면 예후가 좋지 않다. 內傷으로 인한 尿血이나 노인의 尿血은 虛證과 虛實挾雜證이 비교적 많이 나타난다. 尿血이 오래되어 實證이 虛證으로 轉化된 경우와 瘀血로 인한 尿血이 瘀積을 형성한 虛實挾雜證의 경우는 쉽게 치유되지 않고, 장기간 치료해도 쉽게 再發하므로 예후가 좋지 않다. 또한 尿血이 있는 환자에서 形枯色瘦, 喘急虛眩, 行步艱難, 癃閉如淋, 肢腫腹脹 등의 증상이 나타나면 예후가 좋지 않다.

7. 豫防 및 調理

1) 섭생

(1) 尿血 환자는 적당한 휴식과 靜心休養이 필요한데, 尿血이 너무 심하거나 오랫동안 그치지 않는다면 침상안정하면서 치료해야 한다. 『證治滙補·溺血』에서는 "此病日久中枯, 非淸心靜養, 不可治也."라 했다.

(2) 지나친 思慮와 惱怒恐懼를 삼간다. 성관계를 피하고, 금주, 금연한다.

(3) 冷暖의 調節에 주의해서 六淫之邪의 感受를 예방한다. 虛證의 경우에는 실내온도를 정상으로 유지하고, 實證, 熱證의 경우에는 실내온도를 약간 낮게 유지한다.

(4) 病勢를 자세히 관찰해서 배뇨횟수, 血色의 濃淡, 血塊나 血絲의 有無, 배뇨 시의 감각 등을 자세히 기록한다. 전신상태 및 체온·맥박·혈압의 변화를 주의 깊게 관찰한다.

(5) 尿血이 그치지 않으면서 환자에게 面色蒼白, 汗出肢冷, 氣短心悸, 脈細數而弱 등의 증상이 나타나면 氣隨血脫의 징조이므로 적극적으로 응급조치를 취해야 한다.

(6) 적당한 육체적 운동으로 체력을 증강하고, 정신적 스트레스와 과로를 피한다. 또한, 辛辣하고 肥甘한 음식의 과식과 助陽藥의 남용을 피하며, 불필요한 導尿나 비뇨기계의 기계적 검사 등을 하지 않도록 한다.

2) 식이요법

(1) 음식은 마땅히 淸淡해야 하니, 赤豆粥, 蓮子粥, 藕粉粥 등을 섭취하는 것이 좋다. 또한 수박, 귤, 사과, 배, 레몬, 신선한 연근 등과 같은 신선한 과일과 야채를 많이 섭취한다. 脾腎陽虛나 다른 유형의 虛證을 가진 환자에게는 적당량의 양고기와 계란, 우유 등의 溫熱血肉之品을 섭취하도록 해서 元氣를 補한다. 尿血이 多量이거나 오래도록 그치지 않는 경우에는 원추리, 목이버섯, 땅콩, 연자 등 止血作用이 있는 음식을 많이 먹는 것이 좋다.

(2) 實證과 熱證이 많이 나타나는 환자는 수박, 冬瓜, 여지, 녹두, 콩, 오매, 시금치, 토마토 등 淸熱解毒 작용이 있는 음식이나 수박껍질, 동과피, 옥수수수염, 잉어, 가물치 등 祛濕利水 작용이 있는 음식을 많이 섭취하는 것이 좋다.

3 尿濁

1. 定義 및 槪要

'濁'이란 글자는 예전 춘추시대에 '混亂不淸'의 의미로 사용되었다. 가령 『詩經·小雅』에는 "相彼泉水, 載淸載濁."이란 詩句가 있고, 『呂氏春秋·振亂』에는 "當今之世濁甚矣."란 구절이 있으며, 『荀子·君道』에는 "原淸則流淸, 原濁則流濁."이란 말이 있다. 그러나 '濁'이란 글자가 의학적으로 사용된 것은 『黃帝內經』이 최초이다. 즉, 『素問·經脈別論』의 "食氣入胃, 濁氣歸心, 淫精於脈 …." 중의 濁氣는 생리적인 水穀之氣를 지칭하고, 『素問·至眞要大論』의 "水液混濁, 皆屬於熱." 중의 濁은 병리적 현상을 지칭한다. 『黃帝內經』에는 病證名으로서의 尿濁은 보이지 않지만, '溺白'이란 표현은 등장한다. 한편, '白濁'이란 명칭은 『諸病源候論·虛勞諸病候』에 최초로 나타나고, '赤濁·白濁'이란 명칭은 『濟生方』에 가장 먼저 나타난다. 이 때문에 『雜病廣要·赤白濁』에서는 "古有白濁之病, 而無赤濁之目, 其赤濁幷列者, 殆濫觴於子禮, 登父兩名醫歟."라 했으며, 이후의 '遺濁'·'便濁'·'溺濁'·'二濁' 등의 명칭은 모두 尿濁을 지칭하는 것이다. 고대 의가들의 '濁'에 대한 개념은 일치하지 않아서 尿濁을 지칭한 의가도 있고, 小便挾精을 지칭한 의가도 있으며, 이 2가지 모두를 지칭한 의가들도 있으므로 구체적으로 무엇을 의미하는지 잘 살펴야 한다.

尿濁은 임상적으로 乳糜尿, 비뇨기계 염증, 결핵 등에서의 膿尿 및 燐酸鹽尿, 전립선염, 만성 신염에서의 지속적인 단백뇨 등을 모두 포괄한다.

2. 歷代諸家說

『黃帝內經』에는 尿濁에 대한 직접적인 기록은 없지만, 『素問·至眞要大論』에서는 "少陽在泉, 客勝則腰腹痛而反惡寒, 甚則下白溺白.", "水液混濁, 皆屬於熱."이라 했고, 『靈樞·口問』에서는 "中氣不足, 溲便爲之變" 이라 하여, 尿濁의 病因으로 '熱'·'虛寒'·'中氣不足'을 제시했다.

隋代의 巢元方은 『諸病源候論·虛勞小便白濁候』에서 "胞冷腎損, 故小便白而濁也."라 하여 '白濁'이란 病證名을 최초로 제시했을 뿐 아니라, 腎元虧損이 尿濁의 病因이란 관점은 후세 의가들에게 큰 영향을 끼쳤다.

漢唐代에는 尿濁에 대한 論議가 많지 않았고, 宋元代에 이르러 비교적 심도 깊은 인식이 있었다. 먼저 陳自明은 『婦人良方』에서 "夫婦人小便白濁白淫者, 皆由心腎不交養, 水火不升降, 或由勞傷於腎, 腎氣虛冷故也. 腎主水而開竅在陰, 陰爲溲便之道, 胞冷腎損, 故有白濁白淫, 宜服 『局方』 金鎖正元丹. 或因心虛而得者, 宜服平補鎭心丹, 降心丹, 威喜圓. 若因思慮過當, 致使陰陽不分, 淸濁相干, 而成白濁者, 然思則傷脾故也, 宜用四七湯呑白圓子 (按: 思慮過當以下, 本出 『易簡』), 此藥極能分利, 更宜小烏沈湯."이라 하여, '腎氣虛冷' 뿐 아니라 '心虛'와 '脾傷' 또한 尿濁의 중요한 病因으로 제시했다. 또 劉完素는 『素問玄機原病式·小便混濁』에서 『黃帝內經』의 의미를 계승해 "小溲混濁, 六氣熱則水混濁, 寒則淸潔, 水體淸而火體濁故也, 又如淸水爲湯, 則自然濁也."라 하여, 尿濁이 虛寒에 속한다는 漢·唐 이전의 이론과는 달리 尿濁이 熱에 屬한다는 주장을 했고, 이를 근거로 『世醫得效方』에서는 尿濁을 '心濁', '脾濁', '腎濁'으로 나누어 각각의 治方을 제시하게 되었다. 한편, 嚴用和는 『濟生方·白濁赤濁論治』에서 "若夫思慮不節, 嗜慾過度, 遂使水火不交, 精關失守, 由是爲赤濁, 白濁之患焉. 赤濁者, 心虛有熱也, 多因思慮而得之. 白濁者, 腎虛有寒也, 過於嗜慾而得之. 其狀漩面如油, 光彩不定, 漩脚澄下, 凝如膏糊, 皆思慮嗜慾之所致耳. 各分受病之由, 施以治法, 坎離旣濟, 陰陽協和, 然後火不上炎而神自淸, 水不下滲而精自固, 安有赤濁, 白濁之患哉. 雖然, 思慮過度, 不特傷心, 亦能病脾, 脾生虛熱而腎不足, 故土邪干水, 亦令人便下混濁. 史載

之云, 夏則土燥而水濁, 冬則土堅而水淸. 醫多峻補, 則病愈甚. 若以中和之藥療之, 水火旣濟, 脾土自堅, 其流淸矣."라 하여 '心虛有熱, 腎虛有寒', '脾生虛熱而腎不足, 故土邪干水'의 病因을 제시했을 뿐 아니라 尿濁의 치료에 赤白濁의 구분을 시도한 최초의 의가였다. 이밖에 『仁齋直指方論·漏濁方論』에서는 "此外又有脾精不禁, 小便漏濁, 淋瀝不止, 手足力乏, 腰背酸疼, 蓋用苓朮等劑以斂脾精, 致脾謂何? 精生於穀也."라 했고, 『朱氏集驗方』과 『淡療方』에서는 모두 '便濁'의 專篇을 들어 치료를 논했다. 朱震亨은 『丹溪心法·赤白濁篇』에서 "濁主濕熱, 有痰有虛.", "赤者, 當淸心調氣, 白者, 當溫補下元, 又須淸上, 使水火旣濟, 陰陽協和, 精氣自固矣."라 하여 尿濁의 病因으로 濕熱, 痰, 虛를 제시했다.

明淸代의 『證治要訣·白濁』에서는 "精者血之所化, 有濁去太多, 精化不及, 赤未變白, 改成赤濁, 此虛之甚也."라 했고, 『靈蘭要覽·白濁』에서는 "赤白濁總屬腎虛, 無寒熱之別 …不宜妄用利水, 淸痰, 燥熱, 溫凉之藥, 愼之愼之."라 하여, 赤濁이 熱뿐 아니라 虛에 속하는 경우도 있다면서 앞서 丹溪의 이론을 보충했다. 또한 『醫學正傳·便濁遺精』에서는 "夫便濁之證, 因脾胃之濕熱下流, 滲入膀胱, 致使便溲或白或赤而混濁不淸也. 血虛而熱甚者爲赤濁, 此心與小腸主病屬火故也. 氣虛而熱微者爲白濁, 此肺與大腸主病屬金故也."라 하여, 尿濁의 病因으로 濕熱下注와 구체적인 부위를 지적했고, 氣血의 虛와 熱의 微甚으로 尿濁을 구분했다. 뿐만 아니라 『醫學入門·赤白濁』에서는 "赤者血分, 濕熱甚, 心與小腸主之, 導赤散, … 白者氣分, 濕熱微, 肺與大腸主之, 淸心蓮子飮. … 肥人多濕痰, 二陳湯加蒼朮白朮, 瘦人多濕火, 加味逍遙散, 四物湯加知母黃柏."이라 하여, 치료에 赤白濁의 구분과 肥瘦의 구별을 언급했다. 아울러 『靈蘭要覽·白濁』과 『景岳全書·淋濁論證』에서는 모두 尿濁은 濕熱에서 비롯되지만, 오래되면 '脾虛下陷', '中氣不足'하게 되므로 '補中氣, 升淸以降濁'으로 치료해야 한다고 주장했다.

한편, 明淸代 이전에는 淋과 濁이 항상 같이 다루어졌는데, 明淸代의 의가들은 淋과 濁을 감별해서 자세히 논술했다. 예를 들어, 『證治要訣』에서는 "如白濁甚, 下淀如泥, 或稠粘如膠, 頻數而澁痛異常, 此非是熱淋, 此是精濁塔塞竅而結 …."이라 했고, 『醫宗必讀·赤白濁』에서는 "爲濁病仍在精竅, 與淋病諸溺竅者不同也."라 했으며, 『雜病源流犀燭』에서는 "淋者, 滴瀝澁痛", "淋病由溺竅.", "濁者, 小便混濁不淸.", "濁病則由精竅."라고 했다. 또한, 『醫學心悟·赤白濁』에서는 "濁之因有二種, 一由腎虛敗精流注, 一由濕熱滲加膀胱. 腎氣虛, 補腎之中, 必兼利水. 蓋腎經有二竅, 溺竅開則精竅閉也. 濕熱者, 導濕之中, 必兼理脾, 蓋土堅凝則水自澄淸也. 補腎, 菟絲子丸主之, 導濕, 萆薢分淸飮主之."라 하여, 尿濁에 대한 治驗을 종합해서 立法遣方의 원칙을 확립했다. 즉, 滲利하되 正氣를 傷하지 않고 補益하되 滯하지 않는다는 '補益之中佐滲利, 滲利之中兼補益'의 방법을 尿濁 치료의 원칙으로 삼은 것이다.

3. 病因病機

尿濁은 濕熱, 飮食, 勞倦, 思慮過度, 房室不節, 久病年老에 의한 濕熱內生, 脾虛氣陷, 腎元虧虛, 心腎不交, 脾腎兩虛 등 여러 가지 病因에 의해 발생한다. 肥甘한 飮食의 過食으로 脾生濕熱하면 濕熱下注膀胱하거나 濕熱傷絡血溢하여 尿濁이 발생한다. 飮食不節이나 勞倦, 思慮過度로 心脾가 傷하여 心損及腎하면 心腎不交, 水火不濟하므로 心火가 逆行하고 虛火가 迫血妄行하거나 下焦로 下注해서 역시 尿濁이 발생한다. 脾氣의 손상으로 中氣下陷하여 精微下注하거나 脾不統血하여 血溢於下해도 尿濁이 발생한다. 心脾의 손상은 腎에 영향을 미치고 勞欲過度 역시 腎을 손상시켜 腎元受傷하면 固攝無權하여 尿濁이 발생하는데, 病이 오래되어 낫지 않으면 脾腎兩虛에 이르러 尿濁은 더욱 심해진다.

1) 下焦濕熱

金元代 이후로 下焦濕熱蘊盛은 가장 중요한 尿濁의 病機이다. 이를 가장 먼저 중시한 의가는 朱震亨으로, 그는 『丹溪心法』에서 "濁主濕熱, 有痰有虛."라 했다. 이후 景

岳은 『景岳全書』에서 “白濁證有濁在溺者, 其色白如泔漿. 凡肥甘酒醴, 辛熱煮烤之物, 用之過當, 皆能致濁, 此濕熱之內生者也. 又有炎熱濕蒸, 主客時令之氣, 侵及臟腑, 亦能致濁, 此濕熱之由外入者也. 然自外而入者少, 自內生者多.”라 하여, 內外濕熱이 모두 尿濁을 일으키는데 특히, 肥甘辛熱의 過食이 內生濕熱을 조장하여 尿濁이 유발되는 경우가 많다고 했다. 한편, 『靈蘭要覽』에서는 “(赤)白濁, 多因濕熱下流膀胱而來.”라 하여 病位를 지적했고, 『張氏醫通』에서는 “肥人白濁白帶, 多是胃中濕熱, 濁痰下流, 滲入膀胱, 謂之便濁.”이라 하여 丹溪의 이론을 기초로 ‘濕熱蘊於(脾)胃, 濁痰下注膀胱’이란 尿濁의 病機를 설명했다. 下焦濕熱로 발생하는 尿濁의 病機는 주로 肥甘辛膩之物의 過食으로 발생한 濕熱이 脾胃에 蘊阻되어 水濕이 정상적으로 運化되지 않는 한편, 濕熱이 膀胱으로 下注하여 溺에 변화를 일으켜 便濁이 발생한다.

2) 脾虛氣陷

脾虛氣陷으로 인한 便濁은 『黃帝內經』에서부터 등장하는데, 이후 『靈蘭要覽』에서는 “有因內傷以補中益氣湯主之, 經曰 中氣不足, 則溲便爲之變是也. 中氣者, 脾土也, 脾氣濕熱下注, 當升淸以降濁, 而濁自瘉也.”라 하여, 『黃帝內經』의 이론을 기초로 脾虛氣陷으로 인한 便濁의 病理와 證治를 자세히 논술했다. 한편, 『婦人良方』에서는 “若因思慮過當, 致使陰陽不分, 淸濁相干而成白濁者, 然思則傷脾故也.”라 했고 『仁齋直指方論』에서는 “又有脾精不禁, 小便漏濁.”이라 하여 脾虛氣陷의 成因과 致病機轉을 설명했다. 또한, 張介賓은 『景岳全書』에서 “白濁證, … 及其久也, 則有脾氣下陷, 土不制濕而水道不淸者.”라 하여 脾氣下陷·土不制水란 尿濁의 病機를 설명했다. 이를 종합하면, 脾虛氣陷으로 인한 尿濁의 주된 病機는 思慮過度로 脾氣가 손상되어 脾氣가 下陷하면 ‘淸濁不分而相干·水濕阻而化熱下注膀胱’하고 아울러 精微 역시 이를 따라 나와서 尿濁이 발생한다.

3) 腎元虧損

腎元虧損으로 인한 尿濁의 病因病機를 가장 먼저 제시한 의가는 巢元方으로, 그는 『諸病源候論』에서 “胞冷腎損, 故小便白而濁也.”라 했다. 이후 明代의 王璽는 『醫林集要』에서 “白濁者, 腎虛有寒也, 過於色慾而得之, 腎氣不固.”라 하여, 勞慾過度로 腎元을 伐傷하여 腎虛寒冷·腎氣不固되어 생기는 尿濁의 病機를 설명했다. 또한 『理虛元鑒』의 “此因腎家元氣, 降而不升.”, 『景岳全書』의 “命門虛寒, 陽氣不固.”란 기록 역시 腎元虧損으로 인한 尿濁의 病機를 설명한 것이다. 따라서 腎元虧虛·固攝無權으로 인한 尿濁의 발생 역시 尿濁의 중요한 病因病機 중 하나이다.

4) 心腎不交

心腎不交로 인한 尿濁에 대해서는 宋代 의가들이 가장 자세히 언급했다. 『濟生方』에서는 “皆由不善衛生, 喜怒過逸, 憂愁思慮, 嗜慾過度, 起居不常, 遂致心火炎上而不息, 腎水散漫而無歸, 上下不得交養. 心受病者, 令人遺精白淫, 腎水病者, 亦令人遺精白濁, 此皆心腎不交, 關鍵不平所致也.”라 했고, 『仁齋直指方』에서는 “凡人酒色無度, 思慮過情, 心腎氣虛, 不能營攝, 往往小便頻數, 漏濁所由生也 … 心不足而挾熱者名爲赤濁, 心不足而腎虛者爲白濁, 陰不升, 陽不降, 上下乖睽, 是以有淸濁不分之證.”이라 하여, 勞慾傷腎, 思慮傷心으로 心腎虛虧, 水火不能交濟, 陰陽升降失常, 淸濁不分으로 발생하는 尿濁의 病機를 설명했다.

5) 脾腎兩虛

脾腎兩虛로 인한 尿濁의 病機는 宋代에서부터 비롯되었다. 즉, 『濟生方』에서 “脾生虛熱而腎不足, 故土邪干水, 亦令人便下渾濁.”이라 하여, 脾損及腎, 脾腎不足으로 인한 尿濁의 발생을 설명했다. 또한, 『景岳全書』에서는 “無熱者, 當求脾腎而固之.”, “脾腎虛損, 不能收攝.”이라 하여, 尿濁의 病機, 證治로 脾腎不足, 收攝無權을 강조했다. 이처럼 脾腎兩虛로 인한 尿濁의 病機는 脾虛로 濕濁

不化, 升清無能하고 腎虛로 封藏失之, 固攝無權하여 膀胱失約이나 精微脂液의 下流로 尿濁이 발생한다.

4. 診斷要點

1) 진단

尿濁은 소변이 混濁不淸, 白如泔漿한 것이다. 간혹 初期尿는 混濁하지 않으나 조금만 오래 두면 침전되는 경우도 있고, 小便이 混濁挾血하면서 顏色이 紅白相兼하는 경우도 있다. 그러나 배뇨 시 尿道疼痛의 증상은 나타나지 않는다.

2) 감별진단

(1) 膏淋: 淋病 중의 하나인 膏淋은 小便混濁如泔漿, 혹은 滑膩之物하면서 배뇨 시 尿道灼熱疼痛의 증상을 수반한다. 반면 尿濁은 일반적으로 疼痛이 나타나지 않는다. 『證治準繩·赤白濁』에서는 "淋病在溺道, 故『綱目』列之肝膽部, 濁病在精道, 故『綱目』列之腎膀胱部"라 하여 淋病과 尿濁의 病位가 다르다고 했다.

(2) 精濁: 精濁은 尿道口에 때때로 풀 같은 물질이 流出되지만 소변은 혼탁하지 않고 항상 疼痛感이 있다. 반면 尿濁은 배뇨 시 일반적으로 痛症이 없고 小便混濁如泔漿한다. 또한 精濁은 대부분 相火妄動으로 발생하고, 尿濁은 대부분 濕熱下注로 발생한다. 다만 역대 의가들은 일반적으로 精濁과 尿濁을 구별하지 않고 함께 다루었으니, 구체적으로 무엇을 의미하는지 잘 살펴서 구분해야 한다.

(3) 白淫: 白淫은 精濁이 日久不愈한 것이다. 점차 火衰寒勝에 이르므로 완연한 虛證에 속한다. 성욕이 생기면 淸稀한 精液이 흐르는데, 疼痛은 나타나지 않는다.

5. 辨證施治

1) 下焦濕熱

① 主證: 尿混濁如米泔, 或尿色白挾滑膩之物, 或尿黃赤而重濁不淸, 胸悶不暢, 舌紅苔黃膩, 脈滑數或濡數.

② 治法: 淸利濕熱.

③ 方藥: 程氏萆薢分淸飮 (『醫學心悟』), 龍膽瀉肝湯 (『醫宗金鑑』), 大分淸飮 (『景岳全書』), 抽薪飮 (『景岳全書』)

2) 脾虛氣陷

① 主證: 尿濁日久不愈, 尿液沈淀呈淀粉樣, 尿意不暢有餘瀝, 兼見面色不華, 體倦神疲, 納食減少, 少腹墜脹, 大便溏薄, 舌淡苔白, 脈虛軟.

② 治法: 益氣淸濁.

③ 方藥: 擧元煎 (『景岳全書』), 補中益氣湯 (『內外傷辨惑論』), 擧陷湯 (『醫學衷中參西錄』)

3) 腎氣虧虛

① 主證: 小便混濁, 尿頻數長, 伴面色不華, 精神萎靡, 腰膝酸軟, 形寒怯冷, 陽痿, 舌淡苔白, 常有齒痕, 脈沈弱.

② 治法: 補腎固澁.

③ 方藥: 右歸丸 (『景岳全書』), 鹿茸補澁丸 (『雜病源流犀燭』), 秘精丸 (『丹溪心法』)

4) 心腎不交

① 主證: 尿濁如泔漿, 尿色常赤, 兼有頭暈耳鳴, 心悸多夢, 咽乾口渴, 顴紅盜汗, 腰膝酸軟, 大便乾結, 舌紅苔薄, 脈細數.

② 治法: 交通心腎.

③ 方藥: 滋腎丸 (『蘭室秘藏』), 淸心蓮子飮 (『和劑局方』), 交泰丸 (『丹溪心法』), 養心湯 (『古今醫鑑』)

5) 脾腎兩虛

① 主證: 小便混濁, 尿頻數長, 頭暈耳鳴, 面色萎黃, 納食減少, 氣短神疲, 肌肉消瘦, 四肢不溫, 腰腿酸軟, 舌淡苔白滑, 脈虛緩.

② 治法: 健脾補腎.

③ 方藥: 苓朮菟絲丸 (『景岳全書』), 固眞湯 (『證治準繩』), 無比山藥丸 (『和劑局方』)

6. 經過 및 豫候

尿濁은 일반적으로 예후가 좋다. 때맞추어 적절히 치료하면서 정서적인 안정·식생활의 절제·적당한 운동 등에 힘쓰면 쉽게 치료된다. 그러나 한편으로는 쉽게 재발하고, 病勢의 변화가 심해서 致實轉虛, 虛中挾實을 잘 일으키므로 오래된 尿濁은 根治하기가 쉽지 않다.

이외에 중년 이상에서 나타나는 赤濁이 오랫동안 치료해도 효과가 없을 때에는 이화학적 검사를 시행해서 惡性病變을 배제하는 한편, 악성 질환으로의 이행을 막아야 한다.

7. 豫防 및 調理

尿濁은 罹患되었을 때는 물론 치료된 후에도 정서적인 안정에 주의해서 思慮過多로 心, 脾의 손상이 재발하지 않도록 해야 한다. 또한 油膩辛辣한 음식물을 피해서 濕熱이 발생하지 않도록 한다. 아울러 房事를 절제하고 勞慾過度를 삼가서 腎元을 다시 손상하지 않도록 한다. 뿐만 아니라, 평소에 淸淡和胃滲濕하는 음식물을 섭취해서 尿濁을 예방하고 치료에 도움이 되도록 해야 한다.

4 淋證

1. 定義 및 槪要

淋은 배뇨 시 淋瀝不盡하고 澁痛한 것으로, 여러 淋證에 대한 總稱이다. 환자는 欲尿不暢하고, 심하면 點滴難出, 小便澁痛, 或痛引腰腹하며, 小便이 頻, 急, 不盡한다. 淋은 흔히 7가지로 분류된다. 熱淋은 排尿灼熱, 遇熱卽發하고, 血淋은 淋而尿血하며, 氣淋은 淋而膀胱氣滯, 少腹脹滿하고, 石淋은 淋而排砂石하며, 膏淋은 淋而小便混濁, 似脂膏하고, 勞淋은 淋久不愈, 遇勞卽發하며, 寒淋은 淋兼寒證, 遇寒卽發한다.

淋에 대한 최초의 기록은 『五十二病方』의 "癃, 痛於脬及衷, 痛甚, 溺口痛益甚."인데, 先秦시대에는 '癃'이란 글자는 淋과 癃의 통칭이었으니, 『三因方』에서는 "淋, 古謂之癃, 名稱不同也. 癃者, 罷也. 淋者, 滴也. 今名雖俗, 於意爲得."이라 했다. 또한, 淋은 '痳'이라고도 쓰였는데, 東漢시대의 『釋名·釋疾病』에서는 "痳, 懍也. 小便難, 懍懍然也."라 했다. 한편, 『黃帝內經』에서는 淋證을 '淋'이라 했으니, 『素問·本病』에서는 "厥陰不遷正, 卽風暄不時, 花卉萎瘁, 民病淋溲."라 했다.

淋證은 임상적으로 비뇨기계통의 炎症, 結石, 結核 및 乳糜尿, 前立腺炎 등으로 인한 淋證을 모두 포괄한다.

2. 歷代諸家說

『素問·六元正紀大論』에서는 淋證의 發病機轉에 대해 "不遠熱則熱至 … 血溢血泄, 淋閟之病生矣.", "凡此陽明司天之政 … 初之氣, 地氣遷, … 小便黃赤, 甚則淋."이라 했다. 淋病에 대한 證과 處方은 『五十二病方』에 등장하는데, 『五十二病方·癃病』에서 "血癃, 煮荊, 三溫之而飮之.", "石癃, 三溫煮石葦若酒而飮之."라 했다.

漢代의 張機는 『金匱要略·消渴小便不利淋病脈證幷治』에서 "淋之爲病, 小便如粟狀, 小腹弦急, 痛引臍中."이라 하여 小便如粟狀을 石淋의 主證이라고 했고, "淋家不可發汗, 發汗則便血."이라 하여 治法에서 禁汗의 학설을 제시했으며, 이외에도 후세에 膏淋, 血淋, 阻塞水道의 通治方인 蒲灰散, 滑石白魚散, 茯苓戎鹽湯 등을 『金匱要略』에서 立方했다. 한편, "車前子氣味甘寒無毒, 主氣癃, 止痛, 利水道, 通小便."이란 『神農本草經』의 기록은 淋證 치료의 약물 연구도 계속되었다는 사실을 입증한다.

六朝시대의 皇甫謐은 淋證 치료에 鍼灸를 응용했는데, 『甲乙經』에서 "癃, 臍少腹引痛, 腰中痛, 中封主之."라 했다. 한편, 『中藏經』에서는 淋證 專篇을 두어 치료를 논했는데, 『中藏經·論淋瀝小便不利』에서는 "熱者, 小便澁而赤色如血.", "膏者, 小便中出物如脂膏." 등의 기술로 淋證을 冷, 熱, 虛, 實, 氣, 血, 膏, 勞, 砂의 9가지로 나누어 각각의 主證을 기록했다.

隋代의 巢元方은 腎과 膀胱의 생리 관계와 小便의 생성·배출과정을 밝히는 한편, 淋證의 發病機轉을 상세히 밝혔는데, 『諸病源候論·諸淋候』에서는 "若飮食不節, 喜怒不時, 虛實不調, 則府藏不化, 致腎虛而膀胱熱也. … 腎虛則小便數, 膀胱熱則水下澁, 數而且澁, 則淋瀝不宣, 故謂之爲淋."이라 했다. 또한, "石淋者, 淋而出石也, 腎主水, 水結則化爲石.", "氣淋者, 腎虛膀胱熱氣脹所爲也.", "膏淋者, 淋而有肥, 狀似膏, … 此腎虛不能制於肥液, 故與小便俱出也.", "勞淋者, 謂勞傷腎氣而生熱成淋也.", "血淋者, 是熱淋之甚者, 則尿血.", "寒淋者, 其病狀, 先寒戰然後尿是也, 由腎氣虛弱, 下焦受於冷氣, 入胞與正氣交爭, 寒氣勝則戰寒而成淋."이라 하여, 淋을 몇 가지의 證候로 나누어 病機와 증상의 특징을 기술했다. 한편, 『養生方導引法』의 "偃臥, 令兩足布膝頭, 斜踵置尻, 口內氣, 振腹, 鼻出氣, 去石淋莖中痛."이란 내용을 인용하여 淋證의 치료에 養生導引法을 중시했다.

唐代의 孫思邈은 『千金要方』에서 淋證의 病因說로 飮酒過度와 溫補之劑의 過用을 보충하는 한편, 淋證의 病

因病位가 '熱結下焦'임을 주장했는데, 『千金要方·淋閉』에서는 "熱結中焦則爲堅, 熱結下焦則爲溺血, 令人淋閉不通, 此多是虛損之人, 服大散下焦客熱所爲.", "小便赤黃不利數起出少, 莖痛或血出, 溫病後餘熱及霍亂後當風取熱, 過度飮酒房勞, 及行步冒熱冷飮逐熱, 熱結下焦."이라 했다. 한편, 그는 淋을 五淋說로 분류하면서 53首의 처방으로 淋證을 치료하는 동시에 灸法 또한 15種을 응용했는데, 『千金要方·淋閉』에서는 "淋病不得小便陰上痛, 灸足太衝五十壯."이라 했다. 또한, 王燾는 『外臺秘要』에서 晉唐代에 遺失되었던 陶弘景, 范汪, 崔氏, 許仁則, 張文仲 등 唐代 이전 의가들의 淋病 치료처방을 수록했다.

宋代의 陳言은 복잡한 淋證의 원인을 '三因致病' 학설에 따라 분류했는데, 『三因方』에서는 "古方皆云心腎氣鬱, 致小腸膀胱不利, 復有冷淋, 濕淋, 熱淋等, 屬外所因. 旣言心腎氣鬱, 與夫驚憂恐思, 卽內所因, 況飮啖冷熱, 房室勞逸, 及乘急忍溺, 多致此病, 豈非不內外因? 三因備明, 五淋通貫, 雖證狀不一, 皆可類推."라 했다. 한편, 楊士瀛은 '不可姑息用補'의 학설을 주장하는 한편, 血淋과 尿血 및 淋病과 轉胞의 감별요점을 밝혔는데, 『直指方』에서는 "大胲小腸有氣則小便脹, 小腸有血則小便澁, 小腸有熱則小便痛. 痛者爲血淋, 不痛者爲尿血. … 執劑之法, 幷用流行滯氣, 疏利小便, 淸解邪熱, 其於調平心火, 又三者之剛領焉. … 最不可姑息用補, 氣得補而愈脹, 血得補而愈澁, 熱得補而愈盛, … 況又有胞系轉戾之不通者乎? 是不可以無辨, 胞轉證候, 臍下急痛, 小便不通."이라 했다. 劉元賓은 『神巧萬金方』에서 "勞熱失常, 滲入脬中而成血淋也."란 淋證의 病機를 말했고, 이외에 宋代에 撰한 『太平聖惠方』, 『和劑局方』, 『聖濟總錄』 등의 方書에 수록된 淋病 치료처방 역시 임상에서 응용할만한 가치가 있다.

金代의 李杲는 『脾胃論』에서 "肝木妄行, 胸脇痛, 口苦, 口乾, 往來寒熱而嘔, 多怒, 四肢滿悶, 淋溲 … 此所不勝乘之也."라 하여 肝氣橫鬱·鬱必生火로도 淋證이 발생한다고 했다. 辨證施治에 대해서도 東垣은 "淋證當分在氣在血而治之, 以渴與不渴爲辨, 如渴而小便不利, 熱在上焦氣分, 肺金主之. … 不渴而小便不利者, 熱在下焦血分, 腎與膀胱主之."라 했다. 한편, 朱震亨은 『丹溪心法·淋』에서 "淋有五, 皆屬乎熱, 解熱利小便, 山梔子之類."라 하여, 淋證이 주로 熱邪와 관계가 있다는 것을 밝혔다.

明代의 戴思恭은 『證治要訣』에서 淋證의 辨證施治를 자세히 설명하면서 '臟病而腑與俱病'이란 새로운 견해를 제시했는데, 『證治要訣』에서 "勞淋, 病在多色, 下元虛憊, 淸濁不分, 腎氣不行, 鬱結而爲淋. 或勞心過度, 火不得其養, 小腸爲心之府, 臟病而腑與俱病, 或心腎不交, 腎氣不溫, 津道閉塞, 或汗出太過, 或失血太過, 津道欲枯竭, 皆成勞淋."이라 했다. 반면, 王肯堂은 淋證을 전신적 病證으로 인식했는데, 『證治準繩·淋』에서 "五臟六腑, 十二經脈, 氣皆相通移. 是故足太陽主表, 上行則統諸陽之氣, 下行則入膀胱, 又肺者通調水道, 下輸膀胱, 脾胃消化水穀, 或在表, 在上, 在中, 凡有熱則水液皆熱轉輸下之, 然後膀胱得之而熱矣."라 했다. 즉, 臟과 腑는 생리적·병리적으로 밀접하게 연관되어 상호영향을 미치는데, 水液의 운행과 관련된 臟腑에 熱邪所客하면 熱이 膀胱으로 下移해서 淋證을 일으킨다고 보았다. 아울러 "小腸是心之府主熱者也, 其水必自小腸滲入膀胱胞中."이라 하여, '心移熱於小腸而成淋'의 병리기전을 특히 중시했다. 반면, "予覺思之淋病必由熱甚生濕, 濕生則水液渾, 凝結而爲淋, 不獨此也. 更有人服金石藥者, 入房太甚, 敗精流入胞中及飮食痰積滲入者, 則皆成淋."이라 하여 淋證의 발생은 濕熱之邪만이 원인은 아니라고 했으며, 淋證의 치료법에 있어서도 선현들의 精粹를 수집해 한층 세밀하게 분류했다. 張介賓은 淋證과 尿濁을 '淋濁'으로 同篇에 기재하면서 病程의 長短으로 淋病과 尿濁을 감별했으니, 『景岳全書·淋濁』에서 淋病에 대해 "是亦便濁之類, 而實濁之甚者, 但濁出於暫, 而久而不已則爲淋證."이라 했다. 또한 "淋之初病, 則無不由熱劇, 無容辨矣. 但有久服寒涼不愈者, 又有淋久不止及痛澁皆去而膏液不已, 淋如白濁者, 此惟中氣下陷及命門不固之證也."이라 하여, 淋病의 初起는 熱劇에서 비롯되지만 오래도록 寒涼을 복용해도 낫지 않거나 痛澁은 없어졌지만 膏液이 계속되어 白濁과 같은 淋病의 경우는 中氣下陷, 命門不固의 證이라 했다. 아울러 "大

抵此證多由心腎不交, 積蘊熱毒, 或酒後房勞, 服食燥熱, 七情鬱結所致."라 하여, 淋證의 발병기전에 대한 '積蘊熱毒'의 학설을 주장하면서 치료에 대해서는 "治淋之法 大都治濁相同. 凡熱者宜清, 澁者宜利, 下陷者宜升提, 虛者宜補, 陽氣不固者宜溫補命門."이라 하여, 淋證을 尿濁에 의거해 隨證施治해야 한다고 주장했다. 한편, 李仲梓는 『醫宗必讀』에서 明代 이전 의가들의 淋證에 대한 견해를 종합하여 "由是則致淋之故, 殆有多端, 若不求其本末, 未有獲痊者也."라 하면서, 辨證에 있어서도 '勞淋有脾勞腎勞之分', '血淋有血瘀, 血虛, 血冷, 血熱之分', '氣淋有虛實之分'이라 했는데, 특히 독창적으로 '血瘀'의 학설을 제시했다.

清代의 의가들은 淋證의 병인과 치료 방면에 새로운 견해를 다양하게 제시했는데, 특징적인 내용은 熱邪, 熱毒, 濕熱, 瘀血이 淋證의 發病에 중요하게 작용한다는 점이었다. 病位는 心, 肺, 肝, 脾, 小腸, 膀胱이고, 病變은 대개 氣, 血, 津液과 관련된다고 했으며, 치료는 특히 '因病因人'을 중시하여 '以求治本'에 치중했다, 가령 張璐는 『張氏醫通·淋』에서 "金匱要略論淋證四條, 一曰小便如粟狀, 小腹弦急, 痛引臍中, 此肝移熱於膀胱, 因肝熱甚, 失氣疏泄之令而然也. 一曰胃中有熱, 消穀引食, 大便堅, 小便數, 此因胃熱熾甚, 消爍津液, 腸胃膀胱之源俱涸也. 一曰有水氣, 其人苦渴, 此膀胱氣化不行, 水積胞中爲患也. 一曰小便不利, 用蒲灰散等治, 此因膀胱血病, 血屬陰, 陰病則陽亦不能施化也."라 하여 『金匱要略』의 이론을 계승하는 한편, 證에 따른 발병기전을 분석하여 各證에 사용되는 약물의 약리작용을 기술했다. 또한 程國彭은 『醫學心悟』에서 "淋者, 小便頻數, 不得流通, 溺已而痛是也. 大抵由膀胱經濕熱所致. … 血淋瘀血停蓄, 莖中割痛難忍是也. 生地四物湯加桃仁紅花花蕊石主之, 或兼服代抵當丸."이라 하여, 淋證은 대개 膀胱經濕熱에서 비롯됨과 血淋 치료에 '活血之法'의 사용을 주장했다. 尤怡의 『金匱要略心典』과 『金匱要略翼』에도 淋證에 관한 기록에서 "血淋과 熱淋은 散熱 利小便하고, 膏淋과 石淋은 開鬱行氣 破血滋陰한다"고 했다. 또한 '淋家不可發汗'이란 淋證의 禁忌에 대해 "淋家熱結在下而反發其汗, 熱氣乘心之虛而內擾其陰, 則必便血."이라 설명했다. 한편, 林珮琴은 淋과 尿濁의 감별에 대해 '淋出溺竅, 病在肝腎. 濁出精竅, 病在心腎.'이라 설명하면서 "諸淋皆腎虛, 膀胱生熱, 故小水澁而不利也. 治法初起, 宜清解結熱, 疏利水道, 不用補澁. 淋而渴, 屬上焦氣分, 宜淡滲輕藥, 清肺氣以滋水之上源. 淋而不渴, 屬下焦血分, 宜味厚陰品, 滋腎陰以泄水之下流."라 하여, 淋病 초기의 치료원칙 및 渴과 不渴에 따른 病因의 차이와 치료원칙을 주장했다.

3. 病因病機

『諸病源候論·淋病諸候』에서는 "諸淋者, 由腎虛而膀胱熱故也."라 했고 『丹溪心法·淋』에서는 "淋有五, 皆屬乎熱"이라 했으니, 病機는 주로 熱鬱膀胱이고 肝鬱氣滯의 경우가 간혹 있지만 腎虛寒濕에 속하는 경우는 거의 없다. 그 病位는 腎과 膀胱이다.

1) 膀胱濕熱

外感風寒濕邪가 入裏化熱해서 下注膀胱하거나, 過食肥甘酒熱로 脾胃運化失司해서 積熱生濕이 流於膀胱하거나, 혹은 外陰의 不潔로 穢濁之邪가 上犯膀胱해서 발생한다. 또한 心移熱於小腸, 肝膽鬱熱下注, 胃腸實熱 등의 他臟病이 膀胱으로 傳入하거나, 혹은 肌膚瘡毒이 壅遏脈絡해서 膀胱으로 파급되어 발생하는데, 대부분 實證에 屬하고 發病이 驟急하다. 대개 濕熱이 膀胱에 蘊積해서 氣化가 失司되면 水道가 不利해져 淋證이 나타난다. 淋證 중 濕熱客於膀胱해서 小便灼熱刺痛하면 熱淋이고, 熱邪傷陰, 迫血妄行해서 血隨尿出하면 血淋이며, 濕熱阻滯脈絡으로 脂液이 常道를 下循하여 膀胱에서 흘러넘쳐 脬로 滲入해서 小便과 相混하면 膏淋이고, 濕熱久蘊으로 灼津爍液해서 尿液凝結되어 集聚하여 石이 생기면 石淋이 된다.

2) 肝氣鬱滯

厥陰의 脈은 少腹을 行하여 陰器를 감싸 돌면서 三焦의 水液運化作用을 조절한다. 만약 惱怒怫鬱로 肝失調達, 氣機鬱結하거나, 火가 下焦에 鬱結되어 厥陰의 脈을 건조시키면 水道通調가 阻滯 받아 疏泄이 膀胱에 미치지 못하니, 膀胱氣化不利로 小便澁滯, 餘瀝不振하면 氣淋이 된다.

3) 水凝濁瘀

평소 체질이 약하거나 水質이 달라지거나, 혹은 過食肥甘, 五味偏嗜하거나 陰虛火旺으로 虛火가 煎熬하거나, 혹은 肝鬱氣滯로 液凝水結하거나 濕熱의 下注로 灼津爍液이 오래되어 濁質이 砂石을 結成하면 石淋이 된다. 結石이 水道를 막아 鬱結하여 宣泄되지 못하면 氣血澁滯하여 不通則痛하니, 石淋은 鍼刺, 刀割하는 듯하다. 結石이 絡을 傷하여 下血하는 경우는 結石에 血을 동반하므로 血淋이 된다.

4) 肝腎陰虛

淋病久湮으로 時急時緩하며 正虛邪戀하는데, 腎虧精損, 肝血不足하여 膀胱濕熱이 머물러 제거되지 않거나, 혹은 血虛精虧, 陰虛內熱하여 虛火濕熱이 下焦에 膠結하여 膀胱이 氣化失司로 小便灼熱刺痛하는 경우는 熱淋이 된다. 陰虛火旺, 濕熱化火하여 脈絡을 灼傷하고 尿中挾熱하면 血淋이 된다. 만약 水液을 煎熬하여 오래되어 濁質이 凝結하면 石淋이 된다. 본 病機는 虛實挾雜으로 대부분 만성이다.

5) 脾腎氣虛

勞倦過極, 房室不節, 久病體虛, 年老氣衰, 久淋傷精 등이 모두 脾腎氣虛를 일으키는데, 여기에 濕濁久宿으로 鬱結下焦해서 脾弱中氣不足, 氣虛下陷하면 氣淋이 된다. 腎氣虧虛, 下元不固하여 脂液이 不約되어 滲入胞中, 小便混濁하면 膏淋이 된다. 만약 脾腎氣虛로 中氣下陷, 下元不固하면 小便淋瀝不已한다. 淋病을 오래 앓으면서 時發時愈한 경우는 勞로 인해 脾腎氣損하여 發病한 것이니, 勞淋이라고 한다.

積年久淋으로 血虛精虧하여 腎陽虛, 命門衰微하면 濁陰上泛으로 面色萎黃, 神疲乏力, 嘔惡不納, 浮腫하고 尿少淋瀝不已한다.

6) 寒客膀胱

久淋傷腎이나 陽氣素虛으로 下焦가 寒濕하거나 濕冷下流로 下元이 虛寒하여 氣化가 不行하면 尿液이 脬中에 充積하여 正常排出을 할 수 없다. 慄은 腎의 變動이니, 慄者는 寒冷이다. 本證은 素有畏寒하고 小便을 볼 때마다 반드시 寒戰하니, 이는 正氣鼓動, 邪正相爭해서 慄을 일으켜서 抗邪外出하는 상태이다. 寒이 下焦에 침습하여 脈絡을 돌아 外陰에 이르면 寒凝氣阻하여 오래되면 瘀가 발생하니, 氣血이 不通하면 腫痛하고, 氣化가 不行하면 小便澁數하며, 尿가 莖中으로 흘러 溺竅에 冲迫하면 小便澁痛한다.

4. 診斷要點

淋은 배뇨 시 淋瀝不盡하고 澁痛한 것으로, 여러 淋證에 대한 總稱이다.

1) 진단

임상적으로 주된 증상은 尿急, 頻數, 澁, 排尿痛이다. 흔히 寒熱, 腰腹疼痛을 동반하고 情志와 舌脈에도 변화가 나타나며, 소변의 성상 또한 尿色黃赤, 或尿血, 或尿出砂石, 或尿和米泔, 脂膏, 或尿色白 등의 변화를 동반한다.

2) 감별진단

(1) 癃閉: 排尿困難, 小便量少 심하면 點滴俱無한 것이 특징이다. 癃閉와 淋證은 排尿困難, 小便量少하지만, 癃閉는 脬中尿液이 滿脹한 充盈型으로 尿道瘀阻나 竅閉로 인하므로 排尿量이 정상보다 적고 尿道의 疼痛은 없다. 반면, 淋證은 尿道刺痛, 尿頻急, 欲尿不盡

등의 증상이 뚜렷하고, 방광에 정상적으로 小便을 저장하지 못해 尿意가 들자마자 곧 排出하며, 1일 총 배뇨량은 정상이니, 이는 1회 소변량은 적지만 자주 배출되기 때문이다. 『醫學心悟·小便不通』에서는 "癃閉與淋證不同, 淋則便數而莖痛, 癃閉則小便點滴而難通"이라 했다.

(2) 尿血: 尿血과 血淋은 모두 尿色紅赤이나 小便純血의 증상이 있다. 하지만, 血淋은 尿血이 點滴疼痛難忍하고, 尿血은 대부분 尿痛의 느낌이 없다. 『丹溪心法·淋』에서는 "痛者爲血淋, 不痛者爲尿血."이라 했다.

(3) 尿濁: 膏淋과 尿濁은 小便混濁, 白如泔漿의 증상은 비슷하지만, 尿濁은 배뇨 시 無疼痛하고 膏淋은 배뇨 시 滯澁尿痛感이 있다.

(4) 赤白濁: 淋證과 赤白濁은 배뇨 시 莖中熱痛, 如刀割樣의 증상은 비슷하지만, 赤白濁은 요도 입구에 때때로 濁穢하면서 或白或赤한 膿血樣 물질이 흐르는 특징이 있어서 淋證과 구별된다. 古人은 '淋病在溺道, 濁病在精道'라 했다.

3) 요점

淋證의 주된 증상은 小便頻數短澁, 滴瀝刺痛, 欲出未盡, 尿道不利인데, 임상에서는 흔히 七淋으로 분류한다.

(1) 熱淋: 小便灼熱刺痛, 發病多急, 或伴寒熱.
(2) 血淋: 尿中挾血痛.
(3) 氣淋: 少腹滿悶, 脹痛較甚, 小便艱澁疼痛, 尿後餘瀝不盡.
(4) 石淋: 尿中排出砂石, 或腰腹絞痛, 掣急外陰, 或尿不卒出, 窘急難忍, 尿中帶血.
(5) 膏淋: 小便澁痛, 尿混濁如米泔或脂膏.
(6) 勞淋: 久淋遷延, 體倦腰痠, 小腹控墮, 時發時愈, 每發必因於過勞.
(7) 寒淋: 素體陽虛, 遇寒卽發, 先寒戰而後小便, 尿數澁痛.

5. 辨證施治

淋證은 급성기와 만성기로 구분된다. 급성기는 대부분 久淋新感이나 蓄毒, 혹은 外邪侵入으로 발생하는데, 膀胱濕熱, 肝膽鬱熱의 2가지 유형으로 나눌 수 있다. 주로 發病急, 惡寒發熱, 尿頻, 急, 痛, 色黃赤 등 邪實이 爲主가 되니 清熱解毒, 利水通淋의 방법으로 치료한다. 만성기는 肝腎陰虛, 脾腎兩虛의 2가지 유형으로 나눌 수 있다. 모두 濕熱의 久戀不解로 발생하기 때문에 正虛邪戀에 屬하는데, 發病이 緩慢하고 尿痛이 비교적 가벼우며 頭眩肢倦, 腰痠腿軟 등의 증상을 동반한다. 치료는 標本을 함께 살펴야 하니 補腎健脾를 위주로 하면서 清利濕熱이나 清熱解毒의 방법을 병용한다.

淋證은 『證治滙補, 淋病』의 "淋有虛實, 不可不辨."이란 지적처럼, 證候의 虛實 구분이 중요하다. 대개 新病은 多實한 반면 久病은 多虛하고, 痛症의 輕重은 病勢를 그대로 반영하며, 尿色이 黃赤이면 濕熱에 屬하고 紅赤하거나 純血이면 熱邪傷絡에 屬하며 色白이면 虛寒에 屬한다. 아울러 氣淋, 血淋, 石淋, 膏淋, 熱痳에서도 모두 虛實의 구분이 있으니, 가령 氣淋의 경우는 實하면 氣滯不利이고 虛하면 中氣下陷이다.

淋證의 治法에는 『金匱要略』 "淋家不可發汗" 등의 忌汗, 忌補의 학설이 있는데, 이에 너무 얽매이지 않고 稟賦의 强弱, 邪氣의 盛衰 및 證候의 寒熱虛實을 잘 살펴서 辨證用藥해야 한다.

1) 熱淋

① 主證: 小便頻急, 灼熱刺痛, 尿色黃赤, 少腹痛脹, 頭痛腰痛, 寒戰發熱, 或往來寒熱, 或壯熱不已, 或嘔惡不食, 口舌腸痛, 或口渴欲飮, 腹痛便秘, 舌苔白膩或黃膩, 脈濡滑或滑數, 或舌苔深黃, 脈弦數, 或舌質紅, 苔黃膩, 脈滑數.
② 治法: 清熱解毒, 通淋除濕.
③ 方藥: 八正散 (『和劑局方』), 龍膽瀉肝湯 (『醫方集解』) 合 小柴胡湯 (『傷寒論』), 導赤承氣湯 (『溫病條辨』)

2) 血淋

① 主證: 尿色紅赤, 時挾血塊, 小便滿急, 熱澁刺痛, 掣引少腹, 或有心煩, 舌質尖赤, 苔薄黃, 脈數有力. 久病虛候, 尿色淡紅, 尿痛滯澁不着, 腰痠膝軟, 五心煩熱, 舌紅少苔, 脈細數.

② 治法: 實熱當清熱通淋, 凉血止血; 虛證宜滋陰清熱, 補虛止血, 淸熱止血.

③ 方藥: 小薊飮子 (『濟生方』), 金匱要略腎氣丸 (『金匱要略』), 理血湯 (『醫學衷中參西錄』)

3) 氣淋

① 主證: 小便滯澁, 淋瀝不暢, 少腹滿悶, 甚則脹痛難忍, 苔薄白, 脈沈弦. 或中氣不足, 小腹墮脹, 淋瀝難盡, 滯澁不甚, 面色皖白, 少氣懶言, 舌質淡, 脈虛細無力.

② 治法: 實則理氣疏導, 通淋利尿; 虛則補中升陷, 益氣通淋.

③ 方藥: 假蘇散 (『醫學心悟』), 沈香散 (『三因方』), 補中益氣湯 (『脾胃論』), 氣淋湯 (『醫學衷中參西錄』)

4) 石淋

① 主證: 尿中時挾細砂石, 小便艱澁, 或排尿時卒然中斷, 尿道窘迫疼痛, 或腰腹絞痛難忍, 少腹拘急, 或尿熱灼急痛, 尿中帶血, 舌紅苔薄黃, 或有瘀點, 脈弦或大數. 久病正虛, 面色皖白, 納呆脘脹, 神疲乏力, 腰痠痛冷, 尿頻, 排尿無力, 舌淡嫩有齒痕, 脈細沈無力; 或腰腹急痛, 手足心熱, 舌紅少苔, 脈細帶數.

② 治法: 實證淸熱利濕, 化瘀排石; 虛證宜益腎消石, 攻補兼施.

③ 方藥: 治淋方 (『石室秘錄·奇治法』), 石燕丸 (『三因極一病證方論』), 王不留行散 (『太平聖惠方』)

임상적으로 尿石症은 대부분 濕熱證候가 없으므로 腰痛으로 論治한다. 石淋은 腰腫痛 或 結石久不移動을 동반한다. 命門火衰한 경우는 溫陽利水하면 補腎氣排石의 효과가 있으므로 服藥排石과 동시에 다량의 물을 마시고 줄넘기 등의 운동을 시행한다. 少腹劇痛·排尿有阻塞感하면 熱水坐浴하여 排石의 효과를 加速한다.

결론적으로 石淋 초기에는 實熱이 많으니 치료는 宣通淸利하는데 甘寒을 多用하고 苦寒을 少佐하며 不用補法한다. 후기에는 虛實挾雜이 많으니, 虛의 증후가 나타나면 치료는 助正氣를 兼하고 大利大下를 忌한다.

5) 膏淋

① 主證: 小便混濁如米泔, 或有滑膩浮油之物, 或有粘液凝塊, 或挾血絲, 尿道熱澁刺痛, 舌紅苔膩或黃膩, 脈濡數或滑數. 若久病虛證, 淋如膏脂, 澁痛不甚, 形體消瘦, 頭暈乏力, 腰痠膝軟, 舌淡苔膩, 脈細弱.

② 治法: 實證宜淸利濕熱, 分淸泌濁; 虛證宜補虛固攝.

③ 方藥: 程氏萆薢分淸飮 (『醫學心悟』), 桃紅四物湯 (『醫宗金鑑』), 膏淋湯 (『醫學衷中參西錄』)

6) 勞淋

① 主證: 遇勞卽發, 時作時止, 神疲乏力, 腰膝酸軟, 小便淋瀝不盡, 不甚赤澁, 舌質淡, 脈虛弱.

② 治法: 養心益脾, 補腎通淋.

③ 方藥: 補中益氣湯 (『脾胃論』), 歸脾湯 (『濟生方』), 六味地黃丸 (『小兒藥證直訣』), 右歸丸 (『景岳全書』), 淸心連子飮 (『和劑局方』), 勞淋湯 (『醫學衷中參西錄』)

7) 寒淋

① 主證 : 遇寒卽發, 畏寒肢冷, 小便頻數, 色白, 尿痛, 腰腹冷, 神疲肢倦, 面色皖白, 舌淡苔白, 脈緩細或遲.

② 治法: 補益腎氣, 溫陽通淋.

③ 方藥: 金匱要略腎氣丸 (『金匱要略』), 澤瀉散 (『普濟方』), 寒淋湯 (『醫學衷中參西錄』)

6. 經過 및 豫候

대개 熱淋, 氣淋, 血淋, 膏淋 등의 초기는 邪實이 위주가 되는데, 치료하면 효과가 빠르고 예후도 좋다. 그러나 辨證施治가 부적절하거나 섭생을 잘못하거나, 稟賦素弱한 경우에는 正虛邪戀해서 만성으로 轉化된다. 膏淋은 多濕하면서 白濁, 尿精, 血精 등을 동반한 경우가 많으므로 病勢纏綿하면서 대부분 傷正하므로 장기간 치료해야 한다. 만약 結石이 높은 위치에 있으면서 입자가 크고 표면이 거칠면 排石하기가 쉽지 않지만, 이와 반대이면 排石이 잘 된다. 勞淋과 寒淋은 대부분 虛하니 扶正祛邪로 求緩收固해야 한다. 久淋으로 時作時緩하거나 砂石이 오래되어 氣血이 阻滯되고 陽衰하면서 陰盛하면 水氣上泛의 危證이 될 수 있다.

7. 豫防 및 調理

1) 인체의 正氣를 增强해서 감기를 豫防하고 過勞를 피하며 房事를 節制한다.
2) 月經이나 임신 중의 위생에 주의해서 陰部와 의복을 청결히 하고, 잠자기 전이나 성교 후에는 반드시 배뇨를 한다.
3) 飮食은 淸淡味를 위주로 하고 溫水를 많이 마시며 辛辣香燥, 生冷油膩한 것은 피한다.
4) 食餌療法: 薺菜粥 (『本草綱目』)을 섭취한다.

5 癃閉

1. 定義 및 槪要

癃閉는 排尿困難, 少腹脹痛, 甚則小便閉塞不通을 위주로 하는 병증이다. 癃은 小便短少하면서 병세가 비교적 緩慢하고, 閉는 小便閉塞, 點滴不出, 欲解不能, 伴有腹脹하면서 병세가 비교적 急迫하니, 이를 『醫宗金鑑』에서는 “膀胱熱結, 輕者爲癃, 重者爲閉 … 閉者卽小便閉, 無點滴下出, 故少腹脹滿痛也. 癃者, 卽淋瀝點滴而出, 一日數十次, 或勤出無度, 故莖中澁痛也.”라 했다. 이처럼 癃閉는 癃과 閉로 구분되지만 排尿困難 정도의 차이이고, 처음에는 소변이 방울방울 떨어지면서 양이 적고 계속되면 閉하여 不通한다는 점은 마찬가지이므로 흔히 癃閉라고 合稱한다.

癃閉란 명칭은 『黃帝內經』에서부터 기록되어 있으니 『素問·五常政大論』에서는 “涸流之紀 … 其病癃閟, 邪傷腎也.”라 했고, 『素問·痺論』에서는 “胞痺者, 少腹膀胱按之內痛, 若沃以湯, 澀於小便.”이라 했으며, 『素問·宣明五氣』에서는 “大腸小腸爲泄, 下焦溢爲水, 膀胱不利爲癃, 不約爲遺溺.”라 했다. 또한 『素問·氣厥論』에서는 “胞移熱於膀胱則癃溺血”이라 했고, 『素問·奇病論』에서는 “有癃者, 一日數十溲, 此不足也.”라 했으며, 『素問·標本病傳論』에서는 “膀胱病, 小便閉.”라 했고, 『靈樞·本輸』에서는 “三焦, … 實則閉癃, 虛則遺溺.”라 했다. 그밖에 『素問·痺論』, 『素問·厥論』, 『素問·調經論』, 『素問·六元正紀大論』, 『靈樞·邪氣藏府病形』, 『靈樞·經脈』 등에도 癃閉에 대한 기록이 있다.

이후 秦漢시대에는 癃閉의 病因·病機·症狀·豫候 등에 대한 자세한 기록이 있다. 漢代에는 ‘癃’이 ‘淋’으로 바뀌어 쓰였는데, 그 까닭은 漢殤帝의 諱字인 ‘癃’ (劉癃) 字의 사용을 피했기 때문이다. 따라서 『傷寒雜病論』에는 癃閉라는 용어 대신 小便不利나 淋證으로 기재되었으며, 이런 명칭은 隋唐宋代까지 계속되었다. 隋唐代에는 癃閉가 小便不通이나 小便難의 범주에 포함되었고, 宋代에 小便不通으로 언급되었던 병증이 明代의 『景岳全書』에 이르러서야 비로소 癃閉란 용어로 바뀌었다. 하지만 癃閉의 原因과 症狀, 그리고 立方의 기초는 이미 秦漢시대에 형성되었고, 治法과 治方은 隋唐시대에 비롯되었으며, 病因分類는 宋元시대에 자세히 연구되었고, 辨證論治는 明代에 시작되어 淸代에는 거의 완성의 단계에 이르렀다. 특히 淸代의 醫家들은 癃閉에 대한 이전의 다양한 이론을 집대성하며 새로운 견해를 제시했다.

癃閉는 임상적으로 방광괄약근의 경련, 요로결석, 요로종양, 요로손상, 신경인성 방광, 요로협착, 요로감염, 신경성 요폐 등으로 인한 배뇨장애를 모두 포괄한다. 이 외에 전립선증식증, 척추염, 척추손상, 노인성 방광 이완으로 인한 배뇨곤란 등과도 관계되니, 곧 癃閉는 임상적인 각종 원인에 의해 발생하는 심한 尿貯留와 無尿症을 모두 포괄한다.

2. 歷代諸家說

癃閉의 원인으로 『黃帝內經』에서는 膀胱不利와 膀胱不約이 遺尿와 癃閉를 일으킨다는 점을 분명히 밝혔다. 그런데 膀胱과 腎은 서로 表裏가 되므로, 癃閉는 腎의 손상으로도 발생할 수 있고 肝의 所生病 및 督脈의 病에서도 遺尿와 癃閉가 발생할 수 있으므로, 後世에는 癃閉가 肝·腎·督脈·三焦 등의 四經과 관련이 깊다고 간주했다.

『傷寒雜病論』의 辨傷寒에서는 小便不利의 辨證論治·病因分類·病機에 대해 명확하게 설명했으니, ‘傷寒汗下後 亡津液 小便不利’, ‘傷寒表不解 心下有水氣 得小便不利’, ‘少陰病 小便不利’, ‘風濕相搏 骨節疼痛 小便不利’, ‘有水氣不化 渴欲飮水 小便不利’, ‘有水熱互結 發熱渴欲飮水 小便不利’ 등이라 했다.

『諸病源候論』과 『外臺秘要』에서는 癃閉가 ‘膀胱與腎俱熱’과 관련된다 했는데, 巢元方과 王燾는 ‘熱氣太盛則

小便不通, 熱氣極微則小便難也'라 하여, 배뇨의 어려움은 熱의 성쇠에 따라 다르다고 했다. 李杲는 『蘭室秘藏』에서 "癃閉之證, 有在氣在血之分, 以渴與不渴而辨熱在上下. 如渴而小便不利是熱在上焦肺, 不渴而小便不通是熱在下焦血分, 閉於膀胱及腎"이라면서, 癃閉는 熱이 下焦血分에 있기 때문이라 했다. 朱震亨은 小便不通을 氣虛·血虛·痰·風閉·實熱 등으로 구분했고, 劉完素는 小便不利를 運氣, 傷寒, 陰寒으로 구분했다. 羅天益은 『衛生寶鑑』에서 小便不利를 3가지로 구분했으니 "一是津液偏滲於腸胃, 大便泄瀉, 小便澁少, 宜分利. 二則熱搏下焦, 濕熱不行, 此宜滲泄. 三是脾胃氣澁, 不能通利水道, 下輸膀胱而化, 可順氣令施化而出."이라 했다. 戴思恭은 『證治要訣』에서 "癃者罷也, 不通爲癃, 不約爲遺, 小便淋漓澁痛者謂之淋, 小便急滿不通者謂之閉."라 하여 癃, 閉, 淋, 遺를 구분했다. 『醫學綱目』, 『證治準繩』, 『醫宗必讀』 등에서는 內經을 기초로 癃閉를 肝, 督脈, 腎, 膀胱의 病變으로 인식하여 치료했고, 『景岳全書』에서는 癃閉의 원인을 火邪가 小腸膀胱에 結聚된 경우와 熱이 肝腎에 자리한 경우, 氣實하여 閉한 경우, 氣虛하여 閉한 경우로 보았으며, 『醫宗金鑑』에서는 "膀胱熱結, 輕者爲癃, 重者爲閉."라 했다.

漢代에는 癃閉의 原因·病證·立方 등에 관한 仲景의 연구로 癃閉의 진단과 치료에 대한 내용이 풍부해졌다. 즉, 發汗遂漏不止로 인한 小便難에는 桂枝加附子湯, 風濕相搏의 경우에는 甘草附子湯, 氣化不行의 경우에는 五苓散, 水熱互結의 경우에는 猪苓湯, 瘀血挾熱의 경우에는 蒲灰散, 脾腎兩虛挾濕의 경우에는 戎鹽湯을 사용한다 했는데, 仲景의 '補先天腎之不足' 이론은 후세 辨證施治의 출발점이 되었다.

隋唐시대의 孫思邈과 王燾는 癃閉의 임상치료 방면에 많은 공헌을 했다. 孫思邈은 『千金要方』에 小便不通 方劑 13首를 수록했는데, 『千金要方·卷十二·膀胱腑』 篇에는 "胞囊者, 腎膀胱候也, 貯津液幷尿. 若胞中熱者, 胞澁, 小便不通 … 爲胞屈僻, 津液不通, 以葱葉除尖頭, 內陰莖孔中深三寸, 微用口吹之, 胞脹, 津液大通, 病愈."라 하여, 고대의 導尿法을 소개했다. 王燾는 『外臺秘要』에 小便不通 方劑 13首와 小便不利 方劑 9首를 수록하면서 "鹽一升大鐺中熬, 以布棉裹熨臍按之."라 하여, 小便不通의 外敷法을 제시했다.

宋代의 『太平聖惠方』에는 小便難의 方劑 8首가 수록되었는데, 이는 唐代에 비해 더욱 발전된 것이었다.

金元시대의 醫家들은 辨證論治 방면에 많은 영향을 끼쳤는데, 특히 金元四大家들은 각각 독자적인 이론을 전개했다. 李杲는 『蘭室秘藏·小便淋閉論』에서 "渴而小便不利, 是熱在上焦肺, 應以茯苓, 澤瀉, 琥珀, 燈心, 通草, 車前子等淡味滲泄之藥淸肺氣, 泄肺火, 資水之上源. 如不渴, 大便燥而小便不通是熱在下焦血分, 熱閉腎與膀胱, 用氣味俱陰之藥, 感北方寒水之化, 以除積熱, 泄其閉塞."이라 했다. 朱震亨은 『丹溪心法·小便不通』에서 氣虛에는 蔘, 芪, 升麻 등, 血虛에는 四物湯或 芎歸湯, 痰氣閉塞에는 二陳湯加 木通, 香附子를 사용하여 探吐했는데, 探吐해서 提氣하여 氣升하면 水가 저절로 降下한다 했다. 또한 有實熱者는 當利之하니 砂糖湯調牽牛末三分或山梔之類를 사용하고, 熱, 濕, 氣結於下한 경우는 宜淸, 宜燥, 宜升한다 했다. 劉完素는 특별히 肺, 胃, 腎, 膀胱의 熱盛에 대해 "肺經有熱, 淸肺飮, 黃芩瀉白散. 大腸有熱, 黃連枳殼湯. 胃熱不淸, 淸胃湯. 心經有熱, 瀉心湯. 小腸有熱, 導赤各半湯. 腎經有火, 知柏地黃湯. 膀胱傳熱, 車前木通湯."이라 주장했다. 또한 諸虛의 辨證에 대해 "氣虛者, 肺氣不足, 生脈散. 中氣不足, 補中益氣湯. 膀胱氣虛, 人蔘車前湯. 陰虛者, 肺陰不足, 人蔘固本丸. 肝陰不足, 海藏四物湯. 腎陰不足, 知柏天地煎加玄武膠. 肝腎俱虛, 用肝腎丸."이라 했다.

明代의 의가들은 醫理의 淵源을 고찰하여 역대 의가들의 장점을 취하면서 부족한 점을 보충했다. 戴思恭은 『證治要訣』에서 "小便急滿不通者, 謂之閉, 宜五苓散, 燈心湯調服. 閉則不通, 臍下脹爲癃閉, 以燈心湯調五苓散, 或洗滋湯調獨味琥珀末. 有腹急若小便不通, 愈用通劑愈甚, 宜以鹽實其中, 就鹽上灼艾十來壯."라 했다. 또한 李仲梓는 『醫宗必讀』에서 "若肺燥不能生水, 法當淸金潤

肺. 脾濕不潤而精不上升, 法當燥濕健胃. 腎水燥熱, 膀胱不利, 滋腎滌熱."이라면서 "上焦熱, 用黃芩·梔子. 中焦熱, 用黃連·芍藥. 下焦熱, 用知母·黃柏. 有大虛者, 加選用金匱要略腎氣丸, 補中益氣湯."이라 했다. 한편, 張介賓은 病因을 4가지로 분류하여 辨證施治를 시행했으니, 『景岳全書·雜證模·癃閉篇』에서는 "若火在下焦, 而膀胱熱閉不通者, 宜大分淸飮, 抽薪飮, 益元散, 玉泉散, 及綠豆飮之類以利之. 若氣閉證當分虛實寒熱. 氣實者, 氣結於小腸膀胱之間而壅閉不通, 多屬肝强氣逆之證, 宜以破血行氣爲主, 如香附·枳殼·烏藥·沈香·茴香之屬, 幷兼用四苓散. 若氣陷於下, 藥力不能驟及者, 當卽以此藥多服, 探吐以提其氣, 使氣升則水自降也. 若痰氣逆滯不痛者, 用二陳湯, 六安湯之類探吐之. 若熱閉氣逆者, 用大分淸飮探吐之. 若氣實血虛而閉者, 用四物湯探吐之. 凡氣實等證, 無如吐之妙者, 譬之滴水之器, 閉其上竅則下竅不通, 開其上竅則下竅必利. 蓋有升則有降, 無升則無降, 此理勢之使然也. 若氣虛而小便閉者, 正以氣有不化, 最爲危候 不易治也. 須常用左歸·右歸·六味·八味等湯丸, 或壯水以分淸, 或益火以化氣, 隨宜用之. 若病已至甚, 則必用八味丸料, 或加減腎氣丸, 大劑煎服, 庶可挽回. 若氣虛下陷, 升降不利者, 宜補中益氣湯. 若素稟陽臟內熱, 不堪溫補而小便閉絶者, 此以眞陰敗絶, 無陰則陽無以化, 水虧證也. 治宜補陰抑陽, 以化陰煎主之. 或偏於陽亢而水不制火者, 如東垣之用滋腎丸亦可, 但此卽火證之屬耳. 大小便俱不通者, 必先通其大便則小便自通矣, 宜八正散之類主之. 久服桂附之屬, 以致水虧陽亢而小便不通者, 宜解毒壯水, 以化陰煎之類主之. 甚者, 以黃連解毒湯加分利滋陰等藥亦可, 然尤惟綠豆飮爲解毒之神劑. 其有因久服陽藥作用過多, 火本不盛, 單由水虧者, 非六味地黃湯大劑滋之不可也."이라 했다. 아울러 "一法治膀胱有溺 或因氣閉 或因結滯阻塞不能通達, 諸藥不效, 危困將死者, 用猪溲胞一個, 穿一底孔. 兩頭俱用鵝翎筒穿透, 以線扎定, 幷縛住下口根下出氣者, 一頭乃將溲胞吹滿, 縛住上竅, 却將鵝翎尖挿入尿口, 解去根下所縛, 手捻其胞, 使氣從尿管透入膀胱, 氣透則塞開, 塞開則小水自出大妙法也. 通塞法, 凡敗精乾血或溺孔結垢阻塞水道, 小便脹急不能出者, 令病人仰臥, 亦用鵝翎挿入馬口, 乃以水銀一二錢徐徐灌入, 以手逐段輕輕導之, 則諸塞皆通, 路通而水自出, 水出則水銀亦從而噴出, 毫無傷碍, 亦最妙法也. 熏洗通便法, 凡偶有氣閉, 小水不通, 脹急危困之極者, 速用皂角·葱頭·王不留行各數兩煎湯一盒, 令病人坐浸其中, 熏洗小腹下體, 久之熱氣自達, 壅滯自開, 便卽通矣. 若係婦人亦可用數葱莖塞陰戶中, 外加熏洗, 其通尤速."이라 하여, 通閉의 3가지 방법을 설명했다.

淸代의 『醫宗金鑑·雜病心法要訣·小便癃閉』에서는 "治癃閉, 熨吐汗三法, 陰陽熨臍葱白麝, 冷熱互熨尿自行, 宣上木通葱探吐, 達外葱湯熏汗通."이라 했고, "小便不通, 實熱者, 宜八正散加木香. 陽虛者, 宜金匱要略腎氣丸. 陰虛者, 宜用通關丸. 卽知母·黃柏·肉桂少許也. 氣虛者, 用春澤湯, 卽四苓散加人蔘也."라 했다. 또한 李用粹는 『證治滙補·癃閉』에서 "一身之氣在於肺, 肺淸則氣行, 肺濁則氣壅, 故小便不通, 由肺氣不能宣布者居多, 宜淸金降氣爲主, 幷參他證治之. 若肺燥不能生水, 當滋腎滌熱. 夫滋腎滌熱, 名爲正治. 淸金潤燥, 名爲隔二之治. 燥脾健胃, 名爲隔三之治. 又有水液中滲大腸, 小腸因而燥渴者, 分利而已. 有氣滯不通, 水道因而閉塞者, 順氣而急. 實熱者, 非鹹寒則陽無以化. 虛寒者, 非通補則陰無以生. 癃閉者, 吐提可法. 瘀血者, 疏導兼行. 脾虛氣陷者, 升提中氣. 下焦陽虛者, 溫補命門."이라 하여, 癃閉의 治法을 자세히 논술했다.

3. 病因病機

癃閉는 膀胱뿐 아니라 腎, 脾, 肺, 肝, 小腸, 三焦의 문제로도 발생하며, 아울러 다른 질병이 심해져도 그 영향이 尿路까지 파급될 수 있다. 上焦의 氣化不利는 肺의 원인이니 肺失肅降하면 水液이 방광으로 下輸하지 못하고, 中焦의 氣不化는 脾의 원인이니 脾土虛弱하면 升淸降濁하지 못한다. 下焦의 氣化不利는 腎의 원인이니, 腎陽虧損으로 陽不化氣하거나 腎陰不足으로 陰不濡陽하면 氣化

가 失常하여 癃閉에 이른다. 이외에 濕熱蘊結, 肺熱氣壅, 肝氣鬱滯, 尿路阻塞 등의 實證이나 脾氣不升, 腎元虧虛 등의 虛證 역시 癃閉의 원인인데, 임상적으로는 上中下 三焦로 구분하여 辨證施治를 시행한다.

1) 實證

(1) 腎與膀胱俱熱: 腎은 主水하고 膀胱은 藏津液 主氣化하는데, 腎과 膀胱은 서로 表裏이다. 비유컨대, 腎의 丹田은 아궁이의 땔감과 같고 방광은 물이 들어있는 솥과 같다. 腎陽이 끊임없이 膀胱의 水를 蒸動하여 전신으로 周行시킴으로써 전신의 氣를 운행하므로, 『素問·靈蘭秘典論』에서는 "膀胱者, 州都之官, 津液藏焉, 氣化則能出矣."라 했다. 熱이 腎에 入하여 腎의 陰陽을 傷하면 腎氣가 生化하지 못하고 熱이 膀胱에 入하여 津을 傷하면 小水가 不行하여 癃閉가 생기므로 『諸病源候論·小便病諸候』에서는 "小便不通, 由腎與膀胱俱熱也."라 했다.

(2) 膀胱濕熱: 해결되지 못한 中焦의 濕熱이 膀胱으로 下注하거나 腎熱移於膀胱의 기전으로 膀胱의 邪氣가 內盛하면 濕熱阻滯로 氣化失常하므로 小便이 不通해서 癃閉가 발생한다.

(3) 肝鬱水阻: 肝氣橫逆으로 疏泄不及하면 三焦의 水液運行과 氣化에 영향을 미쳐 水道의 通調가 阻碍되어 癃閉가 발생하니, 『靈樞·經脈』에서는 "肝所生病者, … 遺尿閉癃."이라 했다.

(4) 尿路阻塞: 瘀血敗精이나 腫塊結石이 尿路를 阻塞하면 尿路가 澁滯不通해서 소변의 배출이 힘들게 되므로 癃閉가 발생한다.

(5) 肺熱壅盛: 肺는 水之上源이므로, 肺熱이 壅盛하면 高原이 化竭하고, 肺氣가 肅降하지 못하면 津液의 輸布가 失常해서 水道의 通調가 不利하여 膀胱으로 下輸하지 못한다. 또한, 肺氣가 過盛해서 膀胱으로 下移하면 上下焦 모두 熱氣가 閉塞되어 癃閉가 발생한다. 뿐만 아니라, 心移熱於肺의 기전으로 癃閉가 생길 수도 있다.

2) 虛證

(1) 脾氣虛衰: 脾氣의 不升이나. 勞倦傷脾, 飮食不節, 久病體弱 등으로 脾虛하여 淸氣가 不升하면 濁陰의 下降이 어려워져 小便不利가 생기는데, 『靈樞·口問』에서는 "中氣不足, 溲便爲之變."이라고 했다.

(2) 腎陽衰: 老人의 腎氣不足이나 久病, 體質虛弱 등으로 腎陽不足, 命門大衰하면 膀胱의 氣化가 不利해서 尿行不暢, 點滴而出하는데, 이른바 '無陽則陰無以生'이란 말이다.

(3) 腎陰虧耗: 下焦의 熱이 오래되어 津虧液耗하면 腎陰不足에 이른다. '陰主闔, 陽主開'하니 陰陽이 損傷하면 開闔이 不利하므로 癃閉가 생기는데, 이른바 '無陰則陽無以化'란 말이다.

4. 診斷要點

1) 진단

癃閉는 排尿困難, 小便閉而不通한 病證이다.

癃과 閉는 輕重緩急이 서로 다르니, 癃은 小便點滴而出, 排尿困難, 量少不爽, 病勢較緩한 불완전 요폐이고, 閉는 小便欲解不能, 點滴不出한 완전 요폐이다. 만약 少腹脹滿, 胸悶氣喘, 嘔吐, 神昏譫語, 水腫이 나타나면 危重한 증상이다. 尿閉가 나타난 경우, 방광내 요저류가 있으면 膀胱部位를 만져보면 확실한 脹滿이 있지만, 腎不全이라면 방광부위에 脹滿이 나타나지 않는데, 요관 카테터를 이용하여 導尿를 시행하면 응급처치와 함께 원인을 구별할 수 있다.

癃閉에서 小便熱赤不爽, 口渴舌紅한 경우는 대개 熱證에 속하는데, 口渴欲飮은 熱壅於肺로 인하고 口渴不欲飮은 濕熱結於膀胱으로 인한다. 한편, 尿線이 가늘거나 간혹 단절되는 경우는 瘀濁阻塞으로 인하고, 노인이 排尿無力, 點滴而出하거나 尿閉되는 경우는 腎虛, 命門火衰로 인한다. 한편, 癃閉에 少腹重脹, 肛墮有便意를 겸하면 中氣不足이고, 多煩善怒, 胸脇脹滿, 常歎息, 脈弦하면 肝鬱이다.

2) 감별진단

(1) 淋證: 淋證은 小便頻數短澁, 滴瀝刺痛과 欲出未盡이 특징이다. 淋과 癃은 모두 小便點滴하지만, 癃은 尿道澁瀝而刺痛의 증상이 없고 淋은 尿道澁瀝而刺痛의 증상이 뚜렷하다. 또한, 癃의 1일 총 배뇨량은 정상보다 적거나 심하면 無尿가 나타나지만, 淋의 1일 총 배뇨량은 정상이다.

(2) 關格: '不通爲關, 不降爲格'이니, 옛 사람들은 2가지 증상이 모두 나타나는 경우를 '관격(關格)'이라 했다. 즉, 仲景의 『傷寒論全書·平脈法第二』에서는 "關則不得小便, 格則嘔逆."이라 하여, 關格은 小便不通과 嘔逆이 함께 나타나는 것이라 했다. 關格은 대부분 脾腎陽衰로 陽不化水하여 水濁이 머물러 升降失司하기 때문에 발생하는 것으로, 水腫, 癃閉, 淋證 등의 말기에 많이 나타난다. 이는 『證治滙補·癃閉·附關格』에서 "旣關且格, 必小便不通, 旦夕之間, 陡增嘔惡 … 陰陽閉絶, 一日卽死, 最爲危候."란 말에서도 알 수 있다.

(3) 臌脹: 臌脹의 主證은 色蒼黃, 腹筋起, 其腹大如鼓이다. 비록 1일 총 배뇨량의 감소는 癃閉와 같지만, 臌脹의 主證은 癃閉에서 나타나지 않는다.

(4) 水腫: 水腫은 感受外邪, 勞倦內傷, 或飮食失節로 氣化不利해서 津液輸布가 失常되기 때문에 水液이 貯留되어 皮膚로 흘러넘친 상태로, 頭面, 眼瞼, 四肢, 腹背와 심하면 全身에까지 浮腫이 나타난다. 小便不利, 小便量의 감소는 癃閉와 같지만, 癃閉에서는 대부분 浮腫이 동반되지 않는다.

5. 辨證施治

癃閉는 排尿困難과 尿閉를 유발할 수 있는 임상적 질병을 고려하여 辨證施治해야 한다. 가령 폐색성 질환으로 비뇨기계의 結石, 腫瘍, 血塊, 炎症, 水腫, 異物과 난소, 자궁의 병변 등에서도 癃閉가 나타날 수 있고, 척추손상, 신경인성 방광, 노인성 방광이완 등에서도 癃閉가 나타날 수 있기 때문이다.

임상에서는 크게 實證과 虛證 2가지로 구분해서 辨證施治를 시행한다. 實證은 대부분 發病이 급박하고 少腹脹痛, 溲短赤, 苔黃膩, 脈弦數 등의 증상을 동반하는 반면, 虛證은 發病이 완만하고 面色皖白或無華, 小便排出無力, 精神疲乏, 氣短言微, 舌淡, 脈沈弱 등의 증상이 나타난다.

아울러 치료 시에는 先賢들이 중요시한 '以通爲補'·'提壺揭蓋'의 방법을 적절히 응용해야 한다. 즉, 癃閉의 치료법으로 古代의 의가들은 일관적으로 '以通爲主'를 주장했으니, 元代의 羅天益은 導尿法 (『本草綱目』 '猪脬'條에 나온다)을 창시했고, 明代의 張介賓은 거위 깃으로 만든 管으로 導尿를 시행했으며, 이후 많은 의가들이 '腑以通爲補'의 원칙을 중시하여 實證에는 淸熱散結通利法, 虛證에는 補腎通竅法을 사용했다. 한편, 朱震亨은 探吐法이 '提其氣, 氣升則水自降下, 蓋氣承載其水也.'라 하여 先服後吐로 探吐法의 사용을 주장했고, 張介賓 역시 氣實한 肝强氣逆의 證에 探吐法을 주장했는데, 이것이 바로 '提壺揭蓋法'이다.

1) 實證

(1) 腎與膀胱俱熱

① 主證: 小便量少, 口渴或口微渴, 溲赤而閉, 小腹脹甚, 大便不暢. 舌質紅根部苔黃, 脈數或細數.

② 治法: 淸熱堅陰.

③ 方藥: 知柏八味丸 (『症因脈治』), 八仙長壽丸 (『醫方集解』), 導氣除燥湯 (『東垣十書』), 地膚子湯 (『得效方』)

(2) 膀胱濕熱

① 主證: 小便點滴不出 或溲短赤熱, 口渴口粘 或口渴不欲飮, 大便不暢, 少腹脹滿. 舌質紅, 舌苔黃膩, 脈數, 細數或滑數.

② 治法: 淸利濕熱.

③ 方藥: 八正散 (『和劑局方』), 益元散 (『醫學六書』),

萬全木通散 (『醫學入門』), 茯苓琥珀散 (『醫學綱目』), 猪令湯 (『萬病回春』)

(3) 肝鬱氣滯

① 主證: 情志抑鬱 或多煩善怒, 小便不通 或通而不暢, 脇腹脹滿. 苔薄或薄黃, 舌紅, 脈弦.

② 治法: 疏肝理氣, 通利小便.

③ 方藥: 逍遙散 (『和劑局方』), 沈香散 (『金匱要略翼』), 沈香散 合 六磨湯 (『證治準繩』)

(4) 尿路阻塞

① 主證: 小便點滴而下 或尿如細絲 甚則阻塞不通, 少腹脹滿疼痛. 舌質爲淺蘭色或紫色 或有瘀點, 舌上少苔. 脈澁.

② 治法: 行瘀散結, 通利小便.

③ 方藥: 桃紅四物湯 (『醫宗金鑑』), 血府逐瘀湯 (『醫林改錯』), 復元活血湯 (『醫學發明』)

(5) 肺熱壅盛

① 主證: 小便涓滴不出 或點滴不爽, 咽乾煩渴欲飮, 呼吸短促. 或有咳嗽. 舌苔薄黃, 脈數.

② 治法 淸肺熱, 利水道.

③ 方藥: 淸肺飮 (『證治滙補』), 宣氣散 (『丹溪心法』)

2) 虛證

(1) 氣虛不化

① 主證: 尿少不暢或不通, 幷伴脾虛, 食少便溏, 面色萎黃, 語聲低微, 四肢無力, 胃虛食少, 咳嗽 或嘔吐, 腹瀉. 舌質淡, 薄白苔.

② 治法: 補氣健脾.

③ 方藥: 四君子湯 (『和劑局方』), 七味白朮散 (『證治準繩』)

(2) 中氣下陷

① 主證: 小腹墮脹, 時欲小便而不得出 或量少而不暢, 精神疲乏, 食慾不振, 氣短而語聲低細. 舌質淡, 苔黃, 脈細弱.

② 治法: 升淸降濁, 化氣利水.

③ 方藥: 小健中湯 (『傷寒論』), 黃芪建中湯 (『金匱要略』), 補中益氣湯合春澤湯

(3) 命門火衰

① 主證: 小便點瀝不爽 排出無力, 面色晄白, 腎氣怯弱, 腰以下冷, 腿膝乏力. 舌質淡, 苔白, 脈微細.

② 治法: 溫陽益氣, 補腎利尿.

③ 方藥: 濟生腎氣丸 (『濟生方』), 香茸丸 (『證治準繩』), 大菟絲子丸 (『得效方』), 暖腎丸 (『丹溪心法』)

(4) 腎陰虧損

① 主證: 時欲小便而不得尿, 咽乾心煩, 手足心熱, 舌質光紅, 脈細數.

② 治法: 滋補腎陰.

③ 方藥: 六味地黃丸 (『小兒藥證直訣』), 駐景丸 (『證治準繩』), 左歸飮 (『景岳全書』)

6. 經過 및 豫候

『醫學綱目』에서는 "三焦病이 實하면 癃閉, 虛하면 遺尿가 되는데, 下焦에 熱結이 輕하면 癃이 되고 重하면 閉가 되며, 下焦의 虛寒이 輕하면 遺尿가 되고 重하면 失禁이 된다"고 했다. 癃閉는 초기에는 '癃'의 상태이지만 癃閉를 적절히 치료해서 閉가 癃으로 변하고, 癃이 尿多로 변하면 병세의 호전으로 볼 수 있다. 하지만, 失治하거나 用藥이 부적절하면 病勢가 점차 重해져서 尿少 및 尿閉에 이른다. 증상이 더욱 악화되면 小便不通과 함께 頭暈·心悸, 惡心, 嘔吐, 喘促, 水腫이 나타나면 重한 상태이고, 昏迷抽搐이 나타나면 病勢가 매우 위급한 상태이다. 『景岳全書·雜證模·癃閉篇』에서는 "小水不通, 是爲癃閉, 此最危最急證也. 水道不通 則上侵脾胃而爲脹, 外侵肌肉而爲腫, 泛及中焦則爲嘔, 再及上焦則爲喘. 數日不通則奔

迫難堪 必致危殆"라 했다. 만약 尿閉와 함께 嘔惡가 나타난다면 病勢는 반드시 關格으로 바뀐다.

7. 豫防 및 調理

1) 調攝情志하면서 癃閉를 일으킨 원인을 적극적으로 치료해야 한다.
2) 外로는 각종 外邪侵襲과 濕熱內生의 원인을 피하고, 房勞傷腎 및 肥甘한 飮食物의 過食·勞傷過度 등을 피해야 하니, 古人은 "生病起於過用"이라고 했다.
3) 內로는 人體正氣를 길러야 하니, 身體를 단련해서 病邪에 대한 저항력을 강화해야 한다.
4) 이외에 病勢의 단계에 따라 氣功, 鍼灸, 按摩, 熨法 등을 적절히 시행해서 豫防, 攝生, 治療에 도움이 되도록 한다.

6 水腫

1. 定義 및 槪要

水腫은 '水氣', '腫脹'이라고도 하며, 인체의 진액대사 장애로 인한 頭面, 眼瞼, 四肢 및 全身의 浮腫을 특징으로 하는 병증이다.

病證으로 간주해 기록한 것은 戰國時代에 완성된 것으로 추정되는 『黃帝內經』이며, 前漢 初에 완성된 것으로 추정되는 馬王堆 漢墓帛書에도 水腫에 대한 기록이 있다. 즉, 『足臂十一脈灸經』 등 馬王堆 漢墓帛書에도 '足柏(跗)種(腫)' '腹種(腫)' '婦人少腹種(腫)' 등 水腫 관련 증상에 대한 기록이 있지만, 『黃帝內經』에서는 風水, 石水, 涌水, 水脹 등을 통해 水腫의 발병기전, 病機 특징, 감별진단 방법 및 치료원칙 등을 자세히 설명했다. 이후 張機는 『金匱要略』에서 風水, 皮水, 正水, 裏水, 石水, 心水, 肝水, 肺水, 脾水, 腎水, 黃汗의 11가지 病證 유형을 열거하고 그 辨證論治를 기록했다. 『諸病源候論』에서는 靑水, 赤水, 黃水, 白水, 黑水, 懸水, 風水, 石水, 暴水, 氣水의 '十水候' 및 '二十四水候'를 구분했다. 한편, 元代의 朱震亨은 外邪侵犯, 雨濕浸漬, 瘡毒內犯, 飮食不節 등으로 인한 水腫은 '陽水'로, 勞倦內傷, 房室不節 등으로 인한 水腫은 '陰水'로 구분하여 복잡한 水腫의 분류를 陰陽 2가지로 나눴는데, 이는 후세 의가들에게 많은 영향을 미쳤다.

水腫은 임상적으로 급, 만성 사구체신염, 신증후군, 울혈성 심부전, 내분비장애, 영양장애성 질병 등으로 인한 浮腫을 모두 포괄한다.

2. 歷代諸家說

水腫의 병증분류, 진단요점, 병인병기, 치료원칙 등은 이미 『黃帝內經』에서 비교적 광범위하게 언급되었다. 즉, 病證分類에 대해서는 水腫이 발생하는 병리기전과 임상증상에 따라 風水, 涌水, 溢飮, 石水, 水脹 등으로 命名했고, 임상증상과 진단요점에 대해서는 『素問·評熱病論』에서 "諸有水氣者, 微腫先見於目下."라 개괄했다. 또한, 水腫의 초기에는 "目窠微腫, 如臥蠶起之狀"이 특징이고 '其水已成'의 지표로는 『靈樞·水脹』에서 "其頸脈動, 時欬, 陰股間寒, 足脛瘇, 腹乃大."라 했으며, '不治'인 死候에 대해서는 『靈樞·邪氣藏府病形』에서 四肢腫이 "起臍以下 … 上至胃脘 死不治"라 했다. 水腫의 중요 진단기준에 대해서는 『靈樞·論疾診尺』에서 "按其手足上, 窅而不起者 風水"라 했고 『素問·氣厥論』에서는 "涌水者 按腹不堅"과 "如囊裹漿"이라 했다. 水腫 발생의 病機에 대해서는 『素問·水熱穴論』에서 "其本在腎, 其末在肺."를 강조하면서 "腎者, 胃之關也. 關門不利, 故聚水從其類也."라 했고, 『素問·陰陽別論』에서 "三陰結謂之水", 『素問·至眞要大論』에서는 "諸濕腫滿, 皆屬於脾."라 하여 水腫과 脾의 機能失調와의 관련성을 언급했는데, 후세 의가들이 水腫 치료에 대부분 肺脾腎 三臟을 중시한 것은 이 때문이다. 물론 內傷으로 인한 水脹, 石水 등은 脾, 腎을 위주로, 外感으로 인한 風水, 涌水 등은 肺, 腎을 위주로 치료하지만, 內로부터 발생해도 결국 上迫於肺하고 外로부터 발생해도 累及於中하므로, 水腫의 원인은 『靈樞·五癃津液別』에서 "三焦不寫, 津液不化."라 했고, 水腫의 기본병리는 『素問·湯液醪醴論』에서 "五藏陽以竭"이라 했다. 水腫의 치료에 대해서는 '去宛陳莝', '開鬼門', '潔淨府'의 3대 치료원칙을 제시하면서 '微動四極', '溫衣', '繆刺' 등의 방법을 결합해서 疏滌五臟, 宣行陽氣를 주장했으니, 『黃帝內經』의 이런 관점은 후세 의가들의 辨證論治에 확고한 이론적 기초를 제공했다. 張機는 『黃帝內經』 이론을 기초로 水腫을 表裏上下의 病變部位와 발병기전에 따라 風水, 皮水, 正水, 石水, 黃汗으로 證候 유형을 분류하는 한편, 水氣가 五臟에 波及해서 나타나는 증상에 따라 心水, 肝水, 肺水, 脾水, 腎水의 5가지 유형으로 귀납했는데, 치료에 대해서는 病位와 病勢에 따라 "諸有水者, 腰以下腫 當利小便,

腰以上腫 當發汗."의 원칙을 확립해서 越婢湯, 防己黃芪湯, 麻黃附子湯, 十棗湯 등을 創製했다. 이외에도 '風熱入搏於衛', '邪毒久爲痂癩' 등의 설명을 통해 水腫의 병리기전을 완성했다.

孫思邈은 『千金要方』에서 水腫의 病因病機와 治法을 설명했는데, 특히 水腫 환자는 鹽分을 少食하거나 忌해야 함을 최초로 주장했다. 또한 水腫의 재발이 '不愼口味'와 직접적인 관계가 있다고 인식했고, 水腫의 예후로 五臟敗證을 不治證으로 소개했다.

朱震亨은 『丹溪心法·水腫』에서 이전까지의 水腫 분류가 지나치게 복잡하다면서 "遍身腫, 煩渴, 小便赤澁, 大便閉."는 陽水에 屬하고 "遍身腫, 不煩渴, 大便溏, 小便少, 不赤澁."는 陰水에 屬한다고 간단히 나누면서 陽水는 仲景의 發汗·利小便法을 따르고 陰水는 "宜補中行濕利小便"하라 했다. 한편, 『東醫寶鑑·浮腫』에서는 丹溪의 말을 인용하여 "治浮腫大法 宜補中行濕利小便. 以人蔘白朮爲君, 蒼朮陳皮茯苓爲臣, 黃芩麥門冬爲使以制肝木, 少加厚朴以消腹脹, 氣不運加木香木通, 氣下陷加升麻柴胡. 此補中治濕湯方"이라 하여, 補中治濕湯의 方義를 밝혔으며, 東垣의 말을 인용하여 "治浮腫, 宜以辛散之, 以苦泄之, 以淡滲制之. 使上下消其濕正所, 謂開其門潔淨府. 開其門者謂發汗, 潔淨府者謂利小便"이라 하여, 『黃帝內經』의 治法을 구체적으로 밝혔다. 또한 『醫學入門』에서는 冒雨涉水, 或兼風寒暑氣, 或飢飽勞役, 或因久病, 產後正虛, 或瘡毒侵淫 등 水腫의 병인을 전반적으로 제시했다.

한편, 張介賓은 『景岳全書·腫脹』에서 水腫에 대해 자세히 설명했는데, 水腫의 병리기전을 "凡水腫等證, 乃脾肺腎三臟相干之病. 蓋水爲至陰, 故其本在腎. 水化於氣, 故其標在肺. 水惟畏土, 故其制在脾. 今肺虛則氣不化精而化水, 脾虛則土不制水而反克, 腎虛則水無所主而妄行, 水不歸經則逆而上泛."이라 했다. 張氏는 腫이 형성된 이후에는 반드시 氣腫과 水腫을 分辨해야 한다면서 "隨按而起, 如按氣囊."은 氣分의 腫이고, "水在肉中, 如糟如泥, 按而散之, 猝不能聚.", "故必按之窅而不起"는 水分의 腫이라 했다. 또한 水腫의 치료에는 '治腫者 必先治水, 治水者 必先治氣.'를 강조했는데, 氣가 化하지 못하면 水는 반드시 不利해지니 "惟下焦之眞氣得行始能傳化, 惟下焦之眞水得位始能分淸."이라 했다. 景岳의 이런 관점은 水腫 치료에 溫補法의 위치를 확고히 해서, 후세 의가들이 虛證의 水腫을 치료하는 데 많은 영향을 주었다. 淸代의 唐宗海가 『血證論·腫脹』에서 "瘀血流注亦發腫脹者, 乃血變成水之證."이라 설명한 것을 근거로 최근에는 水腫 치료 시 活血化瘀法을 응용하기도 한다.

3. 病因病機

水腫의 病因은 크게 外感과 內傷으로 구분된다. 風寒濕熱의 邪氣 및 瘡毒侵淫, 飢飽勞傷, 七情鬱損 및 久病體虛 등으로 인해 肺脾腎 三臟의 氣化가 失司하면 水道通調와 三焦決瀆이 장애 받거나 心肝氣血의 瘀阻로 血化爲水해서 水濕이 泛溢되는 까닭에 水腫이 발생한다. 초기에는 風寒濕熱의 邪毒感染과 관련된 경우가 많고, 간혹 脾虛와 관련되어 水穀精微를 統攝하지 못한 경우도 있다. 만약 水濕困滯·瘀濁內聚하거나 攻逐克伐이 太過하거나 反復된 染邪로 正氣가 傷하면 邪實正虛가 생길 수 있는데, 심한 경우는 五臟의 陽氣衰竭로 陽損及陰하여 濁陰이 上泛하면 위험해질 수도 있다.

1) 風水泛溢

風水泛溢은 水腫의 초기단계로, 風寒濕熱의 邪氣外襲으로 肺에 內舍하여 肺氣를 鬱閉하면 水道가 不通하므로 肌膚에 邪遏水泛하여 水腫이 발생하니, 『金匱要略』의 '風水', '皮水' 등은 이를 설명한 것이다. 이외에 臟腑虛弱 및 病後虛弱의 상태에서 다시 外邪感觸으로 水腫이 발생하는 경우도 있는데, 『諸病源候論·風水候』에서는 『素問·水熱穴論』을 근거로 "風水病者, 由脾腎氣虛弱所爲也. 腎勞則虛, 虛則汗出, 汗出逢風, 風氣內入, 還客於腎, 脾虛又不能制於水, 故水散溢皮膚."라 했고, 『諸病源候論·病後虛腫候』에서는 "病後經絡氣虛, 受於風濕, 膚

腠閉塞, 營衛不利, 氣不宣泄, 故致虛腫. 虛腫不已, 津液澁, 或變爲微水也."라 하여, 內傷의 기본병리를 비탕으로 內外合病되어 생기는 水腫의 병리기전을 설명했다. 따라서 風水泛溢證은 外感으로 인한 水腫이며, 病邪와 稟賦에 따라 風熱, 風寒, 表虛로 구분됨을 알 수 있다. 적절한 치료로 去邪하면 腫退되지만, 表證이 해소되었는데도 水腫이 해소되지 않으면 辨證施治해야 한다.

2) 瘡毒侵淫

癰瘍瘡癤이 미쳐 淸解宣散되지 않아 瘡毒의 內攻으로 肺脾의 氣化가 失常되어 水濕이 皮膚에 溢한 상태이다. 피부감염과 水腫의 관계에 대해 『金匱要略·水氣病脈證幷治』에서는 風氣相搏으로 인한 '癮疹'을 설명하면서, 隱疹이 오랫동안 치료되지 않아 긁게 되면 '痂癩'가 되고 聚水해서 '身體洪腫'이 발생할 수 있다 했다. 또한, 『濟生方』에서는 "又有年少, 血熱生瘡, 變爲腫滿, 煩渴, 小便少, 此爲熱腫."이라 했고, 明代의 戴思恭은 "有患生瘡, 用於瘡藥太早."로도 遍身浮腫이 발생한다 했다. 瘡毒侵淫은 『諸病源候論·諸腫候』의 설명처럼 대부분 "風邪寒熱毒氣客於經絡, 使血澁不通, 蘊結皆成腫也."로 인해 발생한다. 따라서 瘡毒에 이어 水腫이 발생한 경우는 疏風, 宣肺, 消腫과 함께 解毒, 凉血, 散瘀의 방법을 응용해야 한다.

3) 水濕困脾

脾는 運化를 主하고 喜燥而惡濕하므로, 『黃帝內經』에서는 이미 水濕困脾를 水腫의 중요한 病機 중 하나로 인식했다. 『素問·陰陽別論』의 "三陰結謂之水.", 『至眞要大論』의 "諸濕腫滿, 皆屬於脾."란 이론은 후세 의가들에게 큰 영향을 끼쳤다. 水濕困脾의 成因은 다음과 같은 몇 가지로 요약된다. 『素問·至眞要大論』에서는 "太陰司天, 濕淫所勝, 胕腫, 骨痛, 陰痺."라 했고, 『素問·六元正紀大論』에서는 "濕勝則濡泄, 甚則水閉胕腫."이라 했으니, 이처럼 天時不正이나 水濕之邪의 觸冒로 脾陽을 鬱遏해서 水腫이 발생하는데, 이는 外感으로 인한 경우에 속한다. 『諸病源候論·水腫候』에서는 "胃虛不能傳化水氣, 使水氣滲溢經絡, 浸漬府藏, 脾得水濕之氣加之則病, 脾病不能制水."라 했으니, 酒飮失節로 脾胃를 損傷하면 中을 따라 발생한 濕에 의해 困脾하여 水腫이 발생한다. 劉完素는 『素問玄機原病式·熱類』에서 "諸水腫者, 濕熱之相兼也, 與六月濕熱太甚, 而庶物隆盛, 水腫之象, 明可見矣."이라면서 濕熱水腫에 대해 "或但傷飮食, 而怫熱鬱結, 亦如酒病轉成水腫者不爲少矣", "妄謂脾虛不能制其腎水者, 但謂數下致之, 又多水液故也, 豈知巴豆熱毒耗損腎水陽氣, 則心火急脾土自甚, 濕熱相搏, 則怫鬱痞隔, 小便不利而水腫也."라 했다. 明代의 李梴은 『醫學入門』에서 "脾病則水流爲濕, 火炎爲熱, 久則濕熱鬱滯, 經絡盡皆濁腐之氣, 津液與血亦化爲水."라 하여, 濕熱困脾의 病機를 명확히 밝혔다. 따라서 水濕困脾는 內外病發 및 寒熱相兼의 차이가 있다. 한편, 外襲犯脾로 水津不布하면 健運失職하고, 脾胃傷損으로 內濕中生해도 쉽게 外襲의 浸漬를 일으키며 內外가 서로 영향을 준다. 脾胃가 본래 虛하거나 寒凉藥을 過用한 경우는 寒化하는 경우가 많고 胃熱이 偏盛하거나 溫燥劑를 濫用한 경우는 熱化하는 경우가 많으니, 치료 시에 素質의 차이와 兼邪의 性質에 따라 病變의 추세를 파악해야 한다.

4) 氣滯水停

水濕은 陰에 屬해서 陽氣의 도움을 얻어 化하니, 水濕이 貯留되어 肌膚에 泛溢하는 것은 全身臟腑의 氣化機能에 장애가 있기 때문이다. 『素問·陰陽別論』에서는 "結陽者, 腫四支."라 하여, 水腫이 인체의 氣機不暢·陽氣鬱結과 직접적인 관계가 있음을 밝혔다. 水濕困脾 역시 『和劑局方』에서는 "脾氣停滯, 脾經水濕, 氣不流行."으로 설명했다. 따라서 水腫을 넓은 의미로 설명한다면 外感과 內傷을 막론하고 어느 정도는 '氣滯'의 소인이 존재하니, 만약 臟腑의 陽氣가 정상적으로 疏通된다면 氣能化水하므로 水停으로 인한 病證은 발생하지 않는다. 한편, 『素問·大奇論』에서는 "腎肝幷沈爲石水, 幷浮爲風水, 幷虛爲死."라 하여 肝病과 水腫의 관계를 설명했고, 『金匱要略』에서는 "肝水者, 其腹大, 不能自轉側, 脇下腹痛, 時時津

液微生, 小便續通."이라 했는데, 『醫門法律·水腫論』의 "水在肝之部, 則鬱肝木發生之化."란 설명을 보면, 肝鬱氣滯와 水腫 발생의 관계를 분명히 알 수 있다. 또한, 張介賓은 『景岳全書·腫脹論證』에서 "有濕熱寒暑血氣水食之辨, 然余察知經旨, 驗之病情, 則惟氣水二字足以盡之. 故凡治此症者, 不在氣分, 則在水分", "病在氣分者, 因氣之滯."라 했고, 陳修園은 『時方妙用·腫』에서 "氣滯水亦滯, 水行氣亦行."라 했으며, 沈金鰲는 "大抵水腫多由肝盛脾弱之人, 肝盛則觸怒益脹而乾於脾, 脾弱則食傷不化而生濕, 濕鬱甚則化爲水."라 했다. 이런 '氣滯水停爲腫'의 이론을 통해 현재 임상에서도 行氣利濕의 치료법이 다양하게 응용된다. 한편, 『東醫寶鑑』에서는 "氣鬱而濕滯, 濕滯而成熱. 故氣鬱之病, 多兼浮腫脹滿", "男子屬陽, 得氣易散. 女子屬陰, 遇氣多鬱. 是以男子之氣病常少, 女子之氣病常多"라 하여, 氣鬱로 인한 浮腫의 발생기전 및 남성과 여성의 차이를 설명했다.

5) 血瘀水腫

血瘀水腫의 病機는 『黃帝內經』에서부터 언급되었으니, 『素問·調經論』에서는 "孫絡水溢, 則經有留血. … 視其血絡, 刺出其血, 無令惡血得入於經"이라 했다. 張志聰은 이를 "此肝有微邪致經, 水之溢於經也, … 蓋血在於絡, 是孫絡之水溢, 留於絡中而成敗惡之血矣."라고 注釋해서 經絡의 秘澁으로 瘀血이 留着되어도 水腫이 발생함을 명확히 밝혔다. 仲景은 『金匱要略·水氣病脈證幷治』에서 여성 月經과 水腫의 관련성에 대해 "經水前斷, 後病水, 名曰血分.", "經水不通, 經爲血, 血不利則爲水."라 했는데, 이로 인해 水腫의 血分證治가 후세 의가들에게 많은 영향을 주었다. 가령 『仁齋直指方』에서는 "經脈不利, 血化爲水, 四肢紅腫, 則曰血分."이라 하여, 반드시 여성병으로 국한할 필요는 없다고 했고, 唐宗海는 『血證論·腫脹』에서 "瘀血流注亦發腫脹者, 乃血變成水之證. 此如女子胞水之變血, 男子胞血之變精, 瘡科血積之變膿也. 血旣變水, 卽從水治之, … 觀於婦人水分血分之說, 則知血家所以多腫脹者, 亦是水分血分之病也."라 했다. 한편, 劉完素는 "一切水濕腫滿, 水濕腸垢沈積, 變生疾病. 久病不已, 黃瘦困倦, 氣血壅滯, 不得宣通."이라 하여, 이른바 '從濕熱久病爲瘀'의 이론을 주장했고, 董西園은 『醫級』에서 "外來之邪, 不外風寒濕熱飮食之傷. 內病之尤, 無過諸鬱積瘕水血之患 … 大抵腫病多水, 脾肺腎三經主之, 而血分之腫亦在肝 … 水病有陰水陽水之別, 以外來風寒暑濕四氣之傷者爲陽水實證, 以肝脾肺腎藏氣剋制之邪者爲陰水虛證."이라 하여, 이른바 '從氣鬱久傷 臟氣克伐爲瘀'의 이론을 주장했다. 이상의 이론들은 최근 水腫 치료의 活血化瘀法에 대한 이론적 근거가 되었다.

6) 脾腎陽虛

脾腎 二臟은 체내 水液代謝에서 매우 중요한 역할을 한다. 즉, 飮入於胃하면 脾氣散精의 도움에 의해 全身으로 輸布되고, 腎은 主水而司開闔하므로 氣化作用에 의해 分淸泌濁·三焦決瀆이 이루어지니, 『素問·水熱穴論』에서는 水腫의 病機를 "腎者, 胃之關也, 關門不利, 故聚水而從其類也, 上下溢於皮膚, 故爲胕腫. 胕腫者, 聚水而生病也."라 했다. 한편, 『諸病源候論·通身水腫候』에서는 "水病者, 由腎脾俱虛故也. 腎虛不能宣通水氣, 脾虛又不能制水, 故水氣盈溢."이라 하여, 水腫 발생에 대한 '脾虛不能爲胃行其津液, 腎傷無以司開闔'의 병리기전을 설명했다. 그 病因에 대해 『醫學入門·水腫證治』에서는 "多內因飮水及茶酒過多, 或飢飽, 勞役, 房欲", "或久病, 或產後, … 或誤服凉藥."이라 하여, 이로 인한 脾腎의 陽氣損傷이 水腫을 발생시킨다고 했다. 그 치료에 대해 『丹溪心法·水腫』에서는 "水腫因脾虛不能制水, 水漬妄行, 當以蔘朮補脾, 使脾氣得實, 則自健運, 自能升降, 運動其樞機, 則水自行."이라 했고, 『景岳全書·水腫論治』에서는 "先天元氣虧於下, 則後天胃氣失其所本, 而由脾及肺, 治節所以不行, 是以水漬於下, 則氣壅於上, 而喘脹由生, 但宜峻補命門, 使氣復元, 則三臟皆安矣."이라 하여 脾氣와 命門의 溫補로 氣가 化해서 水腫이 치료된다고 했다. 脾腎陽虛證의 경우, 輕할 때는 脾陽虛, 重할 때는 腎陽衰微 위주로 나타나는데, 임상적으로는 脾腎兩虧, 水寒內盛이 많이

나타난다. 만약 腎이 虛備하고 中陽이 衰敗하면 陰濁水濕, 邪毒凝蓄하고 上凌心肺해서 神倦昏冒嗜臥, 喘咳尿閉, 嘔惡不食 등의 증상이 나타나 위태로운 病勢가 된다. 따라서 이를 치료할 때에는 健脾와 溫腎을 幷用하고 扶正과 祛邪를 함께 시행해야 하니, 반드시 邪氣와 正氣의 盛衰緩急을 잘 살펴서 脾腎의 輕重主次를 결정해야 한다.

7) 肝腎陰虛

타고난 체질이 陰弱하거나 邪氣를 받은 後에 다시 陰을 傷하면 陰虛水腫에 이른다. 가령『素問·評熱病論』에서는 "有病腎風者, 面胕痝然壅, 害於言, … 虛不當刺, 不當刺而刺, 後五日其氣必至." 등으로 風水傷陰 諸證이 발생한다 했는데, 王肯堂은 이에 대해『證治準繩·水腫』에서 "腎虛不可妄治, 治之則陰愈虛而陽必湊之, 轉及五臟, 有是熱病狀也. … 諸水溢之病未有不因腎虛得之. 設不顧虛, 輒攻其水, 是重虛其陰也, 虛則諸邪可入而轉生病矣."라며 이른바 '陰虛水腫, 病發於外'를 설명했고, "『黃帝內經』又謂肝腎脈病幷浮爲風水, 此尤是陰虛之甚者也. 何則? 夫腎肝二臟同居下焦, 腎爲陰, 主靜, 其脈沈. 肝爲陽, 主動, 其脈浮, 而陰道易乏, 陽道易饒, 爲二臟俱有相火故也. 若相火所動不得其正, 動於腎者猶龍火之出於海, 故水附而龍起. 動於肝者猶雷火之出於地, 疾風暴發, 故水如波涌. 令水從風, 是以'肝腎幷浮'也, 王注以爲'風搏於下', 似若水風之邪, 世人莫知肝木內發之風也."이라 하여 肝腎陰虛로 相火化風하여 水腫이 생기는 이른바 '陰虛水腫, 病發於內'를 설명했다. 이외에 趙獻可는『醫貫·氣虛中滿』에서 "純是陰虛者, 以六味地黃加麥冬五味大劑服之."라 했고, 張介賓은 "濕熱相因, 陰虛之證, 凡辛香燥熱等劑必所不堪, 宜用六味地黃湯加牛膝車前麥冬之類大劑與之. 其有熱甚者, 宜加減一陰煎加茯苓澤瀉車前牛膝之類主之."라 하여 選方辨治를 강조했다.

4. 診斷要點

1) 진단

水腫은 頭面, 四肢, 胸腹 및 全身的인 浮腫이 임상적인 특징이므로 진단에 큰 어려움은 없다. 風水 환자는 초기에 주로 頭面眼瞼의 浮腫이 뚜렷하면서 惡寒發熱이나 瘡癤感染 등의 증상이 나타나고, 病變의 발전에 따라 점차 下肢에 陷凹性 浮腫이 뚜렷하게 나타나면서 小溲短少의 증상이 출현하는데, 심한 경우는 胸水나 腹水 등도 나타난다.

2) 감별진단

(1) 鼓脹: 鼓脹은 氣滯, 血瘀 등으로 水가 腹內에 蓄積된 상태로, 腹大如箕, 靑筋暴起 등이 특징적인 증상이다. 頭面部나 四肢의 浮腫은 잘 나타나지 않고, 대부분 癥瘕, 積塊, 黃疸 등의 旣往歷이 있다. 반면, 水腫은 頭面眼瞼部와 四肢의 浮腫이 특징적인 증상이고, 腹水가 있더라도 腹部脈絡의 怒張이 동반되는 경우는 극히 드물다.

(2) 陽水浮腫과 陰水浮腫: 陽水浮腫은 風寒濕熱의 外邪侵襲으로 인한 外因으로 발생한다. 주로 肺氣不宣으로 三焦가 壅滯되어 通調水道를 하지 못해 小便不利가 발생한다. 浮腫은 초기에 주로 頭面, 肩背手臂에 先發하고 심하면 물론 全身에 파급된다. 發熱惡寒 등의 表證이나 煩熱口渴, 大便秘結 등의 熱實證이 동반되고, 濕邪에 偏重된 경우를 제외하고 脈은 대부분 浮數하다. 치료는 疏風, 淸熱, 利水를 위주로 한다. 陰水浮腫은 飮食不節, 情志失調, 勞役過度로 인한 內因으로 발생한다. 주로 脾腎虛乏으로 行水하지 못해 발생하는 浮腫이 全身에 나타나지만, 下體에 先發하거나 尤甚한 경우가 많다. 發熱惡寒 등의 表證은 없고, 주로 煩熱口渴은 없거나 있더라도 喜溫하는 경우가 많으며, 大便은 주로 虛秘, 滑泄, 如常하고, 眞寒假熱 등 虛證이 동반된다. 瘀血의 경우를 제외하고 脈은 대부분 沈細無力하다. 치료는 活血, 健脾, 補腎을 위주로 利水를 병행한다.

5. 辨證施治

水腫은 먼저 外傷과 內感을 구분한 후에 寒熱虛實 및 五臟脈證의 특징에 따라 陰陽을 綱領으로 삼아 證治大法을 총괄해야 한다. 즉, 風邪水氣에 感染이나 濕熱邪毒의 稽留不去로 表, 熱, 實證이 나타난 경우는 陽水浮腫으로 치료해야 하고, 饑饉勞傷, 七情鬱損 및 久病體虛로 正氣가 損傷되어 裏, 寒, 虛證이 나타난 경우는 陰水浮腫으로 치료해야 한다. 다만 陽水가 오랫동안 해결되지 않거나 攻逐滲利의 처방을 지나치게 사용하면 水濕의 內淫을 正氣가 不勝하여 陰水로 轉化될 수 있고, 陰水인데 外邪를 復感해서 水腫驟起가 심해지면 表證이 急하므로 '急則治其標'를 따라 잠시 동안 陽水論治를 좇아 치료해야 한다.

또한 水腫은 五臟病變의 兼證을 동반하는 경우가 많으니, 心水를 兼하면 心悸, 怔忡이 나타나고, 肝水를 兼하면 胸脇脹滿이 나타나며, 肺水를 兼하면 喘咳上氣가 나타나고, 脾水를 兼하면 脘腹脹悶, 嘔逆少食이 나타나며, 腎水를 兼하면 腰膝酸軟 등의 증상이 나타난다. 이렇게 兼證이 나타날 때에는 脈證을 근거로 해당되는 臟을 兼治해야 한다.

水腫의 後期에는 대부분 陽損及陰해서 水濕飲聚入絡하거나 肝風內動하거나 上蒙心竅, 虛實相兼하기 때문에 치료가 힘들어진다. 따라서 臨證 시에는 主次緩急을 분명하게 구분해서 逐邪를 위주로 하거나, 扶正去邪하거나, 혹은 專從固本해야 하니, 하나의 치료법에 구애받아서는 안 된다.

1) 陽水

(1) 風水泛溢

① 主證: 突然眼瞼浮腫 繼而四肢浮腫 甚則全身皆腫, 小便不利. 病發之前多有發熱咽痛等外感病邪之症. 偏於風寒者, 可兼惡寒畏風, 骨節酸痛, 咳喘鼻塞等症狀. 偏於風熱者, 發熱惡風, 咽喉腫痛, 頭眩而痛. 外感風寒者, 舌苔薄白, 脈浮緊; 外感風熱者, 舌邊尖紅, 苔薄黃, 脈浮滑數.

② 治法: 疏風解表, 宣肺利水.

③ 方藥: 外感風寒 - 麻黃湯 (『傷寒論』), 外感風熱 - 越婢加朮湯 (『金匱要略』), 麻黃連翹赤小豆湯 (『傷寒論』). 若兼表虛自汗者 防己黃芪湯 (『金匱要略』)

(2) 瘡毒侵淫

① 主證: 眼瞼浮腫 延及全身, 身發瘡痍 甚則潰爛流膿, 小便短少, 發熱惡寒 甚則壯熱蒸熱, 煩渴躁擾. 舌質紅, 苔薄黃, 或白膩. 脈浮數或滑數.

② 治法: 宣肺解毒, 清熱利濕.

③ 方藥: 疏風敗毒散 (『醫門法律』), 普濟消毒飮 (『東垣試效方』)

(3) 水濕困脾

① 主證: 四肢浮腫 按之沒指 甚則延及全身, 脘腹脹滿, 口淡泛惡, 小便不利, 身重困倦. 舌苔白膩. 脈沈或弦滑.

② 治法: 健脾化濕, 通陽利水.

③ 方藥: 五苓散 (『傷寒論』), 胃苓湯 (『丹溪心法』), 防己茯苓湯 (『金匱要略』), 導水茯苓湯 (『景岳全書』), 赤茯苓丸 (『衛生寶鑑』)

(4) 濕熱壅盛

① 主證: 遍身浮腫 (全身浮腫) 皮色繃急光亮, 胸腹痞滿 甚則腹大脹急 喘息不得臥, 小便赤澁, 煩熱口渴. 舌苔黃膩或厚膩. 脈弦數或濡數.

② 治法: 淸利濕熱, 宣通三焦.

③ 方藥: 三仁湯 (『溫病條辨』), 疏鑿飮子 (『濟生方』), 導水丸 (『儒門事親』), 橘皮湯 (『丹溪心法』)

(5) 氣滯水泛

① 主證: 肢體浮腫 甚則全身腫脹, 肌膚攣急, 按之如泥, 脇肋脘腹痞滿脹痛, 噯氣不舒, 納食減少, 小便短少. 舌苔白滑或白膩. 脈弦.

② 治法: 除濕散滿, 行氣利水.

③ 方藥: 排氣飮 (『景岳全書』), 木香分氣湯 (『證治準繩』), 小分淸飮 (『景岳全書』)

2) 陰水

(1) 瘀血水腫

① 主證: 下肢浮腫 按之凹陷不起, 反復發作 經久不愈, 甚則全身浮腫, 氣短而咳逆, 心悸怔忡, 脘腹脹滿, 脇下可觸及痞塊, 口脣紫暗. 舌質瘀斑, 色晦暗, 苔白. 脈結代或弦澁.

② 治法: 活血化瘀 理氣消腫.

③ 方藥: 當歸芍藥散 (『金匱要略』), 桃紅四物湯 (『醫宗金鑑』)合四苓散 (『奇效良方』)

(2) 脾虛水泛

① 主證: 頭面或四肢浮腫 時腫時消, 食慾不振, 倦怠乏力, 少氣懶言, 面白不華, 甚則脘腹悶脹, 身倦肢冷, 下肢腫甚 按之如泥. 舌淡, 或質胖邊有齒齦, 苔白滑或白膩. 脈緩弱或沈弱無力.

② 治法: 健脾溫陽, 化濕利水.

③ 方藥: 蔘苓白朮散 (『和劑局方』), 實脾飮 (『濟生方』), 補中治濕湯 (『東醫寶鑑』), 榮衛飮子 (『雜病源流犀燭』)

(3) 腎陽衰微

① 主證: 面浮身腫 腰以下爲甚 按之凹陷不起, 腰膝酸軟重痛, 畏寒肢冷, 小便不利, 或夜尿頻多, 神疲倦怠, 面色㿠白或灰滯黧黑. 舌質淡胖, 邊有齒痕, 苔白滑. 脈沈遲, 兩尺脈弱.

② 治法: 溫補腎陽, 利水消腫.

③ 方藥: 麻黃附子湯 (『金匱要略』), 眞武湯 (『傷寒論』), 濟生腎氣丸 (『濟生方』)

(4) 肝腎陰虛

① 主證: 面浮肢腫遷延難愈, 頭眩目澁, 甚則暈痛耳鳴, 面紅潮熱, 腰膝酸軟, 步行無力, 心煩失寐, 溲頻而淸, 夜尿增多. 舌質光紅, 苔剝而少. 脈沈細或細數無力.

② 治法: 育陰潛陽, 柔肝滋腎.

③ 方藥: 六味地黃丸 (『小兒藥證直訣』), 左歸丸 (『景岳全書』), 固陰煎 (『景岳全書』)

(5) 濁陰上逆

① 主證: 面目虛浮 下肢腫甚 按之如泥, 形體消瘦, 精神萎靡, 胸悶腹脹, 納呆厭食, 惡心嘔吐, 尿少或尿閉, 面色晦滯, 甚則心煩躁妄, 昏譫搐搦, 口中有尿味. 舌質淡胖, 苔白膩, 或灰黃膩. 脈沈細或弦細.

② 治法: 扶正降逆, 解毒化濁.

③ 方藥: 溫脾湯 (『千金要方』), 旋覆花代赭石湯 (『傷寒論』), 合黃連解毒湯(『外臺秘要』)

6. 經過 및 豫候

무릇 新病 水腫 환자와 영양불량으로 인한 水腫 환자는 때맞추어 정확한 치료, 적당한 攝生 및 휴식이 이루어지면 대부분 완치된다. 하지만 治療, 調攝이 적절하지 못하거나 자주 재발하고 오래되어 正氣가 損傷 받은 경우는 비교적 치료하기 어렵다. 가령 여러 가지 방법으로 치료해도 水腫이 점차 심해지고, 심한 경우 口脣爪甲紫紺, 心悸喘促, 不能平臥, 或尿閉下血, 嘔吐神昏, 肢體厥逆抽搐 등의 증상이 나타날 때에는 危重한 病勢이니 豫候가 좋지 않다. 아래는 임상에 참고할만한 가치가 있는 水腫의 難治, 不治證이다.

1) 『千金翼方』

凡水腫有五不治. 一面腫蒼黑是肝敗不治. 二掌中無紋理是心敗不治. 三腹腫無紋理是肺敗不治. 四陰腫不起是腎敗不治. 五臍滿腫反者是脾敗不治.

2) 『醫學入門』

凡先腫腹而後散於四肢者 可治. 先腫四肢而後歸於腹

者 難治. 面黑者肝死, 兩手無紋者心死, 臍凸者脾死, 兩肩凸者肺死, 脚腫者腎死.

3)『東醫寶鑑』

男從脚下腫而上, 女從頭上腫而下, 皆不治. 夫脣黑傷肝, 缺盆平傷心, 臍突傷脾, 背平傷肺, 足心平傷腎, 皆不治. 凡水腫喘氣麤, 不食乃腎水盈溢上行, 傍浸於肺也, 不治.

7. 豫防 및 調理

1) 합리적인 食餌療法은 水腫 환자의 건강 회복에 매우 중요하다. 水腫이 있을 때는 水腫의 정도에 따라 低鹽食이나 無鹽食 등을 공급해야 하는데, 음식의 간을 위해서 식초를 이용할 수 있다. 『東醫寶鑑』에서는 "凡水腫惟忌鹽, 雖毫末許不得入口. 若無以爲味, 卽水病去後, 宜以醋少許, 調和飮食. 不能忌鹽, 勿服藥."이라고 했다. 飮食은 淸淡하면서 영양이 풍부한 것이 좋으니, 辛辣, 酒醴, 肥甘한 飮食物은 忌한다. 영양결핍성 水腫은 지나치게 鹽分을 제한할 필요가 없고, 어육류, 계란, 두부 등 영양이 풍부한 음식을 많이 섭취하도록 한다. 한편, 지나친 단맛은 濕을 조장하여 脹滿을 유발할 수 있으니, 피하는 것이 좋으니, 『東醫寶鑑』에서는 "凡水腫極忌甘藥, 助濕作滿."이라 했다. 水腫이 뚜렷하게 나타날 때에는 食餌療法을 병행하는데, 환자에게 赤小豆粥, 薏苡仁粥, 大棗黃芪粥 등을 자주 섭취하게 해서 利水濕을 돕는다.
2) 일상생활에서는 충분한 휴식이 중요하니, 重症의 환자는 침상안정을 하고, 輕症과 회복기의 환자는 적당한 활동을 하되 과로를 피한다. 누워서 다리를 올리고 쉬면 400 mL의 혈장량이 감소되어 부종을 줄일 수 있다. 평소에는 節氣와 기후변화에 따라 의복을 적절히 갖추어 感冒로 인한 病勢 악화를 예방한다. 유행성 질병이 만연하는 시기에는 豫防藥物을 복용하거나 蒼朮, 艾葉, 食醋 등으로 공기를 熏蒸해서 消毒하도록 한다. 한편, 水腫 환자는 皮膚와 口腔에 潰瘍 등이 잘 발생하므로 衛生에 더욱 주의해야 하는데, 감염이 있을 때에는 즉시 對症治療를 시행한다. 아울러 장기적으로 침상안정이 필요한 환자는 褥瘡이 발생하지 않도록 주의해야 한다.
3) 水腫이 가벼운 경우에는 수분섭취를 적당히 제한해도 되지만 水腫이 심한 경우에는 엄격한 수분제한이 필요하다. 일반적으로 하루 1,500 mL 이상의 수분섭취를 피하거나, 1일 배뇨량에 500 mL의 수분을 추가로 공급한다. 매일 수분의 섭취량과 배설량을 기록(I/O check)해서 1일 총 배뇨량이 500 mL 이하인 경우에는 특히 주의해야 한다. 攻下逐水法으로 치료를 시행할 때는 복약 후의 환자반응을 세심히 관찰하면서 배변이나 배뇨의 횟수와 배뇨량을 기록하도록 한다.
4) 水腫이 있는 부위에 鍼刺를 시행할 때는 더욱 주의해야하니, 鍼刺로 인한 流水不止로 감염이 유발되는 것을 방지하기 위해서이다. 『東醫寶鑑』에서는 "尤忌鍼刺, 犯之流水而死."라 했다. 腰部에 酸痛이 있을 때는 附子, 乾薑, 川椒, 大蒜 등의 약물을 짓이겨 따뜻하게 붙이는 한편, 腎兪, 脾兪, 太衝 등의 穴位에 艾灸하도록 한다.

7 關格

1. 定義 및 槪要

'關格'이란 용어는 『黃帝內經』에서 기원했지만, 關과 格이란 두 글자가 關閉와 格拒라는 함축된 의미로 출현한 시기는 그 이전이었다. 關이란 글자의 原義는 門閂인데, 이후 關閉의 의미로 확장되었으니 『淮南子·覽冥』에서는 "城郭不關"이라 했다. 格이란 글자는 格拒의 의미로 사용되었으니 『荀子·議兵』에서는 "服者不離, 格者不舍."라 했다.

한의학에서 '關格'이란 단어는 의미가 광범위한데, 脈象을 말한 경우, 病理를 말한 경우, 病證을 말한 경우가 있다. 가장 먼저 關格이란 용어가 사용된 『黃帝內經』과 『難經』에서는 모두 脈象과 病理를 의미했다. 가령 『素問·六節藏象論』에서는 "人迎 … 四盛以上爲格陽. 寸口 … 四盛以上爲關陰. 人迎與寸口俱盛四倍以上爲關格. 關格之脈羸, 不能極於天地之精氣則死矣."라 했고 『靈樞·終始』에서는 "人迎四盛且大且數, 名曰溢陽, 溢陽爲外格. 脈口四盛且大且數, 名曰溢陰, 溢陰爲內關 … 人迎與太陰脈口俱盛四倍以上者, 命曰關格, 關格者, 與 (謂의 의미)之短期."라 했으며 『難經·關格』에서는 "然關之前者, 陽之動也. 脈當見九分而浮, 過者法曰太過, 減者法曰不及, 遂上魚爲溢, 爲外關內格, 此陰乘之脈也. 關以後者, 陰之動也. 脈當見一寸而沈, 過者法曰太過, 減者法曰不及, 遂入尺爲復, 爲內關外格, 此陽乘之脈也, 故曰復溢. 是其眞藏之脈, 人不病而死也."라 했는데, 이는 모두 人迎脈과 寸口脈이 極盛한 이른바 '陰陽離決'의 危急한 脈象을 설명한 내용이다. 또한 『素問·脈要精微論』에서는 "陰陽不相應, 病名曰關格."이라 했고 『靈樞·脈度』에서는 "陰氣太盛, 則陽氣不能榮也, 故曰關. 陽氣太盛, 則陰氣弗能榮也, 故曰格. 陰陽俱盛, 不得相榮, 故曰關格. 關格者不得盡期而死也."라 했는데, 이는 陰陽이 모두 偏盛하여 서로 運營과 交濟를 하지 못하는 위험한 병리상태를 설명한 내용이다.

한편, 關格이 病證의 의미로는 첫째, 嘔吐와 小便不通이 모두 나타난 경우, 둘째, 嘔吐와 大小便不通이 모두 나타난 경우, 셋째, 勞損의 異名인 경우, 넷째, 大小便이 모두 不通한 경우의 4가지가 있다. 이 중에 현재는 仲景이 언급한 關格의 病證을 따르니, 小便不通을 '關'이라 하고 嘔吐不止를 '格'이라 하며, 小便不通과 嘔吐不止가 모두 나타나는 것을 '關格'이라 한다. 즉, 小便不通에 嘔逆이 兼해서 나타나는 病證이 關格이다.

關格은 임상적으로 각종 질병이 진행된 위급한 상태이거나 신부전으로 小便不通과 嘔吐가 나타난 경우를 모두 포괄한다.

2. 歷代諸家說

『黃帝內經』과 『難經』에서 사용된 '關格'이란 용어는 脈象과 病理를 의미한다. 關格이 病證의 의미로 사용된 것은 張機의 『傷寒雜病論』이 처음으로, 『傷寒論·平脈法』에서는 "關則不得小便, 格則嘔逆."이라 하여, 小便不通과 嘔逆이 모두 나타나는 것이 關格의 주된 2가지 증상이라고 했다. 한편, 仲景은 『金匱要略·血痺篇』에서 "小便不利, 面色白, 時目冥, 兼衄, 少腹滿, 此爲勞使然 … 虛勞, 腰痛, 小便不利 …"라 하여, 關格 末期에 尿閉·神昏·衄血·腹滿 등이 나타난다 했는데, 이 설명으로 인해 關格이 勞損의 異名이란 주장을 한 최초의 醫家를 仲景으로 간주한다. 결국 仲景이 언급한 關格과 『黃帝內經』에서 언급한 關格은 그 의미가 많이 다르니, 徐靈胎는 『蘭臺軌範』에서 "關格之證, 『黃帝內經』『傷寒』所指不同, 『黃帝內經』所云 是不治之證, 『傷寒論』所云 則卒暴之疾."이라 했다.

華佗는 『中藏經·論水腫脈證生死』에서 "又三焦壅塞, 營衛關格, 血氣不從, 虛實交變, 水隨氣流, 故爲水病. … 良由上下不通, 關竅不利, 氣血否格, 陰陽不調而致. 其脈洪大者死, 久不愈之病."이라 하여, 關格으로 인한 水病의

발생 및 關格의 病機와 豫後를 설명했다.

晋代의 葛洪은 關格을 二便不通이라 말한 최초의 의가로, 『肘后方』에서 “二便關格, 二三日則殺人.”이라 했다. 이후 『醫方類聚』에서는 『肘后方』을 인용해서 “大小便不通 … 名爲關格病.”이라 했고, 隋代의 『諸病源候論·大便病諸候』에서는 “大便不通謂之內關, 小便不通謂之外格. 二便俱不通, 爲關格.”이라 하여, 葛洪의 견해를 확장시켰다. 한편, 『諸病源候論』에서는 ‘三焦約’이란 용어를 써서 ‘二便不通’이라 했는데, 『靈樞·四時氣』의 “不得小便, 邪在三焦約.”과는 그 의미가 다르다. 다만, 『靈樞·脈度』의 “陰陽俱盛, 不得相榮, 曰關格.”이란 말을 근거로 關格의 病機를 설명했다.

唐代의 孫思邈과 王燾는 吐逆, 食不得入, 不得小便을 關格의 주된 증상으로 삼으면서도 二便不通 또한 關格이란 학설 역시 받아들였다. 아울러 『千金要方·腎勞』에서는 “腎氣沈濁, 順之則生, 逆之則死, 順之則治, 逆之則亂. 反順爲逆, 是爲關格, 病則不得生矣.”라 하여, 腎의 濁氣逆亂으로 關格이 발생한다는 새로운 이론을 제시했다.

宋代의 『太平聖惠方』과 『聖濟總錄』 등에서는 대개 二便不通이 關格이란 학설을 지지했고, 그에 따른 立方論治도 매우 자세했다. 南宋 張銳의 『鷄峰普濟方』에 수록된 北宋醫家 孫兆의 關格醫案 1例에는 ‘嘔逆, 大小便不通’이 關格인데, 이 病證은 ‘極爲難治’로, 大承氣湯으로 효과를 거두었다고 했다. 이 때문에 孫兆는 關格을 通腑泄濁法으로 최초로 치료한 의가로 인정되었다. 이외에도 『朱氏集驗方』과 『仁齋直指方』 등에서는 “心腎不交, 陰陽不調, 故內外關格.”이라 하여, ‘心腎不交’를 關格의 새로운 病機로 제시했다.

金元代에 李杲는 張元素의 이론을 계승하여 “關者甚熱之氣, 格者甚寒之氣, 是關無出之由, 格者, 無入之理. 寒在胸中, 遏絶不入. 熱在下焦, 塡塞不出.”이라면서 滋腎丸을 創方하여 關格을 치료했다. 또한 雲岐子는 “陰陽易位, 病名關格. … 若胸中寒熱兼有之, 以主客之法治之, 治主當緩, 治客當急.”이라 하여, 임상적으로 유용한 關格치료의 대원칙을 정했다. 한편, 朱震亨은 張元素와 李杲의 학설을 계승하면서도 吐法을 사용하여 關格을 치료했는데, 후세 의가들은 吐法의 폐단을 지적하면서 거의 응용하지 않았다.

明代의 張介賓은 關格을 腎水가 大虧한 有陽無陰의 脈과 陽中無陰, 陰中無陽한 證으로 보았다. 『景岳全書·關格論』에서는 “求其所因則無非耽嗜少艾, 中年酒色所致. 是雖與勞損證若有不同而實卽勞損之別名也.”이라 하여, 左歸飮·右歸飮 등으로 關格을 치료했다.

清代의 李用粹는 『證治滙補·癃閉·附關格』에서 “旣關且格, 必小便不通, 旦夕之間, 陡增嘔惡. 此因濁邪壅塞三焦, 正氣不得升降. 所以關應下而小便閉, 格應上而生嘔吐. 陰陽閉絶, 一日卽死, 最爲危候.”라 하여, 關格의 症狀, 病機, 豫後 등의 임상적 측면을 설명했다.

3. 病因病機

關格의 病因病機에 대해 『黃帝內經』과 『難經』에서는 “陰陽俱盛, 不得相榮.”이라 했고, 『傷寒論』에서는 ‘邪氣隔拒三焦’의 학설과 함께 腎氣丸으로 小便閉를 치료한다는 점과 虛勞에 관한 논술이 있으니, 喩昌은 『醫門法律·關格論』에서 仲景이 언급한 關格은 “復開三大法 … 大槪在顧慮其虛矣.”라 했다. 하지만, 仲景은 이미 ‘虛’와 ‘實(三焦被邪氣阻遏)’의 幷存을 關格 病機의 요점으로 보았고, 華佗는 『中藏經』에서 關格의 病機를 ‘三焦壅塞’, ‘氣血痞格’, ‘上下不通’, ‘陰陽不調’, ‘虛實交變’ 등 비교적 광범위하게 인식했다. 또한 東垣은 潔古의 학설을 계승해 “陰陽易位, 寒遏於上, 熱阻於下而致關格.”이라 했고, 丹溪는 ‘痰’과 ‘中氣不運’의 학설을 주장하여, 역시 關格을 虛實幷存의 病機로 설명했다. 한편, 宋代의 『仁齋直指方』과 『朱氏集驗方』에서는 ‘心腎不交濟’의 이론을 언급했고, 明代의 趙獻可와 張介賓은 ‘腎虛’, ‘腎虧’를 關格의 病本으로 인식했다.

이상의 이론을 종합하면, 關格의 주된 病機는 風邪侵襲으로 肺氣不宣해서 水濕浸漬하거나, 居濕受淋으로 外濕內侵해서 留滯中土하거나, 飮食失節로 脾傷失運해서 濕

濁內生하여 困阻脾陽이 오래되어 脾陽虛衰에 이르렀다가 나시 腎까시 영향을 미지거나, 혹은 勞傷酒色으로 腎元受損해서 腎陽虧損에 이른 것이다. 脾腎의 二陽이 互損되면 濕濁이 內生해서 氣化와 健運이 어려워지므로 寒變하거나 熱變해서 壅盛逆行하는데, 만약 營血을 침범하면 傷經出血의 危證이 나타나고, 心主를 손상하면 竅閉陽脫의 險證이 나타나며, 胃膈을 침범하면 格陽嘔惡의 증상이 나타난다. 또한, 下焦를 閉塞하면 尿閉, 便結或溏이 나타나고, 肺臟으로 上逆하면 氣促痰喘이 나타나며, 厥陰을 下竄하면 動風의 厄이 되는데, 최종적으로 陽損及陰해서 眞陰耗損하면 陽亡陰竭에 이른다. 이를 개괄하면 關格의 病機는 脾腎兩虛가 本이고 濁壅逆犯이 標이며, 心, 肺, 胃, 肝 등 臟腑에도 영향을 미치기 때문에 變證이 많고 생명까지 위태로운 경우도 있다. 따라서 關格은 精氣虛損, 濁毒泛溢한 상태인데, 濁毒은 다시 寒化와 熱化로 구분된다. 寒化는 대부분 陽氣를 損傷시켜 陽虛를 악화하고, 熱化는 氣陰二虛, 濕熱互結하여 濕은 쉽게 傷陽하고 熱은 쉽게 傷陰하므로, 두 경우 모두 치료가 쉽지 않다.

1) 脾腎陽虛

脾腎陽虛는 關格을 유발하는 대표적인 病機이다. 『金匱要略·水氣篇』의 "虛勞, 腰痛, 少腹拘急, 小便不利, 腎氣丸主之."라 했고, 『證治準繩·關格』의 "脾者, 陰臟也, 脾病則陰盛, 陰盛爲內關.", 『景岳全書·癃閉』의 "今凡病氣虛而閉者, 必以眞陽下竭, 元海無根, 水火不交, 陰陽否隔, 所以氣自氣而氣不化水, 水自水而水畜不行."이란 설명은 모두 脾腎의 陽虛와 關格 病理의 상관성을 말한다. 한편, 『金匱要略翼』에서는 "有下焦陽虛不化者, 夫腎開竅於二陰, 腎中陽虛則二竅閉, 二竅閉則大小便俱不得出."이라 하여 腎陽虛가 關格의 발병에 중요한 작용을 한다고 강조했다. 外濕이 侵入하거나 飮食不節로 인한 內濕이 생기거나, 勞倦房事過多 등에 의해 脾陽虛나 腎陽虛가 생기면 다시 脾와 腎의 상호 영향으로 脾腎兩虧해지는데, 脾腎陽虛가 발생하면 脾腎陽虛의 本證 이외에도 氣不化水로 濕濁이 運化·氣化되지 못하기 때문에 小便不通이 나타나고, 陽不化濁으로 濁氣가 上逆하기 때문에 嘔吐가 나타나므로 關格이 형성된다.

2) 濁邪犯逆

濁邪犯逆으로 인한 關格의 病機를 개괄하면, 濁邪熱化와 濁邪寒化로 구분된다. 濁邪熱化의 경우, 濁熱이 中焦까지 영향을 주면 嘔하고, 濁熱鬱胃로 陽明腑實하면 大便結하며, 熱이 下焦를 閉하면 小便閉가 나타난다. 한편, 濁邪熱化의 경우는 陽損及陰으로 陰液耗損하면 肝風內動하고, 濁入血分하면 迫血妄行으로 血證이 빈번하게 출현하며, 犯逆心包하면 神昏煩躁 등의 心主受擾之症이 발생한다. 이처럼 犯逆部位에 따라 다양한 證候가 나타나지만, 『類證治裁』의 "氣逆於上, 津虧於下."란 구절처럼, 항상 嘔와 閉는 동반된다. 또한, 濁邪寒化의 경우는 脾土를 壅阻하면 이미 쇠약해진 脾陽이 더욱 손상되어 寒遏이 악화되고, 寒濁上逆으로 蒙心犯肺하면 神志模糊, 神昏迷蒙이 나타나며, 肺失宣降하면 痰喘氣促 등이 나타난다.

이상을 종합하면, 濁邪犯逆의 경우는 熱化와 寒化에 따라 證候가 다르게 나타나고, 逆犯하는 部位에 따라서도 證候가 다르게 나타나니, 辨證할 때에는 三焦, 心, 肺, 脾, 胃, 肝, 腎을 구분하고 寒化와 熱化를 명확히 나누어 病機를 밝혀야 한다. 李用粹는 "濁邪壅塞三焦, 正氣不得升降."이라 하여, 濁邪犯逆으로 인한 關格을 설명했다.

3) 氣陰兩虛

氣陰이 본래 虛하거나, 溫陽燥熱之品의 過服이나 濕熱內蘊으로 氣陰을 耗傷하여 발생하는데, 李梴은 『醫學入門』에서 "關格 … 有膏粱積熱, 損傷北方眞水者."라 했다. 또한, 陽損及陰으로 인한 경우도 있으니, 위 원인들은 모두 氣陰兩虛를 일으킬 수 있다. 喩昌은 『醫門法律』에서 "胃氣不存, 中樞不運, 下關上格, 豈待言哉."라 했는데, 氣陰兩虛로 中不健運하면 濁氣가 上逆하여 嘔惡가 나타나고, 濕熱之邪가 下에 停阻하여 小便閉가 나타난다. 여기에 乏力腰痠, 潮熱煩熱, 口乾舌紅 등 氣陰二虛의 本證이 동반되므로 關格의 病證이 더욱 복잡해진다.

4) 陰衰陽竭

『素問·陰陽類論』에서는 "二陰一陽, 病出於腎, 陰氣客游於心脘, 下空竅堤, 閉塞不通, 四肢別離."라 했고, 趙獻可는 『醫貫·關格論』에서 "關格者, 忽然而來, 乃暴病也. 大小便秘, 渴飮水漿, 少頃則吐, 又飮又吐, 脣燥, 眼珠微紅, 面色或不赤, 甚者心痛或不痛, … 數日後脈亦沈伏, 此寒從少陰腎經而入, 陰盛於下, 逼陽於上, 謂之格陽之證 … 服藥後脈漸出者生, 脈乍出者死. 陶節庵『殺車槌』中有廻陽返本湯極妙."라 했으며, 喩昌은 『醫門法律·關格論』에서 "況關格之病精氣竭絶, 形體毁阻 … 五臟空虛, 氣血離守, 厥陽之火獨行, 上合心神, 同處於方寸之內, 存亡之機, 間不容發."이라 했으니, 이는 모두 關格이 陰衰陽竭에 이르러 '陽損及陰, 氣陰久耗, 陰損及陽, 陰陽俱竭, 心腎不交, 陰衰陽越'로 생명까지 위태롭게 되는 病因病機에 대한 설명이다. 陰竭하면 虛陽外浮하므로 虛火之症이 나타나고, 陽衰한데 다시 濁邪가 보태져 不化가 심해지면 抑火亡火之勢가 있으면서 氣血은 虛而不行하고 水道는 阻而不通하므로 尿閉, 浮腫甚, 四肢厥冷, 大汗淋漓, 面色慘白 등 陽亡之象이 나타난다.

4. 診斷要點

1) 진단

'先小便不通, 後惡心嘔吐'의 2가지 증상이 幷存하면 關格으로 진단할 수 있다.

關格은 水腫, 淋證, 癃閉, 臌脹, 腎勞 등의 여러 가지 病證이 변화되어 발생하므로, 兼證의 양상 역시 매우 복잡하지만, 요약하면 대략 다음의 몇 가지로 나눌 수 있다.

關格 초기의 임상증상은 원발질환의 주요증상 이외에 일반적으로 面色少華或㿠白或晦滯, 形寒畏冷, 神疲乏力, 納呆腹脹, 惡心嘔吐, 晝間尿少或尿閉 夜尿可增多, 舌質淡, 舌體胖嫩有齒痕, 脈沈細或濡細 등 脾腎陽虛의 증상이 나타난다.

關格이 中期나 晩期에 이르면 陰陽虧損의 정도와 濁邪犯逆의 부위에 따라 증상이 다르게 나타나는데, 주증상은 尿量이 뚜렷하게 감소되어 無尿까지도 나타나고, 惡心嘔吐가 빈번해지며 대변은 秘하거나 泄瀉한다. 또한 氣短氣急으로 呼吸低微가 더욱 심해지거나 涎痰 등으로 口有尿味하면서 심한 경우는 痰聲漉漉, 呼吸喘促하거나 手足瘛瘲, 顫動과 함께 심지어 抽搐까지 발생한다. 胸悶, 心悸氣短도 나타나는데, 심한 경우는 氣急, 面色蒼白, 大汗淋漓, 四肢厥冷이 나타나고, 衄血, 咯血, 嘔血 등도 나타나며, 浮腫 역시 심해지면서 躁動不安, 神昏譫語 등도 나타난다. 舌苔는 대개 '由薄轉厚, 由白轉黃, 由膩轉乾'하다가 마지막에는 光剝이 나타나고, 脈象은 대부분 沈細無力, 細數無力, 虛弦, 結代 등이 나타난다. 결국에는 心陽欲脫, 命門火衰, 陰衰陽竭 등 陰陽離決의 危急한 證에 이른다.

2) 감별진단

(1) 走哺: 走哺는 嘔吐와 大小便不通이 주된 증상이므로 關格과 매우 유사하지만 病機와 豫後는 많이 다르다. 張璐는 『醫通·嘔吐噦』에서 "走哺, 下焦實熱, 其氣內結, 不下泌糟粕, 而瘀濁反蒸於胃, 故二便不通, 氣逆不續, 嘔逆不禁 … 下閉上嘔, 亦因火在上焦."라 했다. 走哺는 下焦實熱, 上焦火逆으로 下閉上嘔한 純實證에 屬하고, 關格은 脾腎虧虛, 濁邪犯逆으로 下閉上嘔한 虛中挾實의 危重證에 屬한다. 따라서 走哺는 적절히 치료하면 예후가 좋지만, 關格은 치료가 어렵고 예후 또한 좋지 않다.

(2) 轉胞: '轉脬'라고도 하는데, 小便不通이 主證이고, 嘔吐가 동반되는 경우도 있다. 轉胞·癃閉·關格은 모두 비슷하니 『雜病源流犀燭·膀胱病源流』에서는 "轉胞症, 水逆氣迫病也."라 하면서 丹溪의 說을 인용해서 "至轉脬之候, 必臍下急痛, 小便不通, 此所以爲尋常溺閉有異. 若老人有脬轉困篤欲死者, 只與少年不同治, 蓋少年不須補益, 只與利導足矣. 只有驚憂暴怒, 氣乘膀胱鬱閉, 而脬系不正, 遂至小便卒暴不通, 小腹膨脹, 令上衝心, 悶絶欲死者, 此其治法, 必當兼氣分. … 此皆胞之爲病, 所當從胞治也."라 했다. 따라서 轉胞證은 老年인 경우를 제외하고는 대부분 實證에 속

하고 발병이 비교적 급하며 病位는 膀胱이다. 또한 病機는 수로 水逆氣迫이고 치료는 埋氣通利를 위주로 하며 豫後는 좋은 편이다. 그러나 虛實挾雜의 경우에는 대부분 다른 질환에 속발된 때가 많은데, 病機는 복잡하고 病位는 脾, 腎이며 치료는 扶正泄濁을 위주로 하고, 豫後 또한 좋지 않아서 關格과 감별하기 어렵다.

5. 辨證施治

1) 脾腎陽虛

(1) 主證: 少氣乏力, 神疲倦怠, 形寒怯冷, 面色無華或晄白, 腰痠膝軟, 腹脹納呆, 泛惡嘔吐, 尿少或尿閉, 便多溏, 浮腫常腰以下爲甚. 舌質淡而體胖嫩, 舌苔白膩或白滑, 脈沈細或濡細. 本型常見於關格之早期.

(2) 治法: 溫脾補腎.

(3) 方藥: 理中湯 (『傷寒論』), 眞武湯 (『傷寒論』), 濟生腎氣丸 (『濟生方』), 復元丹 (『張氏醫通』)

2) 濁邪犯逆

(1) 濁邪寒化犯逆

① 主證: 形寒怯冷, 口淡無味, 不思飮食, 惡心嘔吐, 便溏尿少或尿閉. 苔白膩或白滑, 舌淡胖, 脈多沈細或弦滑. 濁邪寒化犯脾者, 除見以上主證外 多伴有四肢困重無力, 腹部脹滿 等症; 濁邪寒化犯逆犯肺者, 除見主證外 多有咳嗽氣急, 痰聲漉漉, 呼吸低微 等症; 濁邪寒化犯逆蒙心者, 常見 神志模糊, 感覺痴呆, 心悸胸悶 等症.

② 治法: 扶正降逆, 溫陽化濁.

③ 方藥: 溫脾湯 (『千金要方』), 苓桂朮甘湯 (『傷寒論』), 蘇合香丸 (『和劑局方』), 小靑龍湯 (『傷寒論』)

(2) 濁邪熱化犯逆

① 主證: 心煩口苦, 納呆嘔惡, 腹脹便結, 小便短澁或閉. 苔黃膩而垢濁, 舌質絳, 脈濡細或虛弦帶數. 濁邪熱化犯胃者 以嘔逆口臭爲主, 大便燥結; 濁邪熱化犯肝者 兼見 手指顫抖, 煩躁不安, 頭部脹痛, 皮膚瘙癢 等症; 濁邪熱化犯心包者, 兼見 神昏譫語, 衄血紫斑, 舌强不語 等症.

② 治法: 凉血解毒, 化濁熄風.

③ 方藥: 黃連溫膽湯 (『六因條辯』), 大定風珠 (『溫病條辨』), 鎭肝熄風湯 (『醫學衷中參西錄』), 淸宮湯 (『溫病條辨』)

3) 氣陰兩虛

(1) 主證: 面色少華, 氣短乏力, 腰膝酸軟, 頭暈耳鳴, 氣促心煩, 嘔惡時作, 皮膚乾燥, 口乾鼻燥, 大便或結或溏, 日尿少夜尿多. 舌質淡紅, 邊有齒痕, 脈沈細或沈細數, 多爲關格病之中晩期.

(2) 治法: 益氣養陰.

(3) 方藥: 黃芪補中湯 (『東垣十書』), 補中益氣湯 (『內外傷辨惑論』), 人蔘養榮湯 (『和劑局方』)

4) 陰衰陽竭

(1) 主證: 心悸氣促, 汗出肢冷, 四肢瞤動, 面色晦滯, 神志模糊, 高度浮腫, 嘔吐頻頻, 無尿或少尿. 舌苔灰黑, 脈沈細欲絶. 多爲關格晩期, 重危期.

(2) 治法: 回陽救逆, 益陰降濁.

(3) 方藥: 蔘附湯 (『濟生方』), 回陽救急湯 (『傷寒六書』), 右歸飮 (『景岳全書』)

6. 經過 및 豫候

關格의 예후는 좋지 않다. 『靈樞·脈度』에서는 "關格者, 不得盡期而死."라 했고 『景岳全書·關格論』에서는 "此擧脈證而兼言之也. 若以脈言則如前之四倍者是也. 若以證言 則又有陰陽俱盛者 以陽病極於陽分 而陰病極於陰分也. 凡陽盛於陽者, 若乎當瀉而陰分見陰, 有不可瀉. 陰極於陰者, 若乎當補而陽分見陽, 又不可補. 病若此者, 陽自陽而陽中無陰, 陰自陰而陰中無陽, 上下否膈, 兩顧弗能, 補之不可, 瀉之又不可, 是亦關格之證也, 有死而已."라

했으며, 李用粹도 『證治滙補』에서 "陰陽閉絶, 一日卽死, 最爲危候."라 했으니, 이상은 모두 關格이 陰陽離絶, 虛實挾雜, 補瀉兩難의 危重한 證候임을 설명한 것이다. 한편, 關格의 可治와 不治의 여러 가지 정황에 대해서도 설명했으니, 『張氏醫通』에서는 "陰陽逆位, 病名關格, 多不可治. 若邪氣留著而致者, 猶可治之. 關格不通, 不得尿, 頭無汗者, 可治. 有汗者死."라 했고 『雜病廣要·關格』에서는 『醫碥』을 인용해서 "關格若頭汗者 (陰脫) 死, 脈細澁者 (知陰亦竭) 亦死."라 했다.

關格은 陰損하거나 陽虧한데다 濁邪犯逆까지 동반된 상태이니, 虛實이 交錯하여 증상도 다양하게 나타난다. 따라서 病機의 虛實을 정확하게 파악해서 적절한 시기에 扶正泄濁하지 않으면 陽損及陰, 陰損及陽, 陰衰陽竭, 濁邪彌滿 등으로 인해 결국 陰陽離決되어 死亡한다.

일반적으로 關格이 脾腎陽虛에 屬한 경우는 오히려 초기에 해당되니 적절히 치료하면 좋은 효과를 얻을 수 있다. 濁邪犯逆에 屬한 경우에는 關格의 轉變에서 매우 중요한 시기인데, 이때에도 정확하게 치료하면 고질적인 질병이 되지 않는다. 그러나 일단 氣陰兩虛, 陰衰陽竭의 단계에 이르면 대부분 치료방법이 없고 예후도 좋지 않다.

7. 豫防 및 調理

1) 關格은 대부분 水腫, 淋證, 癃閉, 鼓脹, 黃疸, 腎勞 등 여러 가지 病證의 진행과정 중에 나타나므로 원발성 질환을 적절히 치료하는 것이 매우 중요하다.
2) 일반적으로 關格은 완만하게 진행되는데, 外感, 溫毒, 急性腹症, 瘡瘍 등과 같은 새로운 外邪는 關格의 病勢를 악화시켜 신속하게 위중한 상태에 이르므로, 새로 유발된 질병의 적절한 치료 역시 매우 중요하다.
3) 關格은 절대안정이 필요하므로 房勞를 禁하고 위생을 청결히 하며, 피부 또한 깨끗하게 유지해야 한다. 기름진 음식보다는 소화, 흡수되기 쉬운 음식 및 비타민이 많이 함유된 음식을 섭취하도록 한다.

8 虛勞

1. 定義 및 槪要

虛勞란 虛損勞傷으로, 臟腑虧虛 및 元氣와 精血의 不足을 주된 병리과정으로 하는 각종 만성병증에 대한 總稱이다.

虛勞의 개념은 대부분 『黃帝內經』과 『難經』에서 비롯되었다. 가령 『素問·通評虛實論』의 "精氣奪則虛"란 精氣損傷이 虛證의 기본병리임을 밝힌 말이고, 『素問·宣明五氣』의 "五勞所傷, 久視傷血, 久臥傷氣, 久坐傷肉, 久立傷骨, 久行傷筋."이란 過勞가 虛損의 중요 원인임을 설명한 말이며, 『難經·十四難』의 "一損損於皮毛 (肺) … 二損損於血脈 (心) … 三損損於肌肉 (脾) … 四損損於筋 (肝) … 五損損於骨 (腎)."이란 虛勞의 病變部位와 由淺入深하는 發病趨勢를 지적한 말이다.

虛勞란 病證名은 仲景의 『金匱要略』에 최초로 등장한다. 仲景은 『金匱要略·血痺虛勞病脈證治篇』에서 虛勞의 病因, 病機, 脈證, 治療 등을 설명했는데, 다만 여기의 虛勞는 대부분 勞瘵를 兼한 의미였다. 宋代 嚴用和의 『濟生方』에 이르러서야 비로소 虛勞와 勞瘵가 구분되었으니, 『濟生方』에는 "夫勞瘵一證, 爲人之大患, 凡受此病者, 傳變不一, 積年染疰, 甚至滅門, 可勝嘆矣."라 했다.

虛勞의 개념에 대한 明淸代 의가들의 논술은 매우 많은데, 明代 孫文胤의 『丹臺玉案』에서는 "癆者, 勞也. 猶妄作勞而成癆也 … 由勞傷而成虛損, 由虛損而成勞瘵也."라 했다. 淸代 의가들 중에 특히, 沈金鰲는 "虛損勞瘵, 眞元病也. 虛者氣血之虛, 損者臟腑之損也. 虛久致損, 五臟皆有 … 五臟之氣一有損傷, 積久成癆, 甚而爲瘵, 勞困疲憊也. 瘵者敗也, 羸敗凋敝也."라 하여, 虛損과 癆瘵 (勞瘵)의 기본적인 의미와 인과관계를 제시했다.

이상을 종합하면, 虛勞란 五臟의 勞積損으로 형성된 만성 병증으로, 外로는 筋骨皮肉, 內로는 五臟六腑에 미치고, 주된 병리기전은 氣血虧虛와 臟腑勞損임을 알 수 있다. 따라서 虛勞는 임상적으로 면역기능장애로 인한 질병, 내분비 및 造血系의 병변, 그리고 기타 다른 계통의 기능감퇴 등으로 인한 피로감 및 각종 기능장애를 모두 포괄한다.

2. 歷代諸家說

『黃帝內經』에 '虛勞'란 명칭은 없지만, 虛勞의 病因, 病機, 治法 등의 기본 개념은 이미 언급되었다. 가령 『素問·通評虛實論』에서는 "邪氣盛則實, 精氣奪則虛."라 하여, 최초로 虛의 기본적인 개념을 명확하게 언급했으니, 『黃帝內經』에서는 五臟氣血陰陽의 虧虛를 虛勞의 기본병리로 인식했다. 虛에 이르는 원인에 대해서는 "五勞所傷", "勞則氣耗"라 하여, 勞傷氣血을 虛損의 중요한 病因으로 인식했고, 이밖에 稟賦不足, 七情內傷, 耽於酒色, 外邪久羈 등도 모두 '竭其精', '散其津'해서 虛勞를 일으킨다고 했다. 또한 『素問·藏氣法時論』에서는 "肝病者, … 虛則目䀮䀮無所見, 耳無所聞, 善恐如人將捕之. … 心病者, 虛則胸腹大, 脇下與腰相引而痛. 脾病者, … 虛則腹滿腸鳴, 飧泄, 食不化. 肺病者, … 虛則少氣不能報息, 耳聾嗌乾. … 腎病者, … 虛則胸中痛, 大腹小腹痛, 淸厥, 意不樂."이라 하여, 五臟虛의 주요증후를 제시했다. 한편, 虛勞의 치법에 대한 '虛則補之', '勞者溫之', '損者溫之' 등의 원칙도 제시했다.

『難經』에서는 虛勞의 발병규율과 치료법을 강조했다. 『難經·十四難』에서는 "一損損於皮毛, 皮聚而毛落. 二損損於血脈, 血脈虛少, 不能榮於五臟六腑. 三損損於肌肉, 肌肉消瘦, 飮食不能爲肌膚. 四損損於筋, 筋緩不能自收持. 五損損於骨, 骨痿不能起於床. 反此者, 至於收病也. 從上下者, 骨痿不能起於床者死. 從下上者, 皮聚毛落者死."라 하여, 五臟虛損에는 自上而下 혹은 自下而上의 발병규율이 있으며, 질병의 진행에 따라 병세가 더욱 심해진다고 인식했는데, 후세에 이른바 '損陽者肺始, 損陰腎爲

端' 등의 학설은 모두 이를 근거로 한다. 虛勞의 치료에 대해서는 五損을 綱領으로 "損其肺者益其氣. 損其心者調其營衛. 損其脾者調其飮食, 適其寒溫. 損其肝者緩其中. 損其腎者益其精."이라 하여, 『黃帝內經』에서 제시한 치료원칙을 보충해서 五臟虛損의 治療大法을 확립했다.

漢唐代에는 張機가 최초로 『金匱要略·血痺虛勞篇』에서 虛勞란 명칭을 사용하여 虛勞의 病因, 病機, 症候, 治療 등을 논술했다. 즉, 食傷, 憂傷, 飮傷, 房室傷, 饑傷, 勞傷, 經絡營衛氣傷이 모두 虛勞의 病因이고, 五臟에 陽氣, 陰精의 虧虛가 虛勞의 기본병기라 했으며, 아울러 陰虛, 陽虛, 陰陽兩虛의 脈證에 대해서도 명확히 설명했다. 치료 방면에는 甘溫扶陽, 溫補脾腎을 강조하여 腎氣丸, 小建中湯, 大黃蟅蟲丸 등을 創製했는데, 虛勞病證에 대한 仲景의 이러한 理法方藥은 후세 虛勞 證治의 발전에 기초를 제공했다.

巢元方의 『諸病源候論』에서는 虛勞의 각종 形證을 '虛勞 七十五候'로 나열했고 『外臺秘要』와 『千金要方』에서는 五勞, 六極, 七傷으로 나누어 形證과 處方을 기록함으로써 虛勞의 證治는 내용적으로 더욱 풍부해졌는데, 다만 이들의 虛勞에 대한 논술은 너무 繁雜한 면이 있다.

宋元代에는 虛勞의 辨治에 점차 脾腎을 중시하는 경향이 나타났다. 許叔微는 腎은 一身의 根蒂이고 脾는 生死의 所系이므로 虛를 치료할 때에는 脾腎을 補해야 하는데, '土爲火生'하므로 補脾할 때는 반드시 暖腎해야 한다고 주장했다. 따라서 『普濟本事方』의 二神丸 方後에는 "有人全不進食, 服補脾藥皆不驗 … 蓋因腎氣怯弱, 眞火衰勞, 自是不能消化飮食. 譬如鼎釜之中, 置諸米穀, 下無火力, 雖終日米不熟, 其何能化."라는 '補脾須補腎'의 이론을 전개했는데, 이는 후에 嚴用和의 '補脾不如補腎' 학설에 대한 이론적 기초를 제공했다.

金元代에 李杲는 『脾胃論』에서 元氣는 인체의 生命之源이며 脾胃는 元氣之本이라면서 "脾胃之氣旣傷, 而元氣亦不能充, 諸病之所由生也."라 하여, 內傷虛損의 病은 반드시 脾胃를 치료해야 한다며 '調補脾胃'를 주장했는데, 그는 虛勞의 辨治에 脾胃陽氣의 升發을 중요시하는 새로운 이론을 제시했다. 한편, 朱震亨은 '陽有餘, 陰不足'의 학설 및 滋陰降火, 瀉火補陰의 치료법을 주장했는데, 이는 후에 陰虛火旺의 虛勞證 치료에 큰 영향을 미쳤다.

明淸代에는 虛勞의 辨證論治에 대한 이론이 더욱 체계화되었다. 먼저 張介賓은 "凡虛損之由 … 無非酒色勞倦, 七情飮食所致."라 하여 虛損의 病因을 제시했고, '勞倦'에 대해서는 『景岳全書』에서 "夫勞之於人, 孰能免之 … 惟安閑柔脆之輩, 而苦竭心力, 斯爲害矣. 故或勞於名利而不知寒暑傷形, 或勞於色慾而不知旦暮之疲困, … 或爲詩書困厄, 每緣螢雪成災, 或以好勇呈强, 遂致絶筋之力. 總之, 不知自量而務從勉强, 則一應妄作妄爲, 皆能致損."이라 하여 자신의 능력을 벗어난 육체적·정신적 과로가 모두 勞損을 일으킨다고 했다. 또한, 이상의 病因들에 대해 "心爲君主之官, 一身生氣之所系, … 五臟之神皆稟於心", "五臟之傷, 惟心爲本."이므로 情志內傷은 心을 손상하는 경우가 많고, 勞倦은 脾를 가장 쉽게 손상하며, 淫慾邪思는 腎을 손상한다고 부연했다. 또 精氣는 立命之本인 까닭에 '精强則神强, 精虛則氣虛'하므로 '節慾保精·塡精益腎'이 虛勞의 防治에 가장 중요한 방법이라고 주장했다. 치료 시에는 『景岳全書·新方八略·補略』에서 "凡氣虛者, 宜補其上, 人蔘黃芪之屬是也. 精虛者, 宜補其下, 熟地枸杞之屬是也. 陽虛者, 宜補而兼暖, 桂附乾薑之屬是也. 陰虛者, 宜補而兼淸, 門冬芍藥生地之屬是也. 氣因精而虛者, 自當補精以化氣. 精因氣而虛者, 自當補氣以生精. 又有陽失陰而離者, 不補陰何以收散亡之氣? 水失火而敗者, 不補火何以生甦垂寂之陰. … 故善補陽者, 必於陰中求陽, 則陽得陰助而生化無窮. 善補陰者, 必於陽中求陰, 則陰得陽升而泉源不竭."이라 하여, '善調陰陽·益精補腎'을 주장했는데, 이런 景岳의 '陰陽精氣相生相濟' 이론은 虛勞의 치료법을 더욱 발전시키는 계기가 되었다. 明末의 汪綺石은 『理虛元鑑』에서 여러 의가들의 장점만을 취해 虛勞란 先天·後天·痘疹·外感·病後·醫藥의 6가지 원인으로 발생한다면서 "七情不損, 五勞不成."이라 하여, 七情內傷을 虛勞의 주된 病因으로 보았다. 또한, 虛勞를 크게 陰虛와 陽虛 2가지로 나누어 "陰虛之證統於肺, 陽

虛之證統於脾."라 하면서, 腎은 精과 火를 主하는 까닭에 "治虛有三本, 肺脾腎是也."라 했다. 특히, 補脾·補肺를 중요시하여 "凡專補腎水者, 不如補肺以滋其源 … 專補命火者, 不如補脾以建中."이라면서 淸金百部湯·淸金甘桔湯·歸養心脾湯 등을 創製했다.

淸代의 醫家들은 주로 虛勞에 대한 이전 의가들의 치료법을 정리했는데, 특히 沈金鰲는 『雜病源流犀燭』에서 虛勞證은 무척 많지만 氣虛·血虛·陽虛·陰虛의 4가지 유형을 벗어나지 않는다면서 "而氣血陰陽, 各有專主, 認得眞確, 方可施治. 氣虛者, 脾肺二經虛也, 治必溫補中氣. 血虛者, 心肝二經虛也 … 宜四物湯, 當歸補血湯.", "而陽虛, 陰虛則又皆屬腎."이니 陽虛에는 甘溫益火之劑로 補陽以配陰하고 陰虛에는 純甘壯水之劑로 補陰以配陽해야 한다며 매우 실용적인 주장을 했다. 이외에 李用粹, 吳澄, 王旭高 등도 虛勞에 대해 각각 독창적인 이론을 전개했다.

3. 病因病機

虛勞는 五臟六腑가 모두 연관된 여러 가지 慢性病證에 대한 總稱이므로 病因病機가 매우 복잡하지만, 病因은 크게 先天不足, 調攝失宜, 疾病久羉의 3가지로 나눌 수 있고, 病機에는 비록 五臟六腑의 구분이 있지만 크게는 氣虛, 血虛, 陰虛, 陽虛의 4가지로 나눌 수 있다.

1) 病因

虛勞의 病因에 대해 『金匱要略』에서는 飮食傷, 憂傷, 房室傷, 經絡營衛氣傷 (卽, 外感)의 4가지로 개괄했고, 『三因方』에서는 "大病未復便合陰陽, 或疲極筋力, 飢飽失節, 盡神度量, 叫呼起氣." 등 不內外因을 중요시했다. 이후, 張介賓은 酒色, 勞倦, 七情, 飮食의 4가지로 개괄했고, 明末의 汪綺石은 6가지로 나누었다. 이처럼 虛勞의 病因에 대한 분류는 매우 다양하지만, 귀납하면 다음의 3가지 경우를 벗어나지 않는다.

(1) 先天不足

虛勞의 원인은 여러 가지이지만 발병의 관건은 환자의 稟賦薄弱 및 체질의 陰陽偏盛偏衰이니 徐靈胎는 "當其受生之時, 已有定分焉."이라 하여, 인체가 어떤 질병에 잘 걸리는 것은 선천적인 인자에 의해 결정된다 했다. 稟賦薄弱과 陰陽偏盛偏衰는 父母體虛로 胞胎失養하거나 출생 후 營養不良 등으로 이루어지는데, 결국 氣血의 不足으로 正氣가 邪氣에 대항하지 못하여 쉽게 발병하며, 발병한 후에는 오래도록 낫지 않아 虛勞를 형성하는 경우가 많다.

인체가 발육할 때에는 연령의 증가에 따라 체내의 氣血陰陽도 그에 상응하는 변화를 나타내지만, 질병에 대한 感受性과 저항력까지 똑같지는 않다. 일반적으로 청장년기에는 인체의 氣血이 충실하여 질병에 대한 저항력이 강하기 때문에 쉽게 병들지 않고 발병하더라도 쉽게 치료되어 虛勞에까지 이르지 않지만, 40세 이후에는 '陰氣自半'하기 때문에 精氣가 衰少하고 臟腑 기능이 감퇴하므로 邪氣에 感觸되기 쉽고 병이 잘 낫지 않으며 쉽게 虛勞에 이른다.

(2) 調攝失宜

起居, 飮食, 勞逸, 情志, 嗜慾 등 생활상의 攝生失宜도 虛勞의 중요한 病因이다.

陰精을 쉽게 손상시키는 色慾過度는 虛勞의 중요한 원인 중 하나이다. 沈金鰲는 『雜病源流犀燭』에서 "精能生氣, 氣能生神 … 精滿則氣壯, 氣壯則神旺, 神旺則身健而少病."이라면서, 精은 腎에 藏하면서 一身陰氣의 根蒂가 되므로 房事不節, 陰慾過度로 眞陰이 耗損되면 陽無化源, 五臟不得敷華, 肌膚失於潤澤해서 "其後必至尫然羸瘦, 漸成勞瘵."라 했다.

七情勞倦도 쉽게 五臟을 손상하는데, 『素問, 經脈別論』에서는 "生病起於過用"이라 했으니, 虛勞도 역시 마찬가지이다. 七情으로 인한 손상에 대해 많은 의가들은 '悲憂不解則傷肺, 思慮不解則傷脾, 曲運神機則傷心, 忿怒不解則傷肝, 淫思不解則傷腎'이라 했다. 한편, 『素問, 宣明五氣』에서는 '五勞所傷'이 勞倦損傷에 屬한다 했으니, 五臟勞傷으로 氣血虧虛가 오래되어도 虛勞에 이른다.

飢飽失宜와 五味偏嗜를 모두 포함하는 '飮食不節'은 脾胃를 쉽게 손상한다. 『素問·痺論』에서는 "飮食自倍, 腸胃乃傷."이라 했으니, 가장 쉽게 脾胃를 손상시키는 暴飮暴食과 化源을 乏絶시키는 장기간의 饑餓는 모두 臟腑의 失養과 기능저하를 일으켜 심한 경우 虛勞에 이른다. 또한, 『素問·生氣通天論』에서는 "陰之所生, 本在五味, 陰之五宮, 傷在五味."라 했으니, 五味偏食 역시 臟氣를 손상한다. 즉, 五味偏食으로 臟氣의 偏盛偏衰가 조성되면 五臟間의 生化承制도 영향을 받아 虛勞가 발생하는 유발요인으로 작용한다.

(3) 暴病久病, 臟氣虧虛

① 暴病으로 인한 虛勞는 대개 邪氣過盛, 臟氣損傷, 調攝不周 등으로 발생하고, 久病으로 인한 虛勞는 대개 津氣暗耗, 氣血損傷으로 발생한다. 이 2가지는 비록 久暴의 차이는 있지만, 臟氣虧耗가 虛勞의 주된 병리기전이란 점은 같다. 이외에 '誤治成勞'의 경우도 있는데, 이는 寒凉, 辛燥 등의 過用으로 伐陽傷陰하거나 泄下通利 등의 남용으로 損傷脾腎해서 발생한다. 대개 "伐人元氣, 敗人生機."가 오래되면 虛勞를 일으킨다.

비록 虛勞의 病因을 이상과 같이 3가지로 구분했지만, 발병과정에서는 각각의 病因이 서로 연관되어 구분할 수 없는 경우도 있는데, '腎爲先天之根, 脾爲後天之本'의 이론에 따라 脾腎虛損이 虛勞를 일으키는 시작과 끝이 되는 경우도 있다.

2) 病機

虛勞證은 分類가 많고 病機도 복잡하지만, 총괄하면 주로 五臟氣血陰陽의 虧虛이며, 일반적으로 氣虛는 肺脾, 血虛는 心肝, 陰虛陽虛는 腎와 관련이 있다.

(1) 氣虛: 『靈樞·邪客』에서는 "宗氣積於胸中, 出於喉嚨, 以貫心脈而行呼吸焉."이라 했는데, 宗氣는 眞氣로서 '所受於天而與穀氣幷而充養'한다. 만약 內에서 氣가 虛하면 臟腑失養하기 때문에 上焦에서는 心悸喘息·氣短懶言 등 心肺不足의 證이 나타나고, 中焦에서는 泄瀉脫肛, 中氣下陷, 甚或陰火上衝, 氣虛發熱 등의 증상이 나타나며, 下焦에서는 腸滑遺尿·滑精失精 등 氣失固攝의 證이 나타난다. 만약 外에서 氣가 虛하면 腠理開泄하기 때문에 自汗·盜汗 등의 증상이 나타난다. 또한, 氣는 行血裹血·行水運濕하는데, 氣虛로 陰血을 統攝하지 못하면 吐衄下血이 나타나고, 氣滯로 血瘀하면 瘀血이 나타나며, 氣虛로 化氣行水하지 못하면 停痰生飮하여 虛勞挾痰飮證을 유발한다.

결론적으로 氣는 精血津液을 生化運行하는 動力이므로 氣虛의 病은 주로 肺脾에 있다고는 하지만, 五臟에도 氣虛의 病이 있고 內外上下도 모두 受病하는 까닭에, 古人은 '百病皆生於氣'라 했다.

(2) 血虛: 『靈樞·本藏』에서는 "血和則經脈流行, 營復陰陽, 筋骨勁强, 關節淸利矣."라 했는데, 血에는 濡養臟腑, 滲灌谿谷, 强健筋骨의 작용이 있으니, 이 때문에 『黃帝內經』에서는 '血爲神氣'라 했다. 血은 津液에서 化하여 中焦에서 생성되는데, 諸血은 모두 '屬於心, 藏於肝, 統於脾'하므로 血虛證은 心, 肝, 脾와 밀접한 관계가 있다. 上에서 血이 虛하여 淸空失養하면 頭暈眼花, 耳目不聰, 毛髮焦枯 등이 나타나고, 心脾失養하면 心悸怔忡, 夜不成寐, 甚或情志失常 등이 나타나며, 肝血不足하면 眼目乾澁, 視物昏花, 惕惕善恐, 甚或手足搖動, 肢顫動風 등이 나타난다. 婦人이 血虛하면 經行量이 적어지고, 심한 경우는 經閉不行하며, 오래되면 乾血勞를 일으킬 수 있다.

(3) 陰虛: 『素問·上古天眞論』에서 "腎者主水, 受五藏六府之精而藏之."라 했으니 陰虛는 腎이 本이지만, 역시 五臟으로 分歸된다. 『景岳全書·虛損』에서는 "陰爲天一之根, 形質之祖, 故凡損在形質者, 總曰陰虛. 若分而言之, 則有陰中之陰虛者 … 有陰中之陽虛者 … 無論陰陽, 凡病至極, 皆所必至, 總由眞陰之敗耳."라 하여, 形質損傷과 機能不足의 證候는 모두 陰虛에 屬한다고 했다.

腎水가 虧하고 肺金이 失潤해서 淸肅之令이 不行하면 陰虛喘咳가 생기는데, 심한 경우는 肺痿까지 발생한다. 心火가 腎水의 承制를 얻지 못하면 心火가 內生하여 心陰이 虧耗되므로 心悸失眠·怔忡氣短 등이 나타나고, 中焦의 脾胃가 陰虛하면 土失中和之性으로 納化失常하므로 納少, 腹脹, 便乾 등이 나타난다. 肝腎이 陰虛하면 肝失所滋로 血燥하고 腎失滋潤으로 火熾하므로 肝腎陰虛火旺의 證이 나타난다. 諸證이 他臟에서 먼저 발생한 후에 腎에 미치는 경우는 "五臟之傷, 窮必及腎."의 유형에 屬하지만, 病이 腎에 있으면서 他臟에 미치는 경우도 있으니, 臨證 시에는 반드시 자세히 살펴서 정확히 파악해야 한다.

(4) 陽虛: 陽氣는 인체 生命活動의 기본적인 動力으로서, 內로는 臟腑를 溫煦하고 外로는 筋骨肢節을 充養한다. 인체에서 일어나는 氣血의 運行, 水津의 布化, 升降出入, 運握神機 등은 모두 陽氣의 動力을 얻어서 이루어진다. 陽氣도 陰精과 같이 五臟에 모두 있지만, 총괄하면 腎에 歸納되기 때문에 腎中의 元陽이 諸陽의 근본이 된다. 張介賓은 "上焦之候如太虛, 神明之宇也"라 하여, 神明의 변화는 반드시 陽氣에 根本하기 때문에 上焦에 陽이 衰하면 耳目鼻口가 聰明을 잃고 神氣가 줄어든다고 했다. 아울러 "中焦之候如竈釜, 水穀之爐也"라 하여, 脾胃의 음식 소화능력 여부 역시 결국 陽氣의 强弱과 陰寒邪의 侵犯 여부에서 비롯된다 했다. 또한 "下焦之候如地土, 化生之本也"라 하여, 땅의 비옥함에 따라 生産이 다르고 山川의 厚薄에 따라 藏蓄이 다르니, 聚散의 조절은 결국 陽氣에서 비롯된다 했다.

만약 陽氣內虛하면 肢體筋脈이 溫煦를 얻지 못해 腠理不固·肌膚失養하므로 畏寒汗出·肢冷筋攣 등이 나타나고 심한 경우에는 痿廢不用한다.

이상과 같이 虛勞는 氣虛, 血虛, 陰虛, 陽虛로 구분할 수 있지만, 陰과 血은 同類이고 陽과 氣는 同源이면서 다시 陰陽氣血은 상호간에 生化하므로 氣血陰陽은 서로 밀접한 관계성을 갖는다. 일반적으로 血虛가 오래되면 반드시 陰虛를 일으키고 陰虛한 경우에는 血이 반드시 不足하며, 氣虛가 오래되면 결국에는 반드시 陽에 영향을 미치고 陽虛한 경우에는 氣가 반드시 不足하니, 臨證 시에는 반드시 자세히 살펴서 氣血陰陽虛損의 間甚多少를 파악해야 한다.

虛勞의 일반적인 발병규율은 陽氣의 損은 上에서 시작하므로 肺를 통해 心과 脾胃를 거쳐서 결국 肝腎에 이르고, 이런 경로와는 반대로 陰血의 損은 下에서 시작하므로 肝腎을 통해 脾胃와 心을 거쳐서 결국 肺에 이른다. 하지만, 五臟은 서로 연관되면서 上下相制하므로 너무 여기에 구애받을 필요는 없다.

4. 診斷要點

1) 진단

虛勞證의 임상증상은 매우 복잡하니, 진단 시에는 氣血陰陽으로 病證의 性質을 정하고, 여기에 五臟病證을 結合해서 病位를 정해야 한다. 臨證 시에는 여러 臟腑의 기능허약이 나타나고 氣血陰陽의 虧虛가 만성적으로 나타나는데, 다음과 같은 증상이 있으면 虛勞로 진단할 수 있다.

(1) 陽氣虛: 形寒肢冷, 短氣自汗, 心悸氣喘, 神疲乏力, 溏泄遺滑, 面色蒼白. 舌淡, 脈沈細弱無力 등.
(2) 陰血虛: 頭暈耳鳴, 口眼乾澁, 心煩失眠, 潮熱盜汗. 舌紅少津, 脈沈細或弦數無力 등.
(3) 五臟虛損: 損於肺者 病在氣: 喘咳, 氣短, 聲怯懶言, 甚或咯血, 皮枯毛焦 등.
  ① 損於心者 病在神: 心煩不眠, 恍惚健忘, 驚悸怔忡, 口舌生瘡 등.
  ② 損於脾者 病在飮食肌肉: 納食不香, 脘痞便溏, 乏力身瘦 등.
  ③ 損於肝者 病在血與筋膜: 心煩夢遺, 脇痛善怒, 筋脈拘急振顫 등.
  ④ 損於腎者 病在精髓: 遺滑精濁, 腰痠脛軟, 骨痛如

折 등.

2) 감별진단

(1) 일반적인 虛證: 虛勞證은 일반적으로 病程이 길고, 한 臟의 虛損이 위주가 되면서 다른 臟의 虛損도 兼해서 나타나거나 氣病及血, 陰病及陽하며, 전신쇠약 및 여러 臟腑의 기능실조로 인한 증상이 많이 나타난다. 이에 비해 일반적인 虛證의 病程은 비교적 짧고, 虛는 하나의 臟에 나타나며, 證候는 단지 몇 가지의 증상이 위주가 되고, 일반적으로 전신쇠약과 여러 臟腑의 기능실조로 인한 증상은 거의 없다.

(2) 肺癆: 肺癆는 癆蟲의 감염으로 발생하면서 전염성이 있고, 病變은 주로 肺에 있으며, 病機는 陰虛肺燥의 특징이 있고, 潮熱盜汗, 咳嗽咯血, 消瘦 등의 특징적인 임상증상이 나타난다. 이에 비해서 虛勞는 다양한 원인에 의해 발생하고, 전염성은 없으며, 임상증상이 비교적 복잡하게 나타난다.

5. 辨證施治

『雜病源流犀燭·虛損勞瘵源流』에서는 "所以致損者有四, 曰氣虛, 曰血虛, 曰陽虛, 曰陰虛. 氣血陰陽各有專主, 認得眞確, 方可施治."라 하여, 虛勞의 辨證에는 氣血陰陽의 虛損 상태를 명확히 살피는 것이 중요하다 했다.

虛勞의 치료원칙은 『素問·厥論』의 '虛則補之', 『素問·至眞要大論』의 '勞者溫之', '損者溫之'의 總則을 따르면서 『難經·十四難』의 "損其肺者益其氣. 損其心者調其營衛. 損其脾者調其飮食, 適其寒溫. 損其肝者緩其中. 損其腎者益其精."의 培補五臟治法을 참고하여 임상증후에 근거해서 응용해야 한다.

虛勞 치료의 주의사항은 陽虛한 경우는 마땅히 溫補해야 하지만 辛香燥烈하는 처방을 過用하지 말아야 하고, 陰虛한 경우는 마땅히 滋補해야 하지만 苦寒滯膩하는 처방을 過用하지 말아야 한다.

1) 氣虛

(1) 肺氣虛

① 主證: 短氣自汗, 少氣懶言, 聲音怯弱, 易患外感 等. 舌質淡, 苔薄白, 脈虛細無力.

② 治法: 補益肺氣.

③ 方藥: 四君子湯 (『和劑局方』)合玉屛風散, 補肺湯 (『永類鈐方』)

(2) 脾氣虛

① 主證: 面色萎黃, 形體消瘦, 倦呆乏力, 食後腹脹, 大便溏薄 或不爽, 肛門重墮, 甚者可伴低熱, 漏下崩中, 吐衄便血. 舌淡胖, 苔薄白, 脈弱.

② 治法: 健脾益氣.

③ 方藥: 四君子湯 (『和劑局方』), 補氣運脾湯 (『統旨方』), 補中益氣湯 (『脾胃論』)

(3) 肝氣虛

① 主證: 脇肋疼痛 或脹悶不舒 遇勞則作, 精神疲憊, 腹脹納呆, 大便溏滯不爽 等. 舌淡紅, 苔薄白, 脈虛細無力.

② 治法: 溫肝益氣, 養血舒肝.

③ 方藥: 四柴胡飮 (『景岳全書』), 當歸四逆湯 (『傷寒論』), 煖肝煎 (『景岳全書』)

2) 血虛

(1) 心血虛

① 主證: 心悸怔忡, 失眠多夢, 心煩易驚, 頭暈眼花, 面色蒼白, 脣甲色淡 等. 舌淡嫩, 脈細結或結代.

② 治法: 養血安神.

③ 方藥: 酸棗仁湯合甘麥大棗湯 (『金匱要略』), 歸脾湯 (『濟生方』), 養心湯 (『證治準繩』)

(2) 肝血虛

① 主證: 頭暈目眩, 兩眼乾澁, 脇痛隱隱, 失眠多夢, 筋脈拘急, 關節不利, 婦人經血不調 等. 舌淡苔白, 脈

弦細.

② 治法: 養血柔肝.

③ 方藥: 四物湯 (『和劑局方』), 小營煎 (『景岳全書』), 三陰煎 (『景岳全書』) 加味

3) 陽虛

(1) 心陽虛

① 主證: 心悸怔忡, 畏寒自汗, 身倦嗜臥, 心胸悶痛, 面色蒼白 等. 舌淡或紫暗, 脈沈遲細弱.

② 治法: 溫陽益氣.

③ 方藥: 桂枝人蔘湯 (『傷寒論』), 拯陽理勞湯 (『醫宗必讀』), 蔘附湯 (『婦人良方』)

(2) 脾陽虛

① 主證: 面黃身倦, 食少形寒, 腸鳴腹痛, 喜溫喜按, 便溏肢冷, 或見浮腫, 婦人帶下淸稀 等. 舌淡苔白, 脈弱.

② 治法: 溫中健脾.

③ 方藥: 黃芪建中湯 (『金匱要略』), 理中湯 (『傷寒論』), 附子八味湯 (『南陽活人書』)

(3) 肝陽虛

① 主證: 脇肋疼痛, 精神疲憊, 寡慾少歡, 面色灰滯, 畏寒肢冷 等. 舌淡苔白, 脈沈弱.

② 治法: 暖肝散寒.

③ 方藥: 柴胡疏肝散 (『景岳全書』), 吳茱萸湯 (『傷寒論』), 煖肝煎 (『景岳全書』)

(4) 腎陽虛

① 主證: 面色蒼白, 腰背酸痛, 肢寒畏冷, 陽痿, 遺精, 多尿或不禁, 下利淸穀, 倦呆神疲, 心悸肢腫 等. 舌淡胖, 苔白滑, 脈沈弱或沈遲.

② 治法: 溫補腎陽, 固攝腎氣.

③ 方藥: 腎氣丸 (『金匱要略』), 右歸飮 (『景岳全書』), 十補丸 (『景岳全書』)

4) 陰虛

(1) 肺陰虛

① 主證: 口乾咽燥, 咳嗽痰少, 不易咯出, 甚或痰中帶血, 潮熱盜汗, 五心煩熱 等. 舌紅苔少, 脈細而數.

② 治法: 養陰潤燥.

③ 方藥: 沙蔘麥門冬湯 (『溫病條辨』), 淸燥救肺湯 (『醫門法律』), 百合固金湯 (『醫方集解』)

(2) 心陰虛

① 主證: 心悸煩躁, 失眠多夢, 潮熱盜汗, 口舌生瘡, 小便短赤, 面色潮紅 等. 舌紅少津, 脈細數.

② 治法: 滋陰養血, 淸心安神.

③ 方藥: 理陰煎 (『景岳全書』), 柏子養心丸 (『體仁滙編』), 天王補心丹 (『攝生秘剖』)

(3) 脾胃陰虛

① 主證: 口舌乾燥, 煩滿倦怠, 不思飮食, 甚則嘔逆便結, 手足煩熱 等. 舌淡紅少津, 脈細數.

② 治法: 淸滋脾胃.

③ 方藥: 益胃湯 (『溫病條辨』), 麥門冬飮子 (『宣明論方』), 麥門冬湯 (『金匱要略』)合玉女煎 (『景岳全書』)

(4) 肝陰虛

① 主證: 頭暈目眩, 兩眼乾澁, 急躁易怒, 心煩失眠, 頭面烘熱, 口燥咽乾 等. 舌紅少苔, 脈細數而弦.

② 治法: 滋養肝陰.

③ 方藥: 三陰煎 (『景岳全書』), 補肝湯 (『醫宗金鑑』), 一貫煎 (『柳州醫話』)

(5) 腎陰虛

① 主證: 腰痠腿軟, 兩足痿弱, 頭暈耳鳴, 夢遺滑泄, 甚或口咽乾燥, 潮熱盜汗, 五心煩熱, 顴赤脣紅 等. 舌紅苔少, 脈沈細而數.

② 治法: 滋補腎陰.

③ 方藥: 六味地黃丸 (『小兒藥證直訣』), 左歸丸 (『景

岳全書』), 左歸飮 (『景岳全書』)

6. 經過 및 豫候

虛勞는 氣血陰陽의 차이, 五臟六腑의 구별 등에 따라 예후 판단도 비교적 복잡하다.

氣血陰陽의 虛勞인 경우, 일반적으로 傷於氣血者는 病이 가볍고 치료도 쉬운 편이지만, 損於陰陽者는 病이 깊고 치료도 비교적 어렵다. 陰陽衰竭者는 예후가 좋지 않은데, 陽絶者는 대개 手足厥逆, 汗出氣短, 神疲倦臥, 嘔噦下利, 脈微欲絶 등이 나타나고, 陰竭者는 대개 身體羸瘦, 骨蒸盜汗, 或遺滑無度, 舌紅而乾, 脈細數無力 등이 나타난다.

五臟의 虛勞인 경우, 먼저 『難經』에서는 臟腑虛損의 輕重이 陽氣虛損인 경우는 肺→心→脾→肝→腎의 순서로 점차 심해지고, 陰精虛損인 경우는 이와 반대의 순서로 심해진다고 했고, 張介賓도 "凡思慮勞倦, 外感等證則傷陽, 傷於陽者, 病必自上而下也. 色慾醉飽, 內傷等證則傷陰, 傷於陰者, 病必自下而上也."라 했다. 한편, 沈金鰲는 自上而下와 自下而上을 막론하고 受損이 中焦脾胃를 過한 경우는 '不可治'라 했다.

실제로 虛勞證은 어떤 臟腑의 損傷인지보다는 陰陽氣血衰竭의 정도에 따라 예후가 결정된다. 또한, 모든 虛損에서 損傷이 脾腎에 미친 경우는 치료가 힘든데, 이는 虛勞損이 脾腎에까지 미치면 先天乏絶, 後天不養해서 二便泄漏, 穀藥難施하기 때문이니, 張介賓은 "虛邪之至, 害必歸陰. 五臟之傷, 窮必及腎, 窮而至此, 吾末如之何也矣."라 했다.

7. 豫防 및 調理

虛勞는 하루아침에 형성된 病證이 아니므로 단기간의 치료로 효과를 거두기는 어렵다. 따라서 치료와 함께 적절한 섭생과 예방이 매우 중요한데, 그 기본원칙은 "凡一切損身者戒之, 益身者遵之."이다.

1) 節飮食, 養五臟

『素問·生氣通天論』에서 "陰之所生, 本在五味, 陰之五宮, 傷在五味."라 했는데, 이는 飮食으로 調理를 잘하면 五臟의 正氣를 培補할 수 있으므로, 병이 나기 전에는 豫防할 수 있고, 이미 병이 발생한 경우는 치유를 촉진할 수 있다는 뜻이다. 한편, 肥甘厚味, 辛辣炙煿한 飮食物을 過食하면 흔히 臟氣를 損傷해서 虛勞를 형성하거나 그 진행을 빠르게 한다.

2) 愼風寒, 防邪入

"傷風不醒便成勞"란 外邪는 주로 급성병을 일으키지만 오래도록 낫지 않는 경우에는 臟氣虧虛를 유발해서 虛勞가 발생할 수 있다는 말이다. 한편, 虛勞 환자는 正氣不足으로 衛外不固하므로 外邪에 쉽게 感受되어 病勢가 악화되는 경우가 많다. 따라서 外愼風寒해서 邪風의 침입을 피하는 것이 매우 중요하다.

3) 選房幃, 存眞精

色慾過度로 인한 眞精의 損傷은 虛勞의 중요한 발병원인 중 하나이다. 虛勞 환자는 陰虛火旺으로 精室被擾해서 遺精·夢遺가 자주 발생하는데, 陰精의 虧損을 따라 病勢는 갈수록 악화되니, 虛勞의 調攝豫防에 節慾保精은 매우 중요하다.

4) 適勞逸, 免損傷

『素問·經脈別論』에서 "生病起於過用, 此其常也."라 했으니, 勞逸過度하면 흔히 五臟正氣를 損傷한다. 『素問·宣明五氣』에 久立, 久行, 久坐, 久臥, 久視 등의 五勞所傷도 勞逸致損의 전형적인 예이고, 이외에 房勞傷腎, 勞力傷氣 등도 역시 虛損을 일으킬 수 있다. 그러나 臟氣가 耗傷되지 않을 정도의 적당한 勞逸은 虛勞의 발생을 豫防하고 虛勞의 악화도 방지할 수 있다.

5) 調情志, 保神氣

『濟生方』에서는 "勞力謀慮則傷肝, 曲運神機則傷心,

意外過思則傷脾, 預而憂則傷肺, 矜持志節則傷腎."이라 했으니, 精神을 잘 調攝하고 情志를 暢達하면 臟氣가 調勻되어 病氣가 難入하지만 喜怒無常, 悲憂不已, 驚恐時作하면 氣陰暗耗되어 五臟이 損傷한다. 따라서 虛勞 환자는 戒憤怒, 免急躁해서 心機를 과다하게 사용하지 않도록 하고, 정서적인 안정을 유지하도록 노력해야 한다.

9 遺精

1. 定義 및 槪要

遺精이란 性交를 행하지 않았는데도 精液이 스스로 遺泄되는 병증으로, 주된 원인은 '腎氣不固', '君相火動', '心脾氣虛', '濕熱內蘊'이다. 遺精은 임상에서는 크게 2가지 類型으로 분류하니, 有夢而遺精者는 '夢遺'라 하고, 淸醒時精自滑出者는 '滑精'이라 한다. 古代의 의가들은 遺精을 '精時自下', '失精', '溢精', '出白' 등으로 표현했다.

遺精과 관련된 내용은 일찍이 『黃帝內經』에서부터 기록되었지만, '遺精'이란 病證名을 사용한 것은 『濟生方』이 최초로, "心受病者, 令人遺精白濁. 腎受病者, 亦令人遺精白濁" 이라 했다.

遺精은 한국표준질병사인분류(Korean standard classification of diseases, KCD)의 성신경쇠약, 전립선염 등으로 인한 주야간의 유정을 모두 포괄한다.

2. 歷代諸家說

遺精과 관련된 내용은 『黃帝內經』에 가장 먼저 등장하는데, 『素問·痿論』에서는 "思想無窮, 所願不得, 意淫於外, 入房太甚, 宗筋弛縱, 發爲筋痿, 及爲白淫."이라 했고, 『靈樞·本神』에서는 "是故怵惕思慮者, 則傷神, 神傷則恐懼, 流淫而不止.", "恐懼而不解, 則傷精, 精傷則骨痠痿厥, 精時自下."라 했으니, 『黃帝內經』에서는 이미 思慮過度·房勞·驚恐 등을 遺精의 중요한 病因으로 생각했다.

漢代의 張機는 『金匱要略』에서 遺精의 脈證을 상세히 서술하는 한편, 遺精은 虛勞로 인해 發生한다 했다. 즉, 『金匱要略·血痺虛勞脈證幷治』에서 "夫失精家, 少腹弦急, 陰頭寒, 目眩 髮落, 脈極虛芤遲, 爲淸穀, 亡血, 失精, 男子失精 女人夢交 桂枝龍骨牡蠣湯主之.", "虛勞裏急, 悸, 衄, 腹中痛, 夢失精 … 少建中湯主之."라 하여, 遺精이 陰陽兩虛의 徵候임을 지적했다.

隋代의 巢元方은 遺精이 기본적으로 虛勞로 인해 발생하지만, 그 所乘之邪가 같지 않으므로 임상증상에도 차이가 있다면서 遺精의 病因과 證候를 4가지로 분류했다. 즉, 『諸病源候論·虛勞尿精候』에서는 "勞傷腎虛, 不能藏於精, 故因小便而精液出也.", 『諸病源候論·虛勞溢精見聞精出候』에서는 "見聞感觸, 則動腎氣, 腎藏精, 今虛弱不能制於精, 故因見聞而精溢出也.", 『諸病源候論·虛勞失精候』에서는 "腎氣虛損, 不能藏精, 故精漏失.", 『諸病源候論·虛勞夢泄精候』에서는 "腎虛爲邪所乘, 邪客於陰則夢交接, 腎藏精, 今腎虛不能制精, 因夢感動而泄也."라 했다. 특히, 巢氏의 '因見聞而精溢出'과 '因夢感動而泄'에 관한 주장은 후세 의가들에게 "精之主宰在心, 心受病者, 令人遺精" 및 '夢遺'와 '滑精'의 감별에 대한 이론적 기초가 되었다.

唐代의 『千金要方』과 『外臺秘要』에서는 이전 의가들의 경험을 집약해 많은 처방을 수록했을 뿐 아니라 遺精에 관한 灸法까지 기록했으니, 이는 唐代에 이미 遺精에 대한 풍부한 치료경험이 있었음을 의미한다.

宋代에는 遺精에 관한 이론이 더욱 발전했는데, 주된 특징으로 遺精의 病位를 心, 腎으로 보고 '心腎不交', '心火上炎'의 病機를 확립했다. 이는 『素問·痿論』의 "思想無窮, 所願不得, 意淫於外 … 及爲白淫."의 이론을 발전시킨 것으로, 『聖濟總錄』에서는 "夫腎臟天一, 以慳爲事, 志意內治, 則精全而嗇出. 思想外淫, 房事太甚, 則固者搖矣, 故淫泆不守, 隨溲而下泄."이라 했다. 또한, 『蘇沈良方』에서는 心虛와 心熱로 인한 遺精의 病機를 강조했는데, "予論之, 此疾有三證, 一者至慮, 腎不能攝精, 心不能攝念, 或夢而泄, 或不夢而泄, 此候皆重, 須大服補藥. 然人病此者甚少, 其餘皆只是心虛或心熱, 因心有所感, 故夢而泄 … 人之患者多是此候."라 했다. 한편, 嚴用和도 心火上炎으로 인한 遺精의 病機를 설명했는데, 그는 『濟生方』에서 "腎藏精, 藏精者不可傷, 皆由不善衛生, 喜怒勞逸, 憂愁

思慮, 嗜慾過度, 起居不常, 遂致心火炎上而不息, 腎水散漫而無歸, 上下不得交養. 心受病者, 令人遺精白濁, 腎受病者, 亦令人遺精白濁. 此皆心腎不交, 關鍵不牢之所致也."라 했다. 이러한 病因病機를 통해 새로운 치료법이 등장하였으니, 嚴用和는 "腎病者當禁固之, 心病者當安寧之."라는 治法을 정립했고, 많은 의가들이 心病으로 인한 遺精의 治療方, 예를 들면 黃連丸 (『聖濟總錄』), 茯苓散 (『蘇沈良方』) 등을 創方했다. 이외에 生理的 遺精에 대해 『蘇沈良方』에서는 "又有少年氣盛, 或鰥夫道人, 强制情慾, 因念而泄, 此爲無病.", 『本事方』에서는 "氣盛盈溢者, 如甁中湯沸而溢."이라 했다.

金元代의 朱震亨은 遺精이 腎虛뿐 아니라 火邪·濕熱之邪에 관련된 경우도 많다고 하였으니, 治療 방면에 있어서도 淸熱燥濕을 爲主로 하면서 固澁으로 輔하는 原則이 확립·발전하는 계기가 되었다. 가령 『丹溪心法·夢遺』에서는 "夢遺專主乎熱, 帶下與脫精同治法, 靑黛, 海石, 黃柏 … 精滑專主乎濕熱, 黃柏, 知母降火, 牡蠣粉, 蛤粉燥濕."이라 했고, "今腎精之妄泄, 由乎心火所逼而使之然."이라 했다. 뿐만 아니라, "因夢交而出精者, 謂之夢遺, 不因夢而自泄精者, 謂之精滑. 皆相火所動, 久則有虛而無寒也."라 하여, 夢遺와 精滑의 개념을 명확히 했다.

明代에는 遺精에 관한 논술이 더욱 많아졌다. 대개 이전 의가들의 要旨를 본받으면서 자신의 의견도 참작해서 새로운 이론을 확립했는데, 내용이 풍부하고 이론이 정연하며 처방 또한 명확해서 현재 임상에서도 많이 응용되고 있다. 아울러 病因에 대한 系統的 分類를 통해 治療原則을 더욱 명확히 했다. 가령 戴元禮는 『證治要訣·遺精』에서 "有用心過度, 心不攝腎, 以致失精者. 有因思色慾不遂, 致精失位, 輸泄而出者. 有色慾太過, 滑泄不禁者. 有年壯氣盛, 久無色慾, 精氣滿泄者."라 하여, 遺精의 病因을 4가지로 구분했다. 樓英은 『醫學綱目·夢遺白濁』에서 "夢遺屬鬱滯者居太半, 庸醫不知其鬱, 但用龍骨牡蠣等澁劑固脫, 殊不知愈澁愈鬱, 其病反甚. 嘗治一中年男子夢遺, 醫或與澁藥反甚, 連遺數夜. 愚先與神芎丸大下之, 却製猪苓丸服之, 得痊安. 於此見夢遺屬鬱滯者多矣."라 하여, 鬱滯로 인한 遺精, 즉 '思想結成痰飮, 迷於心竅'로 인한 遺精의 발생을 주장했다. 王綸은 『明醫雜著·夢遺精滑』에서 "夢遺精滑, 世人多作腎虛治, 而爲補腎澁精之劑不效, 殊不知此證多屬脾胃, 而飮食厚味, 痰火濕熱之人多有之."라 하여, 丹溪의 '濕熱' 病因을 더욱 보충했다. 또한 王肯堂은 『證治準繩·夢遺』에서 "夢遺則以肝腎得之乎, 曰不然, 病之初起亦有不在腎肝, 而在心肺脾胃之不足者, 然必傳於肝腎而後精方走也."라 하여, 遺精이 肝, 腎뿐 아니라 心, 肺, 脾, 胃와도 관련된다고 설명했다. 李中梓는 『醫宗必讀·遺精』에서 "按古今方論, 皆以遺精爲腎氣衰弱之病, 若與他臟不相干涉, 不知內經五臟六腑各有精, 腎則受而藏之, 以不夢而自遺者, 心腎之傷居多, 夢而後遺者, 相火之强爲害 … 苟一臟不得其正, 甚則必害心腎之主精者焉. 治之之法, 獨因腎病而遺者, 治其腎. 由他臟而致者, 則他臟與腎兩治之."라 하여, 遺精의 辨證方法을 정확히 설명하는 한편, 五臟의 病變이 모두 遺精을 일으킬 수 있고 有夢과 無夢으로 病位를 구분할 수 있다고 했다. 한편, 張介賓은 『景岳全書·遺精』에서 遺精의 證候를 더욱 細分하여 論治를 정밀히 했으며, 아울러 병리기전까지도 자세히 기술했다. 즉, 『景岳全書·遺精』에서 "夢遺精滑, 總皆失精之病, 雖其證有不同, 而所致之本則一. 蓋遺精之始, 無不病由乎心, 正以心爲君火, 腎爲相火, 心有所動, 腎必應之. 故凡以少年多慾之人, 或心有妄思, 或外有妄遇, 以致君火搖於上, 相火熾於下, 則水不能藏而精隨以泄. 初泄者不以爲意, 至再至三, 漸至不已, 及其久而精道滑, 則隨觸皆遺, 欲遏不能矣. 斯時也, 精竭則陰虛, 陰虛則無氣, 以致爲勞爲損."이라 했다. 또한, "凡心火盛者, 當淸心降火, 相火盛者, 當壯水滋陰. 氣陷者, 當升擧, 滑泄者, 當固澁. 濕熱上乘者, 當分利, 虛寒冷利者, 當溫補下元. 元陽不足, 精氣兩虛者, 當專培根本."이라 하여, 病因病機에 따른 治療原則을 확립했다.

淸代의 의가들은 특히 遺精의 病因病機에 대해 더욱 많은 내용을 보충했다. 張璐는 『張氏醫通·遺精』에서 "五臟主藏精者也, 傷則失守, 謂一臟之眞不得其正, 則一臟之病作矣, 厥氣客於陰器則夢接內, 厥陰主筋, 故諸筋統系

於肝也. 腎爲陰主藏精, 肝爲陽主疏泄, 故腎之陰虛則精不藏, 肝之陽强則氣不固. 若遇陰邪客於其竅, 與所强之陽相感, 則精脫而成夢矣."라 했다. 치료에 있어서도 '審證求因'을 중시하여 證候에 따라 다양한 처방을 선택했는데, "因思想無窮, 所愿不得而爲白淫者, 治療有五. 神氣浮游宜補中益氣湯加菖蒲, 下朱砂安神丸. 思久成痰, 迷於心竅, 宜先服四七湯, 以割其痰, 後用猪苓丸, 威喜丸調之. 思想傷陰, 八味丸去附子, 加酒黃柏以滋養之. 用心太過, 心不攝腎以致失精者, 遠志丸. 因思欲不遂, 則耳聞目見, 其精卽出, 名曰白淫, 辰砂妙香散 … 失精夢泄, 亦有因鬱火而得, 故壯年火盛, 多有流溢者, 若以虛冷用熱劑, 則精愈失, 滋腎丸加生地茯神棗仁菖蒲. 夢遺爲肝熱膽寒, 以肝熱則火淫於外, 魂不內守, 故多淫夢失精, 或時心悸, 肥人多此, 宜清肝, 不必補腎, 溫膽湯加人蔘茯神棗仁蓮肉."이라 하여, 遺精의 治療方藥 방면에 탁월했다. 한편, 程國彭은 夢遺와 滑精은 病因이 다르므로 治療法 역시 구분된다고 했으니, 『醫學心悟·遺精』에서 "大抵有夢者, 由於相火之强, 不夢者, 由於心腎之虛. 然今人體薄, 火旺者, 十中之一, 虛弱者, 十中之九. 予因以二丸分主之, 一曰淸心丸, 瀉火止遺之法也, 一曰十補丸, 大補氣血, 俾其旺則能攝精也."라 하여, 夢遺는 瀉火止遺해야 하고, 滑精은 大補氣血해야 한다고 주장했다. 아울러 "因誦讀勞心而得者, 更宜補益, 不可輕用凉藥. 復有因於濕熱者, 濕熱傷腎, 則水不淸, 法當導濕爲先."이라 하여, 誦讀勞心으로 인해 발병한 경우는 溫補해서 치료해야 마땅하고, 濕熱로 인해 발병한 경우는 당연히 利濕을 우선해야 한다고 설명했다. 尤怡는 『金匱要略心典·血痺虛勞病脈證幷治第六』에서 仲景의 학설을 계승해서 遺精의 病機를 더욱 세밀히 분석했으니, "脈極虛芤遲者, 精失而虛及其氣也, 故少腹弦急, 陰頭寒而目眩. 脈得諸芤動微緊者, 陰陽幷乖而傷及其神與精也, 故男子失精, 女子夢交. 沈氏所謂勞傷心氣, 火浮不斂, 則爲心腎不交, 陽泛於上, 精孤於下, 火不攝水, 不交自泄, 故病失精."이라 했다. 林珮琴은 『類證治裁·遺泄』에서 遺精의 일반적인 치료법에 대해 "陽虛者, 急補氣. 陰虛者, 急益精. 陽强者, 急瀉火而已."라 했다. 그는 이전 의가들의 "夢而後泄者, 相火之强爲害. 不夢自遺者, 心腎之傷爲多."라는 학설을 따라 '有夢治心, 無夢治腎'을 治法의 근거로 삼았지만, '詳求所因'이라고 하여 病因에 따른 치료법을 중요시했다.

3. 病因病機

遺精은 腎氣不固로 인한 경우가 많은데, 心과도 관계가 있기 때문에 "神搖於上, 精泄於下"라는 말이 있다. 아울러 肝, 脾의 機能失調도 모두 腎精의 封藏에 영향을 미쳐 遺泄을 일으킬 수 있다.

1) 勞傷心脾

思慮過度, 飮食失節, 房事不適 등이 모두 勞傷心脾를 일으킬 수 있다. 心傷하면 暗耗陰血하여 神不寧舍하고 脾傷하면 脾不健運하여 精微를 化生하지 못하므로 心腎不交에 이르니, 『素問·陰陽別論』에서는 이를 "二陽之病發心脾, 有不得隱曲"이라 했다. 따라서 心脾氣虛나 中氣不足한 사람에게 遺泄이 생기는 경우가 많다. 만약 勞倦·思慮가 계속되어 氣損이 심해지면 遺精이 자주 나타나니, 『景岳全書·遺精』에서는 "有因用心思索過度輒遺者, 此中氣有不足, 心脾之虛陷也"라 했다. 아울러 心脾가 계속 損傷되면 腎에 영향을 미쳐서 遺泄不止하니, 『靈樞·本神』에서는 "故怵惕思慮者, 則傷神, 神傷則恐懼, 流淫而不止."라 했다.

2) 腎氣不固

靑年期에 早婚이나 姿情縱慾으로 手淫過度하거나, 稟賦素虧하거나, 혹은 久病으로 氣血虧損이 甚하면 陰損及陽해서 腎氣虧虛에 이르는데, 腎虛하면 封藏失職하므로 滑精이 발생한다. 만약 陽虛로 溫煦失職하여 氣化失司해서 臟腑가 滋養을 받지 못하면 精神疲憊·形寒肢冷·舌質淡胖·脈沈無力 등의 증상이 나타난다. 이에 대해 『景岳全書·遺精』에서는 "精動者當固其腎, 滑精者無非腎氣不守而然"이라 했고, 『金匱要略·血痺虛勞』에서는 "夫失精家,

少腹弦急, 陰頭寒, 目眩, 髮落, 脈極虛芤遲, 爲淸穀, 亡血, 失精"이라 했다. 만약 病이 진행해서 命門火衰가 甚해지면 陰無陽以化해서 精竭하는데, 精竭하면 元陽無所由生하므로 陰陽俱損의 重證에 이른다.

3) 君相火動

대개 情志失調, 勞神太過, 意淫於外 등으로 心陽獨亢하면 心陰이 灼傷하고, 心火久動으로 腎水를 損傷하면 水不濟火하는데, 이렇게 되면 '君火動於上, 相火搖於下'로 精室失封하므로 夢泄이 발생한다. 이를 『折肱漫錄』에서는 "夢遺之證, 非必盡因色慾過度, 大半起於心腎不交"라 했다. 일반적으로 用心太過하면 火亢하고, 火亢하면 水不升해서 心腎不交하니, 尤怡는 "陽泛於上, 精孤於下, 火不攝水, 不交自泄, 故病失精."이라 했다.

靑年이나 獨身男, 혹은 精虧한 사람이 心有所慕, 情動於中으로 欲興於下, 君相火動하는 경우는 모두 心動神搖로 擾精妄泄한 상태이니 夢遺가 발생하고, 심하면 見聞感觸卽流한다. 重한 경우는 心火燔熾, 痰閉心竅해서 幻視, 幻聽까지 나타나는데, 夢惑女子卽遺는 病이 心腎에 있는 상태이다. 心火熾盛해서 相火를 動한 것이 중요한 病機이니 만약 心靜寡慾하면 비록 勞心, 腎虛해도 發病하는 경우는 적다.

4) 濕熱內蘊

脾胃素虛하거나 醇酒厚味로 傷中하거나, 혹은 外濕이 오래 머물러 안으로 浸淫하거나 肝經濕熱이 內蘊하면 脾不升淸하여 濕濁, 濕熱이 內生한다. 濕熱이 氣機를 鬱閉해서 三焦를 阻碍하고 膀胱으로 流注해서 精室을 搖動하면 精關不固해져 滑精이 발생한다. 濕熱이 비교적 甚하면 때때로 소변에도 소량의 精液이 섞여 나오니, 『雜病源流犀燭·遺泄源流』에서는 "有因飮酒厚味太過, 痰火爲殃者, … 有因脾胃濕熱, 氣不化淸, 而分注膀胱者, 亦混濁稠厚, 陰火一動, 精隨而出"이라 했다. 이외에 濕熱蘊久로 釀痰鬱結中焦해서 化火하면 胸悶脘脹, 口苦痰多의 증상이 있으면서 下擾精舍하므로 遺精이 자주 나타나는데, 肝, 脾二經의 문제이다.

4. 診斷要點

1) 진단

遺精이 1주일에 2회 이상이 있어 睡眠中遺泄하거나 淸醒時精自滑出하면서 頭暈, 耳鳴, 精神萎靡, 腰腿酸軟 등의 증상이 동반되면 遺精으로 진단할 수 있다.

2) 감별진단

(1) 生理的 遺精: 溢精이라고도 하는 생리적 유정은 성인 남성으로 미혼이거나 결혼 후 오랫동안 혼자 지내어 1달에 1~2 차례의 遺精이 있으면서 遺精 후에 불쾌한 감각이 없고 頭昏, 耳鳴, 腰腿酸軟 등의 증상도 없다. 이를 『景岳全書·遺精』에서는 "有壯年氣盛 久節房慾而遺者 此滿而溢者也"고 했다.

(2) 早泄: 남성이 성교 시에 不能持久卽泄하거나 一觸卽泄하는 早漏症을 포괄하는 病證이다.

(3) 赤白濁: 요도 입구에 때때로 濁穢하면서 或白한 膿血樣 물질이 흐르고, 간혹 배뇨 시 莖中熱痛, 如刀割樣의 증상이 있는 病證이다.

(4) 膏淋: 膏淋은 소변이 米泔水(쌀뜨물) 같이 混濁하면서 배뇨 시 요도가 熱澁疼痛한 病證이다.

3) 요점

(1) 心脾氣虛: 思慮過度로 인해 勞傷心脾한 상태인데, 초기에는 脾傷으로 食慾不振 등이 나타나지만 오래되면 心悸, 健忘 등이 나타난다. 따라서 本證에서는 주로 面色萎黃, 四肢倦怠, 食慾不振, 心悸健忘, 尿淸長, 遺精, 舌苔白, 脈虛緩無力 등 脾氣虛의 증상이 나타난다.

(2) 腎氣不固: 腎이 封藏機能을 잃어 固攝無權하므로 滑精, 早泄, 陽痿 등의 병증을 겸할 수 있는데, 주로 尿頻而淸長 甚則不禁, 夜尿多, 舌淡少苔, 脈弱 등의 증상이 나타난다.

(3) 君相火動: 本證에는 心火熾盛, 心腎不交를 포함하니,

遺精, 心煩心悸, 少寐多夢, 舌紅, 脈細數 등의 증상이 나타난다. 肝火偏旺하면 頭痛眩暈, 躁急易怒, 脇痛口苦, 遺精, 淋濁, 陽强, 舌紅苔黃, 脈弦 등의 증상이 나타나고, 陰虛火動하면 夢遺精滑, 五心煩熱, 盜汗顴紅, 陽事易擧, 小便短赤, 舌紅無苔, 脈細, 兩尺洪大 등의 증상이 나타난다.

(4) 濕熱內蘊: 本證에는 濕邪內浸, 脾虛生濕, 濕鬱化熱 등을 포함하니, 脘腹脹悶, 或痰多咳嗽, 納呆惡心, 大便不常, 尿少而赤, 遺精, 早泄或陽痿, 舌苔白膩, 脈濡緩, 或舌苔黃膩, 脈濡數 등의 증상이 나타난다. 한편, 肝經濕熱이면 胸脇滿悶疼痛, 或睾丸紅腫熱痛, 陰囊潮濕, 遺精滑泄 등이 나타난다.

5. 辨證施治

원칙적으로 夢遺는 心火의 문제이고 滑精은 腎虛의 문제이니, 『景岳全書·遺精』에서는 "蓋精之藏制雖在腎, 而精之主宰則在心."이라 했다. 하지만, 실제로는 夢遺와 滑精을 막론하고 모두 心·肝·脾·腎 등의 臟氣失調와 관계되니, 『醫宗必讀·遺精』에서는 "獨因腎病而遺者, 治其腎. 由他臟而致者, 則他臟與腎兩治之."라 했다. 일반적으로 초기에는 實證이 많고 오래되면 虛證이 많은데, 虛實挾雜한 경우도 적지 않으니 자세히 구분해서 치료해야 한다.

1) 心脾氣虛

(1) 主證: 夢遺滑精 小勞卽甚, 或陽痿, 早泄, 心悸怔忡, 健忘不寐, 肢體困倦, 面色萎黃, 納呆便溏, 苔薄白, 舌質淡, 脈細緩無力.

(2) 治法: 補脾養心, 益氣攝精.

(3) 方藥: 壽脾煎 (『景岳全書』), 補中益氣湯 (『脾胃論』), 秘元煎 (『景岳全書』)

2) 腎氣不固

(1) 主證: 夢遺滑精, 早泄, 陽痿, 精神萎靡, 腰膝酸軟, 健忘失眠, 面色蒼白, 畏寒肢冷, 舌質淡, 舌苔薄白, 脈沈細.

(2) 治法: 補腎溫陽, 固澁精關.

(3) 方藥: 秘精丸 (『濟生方』), 斑龍丸 (『醫統方』), 金鎖固精丸 (『醫方集解』), 水陸二仙丹 (『證治準繩』), 桑螵蛸散 (『本草衍義』)

3) 君相火動

(1) 主證: 少寐多夢 夢則遺精, 或頭暈目眩, 心中煩熱, 或心悸怔忡, 善恐健忘, 或口乾苦, 脇痛易怒, 或陽事易擧, 精神不振, 體倦乏力, 小溲短赤, 舌紅少苔或無苔, 脈細數.

(2) 治法: 瀉心淸肝, 滋陰降火.

(3) 方藥: 天王補心丹 (『攝生秘剖』), 三才封髓丹 (『衛生寶鑑』), 黃連淸心飮 (『沈氏尊生書』), 知柏地黃丸 (『醫宗金鑑』), 大補陰丸 (『丹溪心法』)

4) 濕熱內蘊

(1) 主證: 遺精頻作 或尿時有少量精液流出, 小溲熱赤渾濁, 或尿澁不利, 口苦脇痛, 目赤耳聾, 心煩少寐, 便溏後重不爽, 或脘腹痞悶, 惡心, 肢體重困, 苔黃膩, 脈濡數.

(2) 治法: 利濕化濁, 淸熱止遺.

(3) 方藥: 三仁湯 (『溫病條辨』), 萆薢分淸飮 (『醫學心悟』), 封髓丹 (『醫宗金鑑』)

6. 經過 및 豫候

遺精의 예후는 일반적으로 좋은 편이다. 임상적으로 君相火動, 勞傷心脾, 腎氣不固 등으로 정확히 辨證해서 치료하면서 淸心寡慾 등의 攝生에 주의한다면 쉽게 치료될 수 있다. 만약 적절히 치료하지 못해서 病勢가 변해 虛實이 挾雜되면 잘 치료되지 않는데, 심한 경우에는 早泄, 陽痿, 不育 등도 나타날 수 있다. 濕熱內鬱은 實證에 屬하는 경우가 많아 淸熱利濕으로 祛邪하면 正氣가 편안해지는데, 처방 중에 固澁之劑를 佐로 해서 收斂의 효과를 더하도록 한다.

7. 豫防 및 調理

1) 雜念을 없애고 清心寡慾한다. 적당한 신체활동은 필요하지만 과도해서는 안 된다. 勞心 또한 적절히 주의해서 충분한 휴식을 취해야 한다.
2) 起居有節하고 性慾을 節制하며 手淫을 警戒한다. 내의는 꼭 끼지 않게 입고 의복은 가볍고 부드러운 소재로 선택한다.
3) 음식은 少食해야 하지만, 너무 虛하지 않게 한다. 술, 담배, 자극성 있는 음식을 삼가고, 식이요법으로 건강을 보존한다.
4) 導引法: 『醫學入門』의 "治遺精以手兜托外腎 一手摩擦臍輪左右 輪換久久擦之 不惟可以止精 且可以補下元. 更擦腎兪 胸前脇下 湧泉 但心窩忌擦"의 방법을 시행한다.
5) 食餌療法: 李時珍은 "薯蕷粥補腎精 固腸胃"라 했으니, 心脾氣虛, 腎氣不固 유형에는 補脾胃, 滋肺腎의 목적으로 山藥粥 (『薩謙齊經驗方』)을 복용한다. 또한, 『直指方』에서는 "白茯苓粥治心虛夢泄白濁."이라 했으니, 健脾益胃, 利水消腫의 목적으로 白茯苓粥 (『直指方』)을 복용하거나 養心, 益腎, 補脾의 목적으로 蓮子粉粥 (『太平聖惠方』)을 복용한다.

10 陽痿

1. 定義 및 槪要

陽痿란 성년의 남성이 생리적인 성기능 감퇴 시기 이전에 성관계 시 陽事不擧, 擧而不堅 등의 증상이 나타나 성교에 지장을 받는 病證이다. 대개의 원인은 성욕과도로 지나친 手淫을 했거나 憂思, 驚恐 등을 오래 앓아 心, 脾, 腎을 損傷했기 때문이고, 飮酒過度, 濕熱下注 등도 宗筋弛縱을 유발하여 陽痿를 일으킬 수 있다. 古代의 의가들은 陽痿를 '陰痿', '筋痿', '莖痿', '陽事不擧'라고도 했다.

陽痿는 또한 痿證의 범주에도 屬한다. 陰器가 萎弱해서 不起, 不用하므로 '陰痿'라고도 하며, 陽衰로 인해 陽事不擧하는 경우가 많으므로 '陽痿'라고도 한다.

'陽痿'란 용어는 明代의 王綸이 가장 먼저 사용했으니, "少年陽痿, 由因於失志者, 但宜舒鬱, 不宜補陽 … 宣其抑鬱, 通其志意, 則陽氣舒而痿自起."라 했다. 한편, 陽痿를 篇名으로 정하여 치료를 논한 것은 明代의 張介賓이 최초이니, 『景岳全書·陽痿』에서 "凡思慮焦勞憂鬱太過者, 多致陽痿.", "凡驚恐不釋者, 亦致陽痿."라 했다.

陽痿는 임상적으로 성신경쇠약과 만성 질환에 동반되는 발기장애를 모두 포괄한다.

2. 歷代諸家說

『黃帝內經』에서는 생리적·병리적 관점으로 陽痿의 成因을 논술했으니, 대개 自然衰老, 內傷, 濕熱 등을 원인으로 간주했다. 가령, 『素問·陰陽應象大論』에서는 "年六十, 陰痿, 氣大衰."라 했고, 『素問·痿論』에서는 "思想無窮, 所願不得, 意淫於外, 入房太甚, 宗筋弛縱, 發爲筋痿, 及爲白淫."이라 했으며, 『素問·五常政大論』에서는 "太陰司天, 濕氣下臨, 腎氣上從 … 陰痿, 氣大衰而不起不用."이라 했고, 『靈樞·經筋』에서는 "足厥陰之筋 … 陰器不用, 傷於內則不起.", "熱則弛縱不收, 陰痿不用."이라 했다.

晉代의 皇甫謐은 疝氣로 유발된 陽痿를 鍼灸法으로 치료했는데, 『甲乙經』에서는 "丈夫㿗疝 … 陰痿 … 湧泉主之.", "陰疝痿, 莖中痛 … 刺氣街主之."라 했다. 곧, 陽痿에 대한 鍼灸治療의 創始者는 皇甫謐이라 할 수 있다.

隋代의 巢元方은 『黃帝內經』을 계승해서 陽痿의 病因을 더욱 깊게 연구했는데, 『諸病源候論·虛勞陰痿候』에서는 "腎開竅於陰, 若勞傷於腎, 腎虛不能榮於陰器, 故萎弱也. … 陽衰微, 風邪入於腎經, 故陰不起."라 하여, "腎虛不能榮於陰"과 "風邪入於腎經"을 陽痿의 病因으로 보았다.

唐代의 孫思邈은 『千金要方·卷十九』에서 "腎氣虛寒, 陰痿, 腰脊痛, 身重緩弱, 言音混濁, 陽氣頓絶方."이라 하여, 腎氣虛寒으로 인한 陽痿의 임상증상과 治療方藥을 설명했고, 아울러 陽痿에 대한 '補腎壯陽'의 食餌療法을 제창했다. 王燾는 先賢들의 陽痿 治療處方을 묶어 『外臺備要』에 모두 7方을 수록했는데, 이들 方劑는 지금까지 전해져 내려온다.

宋元代의 여러 의가들은 勞傷과 腎虛를 陽痿의 주된 病因으로 여겨 '補腎, 壯陽, 塡精' 위주의 치료법을 사용했다. 가령 陳言은 『三因方』에서 "安腎丸, 治腎虛腰痛, 陽事不擧, 膝骨痛, 耳鳴, 口乾, 面色黧黑, 耳輪焦枯."라 하여, 內因으로 발생한 陽痿에 補虛之劑인 '安腎丸'을 사용했고, 嚴用和도 『濟生方』에서 "五勞七傷, 眞陽衰憊 … 陽事不擧."라 했다. 또한, 李杲는 腎氣虛乏·下元冷憊로 인한 陽痿를 八味丸으로 치료했는데, 『醫學發明』에서는 八味丸에 대해 "陽事多痿不振, 依全方, 然夏減桂附一半, 春秋三停減一."이라 했다. 한편, 朱震亨은 '相火妄動'에 따른 '煎熬眞陰'의 이론을 주장했는데, 降陰火·補腎水의 치료법을 제시하여 大補丸을 응용했다. 이외에 『太平聖惠方』, 『世醫得效方』, 『聖濟總錄』 등에도 陽痿의 治療方劑가 많이 수록되어 있다.

明代에는 陽痿에 대한 새로운 이론이 많이 등장했다.

가령 明代 초기에 朱橚의 『普濟方·諸虛門』에서는 陽痿에 대한 역내 의가들의 처방을 전부 수록하면서 "諸虛百損, 莫不自心腎而言."이라 하여, 陽痿의 發病病機에 心腎의 病理를 논술했다. 또한 치료에 있어서는 攝生調養의 중요성을 강조하여 "節飮食, 靜室自處 … 勿耆酒色."이라면서, 交通心腎과 補虛壯陽하는 처방을 치료에 응용했다. 王綸은 陽痿에 대한 丹溪의 이론을 발전시켜 『明醫雜著』에서 "男子陰痿不起, 古方多云命門火衰, 精氣虛冷, 固然有之, 亦有鬱火甚而致痿者."라 했고, 치료 역시 "此證令服黃柏·知母, 淸火堅腎之藥而效, 故須常察 不可偏認作火衰也."라 했다. 薛己는 肝經濕熱로 인한 陽痿를 중심으로 病機를 설명했는데, "陰莖屬於肝之經絡, 蓋肝者木也, 如木得湛露則立, 遇酷暑則萎悴. 若因肝經濕熱而患者, 用龍膽瀉肝湯, 以淸肝火導濕熱."이라 했다. 王肯堂은 『證治準繩·陰痿』에서 『黃帝內經』의 '耗損過度傷肝'과 '濕土制腎'의 학설을 중점적으로 연구했고, 아울러 '仲景八味丸'의 사용방법도 논술했다. 한편, "陰痿弱, 兩丸冷, 陰汗如水, 小便後有餘滴, 臊氣, 尻臀幷前陰冷, 惡寒而喜熱, 膝亦冷, 此肝經濕熱, 宜固眞湯, 柴胡勝濕湯. 腎脈大右尺尤盛, 此相火盛而反痿, 宜滋腎丸或鳳髓丹."이라 하여, '肝經濕熱'과 '相火盛'으로 인한 陽痿의 證治를 설명했다. 한편, 陽痿의 辨證論治에 크게 공헌한 張介賓은 『景岳全書·陽痿』에서 "凡男子陽痿不起, 多由命門火衰, 精氣虛冷, 或以七情勞倦, 損傷生陽之氣, 多致此證. 亦有濕熱熾盛, 以致宗筋弛縱而爲痿弱者."라 하여, 病機를 보다 자세히 분석했다. 뿐만 아니라, 陽痿를 3가지 類型으로 분류하여 유형마다 輕重의 구분을 두어 치료했으니, "命門火衰, 精氣虛寒而陽痿者, 宜右歸丸 …. 若火不甚衰而止因血氣薄弱者, 宜左歸丸 …. 凡思慮驚恐, 以致脾腎虧損而陽道痿者 … 宜七福飮 …. 其有憂思恐懼太過者, … 宜七福飮加桂附枸杞之類主之. 凡肝腎濕熱, 以致宗筋弛縱者, 亦爲陽痿, … 宜滋陰八味丸 …. 火之甚者, 如滋腎丸, 大補丸之類俱可用."이라면서 "然有火無火, 脈證可別, 火衰者十居七八, 而火盛者僅有之耳."라 하여, 陽痿의 발병은 虛로 인한 경우가 대부분이라고 했다.

淸代의 醫書 대부분에는 陽痿에 대한 기록이 실려 있다. 陽痿의 病機와 治法은 주로 이전 의가들의 학설을 이어받았는데, 陽痿의 病位는 肝과 腎, 그리고 陽明이라고 했다. 한편, 다소 새로운 견해를 제시한 의가도 있었는데, 가령 張璐는 『張氏醫通·陰痿』에서 "然亦有鬱火甚而致痿者, 經云, 壯火食氣, 譬人在夏暑而倦怠, 遇冬寒而堅强. 予嘗治腎經鬱火, 令服滋腎丸而散, 故須審察, 不可偏認火衰也."라 하여, 鬱火로 인한 陽痿를 중점적으로 설명했다. 한편, 沈金鰲는 『雜病源流犀燭·前陰後陰源流』에서 "有精出非法, 或就忍房事, 有傷宗筋 … 又有失志之人, 抑鬱傷肝, 肝木不能疏達, 亦致陰痿不起."라는 陽痿의 病因을 제시했다. 또한, 葉天士는 『臨證指南』에서 "又有陽明虛則宗筋縱, 蓋胃爲水穀之海, 納食不旺, 精氣必虛. 況男子外腎, 其名爲勢, 若穀氣不充, 欲求其勢之雄壯堅擧, 不亦難乎? 治惟通補陽明而已."라 하여, '通補陽明'의 치료법을 제시하면서, "憂思恐懼有傷脾腎者, 以元氣爲本, 非竟講益火, 火旺則元氣愈損."을 강조했다.

3. 病因病機

1) 腎陽虛衰

色慾過度로 精竭하거나 先天不足하거나, 혹은 腎氣虛寒으로 인한 경우가 많다. 腎陽虛衰로 命門火가 不足하여 氣血이 虧虛하면 肝脈이 溫煦를 잃어 宗筋을 濡潤하지 못하고 腎이 作强하지 못하므로 陽事를 鼓動하지 못해서 陽痿不用한다. 이는 『諸病源候論』의 "腎開竅於陰, 若勞傷於腎, 腎虛不能榮於陰器, 故萎弱也."라는 설명과 같다.

2) 心脾損傷

思慮過度와 勞倦으로 勞傷心脾한 경우이다. 曲運神機하면 勞心하고, 心神過用하면 暗吸腎陰하므로 勞心하면 역시 勞腎에 이른다. 脾主思하니 久思傷脾하고, 脾主四肢하니 勞倦 역시 傷脾한다. 脾傷으로 中焦不運하면 納呆少食해서 精氣必虛하니, 이는 『臨證指南』의 "況男子外腎, 其名爲勢, 若穀氣不充, 欲求其勢之雄壯堅擧, 不亦

難乎?"라는 설명과 같다. 勞心하면 損腎하고 脾傷하면 精不充하니, 心脾同損하면 腎이 作强하지 못하고 그 勢가 堅固하지 못하므로 반드시 陽痿가 발생한다.

3) 恐懼傷腎

『素問·陰陽應象大論』에서는 "在藏爲腎, … 在志爲恐, 恐傷腎"이라 하여, 恐과 傷腎의 관계를 설명했다. 또한, 驚하면 心神이 安定되지 못해 心氣가 逆亂하는데, 驚恐이 輕하면 心氣逆亂으로 그치지만 重한 경우는 氣下精却하니 이 또한 傷腎하여 遺精·溺失禁을 일으킨다. 심하면 大恐으로 元神受損하는데, 神은 精氣所化이므로 神損하면 腎이 이미 傷한 것이다. 따라서 陽事의 壯堅을 主宰할 수 없으므로 陽痿가 발생하는데, 이는 『景岳全書·陽痿』의 "凡驚恐不解者, 亦致陽痿. 經曰恐傷腎, 卽此謂也."라는 설명과 같다.

4) 肝氣鬱結

원하는 바를 이루지 못해 情志가 不舒하거나, 惱怒傷肝하거나, 혹은 驚恐憂가 오래 계속되면 氣機가 逆亂해서 肝氣鬱結에 이른다. 肝脈은 股陰을 감싸면서 陰毛 속으로 들어가 陰器를 지난 후, 少腹에 이르러 挾胃·屬肝하는데, 만약 氣機鬱結이 肝脈을 侵犯하면 氣血이 鬱滯되어 運行이 不暢하니, 宗筋失營으로 不用이 발생한다.

뿐만 아니라, 情志活動은 肝의 疏泄機能에 직접적인 영향을 미친다. 『靈樞·本神』에서 "肝藏血, 血舍魂"이라 하는데, 魂은 神明을 輔弼한다. 驚, 恐, 憂는 모두 氣機의 失調를 일으켜 肝氣의 開發과 疏泄에 영향을 미치니, 情緖消沈, 悶悶不樂, 志意不快해도 陽事는 興旺堅壯되지 못한다. 이는 『景岳全書·陽痿』의 "凡思慮焦勞憂鬱太過者, 多致陽痿."라는 설명과 같다.

5) 濕熱下注

濕濁이 內蘊해서 氣機를 鬱閉한 상태로, 陰滯肝脈으로 經絡이 失養하면 宗筋에 弛縱不用이 발생한다. 『素問·五常政大論』에서는 "太陰司天, 濕氣下臨, 腎氣上從, … 陰痿氣大衰而不起不用."이라 했다. 만약 脾虛로 運化失常하고 三焦水道가 不暢하면 濕邪가 停滯되어 濕鬱化熱하거나, 肝經濕熱이 下注되어 筋絡遏滯·宗筋失養하므로 陽痿가 발생한다. 이는 대개 腎陰陽이 素虛하거나 稟弱한 체질의 사람에게 이환되기 쉬운데, 『證治準繩』에서는 "陰痿弱, 兩丸冷, 陰汗如水, 小便後有餘滴臊氣, 尻臀幷前陰冷, 惡寒而喜熱, 膝亦冷, 此肝經濕熱."이라 했다.

4. 診斷要點

1) 진단

성년의 남성이 생리적인 성기능 감퇴 시기 이전에 음경이 萎弱不起해서 臨房不擧하거나 擧而不堅하여 성교에 지장을 받는 경우는 陽痿라고 진단할 수 있다.

早泄이나 遺精이 함께 나타날 수 있고, 흔히 腰痠脛軟, 頭暈耳鳴, 手足不溫, 少腹冷, 陰囊濕冷, 或心悸盜汗, 五心煩熱, 精神萎靡, 身倦, 焦慮 등의 증상을 동반한다. 舌質은 淡하거나 紅하고, 苔는 白하거나 無苔하며, 脈은 沈細하거나 浮大而虛한다.

2) 요점

(1) 腎陽虛衰: 대부분 陰損及陽하여 陽衰로 陰無所生한 상태이다. 陽痿, 早泄或不育, 精液淸冷, 面白畏寒, 舌淡苔白, 脈沈細 등의 증상이 나타난다.

(2) 心脾損傷: 脾傷으로 中焦不運하여 氣血不足, 精神不振으로 不能鼓其陽事한 상태이다. 陽痿, 精神不振, 面色不華, 虛飽納呆, 舌質淡, 脈細 등의 증상이 나타난다.

(3) 恐懼傷腎: 大恐으로 精却氣下하고 神損으로 不能主於陽事하니 傷神에 치우친 상태이다. 陽痿, 精神沈悶, 膽怯, 驚悸不寐, 舌質淡靑, 脈弦細 등의 증상이 나타난다.

(4) 肝氣鬱結: 氣는 血의 帥이니 氣滯하면 血不暢한다. 情志不舒로 肝脈鬱結하면 氣滯하여 血이 宗筋을 不營하므로 陽痿가 발생한다. 陽痿, 情志抑鬱, 胸脇不

舒, 善太息, 少寐多夢, 舌苔薄白, 脈弦 등의 증상이 나타난다.

(5) 濕熱下注: 宗筋이 弛縱되어 不收不用하고, 겸해서 膀胱濕熱證 등이 나타나는 상태이다. 陽痿, 小溲短赤, 下肢酸困, 陰囊汗冷, 苔黃, 脈沈滑或濡滑而數 등의 증상이 나타난다.

5. 辨證施治

1) 腎陽虛衰

① 主證: 陽痿早泄, 精薄清冷, 面色㿠白, 精神萎靡, 頭暈目眩, 腰痛腿酸, 小便淸長, 舌質淡苔白, 脈多沈細.

② 治法: 補腎壯腰.

③ 方藥: 五子衍宗丸 (『丹溪心法』), 右歸丸 (『景岳全書』), 贊育丹 (『景岳全書』), 五精丸 (『雜病源流犀燭』).

2) 心脾損傷

① 主證: 陽痿, 精神不振, 夜寐不安, 面色不華, 虛飽納呆, 苔薄膩, 舌質淡, 脈細.

② 治法: 補益心脾.

③ 方藥: 歸脾湯 (『濟生方』), 大補元煎 (『景岳全書』), 人蔘養榮湯 (『和劑局方』), 補虛丸 (『丹溪心法』).

3) 恐懼傷腎

① 主證: 陽痿, 精神沈悶, 膽怯多疑, 心悸失眠, 脈弦細, 苔薄膩或舌質淡靑.

② 治法: 益腎寧神.

③ 方藥: 金匱要略腎氣丸 (『金匱要略』), 七福飮 (『景岳全書』), 啓陽娛心丹 (『辨證錄』), 桑螵蛸散 (『本草衍義』), 宣志湯 (『辨證錄』).

4) 肝氣鬱結

① 主證: 情志抑鬱, 精神不振, 肢體倦怠, 胸悶不舒, 善太息, 少寐多夢, 心悸不寧, 陽痿不擧, 舌苔薄白, 脈弦.

② 治法: 疏肝解鬱.

③ 方藥: 逍遙散 (『和劑局方』), 柴胡疏肝散 (『景岳全書』)

5) 濕熱下注

① 主證: 陽痿, 小便短赤, 下肢酸困, 陰囊汗冷, 苔黃, 脈沈滑或濡滑而數.

② 治法: 淸熱化濕.

③ 方藥: 三仁湯 (『溫病條辨』), 二妙散 (『丹溪心法』), 龍膽瀉肝湯 (『醫方集解』)

6. 經過 및 豫候

實證은 易治이고, 虛證은 難治이다. 肝氣鬱結, 濕熱下注에 屬하는 경우는 비교적 쉽게 완치가 된다. 腎陽虛衰, 心脾損傷, 恐懼傷腎에 屬하는 경우에는 장기간 약물을 복용하면서 攝生에 주의하면 치료될 수 있고, 예후 또한 비교적 좋다. 비록 辨證施治에 따라 적절히 치료하더라도 攝生에 부주의하거나, 심리적인 인자가 제거되지 않으면 역시 치유가 어렵다. 만약 病이 오래되어 肝脈을 傷하면 濕痰瘀血이 宗筋을 阻塞해서 치료가 더욱 어려우니, 정확한 辨證에 따라 신중하게 用藥하면서 지속적으로 치료해야 한다.

7. 豫防 및 調理

1) 手淫을 경계하고 욕망을 절제하며, 피로하지 않을 정도의 적당한 신체활동을 한다.
2) 情志內傷을 避해서 건강한 심리상태를 유지한다.
3) 운동요법을 실시하고 內功을 기르면서 신체를 단련한다.

11 不育

1. 定義 및 槪要

남성의 생식기능이 저하 혹은 상실되거나 피임을 하지 않았는데도 결혼 후 1년 이상이 되도록 임신되지 않는 경우를 '不育'이라 하는데, 古代 의가들은 '無子', '五不男' 등으로도 표현했다.

'不育'이란 글자는 기원전 11세기경에 쓰인 『周易』에 가장 먼저 등장하는데, 『周易·漸』에서는 "夫征不復, 離群醜也, 婦孕不育, 失其道也."라 했다.

不育은 일반적으로 생식기능의 선천적인 결함과 후천적인 병리상태의 2가지로 구분된다.

不育은 임상적으로 정자형성장애·정자수송장애·정액성분이상·사정장애 및 기타 특발성 원인에 의한 남성 난임 등을 모두 포괄한다.

2. 歷代諸家說

『素問·上古天眞論』에서는 "二八腎氣盛, 天癸至, 精氣溢寫, 陰陽和, 故能有子.", "八八 … 今五藏皆衰, 筋骨解墮, 天癸盡矣, 故髮鬢白, 身體重, 行步不正, 而無子耳."라 하여, 남성의 生育이 腎氣와 밀접한 관계에 있음을 설명했는데, 이는 腎氣가 虛衰하여 天癸가 때맞추어 이르지 못하거나, 天癸가 이르렀어도 왕성하지 못하면 精氣가 不充해서 不育이 된다는 것을 말한다. 또한, 『素問·陰陽別論』에서는 "二陽之病發心脾, 有不得隱曲."이라 했는데, 唐代의 王氷은 "有不得隱曲, 在男子是少精."이라고 註했다. 따라서 『黃帝內經』에서는 不育을 별도로 다루지 않았지만, 不育의 病機는 腎氣虛衰와 男子少精이고 不育의 病位는 腎임을 이미 밝혔으니, 이런 학설은 후세 의가들의 不育 치료에 이론적 기초가 되었다.

漢代의 張機는 『黃帝內經』의 이론을 이어 받아 『金匱要略·血痹虛勞』에서 "男子脈浮弱而澁, 爲無子, 精氣淸冷."이라 하여, 不育의 病機와 임상증상을 개괄했는데, 여기서 脈浮而弱은 眞陽不足이고 脈澁은 精少淸冷이다.

隋代의 巢元方은 『諸病源候論·虛勞候』에서 男性不育을 '虛勞無子'라 했는데, 그 病因은 "陰寒, 陰萎, 裏急, 精連連, 精少, 陰下濕, 精淸, 小便苦數, 臨床不卒."이라 했다. 또한, 『虛勞無子候』에서는 "泄精, 精不射出, 但聚於陰頭, 亦無子."라 하여, 최초로 無射精을 男性不育의 기본적인 病因 중 하나로 인식했다.

唐代의 孫思邈은 "凡人無子, 當爲夫妻俱有五勞七傷, 虛羸百病所致, 故有絶嗣之殃."이라 하여, 無子는 男女 모두에게 책임이 있다 했고, 치료는 補腎에 중점을 두었다. 王燾 역시 不育 病機의 요점은 虛勞라면서, 『外臺秘要·虛勞下』에서 "陽痿, 臨事不起, 癢濕, 臥便盜汗, 心腹滿急, 小便莖中疼痛 … 或無子."라 했다. 아울러 不育의 치료는 補虛해야 한다는 원칙을 정했는데, 이는 남성의 五勞七傷을 치료해야 한다는 의미이다. 한편, 王氷은 『玄珠密語』에서 생식기관의 선천적 결함으로 인한 不育을 '五不男'이라 통칭했는데, '天'은 陰莖短小나 發育畸形으로 인한 발기장애나 고환의 결함, 遺精에 해당하는 '漏'는 精液의 不固로 인한 遺泄, '犍'은 음경이나 고환의 제거, '怯'은 陽痿, '變'은 兩性의 畸形을 지칭한다.

宋代의 楊士瀛은 『仁齋直指方』에서 無射精을 '木腎'이라 하여 그 證候를 기록했고 消法을 사용해서 치료했다.

金代의 張從正은 風·寒·濕邪가 인체에 浸襲하면 疝症이 발생하고, 심하면 不育까지 이른다면서, 치료는 溫劑로 下하는 방법을 사용했다. 한편, 『儒門事親』에서는 "二陽者 … 脾受之則味不化, 故男子少精, 皆不能成隱曲之事."라 하여, 『黃帝內經』의 학설을 근거로 後天水穀之精과 腎生殖之精의 관계를 밝혔다.

元代의 朱震亨은 『丹溪心法·虛損門』에서 "夫無子者, 古方皆責之於腎, 蓋以腎之所藏者精, 精盈則有子, 精虧則乏嗣耳. 今腎精之妄泄, 惟乎心火所逼而使之然, 是無

子不獨由於腎也."라 하여, 不育의 病機로 相火妄動을 거론하면서 '寧神降火, 補血生精'의 治法을 創立했으니, 實證不育에 대한 이론적 기초와 治療方藥을 제시했다.

明代의 李梴은 『醫學入門』에서 "男子陽精微薄, 則雖遇血海虛靜, 流而不能直射子宮, 多不成胎."라면서 치료는 補元精하면서 火가 妄動하지 않도록 靜功存養을 兼해야 한다고 했고, 龔廷賢은 『壽世保元』에서 "父不種子, 氣虛血弱故也."라 했다. 한편, 張介賓은 『景岳全書·子嗣類』에서 "疾病之關於胎孕者, 男子則在精, 女人則在血, 無非不足而然. 凡男子之不足, 則有精滑精淸精冷者 及臨事不堅 或流而不射者, 或夢遺頻數 或便濁淋澁者. 或好色以致陰虛 陰虛則腰腎痛憊, 或好男風以致陽極 陽極則亢而亡陰, 或過於强固 强固則勝敗不洽, 或素患陰疝 陰疝則肝腎乖離. 此外則或以陽衰 陽衰則多寒 或以陰虛 陰虛則多熱. 若此者 是皆男子之病 不得盡諉之婦人也. … 必先其在我而後及婦人 則事無不濟矣."라 하여, 역대 의가들의 학설을 종합했다.

淸代의 張璐는 『張氏醫通·子嗣』에서 남성 측의 문제는 '不育', 여성 측의 문제는 '不孕'이라 하여 '無子'의 개념을 명확히 밝혔고, 치료 방면에 있어서는 "竊謂男子之難於嗣者, 一如婦人經病調理. 然有不生不育之不同, 大意在於補偏救弊."라 했다. 아울러 "往往有體肥質實, 偏生無子者, 豈可一概歸於虛寒也. 蓋濕盛則氣滯, 氣滯則精雖至而不能冲透子宮, 故不能成孕. … 至如生而不育, 亦自不同, 有金石藥毒伏於髓中者, 有酒客濕熱混於髓內者, 有慾動精薄者."라 하여, 不育의 病機로 濕盛과 氣滯를 강조했고, 치료에도 "愼勿拘於世俗溫補壯陽之說"이라 했다. 한편, 陳士鐸은 『辨證錄』에서 男精過熱해도 不育이 발생한다면서, 男性不育을 치료하는 10여 가지의 方劑를 수록했다.

3. 病因病機

古代 의가들은 不育의 病因을 대개 精寒, 精少, 氣衰, 氣鬱, 痰多, 相火旺의 6가지로 나누었다. 不育은 비록 그 病位가 腎에 있지만, 五臟의 病變 역시 모두 腎에 영향을 미쳐 不育을 일으킬 수 있다. 『素問, 上古天眞論』에서는 "腎者主水, 受五藏六府之精而藏之. 故五藏盛, 乃能寫"라 했다. 腎氣不足으로 陰精不化하면 精虧血少해서 不育에 이르고, 肝鬱氣滯로 疏泄無權하면 氣血失調해서 不育에 이르며, 脾虛로 運化失司하면 精微不足해서 不育에 이른다. 따라서 不育의 病機는 諸臟氣虛損으로 精滑, 精淸冷, 精少하거나, 火, 痰, 瘀가 서로 兼해서 일으키는 精竅閉阻, 精熱, 精不液化 등으로 볼 수 있다. 臨證 時에 病機를 정확히 파악해야 定位定性을 변별할 수 있다.

1) 腎陽虛衰

腎은 生殖을 主하면서 水火之臟, 陰陽之宅이므로 腎陽은 生化之源인데, 先天不足, 病後虛損이나 房勞, 과도한 手淫 등은 모두 腎氣를 損傷한다. 腎陽不足으로 命門火衰하면 腎精의 生化가 無源하여 精薄氣冷하거나 陽痿早泄하며, 腎氣虛로 不能攝精하면 精關이 不固하여 遺精早泄, 精液淸冷, 質稀量微하므로, 이로 인해 不育이 발생한다.

2) 陰虛火旺

腎肝陰虛로 水不涵木하여 相火妄動하면 下擾精室해서 遺精이 頻作한다. 『證治準繩』에서는 "腎之陰虛則精不藏, 肝之陽强則氣不固, 若雨淫邪客於其竅與所强之陽相感, 則精脫出而成夢矣."라 했으니, 陰虛水虧로 妄想不遂하면 慾火가 燔動하여 宗筋을 充斥시켜 陽强不倒에 이른다. 만약 灼精爍液하면 精液이 粘稠해져 정상적으로 液化되지 못하는데, 相火旺盛의 정도가 甚하고 肝脈絡道가 閉鬱되면 精關의 開闔이 失調되어 射精에 장애가 발생하니, 이로 인해 不育이 발생한다.

3) 心脾受損

본래 心脾가 虧損되었거나 思慮過度·驚悸不安으로 心脾를 損傷하여 臟氣가 오래도록 失調되면 腎까지 영향을 미친다. 氣血虧虛로 攝精하지 못하면 宗筋不潤해서 遺

精·陽痿에 이르니, 『景岳全書·陽痿』에서는 "凡思慮焦勞憂鬱太過者, 多致陽痿."라고 했다. 心脾가 손상 받아 中焦가 기능을 발휘하지 못하면 生血不足으로 血虛精少하여 不育이 발생하고, 腎氣失養으로 精衰少해도 不育이 발생한다. 한편, 心脾의 損傷이 비교적 심하면 肝腎의 精血이 不足해서 陽强不射精하니, 『辨證錄·陽强不倒門』에서는 "人有終日操心, 勤於誦讀, 作力之時, 刻苦搜索, 乃至入房 … 遂至陽擧不倒"라고 했다.

4) 腎精不足

稟賦素虧, 先天不足, 靑年早婚, 房室過度, 頻犯手淫 등은 精氣虧耗를 일으키니, 『景岳全書·遺精』에서는 "有素稟不足, 而精易滑者, 此先天元氣單薄也.", 『證治要訣·遺精』에서는 "有色慾太過, 而滑泄不禁者."라 했고 『諸病源候論·虛勞無子』에서는 남성의 '精連連', '精少'가 모두 無子를 일으킨다고 했으므로, 腎精遺泄太過와 精衰液少한 경우는 거의 모두 不育에 이른다.

5) 肝鬱化火

素盛之體가 臨事惱怒하면 肝鬱化火한다. 또한 五志過極으로 擾動心火하면 君火亢上, 相火迫下한다. 肝脈의 운행은 陰器를 감싸 돌아 少腹에 이르므로 相火가 肝脈을 充斥하면 宗筋을 鼓動해서 陽擧不倒한다. 火가 脈絡을 鬱하여 精竅가 阻滯를 받으면 射精하지 못하고 精室을 擾動하면 遺精이 자주 나타나니, 이를 『辨證錄·陰痿門』에서는 "凡入房久戰久衰, 乃相火充其力也."라 했다. 뿐만 아니라, 肝鬱化火는 淋濁·尿精·精液不液化·精熱 등도 초래할 수 있으니, 그 病機는 火로 인한 경우이다.

6) 寒滯肝經

風寒이 下焦에 侵襲하여 肝脈을 阻滯하면 寒邪凝結로 絡脈血瘀하여 經脈이 不通하고 氣血이 失營하니, 腎陰被遏되어 陰精의 生化에 제약을 받아 精薄淸冷해서 不育이 발생한다. 『素問·擧痛論』에서는 "寒氣客於脈外則脈寒, 脈寒則縮踡, 縮踡則脈絀急, 絀急則外引小絡, 故卒然而痛."이라 했고, 『儒門事親』에서는 "寒疝, 其狀囊冷 結硬如石, 陰莖不擧, 或控睾丸而痛. 得於坐臥磚石, 或風冷處使內過勞, 宜以溫劑下之, 久而無子."라 했다.

7) 濕熱內蘊

腎陽虛로 氣化失司하여 濕邪가 下流하거나, 濕濁久鬱로 化熱하여 下迫하거나, 혹은 肝經濕熱이 下注하면 모두 膀胱으로 直注해서 精室에 영향을 미치는데, 濕熱이 오래 쌓여 精液을 灼爍하면 精液이 粘稠해져 정상적으로 液化되지 못하여 生育에 영향을 미친다. 또한, 濕濁, 濕熱도 精竅를 阻澁하여 無射精을 유발할 수 있다. 만약 氣機가 鬱閉되고 脈絡이 阻滯되면 陽痿, 早泄, 遺精, 淋濁, 尿精 등과 함께 不育을 일으킨다.

8) 痰瘀阻竅

情慾不節로 相火妄動하고 貪酒恣食으로 釀生痰熱하면 痰火가 互結되어 肝經을 充斥하는데, 足厥陰經脈을 따라 陰器로 下注하여 痰火의 充斥이 不解하면 陽强不衰, 有張無弛가 발생한다. 만약 陽强不衰하여 精竅의 氣血이 充盈하여 빠져나가지 않으면 氣滯血瘀나 滯精敗濁이 발생해서 精竅를 阻滯하므로 陽强不射精하니, 『靈樞·經脈』에서는 "足厥陰之別 … 結於莖, 其病 … 實則挺長."이라 했다. 當泄不泄, 擧而不休로 相火가 離位하여 精室을 下擾하면 房勞 후에 遺精이 자주 나타나고, 墜墮跌傷驚氣, 敗血交攻으로 精竅를 阻塞하면 不射精되어 不育에 이른다.

4. 診斷要點

1) 진단

환자의 主訴, 임상증상 및 실험실 검사 결과 남성측 원인으로 임신하지 못한 경우라면 不育이라 진단한다.

2) 감별진단

(1) 不孕: 여성의 생식기능에 선천적인 결함이나 후천적인

병리상태가 있는 까닭에 임신이 불가능한 것이다. 반면, 不育은 남성 측의 문제로 임신이 불가능한 경우이다.

(2) 遺精: 遺精은 성관계 없이 1주일에 2회 이상 精液이 自出하는 것으로, 일반적으로 임신에는 큰 영향이 없다. 그러나 病程이 오래되고 精液이 淸稀하면 不育에 이를 수도 있다.

(3) 早泄: 조루증처럼 성행위 시간이 몹시 짧거나, 삽입 즉시 射精하는 것이다. 이 역시 일반적으로 임신에는 큰 영향이 없지만, 久病으로 오래도록 낫지 않으면 腎虛少精하여 不育에 이를 수 있다.

(4) 陽痿: 陽痿는 성년 남성이 생리적인 성기능감퇴 시기 이전에 성관계 시 陰莖이 萎弱不起, 擧而不堅 등이 나타나 성생활에 영향을 받는 병증을 말한다. 심한 경우 不育에 이를 수도 있다.

(5) 淋證: 淋證은 小便이 混濁不淸, 白如米泔하고, 尿頻急, 淋漓不盡하며, 尿道澁痛, 少腹拘急이 특징인 病證으로, 病機는 대부분 腎虛, 膀胱濕熱이다. 만약 濕熱鬱久하여 精室로 直注해서 灼精爍液하거나 濕熱이 精竅를 阻澁하면 不育에 이를 수 있다.

(6) 疝氣: 疝氣는 痛, 腫, 墮, 脹을 위주로 하는 고환질환으로, 寒, 濕, 鬱의 舌脈證을 겸하여 喜暖畏寒, 囊濕出水, 或少腹結滯不舒, 麻木不知痛癢 등의 증상이 나타나고, 심하면 陰莖不擧까지 수반한다. 疝氣論治에 따르는데, 만약 오래도록 낫지 않아 寒凝濕阻로 氣滯血瘀하여 生殖之精의 生成障碍를 일으키면 不育에 이를 수 있다.

(7) 先天性 不育: 생식기의 결함에 의한 '天', '犍', '變' 등으로, 대개 難治이다.

5. 辨證施治

不育은 우선 선천성 不育과 후천성 不育을 감별하고, 증상의 虛, 實, 虛實挾雜을 살펴야 한다. 선천성 不育은 구조적인 생식기능 결함으로 인하며 難治에 屬한다. 후천성 不育은 臟氣失調, 外邪侵犯으로 인하는데, 虛에 屬하는 경우는 滋陰補腎壯陽, 實에 屬하는 경우는 祛邪活絡通竅, 虛實挾雜에 屬하는 경우는 補腎祛邪, 平調陰陽을 위주로 치료해야 한다.

1) 腎陽虛衰

(1) 主證: 精液淸冷, 遺精頻作或早泄陽痿, 頭暈耳鳴, 精神萎靡, 畏寒肢冷, 腰膝酸軟, 面色㿠白. 舌質淡苔白, 脈沈細而弱.

(2) 治法: 補腎壯陽, 塡精補血.

(3) 方藥: 腎氣丸 (『金匱要略』), 右歸丸 (『景岳全書』), 十補丸 (『濟生方』), 七子散 (『備急千金要方』).

2) 腎虛火旺

(1) 主證: 陽事易擧不倒, 頻作遺精, 或精液粘稠不液化, 或有精濁淋瀝, 顴紅脣赤, 虛煩不寐, 心悸不安, 腰膝酸軟. 舌質紅苔少, 脈細數而無力.

(2) 治法: 滋補肝腎, 壯水制火.

(3) 方藥: 六味地黃丸 (『小兒藥證直訣』), 知柏地黃丸 (『蘭室秘藏』), 大補陰丸 (『丹溪心法』), 鎭陽丸 (『辨證錄』).

3) 心脾受損

(1) 主證: 陽事不擧, 或夢遺失精, 精神萎靡, 心悸怔忡, 失眠健忘, 面色萎黃, 肢體倦怠, 胃納不佳. 舌質淡苔薄, 脈細弱.

(2) 治法: 益氣補血, 健脾養心.

(3) 方藥: 七福飮 (『景岳全書』), 歸脾湯 (『濟生方』), 歸脾湯 (『濟生方』)合五子衍宗丸 (『丹溪心法』), 滋血繩振丸 (『辨證錄』).

4) 腎精虧虛

(1) 主證: 早泄, 陽痿, 遺精, 性慾減退, 不射精, 神衰少華, 頭暈目眩, 耳鳴腰痠, 形體瘦弱, 或足跟痛, 舌紅少津, 脈弦細大數, 尺弱.

(2) 治法: 滋陰補腎, 塡精止遺.

(3) 方藥: 六味地黃丸 (『小兒藥證直訣』), 合三才封髓丹 (『衛生寶鑑』), 左歸丸 (『景岳全書』), 塡精嗣續丸 (『辨證錄』), 七寶美髥丹 (『醫方集解』), 生髓育麟丹 (『辨證錄』).

5) 肝鬱化火

(1) 主證: 陽事易擧, 久擧不衰, 不射精, 遺精, 煩躁易怒, 胸脇不舒, 面目紅赤, 口苦咽乾, 小便短赤. 舌紅苔黃, 脈弦數.
(2) 治法: 淸肝瀉火.
(3) 方藥: 瀉靑丸 (『小兒藥證直訣』), 龍膽瀉肝湯 (『醫方集解』), 當歸龍薈丸 (『丹溪心法』)

6) 寒滯肝經

(1) 主證: 性慾減退, 精氣淸冷, 陽痿, 少腹睾丸均凉 時時抽痛 逢寒痛劇, 小便混濁. 舌質淡, 苔薄白而潤, 脈沈弦.
(2) 治法: 溫經散寒通絡.
(3) 方藥: 解急蜀椒湯 (『外臺秘要』), 十補丸 (『濟生方』), 大烏頭煎 (『金匱要略』), 沈香桂附丸 (『衛生寶鑑』), 丁香楝實丸 (『六科準繩』).

7) 濕熱內蘊

(1) 主證: 濕濁內蘊證과 濕熱下注證으로 구분된다. 濕濁內蘊: 滑精, 陽痿或精稠不液化 或不射精, 面色淡黃, 胸悶納呆, 脘痞便溏, 肢體沈重, 嗜睡懶言, 小便混濁短赤. 舌質淡有齒痕, 苔白膩, 脈濡滑. 濕熱下注: 遺精, 陽痿, 精稠不液化, 淋濁, 陰莖澁痛, 睾丸或會陰部墮痛, 陰囊潮濕, 下肢酸困. 苔黃膩, 脈濡數.
(2) 治法: 化濁健脾 淸利濕熱.
(3) 方藥: 蒼朮二陳湯 (『雜病源流犀燭』), 三仁湯 (『溫病條辨』), 猪肚丸 (『衛生寶鑑』), 龍膽瀉肝湯 (『蘭室秘藏』), 純一丸 (『辨證錄』).

8) 痰瘀阻竅

(1) 主證: 合房陽事不衰, 無性慾快感高潮, 不射精, 房後多有遺精, 或有腰痠, 頭暈, 夜寐不安. 舌苔膩, 脈弦滑.
(2) 治法: 祛痰利竅, 通絡化瘀.
(3) 方藥: 活腎丸 (偏於痰濁者, 『醫學入門』), 川楝散 (偏於痛甚者, 『直指方』), 血府逐瘀湯 (偏於血瘀, 『醫林改錯』), 紅花散瘀湯 (『外科正宗』)

6. 經過 및 豫候

不育 중 少精, 無精, 精液淸冷의 경우는 補腎壯陽의 治法으로 비교적 좋은 효과를 거둘 수 있다. 無射精의 경우는 精竅의 閉塞으로 인하는 경우가 많은데, 病機는 痰, 瘀, 火를 相兼하는 등 病勢가 복잡해서 初期에는 易治할 수 있지만, 久病은 치료가 어려우니 적절한 攝護調養을 시행하면서 장기적인 치료효과를 기대하는 것이 좋다. 완고한 遺精, 陽痿, 精稠不液化 등으로 病因病機가 濕熱이나 肝火妄動으로 인한 경우는 흔히 虛實이 挾雜하니, 치료는 滋陰降火, 淸熱平肝利濕해야 하는데, 病勢의 호전이 더뎌 치료기간이 비교적 길다.

7. 豫防 및 調理

1) 淸心寡慾해야 하니, 정신적인 부담을 해소하고 치료에 대한 확신을 갖는다.
2) 攝生에 주의하면서 성관계를 절제하고 手淫 등의 나쁜 습관을 없앤다.
3) 消渴, 淋濁, 疝氣 등 원발성 병증을 적극적으로 치료하여 不育의 유발인자를 해소한다.
4) 太極拳, 五禽戱 및 氣功, 按摩 등의 운동요법을 시행한다.
5) 食餌療法: 濕熱內蘊의 경우에는 利水消腫, 養肝明目, 祛痰止咳, 通淋利濁의 효능이 있는 車前子粥 (『壽親養老新書』)을 섭취하고, 腎陽虛衰의 경우에는 壯陽, 暖腎, 益精의 효능이 있어 陽虛羸弱, 陽痿, 腎虛多尿,

腰痠怕冷 등에 적용되는 麻雀粥 (『食治通說』)을 섭취하며, 肝腎精血不足의 경우에는 養肝腎, 補精血, 潤腸의 효능이 있어 腎虛陽衰, 腰膝冷痛, 筋骨痿弱 등에 적용되는 肉蓯蓉粥 (『藥性論』)을 섭취한다.

12 疝氣

1. 定義 및 槪要

疝氣는 睾丸과 陰囊이 腫脹疼痛하여 간혹 小腹까지 牽引疼痛하는 病證으로, 足厥陰肝經, 任脈과 밀접한 관계가 있다. 疝氣의 범위는 매우 넓어서 배가 아프면서 아래위로 당기는 경우도 '疝'이라 하여 腹中의 疝과 睾丸의 疝이란 說이 있었는데, 淸代에서부터 睾丸, 陰囊의 病證만을 '疝'으로 지칭했다.

疝氣는 임상적으로 급, 만성 고환염, 부고환염, 고환종양, 음낭수종 등 고환과 음낭의 염증, 종대, 종양 등을 모두 포괄한다.

2. 歷代諸家說

'疝'이란 명칭은 『黃帝內經』에서부터 비롯되었다. 『素問·骨空論』에서는 "任脈爲病, 男子內結七疝, 女子帶下瘕聚."라 하여, 疝이 任脈과 관련됨을 설명하면서 '七疝'을 제시했는데, 七疝에 관련된 내용은 『黃帝內經』 각 篇에 부분적으로 언급되었다. 가령 『靈樞·經脈』에는 '丈夫㿉疝', '狐疝', 『素問·脈解』에는 '厥陰所謂㿗疝', "陰亦盛而脈脹不通, 故曰㿗癃疝也."라 했고, 『素問·平人氣象論』에서는 病證의 寸口尺脈診에 대한 내용 중에 "寸口脈沈而弱曰寒熱及疝瘕少腹痛."이라 했으며, 『素問·五藏生成』에서는 "黃, 脈之至也, 大而虛, 有積氣在腹中, 有厥氣, 名曰厥疝."이라 했고, 『素問·骨空論』에서는 "此生病, 從少腹上衝心而痛, 不得前後爲衝疝."이라 했다. 이를 기초로 '㿉疝', '狐疝', '㿗疝','癃疝', '疝瘕', '厥疝', '衝疝'을 『黃帝內經』의 '七疝'으로 보고 있다. '㿉疝', '㿗疝', '癃疝'은 모두 睾丸과 陰囊의 腫脹疼痛을 말하고, '狐疝'은 갑자기 나타났다가 갑자기 사라져 그 출입의 일정치 않음을 말하며, '衝疝'은 少腹에서부터 心까지 上衝하면서 痛함을 말하고, '厥疝'은 氣가 腹中에 쌓여 氣逆해서 疝이 발생함을 말하며, '疝瘕'는 疝氣가 쌓이고 뭉쳐 疝이 발생함을 말한다. 이상을 종합하면, 『黃帝內經』에 수록된 疝은 睾丸의 疝과 腹中의 疝을 모두 포괄하는 病證이다.

『黃帝內經』의 記述을 근거로 할 때, 疝氣의 임상증상은 '暴痛', '睾腫', '發寒熱', '腹痛不得大小便', '少腹痛' 등이다. 한편, 病因病機는 '任脈爲病', '邪客於足陽明之絡', '肝所生病', '足厥陰病', '足厥陰氣逆', '三陰爲病', '足陽明之筋病', '得之寒', '陽明之勝' 등으로 매우 복잡한데, 주로 病因은 '寒', '氣'와 관련이 있고, 臟腑經脈은 '足厥陰肝經', '任脈'과 관련이 있다.

漢代의 張機는 『金匱要略·腹滿寒疝宿食病脈證治』에서 주로 '寒疝'의 임상증상과 병인병기를 자세히 기록했다. 즉, 寒疝의 주요증상은 '腹中痛', '繞臍痛', '惡寒', '自汗出', '手足厥冷', '脇痛裏急'이고, 脈象은 '弦而緊', '沈緊'이며, 주요 病機는 '寒氣內結'과 '陽氣不行'이다. 아울러 大烏頭煎·當歸生薑羊肉湯·烏頭桂枝湯의 治方이 수록되었는데, 睾丸과 陰囊의 腫脹疼痛에 대해 언급하지 않았기 때문에 당연히 腹中의 疝을 언급한 것이다.

隋代 巢元方의 『諸病源候論·諸疝候』에서는 厥疝, 癥疝, 寒疝, 氣疝, 盤疝, 胕疝, 狼疝을 설명했는데, 기술된 증상으로 참작하면 狼疝만 狐疝과 유사하고, 나머지 六疝은 모두 腹痛과 관련되니 역시 腹中의 疝에 屬한다. 한편, "陰氣積於內, 復爲寒氣所加, 使營衛不調, 血氣虛弱, 故風冷入其腹內, 而成疝也."라 하여, 疝氣의 주요 病機를 언급했다.

金元代에는 睾丸의 疝에 대한 논술이 많아졌는데, 張從政은 『儒門事親·疝本肝經宜通勿塞』에서 "豈知諸疝皆歸肝經, … 故陽明與太陰厥陰之筋, 皆會於陰器, 惟厥陰主筋, 故爲疝者, 必本厥陰."이라 했다. 아울러 寒疝은 "其狀囊冷, 結硬如石, 陰莖不擧, 或控睾丸而痛."하고, 水疝은 "其狀腎囊腫痛, 陰汗時出, 或囊腫而狀如水晶, 或囊癢而搔出黃水."하며, 筋疝은 "其狀陰莖腫脹, 或潰或膿, 或痛

而裏急筋縮, 或莖中痛, 痛極則癢 或挺縱不收 或白物如精 隨溲而下."하고, 血疝은 "其狀如黃瓜, 在少腹兩傍, 橫骨兩端約中."하며, 氣疝은 "其狀上連腎區, 下及陰囊."하고, 狐疝은 "其狀如瓦, 臥則入小腹, 行立則出小腹入囊中."하며, 㿗疝은 "其狀陰囊腫縋, 如升如斗, 不癢不痛者是也."라 하여, 疝을 7가지로 분류했다. 이상의 七疝은 筋疝과 血疝을 제외하고는 모두 陰囊과 睾丸 부위의 腫脹疼痛이니, 이후 疝氣는 주로 음낭과 고환 부위의 병증을 지칭하게 되었다.

疝氣의 病因은 『黃帝內經』의 언급처럼 주로 '寒'과 '氣'로 간주하는데, 朱震亨은 『格致餘論·疝氣論』에서 "此證始於濕熱在經, 鬱而至久, 又得寒邪外束, 濕熱之邪不得疏散, 所以作痛."이라면서, 肝經濕熱 역시 疝氣의 흔한 病因이므로 肝經濕熱을 疏泄하고 下焦의 瘀血을 消導해야 한다 했으니, 기존과는 다른 病因을 주장했다. 한편, 明代의 張介賓은 "疝氣之病, 有寒證亦有熱證. 然必因先受寒濕或犯生冷, 以致邪聚陰分, 此其肇端之始, 則未有不因寒濕而致然者. 及其病鬱旣久, 則鬱而成熱則有之, 或以陽臟之人, 火因邪聚而濕熱相資者亦有之."라 하여, 疝氣의 病에 寒證과 熱證이 모두 있지만 그 발단은 전부 寒濕으로 인하며 오래도록 鬱하면 熱이 되거나 陽臟의 사람이 邪로 인해 火가 모여 濕熱이 서로 보태는 경우도 있다고 했다. 치료에는 "治疝必先治氣, 故病名亦曰疝氣"라면서 "寒有寒氣, 熱有熱氣, 濕有濕氣, 逆有逆氣, 氣在陽分則有氣中之氣, 氣在陰分則有血中之氣. 凡氣實者必須破氣, 氣虛者必須補氣. 故治疝者, 必於諸證之中, 俱當兼用氣藥."이라 했는데, 景岳의 이런 관점은 요즘의 疝氣 치료에도 적용된다.

淸代의 尤怡는 『金匱要略翼』에서 "至論疝病之因, 有主寒者, 有主濕熱者, 有火從寒化者. 要之疝病不離寒·濕·熱三者之邪, 寒則急, 熱則縱, 濕則腫, 而尤必以寒氣爲主."라 했다. 한편, 陳修園은 『醫學實在易』에서 "疝氣者, 睾丸腫大而痛也."라 하여, 疝氣가 곧 睾丸의 病證임을 분명히 하면서 "疝氣, 睾丸腫大, 牽引小腹而痛."이라 했으니, 疝氣를 睾丸의 疝으로만 한정했다.

3. 病因病機

疝氣는 다양한 病因과 복잡한 病機를 갖지만, 病因은 주로 外邪, 房勞, 忿怒, 勞倦 및 선천적 요인이고, 病機는 寒濕凝滯, 濕熱搏結, 肝鬱氣滯, 氣虛下陷, 痰凝血瘀로 다음과 같이 설명된다.

1) 寒濕凝滯

疝氣는 寒濕邪의 感受로 인해 생기는 경우가 많다. 張從政은 『儒門事親·疝本肝經宜通勿塞』에서 寒疝은 '得於坐臥濕地, 或寒月涉水, 或冒雨雪', 水疝은 '得於飮水醉酒, 使內過勞, 汗出而遇風寒濕之氣', 㿗疝은 "得之地氣卑濕所生, 故江淮之間, 湫塘之處, 多感此疾."이라 했고, 張介賓도 『景岳全書』에서 "必因先受寒濕或犯生冷, 以致邪聚陰分, 此其肇端之始, 則未有不因寒濕而致然者."라 했으니, 대개 평소 陽虛하거나 오래도록 卑濕한 지역에 거처하여 寒濕의 邪가 침범해서 肝腎의 經에 客하면 寒濕의 凝滯가 陰分에 結聚해서 疝氣가 발생한다.

2) 濕熱搏結

濕熱搏結로 인한 疝氣의 발생은 2가지 경우로 나뉜다. 첫째, 寒濕邪의 鬱이 오래되어 熱로 化한 경우인데, 『類證治裁·疝氣』에서는 "今按疝證初起, 必由虛寒勞力致之, 積久腑絡阻痺, 遂聚濕熱."이라 설명했다. 둘째, 평소 濕熱이 있는데 다시 外寒이 가해져 濕熱이 外泄되지 못하고 肝·任脈 등으로 下注한 경우인데, 『赤水玄珠·疝門』에서는 丹溪의 말을 인용하여 "此病始於濕熱在經, 鬱遏至久, 又感外寒, 濕熱受鬱而作痛."이라 했다.

3) 肝鬱氣滯

情志抑鬱이나 忿怒號哭으로 肝失條達해서 疏泄되지 못하면 氣機不暢이 음낭·고환으로 파급되어 腫痛이 생기는데, 『醫學入門·疝氣』에서는 "氣疝上連腎腧, 下及陰囊, 得於號哭忿怒之鬱而脹, 或勞役坐馬, 致核腫脹."이라 했다.

4) 氣虛下陷

幼兒는 선천적인 稟賦不足이나 發育不全·氣虛下陷으로 인해 偏墜가 발생하는데, 『儒門事親·疝本肝經宜通勿塞狀十九』에서는 "或小兒亦有此疾, 俗曰偏氣. 得於父已年老, 或年少多病, 陰痿精怯, 强力入房, 因而有子, 胎中病也."라 했다. 또한, 성인의 경우라도 평소 몸이 허약하거나 陽氣가 不足한데 다시 勞役이 過度하거나 擧重에 用力이 太過하면 中氣가 下陷되어 少腹下墜·睾丸疼痛하는 疝氣가 발생한다.

5) 痰凝血瘀

久留한 痰濕이 적절히 치료되지 못해 下焦로 流入하여 鬱結不化하면 肝經·任脈으로 흘러들어 疝氣가 생기는데, 『丹溪心法·疝痛』에서는 "疝痛濕熱痰積, 流下作病."이라 했다. 만약 疝氣가 오래되거나 적절히 치료되지 못하면 病邪가 血絡으로 深入하여 다시 瘀血을 凝聚시킨다. 한편, 『張氏醫通·疝』에서는 "疝 … 皆是氣分之病. 若積年痛發不脹大, 方是血分之病."이라 했다.

4. 診斷要點

1) 診斷

(1) 『景岳全書·雜證謨·疝氣』에서는 "疝之爲病, 不獨男子有之, 而婦人亦有之."라 했는데, 이는 넓은 의미의 疝을 말하며, 여성의 疝證은 氣衝 부위에 많이 나타난다. 다만, 이 책에서는 남성의 고환과 음낭의 疝만을 다루며 특히 청장년층에 많이 나타난다.

(2) 주된 임상증상은 주로 睾丸, 陰囊의 腫脹疼痛 및 牽引少腹痛이고, 發病過程은 급성과 만성의 2가지로 나뉜다. 급성으로 나타나는 疝氣는 갑작스런 睾丸, 陰囊의 腫脹疼痛 및 牽引少腹痛과 함께 흔히 惡寒發熱, 脈浮數 등 外邪侵襲의 증상이 동반된다. 한편, 狐疝이 급성으로 발생하면 평소에는 無症狀이다가 强力負重하거나 심한 咳嗽 후에 갑자기 복부의 내용물이 陰囊 속으로 들어가 참기 힘든 동통이 발생한다. 일부 疝氣 환자는 처음부터 발병과정이 완만하거나 급성에서 만성으로 바뀌게 된다. 만성으로 나타나는 疝氣는 항상 睾丸, 陰囊의 酸脹下墜感이 있고 紅腫 등의 증상은 없다. 만성으로 나타나는 狐疝은 이미 여러 차례 발병하여 평소 가벼운 활동으로도 발병하는데, 음낭에 심한 통증은 없이 酸脹感이 있다.

2) 감별진단

睾丸의 疝은 흔히 다음의 5가지로 분류된다.

(1) 寒疝: 陰囊腫硬發冷, 睾丸痛引少腹, 喜暖畏寒. 舌苔白, 脈象沈弦或沈遲.

(2) 水疝: 陰囊水腫 狀如水晶, 或痛或癢, 或囊濕出水. 舌苔薄膩, 脈弦.

(3) 氣疝: 陰囊腫脹偏痛, 少腹有下墜感或疼痛, 時緩時急. 舌淡苔薄, 脈弦.

(4) 狐疝: 陰囊一側腫大, 時上時下 如有物狀, 臥則入腹立則入囊, 脹痛俱作.

(5) 㿗疝: 陰囊腫硬重墜, 如升如斗.

5. 辨證施治

疝氣는 睾丸과 陰囊의 腫脹疼痛, 或牽引少腹疼痛이라는 특징적인 증상과 국소부위 검사를 통해 쉽게 진단할 수 있다. 疝氣를 진단한 이후에는 다시 위의 5종 疝氣의 특징증상을 근거로 분류한다. 이렇게 疝氣의 유형이 결정되면 이를 寒熱虛實과 在氣分, 在血分으로 辨證한다. 일반적으로 寒疝은 寒인데, 다만 虛寒과 寒實의 구별이 있다. 水疝은 濕인데, 다시 寒濕, 濕熱의 구분이 있다. 氣疝은 氣인데, 다만 氣滯, 氣虛의 구별이 있다. 또한 疝氣는 氣分에 病이 많지만, 다만 病이 오래되면 絡에 들어가고, 다시 血分에 들어간다. 이외에 寒濕이 쌓여서 오래되면 熱로 化하고, 氣滯가 오래되면 虛해진다.

1) 寒疝

(1) 寒實證

① 主證: 陰囊腫硬而冷 甚則堅硬如石, 控睾而痛, 喜暖畏寒. 舌苔白, 脈沈弦.

② 治法: 溫經散寒, 疏肝理氣.

③ 方藥: 椒桂湯, 天台烏藥散

(2) 虛寒證

① 主證: 陰囊腫硬而冷 按之不堅, 腹中切痛 痛引睾丸, 形寒足冷, 手足不仁. 舌淡苔白, 脈沈細而遲.

② 治法: 散寒行氣, 養血和肝.

③ 方藥: 煖肝煎 (『景岳全書』)

2) 水疝

(1) 寒濕證

① 主證: 陰囊腫脹 墜重而痛, 如水晶狀, 囊濕汗出, 或少腹按之作水聲, 小便短少. 舌苔薄膩, 脈弦.

② 治法: 化氣利水.

③ 方藥: 五苓散 (『傷寒論』), 禹功散

(2) 濕熱證

① 主證: 陰囊紅腫而痛癢, 皮膚破損而出黃水, 小便短赤. 舌苔黃膩, 脈弦數.

② 治法: 泄熱利水.

③ 方藥: 大分淸飮 (『景岳全書』)

3) 氣疝

(1) 氣滯證

① 主證: 陰囊腫脹偏痛, 少腹結滯不舒, 痛無定處 以脹爲主, 時因忿怒號哭而引發. 苔薄, 脈弦.

② 治法: 疏肝理氣.

③ 方藥: 天台烏藥散

(2) 氣虛證

① 主證: 陰囊腫脹偏痛, 反復發作 遇勞卽發, 小腹脹痛有下墜感, 小便短澁不暢. 舌淡邊有齒印苔薄, 脈弱無力.

② 治法: 益氣擧陷.

③ 方藥: 補中益氣湯 (『內外傷辨惑論』)

4) 狐疝

(1) 主證: 陰囊偏有大小, 時上時下, 似有物狀, 臥則入腹, 立則入囊, 脹痛俱作.

(2) 治法: 疏肝理氣.

(3) 方藥: 導氣湯, 補中益氣湯

5) 㿗疝

(1) 痰濕瘀結證

① 主證: 陰囊腫大粗厚 堅硬重墜 麻木不知痛癢, 四肢重着. 舌質紫暗, 苔白膩, 脈滑或沈弦.

② 治法: 行氣利濕, 軟堅消腫.

③ 方藥: 橘核丸, 三層茴香丸

(2) 痰熱瘀結證

① 主證: 陰囊腫大粗厚 堅硬重墜 紅腫癢痛. 舌質紅或紫暗, 苔黃膩, 脈滑數或弦數.

② 治法: 淸熱化濕, 軟堅消腫.

③ 方藥: 龍膽瀉肝湯合橘核丸

6. 經過 및 豫候

疝氣는 유형에 따라 그 경과 및 예후가 다르다. 일반적으로 疝氣의 초기는 寒疝이거나 氣滯의 양상을 띠며 實證에 屬하는 경우가 많다. 하지만 失治하거나 시간을 끌면 病情이 轉化되어 寒濕이 熱로 바뀌거나 거듭 外邪에 感受되어 濕熱의 양상으로 바뀐다.

氣滯로 인한 疝氣는 일반적으로 치료가 쉽다. 다만 시간을 끌어 낫지 않으면 점차 轉化해서 氣虛下陷의 疝氣가 되고 病證 또한 實에서 虛로 바뀐다. 또한 疝氣는 본래 氣分病에 屬하는 경우가 많지만, 오래 경과하면 역시 血分으로 轉化해서 痰凝血瘀의 양상으로 바뀐다.

疝氣의 대다수는 豫候가 좋은 편이지만, 狐疝은 단지 치료 후에 증상 경감이 있을 뿐 근본적인 치료가 쉽지 않다. 疝氣로 痰瘀結聚하여 오래 경과하여 癌瘤가 되면 病情이 위험하다.

7. 豫防 및 調理

1) 평소 위생에 주의하고, 과격한 情志의 발동을 피한다.
2) 급성기 疝氣의 경우는 절대 안정을 취해야 한다. 만성기 疝氣의 경우는 절대 안정은 필요하지 않지만, 과로를 피하고 많은 휴식이 필요하다.
3) 疝氣가 熱證에 屬하는 경우에는 辛辣하거나 油炸한 음식을 禁하고, 寒證에 屬하는 경우에는 生冷한 음식을 禁한다.
4) 陰囊과 睾丸에 부담이 가지 않는 의복을 착용해야 한다.

13 消渴

1. 定義 및 槪要

消渴의 '消'에는 消穀善饑, 消爍津液, 消滅耗傷의 뜻이 있고, '渴'에는 渴而引飮의 뜻이 있다. 消渴은 飮食, 情志, 房事나 기타 원인으로 多飮, 多食而瘦, 多尿而數 或混濁或尿甛 등의 증상이 나타나는 病證이다. 『景岳全書』에서는 "消者, 消爍也, 亦消耗也. 凡陰陽血氣之屬日見消敗者 皆謂之消."라 하여, 전신 陰陽血氣에 나타나는 소모성 질환임을 밝혔다. 한편, 『全生集』에서는 "渴者, 裏有熱也."라 했으니, 消渴의 病機는 陰虛燥熱로 시작해서 결국 陰陽俱虛에 이르는 과정을 거친다.

'消渴'이란 명칭은 『黃帝內經』에서부터 비롯되는데, 『素問·陰陽別論』에서는 "二陽結謂之消."라 했고, 『素問·奇病論』에서는 "此肥美之所發也, 此人必數食甘美而多肥也. 肥者, 令人內熱, 甘者, 令人中滿, 故其氣上溢, 轉爲消渴."이라 했다. 이외에도 『素問·脈要精微論』, 『素問·氣厥論』, 『素問·通評虛實論』, 『素問·腹中論』, 『靈樞·邪氣藏府病形』, 『靈樞·五邪』, 『靈樞·本藏』, 『靈樞·五變』 등 14개의 篇에 消渴과 관련된 10개의 명칭(消, 肺消, 鬲消, 消中, 食㑊 등)이 기록되었다. 또한, 『素問·氣厥論』에서는 "肺消者, 飮一溲二", "大腸移熱於胃, 善食而瘦入 謂之食亦." 등의 消渴 증상을 설명했다. 한편, 消渴의 病機를 '胃腸熱結 耗傷津液'이라 했으니, 치료에는 『素問·奇病論』에서 "治之以蘭, 除陳氣也"라면서 芳草나 石藥 등의 燥熱之劑는 禁해야 함을 말했고, 예후에 대해서는 '脈實大, 病久可治, 脈懸小堅, 病久不可治'라 했다.

한편, 『黃帝內經』에서는 消渴을 '消癉'이라고도 했는데, 이는 明代의 『證治準繩』까지 사용되었다. 이외에도 『黃帝內經』에서는 임상증상에 따라 '肺消'·'風消'·'鬲消'·'消中' 등 다양한 명칭을 기재했는데, 이 때문에 『甲乙經』에서는 '渴'을 '癉'이라 했고, 西漢에는 '肺消癉'이라는 기록도 등장했다. 東漢代와 唐代에는 대부분 '消渴'이라는 名稱을 사용했고, 이후 宋, 金, 元, 明, 淸代에는 消渴을 '三消'라 했다. 역대로 언급된 '消渴'은 病證名과 症狀名의 2가지로 그 의미가 구분된다. 첫째, 病證名으로서의 消渴은 『金匱要略』에 처음 기록되었는데, 多飮, 多食, 多尿를 특징으로 하는 病證을 말한다. 이는 대부분 肥甘과 五志의 變으로 인한 臟腑의 陰虛燥熱이 病因病機이고, 證因에 따라 단계를 구별하면 上, 中, 下의 三消로 구분되며, 치료는 潤燥, 降火, 滋陰해야 한다. 둘째, 症狀名으로서의 消渴은 渴而欲飮水를 말하는데, 『傷寒論·辨太陽病脈證幷治』에서는 "太陽病, 發汗後 … 若脈浮, 小便不利, 微熱, 消渴者, 五苓散主之."라 했다.

유구한 역사를 지닌 消渴의 이론적 근원은 『黃帝內經』에서부터 비롯되었고, 辨證論治는 『金匱要略』에서부터 시작되었다. 證候分型은 『諸病源候論』에서부터 나타났고, 體系는 唐宋代에 이르러 형성되었으며, 이후 元, 明, 淸代의 의가들이 다시 각각의 다양한 관점으로 消渴의 이론과 치료법을 정립했다.

消渴은 임상적으로 갈증이나 체중감소를 주된 증상으로 갖는 당뇨병, 요붕증, 갑상선기능항진증 등을 모두 포괄한다.

2. 歷代諸家說

消渴은 『黃帝內經』에서부터 비롯되는데, 모두 14개 篇에서 消渴과 관련된 10개의 명칭이 등장한다. 『素問·奇病論』에서는 "此肥美之所發也, 此人必數食甘美而多肥也. 肥者, 令人內熱, 甘者, 令人中滿, 故其氣上溢, 轉爲消渴."이라 하여, 과식과 비만을 消渴의 病因으로 보고 '內熱'을 病機로 제시했고, 『素問·陰陽別論』에서는 "二陽結謂之消."라 하여, '胃大腸熱結'로 구체적인 病機를 제시했다. 한편, 證因에 따라 '鬲消', '消中', '食㑊' 등을 제시했는데, 이는 후세의 三消 분류의 출발점이 되었다.

『黃帝內經』이후 西漢代에는 消渴에 대한 최초의 醫案

이 등장하는데, 淳于意의 『診籍』에는 '肺消癉'이란 기록이 있고 '形弊', '尸奇' 등으로 消渴의 消瘦를 묘사했으니, 이 시기에 이미 消渴의 病因과 임상증상에 대한 연구가 있었음을 알 수 있다.

東漢의 張機는 『金匱要略』에서 별도로 '消渴'篇을 두어 證·治·法·藥을 설명할 정도로 消渴에 대해 비교적 자세히 논했다. "男子消渴, 小便反多, 以飮一斗小便一斗, 腎氣丸主之."라 하여 病證名으로서의 消渴과 "脈浮, 小便不利, 微熱, 消渴者, 宜利小便發汗, 五苓散主之"라 하여 症狀名으로서의 消渴을 언급했다. 뿐만 아니라, 白虎加人蔘湯과 腎氣丸 등의 名方을 소개했다.

隋代의 巢元方은 『諸病源候論·消渴病諸候』에서 消渴을 證候, 臨床症狀, 兼症, 豫後에 따라 消渴候, 渴病候, 大渴後虛乏候, 渴利候, 渴利後損候, 渴利後發瘡候, 內消候, 强中候의 8가지 유형으로 구분하여 그에 따른 辨證施治를 제시했다. 唐代의 孫思邈은 『千金方·消渴』에서 消渴의 病因을 積久飮酒와 快情縱慾이라 했고, 飮酒, 房室, 鹹食及麵을 '愼者有三'이라 했으며, 癰疽의 발생을 경계하라고 했다. 王燾는 『外台祕要·消渴消中門』에서 尿甛의 證候를 언급하면서 『古今綠驗』의 '消渴病有三'을 인용하여 "一渴而飮水多, 小便數, 無脂似麩片甛者 皆是消渴病也. 二吃食多不甚渴, 小便少, 似有油而數者, 此是消中病也. 三渴飮水不能多, 但腿腫, 脚先瘦小, 陰痿弱, 數小便者, 是腎消病也"라 했다. 한편, 『太平聖惠方』에서는 '三多' 증상의 偏重에 따라 消渴, 消中, 消腎으로 三消를 구분했다.

金元代의 張從正은 『儒門事親』에서 "火在上者, 易渴. 火在中者, 消穀善飢. 火在上中者, 善渴多飮而數溲. 火在中下者, 不渴而溲白液. 火遍上中下者, 飮多而數溲."라 했다. 한편, 劉完素는 『素問病機氣宜保命集』에서 上消·中消·下消란 명칭을 사용했고, 朱震亨은 "上消者肺也, 中消者胃也, 下消者腎也."라 하여 각각의 臟腑를 언급했으며, 樓英은 『醫學綱目』에서 "上消者, 經所謂之鬲消 … 渴而多飮是也. 中消者, 經所謂之消中 … 渴而飮食俱多, 或不渴而獨飮食是也. 下消者, 經所謂之腎消 … 飮一溲二, 其溲如膏油, 卽鬲消消中之傳變"이라 하여, 三消의 『黃帝內經』 病名과 특징적 임상증상 및 下消가 上, 中消의 傳變임을 밝혔다.

明代의 張介賓은 『景岳全書·三消乾渴』에서 "消證有陰陽 … 如多渴者曰消渴, 善饑者曰消穀, 小便淋濁如膏者曰腎消. 凡此者多由於火, 火甚則陰虛 是皆陽消之證也. 至於陰消之義 … 蓋消者 消爍也, 亦消耗也. 凡陰陽血氣之屬日見消敗者皆謂之消. 如「氣厥論」曰 心移寒於肺爲肺消, 飮一溲二, 死不治. 此正以元氣之衰而金寒水冷, 故水不化氣而氣悉化水, 豈非陽虛之陰證乎. 又如「邪氣藏府病形篇」言五臟之脈細小者皆爲消癉, 豈以微小之脈而爲有餘之陽證乎. 此『內經』陰消之義固已顯然言之 … 故凡治三消證者 必當察其脈氣病氣形氣 但見本元虧竭及假火等證 必當速救根本 以資化源."이라 하여, 消證의 개념을 명확히 하면서 陽消·陰消로 구분해서 陽消의 病機를 '火甚', 陰消의 病機를 '本元虧竭'이라 했다.

한편, 淸代의 黃元御는 『四聖心源·消渴』에서 "消渴者, 足厥陰之病也, 厥陰風木與少陽相火爲表裏, … 凡木之性專欲疏泄, … 疏泄不遂 … 則相火失其蟄藏", 『素靈微蘊·消渴解』에서는 "消渴之病, 則獨責肝木, 而不責肺金"이라 하여, 消渴과 肝의 관계를 설명했다. 또한 鄭欽安도 『醫學眞傳·三消症起於何因』에서 "消症生於厥陰風木主氣, 蓋以厥陰下水而上火, 風火相煽, 故生消渴諸證."이라 했다.

이상을 종합하면, 『黃帝內經』이후 역대 의가들은 대부분 消渴을 上·中·下 三消로 분류했는데, 上消는 心肺에 屬하면서 多飮이 위주이고 中消는 脾胃에 屬하면서 多食이 위주이며 下消는 肝腎에 屬하면서 多尿가 위주이다. 한편, 消渴이 上, 中, 下 三消로 구분되더라도 원인은 모두 肺脾腎 三臟과 관련되니 『聖濟總錄』에서는 "源其本爲一, 推其標有三."이라 했다.

消渴의 病因病機에 대해, 先秦時代에 이미 過食肥甘, 五臟柔弱, 熱結腸胃로 인해 風消, 鬲消, 肺消, 消中, 消渴, 消癉이 발생한다고 했다. 이후 東漢의 張機는 胃熱腎虛, 重亡津液을 말했고, 隋代의 巢元方은 五石散의 過服으로

인한 下焦虛熱, 腎燥陰虧를 말했으며, 唐代의 孫思邈은 嗜酒無度로 인한 五臟乾燥를 말했다. 한편, 金元代의 劉完素는 "三消者, 燥熱一也."라 했고, 朱震亨은 三消燥熱說을 더욱 강조했으며, 清代의 黃坤載, 鄭欽安 등은 肝의 風火, 陳修園, 費伯雄 등은 痰濕을 病因으로 제시했다.

消渴의 치료에 대해, 우선 『素問·奇病論』에서는 "治之以蘭, 除陳氣也."라는 甘寒生津法을 제시했고, 仲景은 『金匱要略』에서 白虎湯으로 清胃熱하고 腎氣丸으로 補腎虛한다는 구체적 치료이론과 처방을 제시했다. 한편, 巢元方은 『諸病源候論』에서 "先行一百二十步, 多者千步, 然後食之."라 하여 運動療法을 제시했고, 孫思邈은 『千金方』에서 "服枸杞湯卽愈."라 하여 飮食療法을 제시하면서 天花粉, 麥門冬, 地黃, 黃連 등 清熱生津之劑로 구성된 52首의 消渴方을 수록했으며, 『太平聖惠方』에서는 三消證의 主證과 併發證에 따라 14가지의 유형을 구분하여 177首의 처방을 수록했다. 河間은 三消의 원인을 燥熱로 간주해 寒凉藥의 사용을 주장했으니, 白虎湯과 承氣湯을 推崇해서 補肺氣, 生津液의 효능이 있는 宣明黃芪湯을 創製했다. 丹溪는 "眞陰不竭, 安有所爲渴哉!"라 하여, 養陰 위주의 治法을 주장하면서 天花粉을 神藥으로 여겼다. 明代의 李梴은 消渴 치료에 補脾益腎 위주의 治法을 주장했는데, "治渴初宜養肺降心, 久宜滋腎養脾. … 然心腎皆通於脾, 養脾則津液自生, 蔘苓白朮散是也."라면서, 金匱要略腎氣丸과 蔘苓白朮散을 推崇했다. 한편, 趙獻可는 '三消源於腎虛'를 주장했으니, 『醫貫』에서는 "治消之法無分上中下, 先治腎爲急, 惟六味八味及加減八味丸, 隨證而服, 降其心火, 滋其腎水, 則渴自止矣."라 하여 上中下를 구분하지 않고 六味, 八味, 加減八味丸에 隨證加減하여 治腎을 우선한다고 했고, 景岳 역시 이런 주장에 동의했다. 반면, 周愼齋는 "益多食不飽, 飮多不止渴, 脾陰不足也 … 專補脾陰不足, 用蔘苓白朮散."이라 하여, 脾陰不足의 專補를 주장했다. 清代에는 독창적인 새로운 의견들이 추가로 제시되었다. 가령, 費伯雄은 최초로 化痰利濕 위주의 치법을 주장했으니, 上消에는 대량의 清潤之劑에 滲濕化痰之劑를 佐로 하고, 中消는 痰이 入胃해서 火와 더불어 上升한 것이니 清陽明之熱, 潤燥化痰하며, 下消에는 급히 培養眞陰하고 淸利를 少加한다고 했다. 한편, 陳修園은 燥脾之藥의 사용을 주장하여 理中湯倍白朮加瓜蔞根을 치료에 사용했다.

『黃帝內經』에 언급된 消渴의 脈因證治를 기초로 역대의 많은 의가들이 消渴에 대한 내용을 보충했다. 消渴의 病因에는 기존의 飮食, 情志, 稟賦 이외에 房勞過度와 過服辛燥藥物 등이 추가되었고, 임상증상에는 기존의 三多一少 증상 이외에 神疲乏力, 自汗 등의 次症 및 脹癰 등의 兼症이 포함되었으며, 辨證에는 年齡, 標本, 本證과 併發證의 구분 등이 요점으로 인식되었다. 또한 치료에는 消渴의 기본적인 病機가 '陰虛爲本 燥熱爲標'이므로 清熱生津, 益氣養陰을 治法의 기본으로 하면서, 病이 오래되어 陰損及陽하거나 氣虛, 血瘀, 痰飮이 併發한 경우에는 溫腎, 健脾, 活血, 化痰 등의 治法이 제시되었다.

현재 보편적으로 사용되는 消渴의 치료법은 우선 虛實을 구별해서 實火耗津한 경우는 先清其火하고 水不足한 경우는 急宜治腎하되, 三消로 구분해서 치료한다.

上消 : 肺에 屬하는데, 대개 上焦實火에 기인한다. 肺中燥熱, 心移熱於肺, 혹은 心脾陽明의 火가 肺를 薰灼하여 肺燥津枯에 이른 상태로, 口渴引飮 日夜無度, 胸中煩燥, 舌赤 등의 증상이 나타난다. 치료는 潤肺를 위주로 하면서 清胃를 兼하는데, 生津養血湯, 黃芩湯, 麥門冬飮子, 蔘蘇飮子, 二冬湯 등을 사용하되, 渴多饑少한 경우는 人蔘白虎湯, 水虧於下, 火炎於上으로 清해야 할 경우는 玉女煎을 응용한다.

中消: 脾胃에 屬하는데, 脾家實火, 伏陽蒸胃, 鬱熱中焦에 기인한다. 消穀善飢, 逐日消瘦, 飮冷, 便秘, 溲赤 등의 증상이 나타난다. 치료는 清胃를 위주로 하면서 滋腎水를 兼하는데, 蓮茗飮, 生地八物湯 등을 사용하되, 胃火盛無虛한 경우는 白虎湯을, 渴不甚, 溲赤便硬한 경우는 調胃承氣湯을, 心火勝脾한 경우는 黃連猪腸丸을, 中焦燥熱,

肌肉消瘦, 大便硬, 小便數而黃赤한 경우는 生津甘露湯을 응용한다.

下消: 腎에 屬하는데, 腎虛하면서 熱이 下焦에 伏하여 발생한 水枯精竭에 기인한다. 渴而欲飮, 尿多黃赤 或如淋如濁如膏如脂 등의 증상이 나타난다. 만약 面黑骨瘦, 形瘦膝細, 口中異味, 脣紅如丹 등의 증상이 나타나면 消渴의 重證이라고 할 수 있는데, 腎氣가 衰竭해서 精水無養한 까닭에 발생한다. 치료는 滋腎을 위주로 하면서 補肺를 兼하는데, 補腎地黃丸, 加味八味丸, 生脈散 등을 사용하되, 腎虛消渴, 小便無度한 경우는 鹿茸丸, 大渴便數, 腰膝痛한 경우는 腎瀝丸, 尿濁如膏한 경우는 人蔘茯苓散, 口燥煩渴, 兩脚枯瘦한 경우는 加減腎氣丸, 腎水虧竭한 경우는 六味地黃丸, 兼熱한 경우는 加減一陰煎, 大補陰丸, 知柏八味丸을 응용한다.

3. 病因病機

消渴은 陰虛燥熱로 인해 체내의 氣血津液이 失調되어 발생하는 일련의 병리적 변화를 지칭한다. 이런 병리적 변화를 일으키는 주된 인자는 體素陰虛, 肥滿, 飮食不節(飮酒), 情志失調, 勞傷過度 (房室不節), 過服辛燥, 外邪入裏化熱이다.

1) 體素陰虛

先天不足으로 五臟이 虛弱하면 津液이 所生되는 바가 없어 消渴에 잘 이환되는데, 五臟은 陰에 屬해서 藏精을 主하고 精은 人身之本, 氣血之源이기 때문이다. 특히 腎精이 중요한데, 腎精不足으로 精虧液竭하면 氣血虛弱, 津虧血少해서 消渴이 쉽게 발생하고, 五臟虛弱, 精華不擧로 腎無所藏해서 陰液內虧, 陽熱偏盛하면 消爍津液, 外消肌肉해서 消渴이 발생한다. 따라서 『靈樞·五變』에서는 "五藏皆柔弱者, 善病消癉.", 『靈樞·本藏』에서는 "心脆則善病消癉熱中 … 肺脆則苦病消癉易傷 … 肝脆則善病消癉易傷 … 脾脆則善病消癉易傷 … 腎脆則善病消癉易傷."이라 하여, 稟賦體質의 五臟脆弱이 消癉 발생의 內在的 기초임을 설명했다.

2) 肥滿

肥人은 본래 濕熱이 內盛하니, 氣가 上溢하여 轉化되어 消渴이 발생하기 쉽다. 『素問·通評虛實論』에서는 "消癉·仆擊·偏枯 … 甘肥貴人則高梁 (膏粱의 의미)之疾也.", 『素問·奇病論』에서는 "此人必數食甘美而多肥也. 肥者令人內熱, 甘者令人中滿, 故其氣上溢, 轉爲消渴."이라 했고, 『景岳全書』에서는 "消渴 … 其爲病之肇端, 則皆膏粱肥甘之變, 酒色勞傷之過, 皆富貴人病之而貧賤者鮮有也."라 했다.

3) 飮食不節(飮酒)

기름진 음식의 과도한 섭취는 脾胃의 運化機能을 손상하여 음식물의 積滯로 化熱하기 때문에 燥熱을 조장하여 陰津을 損傷하고, 과도한 음주는 陽氣를 鼓動하여 陰津을 損傷하니, 이로 인해 消渴이 발생하기 쉽다. 『丹溪心法』에서는 "酒麵無節, 酷嗜炙膊 … 臟腑生熱, 燥熱熾盛, 津液乾枯, 渴飮水漿而不能自禁."이라 했고, 『醫門法律』에서는 "肥而多嗜, 醇酒厚味, 孰能限量哉! 久之食飮釀成內熱, 津液乾涸 … 而中消之病遂成矣."라 했다.

4) 情志失調

五志가 過極하면 鬱하여 化火한다. 思慮過多로 心氣鬱結하면 化火하고, 鬱怒로 傷肝하면 氣鬱化火하여 체내의 陰津을 耗傷하므로, 이로 인해 消渴이 생기기 쉽다. 『靈樞·五變』에서는 "怒則氣上逆, 胸中畜積 … 轉而爲熱, 熱則消肌膚 故爲消癉, 此言其人暴剛而肌肉弱者也."라 했고, 劉完素는 "消渴則因耗亂精神, 過違其度而燥熱鬱盛之所成也."라 했으며, 『愼齋遺書·渴』에서는 "心思過度 … 此心火乘脾, 胃燥而腎無救."라 했다.

5) 勞傷過度(房室不節)

무절제한 생활은 腎精을 虛耗하는데, 虛하면 固攝無權하고 耗하면 氣不制水하므로 小便量이 많아지면서 消

渴이 발생한다. 한편, 陰精이 虧虛하면 虛火가 발생하니, "火因水竭而益烈, 水因火烈而益乾."하여 陰虛陽亢에 이르러 체내의 燥熱을 더욱 조장하므로 腎虛와 肺燥胃熱한 상태가 반복되어 악화된다. 따라서 『千金要方』에서는 "消之爲病 … 盛壯之時, 不自愼惜, 快情縱慾, 極意房中, 及至年長, 腎氣衰竭, 百病乃生. 此因色慾過度, 水火不交, 腎水下泄, 心火焚燃, 而致消渴."이라 했다.

6) 過服辛燥

五石諸丸丹散을 오래도록 복용하면 下焦에 虛熱이 발생하고, 燥熱之劑를 과도하게 복용하면 燥熱을 조장하여 陰津을 耗傷하는데, 이로 인해 消渴이 생기기 쉽다. 『諸病源候論』에서는 "由少服乳石, 房室過度, 致令腎氣虛耗, 下焦生熱. 熱則生燥, 腎燥則渴. 然腎虛又不能制水液, 故隨飮小便也", "內消病者 … 由少服五石, 石熱結於腎內也, 熱之所灼"이라 했다.

7) 外邪入裏化熱

風寒暑濕燥火 등 六淫의 邪가 肌表에 外客하여 入裏化熱하면 陰津을 耗傷하는데, 이로 인해 消渴이 생기기 쉽다.

4. 消渴 病機의 특징

1) 初期의 病機는 陰津虧耗, 燥熱偏盛이 특징으로 陰虛爲本, 燥熱爲標이다.

『素問·陰陽別論』에서는 "二陽結, 謂之消"라 했고, 『臨証指南醫案』에서는 "三消一證, 雖有上中下之分, 其實不越陰虧陽亢, 津虧熱浮而已"라 하여, 陰虛와 燥熱이 消渴의 主要病機임을 밝혔다. 陰虛는 肺胃의 陰津 不足, 腎精의 不足과 관련되고, 燥熱은 胃火實熱, 陰虛火旺과 관련된다.

2) 消渴의 病位는 肺, 胃(脾), 腎 및 肝과 관련되고, 肺燥, 胃熱, 脾虛, 腎虧가 공존한다.

消渴은 비록 五臟과 모두 관련되지만, 특히 水液의 運化를 주관하는 肺, 脾, 腎 三臟과의 관련이 밀접하다. 消는 肌消이고 渴은 津虧이니, 消渴은 전신의 津液이 消耗되어 영양공급원이 不足한 상태이다. 津液은 水가 化한 것인데, 肺는 水之上源이고 脾는 水穀精微를 運化하며 腎은 五臟六腑의 精을 藏해서 布氣化津하므로, 肺의 肅降, 腎의 蒸騰, 脾의 轉輸로 전신의 精과 津의 순환이 이루어진다. 肺燥傷津하면 肺가 布散, 通調의 기능을 잃는데, 津液의 布散이 이루어지지 않아 口渴多飮이 발생하고 通調水道가 이루어지지 않아 多尿가 발생하니, 『醫學綱目』에서는 "肺病則津液無氣攝營, 而精微者亦隨溲下, 故飮一溲二."라 했다. 胃는 陽土로서 喜濕惡燥하는데, 胃中燥熱하면 消穀善飢하고, 胃를 위해 그 津液을 운행하는 脾까지 병들어 肌肉에 영양을 공급하지 못해 消瘦하고 위로 肺津을 耗傷하여 口渴多飮하며 아래로 腎陰을 耗傷하여 多尿한다. 腎虧하면 위로 肺胃의 陰津에 영향을 주는 동시에, 陰虛火旺의 病機를 통해 肺胃의 津液을 灼傷하여 더욱 陰虛 상태를 악화시킨다. 결과적으로 병변부위가 구분이 되지만 상호 영향을 주어 肺燥, 胃熱, 脾虛, 腎虧가 공존하면서 多飮, 多食, 多尿의 三多와 消瘦 증상이 나타난다. 한편, 체내 疏泄기능은 肝이 전담하는데, 情志失調로 그 疏泄기능이 손상되면 氣鬱化火하여 肺脾腎 三臟에 영향을 준다. 즉, 木火刑金하여 肺陰을 損傷하고, 橫逆剋土하여 脾胃를 침범하며, 肝陰의 虧損은 乙癸同源이니 腎陰의 虧損을 초래하면서 消渴이 발생한다.

3) 腎虛 중시

脾, 肺, 腎 三臟은 각각 상호 영향을 주면서 肺燥, 胃熱, 脾虛, 腎虧를 일으킨다. 한편, 腎은 五臟六腑의 精을 藏하여 전신 陰氣의 근본이므로 陰虛火旺 病機의 중심에는 腎이 가장 중요하다. 『外臺秘要』에서는 "消渴者, 原其發動此則腎虛所致"라 하여, 消渴의 시작은 腎虛 때문임을 밝혔고, 陳士鐸은 "消渴之證, 雖分上中下而腎虛以致渴"이라 하여, 消渴證의 근본 원인은 腎虛 때문이라고 했으며, 『醫貫』에서는 "治消之法無分上中下, 先治腎爲急."이라 하여, 治法은 上中下를 막론하고 治腎을 우선한다고 했다. 한편, 張介賓은 "三消證, 古人以上焦屬肺, 中焦屬胃, 下焦屬腎而多從火治, 是固然矣. 然三焦之火, 多有病本於腎而無不由乎命門者. 夫命門爲水火之腑, 凡水虧證固能爲消爲渴而火虧證亦能爲消爲渴者. 蓋水不濟火則火不歸原, 故有火遊於肺而爲上消者, 有火遊於胃而爲中消者, 有火爍陰精而爲下消者 是皆眞陰不足 水虧於下之消證也. 又有陽不化氣則水精不布, 水不得火則有降無升, 所以直入膀胱而飮一溲二以致泉源不滋, 天壤枯涸者, 是皆眞陽不足, 火虧於下之消證也. 陰虛之消, 治宜壯水 固有言之者矣. 陽虛之消, 謂宜補火. 猶如釜底加薪, 氤氳徹頂, 槁禾得雨, 生意歸巓, 此無他皆陽氣之使然也."라 하여 消渴의 腎虛 病機를 水虧와 火虧로 세분화했다. 이를 치료하는 대표적인 처방으로는 仲景의 腎氣丸, 六味地黃湯, 八味地黃湯, 加減八味丸 등이 있다.

4) 脾虛 중시

脾는 中焦에 위치하여 升降의 축이 되고 後天水穀의 運化에 관여하며 肌肉을 主하는데, 『素問·藏氣法時論』에서는 "脾病者, 身重善肌 (饑의 의미)."라 했다. 이런 특징 때문에 腎虛뿐만 아니라 脾虛도 消渴의 病機에 중요하게 관련된다. 李梴은 "治渴初宜養肺降心, 久宜滋腎養脾. … 然心腎皆通於脾, 養脾則津液自生"라 하여, 消渴의 치료에 養脾를 중시했고 周愼齋는 "益多食不飽, 飮多不止渴, 脾陰不足也 … 專補脾陰不足"이라 하여, 脾陰不足의 專補를 중시했다. 이를 치료하는 대표적인 처방으로는 蔘苓白朮散 등이 있다.

5) 病程이 오래되면 氣陰兩虛에 이르고, 後期에는 陰損及陽으로 陰陽俱虛의 상태에 이른다.

消渴 初期의 陰虛와 燥熱의 病機가 오래되면 陰損耗氣, 燥熱耗氣, 久臥傷氣의 과정을 통해 氣虛가 초래된다. 津은 載氣하는데, 津虧로 이런 기능에 문제가 생기면 散氣되어 氣虛를 초래하고, 氣는 精에서 生하고 精은 氣로 化하므로 陰精의 虧損은 氣虛를 초래하며, 燥熱이란 陽熱의 邪는 인체의 正氣를 가장 잘 손상하므로 氣虛를 초래하고, 陰虛로 신체 활동이 저하되면 陽氣가 펼쳐지지 못하므로 氣를 傷한다. 이렇게 消渴 中期에는 氣와 陰이 兩虛에 이르는데, 한편, 陰과 陽은 互根하기 때문에 본래 陰虛를 기본으로 하는 消渴 역시 오래되면 陰損及陽에 이른다. 따라서 後期에는 陰損이 陽에 영향을 미치고 氣虛가 甚해져 陽에 영향을 미쳐서 陰陽이 俱虛한 상태가 된다. 이때는 脾陽, 腎陽에 영향을 주어 全身浮腫, 四肢厥冷, 嘔惡納呆, 尿少 등의 증상이 나타난다.

6) 從上轉下 病情加甚

上消, 中消, 下消의 증상을 질병의 경과 과정으로 살펴보면, 下消의 渴而欲飮은 陰虛로 인한 虛陽의 上泛으로 引水自求하는 상태로 上消의 肺熱傷津에 비해 重하고, 形瘦膝細는 陰虛로 인한 精髓의 枯竭로 大肉이 陷下한 상태로 中消의 胃熱傷津에 비해 重하며, 下消의 尿濁如膏는 腎陽의 固攝失調로 인한 眞陽不足의 상태이다. 따라서 下消란 陰虛와 燥熱의 病機로 진행되던 消渴의 重한 상태이다. 林珮琴은 『類證治裁』에서 "消分上中下三證 … 皆水火不交, 燥熱傷陰所致. … 上消主肺, 肺熱化燥, 渴飮無道, 是爲消渴. 中消主胃, 胃熱善饑能食而瘦, 是爲消穀. 下消主腎, 虛陽爍陰, 引水自求, 溺濁如膏, 精髓枯竭, 是爲腎消. 三消之證, 上輕中重下危. 然上中不甚則不至下矣. 故腎消者乃上中消之傳變, 肺胃之熱入腎, 消爍腎脂, 溲如膏油"라 했다(표 2-1).

7) 消渴 傳變證

消渴이 오래되면 여러 가지 傳變證이 나타나는데, 그 病因에는 氣虛와 함께 濕痰과 瘀血이 관여한다. 消渴의 주된 病位는 肺, 脾, 腎 三臟 및 肝이다. 肺는 主氣하여 水之上源으로 津液을 散布하고 脾는 運化를 主하여 胃를 위해 그 津液을 行하며 腎은 主水하니, 이들 臟腑의 기능 이상은 津液을 水로 化하지 못하여 濕痰을 유발한다. 또한, 肝은 疏泄을 主하는데, 肝氣鬱結로 氣鬱濕滯하면 濕痰을 유발한다. 한편, 瘀血의 발생에는 熱灼津虧, 氣虛血瘀, 氣滯血瘀의 病機가 관여한다. 즉, 津血은 同源으로 相

표 2-1. 消渴의 病期에 따른 病機, 病位 및 증상 특징

病期	主要病機	病位	症狀特徵
初期	陰津虧損으로 燥熱偏盛	肺胃	多飮, 多食, 多尿 (虛實挾雜)
中期	氣陰兩虛 瘀血阻絡	脾胃	三多 증상이 뚜렷하지 않고 身疲乏力, 氣短, 消瘦 (主虛)
後期	陰陽俱虛 濕痰瘀血阻滯經絡	腎陰腎陽 (五臟)	三多 증상이 적어지고, 水腫, 尿濁, 胸痺, 壞疽, 中風 등의 만성합병증 동반(虛甚)

互資生하니, 熱이 津液을 灼傷하여 혈액이 농축되면 瘀血이 발생한다. 또한, '氣爲血之帥, 血爲氣之配'로 '氣行卽血行, 氣滯卽血滯'하는데, 氣虛나 肝氣鬱結로 血行이 遲滯되면 瘀血이 발생한다. 이렇게 생산된 濕痰과 瘀血은 全身脈絡의 흐름을 방해하여 해당 기관에 氣血 공급을 차단하여 여러 가지 傳變證을 유발한다. 가령, 心脈을 阻滯하면 胸痺, 心痛, 心悸怔忡 등, 淸竅를 阻滯하면 中風偏枯癱瘓 등, 腎絡에 瘀血이 형성되면 尿濁, 水腫, 陽痿, 遺精 등, 目絡에 瘀血이 형성되면 精血이 目에 이르지 못하여 視力低下, 失明, 四肢脈絡을 阻滯하면 肢體麻木疼痛, 壞疽 등이 발생한다.

5. 診斷要點

1) 진단

多飮, 多食善飢, 多尿, 消瘦, 尿有甛味 등의 증상이 특징적으로 나타나면 消渴로 진단할 수 있다. 消渴은 三多 증상의 主次로써 上, 中, 下의 三消로 구분하는데, 上消는 口渴多飮이 위주이고 屬肺하며, 中消는 多食善飢가 위주이고 屬胃하며, 下消는 尿多가 위주이고 屬腎한다. 한편, 환자의 나이, 체질 및 병리적 차이에 따라 임상증상이 다르게 나타날 수 있고, 乏力, 自汗, 心煩, 膚燥 등의 증상이 동반되는 경우가 많다. 消渴이 오래도록 진행하면 瘡瘍癰疽, 肺癆咳嗽, 眩暈, 水腫, 泄瀉, 陽痿, 月經不調 등의 여러 가지 傳變證이 나타날 수 있다.

2) 감별진단

(1) 癲狂: 七情鬱結, 精神失養의 癲狂에서도 多飮多尿나 多食善飢의 증상이 나타날 수 있는데, 항상 登高而歌, 棄衣而走, 不避親疏, 默默無言, 向隅而泣 등의 精神症狀이 있다.

(2) 癭瘤: 한국표준질병사인분류(KCD)에서의 갑상선기능항진증은 癭瘤의 범주에 속한다. 갑상선기능항진증에서는 주로 頸腫眼突, 多汗心悸, 多食消瘦 등의 증상이 나타나고 일부에서 多飮多尿의 증상이 나타날 수 있다. 病機는 주로 痰氣가 鬱而化火해서 火邪傷陰한 상태인데, 이는 消渴의 情志失調 病機와 유사한 측면이 있으므로, 임상 증상 이외에 검사실 소견 등을 참고해서 감별해야 한다.

6. 辨證施治

1) 上消

(1) 主證: 煩渴多飮, 口乾舌燥, 大便如常, 小便頻多. 舌邊尖紅, 脈洪數.

(2) 治法: 淸熱瀉火, 生津止渴.

(3) 方藥: 白虎加人蔘湯 (『傷寒論』), 竹葉石膏湯 (『金匱要略』), 生津養血湯 (『雜病源流犀燭』), 滋陰養榮湯 (『醫學入門』)

2) 中消

① 主證: 多食善飢, 形體消瘦, 大便秘結. 舌苔黃燥, 脈滑實有力.

② 治法: 淸胃瀉火, 養陰增液

③ 方藥: 調胃承氣湯 (『傷寒論』), 玉女煎 (『景岳全書』), 增液承氣湯 (『溫病條辨』), 天門冬丸 (『千金要

方』)

3) 下消

(1) 陰虛

① 主證: 小便頻數量多, 尿如脂膏 或尿甛. 幷伴有頭昏耳鳴, 腰膝酸軟, 五心煩熱, 咽乾口燥, 多夢遺精, 口渴. 舌紅, 脈沈而細數.

② 治法: 滋陰固腎, 補益精血, 潤腸止渴.

③ 方藥: 六味地黃湯合生脈散 (『內外傷辨惑論』)

(2) 陰陽兩虛

① 主證: 小便頻多 混濁如膏 甚則飮一溲一, 面色憔悴, 耳輪焦枯, 腰膝酸軟, 四肢乏力, 畏寒怕冷, 陽事不擧. 舌淡苔白而乾, 脈沈細無力.

② 治法: 溫陽滋腎.

③ 方藥: 『金匱要略』腎氣丸, 加減八味丸 (『醫部全錄』), 右歸丸 (『景岳全書』)

7. 經過 및 豫候

消渴은 陰虛燥熱로 시작하는데, 오래되면 陰損及陽해서 陰陽兩虛나 陽虛 위주의 重病에 이르고, 아울러 흔히 感染이나 癰瘍 등의 傳變證이 나타나 陰竭陽亡으로 위험한 상태에 이를 수 있다. '三多一少'의 輕重에 따라 病勢를 판단하는데, 가령 多渴飮, 多食, 多尿와 함께 大骨枯槁, 大肉陷下 등이 동반되면 대부분 重證에 屬한다. 한편, 多食者가 갑자기 不能食으로 바뀌어도 惡候에 屬하니, 『醫宗金鑑·消渴』에서는 "若能食大便硬, 脈大强實者爲胃實熱, 下之尙可醫也. 若不能食, 濕多舌白滑者, 病久則傳變爲水腫泄瀉, 熱多舌紫乾者, 病久則發癰疽而死也."라 했다.

『東醫寶鑑·消渴』에는 消渴의 傳變證과 豫後에 관한 여러 의가의 기록을 소개했는데, 우선, "消渴之疾, 末傳能食者, 必發腦疽背瘡. 不能食者, 必傳中滿鼓脹. 皆爲不治之證. 潔古老人 分而治之. 能食而渴者, 白虎加人蔘湯, 或加減白虎湯, 不飮食而渴者 錢氏白朮散倍加葛根與之, 或加減白朮散. 上中旣平 不復傳下消矣 (東垣)", "或曰末傳癰疽者, 何也? 此火邪勝也. 其瘡痛甚而不潰或赤水者是也. 末傳中滿者, 何也? 如上消中消, 制之太急寒藥, 傷胃久而成中滿之疾, 所謂上熱未除, 中寒復生也 (東垣)", "渴利者, 謂隨飮卽小便也. 由腎氣虛不能制水液, 故隨飮卽小便也. 以其內熱故小便利, 小便利則津液竭, 津液竭則經絡澁, 經絡澁則營衛不行, 營衛不行則熱氣留滯, 故成癰疽也 (聖惠)"라 하여, 消渴 傳變證인 癰疽와 中滿의 발생원인과 치료법을 소개했고, "消渴久病變成發癰疽, 或成水病, 或雙目失明 (類聚)", "甚而水氣浸漬, 溢於肌膚, 則張爲腫滿. 猛火自炎, 留於分肉, 則發爲癰疽. 此又病之深而證之變者也 (直指)"라 하여 消渴 傳變證으로 癰疽 이외에 水腫, 失明 등을 언급했다. 또한, "內經曰, 肺消者 飮一溲二 死不治. 蓋肺藏氣, 肺無病則氣能管攝津液, 而津液之精微者, 收養筋骨血脈, 餘者爲溲. 肺病則津液無氣管攝而精微者亦隨溲下, 故飮一溲二而如膏油也. 津液下脫 未能營養, 故漸形瘦焦乾也. 或問 經云飮一溲二死不治, 仲景復用八味丸治之何也? 曰 飮一未至溲二者, 病尙淺, 猶可治. 故仲景腎氣丸, 治飮水一升小便亦一升之證. 若小便過於所飮則無及矣 (綱目)"라 하여, 음수량과 배뇨량에 따른 可治와 不治를 소개했고, "消渴之餘, 傳爲脹滿, 發爲癰疽, 及强中證 皆不治 (綱目)"라 했다.

8. 豫防 및 調理

1) 起居有常, 飮食有節, 不妄作勞한다. 또한 順乎天理하는데, 자연의 변화에 따라 寒溫冷暖을 적절히 하여 虛邪賊風의 침입을 예방해야 한다.

2) 導引氣功, 推拿按摩, 五禽之戲, 八段錦 등의 운동요법을 통해 正氣를 內養해서 五臟을 安和하고 營衛를 調和한다.

3) 消渴의 熱은 항상 大癰을 發하므로 灸法의 사용을 주의하고, 消渴 환자의 皮膚는 焦枯해서 刺鍼에 쉽게 皮膚를 損傷하므로 鍼刺의 사용도 조심한다. 아울러 외부로부터 피부의 과도한 자극을 삼가야 한다. 『千金

方』에서는 "凡消渴病經百日以上者, 不得灸刺. 灸刺則於瘡上漏濃水不歇, 遂成癰疽, 羸瘦而死.", "亦忌有所誤傷皮肉."이라 했다.

4) 消渴에는 반드시 癰疽의 발생을 예방해야 한다. 피부의 청결한 관리와 함께 加減八味元, 黃芪六一湯, 忍冬元, 益元散을 평소에 복용해야 한다. 『東醫寶鑑』에서는 "消渴之人, 常須慮患大癰, 必於骨節間, 忽發癰疽而卒, 須預防之. 宜加減八味元, 黃芪六一湯, 忍冬元長服爲妙, 又益元散 井水調服 (入門)"이라 했다.

5) 五辛菜와 糖類 및 麵食과 炙煿, 辛熱, 鹹藏之物의 섭취를 忌하고, 飮酒와 房勞를 삼가야 한다. 뿐만 아니라, 消渴 病因 중 하나인 情志失調에 주의하여 정서적 안정에 힘써야 한다. 『素問·腹中論』에서는 "熱中消中, 不可服 高粱 (膏粱의 의미) 芳草石藥"이라 했고, 『千金方』에서는 "一飮酒, 二房室, 三鹹食及麵. 能愼此者, 雖不服藥而自可無他. 不知此者, 縱有金丹亦不可救", 『外臺秘要』에서는 "此病特忌房室, 熱麵幷乾脯一切熱肉, 粳米飯, 李子等."이라 했으며, 『東醫寶鑑』에서는 "凡消渴 大忌飮酒房事 及食炙煿辛熱鹹藏之物 (得效).", "渴疾, 大忌半夏 南星燥劑 (東垣)"라 했다. 한편, 『古今醫統』에서는 "凡初覺燥渴, 便當淸心寡慾, 薄滋味, 減思慮, 則治可療. 若有一毫不勤, 縱有名醫良劑, 必不能有生矣.", 『聖濟總錄』에서는 "能此者, 服藥之外, 當以絶嗜慾, 薄滋味爲本."이라 했다.

14 癭瘤

1. 定義 및 概要

『雜病源流犀燭』에서는 “亦名癭氣, 又名影袋.”라 했다. ‘影袋’란 影木이 轉化된 단어로, 『說文解字·殷注』에서는 “乃楠樹, 樹根贅肬甚大.”, “今人謂之癭木是也, 癭木, 欲作影木.”이라 했으니, 影袋가 곧 癭袋임을 알 수 있는데, 이는 癭瘤가 影之附처럼 발생한다는 사실을 설명한 것이다.

癭瘤는 임상적으로 갑상선종대가 수반되는 여러 가지 질병, 예를 들어 지역성 갑상선종, 청년기 갑상선종, 갑상선기능항진증, 만성·아급성 갑상선염, 갑상선 선종, 갑상선 낭종 등을 모두 포괄한다.

2. 歷代諸家說

癭瘤에 관한 기록은『靈樞·經脈』에 가장 먼저 등장하는데, ‘俠癭’이라 稱하면서 少陽經의 病變과 관계가 있음을 지적했다. 단 俠癭證은 俠喉해서 발생하는데, 크기가 작고 딱딱한 특징이 있어서 예로부터 馬刀·瘰癧 등과 함께 취급하는 경우가 많았다. 秦漢時期의 문헌에는 癭瘤와 관련된 기록이 많은데, 예를 들어 『呂氏春秋·盡數篇』에서는 “輕水所多禿與癭人”이라 했고, 『說文解字』에서는 그 名稱을 ‘頸瘤’라 해서 頸癰 등과 구별했다.

晋隋代 이후 癭瘤에 대한 논술은 점차 많아졌는데, 巢元方은 『諸病源候論』에서 癭瘤를 血癭·息肉癭·氣癭의 3가지로 구별하고, 그 病因을 “由憂恚氣結所生, 亦日飮沙水, 沙隨氣入於脈, 搏頸下而成之.”라 했다. 陳延之의 『小品方』에서는 “癭病始作與癭核相似”라 하여, 사람들이 癭瘤를 早期에 발견하도록 했을 뿐 아니라, “中國人息氣結癭者, 但垂膇膇無核也. 長安及襄陽蠻人, 其飮沙水, 喜癭有核瘰瘰耳, 無根浮動在皮中.”이라 하여, 지역과 病因에 따라 증상이 다르다 했다. 한편, 癭腫의 치료에 요오드를 함유한 약물과 동물의 갑상선 조직을 이미 보편적으로 사용했으니, 가령 『肘後備急方』에서는 10개의 方劑 중 9가지는 海藻를, 1가지는 昆布를 臣使藥으로 사용했고, 『小品方』에서는 3가지 方劑에 모두 海藻를 사용했다.

唐宋金元代에는 癭瘤에 대한 내용이 더욱 풍부해졌다. 『千金要方』에서는 癭瘤를 이미 ‘五癭’ 및 ‘石癭, 氣癭, 勞癭, 土癭, 憂癭’으로 구분했고, 아울러 活血化瘀, 軟堅化痰, 溫中化痰의 治法도 제시했다. 『外臺秘要』에는 36개의 癭瘤 처방이 수록되었는데, 이 중에 海藻, 昆布, 松蘿 등의 10가지 약물로 구성된 ‘療癭細氣方’은 분말로 만들어 “以袋盛, 含之, 乃以齒微微嚼藥袋, 汗出入咽中, 日夜勿停.”이라 했으니, 이는 약물이 지속적으로 효력을 발휘하도록 한 복용법이었다. 또한 『聖濟總錄』에서는 “婦人多有之, 緣憂恚有甚於男子也.”라 하여, 이 病이 여성에게 많은 이유를 최초로 설명했다. 한편, 이 시기에는 癭腫이 비교적 치료가 힘든 病證이란 인식 아래 조기발견과 조기치료를 중요시했으니, 『太平聖惠方』에서는 29개의 방제를 수록하면서 “宜早療之, 便當消散也.”라 했다. 아울러 ‘咽喉中壅悶’을 癭瘤의 초기 증후로 언급하면서 “皆是由脾肺壅滯, 胸膈痞塞, 不得宣通, 邪搏於咽頸, 故令漸漸結聚成癭.”이라는 病機를 설명했다. 이외에, 『三因極一病證方論』에서는 癭腫을 形과 色에 따라 氣, 血, 肉, 筋, 石癭의 五癭으로 구분했는데, 후세 의가들은 이런 분류를 자주 사용했다. 또한, 張從正은 『儒門事親』에서 “海帶海藻昆布之味, 皆海中之物, 但得二味, 投於水瓮中, 常食也可消矣.”, 朱震亨은 “先須斷厚味.”라 하여, 이미 癭瘤의 치료에 飮食調治가 매우 중요하다는 사실을 강조했다.

明清代에는 癭瘤의 病機와 治法에 많은 발전이 있었다. 우선 癭瘤의 病機를 대략 3가지로 구분했다. 첫째는 氣滯血瘀로, 『古今醫鑑』에서는 “皆因氣血瘀滯, 結而成之.”, 『壽世保元』에서는 “如調攝失宜, 血凝結皮肉之中, 忽然腫起, 狀如梅子, 久則滋長.”이라 했다. 둘째는 邪氣停着으로, 『石室秘錄』에서는 ‘皆濕熱之病也’, 『醫學入門』에서

는 '皆痰氣結成', 『外科正宗』에서는 '五臟瘀血濁氣痰滯而成'이라 했다. 셋째는 五臟失調로, 『雜病源流犀燭』에서는 "其症皆隸五臟, 其原皆由肝火."라 했고, 『醫宗金鑑』에서는 薛己의 이론을 이어받아 氣, 血, 肉, 筋, 石의 五癭은 五臟의 病變과 서로 상응한다고 했다. 그러나 明淸代 이후의 의가들은 대부분 이상의 3가지를 결합해서 설명했으니, 『醫學入門』에서는 "總皆氣血凝結而成, 惟憂恚耗傷心肺, 故癭多著頸項及肩."이라 했다.

『外科正宗』에서는 治法과 方藥에 대해 체계적으로 정리했는데, 淸肝解鬱, 養血舒筋, 養血凉血, 安斂心神, 理脾寬中, 開鬱行痰, 淸肺調營, 補腎養血, 行瘀破堅 등으로 治法을 구분했고, '初則元氣實宜攻逐, 久則元氣虛宜護正'의 치료원칙을 정했으며, 오늘날에도 많이 사용하는 海藻玉壺湯, 淸肝蘆薈丸 등을 創製했다. 이밖에도 『證治準繩』의 藻藥散, 『醫宗金鑑』의 四海舒鬱丸은 오늘날까지 자주 사용되는 처방이다.

3. 病因病機

癭瘤의 病因은 주로 2가지로 구분된다. 첫째는 지역적인 요오드결핍으로, 『諸病源候論·養生方』에서는 "諸山黑土中出泉水者, 不可久居, 傷飮食, 令人作癭病."이라 했다. 둘째는 七情鬱結, 즉 '動氣增患'인데, 七情鬱結은 주로 肝病을 위주로 하는 뚜렷한 전신증상을 동반하는 경우가 많다.

癭瘤의 病機는 대개 초기에는 實證이 많고, 오래되면 虛證이 많다. 구체적인 病機는 5가지로 구분되는데, 이 5가지 病機는 邪正盛衰에 따라 相互轉化될 수 있다.

1) 氣血鬱結

地處偏僻으로 水土不宜하거나 山嵐水氣를 感觸해서 筋脈을 濡養하지 못하면 氣血津液이 鬱停成痰하는데, 氣血痰飮이 裏結해서 浸大浸長하면 점차 癭腫을 형성한다. 血瘀가 甚한 경우는 癭腫較硬, 筋脈露結하고, 挾痰이 甚한 경우는 癭腫較軟, 皮色不變하며, 鬱久化熱하면 微紅灼熱, 或有觸痛한다. 또한 年深日久하여 正氣虛損하면 肢腫·納呆·便溏·神疲 등의 虛實挾雜證이 나타난다.

2) 氣鬱痰阻

咽頸은 '呼吸之門戶, 氣機之要衝'이므로 所慕不遂, 怨無以伸, 怒無以泄 등의 七情鬱結이 장기간 해소되지 않으면 肝失條達, 肺失宣肅으로 周身의 津液이 滋潤되지 못하고 停滯成痰하여 咽頸에서 痰氣가 交阻한다. 초기에는 咽梗如有炙臠하다가 계속되면 頸粗脹悶해서 결국 癭腫을 형성한다. 肺失宣肅하면 胸悶脹滿하고, 肝失條達하면 脇脹, 或隱隱作痛하는데, 정서적인 변화에 따라 다른 증상도 나타날 수 있다.

3) 肝胃火盛

평소에 五味辛辣한 음식의 偏嗜로 熱蘊腸胃하거나 大怒로 火起於肝한 상태이니, 『醫宗金鑑』에서는 "怒氣動則肝火盛血燥, 或暴戾太甚則火旺逼血沸騰, 復被外部所搏."이라 했다. 火積於腸胃하면 消穀而善飢하는데, '脾胃以膜上連'하므로 脾도 健運을 失해서 肢體消瘦하고, 火動於肝하면 風陽이 擾動해서 頭昏, 目花, 口苦, 心悸, 肢顫, 煩躁하고, 심하면 目珠外突, 頸粗脹悶한다.

4) 肝腎陰虛

'乙癸同源'이면서 肝은 '體陰而用陽'의 특징이 있다. 肝鬱로 久而化熱하여 亢熱爍陰하거나 恣慾傷腎으로 腎火鬱遏하여 暗耗陰精하면 肝腎同病에 이른다. '肝氣通於目', '肝得血則能視'하기 때문에 陰血이 虛하면 目乾澁而頭昏眩하고, '肝血養筋'하기 때문에 陰血이 虛하면 筋失所養해서 肢體와 手指가 蠕蠕而動한다. 脇은 肝의 分野이기 때문에 肝絡이 澁滯하면 脇痛隱隱不休한다. '腎主腰膝', '精水通於瞳神'하기 때문에 陰精이 下에서 不足하면 腰膝酸軟하고, 上에서 不足하면 視物昏花한다. 心腎은 '水火旣濟'의 상태가 되어야 하는데, 腎水가 上潮하지 못하므로 心火浮動해서 心煩, 驚悸, 失眠, 健忘, 神疲 등이 발생한다.

5) 陽氣虛弱

癭瘤가 오래되어 氣機의 久塞으로 眞元의 氣가 流動하지 못하거나 陳實功의 설명처럼 "房慾勞傷, 憂恐損腎, 致腎氣衰弱."하면 陽氣가 虛弱해지는데, 이 때문에 陰邪無制로 인한 손상이 주로 心, 脾, 腎 三臟에 영향을 미친다. 脾氣衰한 경우는 腹脹納呆, 便溏, 乏力 등이 나타나고, 腎氣衰한 경우는 肢腫, 畏寒, 脛痠足軟 등이 나타나며, 水氣가 心에 上凌한 경우는 心悸, 短氣, 神呆, 嗜睡 등이 나타난다.

4. 診斷要點

1) 진단

목 앞이나 Adam's apple 아래 양측이 전반적으로 커져 있거나 結節 혹은 腫塊가 있으면 癭瘤로 진단할 수 있다.

2) 감별진단

(1) 瘰癧: 목 옆, 겨드랑이 밑 및 전신에서 나타날 수 있다. 목옆의 瘰癧은 癭核과 혼동하기 쉽지만, 瘰癧은 침을 삼켜도 위아래로 움직이지 않는 반면, 癭瘤는 침을 삼킬 때에 위아래로 움직인다.

(2) 失榮: 대부분 목 부위 혹은 耳의 前後에 분포하면서 漫腫質硬, 推之不移의 특징이 있다.

(3) 發頤: 대부분 兩腮에 나타나는데, 色紅漫腫, 疼痛의 특징이 있다.

5. 辨證施治

1) 痰氣交阻

(1) 主證: 頸粗或有結節. 伴精神抑鬱 或易怒, 煩躁, 胸悶不舒, 喉間不利如有炙臠, 兩脇微脹 或隱隱作痛. 婦女則月經不調. 納食少味. 舌淡或淡紅, 苔薄白, 脈弦或細或滑.

(2) 治法: 疏肝解鬱, 理氣化痰.

(3) 方藥: 十全流氣飮 (『外科正宗』), 守癭丸 (『證治準繩』), 海帶丸 (『衛生寶鑑』), 神效開結散 (『證治準繩』)

2) 肝胃火盛

(1) 主證: 頸粗, 目脹, 頭昏, 目花, 有壓迫感, 多食易飢, 形體削瘦, 口苦脣乾, 心悸煩躁, 失眠多夢, 四肢顫動, 多汗, 或大便乾結. 或癭腫色微紅, 有觸痛. 舌紅或顫動, 苔白少津或黃, 脈數或滑或弦.

(2) 治法: 淸肝泄胃.

(3) 方藥: 消腫湯 (『玉機微義』), 淸肝蘆薈丸 (『外科正宗』), 連翹潰堅湯 (『玉機微義』), 昆布散 (『證治準繩』)

3) 陰精虧損

(1) 主證: 癭腫或大或小, 形瘦面赤, 易激動, 怕熱多汗, 心悸易驚, 夜不安寐, 頭目昏眩, 目乾澁, 肢顫手搖, 或五心煩熱. 舌紅, 質瘦或顫動, 苔少或無, 少津. 脈細數, 弦細, 細滑.

(2) 治法: 育陰淸熱.

(3) 方藥: 黃連阿膠湯 (『傷寒論』), 調元腎氣丸 (『醫宗金鑑』)

4) 氣血瘀結

(1) 主證: 癭腫日久, 質地或軟或硬, 甚者如囊如袋, 皮色多不變 或靑筋呈露, 或有觸痛. 癭腫較大者可伴有胸悶, 音啞等證. 舌正或質暗, 苔薄白, 脈細, 緩.

(2) 治法: 活血化瘀, 消痰散結.

(3) 方藥: 海藻丸 (『肘後方』), 海藻玉壺湯 (『醫宗金鑑』), 消癭五海散 (『萬病回春』)

5) 脾腎虛弱

(1) 主證: 癭病日久, 面色不華, 消瘦乏力, 自汗冷濕, 胸悶, 短氣, 心悸不安, 口淡無味, 納呆, 腹脹, 便溏, 或足面浮腫, 或神呆嗜睡. 舌淡苔薄白, 脈細弱, 或細數, 或結代, 或濡.

(2) 治法: 健脾益腎化濕.

(3) 方藥: 異功散 (『小兒藥證直訣』), 順氣歸脾丸 (『外科正宗』), 香貝養榮湯 (『醫宗金鑑』), 益氣養榮湯 (『證治準繩』)

6. 經過 및 豫候

癭瘤의 초기에는 대부분 氣鬱에 屬하고, 계속되면 火旺에 屬하며, 종국에는 正衰에 屬한다. 또한 癭瘤가 비교적 軟한 경우는 豫後가 좋은 편이지만 硬하면서 급작스럽게 커지는 경우는 豫後가 좋지 않다.

7. 豫防 및 調理

1) 情志의 자극을 피해서 항상 즐거운 마음을 갖도록 한다.
2) 油膩, 辛辣한 음식을 피하고, 흡연과 음주를 禁한다. 清淡한 음식이 좋고, 肥甘厚味한 음식은 절제한다.

15 耳鳴耳聾

1. 定義 및 槪要

耳鳴과 耳聾은 聽覺異常이 나타나는 병증으로, 蟬鳴, 潮水聲, 鐘鼓聲 등 耳內의 鳴響을 자각하면서 聽覺에 장애가 있는 경우를 '耳鳴'이라 하고, 聽覺이 減弱해서 대화에 지장을 받거나 심지어 전혀 들을 수 없어 정상적인 생활에 영향을 받는 경우를 '耳聾'이라 하는데, 耳聾의 증상이 가벼운 경우는 '重聽'이라 한다. 그 명칭은 『黃帝內經』에서부터 비롯되니, 『靈樞·決氣』에서는 "精脫者耳聾 … 液脫者骨屬屈伸不利, 色夭, 腦髓消, 脛痠, 耳數鳴."이라 했다.

임상적으로 耳鳴과 耳聾은 독립적으로 나타날 수도 있지만 대개의 경우는 함께 나타나니, 耳鳴과 耳聾이 그 증상은 달라도 기본적인 病因病機가 같고 모두 腎과 밀접한 관계가 있기 때문이다. 따라서 耳鳴에 耳聾이 동반될 수 있고, 耳鳴이 심해져 耳聾이 발생하는 경우도 있다.

耳鳴, 耳聾은 임상적으로 이비인후과 영역에서 耳鳴이나 耳聾을 주 증상으로 하는 外耳道炎 등의 外耳病變, 고막의 파열이나 천공 등의 鼓膜病變, 중이염이나 중이경화증 등의 中耳病變 등을 모두 포괄한다. 아울러 내과 영역에서 유행성 감기, 성홍열, 뇌막염 등의 급성 전염성 병변, 중추신경계 영역에서 뇌종양, 청각신경종양 및 뇌내압의 증가를 일으키는 질환 등도 모두 포괄한다.

2. 歷代諸家說

耳鳴과 耳聾은 『黃帝內經』에서부터 비롯된다. 가령 『靈樞·決氣』에서는 "腦髓消, 脛痠, 耳數鳴."이라 했고, 『素問·五藏生成』에서는 "是以頭痛巓疾, 下虛上實, 過在足少陰巨陽, 甚則入腎. 徇蒙招尤, 目冥耳聾, 下實上虛, 過在足少陽厥陰, 甚則入肝."이라 했다. 또한, 『靈樞·脈度』에서는 "腎氣通於耳, 腎和則耳能聞五音矣. 五藏不和則七竅不通."이라 하여, 上七竅는 五臟과 관련이 있고 특히, 耳는 腎과 밀접한 관계가 있다고 했다. 耳鳴과 耳聾의 원인에 대해 『素問·熱論』에서는 "傷寒 … 三日少陽受之, 少陽主膽, 其脈循脇絡於耳, 故胸脇痛而耳聾.", 『素問·至眞要大論』에서는 "厥陰司天, 客勝則耳鳴掉眩", "少陰司天, 客勝則 … 耳聾目瞑.", 『素問·氣交變大論』에서는 "歲火太過, 炎暑流行, 金肺受邪. 民病 … 耳聾."이라 했다. 또한, 『靈樞·口問』에서는 "耳者宗脈之所聚也. 故胃中空則宗脈虛. 虛則下溜, 脈有所竭者, 故耳鳴. … 上氣不足, 腦爲之不滿, 耳爲之苦鳴.", 『靈樞·海論』에서는 "髓海不足, 則腦轉耳鳴.", 『素問·厥論』에서는 "少陽之厥, 則暴聾."이라 했으니, 耳鳴과 耳聾이 外感과 內傷을 불문하고 발생할 수 있으며, 內傷은 주로 氣虛, 腎氣虧虛에 의한 精髓不足과 膽의 經氣厥逆으로 기인함을 밝혔다. 이외에도 『素問·陰陽應象大論』에서는 "年四十而陰氣自半也, 起居衰矣. 年五十, 體重, 耳目不聰明矣. 年六十, 陰痿, 氣大衰, 九竅不利."라 하여, 耳鳴과 耳聾은 인체의 생리적 기능감퇴에 의해서도 발생할 수 있다고 했다.

漢代의 張機는 『傷寒論·辨少陽病脈證幷治』에서 "少陽中風, 兩耳無所聞."이라 했고, 『中藏經』에서는 "肝氣逆則頭痛, 耳聾頰赤."이라 했으니, 前者는 外感에 屬하고 後者는 內傷에 屬한다.

隋唐代에는 耳鳴과 耳聾의 病機에 대한 자세한 논술이 있었다. 巢元方은 『諸病源候論·耳病諸侯』에서 "腎爲足少陰之經而藏, 精氣通於耳. 耳, 宗脈之所聚也. 若精氣調和, 則腎臟强盛, 耳聞五音. 若勞傷血氣, 兼受風邪, 損於腎臟而精脫, 精脫者則耳聾.", "腎氣通於耳, 足少陰腎之經, 宗脈之所聚也. 勞動經血, 而血氣不足, 宗脈則虛, 風邪乘虛隨脈入耳, 與氣相擊, 故爲耳鳴."이라 했으니, 이는 『黃帝內經』의 학설을 발전시켜 耳鳴耳聾을 일으키는 기초가 外感과 內傷을 막론하고 모두 腎虛임을 밝힌 것이다. 또한 耳聾을 病因病機에 따라 耳風聾候, 勞重聾候,

久聾候로 분류하는 한편, '耳爲宗脈之所聚'인 까닭에 五臟六腑와 十二經脈의 病變은 모두 耳鳴耳聾을 일으킬 수 있다고 했다. 孫思邈은 巢元方의 이론을 계승해서 『千金要方』에서 耳聾을 病因에 따라 勞聾, 氣聾, 風聾, 虛聾, 毒聾, 久聾으로 분류했다. 宋代의 嚴用和는 『濟生方·耳論治』에서 "疲勞過度, 精氣先虛, 於是乎風寒暑濕, 得以外入. 喜怒憂思, 得以內傷, 遂致耳聵."라 하여, 우선 精氣가 虛하고 이때에 六淫과 七情으로 耳聾이 발생한다고 했다. 한편, "大抵氣厥耳聾尙易治, 精脫耳聾不易藥愈."라 하여 耳聾의 예후를 말했다.

金元代에 劉完素는 『河間六書·耳鳴』에서 "耳鳴有聲, 非妄聞也."라 했다. 耳鳴耳聾의 病因學說에 대한 대표적 의가인 朱震亨과 危亦林은 『丹溪心法』과 『世醫得效方』에서 각각 "耳聾皆屬於熱. 少陽, 厥陰熱多.", "耳鳴, … 痰火者鳴甚, 腎虛者微鳴."이라 하여, 熱과 痰火가 耳聾의 원인 중 하나임을 강조했다.

痰火로 인한 耳鳴耳聾에 대해 明代의 王綸은 『明醫雜著·卷三』에서 "耳鳴證或鳴甚如蟬, 或左或右, 或時閉塞, 世人多作腎虛治不效, 殊不知此是痰火上升, 鬱於耳中而爲鳴, 鬱甚則壅閉矣. 若遇此證, 但審其平昔飮酒厚味, 上焦素有痰火, 只作淸痰降火治之."라 하여 자세히 설명했다. 한편, 『證治準繩·七竅門·耳』에서는 "耳聾須分新久, 新聾多熱, 少陽陽明火多故也, 宜散風熱, 開痰鬱之劑. 久聾多虛, 腎常不足故也, 宜滋補兼通竅之劑."라 하여, 발병시간의 장단에 따른 新聾과 久聾의 원인 및 치법을 구분했다. 또한, 『景岳全書』에서는 耳聾證을 火閉, 氣閉, 邪閉, 竅閉, 虛閉의 5가지로 나누고, 아울러 "然暴聾者多易治, 久聾者最難爲力也."라 했다.

淸代에는 醫家들에 따라 치료법이 각각 달라졌는데, 『寓意草』에서는 痰의 치료를 중시했고, 『醫林改錯』에서는 瘀血의 치료를 중시했다.

3. 病因病機

1) 風邪外侵

外感 風邪나 風熱의 邪는 인체의 肌表를 侵犯하는데, 足太陽膀胱經은 一身肌表의 氣血을 主한다. 耳는 腎之竅인데, 腎과 膀胱은 서로 表裏가 된다. 風邪는 向上向外 및 陽位를 侵襲하는 특징이 있고 耳는 '宗脈之所聚'이므로, 邪氣가 襲表하면 循經上搖해서 淸道가 壅蔽하고 經氣가 阻塞不通하기 때문에 耳鳴耳聾이 발생한다. 이 때문에 『直指方』에서는 "腎通於耳, … 風邪襲虛, 則耳轉耳聾, … 耳者宗脈之所附, 脈虛而風邪乘之, 風入於耳之脈, 使經氣否而不宣, 是爲風聾."이라 했고, 『醫家四要』에서는 "蓋耳爲淸竅之竅, 淸陽之會, 流行之所, 一受風熱火郁之邪, 則耳遂失聰矣."라 했다. 또한, 聤聹塞耳할 때 다시 風熱에 感觸되어 발병할 수도 있으니 『諸病源候論』에서는 "耳聤聹者, 耳裏津液結聚所成, 人耳皆有之, 輕者不能爲患. 若可以風熱乘之, 則結硬成丸核塞耳, 亦令耳暴聾."이라 했다. 아울러 肺는 皮毛를 主하므로 邪氣가 襲表해서 肺氣가 不宣하면 氣機가 不暢해서 耳暴聾이 생길 수 있는데, 이럴 때는 正邪가 肌表에서 交爭하니 表證이 나타날 수도 있다.

2) 肝膽火盛

情志不遂·憂思氣結하거나 惱努傷肝으로 肝失疏泄해서 肝氣鬱結하여 氣鬱化熱하거나, 혹은 三焦蘊熱에 風熱의 邪를 復感해서 발생한다. 足少陽經은 위로 耳에 入하고 下로 肺에 絡하면서 膽에 屬하는데, 肝膽의 火가 循經하여 耳를 上搖하면 耳鳴耳聾이 발생한다. 『醫學準繩六要』에서는 "左脈弦疾而數, 屬肝火, 其人必多怒, 耳鳴或耳聾.", 『醫學入門』에서는 "耳聾有之, 其中之一, 急怒動痰火, 則左聾耳.", 『雜病源流犀燭·耳病源流』에서는 "有肝膽火盛, 耳內蟬鳴, 漸至於聾者."라 했다. 肝經은 脇肋에 분포해서 疏泄을 主하는데, 肝火上炎하면 肝失疏泄하므로 兩脇疼痛, 灼痛易怒, 兩目紅赤 등의 증상이 나타난다.

3) 痰火鬱結

形體가 본래 肥胖해서 內蘊痰濕하거나 膏粱厚味를 偏食하면 化濕生痰하는데, 痰濕이 內盛하여 上逆해서 淸竅를 蒙阻하면 耳鳴耳聾이 발생한다. 또한 본래 痰盛한데 風熱의 邪를 外感해서 挾痰上逆하거나 濕痰이 鬱久하여 化熱해서 痰火上升하니, 耳竅를 阻塞하여 耳鳴耳聾이 발생한다. 『醫學入門』에서는 "痰火因膏粱胃熱上升, 兩耳蟬鳴, 熱鬱甚則氣閉漸聾, 眼中流火, 宜二陳湯加黃柏, 木通, 萹蓄 … 或滚痰丸."이라 했다.

4) 脾胃虛弱·中氣不足

病後에 脾胃氣虛하거나, 勞累過度로 脾胃受病하거나, 憂思傷脾로 脾胃氣虛하면 氣血生化의 源이 不足해져 五脈이 空虛하므로 耳竅가 失榮하니, 『靈樞·口問』에서는 "耳者宗脈之所聚也. 故胃中空則宗脈虛. 虛則下溜, 脈有所竭者, 故耳鳴. … 上氣不足, 腦爲之不滿, 耳爲之苦鳴."이라 했다. 또한 脾虛하면 淸陽不升·濁陰上逆하여 聽宮이 蒙蔽失聰해져 耳鳴耳聾이 발생하니, 『四聖心源』에서는 "脾虛胃逆, 淸氣不升, 濁陰不降, 虛靈降蔽, 重聽不聞."이라 했다. 아울러 久病傷氣해도 耳鳴耳聾이 발생하니, 『古今醫統』에서는 "凡人大病之後而耳聾者, 多是氣虛."라 했다.

5) 肝腎虧虛

久病傷腎하거나 본래 稟賦不足하거나, 혹은 年老로 臟氣虛衰하거나 恣情縱慾으로 傷及腎精하면 肝腎虧虛를 일으킨다. 腎은 '藏精, 主骨生髓於腦, 開竅於耳.'하니, 『仁齋直指方』에서는 "腎通乎耳, 所主者精. 精氣調和, 腎氣充足, 則耳聞而聰."이라 했다. 만약 腎氣虧虛·腎精不足하면 髓海가 空虛하져 精血이 耳竅를 充潤하지 못해서 耳鳴耳聾이 발생하니, 『靈樞·海論』에서는 "髓海不足, 則腦轉耳鳴."이라 했다.

6) 瘀阻宗脈

'耳者 宗脈之所聚也'이니, 外傷으로 氣血逆亂하면 耳竅의 經氣가 不舒하고 脈絡이 壅滯해서 耳鳴耳聾이 발생한다. 또한 聤聹內結하거나 惱怒傷肝으로 肝氣鬱結해도 氣滯則血瘀하여 經氣가 耳에 不通하므로 耳竅가 失潤失聽해서 耳鳴耳聾이 생기는데, 『景岳全書』에서는 "氣閉者, 多因肝膽氣逆, 其證非虛非火. 或因恚怒, 或因憂鬱, 氣有所結而然. 治宜順氣, 氣順心舒而閉自開也."라 했다. 뿐만 아니라 瘀血이 耳道를 阻碍해도 耳鳴耳聾이 생기는데, 『醫林改錯』에서는 "耳孔內小管通腦, 管外有瘀血, 靠擠管閉, 故耳聾.", "竅閉者, 必因損傷或挖 … 雷炮震傷, 或患聤耳, 潰膿不止, 漸至聾閉, 是非大培根本必不可也."라 했다.

4. 診斷要點

1) 진단

耳鳴耳聾은 耳內鳴響의 자각증상이나 다양한 청각 기능장애가 발생하는 병증이다.

(1) 耳鳴은 간헐적 또는 지속적으로 蛙鳴, 潮水, 雷鳴 등의 참기 힘든 耳內鳴響을 自覺하는 것이다. 耳聾은 주관적인 감각 또는 객관적인 검사 상 청력에 장애가 나타난 것인데, 耳道의 閉塞感, 脹悶感, 疼痛感 및 膿 등이 동반되는 경우도 있다.

(2) 동반되는 전신증상 : 外感表證, 腮頷腫大, 全身紅斑과 脫屑, 頭暈目眩, 惡心嘔吐, 項背剛直, 角弓反張 등이 동반될 수 있다. 이환기간이 짧으면 暴鳴, 暴聾에 屬하고, 전신의 氣血陰陽이 虛弱이 나타나면서 이환기간이 길면 久鳴, 久聾에 屬한다.

2) 감별진단

(1) 聾啞: 耳聾은 성인에게 많이 발생하고 口啞는 나타나지 않는다. 聾啞는 선천적이거나 유아기에 熱病을 앓은 후에 후유증으로 인하는데, 흔히 耳聾이 있은 뒤 口啞한다.

(2) 耳菌: 耳鳴耳聾에서는 耳道內의 疼痛이나 流膿이 동

반될 수 있지만, 腫塊가 耳道를 閉塞하거나 耳外로 突出되지는 않는다. 耳菌은 그 형태에 따라 각각의 명칭이 달라 蘑菇와 같으면 '耳菌'이라 하고, 櫻桃와 같으면 '耳痔'라 하며, 棗核과 같으면 '耳挺'이라 하는데, 모두 肝, 腎經 등의 火毒凝聚로 인해 발생한다. 菌體는 頭大體小하고 微腫悶痛하며, 耳竅를 阻塞하거나 耳外로 突出하면서 重聽을 일으킨다.

(3) 腦鳴: 腦鳴은 腦內鳴響을 자각하는 것으로, 본인이나 他人이 腦中鳴響을 들을 수 있다.

3) 요점

(1) 風邪外侵: 肌表經絡에 侵襲한 風邪나 風熱邪가 循經入耳한 상태이다. 갑자기 한쪽 또는 양쪽 귀에 刮風樣의 耳鳴이 발생하는데, 심하면 耳聾까지 나타난다. 아울러 耳內의 脹悶感이 있고, 發熱惡風 등의 表證이 동반된다.

(2) 肝膽火盛: 肝火不泄로 인하는데, 火性은 炎上하므로 少陽脈을 循經上搖해서 淸竅를 遏閉한 상태이다. 갑작스럽게 潮水聲의 耳鳴이나 耳聾이 발생하면서 頭痛目赤, 煩躁易怒, 口苦 등 肝膽火盛의 증후가 동반된다.

(3) 痰火鬱結: 痰濕內阻나 痰火上搖로 淸竅를 蒙蔽한 상태이다. 蟬鳴音의 耳鳴과 함께 聽音不淸, 耳閉堵悶, 頭昏而重, 胸脘滿悶, 苔膩 등의 증상이 나타난다.

(4) 脾胃虛弱: 中氣不足으로 氣血生化의 源이 不足해져 耳竅失營한 상태이다. 간혹 淸陽不升, 濁陰不降으로 인해 聽宮失聰하여 생기기도 한다. 蟬鳴音의 耳鳴이 나타나는데 오래되면 耳聾이 되며, 身疲乏力, 食少納呆, 面色萎黃或淡 등 脾胃氣虛의 증후가 동반된다.

(5) 肝腎虧虛: 肝腎不足, 精血虧虛로 髓海不足해서 淸竅失養한 상태이다. 耳鳴이 按之減弱하고 耳聾, 腰膝酸軟, 頭暈目眩, 脈沈細無力 등의 증상도 나타난다.

(6) 瘀阻宗脈: 肝氣鬱結하거나 聤聹膠結耳竅해서 經氣가 不舒하므로 脈絡壅阻한 상태이다. 간혹 外傷出血로 인한 氣滯血瘀로 耳竅失潤하여 생기기도 한다. 耳鳴耳聾과 함께 耳內에 塞脹悶疼痛의 느낌이 있거나 耳內에서 陳血이 흐르는데, 外傷의 病歷이 있다.

5. 辨證施治

耳鳴耳聾은 크게 虛實로 구분되는데, 『證治準繩, 七竅門, 耳』에서는 "耳聾須分新久. 新聾多熱, 少陽陽明火多故也, … 久聾多虛, 腎常不足故也."라 했다. 일반적으로 暴起하는 경우는 대부분 實證인데, 實證은 다시 風, 火, 痰 등으로 구분되고, 漸起하는 경우는 대부분 虛證인데, 虛證은 다시 氣虛, 血虛, 肝虛, 脾虛, 腎虛 등으로 구분된다.

1) 風邪外侵

(1) 主證: 卒然一側或雙側耳聾, 聲如刮風樣, 聽力下降甚則耳聾. 伴耳內脹悶, 頭痛, 發熱惡風, 鼻塞流涕, 骨節疼痛, 或耳內作癢, 或耳根連及齒齦腫痛, 咳嗽, 或耳中流膿血. 舌苔薄白 或薄黃, 脈浮數.

(2) 治法: 祛風解表, 淸熱開竅.

(3) 方藥: 銀翹散(『溫病條辨』), 荊防敗毒散(『攝生衆妙方』), 排風湯(『和劑局方』), 桂星散(『證治準繩』)

2) 肝膽火盛

(1) 主證: 突然耳鳴, 其聲如鐘 或如潮水聲 或風雷聲, 甚則耳聾, 耳脹痛, 耳閉, 頭暈脹痛, 口苦咽乾, 煩躁易怒 或兩脇脹痛 或灼痛, 尿黃便秘, 面赤. 舌紅苔黃, 脈弦數.

(2) 治法: 淸肝瀉火, 通竅.

(3) 方藥: 瀉靑丸 (『小兒藥證直訣』), 龍膽瀉肝湯 (『醫部全錄』), 當歸龍薈丸 (『宣明論方』), 柴胡淸肝散 (『外科樞要』), 聰耳蘆薈丸 (『雜病源流犀燭·面部門』)

3) 痰火鬱結

(1) 主證: 兩耳蟬鳴 時輕時重, 有時閉塞如聾, 耳閉堵悶, 頭昏而重, 胸脘煩悶, 痰多, 惡心, 口苦, 二便不暢, 舌苔黃膩, 脈滑數.

(2) 治法: 化痰淸火, 和胃降濁通竅.

(3) 方藥: 二陳湯 (『和劑局方』), 加減蘆薈丸 (『醫宗金鑑』), 復聰湯 (『丹溪心法』), 淸聰化痰丸 (『雜病源流犀燭·面部門』)

4) 脾胃虛弱·中氣不足

(1) 主證: 起病緩慢, 常在不知不覺聽力下降, 勞則更甚, 聲如蟬鳴, 神疲乏力, 頭暈目眩, 食慾不振, 少氣懶言, 大便時溏, 面色萎黃或淡白. 舌淡白, 舌邊齒痕, 苔薄, 脈細弱無力或脈緩.

(2) 治法: 健脾益氣, 升陽通竅.

(3) 方藥: 益氣聰明湯 (『證治準繩·類方』), 補中益氣湯 (『脾胃論』)

5) 肝腎虧虛

(1) 主證: 久病後耳鳴, 聽力逐漸減退 甚則耳聾. 伴見腰膝酸軟, 畏寒肢冷, 精神萎靡, 小便淸長, 或陽萎; 或耳鳴如蟬, 音低而微, 耳聾逐漸加重, 頭暈目眩, 頭脹痛, 失眠遺精, 五心煩熱, 盜汗. 脈細弱, 舌紅少苔少津, 脈弦細數.

(2) 治法: 溫陽壯腎 或滋補肝腎, 通竅.

(3) 方藥: 六味地黃丸 (『小兒藥證直訣』), 滋陰地黃丸 (『萬病回春』), 左歸丸 (『景岳全書』), 補腎丸 (『濟生方』)

6) 瘀阻宗脈

(1) 主證: 耳鳴, 耳聾阻塞感, 耳流陳血; 面色黎黑, 或有耳部外傷史而致耳聾. 舌質紫暗 或瘀阻, 脈澁.

(2) 治法: 活血化瘀通竅.

(3) 方藥: 復元通氣散 (『丹溪心法』), 通竅活血湯 (『醫林改錯』), 芎歸散 (『直指方』), 柴胡聰耳湯 (『靈蘭秘藏』)

6. 經過 및 豫候

耳鳴은 耳聾으로 진행될 수 있으므로 조기에 진단해서 치료해야 한다. 暴聾은 특히 조기에 적절히 치료해야 하는데, 暴聾의 회복 여부가 주로 罹患期間에 달려있기 때문이다. 청력이 오랫동안 회복되지 않으면 영구히 청력을 상실할 수도 있다. 久病耳聾은 쉽게 회복되지 않는데, 특히 老年性 耳聾은 신진대사가 감퇴된 까닭에 발생한다.

風熱痰火耳聾으로 耳內에 膿이 흐르는 경우에는 神志昏, 抽搐, 驚厥, 角弓反張 등의 증상이 나타날 수 있는데, 病勢가 심한 편에 속하므로 예후도 좋지 않다.

7. 豫防 및 調理

1) 귀를 함부로 후비지 않도록 하고, 耳道의 청결을 유지한다.
2) 과로를 피하고, 성관계를 절제한다.
3) 정신을 수양해서 항상 유쾌한 마음가짐을 가지고 화를 내지 않도록 한다.

16 失音

1. 定義 및 槪要

失音은 '瘖', 또는 '喑'이라고도 한다. 이는 『黃帝內經』에서부터 언급된 병증으로, 語聲嘶啞 또는 語聲不出의 상태이다. 고대에는 失音을 喉瘖과 舌瘖으로 구분했다. 喉瘖은 '輕則聲音嘶啞, 重則語聲不出'한데, 咽喉와 聲道에 발생한 病證으로 肺腎과 관련되고, 舌瘖은 '輕則舌本强硬, 重則舌短捲縮而不能言'한데, 舌에 발생한 病證으로 心과 관련된다.

임상적으로 喉瘖은 주로 急慢性咽喉炎, 喉頭結核, 聲帶의 創傷·結節·息肉 등에서 나타나고, 舌瘖은 흔히 腦血管疾患 등에 속발되어 나타난다. 따라서 失音은 임상적으로 發聲器官 자체의 병변으로 유발되는 聲音嘶啞 및 發聲不能뿐 아니라, 중추신경장애로 인한 發聲과 言語障碍를 모두 포괄한다.

2. 歷代諸家說

失音에 관한 기록은 『黃帝內經』에 가장 먼저 등장한다. 『靈樞·憂恚無言』에서는 "喉嚨者, 氣之所以上下者也. 會厭者, 音聲之戶也. 口脣者, 音聲之扇也. 舌者, 音聲之機也. 懸雍垂者, 音聲之關也. 頏顙者, 分氣之所泄也. 橫骨者, 神氣所使, 主發舌者也."라 하여, 發聲이 會厭, 咽, 喉, 口脣 및 舌과 관련된다는 사실을 설명했다. 이외에 會厭과 喉는 發聲의 직접적인 기관이지만 肺脈은 會厭에 通하고, 腎脈은 舌本을 挾하며, 咽喉는 手少陰心經, 足厥陰肝經, 足少陰腎經 등의 經脈이 지난다고 했으니, 聲音의 弘怯淸濁과 言語의 謇澁流暢은 臟腑와 밀접한 관계가 있음을 말했다.

『黃帝內經』에서는 失音을 '瘖', '喑' 등으로도 稱하면서 그 病因을 2가지로 귀납했다. 첫째는 外感으로 인한 경우인데, 가령 風寒이 侵襲해서 內로 肺에 머물면 肺氣가 失宣하고 邪가 會厭에 客하면 機竅가 不利하여 聲音嘶啞가 발생한다. 『靈樞·憂恚無言』에서는 "人卒然無音者, 寒氣客於會厭, 則厭不能發, 發不能下, 至其開闔不致故無音."이라 했고, 『素問·氣交變大論』에서는 "歲火不及, 寒乃大行, … 民病 … 暴瘖."이라 했다. 둘째는 內傷으로 인한 경우인데, 대개 臟腑機能의 失調로 인해 발생한다. 『靈樞·九鍼論』에서는 "邪入於陰, 轉則爲喑."이라 했고, 『素問·宣明五氣』에서는 "五邪所亂 … 搏陰則爲瘖."이라 했다. 여기서 말한 '陰'이란 五臟을 뜻하니, 위의 두 구절은 모두 五臟이 邪氣로 인해 損傷을 받고 機能失調를 일으켜 失音이 발생함을 설명한 것이다. 한편, 각 臟腑의 病變으로 발생하는 失音의 病因病機는 각각 다르니, 가령 『素問·脈解』에서는 "入中爲瘖者, 陽盛已衰, 故爲瘖也. 內奪而厥, 而爲瘖俳, 此腎虛也."라 하여 腎陰不足이나 腎陽虛衰로 咽喉를 滋養하지 못해 생기는 失音의 病機를 말했고, 『靈樞·邪氣藏府病形』에서는 "心脈 … 澀甚爲瘖.", 『靈樞·經脈』에서는 "手少陰之別, 名曰通里 … 循入經於心中, 繫舌本, 屬目系, 其實則支膈, 虛則不能言."이라 하여 心脈이 澁하면 血虛로 上榮하지 못해 생기는 瘖의 病機를 말했으며, 『素問·大奇論』에서는 "肝脈騖暴, 有所驚駭, 脈不至若瘖.", 『靈樞·憂恚無言』에서는 "人之卒然憂恚而言無音."이라 하여 情志所傷이나 肝氣鬱結, 혹은 逆亂으로 생기는 瘖의 病機를 말했다. 『黃帝內經』에 나타난 失音에 대한 病機를 개괄하면, 外感으로 인한 瘖은 대부분 肺의 문제이고, 內傷으로 인한 瘖은 대부분 心·肝·腎의 문제이다. 이외에도 『素問·奇病論』에서는 "人有重身, 九月而瘖 … 胞之絡脈絶也. … 胞絡者, 繫於腎, 少陰之脈, 貫腎, 繫舌本, 故不能言. … 無治也, 當十月復."이라 하여, 姙娠 중 胞脈의 阻絶不通으로 腎氣가 不升하여 생기는 失音도 말했는데, 후세에는 이를 '子瘖'이라 했다.

隋代의 巢元方은 『諸病源候論』의 「風冷失聲候」에서 "風冷失聲者, 由風冷之氣, 客於會厭, 傷於懸雍之所爲

也. 聲氣通發, 事因關戶. 會厭是音聲之戶, 懸壅是音聲之關. 風冷客於關戶之間, 所以失聲也."라 했고, 「中冷聲嘶候」에서는 "中冷聲嘶者, 風冷傷於肺之所爲也. 肺主氣, 五臟同受氣於肺, 而五臟有五聲, 皆稟氣而通之. 氣爲陽, 若溫暖則陽氣和宣, 其聲通暢. 風冷爲陰, 陰邪搏於陽氣, 使氣道不調流, 所以聲嘶也."라 했는데, 風冷失聲候와 中冷聲嘶候는 모두 風冷으로 인한 外感의 범주에 屬한다. 唐代의 孫思邈은 『千金方』에서 "風寒之氣客於中, 滯而不發, 故瘖不能言, 宜服發表之藥, 不必治瘖."이라 했다. 이상을 종합하면 外感이나 內傷에 병발되어 나타나는 失音證은 모두 原發病 위주의 치료가 마땅하니, 病의 本을 정확히 변별해서 原發病을 치료하면 失音은 저절로 치유됨을 알 수 있다. 王燾의 『外臺秘要』에는 咳嗽失音, 中風失音不語, 聲嘶를 치료하는 多數의 方劑가 기록되었으니, 唐代에서부터 『黃帝內經』의 失音證에 대한 이론을 응용해서 치료방법을 모색했음을 알 수 있다.

宋代에 錢乙은 『小兒藥證直結』에서 "病吐瀉及大病後, 雖有聲而不能言, 又能咽藥, 此非失音, 爲腎怯不能上接於陽故也. 當補腎, 地黃圓主之. 失音乃猝病耳."라 하여, 失音證과 大病後 無力發聲證을 구분했다. 楊士瀛은 『仁齋直指方』에서 "心爲聲音之主, 肺爲聲音之門, 腎爲聲音之根."이라 하여, 發聲과 心·肺·腎 三臟의 관계를 강조했다. 뿐만 아니라, "大驚入心, 則敗血頑痰, 塡塞心竅, 故瘖不能言, 宜蜜陀僧散, 遠志丸, 獲神散之類."라 하여, 大驚失語의 原因과 治方을 제시했다. 陳言은 『三因極一病證方論』에서 "惟通五臟以系肺 … 五臟久咳則聲嘶, 嘶者喉破也."라 주장하면서 이에 대한 처방으로 玉屑無憂散·荊芥湯·解毒雄黃圓 등을 附記했는데, 이는 모두 淸熱滌痰의 처방이므로 失音은 風寒襲肺뿐 아니라 風熱壅肺, 痰熱阻膈으로도 유발된다는 사실을 알 수 있다. 『聖濟總錄』에서는 失音의 證治를 寒과 熱의 2가지로 논했는데, 寒의 경우는 "肺感寒, 微者成咳嗽. 咳嗽不已, 其氣奔迫, 窒塞喉中, 故因以失聲也.", "風冷乘於肺經, 則氣道不調, 故聲音不出而嘶嗄也."라 했고, 熱의 경우는 "咽喉腫痛, 語聲不出者, 風邪壅熱, 客於脾肺之經, 邪熱隨經, 上搏於咽喉, 則血脈壅遏, 故令喉間腫痛, 甚則氣道窒塞, 語聲不出."이라 했다. 아울러 失音을 寒熱虛實로 분류해서 20여 종의 처방을 기록했다.

金代에 劉完素는 『宣明方論』에서 『素問』에 기재된 證候를 정리·분석하여 치료처방을 제시했는데, 특징은 寒凉에 偏重된 점이다. 특히, 『素問·脈解』의 腎虛內奪之瘖에 치료처방으로 地黃飮子를 제시했는데, 地黃飮子는 補腎益精, 寧心開竅의 效能으로 中風失語, 兩足痿弱을 치료하는 처방으로 오늘날에도 腦動脈硬化나 腎陰腎陽兩虛에 屬하는 中風後遺症에 많이 사용하고 있다. 또한, 『河間六書』에서는 "燥乾者, 金肺之本. 燥金受熱化以成燥澁也. … 火熱耗損血液, 元腑閉塞, 不能浸潤, 金受火鬱, 不能發聲者是也."라 하여, 主火論에 입각해서 燥火傷金으로 인해 失音이 발생한다는 새로운 관점을 제시했는데, 이 이론을 근거로 역대 의가들은 淸肺潤燥, 滋陰降火를 失音의 중요한 治法으로 삼았다. 한편, 『素問·奇病論』에서는 婦人重身而瘖은 치료하지 않아도 産後에 저절로 治愈된다고 했는데, 張從正은 『儒門事親』에서 玉燭散을 煎服해서 降心火, 淸肺金할 것을 주장했다. 또한, 朱震亨은 『丹溪心法』에서 "足少陰之脈, 挾舌本. 足太陽之脈, 連舌本. 手少陰之別脈, 系舌本. 故此三脈, 虛則痰涎乘虛, 閉塞其脈道, 而舌不能轉運言語也. 若此三脈亡血, 則舌無血榮養而然, 治當補血. 又此三脈風熱中之, 則舌脈弛縱而然, 風寒客之, 則舌脈縮急而然, 隨證治之."라 하여, 失音을 經絡에 따라 분류했다. 이외에 危亦林은 『世醫得效方』에서 "虛損憔悴, 氣血不足, 失聲久瘖."이라 했다.

明代에 樓英은 『醫學綱目』에서 "邪入於陰, 搏則爲瘖, 然有二證, 一曰舌瘖, 乃中風舌不轉運之類, 但舌本不能轉運言語, 而喉咽音聲則如故也. 二曰喉瘖, 乃勞嗽失音之類, 但喉中聲嘶, 而舌本則能轉運言語也."라 하여, 失音을 舌瘖과 喉瘖 2가지로 명확히 분류했으니, 舌瘖과 喉瘖이 비록 失音이란 동일한 病證일지라도 病機는 완전히 다르다고 했다. 한편, 徐春甫는 『古今醫通』에서 "舌爲心之苗, 心病舌不能轉, 則不能言語, 暴病者尙可醫治, 久病者不可治也, 故心爲聲音之主者此也. 肺者屬金, 主淸肅,

外司皮膜, 風寒外感者, 熱鬱於內, 則肺金不淸, 咳嗽而聲啞, 故肺爲聲音之門者此也. 腎者人身之根本, 元氣發生之主也, 腎氣一虧, 則元氣寖弱而語言瘖者有之."라 하여, 心, 肺, 腎과 관련된 失音의 證治를 총괄적으로 정리해서 失音을 3가지로 분류했다. 즉, 內熱痰鬱, 久咳傷氣의 內因, 外感風寒, 忽暴吸風의 外因, 그리고 大聲號叫, 歌唱傷氣의 不內外因인데, 이들 失音의 치료에 대해 風寒咳嗽失音에는 三拗湯, 熱痰壅盛聲不出에는 鹽湯探吐, 大腑秘結, 上下不通, 聲氣不出에는 大柴胡湯으로 下할 것을 말했고, 久嗽聲啞, 元氣不足, 肺氣不滋에는 補氣養金潤燥, 虛勞之人에는 滋腎水, 潤肺金의 治法을 주장했다. 또한, 李梴은 『醫學入門』에서 失音의 證治에 대해 氣血虛損, 腎虛, 老人忽言不出한 경우는 十全大補湯, 痰塞不語한 경우는 導痰湯, 亡血不語한 경우는 四物湯의 사용을 주장했다. 이밖에 龔信은 『古今醫鑑』에서 "中風, 飮食坐臥如常, 俗呼爲啞風, 小續命湯去附子加石菖蒲一錢, 或訶子淸音湯亦可. 然不語豈止一端, 有舌强不語, 有神昏不語, 有口噤不語, 有舌縱語澁, 有舌麻語澁. 其間治痰治風, 安神養氣血, 各從治法, 又難拘訶子而已也."라 하여, 中風失音을 자세히 설명했다. 한편, 失音證을 가장 깊게 연구한 明代醫家는 張介賓으로, 『景岳全書』에서 失音에 대한 이전 의가들의 이론을 계승하면서 證, 治, 方의 세 방면에서 탁월한 이론을 제시했다. 그는 失音의 病因에 대해 "五臟之病皆能爲瘖. 如以憂思積慮, 久而致瘖者, 心之病也. 驚恐憤鬱, 猝然致瘖者, 肝之病也. 或以風寒襲於皮毛, 火燥刑於金臟, 爲咳爲嗽而致瘖者, 肺之病也. 或以飢飽, 或以疲勞, 致敗中氣而喘促爲瘖者, 脾之病也. 至於酒色過傷, 慾火燔爍, 以致陰虧而盜氣於陽, 精竭而移槁於肺, 肺燥而嗽, 嗽久而瘖者, 此腎水枯涸之病也."라 했는데, 五臟 중에서도 "心爲聲音之主也. … 聲由氣而發 肺病則氣奪 此氣爲聲音之戶也 … 腎爲聲音之根也 … 聲音之病, 雖由五臟而實惟心之神, 肺之氣, 腎之精, 三者爲之主耳"라 하여, 특별히 心, 肺, 腎을 강조했다. 한편, "然人以腎爲根蒂, 元氣之所由生也. 故由精化氣, 由氣化神, 使腎氣一虧, 則元陽寢弱, 所以聲音之標在心肺, 而聲音之本則在腎."이라 하여, 心, 肺, 腎 중에서도 특히 腎을 강조했다. 失音의 辨證에 대해서는 "瘖啞之病, 當知虛實. 實者其病在標, 因竅閉而瘖也. 虛者其病在本, 因內奪而瘖也."라 하여 虛實에 따른 病因病機를 말했다. 失音의 치료에 대해 實證은 "竅閉者, 有風寒之閉, 外感證也. 有火邪之閉, 熱乘肺也. 有氣逆之閉, 肝滯强也. 風閉者, 可散而愈. 火閉者, 可淸而愈. 氣閉者, 可順而愈.", 虛證은 "內奪者, 有色慾之奪, 傷其腎也. 憂思之奪, 傷其心也. 大驚大恐之奪, 傷其膽也. 飢餒疲勞之奪, 傷其脾也. 此非各求其屬而大補元氣, 安望其嘶敗者復完而殘損者復振乎."라는 원칙 하에 상응하는 수십종의 方劑를 制定했다. 失音의 豫後에 대해서는 "辨其久暫, 辨其病因, 乃可悉焉. 蓋暫而近者易, 漸而久者難. 脈緩而滑者易, 脈細而數者難. 素無損傷者易, 積有勞怯者難. 數劑卽開者易, 久藥罔效者難. 此外復有號叫歌唱悲哭, 及因熱極暴飮冷水, 或暴吸風寒而致瘖者, 乃又其易者也."라 했다.

淸代의 林珮琴은 『類證治裁』에 失音證 專篇을 두고 景岳과 같은 이론을 전개했는데, "失音一證, 亦如金實則瘖, 金碎則啞, 必辨其虛實而後治法可詳."이라 하여, 반드시 먼저 虛實을 구분할 것을 강조했다. 한편, 程鍾令은 『醫學心悟』에서 姙娠不語를 '子瘖'이라고 命名하여 "但當飮食調養, 不須服藥 … 或用四物湯加茯神遠志數劑亦可. 倘妄爲投藥, 恐反誤事, 愼之."라 했다. 한편, 張璐는 『張氏醫通』에서 "失音, 大都不越於肺. 然須以暴病得之爲邪鬱氣逆, 久病得之爲津枯血槁. 皆暴瘖總是寒包熱邪, 或本內熱而後受寒, 或先外感而食寒物 … 若咽破聲嘶而痛, 是火邪遏閉傷肺 … 肥人痰濕壅滯, 氣道不通而聲瘖 … 至若久病失音, 必是氣虛挾痰之故."라 했고 "更有舌瘖不能言者, 亦當分別新久. 新病舌瘖不能言, 必是風痰爲患 … 若久病或大失血後, 舌萎不能言."이라 하여, 失音을 舌瘖과 喉瘖으로 구분했다. 아울러 「嬰兒門·失音」에서 "小兒卒然失音者, 乃寒氣客於會厭, 則厭不能發, 發不能下, 開闔不致, 故無音也. 若咽喉聲音如故, 而舌不能轉運言語, 則爲舌瘖, 此乃風冷之邪客於脾絡, 或中舌下廉泉穴所致. 若舌本能轉運言語而喉中聲嘶者, 則爲喉瘖, 此亦

風痰阻塞, 使氣道不通, 故聲不得發."이라 하여, 小兒失音을 구체적으로 분석하면서 小兒失音은 稟賦不足과 母體로부터 받은 五志之火·驚風·中風 등의 病因과 관련된다고 지적했다.

이상을 종합하면, 失音의 病位는 喉, 厭, 舌의 發音器官에 있고 內로는 心, 肺, 腎 등의 臟腑와 밀접한 관련이 있음을 알 수 있다.

3. 病因病機

失音의 病因은 外感과 內傷으로 구분되고, 病機는 虛實로 구분된다. 喉瘖의 경우, 感受外邪로 肺壅失宣하여 聲嘶音啞하면 金實無聲인데, 그 病은 實에 屬하고 그 證은 대부분 暴起한다. 만약 久病體虛로 肺燥金傷하거나 肺腎陰虛하면 金碎不鳴인데, 그 病은 虛에 屬하고 그 證은 대부분 漸成한다. 한편, 舌瘖의 경우는 發病이 급격하더라도 그 證은 虛實로 구분되니, 熱痰壅盛으로 中風卒倒, 舌强口噤, 言語障碍한 경우는 實에 屬하고, 脾胃氣虛, 腎精不足으로 精氣가 上榮하지 못하여 卒中하면서 語言謇澁한 경우는 虛에 屬한다.

1) 感受外邪

風寒을 外感하여 邪가 肺를 막아서 寒이 會厭에 客하면 開闔이 不利하므로 音不能出하니 卒然聲啞가 발생한다. 혹은 風熱을 外感하거나 寒鬱이 化熱하여 肺失淸肅하고 熱灼咽喉하면 聲啞가 발생한다. 혹은 燥熱의 邪가 上犯해서 火灼肺津하여 聲道失潤하면 發言不利가 발생한다. 혹은 熱邪가 灼津成痰해서 痰熱交阻하여 壅遏於肺하면 氣道不利해서 聲不能揚이 발생한다. 혹은 肺中蘊熱한데 또다시 寒邪를 外感하여 寒包於熱하면 肺氣가 宣暢하지 못해서 失音이 발생한다.

2) 久病虛勞

久嗽不愈로 津傷하여 肺燥하면 淸肅失常해서 聲嘶나 無聲이 발생한다. 혹은 본래 陰虛하거나 勞傷肺腎하여 津虧하면 虛火上炎해서 咽乾, 聲啞가 발생한다. 혹은 大病後에 脾胃가 虛弱하여 營衛의 氣가 不能煦濡해서 舌强語澁이 발생한다. 또한, 稟賦本虛하거나 酒色過度로 久熱傷陰하여 腎陰이 虧損되면 精氣가 虧虛해서 聲道로 上升하지 못해서 失音不語가 발생한다.

3) 其他

憂思鬱怒, 驚駭恐嚇로 氣機가 鬱閉하거나, 熱極으로 인한 暴飮冷水로 寒傷於肺하거나, 혹은 辛辣煎炸食物의 과식으로 辛燥傷肺하거나, 高聲歌唱으로 用聲過度해서 氣陰耗傷하는 등으로 失音이 발생한다.

4. 診斷要點

1) 진단

失音의 특징은 '輕則聲音嘶啞 或聲不能出, 重則舌强不語'이다.

失音은 喉瘖과 舌瘖의 2가지로 구분되는데, 喉瘖과 舌瘖은 또다시 虛實에 따라 여러 가지의 證型으로 나뉜다.

(1) 喉瘖

① 實證: 風寒束肺型은 갑작스럽게 聲啞不揚하면서 風寒表證을 兼한다. 痰熱交阻型은 聲音이 重濁不揚하면서 咳痰稠黃 등의 熱象을 兼한다.

② 虛證: 肺燥津傷型은 聲音嘶啞하면서 喉燥口乾 등의 陰津虧乏한 증상을 兼한다. 肺腎陰虛型은 聲音嘶啞가 오랫동안 낫지 않아 점차 聲瘖에 이르면서 陰虛의 象을 兼한다.

(2) 舌瘖

① 實證: 熱極生風型은 口噤不開, 舌强不語하면서 壯熱神昏의 증상을 兼한다. 痰迷心竅型은 舌의 轉運이 失靈해서 語言謇澁하면서 痰多喘促의 증상을 兼한다.

② 虛證: 脾虛失養型은 舌强語蹇하면서 肢痿, 口開手

撤 등의 증상을 兼한다. 腎氣不榮型은 語聲不出하면서 腎精氣虧虛나 腎不納氣 등의 증상을 兼한다.

2) 감별진단

(1) 喉痺: 咽喉의 紅腫疼痛이 특징인데, 輕度의 呑咽不順이나 聲低音啞 등의 증상을 兼하는 경우도 있다.

(2) 喉癰: 喉關이나 喉關의 안쪽에서 발생하는데, 疼痛腫脹, 焮紅化膿하여 흔히 咽喉의 腫塞을 일으키고 呑咽時呼吸困難, 痰涎壅盛, 語言難出한다.

(3) 飛揚喉 (혹은 懸旗風): 上顎이나 懸雍垂 下端에 갑자기 血泡가 발생하는데, 甚하면 舌不能伸, 口不能言한다.

(4) 喉瘤: 咽喉部에 紅色의 肉瘤가 생기는데, 오래되면 聲音嘶啞를 일으킬 수 있다.

5. 辨證施治

1) 實證 喉瘖

(1) 風寒束肺

① 主證: 卒然聲音不揚 甚則嘶啞. 或兼喉癢, 咳嗽不爽, 胸悶, 鼻塞頭痛, 惡寒發熱 等症. 舌淡苔薄白 脈浮或浮緊.

② 治法: 疏散風寒, 宣肺利竅.

③ 方藥: 桔梗湯 (『金匱要略』), 金沸草散 (『南陽活人書』), 三拗湯 (『和劑局方』), 荊蘇湯 (『直指方』)

(2) 痰熱交阻

① 主證: 聲音重濁不揚. 咳痰黃稠, 咽喉乾痛, 口乾苦, 或有身熱. 舌苔黃膩 脈滑數.

② 治法: 淸肺泄熱, 化痰利竅.

③ 方藥: 淸咽寧肺湯 (『統旨方』), 杏仁煎 (『外臺秘要』), 小降氣湯 (『景岳全書』), 六安煎 (『景岳全書』)

2) 虛證 喉瘖

(1) 肺燥金傷

① 主證: 聲音嘶啞. 喉燥咽痛口乾, 嗆咳無痰. 舌紅苔薄或苔黃 少津, 脈細數.

② 治法: 淸燥潤肺, 生津利咽.

③ 方藥: 桑杏湯 (『溫病條辨』), 百合丸 (『景岳全書』), 淸燥救肺湯 (『醫門法律』), 響聲破笛丸 (『萬病回春』)

(2) 肺腎陰虛

① 主證: 聲音嘶啞 久久不愈 漸至聲瘖. 兼乾咳少痰, 虛煩不眠, 甚則潮熱, 手足心熱, 耳鳴, 目眩, 腰痠遺精, 消瘦. 舌紅少苔, 脈細數.

② 治法: 滋腎養肺, 降火利咽.

③ 方藥: 麥味地黃丸 (『醫級』), 百合固金湯 (『醫方集解』), 淸音湯 (『類證治栽』), 加味固本丸 (『醫學入門』)

3) 實證 舌瘖

(1) 熱極生風

① 主證: 口噤不開, 舌强不語. 直視喎斜, 壯熱神昏, 煩渴. 舌絳, 脈弦數或洪數.

② 治法: 平肝熄風, 淸熱開竅.

③ 方藥: 鎭肝熄風湯 (『醫學衷中參西錄』), 撮風散 (『證治準繩』)

(2) 痰迷心竅

① 主證: 舌轉運失靈 言語謇澁. 或壯熱煩, 痰多喘促, 甚或卒中, 神智昏迷. 舌苔黃膩, 脈滑數.

② 治法: 淸心凉血, 滌痰開竅.

③ 方藥: 導痰湯 (『婦人良方』), 解語丹 (『醫學心悟』), 滌痰湯 (『類證治載』), 解語湯 (『類證治載』), 加味轉舌膏 (『類證治』)

4) 虛證 舌瘖

(1) 脾虛失養

① 主證: 卒中後 舌强, 語言謇澁. 四肢痿軟無力, 口開手撒, 口眼喎斜, 睡多露睛. 舌淡苔白, 脈弱.

② 治法: 滋潤養脾, 益氣開竅.

③ 方藥: 補陰益氣煎 (『景岳全書』), 補中益氣湯 (『脾胃論』), 資壽解語丹 (『雜病源流犀燭』)

(2) 腎氣不榮

① 主證: 卒中舌瘖不能言. 或短氣, 喘促不安, 或足廢不能行, 或二便失禁, 滑精. 舌淡苔白, 脈沈無力.

② 治法: 補益腎精, 納氣歸腎.

③ 方藥: 都氣丸 (『醫宗己任編』), 滋腎丸 (『萬病回春』), 地黃飮子 (『宣明』)

6. 經過 및 豫候

일반적으로 喉瘖은 舌瘖에 비해 증상이 輕하다. 다만, 喉瘖 중 外感風寒이나 風熱傷肺에 屬하는 경우는 치료가 쉽지만, 肺燥津傷의 경우는 상태가 오래 경과되면 肺虛勞損證이 생길 수 있으므로 주의해야 한다. 또한, 肺腎陰虛에 屬하면서 오랫동안 낫지 않는 喉瘖의 경우는 치료가 어려운 경우가 흔하므로 일단 虛損의 상태에 이르면 豫後가 좋지 않다. 한편, 情志所傷이나 氣機鬱結로 인한 喉瘖의 경우는 再發이 흔하다.

舌瘖은 卒中昏迷 이후의 속발성인 경우가 많아서 豫後의 順逆은 原發病의 치료에 따라 다르다. 따라서 原發性疾病이 치료되면 舌瘖도 쉽게 치료되지만, 原發病이 치료되지 않으면 舌瘖 역시 치료가 어렵거나 심하면 오히려 악화되는 경우도 있다.

7. 豫防 및 調理

1) 愼其居處: 四季節에 따라 寒溫을 적절하게 해서 감기를 예방함으로써 失音의 발생과 악화를 막는다.
2) 節制飮食: 辛辣, 香燥, 煎炒, 炙煿 등의 飮食과 담배, 술을 忌하고, 淸潤生津하는 배, 귤, 白木耳 등 淸淡한 음식을 먹는다.
3) 調攝情志: 환자는 마음이 유쾌해지도록 힘써서 氣機가 通暢될 수 있도록 한다.

17 喘證

1. 定義 및 槪要

喘證은 呼吸이 急促하여 甚하면 張口擡肩, 鼻翼煽動, 或不能平臥를 특징으로 하는 병증으로, 극심한 경우는 喘脫에까지 이른다.

喘證은 『黃帝內經』에 가장 먼저 등장하는데, 『靈樞·五邪』에서는 "邪在肺 … 上氣喘", 『素問·玉機眞藏論』에서는 "大骨枯槀, 大肉陷下, 胸中氣滿, 喘息不便."이라 했다. 『辭海』에서는 "喘, 急促呼吸."이라 했는데, '急'이란 呼吸이 빠른 것이고, '促'이란 呼吸이 얕으면서 빠름을 지칭한 말이다. 『靈樞·本藏』에서는 "肺高則上氣, 肩息欬."라 했고, 『靈樞·五閱五使』에서는 "肺病者, 喘息鼻張"이라 했으며, 『醫學入門』에서는 "呼吸急促, 謂之喘."이라면서, 매우 심한 喘證의 증상을 '張口擡肩, 鼻翼煽動'이라 형용했다.

喘證은 임상적으로 급만성 천식형 기관지염, 만성 기관지염, 폐렴, 폐기종, 심부전, 폐결핵, 규폐증 등에서 나타나는 呼吸急促, 呼吸困難을 모두 포괄한다.

2. 歷代諸家說

'喘'이란 名稱은 『黃帝內經』에서부터 등장하는데, 『黃帝內經』에 기록된 '喘鳴', '喘息', '喘逆', '肩息', '喘喝' 등은 모두 喘證을 지칭한다. 예를 들어 『素問·脈要精微論』에서는 "肝脈搏堅而長, 色不靑, 當病墜若搏, 因血在脅下, 令人喘逆."이라 했는데, '喘逆'이란 呼吸急促·氣逆而上의 의미이다. 『素問·大奇論』에서는 "肺之雍, 喘而兩胠滿.", 『靈樞·本神』에서는 "肺藏氣, … 實則喘喝胸盈仰息."이라 했고, 『素問·藏氣法時論』에서는 "肺病者, 喘欬逆氣.", "腎病者 … 喘欬身重."이라 하여, 喘病의 病變部位를 주로 肺·腎이라 했다. 물론 『素問·經脈別論』에서는 "是以夜行則喘出於腎, 淫氣病肺. 有所墮恐, 喘出於肝, 淫氣害脾. 有所驚恐, 喘出於肺, 淫氣傷心. 渡水跌仆, 喘出於腎與骨."이라 하여 喘과 다른 臟腑와의 관계도 설명했다. 한편, 賊風虛邪, 水氣乘肺, 脈絡瘀阻, 情志, 勞倦, 氣候變遷 등도 모두 喘證을 일으킬 수 있으니, 『素問·太陰陽明論』의 "故犯賊風虛邪者, … 入六府, … 上爲喘呼.", 『素問·水熱穴論』의 "水病, 下爲胕腫大腹, 上爲喘呼, 不得臥者, 標本俱病.", 『素問·痺論』의 "心痺者, 脈不通 … 暴上氣而喘.", 『素問·擧痛論』의 "勞則喘息汗出", 『素問·氣交變大論』의 "歲火太過, 炎暑流行, 金肺受邪, 民病瘧, 少氣, 欬喘 … 歲金太過 … 甚則喘欬逆氣 … 歲水太過 … 喘欬." 등이 여기에 해당된다. 한편, 喘의 病機에 대해서는 『素問·至眞要大論』에서 "諸氣膹鬱, 皆屬於肺. 諸痿喘嘔, 皆屬於上."이라 했다.

漢代의 張機는 『傷寒論』의 여러 條文에서 喘證의 病因, 辨證, 治療에 대해 논술했고, 『金匱要略·肺痿肺癰咳嗽上氣脈證幷治』에서는 '上氣'가 喘息不能平臥의 證候임을 설명하는 한편, '咳而上氣'하는 肺脹 등의 病證 및 治方을 열거했다. 그가 創製한 小靑龍湯, 射肝麻黃湯 등의 方劑는 지금까지 임상에서 널리 사용된다.

隋代의 巢元方은 『諸病源候論·上氣喘息候』에서 "肺主於氣, 邪乘於肺則肺脹, 脹則肺管不利, 不利則氣道澁, 故氣上喘逆, 鳴息不通.", "虛勞之病, 或陰陽俱傷, 或血氣偏損, 今是陰不足, 陽有餘, 故上氣也."라 하니, '肺主於氣'이므로 喘逆, 上氣 등은 모두 肺의 병변에 屬하며 虛實로 구분된다고 했다.

宋代의 의가들은 喘證을 肺虛·肺實·肺脹, 邪氣在表·邪氣在裏, 陰證發喘, 心下有水氣而喘 등으로 구분했다. 『聖濟總錄』에서는 "腎之脈入肺中, 故下虛上實, 卽氣道奔迫, 肺擧葉張, 上焦不通, 故喘急不得安臥."라 하여 喘과 腎의 관련성을 강조했고, 『直指方』에서는 "由眞陽虛憊, 腎氣不得歸元."이라 하여 虛喘에 대해 설명했으며, 『三因方』에서는 "五臟皆有上氣喘咳."라 하여 喘은 肺로부터 나오지만 병변이 肺에만 국한되지는 않는다고 했다.

한편, 嚴用和는 "諸氣者皆屬於肺, 喘者亦屬於肺, … 將理失宜, 六淫所傷, 七情所感, 或因墜墮驚恐, 渡水跌仆, 飽食過傷, 動作用力, 遂使臟氣不和, 營衛失其常道, 不能隨陰陽出入而成息, 促迫於肺, 不得宣通而爲喘也. … 更有産後喘急, 爲病尤極, 因産所下過多, 營血暴竭 衛氣無所主, 獨聚於肺, 故令喘急."이라 하여, 喘證을 종합적으로 논술했다. 張銳는 『鷄峰普濟方』에서 "因他疾而發喘者, 當只從本病治之, 則喘證自已, 不專用治喘之藥."이라 하여, 喘證은 여러 가지 원인이 있으므로 치료는 반드시 그 本을 따라야 한다고 했다. 그러나 이 시기에도 몇몇 의가들은 哮證과 喘證을 통칭해서 '喘'이라고 했다.

金元代에는 각 의가들의 견해가 각각 달랐는데, 나름대로의 장단점이 있다. 가령 劉河間은 『河間六書』에서 "喘, 火氣甚."이라 하여 喘이 火熱에서 비롯된다고 했는데, 張從政의 『儒門事親·嗽分六氣毋拘於寒述』에서는 이를 인용하여 "火乘肺者, 咳喘上壅, 涕唾出血.", "寒乘肺者, 或因形寒飮冷, 冬月坐臥濕地, 或冒冷風寒, 秋冬水中感之, 嗽急而喘."이라 하여 河間의 偏僻을 바로잡았다. 朱震亨은 喘을 虛實로 구분했는데, 實喘에 대해서는 『脈因證治』에서 "實喘爲氣實肺盛."이라 했고 아울러 痰·火·水氣와도 관련된다고 했으며, 虛喘에 대해서는 "虛喘由腎虛."라 했고 아울러 肺虛한 경우도 있다고 했다. 丹溪는 實喘은 瀉肺를 위주로 치료하고 虛喘은 補腎을 위주로 치료했고, 哮病과 喘病을 구분함으로써 후세에 많은 영향을 끼쳤다.

明代의 의가들은 喘證의 特徵, 分類, 治療, 豫後 등을 자세하게 논술했다. 王肯堂은 『證治準繩·雜病·喘』에서 "喘者, 促促氣急, 喝喝息數, 張口擡肩, 搖身擷肚."라 하여 喘證의 특징을 記述했고, 秦昌遇는 『症因脈治』에서 喘證을 外感 3條 (風寒·暑溫·燥火), 內傷 6條 (內火·痰飮·食積·氣虛·陰虛·傷損), 産後 2條로 분류했으며, 陳文治는 『諸症提綱』에서 喘을 10가지(肺虛挾寒·水氣乘肺·驚擾氣鬱·肺脹·陰虛·氣虛·痰·食積·胃虛·火炎上)로 구분했다. 또한, 張介賓은 "實喘者有邪, 邪氣實也. 虛喘者無邪, 元氣虛也. 實喘者長而有餘, 虛喘者氣短而不續. 實喘者, 胸脹氣粗, 聲高息涌, 膨膨然若不能容, 惟呼出而快也. 虛喘者, 慌張氣怯, 聲低息短, 皇皇然若氣欲斷, 勞動則甚, 而惟急促似喘, 但得引張一息爲快也."라 하여 實喘과 虛喘을 명확하게 구별했고, 李中梓는 『醫宗必讀』에서 喘哮와 短氣를 명확하게 감별했다.

清代의 많은 의가들은 喘證에 대해 진일보한 견해를 보였으니, 葉天士는 『臨證指南醫案·喘』에서 "喘病之因, 在肺爲實, 在腎爲虛."라 하여 喘證의 病理가 주로 肺와 腎에 있다고 했고, 方仁淵은 이를 보충해서 "實喘治肺, 須兼治胃. 虛喘治腎, 宜兼治肺."라 했으며, 蔣寶素는 "欲降肺氣, 莫如治痰."이라 하여 이른바 '喘因痰作'을 강조했다.

3. 病因病機

1) 風寒束肺

風寒의 邪가 인체의 肌表肺衛를 侵襲한 상태이다. 肺는 皮毛에 合하고 鼻에 開竅하는데, 風寒外束하면 寒邪凝滯로 表衛가 鬱閉한다. 寒邪가 肺에 客하면 肺失宣發로 水津이 通調輸布하지 못하고 肺失肅降으로 上逆하여 喘咳가 발생한다. 혹은 평소에 痰飮이 있는데 또다시 風寒을 感受해서 寒邪가 痰飮을 動하면 內外가 相引하여 喘咳가 발생하니, 『簡易方』에서는 "肺爲五臟之華蓋, 至行氣溫於皮毛, 形寒飮冷則傷肺, 肺一受邪, 安能統攝清氣. 氣亂胸中而病生焉, 重則爲喘, 輕則爲嗽."라 했다.

2) 表寒裏熱

평소에 肺熱이 盛한데 寒邪가 外束하거나, 表寒이 不解해서 內에서 化熱하여 熱이 不得泄하면 熱이 寒에 의해 鬱해서 肺失宣降하므로 氣逆해서 喘이 발생한다.

3) 熱邪壅肺

風熱의 邪가 肌表를 侵襲하여 內로 肺에 合하면 風熱이 肺를 侵犯하여 肺金이 壅實해져서 清肅機能을 잃고 肺氣上逆하므로 喘이 발생한다. 혹은 風寒의 入裏化熱로 熱이 津液을 消爍하여 痰이 생기거나 飮食不節이 脾胃에 영향을 미쳐 脾失健運하여 聚濕生痰하면 濕痰이 鬱해서 熱로 化하고 痰火交阻해서 淸肅之令을 不行하니, 肺氣上逆하므로 喘息이 나타난다. 『景岳全書·喘促』에서는 "實喘之證, 以邪實在肺也, 肺之實邪, 非風寒則火邪耳."라 했다.

4) 痰濁阻肺

『素問·痺論』의 "飮食自倍, 腸胃乃傷"이라는 말처럼, 肥甘, 生冷物의 恣食이나 嗜酒로 中氣를 傷하면 脾失健運해서 痰濁內生한다. 혹은 脾腎陽虛나 命門火衰로 水濕을 溫化하지 못하면 聚濕生痰한다. '脾爲生痰之源, 肺爲貯痰之器.'이므로 痰濁日盛해서 寒凝이 肺를 上凌하면 肺氣를 壅阻하므로 升降不利해서 喘促이 생기는데, 『病機滙論』에서는 "夫肺氣淸虛, 不容一物. 若痰飮水氣上乘於肺, 則氣道壅塞而爲喘."이라 했다.

5) 氣鬱傷肺

情志不遂로 憂思氣結하여 氣阻胸中하거나, 惱怒傷肝으로 肝氣가 肺로 逆乘해서 氣機가 不利해져 升多降少하면 肺失宣降으로 上逆되어 喘이 발생하니, 『醫學入門·喘』에서는 "驚憂氣鬱, 惕惕悶悶, 引息鼻張氣喘, 呼吸急促而無痰聲者."라 했다.

6) 肺虛

久咳傷肺하면 肺氣가 날로 약해진다. 혹은 憂思, 勞倦으로 傷脾하면 脾는 氣의 源泉이므로 中氣가 虛弱하면 肺氣를 充養하지 못한다. 肺는 主氣·司呼吸하므로 肺氣가 虛하면 肅降하지 못하기 때문에 氣怯, 呼吸無力하면서 喘이 발생하니, 『證治準繩』에서는 "肺虛則少氣而喘"이라 했다.

7) 腎不納氣

久咳久喘이 낫지 않아 肺와 腎에 영향을 미쳐 肺腎俱虛하거나, 혹은 年老로 신체가 쇠약하거나 久病으로 腎이 虧虛하거나, 勞慾으로 傷腎하면 精氣가 內奪한다. 腎은 氣의 根本으로서 氣의 攝納을 담당하는데, 腎氣가 不固하면 氣失攝納하고 氣不歸元해서 陰陽이 서로 연속되지 못하므로 氣의 逆上을 일으켜 喘이 발생하니, 『醫貫·喘』에서는 "眞氣損耗喘出於腎, 氣之上奔 … 乃氣不歸元也."라 했고, 『靈樞·經脈』에서는 "腎足少陰之脈 … 是動則病 … 喝喝而喘."이라 했다.

4. 診斷要點

1) 진단

喘證은 呼吸困難, 短促急迫하고, 심하면 張口擡肩, 鼻翼煽動, 不能平臥한 특징이 있다.

2) 감별진단

(1) 哮證 : 哮證은 呼吸困難하고, 甚하면 喘息不能平臥, 反復發作, 發作時喉中哮鳴有聲한 특징이 있으며, 哮에는 반드시 喘이 동반된다.

(2) 短氣 : 短氣는 呼吸氣急而短, 不足以息, 數而不能接續, 似喘而不擡肩, 喉中無痰鳴聲한 특징이 있다. 한편, 간혹 喘證이 심해져 短氣가 발생하는 경우도 있다.

3) 요점

(1) 實喘과 虛喘의 감별

① 實喘: 發作이 急驟하고 氣粗聲高息涌하며 呼出이 빠르다. 주로 小兒와 靑壯年 등 건강상태가 비교적 양호한 사람에게 많다. 肺有實熱이나 痰飮內停에 屬하는 경우가 많다.

② 虛喘: 病勢가 緩慢하고 喘聲低微, 慌張氣怯, 息短不續, 動則喘甚 등의 증상이 있으며 引張一息으로 다소 완화되는 경향성이 있다. 형체가 虛弱하고 비교적 中, 老年에게 많다.

(2) 辨證 類型別 특징

① 風寒束肺: 風寒外束으로 肺衛鬱閉한 상태이다. 증상은 喘咳胸悶, 咯痰淸稀色白하는데, 초기에는 惡寒發熱, 無汗, 頭身疼痛, 鼻塞淸涕 등의 表證이 동

반되는 경우가 많다. 간혹 形寒肢冷, 背冷하고 口不渴하거나 渴喜熱飮하는 경우도 있다.

② 表寒裏熱: 風寒外束으로 熱鬱於內해서 肺氣가 宣散, 淸肅下行하지 못한 상태이다. 증상은 發熱惡寒, 無汗 或汗出不多, 咳喘煩悶, 喀吐黃痰, 口渴喜凉飮, 尿黃便乾 등이 나타난다.

③ 熱邪壅肺: 風熱犯肺로 肺衛壅閉되어 痰熱交阻하므로 肺失肅降한 상태이다. 증상은 咳喘息粗, 咳痰黃稠, 煩悶胸痛, 甚則鼻翼煽動, 尿黃便秘 등인데, 초기에는 發熱微惡風寒, 有汗, 口渴欲飮, 苔薄黃或薄白而乾, 脈浮數或滑數 등도 나타난다.

④ 痰濁阻肺: 痰濁이 肺에 壅阻되어 肺失肅降한 상태이다. 증상은 咳喘痰多而色白, 胸悶, 甚則胸盈仰息, 口粘不渴, 惡心嘔吐 등이 나타난다.

⑤ 氣鬱傷肺: 肝失疏泄로 氣失條達하므로 上乘於肺해서 肺氣上逆한 상태이다. 증상은 평소에 情緖抑鬱로 胸悶不樂하고, 情志刺戟이 있을 때마다 喘息短促, 咽部如窒, 胸脇脹痛, 心煩失眠 등이 나타난다.

⑥ 肺虛: 肺氣虛 또는 肺陰虛로 肺가 영양을 받지 못하기 때문에 淸肅失常해서 肺氣上逆한상태이다. 肺氣虛한 경우는 喘促氣短, 氣怯聲低, 咯痰淸稀, 神疲乏力, 語聲低微, 自汗畏風寒 등의 증상이 나타난다. 肺陰虛한 경우는 咽喉不利, 面部潮紅, 口乾而不欲飮, 尿黃便秘 등의 증상이 나타난다.

⑦ 腎不納氣: 腎虛로 納氣하지 못해 氣失攝納하므로 肺氣上逆한 상태이다. 증상은 喘促이 오래도록 낫지 않고 呼多吸少해서 氣不接續하며 動則尤甚하고 腰膝酸痛하는데, 形寒肢冷, 汗出面靑하면 腎陽虛에 치우친 경우이고, 潮熱盜汗, 口乾咽燥, 兩顴紅赤하면 腎陰虛에 치우친 경우이다.

5. 辨證施治

1) 風寒束肺

(1) 主證: 咳喘胸悶, 咳痰淸稀色白, 初期多兼惡寒發熱, 無汗, 頭身疼痛, 鼻塞流涕. 或形寒肢冷, 背冷, 口不渴, 或渴喜熱飮. 舌質淡紅, 舌苔薄白, 脈浮緊. 或舌質淡苔白或白滑, 脈弦緊.

(2) 治法: 辛溫解表, 宣肺平喘.

(3) 方藥: 麻黃湯 (『傷寒論』), 小靑龍湯 (『傷寒論』), 加味三拗湯 (『得效方』), 蔘蘇飮 (『和劑局方』)

2) 表寒裏熱

(1) 主證: 發熱惡寒, 無汗或汗出不多, 咳喘煩悶, 喀吐黃稠痰, 口渴喜冷飮, 尿黃便乾. 舌尖紅赤, 苔薄白或薄黃, 脈浮數.

(2) 治法: 解表淸肺平喘.

(3) 方藥: 華蓋散 (『和劑局方』), 大靑龍湯 (『傷寒論』), 麻黃杏仁湯 (『病因脈治』), 麻黃定喘湯 (『張氏醫通』)

3) 熱邪壅肺

(1) 主證: 咳喘息粗, 咳痰黃稠, 煩悶胸痛, 甚則鼻翼煽動, 尿黃便乾, 初期發熱, 微惡風寒, 有汗, 口渴欲飮. 舌尖紅赤, 苔薄黃或舌紅苔黃, 脈浮數或滑數.

(2) 治法: 淸熱宣肺定喘.

(3) 方藥: 桑菊飮 (『溫病條辨』), 瀉白散 (『小兒藥證直結』), 淸氣化痰丸 (『醫方考』), 桑白皮湯 (『景岳全書·古方八陣』), 淸肺飮 (『證治準繩·幼科』), 瀉火淸肺湯 (『回春』)

4) 痰濁阻肺

(1) 主證: 咳喘胸悶, 甚則胸盈仰息, 咳痰量多色白. 兼食少納呆, 嘔惡, 口粘不渴. 舌苔白而厚膩, 脈弦滑.

(2) 治法: 化痰降氣平喘.

(3) 方藥: 導痰湯 (『濟生方』), 蘇子降氣湯 (『和劑局方』), 加味三奇湯 (『東垣十書』), 千緡導痰湯 (『醫宗金鑑』), 葶藶大棗瀉肺湯 (『金匱要略』)

5) 氣鬱傷肺

(1) 主證: 平素憂思氣結, 表情抑鬱, 每因情志刺激而誘發, 喘息短促, 咽中如窒, 氣憋胸悶, 胸脇脹痛, 心煩失眠. 舌苔薄, 脈弦.

(2) 治法: 開鬱降氣平喘.

(3) 方藥: 半夏厚朴湯 (『金匱要略』), 五磨飮子 (『醫便』), 加味瀉白散 (『症因脈治』), 四磨湯 (『濟生方』 卷二), 靑金瀉白散 (『症因脈治』 卷一)

6) 肺虛

(1) 主證: 喘促氣短, 氣怯聲低, 咳聲低弱, 喀痰淸稀, 神疲乏力, 語聲低微, 自汗畏風, 或咳嗆痰少質粘, 咽喉不利, 面部潮紅, 口乾不欲飮, 尿黃便秘. 舌淡白, 苔白或舌紅少苔少津, 脈虛弱或細數.

(2) 治法: 補肺益氣養陰.

(3) 方藥: 補肺湯 (『備急千金要方』), 人蔘蛤蚧散 (『衛生寶鑑』), 補肺阿膠散 (『小兒藥證直結』), 溫肺湯 (『和劑局方』)

7) 腎不納氣

(1) 主證: 喘促日久不愈, 呼多吸少, 氣不接續, 動則尤甚, 腰膝酸軟或肢冷, 精神萎靡, 自汗出, 甚則下肢水腫, 心悸氣短, 不能平臥, 面靑, 或潮熱盜汗, 口燥咽乾, 顴紅足冷. 舌淡紫, 苔白潤或舌紅少苔少津, 脈沈遲無力或脈細數.

(2) 治法: 溫腎納氣定喘, 或滋陰納氣平喘.

(3) 方藥: 金匱要略腎氣丸 (『金匱要略』), 七味都氣丸 (『醫宗己任編』), 蔘附湯 (『校注婦人良方』), 右歸丸 (『景岳全書』)

6. 經過 및 豫候

일반적으로 초기에는 實喘이 많은데, 邪氣壅阻在肺하므로 祛邪利氣를 위주로 한다. 實喘은 상대적으로 病勢가 가벼운 편인데, 上氣, 身熱不得臥, 脈急數하여 症勢가 심하더라도 豫後는 좋다. 喘證을 誤治해서 久咳久喘이 反復되면 肺뿐 아니라 腎, 脾의 기능에도 영향을 미쳐 氣衰失其攝納하고 根本不固하므로 補法을 사용해야 한다. 만약 脣, 舌, 指甲靑紫와 脈結代 등이 나타나면 肺腎虛弱이 心까지 영향을 미친 상태이므로 病勢가 비교적 危重하다. 虛喘이 심해서 擡肩擷肚, 鼻翼煽動, 面赤燥擾, 肢冷, 汗出如珠, 脈浮大無根한 경우는 下虛上盛으로 陰陽이 곧 離決해서 孤陽浮越, 冲氣上逆하는 危脫한 證候이니, 반드시 때맞추어 신중히 치료해야 한다.

7. 豫防 및 調理

1) 喘者는 담배를 禁하고 실내공기를 신선하게 유지해야 하며, 자극성 있는 氣味와 灰塵 등을 피해야 한다.

2) 喘證의 병력이 있는 사람은 평상 시 寒暖을 적절히 하고 風寒을 삼가며 적극적인 운동으로 체력을 길러야 하는데, 氣功鍛鍊은 抗病力을 높이고 감기를 예방하는데 도움이 된다.

3) 情志로 인해 喘이 발생한 환자는 항상 긍정적인 마음을 유지하여 좋지 않은 精神刺戟을 피해야 한다.

4) 飮食은 淸淡하면서 영양이 풍부한 것을 먹는 것이 좋고 生冷物과 肥膩之品을 먹지 않아야 한다.

18 腎着

1. 定義 및 槪要

濕腰痛과 유사한 腎着은 허리 및 허리 아래 부분의 무겁고 차가움을 自覺하는 病證이다. '腎着'이란 명칭은 『金匱要略·五臟風寒積聚病脈幷治第十一』에 가장 먼저 등장하는데, "腎着之病, 其人身體重, 腰中冷如坐水中, 形如水狀, 反不渴, 小便自利, 飮食如故, 病屬下焦. 身勞汗出, 衣裏冷濕, 久久得之, 腰以下冷痛, 腹中如帶五千錢, 甘薑苓朮湯主之."라 했다. 즉, 腎着의 원인은 "身勞汗出, 衣裏冷濕, 久久得之."이니 장기간 冷濕의 邪를 접촉했기 때문이고, 腎着의 證候는 "身體重, 腰中冷如坐水中, 形如水狀 … 腰以下冷痛, 腹中如帶五千錢."이며, 치료는 '反不渴, 小便自利, 飮食如故'에 중점을 두어 甘草, 乾薑, 茯苓, 白朮의 4가지 약물만을 사용했다.

『諸病源候論』에서는 腎着을 '腰背病諸候' 중 第七條인 腎着腰痛候에 포함시켰다. 기록된 腎着의 證候는 『金匱要略』과 동일한데, 다만 病因이 '腎經虛則受風冷'으로 발전되었고 '久久變爲水病, 腎濕故也.'라는 내용이 추가되었다. 이후로 腎着은 대개 腰痛이나 痺證의 범주에 포함되었다.

腎着은 임상적으로 류마티스성 척추염, 비대성 척추염 혹은 급성 척추염 등 척수신경근이 자극을 받아 나타나는 증상을 포괄한다.

2. 歷代諸家說

腎着에 대한 최초의 문헌기록은 『金匱要略』에 나오는데, 腎着의 증상, 유발원인 및 치료방제가 자세히 수록되었다.

隋代의 『諸病源候論·腰背病諸候』에서는 '腎着腰痛候' 專篇을 두어 "腎主腰脚. 腎經虛則受風冷, 內有積水. 風水相搏, 浸積於腎, 腎氣內着, 不能宣通, 故令腰痛. 其病狀, 身重腰冷, 身重如帶五千錢, 如坐於水, 形狀如水, 不渴, 小便自利, 飮食如故. 久久變爲水病, 腎濕故也."라 설명했다.

宋代의 『聖濟總錄』에서는 "以濕氣着而不去, 故名腎着."이라 설명하면서, 그 원인을 "蓋腎經虛弱, 外受風冷, 內有水濕, 風水相搏, 內着於腎, 故成此病."이라 했다. 뿐만 아니라, 잘 알려진 大腎着湯을 포함한 腎着 치료방제 8首를 소개했다.

張介賓은 "痺證之濕勝者, 其體必重."이라 했고, 喩昌은 "將痺證與腎着混爲一談, 專列腎着卽痺."라면서 "內經云濕勝爲着痺. 金匱要略獨以屬之腎, 名曰腎着, 云此證乃濕陰中腎之外廓, 與腎之中藏無預者也. 地濕之邪著寒藏外廓, 則陰氣凝聚, 故腰中冷, 如坐水中, 實非腎藏之精氣冷也. … 今邪之着於下焦, 飮食如故, 不渴, 小便自利, 且與腸胃之腑無與, 況腎藏乎. 此不過身勞汗出, 衣裏冷濕, 久久得之. 但用甘草乾薑茯苓白朮, 甘溫從陽淡滲行濕足矣. 又何取暖胃壯陽哉!"라 설명했다.

尤怡는 腎着이 '濕陰中腎之外廓'한 것이란 喩昌의 이론에 동의했는데, 『金匱要略心典』에서는 "其病不在腎之中臟, 而在腎之外府, 故其治法不在溫腎以散血, 在燠土以勝水"라 했다. 한편, 淸代의 林珮琴은 『類證治裁·腰脊腿足痛』에서 "腰軟, 濕襲經絡也. 腎着湯."이라 하여 '腰軟卽腎着'이라는 착오를 범했는데, 그 영향은 『張氏醫通』에까지 이르렀다.

이를 종합하면, 腎着의 病因은 寒濕이고, 病位는 腎의 外府 및 帶脈과 관계되며, 病證은 '腰及腰以下沈重發冷, 腹重爲主. 嚴重時如水狀, 腰冷痛, 但口不渴, 小便自利, 飮食如故.'라 할 수 있다. 또한, 腎着은 腰軟, 腰痛 및 痺證과는 다른 독립된 병증이라고 할 수 있다.

3. 病因病機

腎着의 病因은 六淫 중 濕邪爲主, 兼以寒邪이거나 혹은 久臥寒濕之處, 冒雨着濕, 汗出衣裏冷濕日久, 久從水中作業 등이다. 腎着은 寒濕之邪가 帶脈을 포함한 腎의 外府經絡에 侵襲해서 發病한 것인데, 濕은 陰邪로서 그 성질이 粘膩重着하므로 身重腰冷, 腹中如坐於水中, 形如水狀, 口不渴 등의 증상을 나타내며 熱象은 나타나지 않는다. 또한, 증상 중 小便淸長自利는 下焦有寒의 상태이고 飮食如故는 胃中無病의 상태인데, 만약 失治·誤治하면 邪가 入裏하여 脾腎에 侵襲해서 水病을 일으킬 수 있다. 따라서 腎着 치료의 大法은 溫脾散寒祛濕이다.

4. 診斷要點

1) 診斷

腎着의 진단을 위한 조건은 다음과 같다. 첫째, 寒濕侵襲의 病歷이다. 둘째, 腰와 腰以下에 冷重如坐水中의 자각증상이 있으면서 아울러 腹重, 口不渴, 小便自利, 飮食如故 등의 증상이 나타나야 한다.

2) 감별진단

(1) 腰痛: 腰痛은 腰部疼痛이 主證이지만, 腎着은 腰 및 腰以下冷重이 主證이다.

(2) 腰軟: 腰軟은 腰部의 軟弱無力이 主證이다.

(3) 風水: 風水에도 腰冷重의 증상이 있을 수 있지만 全身浮腫이 主證이며, 아울러 時咳, 惡風, 關節疼痛의 증상이 나타난다.

(4) 濕痺: 근육과 피부의 저림, 關節腫痛이 主證이다.

5. 辨證施治

1) 主症: 身體重, 腰及腰以下冷重如坐於水中, 腹重, 口不渴, 小便自利, 飮食如故, 日久則腰以下冷痛. 苔白略膩, 脈濡.

2) 治法: 溫陽健脾, 散寒化濕.

3) 方藥: 甘草乾薑茯苓白朮湯 (『金匱要略』), 大腎着湯 (『聖濟總錄』), 滲濕湯 (『雜病源流犀燭』), 腎着散 (『聖濟總錄』), 丹參丸 (『聖濟總錄』)

6. 經過 및 豫候

일반적으로 腎着證의 豫候는 좋다. 『諸病源候論』에서는 "久久變爲水病"이라 했지만, 실제로 임상에서 이런 傳變을 보이는 경우는 드물다.

7. 豫防 및 調理

1) 腎着의 豫防을 위해서는 久坐濕地를 피한다. 만약 涉水冒雨하거나 身勞汗出하면 즉시 換衣擦身하고 따뜻한 生薑湯을 복용해서 發散寒濕한다.

2) 腎着의 證候가 있는 사람은 의복을 溫燥하게 해야 하고, 부종이 있을 때는 低鹽食을 한다.

19 骨痿

1. 定義 및 槪要

骨痿는 痿證 중의 하나이며, 주요 증상으로 腰背酸軟, 難於直立, 下肢痿弱無力, 面色暗黑, 牙齒乾枯 등이 나타난다. 骨痿는 大熱로 인해 陰液이 손상되거나, 장기간의 過勞, 腎精虧損, 腎火亢盛 등으로 인해 骨이 乾枯해지고 骨髓가 감소되어 발생한다.

이에 대해 『素問·痿論』에서 "腎主身之骨髓 … 腎氣熱, 則腰脊不擧, 骨枯而髓減, 發爲骨痿.", "有所遠行勞倦, 逢大熱而渴, 渴則陽氣內伐, 內伐則熱舍於腎, 腎者水藏也. 今水不勝火, 則骨枯而髓虛, 故足不任身, 發爲骨痿."라고 처음으로 기술했다.

骨痿의 증상은 骨枯, 骨極, 骨痺, 骨痛, 腰背痛, 痺症 등과 유사하며, 임상적으로는 골형성부전증, 구루병, 골연화증, 골다공증 등을 포함한다.

2. 歷代諸家說

骨痿라는 명칭은『素問·痿論』에서 처음 등장하며, 筋痿, 脈痿, 肉痿, 皮痿, 骨痿의 五痿 분류 중 하나에 속한다. 病因에 대해서 『素問·痿論』에서 "腎氣熱, 則腰脊不擧, 骨枯而髓減, 發爲骨痿.", 張志聰의 『素問集注』에서 "腎主藏精, 腎氣熱則, 津液枯渴矣. 腰者腎之府, 是以腰脊不能伸擧, 腎生骨髓, 在體爲骨, 腎氣熱而精液竭則髓減而骨枯, 發爲骨痿也."라 해서 腎臟熱 (虛熱)을 주요 원인으로 제시하면서 腎骨相合에 의해 腎臟 기능 장애로 骨痿가 발생한다고 했다. 또한 腎氣熱의 근본적인 이유로 馬蒔의 『黃帝內經素問注證發微』에서 "始則肺, 而後四臟之痿所由成.", "肺爲母, 腎爲子, 腎受熱氣, 著而不去, 則足攣而不得伸, 致成痿躄之證矣."라 했고, "肺者, 藏之長也 … 故曰五臟因肺熱葉焦, 發爲痿躄."이라 해서 骨痿도 肺熱葉焦로 인한 것이라고 밝혔다. 그리고 『難經』에서는 "五損損於骨, 骨痿不能起於床."이라 하여 腎의 손상이 骨痿의 주요한 원인이며 治法으로 "損其腎者, 益其精"을 강조했다. 또한 『靈樞·決氣』에서는 "穀入氣滿, 淖澤注於骨, 骨屬屈伸, 泄澤, 補益腦髓, 皮膚潤澤, 是謂液."이라 해서 筋肉과 骨은 氣津精液의 滋養이 필요한데 이같은 물질들이 缺損되면 痿證이 된다고 했다. 『靈樞·本藏』에서는 "經脈者, 所以行血氣而營陰陽, 濡筋骨, 利關節者也."라 했으니, 어떠한 원인에 의해 經脈이 壅滯되면 筋骨을 溫煦濡養하지 못하므로 痿證이 발생할 수 있다.

漢代의 張機는 『金匱要略』에서 "鹹則傷骨, 骨傷則痿, 名曰枯."라 하여 食味所傷이 痿證의 또 다른 원인이라 했고, 隋代의 巢元方은 『諸病源候論』에서 "手足不隨者, 由體虛腠理開, 風氣傷於脾胃之經絡也."라 하여 內傷兼外感을 주장했다. 한편, 唐代의 孫思邈은 『備急千金要方』에서 "骨應足少陰, 少陰氣絶則, 骨枯髮無澤, 骨先死矣."라 하여 骨痿의 예후를 기술했다.

金元代에 이르러 四大醫家를 중심으로 骨痿에 대한 원인과 치료법이 세분화되었다. 張從政은 『儒門事親·指風痺痿厥近世差玄說』에서 "大抵痿之爲病, 皆因客熱而成 … 故痿躄屬肺, 脈痿屬心, 筋痿屬肝, 肉痿屬脾, 骨痿屬腎, 總因肺受火熱葉焦之故, 相傳於四臟, 痿病成矣."라 하여 痿證의 분류에 있어서 『黃帝內經』의 五痿를 그대로 따랐지만 病因에 있어서는 大熱이 痿證의 중요한 원인이라고 강조했다. 李杲는 "骨痿, 令人骨髓空虛, 足不能履地, 是陰氣重疊, 此陰盛陽虛之證."이라 했고, 치료 방법으로 辛甘한 藥으로 胃를 滋養하여 氣를 旺盛하게 生長시키고 助陽해야 한다고 했다. 그리고 "燥金受濕熱之邪, 絶寒水生化之源, 源絶則腎虧 … 腰以下痿軟癱瘓不筋動, 行走不正, 兩足欹側, 以淸燥湯主之."라 하여 濕熱을 또 다른 病因으로 설명했다. 朱震亨은 『丹溪心法』에서 痿證의 病因을 濕熱, 濕痰, 氣虛, 血虛, 瘀血로 나누고 骨痿의 처방으로 補益丸, 龍虎丹, 虎潛丸을 제시하며 風治를

절대로 禁했다.

明代 王肯堂은 『證治準繩』에서 五勞·五志·六淫 등으로 인해 傷하는 臟에 따라 五痿를 형성한다고 설명했고, 그 중 情志로 인한 원인을 매우 중요하게 생각했다. 張介賓은 痿證의 主火說을 비판하며 『景岳全書·雜證謨·痿證』에서 "元氣敗傷, 則精虛不能灌溉, 血虛不能營養者, 亦不少矣. 若概從火論, 則恐眞陽虧敗, 及土衰水涸者, 有不能堪, 故當酌寒熱之淺深, 審虛實之緩急, 以施治療, 庶行治痿之全矣."라 하여 元氣敗傷·精血虧虛를 痿證의 원인으로 강조했다. 또한 치료에 있어서 去火滋陰法을 사용하는 것 외에 "若絶無火證, 而只因水虧於腎, 血虧於肝者, 則不宜兼用涼藥, 以伐生氣."라는 원칙을 제시해 후세에 많은 영향을 미쳤다.

淸代의 吳謙은 『醫宗金鑑』에서 "腎氣熱骨痿, 則腰脊不能擧, 肺兼腎病."이라 하여 骨痿는 肺腎病임을 강조했고, "胃家無病, 雖有肺熱, 惟病肺而不病痿也. 是知病痿者, 胃家必有故也."라 하여 胃를 다스리는 것이 骨痿를 포함한 痿證 치료의 관건이라 했다. 또한 陳士鐸은 『石室秘錄』에서 痿를 陽明胃火로 보고 胃火가 腎水를 爍하면 骨中空虛無滋潤하여 不能起立한다 해서 腎水를 補하면 胃火는 자연히 소실되어 骨痿가 치료된다고 했다.

이상을 종합해보면, 腎熱, 腎虛, 氣血虛, 濕熱, 瘀血, 七情, 胃熱 등의 여러 病因들 중에서 先天之精이 不足하여 생기는 骨枯而髓減한 것이 骨痿의 주요 病因이며, 치료에 있어서도 補腎養髓하는 것이 중요하다.

3. 病因病機

骨痿는 腎精不足과 밀접한 관계가 있다. 年老하여 腎精不足하거나 飮食不節로 인해 脾胃가 손상을 받으면 氣血의 化生이 不足해지고 腎精을 滋補하지 못하므로 腎精不足에 이르러 骨이 營養을 잃게 된다. 腎精不足·氣血兩虛하여 筋骨이 營養을 잃게 되면 瘀血이 內生하거나 外邪가 浸襲하게 되어 虛中挾實證이 나타난다. 또한 衛外無力하고 起居失常하면 風寒濕邪가 虛한 틈을 타고 들어와 經脈의 氣血을 阻閉시키고 나아가 筋骨을 손상시킨다. 本病은 腎虛하여 骨髓가 감소되는 것이 本이 되고, 瘀血·風寒濕邪가 標가 된다.

1) 腎精不足

腎은 精을 藏하고 髓를 生하며, 髓는 骨에 貯藏되고 骨을 滋養한다. 腎精이 충족되면 骨髓를 化生할 수 있으므로 骨髓가 充盈되고 骨이 骨髓의 滋養을 받아서 견고하게 힘이 생긴다. 年老하여 腎虛해져서 腎精不足하거나 飮食不節로 인해 氣血의 化生이 不足해지고 水穀精微가 腎精을 滋補하지 못하면 精이 髓를 化生하여 骨을 充盈시키지 못하므로 本病이 발생한다.

腎陽이 虛衰하면 骨이 滋養을 잃게 되어 腰背部·四肢部가 溫煦를 받지 못해 虛寒이 內生하여 腰背部에 凝滯되고 氣血이 痺阻되어 腰膝酸軟冷痛·擧動無力의 증상이 나타난다. 腎의 陰精이 不足하면 肝陰을 손상시켜 肝腎陰虛에 이를 수 있고, 筋骨이 營養을 잃게 되어 腰背疼痛·膝軟乏力·筋骨攣縮 등의 증상이 나타난다.

2) 氣血兩虛

신체가 虛衰하여 氣血이 不足하거나 飮食不節로 인해 脾胃가 손상되어 氣血의 化生이 불량하면 腎精을 滋養할 수 없어서 本病이 발생한다.

3) 寒濕凝滯, 瘀血阻絡

腎精不足, 氣血兩虛하면 營衛不和하게 된다. 衛外가 不固하면 風寒濕의 邪氣가 虛한 틈을 타고 들어와 經脈을 阻滯시키고 瘀血이 阻絡되므로 本病이 발생할 수 있다.

4. 診斷要點

1) 진단

骨痿는 주요 증상으로 腰背酸軟, 難於直立, 下肢痿弱無力, 面色暗黑, 牙齒乾枯 등의 특징이 나타난다.

2) 감별진단

(1) 皮痿: 皮毛枯槁, 咳嗆氣逆 등의 증상이 나타나니, 『素問·痿論』에서는 "肺主身之皮毛 … 故肺熱葉焦, 則皮毛虛弱急薄著, 則生痿躄也."라 했다.

(2) 筋痿: 筋脈拘急 등의 증상이 나타나면서 점차 痿弱不用에 이르게 되니, 『素問·痿論』에서 "肝主身之筋膜 … 肝氣熱, 則膽泄口苦筋膜乾, 筋膜乾則筋急而攣, 發爲筋痿."라 했다.

(3) 脈痿: 局部가 蒼白하거나 紫暗하면서 四肢關節이 끊어질 것 같으며 腿軟不任地하는 증상이 나타나니, 『素問·痿論』에서는 "心主身之血脈 … 心氣熱, 則下脈厥而上, 上則下脈虛, 虛則生脈痿, 樞折 [不] 挈, 脛縱而不任地也."라 했다.

(4) 肉痿: 근육이 麻痺不仁하여 四肢不能擧動하는 것이니, 『素問·痿論』에서는 "脾主身之肌肉 … 脾氣熱, 則胃乾而渴, 肌肉不仁, 發爲肉痿."라 했다.

(5) 骨痺: 骨痺의 주요 증상은 『素問·長刺節論』에 "病在骨, 骨重不可擧, 骨髓酸痛, 寒氣至, 名曰骨痺.", 『三因極一病證方論』에서 "重而不擧"라 했고, 『醫宗必讀』에서 "骨痺卽寒痺·痛痺", "痛苦切心, 四肢攣急, 關節浮腫, 脈沈細弦"이라 했다. 『黃帝內經』에 骨은 腎의 外合이며, 骨痺는 곧 腎痺를 말한다고 했다. 骨痺는 風寒濕邪가 함께 虛한 틈을 타서 침범하여 留而不去하고 오래도록 낫지 않으면 발생한다.

5. 辨證施治

1) 腎精不足

(1) 主證: 全身或腰背疼痛, 時或隱痛, 足跟作痛, 腰膝酸軟, 喜按喜揉, 遇勞則甚, 休息時輕減, 神疲乏力, 耳鳴, 頭昏, 齒搖, 舌淡苔薄白, 脈沈弱.

(2) 治法: 補腎塡精, 生髓壯骨.

(3) 方藥: 補髓丹 (『東醫寶鑑』)

2) 肝腎陰虛

(1) 主證: 全身或腰背疼痛, 腰膝酸軟, 筋脈拘急, 反應遲鈍, 五心煩熱, 兩目乾澁, 潮熱盜汗, 頭暈耳鳴, 口燥舌乾, 舌紅少苔, 脈細或細數.

(2) 治法: 滋補肝腎, 强筋壯骨.

(3) 方藥: 六味地黃丸 (『小兒藥證直訣』), 大補陰丸 (『丹溪心法』), 虎潛丸 (『丹溪心法』), 左歸陰 (『景岳全書』)

3) 脾腎陽虛

(1) 主證: 全身或腰背肢體疼痛, 四肢肌肉瘦弱無力, 腰膝酸軟, 頭暈耳鳴, 神疲乏力, 小腹冷感, 肢冷畏寒, 食少納差, 便溏, 舌淡胖嫩, 舌苔白, 脈沈弱.

(2) 治法: 溫補脾腎, 强壯筋骨.

(3) 方藥: 右歸丸 (『景岳全書』)

4) 氣血兩虛

(1) 主證: 患部疼痛, 肢體麻木, 筋脈拘急, 關節僵硬, 自汗乏力, 頭昏眼花, 氣短懶言, 面色無華, 舌淡嫩, 脈細弱.

(2) 治法: 益氣補血, 强筋壯骨.

(3) 方藥: 八珍湯 (『薛氏醫案』), 人參養榮湯 (『和劑局方』)

5) 寒濕凝滯

(1) 主證: 患部疼痛較劇, 反復發作, 肢體活動不利, 筋脈拘急, 感受寒冷及居住潮濕之地而加重, 舌淡苔白, 脈細弱或沈弦.

(2) 治法: 散寒祛濕, 活血通絡, 補益肝腎.

(3) 方藥: 獨活寄生湯 (『備急千金要方』)

6) 血瘀氣滯

(1) 主證: 患部疼痛劇烈, 痛處固定, 舌黯或有瘀斑, 脈沈澁.

(2) 治法: 活血化瘀, 通絡止痛.

(3) 方藥: 桃紅四物湯 (『醫宗金鑒』)

6. 經過 및 豫候

腎氣가 熱하면 腰脊不擧하고 骨이 乾枯해지며 骨髓가 枯渴되므로 骨痿證이 발생한다. 또한 遠行過勞하거나 大熱燥渴하여 熱이 腎에 침입하면 腎水가 火를 이기지 못해서 骨이 乾枯해지고 骨髓가 虛해지므로 兩足無力하여 骨痿證이 된다. 만약 骨痿證인데 骨間에 熱이 있고 四肢가 緩弱하며 不能起于床하면 難治에 속한다.

7. 豫防 및 調理

保溫과 寒冷 刺戟에 주의한다. 추위와 더위가 교차되는 시기에는 의복에 주의하고, 수면을 취할 때 의복과 이부사리를 잘 갖추어야 한다. 濕地에 오래 있거나 비오는 날 다니지 말아야 한다. 평지 보행을 많이 하고, 무거운 물건을 들어 올리지 않는다. 오래 앉아있거나 서있는 직업에 종사하는 환자는 휴식에 주의해야 한다.

급격한 움직임의 변화가 있는 운동은 삼가고, 산보, 기체조와 같이 완만하고 부드러운 운동을 하며 적절한 일광욕을 즐기는 것이 좋다. 인체는 피하에서 비타민 D를 합성하는 데 자외선이 꼭 필요하고, 일조 시간과 비례하여 중수골 골무기질 양이 7~8%씩 증감하므로 평일에는 야외 활동을 하면서 일과 휴식을 적절하게 배합하는 것이 좋다.

淸淡한 음식을 섭취하고 膏粱厚味의 음식은 삼가고, 폭음 폭식과 흡연, 커피, 콜라, 짠 음식은 금한다. 이 외에 情志를 調攝하고, 마음을 쾌활하고 유쾌하게 가지며 화내거나 조급한 마음, 비관적인 생각을 삼간다.

III

腎系內科學

증상 및 질병편

1 비뇨 생식

제1절 비뇨

I. 비뇨기의 구조와 기능
(Urinary system)

비뇨기는 소변의 형성과 배설에 관여하는 기관이다. 비뇨기계는 신장(kidney)에서 시작하여 소변을 생성하고, 요관을 통해 방광(bladder)에 저장되었다가, 최종적으로 요도(urethra)를 통해 배설된다. 요로는 신장의 신우(renal pelvis)에서 시작하여 요관, 방광, 요도를 포함하며, 임상적으로는 상부요로와 하부요로로 구분된다. 상부요로는 신우와 요관을 포함하고, 소변의 형성 및 수송을 담당한다. 하부요로는 방광과 요도를 포함하며, 소변의 저장과 배출을 담당한다. 즉, 상부요로는 비뇨(泌尿)의 의미가, 하부요로는 배뇨(排尿)의 의미가 강하다.

상부요로는 주로 신장의 사구체 여과(glomerular filtration)와 세뇨관에서의 재흡수 및 분비 과정을 통해 만들어진 소변의 수송에 관여한다. 하부요로는 자율신경과 체신경의 지배를 받아 소변을 저장하고 배출하는 역할을 한다. 소변의 배출은 중추신경계의 조절 아래 자율적 또는 수의적 제어가 가능하며, 특히 방광의 팽창과 요도괄약근의 기능이 중요한 역할을 한다.

1. 신장

신장(kidney)은 제11흉추에서 제3요추 사이에 위치한 좌우 한 쌍의 기관으로, 혈액을 여과하여 소변을 생성하는 역할을 한다. 우측 신장은 간이 상부에 있어 좌측보다 약간 아래에 위치한다. 무게는 평균 150 g(남성: 125~170 g, 여성: 115~155 g)이고, 길이는 종축 10~12 cm, 횡축 5~7.5 cm, 두께 2.5~3 cm인데, 체위 혹은 호흡운동 등에 따라 위아래로 약 3 cm(혹 4~5 cm) 가량 이동이 가능하다.

1) 신실질

신실질은 신장의 기능을 담당하는 주요 구조로, 피질(cortex)과 수실(medulla)로 나뉜다.

(1) 피질

신장의 최소 기능 단위는 신원(nephron)으로, 신장에는 약 100만에서 200만 개의 신원이 존재한다. 신원은 사구체(glomerulus)와 보우만낭(Bowman's capsule)으로 구성된 신소체(renal corpuscle)와 이를 이어주는 세뇨관(renal tubule)으로 이루어져 있다. 사구체에서는 혈액이 여과되어 소변이 형성되며, 세뇨관에서 재흡수 및 분비 과정을 통해 소변이 농축된다.

사구체는 입구인 수입세동맥(afferent arteriole)과 출구인 수출세동맥(efferent arteriole)으로 이루어지며, 이들 사이의 모세혈관 네트워크는 여과막(filtration barrier)을 형성하여 혈액 내 물질을 선택적으로 여과한다. 이 여과막은 내피세포, 기저막(basement membrane), 족세포(podocyte)로 구성되어 있다. 여과 과정에서 단백질과 같은 큰 분자나 전하를 띤 물질은 배제되며, 이러한 여과 기전 덕분에 소변으로 배출되는 단백질 양은 극히 적다.

최신 연구에 따르면, 여과막의 기능 장애는 알부민뇨(albuminuria)와 같은 신장질환의 초기 증상으로 나타나며, 신증후군(nephrotic syndrome)과 같은 질환에서 중요하게 다루어진다. 또한, 사구체의 손상은 당뇨병성 신장병증이나 고혈압성 신장질환의 발병과 진행에 중요한 역할을 한다.

(2) 수질

수질은 8~18개의 신추체(renal pyramid)로 구성되며, 각 신추체는 집합관(collecting duct)을 통해 소변을 모아 신배(renal calyx)로 전달한다. 신추체의 첨부는 신유두(papilla)로 끝나며, 소변은 여기서 신배로 흘러간다. 한 개의 신추체와 이를 둘러싼 피질부는 신엽(renal lobe)이라 불리며, 신장의 기능적 단위를 이룬다.

2) 집합계(collecting system)

소변은 각 신원의 세뇨관을 지나 집합관에 모인 후, 소신배(minor calyx)와 대신배(major calyx)를 거쳐 신우(renal pelvis)로 이동한다. 신우는 신장의 중앙부에 위치하며, 신우에서 나온 소변은 요관을 통해 방광으로 수송된다. 신우와 요관은 연동수축(peristalsis)에 의해 소변을 방광으로 밀어내며, 이러한 연동운동은 평균적으로 1분에 2~6회 발생한다.

소변 수송 중 신우와 요관의 수축압은 약 20 mmHg 정도이며, 정상적인 소변 배출을 위해 요로의 통로가 원활하게 유지된다. 최신 연구에 따르면, 요로의 연동운동과 신경조절은 자율신경계의 정교한 조절 하에 이루어지며, 특히 방광과 요도의 기능적 통합이 중요하다.

2. 요관(Ureter)

요관은 신장에서 생성된 소변을 방광으로 운반하는 약 25~30 cm 길이의 관으로, 대개 사람의 신체 크기(키)에 따라 변동될 수 있다. 요관은 신장과 방광을 연결하며, 복막 뒤쪽을 따라 S자 모양으로 내려간다. 요관의 벽은 이행상피로 덮여 있으며, 이 상피는 방광과 후부요도까지 연속된다. 이행상피세포는 요관이 수축할 때 둥글게 보이나, 소변이 차서 확장될 때는 납작해져 표면이 매끈하게 늘어난다.

요관은 여러 층으로 구성되는데, 상피 아래에는 기저판과 고유판이 위치하고, 그 외부에는 두꺼운 평활근층이 있어 소변을 방광으로 이동시키는 데 중요한 역할을 한다. 평활근층 바깥에는 외막이 있어 요관을 둘러싼 결합조직이 존재하고, 그 안에는 혈관, 자율신경, 림프관이 포함된 섬유성 피막이 있다.

요관에는 소변 흐름이 좁아지는 세 군데의 협착 부위가 있다. 첫 번째는 신우-요관 이행부, 두 번째는 장골동맥과 교차하는 부위, 세 번째는 요관-방광 이행부이다. 이 중 소변이 가장 잘 걸리는 협착 부위는 요관-방광 이행부로, 이곳은 요관이 방광으로 연결되는 지점이다.

3. 방광

방광(bladder)은 소변을 저장하고 필요할 때 배출하는 역할을 하는 근육성 장기로, 성인의 평균 저장 용량은 400~500 mL이다. 방광은 남성에서는 치골결합과 직장 사이에, 여성에서는 치골결합과 자궁 사이에 위치한다. 방광은 첨부(apex), 상면, 측면, 기저부(fundus), 경부(neck)로 구성된다.

방광 내부는 평소 소변이 없을 때는 점막 주름이 형성되어 있지만, 방광 바닥의 일부는 주름이 없이 평평한 방광삼각(vesical trigone)이 존재한다. 이 삼각형 부분의 양쪽에는 요관구(ureteral orifice)가 열려 있고, 전방에는 내요도구(internal urethral orifice)가 있어 요도로 연결된다. 방광의 하부인 경부는 요도와 연결되는 부분으로 소변 배출의 최종 단계에 해당한다.

방광의 벽은 점막, 점막하 조직, 평활근층, 외막 또는 장막의 네 가지 층으로 구성된다. 점막은 이행상피로 덮여 있고, 그 아래에 점막하 조직이 있어 방광이 팽창할 때 쉽게 늘어날 수 있도록 돕는다. 평활근층은 배뇨근이라 불리며, 방광이 수축하여 소변을 배출하는 역할을 한다.

방광이 가득 차면 배뇨하고자 하는 강한 요의를 느끼게 되며, 배뇨 시 방광내부 압력은 보통 70~120 cmH_2O이다. 이를 통해 방광은 소변을 외부로 배출하는 중요한 기능을 담당한다.

4. 요도(Urethra)

1) 남성 요도

성인 남성 요도의 길이는 평균 15~20 cm, 직경은 약 7~8 mm로, 소변과 정액의 공동 배출구 역할을 하며 세 부분으로 나뉜다. 첫째, 전립선 요도(prostatic urethra)는 방광에서 거의 수직으로 전립선을 관통하는 2.5~3 cm 길이의 부위이다. 이 부위에는 하부에 돌출된 정구(verumontanum)를 통해 전립선 도관(prostatic duct)과 좌우의 사정관(ejaculatory duct)이 개구한다. 임상적으로 전립선 요도를 후부 요도(posterior urethra)라고도 부르는데, 그 이유는 이 부위가 내괄약근(internal sphincter)과 외괄약근(external sphincter) 사이에 위치하기 때문이다.

둘째, 막양부 요도(membranous urethra)는 요도의 가장 좁은 부위로 비뇨생식격막(urogenital diaphragm)을 통과하는 곳이며, 길이는 1.0~2.5 cm이다. 이곳에는 수의 신경이 지배하는 외괄약근(external sphincter)이 위치해 있다.

셋째, 음경 요도(penile urethra)는 요도 해면체(corpus spongiosum)로 둘러싸인 약 15 cm 길이의 부분이다. 외요도구(external urethral orifice) 직전에는 약간 확장된 부분이 있으며, 이를 요도 주상와(fossa navicularis)라고 한다. 요도 점막하조직에는 많은 리트레(Littre)선이 있어 요도로 개구하며 섬액을 분비한다(그림 1-1).

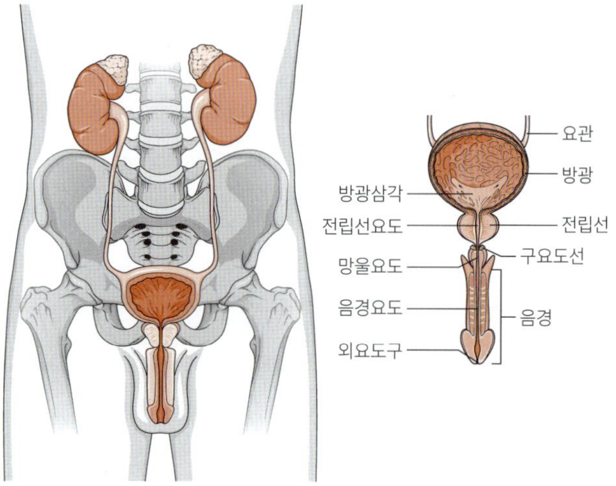

그림 1-1. 남성 요도 해부

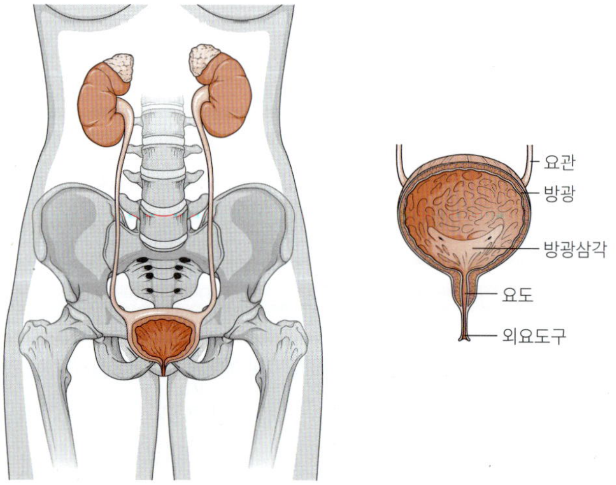

그림 1-2. 여성 요도 해부

2) 여성 요도

성인 여성 요도의 길이는 약 34 cm, 직경은 약 68 mm로, 방광의 내요도구(internal urethral orifice)에서 시작하여 전하방으로 내려가 음핵(clitoris)과 질구(vaginal orifice) 사이에 개구한다. 상피는 이행상피(transitional epithelium)에서 외요도구(external urethral orifice)로 갈수록 중층편평상피(stratified squamous epithelium)로 변한다. 점막하조직은 다수의 결체조직과 탄성섬유, 정맥총으로 이루어져 있으며, 원위부에는 다수의 요도 주위선(periurethral glands)이 있다. 이 중 대표적인 것이 남성의 전립선에 해당하는 스킨(Skene)선으로, 외요도구 내측의 요도 기저부로 개구한다(그림 1-2).

II. 배뇨기전
(Mechanism of urination)

방광은 소변의 저장과 배출이라는 두 가지 주요 기능을 수행하며, 이를 위해 기능적으로 배뇨근(방광벽의 평활근)

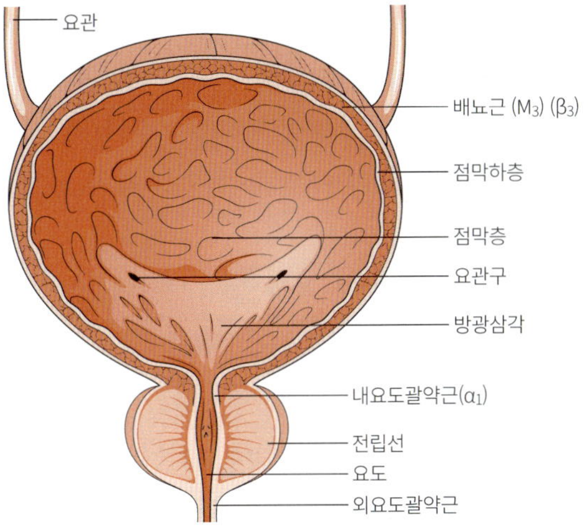

그림 1-3. 방광 해부

과 방광경부(내요도괄약근) 및 외요도괄약근이 작용한다. 소변 저장 시에는 배뇨근이 이완되고, 방광경부와 외요도괄약근은 수축된다. 반대로, 소변 배출 시에는 배뇨근이 수축되고 방광경부와 외요도괄약근은 이완된다. 이러한 작용은 여러 신경계의 복잡한 조절에 의해 이루어진다(그림 1-3).

배뇨근은 세 층의 평활근인 내종근(inner longitudinal layer)과 중원근(middle circular layer) 및 외종근(outer longitudinal layer)으로 구성된다. 내종근과 외종근은 각각 여성의 외요도구와 남성의 전립선 하단까지 이어진다. 중원근은 방광의 내요도구에서 끝난다. 외종근층은 남성과 여성의 요도를 둘러싸며, 불수의적 괄약근의 역할을 한다. 방광경부는 해부학적으로 독립된 괄약근은 없으나, 세 층의 근육이 수렴하면서 괄약근의 역할을 수행한다. 외요도괄약근은 횡문근으로 형성된 수의적 괄약근으로, 비뇨생식격막의 근막층 사이에 위치하며, 여성에서는 요도의 중간 부위에, 남성에서는 전립선 하단과 막양부 주변에 위치한다. 외요도괄약근의 기능은 항문거근과 같은 골반저의 횡문근들이 보조적으로 작용한다.

배뇨기전은 부교감신경, 교감신경, 체신경의 세 가지 말초신경계에 의해 조절된다. 천수신경(S2-S4)에서 나온 부교감신경은 골반 신경총을 통해 방광의 배뇨근을 지배하며, 콜린성 신경(cholinergic nerve)으로 작용해 배뇨 시

표 1-1. 하부요로의 신경지배

근육	지배신경	기능
배뇨근	부교감신경	배뇨기에 배뇨근 수축
	교감신경(β 수용체)	저장기에 배뇨근 이완
방광경부	교감신경(α 수용체)	저장기에 방광경부 수축
외요도괄약근	체신경(음부신경)	저장기에 외요도괄약근 수축

배뇨근을 수축시킨다. 흉·요수 신경(T11-L2)에서 나온 교감신경은 하복부 신경총을 통해 방광에 이르며, 아드레날린성 신경(adrenergic nerve)으로 작용해 배뇨를 억제한다. 알파 수용체(alpha receptors)는 방광경부와 후부요도에 분포하여 소변 저장 시 방광경부를 수축시키고, 베타 수용체(beta receptors)는 배뇨근에 분포해 소변 저장 시 배뇨근을 이완시켜 방광 용적을 증가시킨다. 한편, 체신경인 음부신경(pudendal nerve)은 천수(S2-S4)에서 나와 외요도괄약근을 지배하여 소변 저장 시 외요도괄약근을 수축시킨다(표 1-1).

건강한 사람의 정상적인 배뇨는 저장기와 배뇨기의 원활한 협동에 의해 이루어진다. 저장기 동안 방광 내압은 낮고 일정하게 유지되며, 방광의 높은 순응도(△용적/△압력)는 방광의 탄력성과 점성탄력성 덕분이다. 탄력성은 방광벽의 긴장도가 변화하지 않으면서도 신장이 가능한 성질을 말하며, 점성탄력성은 방광벽이 신장될 때 긴장도가 증가했다가 방광 충만이 느려지거나 멈출 때 다시 이완되는 성질을 의미한다. 이러한 탄력성과 점성탄력성은 방광벽의 세포외기질(extracellular matrix)이 탄력섬유와 아교섬유(collagen fiber)로 구성되어 있기 때문이다. 그러나 만성 염증이나 방광출구 폐쇄 등의 상태로 인해 아교섬유가 다른 섬유성 기질로 대체되면 방광의 순응도가 떨어져, 방광의 저장 기능이 저하되며 약물 요법이나 신경학적 차단술에도 반응하지 않을 수 있다.

저장기에는 크게 두 가지 저장 반사가 관여한다. 교감신경 저장 반사(pelvic-to-hypogastric reflex)와 체신경 저장 반사(pelvic-to-pudendal reflex)이다. 방광이 팽창하면서 구심성 신경(Aδ 섬유)을 통해 신호가 척수로 전달되

면, 교감신경 반사가 활성화된다. 이때 부교감신경은 억제되며, 교감신경은 방광의 β3-아드레날린 수용체(β3-adrenoceptor)를 자극하여 배뇨근의 이완을 유도한다.

재채기, 기침, 웃음 등으로 갑작스러운 복압 상승이 발생할 때는 더 빠르게 반응하는 체신경 반사, 즉 배뇨 자제 반사(continence)가 작용한다. 이 반사는 구심성 신경(Aδ 섬유)을 통해 척수로 신호를 전달하고, 원심성 체성 운동신경들이 활성화되어 외요도괄약근을 수축시킨다. 이러한 구심성 신호는 또한 중뇌수도주위회질(PAG)과 다리뇌 배뇨중추(PMC)로 전달되어 중추신경계에서도 운동신경을 활성화시켜 배뇨 자제가 이루어진다. 이때 활성화된 원심성 체성 운동신경은 외요도괄약근을 수축시켜 소변의 배출을 억제한다.

저장기에 있던 방광은 방광-연수-방광 배뇨 반사(vesico-bulbo-vesical micturition reflex)와 방광-척수-방광 배뇨 반사(vesico-spinal-vesical micturition reflex)라는 두 가지 배뇨 반사에 의해 배뇨기로 전환된다. 저장기 동안 Aδ 섬유를 통해 척수까지 신호가 전달되며, 이 신호는 뇌간의 중뇌수도주위회질[periaqueductal gray (matter), PAG]로도 전달된다. PAG는 방광에서 오는 신경 신호와 대뇌피질 및 시상하부로부터의 신호를 동시에 받으며, 이러한 정보는 배뇨반사를 주관하는 다리뇌 배뇨중추(pontine micturition center, PMC) 내측 부위에서 통합된다. PMC는 배뇨와 관련된 스위치 역할을 하며, 구심성 섬유의 활성이 낮을 때는 부교감신경을 억제하지만, 구심성 섬유의 활성이 임계점에 도달해 더 이상 억제할 수 없을 때는 부교감신경 경로를 활성화시켜 배뇨가 시작된다. 이 방광-연수-방광 배뇨 반사는 대뇌피질의 조절을 받기 때문에 성인은 상황에 따라 배뇨를 억제할 수 있지만, 소아는 이 기능이 발달되지 않아 배뇨 조절이 어렵다. 척수 손상이 요추나 천수 부위에 발생할 경우, 수의적인 배뇨 조절이 소실되지만, 간혹 방광-척수-방광 배뇨 반사가 발달하여 배뇨가 가능해질 수 있다. 그러나 이 반사는 방광과 요도괄약근이 동시에 수축하여 온전한 배뇨가 이루어지지 않는다.

배뇨 조절은 천수 배뇨 반사궁과 이를 조절하는 뇌간의 배뇨근-외요도괄약근 조절 중추, 그리고 대뇌피질에서 배뇨 반사를 억제하는 중추에 의해 이루어진다. 즉, 대뇌에 의한 수의적 억제가 없어야 방광-척수-방광 배뇨 반사가 이루어질 수 있다.

정상적인 배뇨 과정은 다음과 같다. 방광에 소변이 충만되면 배뇨근이 이완되고, 배뇨근 수용체가 자극되어 지각 신호가 형성된다. 이 신호는 부교감신경 구심성 섬유를 통해 천수 배뇨 반사 중추(S2-S4)에 전달되어, 반사적으로 원심성 신호가 발생해 배뇨근을 수축시킨다(방광-척수-방광 배뇨 반사). 이와 동시에 교감신경의 알파 수용체가 억제되어 방광경부가 이완되며, 뇌간도 천수 배뇨 반사 중추의 음부신경핵을 억제하여 외요도괄약근을 이완시킴으로써 정상적인 배뇨가 이루어진다.

한편, 뇌간은 척수 후측주(dorsal column)를 통해 천수 배뇨 반사를 조절하는데, 이 경로에 병변이 생기면 배뇨근과 외요도괄약근의 협동이 이루어지지 않아, 배뇨근이 수축될 때 외요도괄약근이 이완되지 않아 배뇨 장애가 발생한다. 이를 배뇨근-외요도괄약근 부조화(detrusor-sphincter dyssynergia)라고 하며, 주로 경련성 신경인성 방광(spastic neurogenic bladder), 반사성 신경인성 방광(reflex neurogenic bladder)에서 나타난다. 이 경우, 많은 양의 잔뇨가 남는다.

정상적인 배뇨기전으로 배출되는 소변의 양은 체중에 비례하며(체중 1 kg당 약 25 mL), 성인의 경우 1일 소변량은 약 800~1,600 mL(평균 1,200~1,500 mL)이다. 1일 소변량이 2,500 mL 이상일 때는 다뇨(polyuria), 400 mL 이하일 때는 감뇨(oliguria), 100 mL 이하일 때는 무뇨(anuria)라고 한다. 무뇨가 신장에서 소변을 생성하지 못해 발생하면 분비성 무뇨(secretory anuria)라 하고, 신장에서 소변을 생성하나 상부요로 폐쇄로 인해 소변이 방광에 도달하지 못하면 배설성 무뇨(excretory anuria)라고 한다. 무뇨는 신전성(prerenal), 신성(renal), 신후성(postrenal) 무뇨로도 구분된다. 신전성 무뇨는 과도한 혈압 저하로 사구체에서 소변의 여과가 일어나지 않을 때 발생하며, 심한 저혈압, 출혈성 쇼크, 신혈관의 혈전 등이 원인이다. 신성 무뇨는 사구체에서 여과 압력은 충분하지만 신장의 장애로 소변 형성이 중단된 경우로, 만성 신부전, 양측 신장의 화농성 병변, 다낭신, 종양, 유독물질에 의한 신장 손상 등이 원인이다. 신후성 무뇨는 종양, 협착, 결석 등으로 양측 요관이 폐쇄될 때 발생한다.

▣ 배뇨기전 관련 임상참고문헌

- 양희조. 노화와 배뇨증상: 뇌와 방광의 상호작용. 비뇨의학. 2024;5(2):198-207.
- Loscalzo J, Fauci A, Kasper D, Hauser S, Longo D, Jameson JL. Harrison's principles of internal medicine, twenty-first edition (vol.1 & vol.2). 21st ed. Columbus, OH: McGraw-Hill Education; 2022.
- Yoshio Yazaki. 내과학 I. 서울: 우리의학서적; 2020. pp. 136-9.

III. 하부요로증상의 용어와 정의

하부요로증상(lower urinary tract symptoms, LUTS)은 배뇨와 관련된 일련의 증상으로, 국제요실금학회(ICS)는 이를 크게 세 가지로 분류한다. 저장증상(storage symptoms), 배뇨증상(voiding symptoms), 그리고 배뇨 후 증상(post-micturition symptoms)이다. LUTS는 주로 전립선증식증(BPH)이나 요도협착 등 하부요로폐쇄로 인해 발생하지만, 전립선암, 방광경부 구축, 방광결석, 신경인성 방광 등 다양한 질환이 증상을 유발할 수 있다.

표 1-2. 하부요로증상

저장증상 (Storage symptoms)	배뇨증상 (Voiding symptoms)	배뇨후증상 (Post-micturition symptoms)
빈뇨, 야간뇨, 급박뇨, 요실금, 복압성 요실금, 절박성 요실금	약뇨, 요선분리 또는 분사, 간헐뇨, 요주저, 복합배뇨, 배뇨말 요점적, 분완전 배뇨감	잔뇨감, 배뇨후 요점적

정확한 진단을 위해 초기 및 추가 검사가 필수적이다(표 1-2).

1. 저장증상

저장증상(storage symptoms)은 방광의 저장 단계에서 나타나는 증상으로, 주간 빈뇨와 야간 빈뇨 등을 포함한다.

1) 주간 빈뇨(Daytime urinary frequency)

주간 빈뇨는 환자가 주간에 과도한 배뇨를 경험한다고 호소하는 증상으로, 많은 국가에서 빈뇨(pollakisuria)와 동일한 의미로 사용된다. 성인의 경우, 하루 평균 5~6회, 많아도 8회 이내로 소변을 본다. 이보다 빈번하면 주간 빈뇨로 간주할 수 있다. 빈뇨는 비뇨기계 증상 중 가장 흔한 증상 중 하나이며, 방광에 염증이 있을 때 자주 발생한다. 빈뇨는 소변 양의 증가(polyuria)나 방광 용적 감소로 인해 발생한다. 다량의 소변을 자주 배출하면 이는 다뇨(polyuria)로 분류되며, 원인은 당뇨병, 요붕증, 과도한 수분 섭취 등이 있다. 방광 용적 감소로 인한 빈뇨는 방광의 순응도 감소와 잔뇨 증가를 보이는 하부 요로 폐쇄, 과민성 방광, 신경인성 방광 또는 불안 등으로 인해 기능적 방광 용적이 줄어들기 때문에 발생한다. 또한, 방광염에서 나타나는 빈뇨는 염증으로 인한 통증 자극과 부종으로 인해 방광 순응도가 낮아져 발생한다.

2) 야간뇨

야간뇨(nocturia)는 환자가 야간에 한 번 이상 배뇨를 위해 일어나야 하는 증상이다. 이는 소변 양의 증가 또는 방광 용적 감소로 인해 발생할 수 있다. 만성 신부전 환자나 하부 요로폐쇄 환자에서 흔히 관찰되며, 정상인도 저녁에 과도한 수분, 카페인, 알코올 등을 섭취할 경우 야간뇨를 경험할 수 있다.

3) 요절박

요절박(urgency)은 갑작스러운 배뇨 욕구가 참기 어려운 상태로, 즉시 배뇨하지 않으면 불수의적 배뇨가 발생하는 증상이다. 급성 방광염, 급성 전립선염, 후부 요도염, 전립선증식증(BPH) 등에서 자주 발생하며, 염증과 불안정 방광이 주요 원인이다. 대개 빈뇨와 배뇨통을 동반한다. 절박성 요실금(urge incontinence)은 요절박을 참지 못해 불수의적으로 소변이 누출되는 상태를 의미한다.

4) 요실금

요실금(urinary incontinence)은 불수의적인 소변 누출을 의미하며, 다양한 원인으로 발생할 수 있다. 요실금은 일시적일 수도 있고, 만성적이거나 점진적일 수도 있다. 아래는 요실금의 유형들이다.

- **복압성 요실금**(stress urinary incontinence): 재채기, 기침, 운동 등으로 복압이 증가할 때 불수의적으로 소변이 누출되는 상태이다.
- **절박성 요실금**(urge urinary incontinence): 요절박과 동반되거나 요절박 직후 불수의적인 소변 누출이 발생하는 상태이다.
- **혼합성 요실금**(mixed urinary incontinence): 복압성 요실금과 절박성 요실금이 동시에 나타나는 경우이다.
- **유뇨증**(enuresis): 모든 불수의적인 소변 유실을 의미하며, 수면 중 발생하는 경우 야간 유뇨라고 한다.
- **야뇨증**(nocturnal enuresis): 수면 중에 소변이 유실되는 상태이다.
- **지속성 요실금**(continuous urinary incontinence): 지속적으로 소변이 누출되는 상태이다.
- **기타 형태의 요실금**(other types of incontinence): 성교 중이나 웃을 때와 같은 특정 상황에서 발생하는 요실금이다.

2. 배뇨증상

배뇨증상(voiding symptoms)은 방광이 소변을 배출하는 동안 경험되는 증상이다.

1) 약뇨

약뇨(slow stream)는 환자가 과거와 비교하거나 다른 사람과의 비교를 통해 요선이 약해졌다고 느끼는 증상이다. 주로 전립선증식증이나 요도 협착으로 인해 발생하지만, 심각한 폐쇄가 아니면 이러한 변화는 점진적으로 일어나기 때문에 환자가 요속의 변화를 늦게 인지할 수 있다.

2) 요선 분리 또는 분사(Splitting or spraying)

요선이 갈라지거나 소변이 흩뿌려진다고 호소하는 증상이다.

3) 간헐뇨(Intermittent urination)

배뇨 중에 요선이 1회 이상 멈췄다가 다시 시작되는 현상을 의미한다.

4) 요주저(Hesitancy)

배뇨 시작이 지연되는 상태로, 방광출구에 폐색이 있을 때 요도 저항을 극복하기 위해 배뇨근 수축이 필요하며, 이 과정에서 시간이 지연될 수 있다.

5) 복압 배뇨(Straining void)

배뇨를 시작하거나 유지하거나 요속을 증가시키기 위해 복근을 사용하여 힘을 주는 것을 말한다. 방광출구에 폐색이 있을 경우 요도의 저항을 극복하기 위해 복부 근육을 수축하여 힘을 주는 행위이다. 이는 폐색으로 인한 직접적인 증상이 아니라 환자의 자발적인 반응이다.

6) 배뇨말 요점적(Terminal dribbling)

배뇨의 말기 부분에서 요속이 저하되면서 소변이 점적되는 증상이다.

7) 불완전 배뇨감(Sense of incomplete emptying)

배뇨 후에도 소변이 남아 있는 것처럼 느껴 다시 배뇨하고 싶은 상태를 말한다. 실제로 잔뇨가 없는 경우도 흔하다.

한의치료 동향

1) 하부요로계 및 생식기 질환

猪苓湯과 八味地黃丸의 효과를 연구한 논문에서는 요로 배뇨장애(urinary dysuria)에 대한 두 가지 한약 처방의 유효성을 평가하였다. 猪苓湯은 이뇨작용을 촉진하고 방광의 염증 완화에 도움을 주며, 하부요로증상 및 배뇨 곤란과 같은 증상을 완화하는 것으로 보고되었다. 八味地黃丸은 특히 방광 기능을 강화하고 신장을 보하는 효과가 있어, 만성 요로질환의 치료에 사용된다. 이 연구에서는 猪苓湯과 八味地黃丸 모두 요로배뇨장애 환자들에게서 임상적으로 유의미한 효과를 보였다.

猪苓湯 및 猪苓湯合四物湯이 하부요로 배뇨장애에 미치는 유효성을 평가한 일본 동양의학회 발표에서는 猪苓湯이 배뇨장애를 가진 환자들에게서 요속을 개선하고, 배뇨 후 잔뇨감을 줄이는 데 효과가 있음을 확인했다. 특히 猪苓湯合四物湯은 배뇨 후 불완전 배뇨감을 호소하는 환자들에게서 유의미한 효과를 보였다. 이 연구는 猪苓湯과 猪苓湯合四物湯의 복합처방이 하부요로증상에 대한 개선 효과를 입증하였다.

八味地黃丸과 淸心蓮子飮이 HSP60 항체에 미치는 영향을 연구한 논문에서는 八味地黃丸과 淸心蓮子飮이 만성 염증성 질환에서 HSP60 항체의 반응을 억제하고 염증을 완화하는 데 도움을 주는 것으로 나타났다. 이는 하부요로증상뿐만 아니라, 신장 기능의 전반적인 개선에도 기여할 수 있는 중요한 연구 결과로, 염증성 요로질환에 대한 새로운 치료법의 가능성을 제시하였다.

* HSP60 항체(Heat Shock Protein 60 Antibody)

2) 배뇨장애

30개의 무작위 대조 연구를 분석한 결과, 침치료는 배뇨 빈도와 OAB 증상점수를 유의미하게 감소시켰다. 침치료는 약물 치료와 유사한 효과를 보였으며, 특히 약물 치료와 병행할 경우 더욱 효과적이었다. 또한 침치료는 부작용이 적었으나, 연구의 편향 위험과 소규모 표본 크기 등으로 인해 추가적인 고품질 연구가 필요하다는 결론이 도출되었다.

2002년 연구에서는 會陰穴에 약침을 적용한 남성 배뇨장애 환자 80명을 대상으로 연구가 진행되었다. 이 연구는 약침이 배뇨빈도 감소, 요속 증가, 잔뇨감 감소에 유의미한 개선 효과를 나타냈다. 특히, 전립선증식증과 요도 폐쇄로 인한 배뇨장애 환자들에게서 그 효과가 두드러졌다. 약침 요법은 회음부에 자극을 주어 하부 요로의 기능 회복을 촉진한 것으로 보인다.

2009년 발표된 연구에서는 뇌교경색으로 인한 배뇨 곤란 환자 1명을 대상으로 치골상부 방광루 제거 후, 한약과 침치료를 병행하여 배뇨 기능 회복을 도운 사례가 보고되었다. 치료 후 환자는 방광 기능을 되찾고 잔뇨량이 감소한 것으로 나타났다. 이는 배뇨곤란을 겪는 환자들에게 한의학적 접근이 실질적인 도움을 줄 수 있음을 시사한다.

2008년 연구에서는 다계통 위축증을 앓고 있는 배뇨장애 환자에게 전침과 뜸치료를 적용하여 증상 개선을 확인한 사례가 보고되었다. 치료 후 환자의 배뇨빈도와 잔뇨감이 감소했으며, 전반적인 배뇨 기능이 개선되었다. 이는 전침 및 뜸치료가 신경계 질환으로 인한 배뇨장애에 효과적임을 입증하였다.

2008년 발표된 연구에서는 당뇨병성 방광병증으로 진단된 배뇨장애 환자에게 한약 및 전침 치료를 시행하여 배뇨장애 증상을 개선한 사례가 보고되었다. 치료 후 방광 기능이 회복되었으며, 배뇨 횟수와 잔뇨감이 유의미하게 감소하였다.

중풍으로 인해 배뇨장애를 겪는 환자에게 뜸치료를 시행한 연구에서는 환자의 배뇨 곤란이 개선되고, 배뇨 주기와 요속이 정상화된 결과를 보였다. 이 연구는 중풍 후 발생하는 배뇨장애에 뜸치료가 효과적임을 보여주었다.

3. 배뇨후 증상(Post-micturition symptoms)

배뇨 직후에 경험되는 증상이다.

1) 잔뇨감(Feeling of incomplete emptying)

배뇨 후 소변을 완전히 배출하지 못했다고 느끼는 증상이다.

2) 배뇨후 요점적(Postvoid dribbling)

배뇨를 마친 직후, 남성의 경우 변기를 떠난 후, 여성의 경우 변기에서 일어난 후에 불수의적으로 소변이 누출되는 증상을 말한다.

4. 생식기와 하부요로계의 통증

통증은 환자의 삶의 질에 큰 영향을 미치며, 방광이 충만될 때나 배뇨 중, 또는 배뇨 후에 발생하거나 지속될 수 있다. 통증의 종류, 빈도, 기간, 악화 요인, 완화 요인 등은 통증의 원인 부위를 파악하는 데 도움이 된다.

1) 방광통증(Bladder pain)

상치골부 또는 후치골부에서 느껴지는 통증으로, 보통 방광이 충만될 때 더 심해지지만, 배뇨 후에도 지속될 수 있다.

2) 요도통증(Urethral pain)

요도에서 발생하는 통증으로, 환자가 통증 부위를 요도로 지적하는 경우이다.

3) 외음부통증(Vulval pain)

외음부와 그 주변에서 발생하는 통증이다.

4) 질통증(Vaginal pain)

질 내부나 질구 상부에서 발생하는 통증이다.

5) 음낭통증(Scrotal Ppin)

국소적이거나 비국소적일 수 있으며, 고환, 부고환, 정삭 또는 음낭 피부에서 나타날 수 있다.

6) 회음부통증(Perineal pain)

여성의 경우 후부 음순소대와 항문 사이에서, 남성의 경우 음낭과 항문 사이에서 느껴지는 통증이다.

7) 골반통증(Pelvic pain)

방광, 요도, 회음부 통증에 비해 통증 부위와 악화 요인이 덜 명확하며, 배뇨주기나 장 기능과 큰 관련이 없고, 특정 골반 장기에 국한되지 않는 통증이다.

▣ 하부요로증상의 용어와 정의 관련 임상참고문헌

- 2010 춘계학술대회. 배뇨장애의 한방치료에 대한 최신 지견. 2010년 대한한방내과 춘계학술대회 논문집.
- 강경숙, 정은정, 문상관, 고창남, 조기호, 김영석 외. 중풍 환자의 배뇨장애에 대한 구요법의 효과. 대한한의학회지. 2000;21(4):236-41.
- 강솔, 박철훈, 홍기철, 조한백, 김종환, 유심근. 자궁경부암 근치술 후 방광기능장애가 발생한 환자 치험 1례 보고. 대한한방부인과학회지. 2001;14(3):228-36.
- 구자환, 최해윤, 김종대, 박미연. 위축신환자 한방치료 후 배뇨장애 호전 1례. 한국한의학연구소논문집. 2009;15(3):107-13.
- 김미경, 김보람, 김용형, 최동준, 한창호, 정승현 외. 당뇨병성 방광병증으로 진단된 배뇨장애 환자 치험 1례. 대한한방내과학회지. 2008;29(4):1123-9.
- 김상진, 김민수, 서부일, 구덕모, 서해경, 안희덕. 중풍으로 유발된 배뇨·배변장애에 양격산화탕을 위주로 한 치험 1례. 대한본초학회지. 2003;18(3):1 8.
- 김은정, 김경태, 고영진, 정지철, 류성룡, 우현수 외. 배뇨장애 환자에 대한 전침치료가 심박 변이도에 미치는 영향. 대한침구의학회지. 2006;23(3):155-63.
- 박정미, 정정욱, 이세연. 뇌졸중으로 인한 배뇨장애에 대한 우공산의 치험 2예. 동서의학. 2000;25(2):6-16.
- 박준범, 김태용, 오민규, 신현수, 한종현. 열증으로 변증된 배뇨곤란 환자의 자신환 치험 3례. 대한한방내과학회지. 2006;27(4):927-33.
- 변형식, 박주영, 임정태, 김미영, 김창현, 정우상 외. 다계통 위축증 환자의 전침 및 뜸치료에 의한 배뇨장애 치험 1례. 대한한방내과학회지. 2008;296-303.
- 비뇨기과질환과 한방(저령탕 및 저령탕합사물탕의 하부요로 배뇨장애에 대한 유효성 평가). 제 23회 일본 의학회 총회 세트라이트 심포지움. 일본 동양의학회 임상 한방연구회 강의용집. 1992:22-39.
- 요로배뇨장애에 대한 저령탕 및 팔미지황환의 효과. 비뇨기외과학

회지. 1995;8:603-609.

- 유현희, 손지영, 이대용, 이성근, 윤종민, 이기상. 자하거 약침을 이용한 배뇨 장애 환자의 IPSS 수치 변화 3예. 대한한방내과학회 춘계학술대회논문집; 2004. pp. 95-105.
- 이경희, 고형균, 김창환. 중풍 후유증으로 발생된 배뇨장애에 대한 구요법의 임상적 연구. 대한한의학회지. 1996;17(1):247-65.
- 이은찬, 박수경, 곽승혁, 우수경, 김영석, 조기호 외. 뇌졸중으로 인한 배뇨장애에 대한 한방 치험 1례. 대한한방내과학회지. 2011;196-203.
- 임성우. 뇌졸중 환자에 발생한 편마비측 통증, 배뇨곤란, 마비성 장폐색증의 D.I.T.I.소견. 대한한방내과학회지. 1999;20(2):435-42.
- 임정태, 박주영, 변형식, 윤승규, 최원우, 박성욱 외. 뇌교경색으로 발생한 배뇨곤란 환자의 치골상부 방광루를 제거한 치험 1례. 대한한방내과학회지. 2009;214-21.
- 정재원, 김민철, 홍정애, 박종삼, 황규선. 남성 배뇨장애에 대한 회음혈 약침의 효과. 한방재활의학과학회지. 2002;12(4):1-10.
- 주진원, 최용태. 중풍에 수반된 배뇨장애에 미치는 전침 및 구요법의 임상적 효과에 관한 연구. 대한침구학회지. 1997;14(2):1-14.
- 팔미지황환, 청심연자음의 항HSP60 항체에 대한 영향. 화한의약학회지. 1998;15:326-327.
- Byun IJ, Lee SN, Ahn KH, Song WS, Kwon SJ, Kang MS, et al. 봉약침요법을 중심으로 한 복합치료가 배뇨곤란이 주증인 마미증후군 환자 1례에 미치는 영향. 대한침구학회지. 2002;19(6):205-13.
- ICS GLOSSARY [Internet]. Lower urinary tract symptom (LUTS) [cited 2025 Feb 6]. Available from: https://www.ics.org/glossary/symptom/lowerurinarytractsymptom-luts?q=LUTS.
- Lee JJ, Heo JW, Choi TY, Jun JH, Lee MS, Kim JI. Acupuncture for the treatment of overactive bladder: A systematic review and meta-analysis. Front Neurol. 2023;13:985288.
- Yoshio Yazaki. 내과학 I. 서울: 우리의학서적; 2020. pp. 141-2.

IV. 과민성방광
(Overactive bladder, OAB)

1. 정의 및 개요

2018년 국제요실금학회(International Continence Society, ICS)에서는 과민성방광을 절박성 요실금 유무와 관계없이 빈뇨 및 야간뇨를 동반하는 절박뇨로 정의하였다. 특별히 하부요로에 국소병변이나 감염질환이 없고 요절박이 증상이 있는 경우를 말한다. 따라서 과민성방광의 진단에 있어서 요절박은 필수적인 요소이다. 요절박은 강하고 갑작스러운 요의를 느끼면서 소변이 마려우면 참을 수 없는 증상으로 정의한다. 원인은 명확하지 않으나 대표적인 원인으로는 배뇨근의 과활동성으로 알려져 있다.

많은 환자들이 의학적 도움을 받으려 하지 않으므로, 요절박과 빈뇨에 대한 기준이 일정하지 않으므로 정확한 유병률은 알 수 없지만, 미국에서는 30~60세 연령군 남성의 5.7%와 여성의 24.5%가, 60세 이상 연령군 남성의 14.5%,와 여성의 31.5%가 과민성방광 증상이 있는 것으로 나타났다.

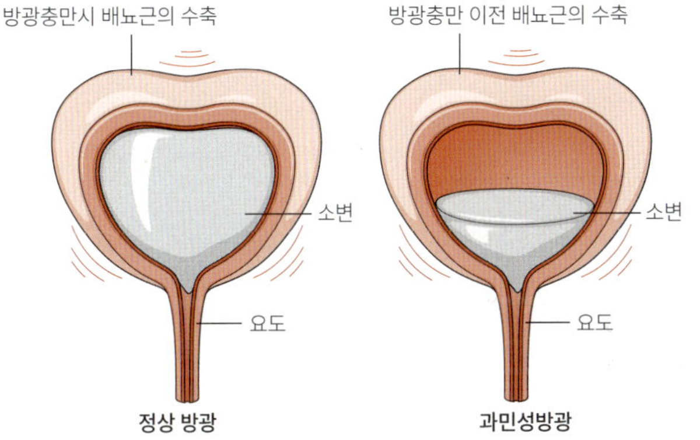

그림 1-4. 정상 방광과 과민성방광

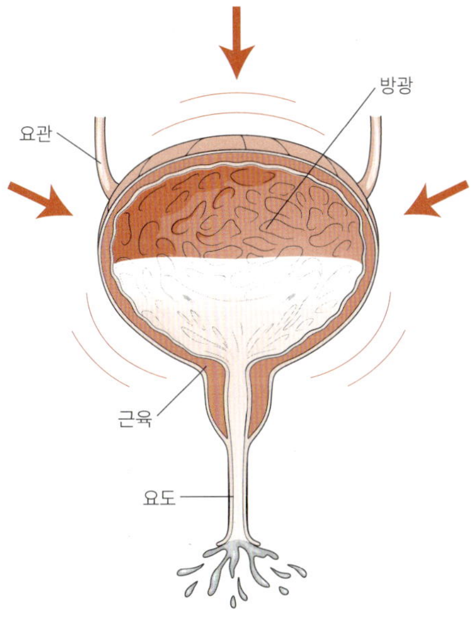

그림 1-5. 복압성 요실금

2. 임상양상

전형적인 증상은 하루 8회 이상의 배뇨 횟수 증가(빈뇨; frequency), 강하고 갑작스런 요의(요절박; urgency), 절박성 요실금(urge incontinence) 등이 포함된다. 이런 증상은 배뇨근이 과활동해서 소변저장기에 불수의적으로 방광이 수축해서 발생하는 것으로 여겨진다. 빈뇨는 기능적으로 방광 용량이 감소된 결과로서, 많은 양의 소변이 새는 것을 방지하기 위한 대응 기전으로 야기될 수도 있다. 환자는 요절박을 느꼈을 때 빨리 화장실에 갈 수 없거나 배뇨감이 너무 강하면 소변을 유실하기도 한다. 또한 야간 수면 시간에도 배뇨를 자주 해서(야간뇨) 수면에 방해받기도 한다.

3. 진단

1) 병력청취

증상의 평가가 가장 중요하므로 설문지를 통해 과민성 방광 유무 및 정도를 어느정도 평가한다(표 1-4). 그 외에 증상의 지속시간, 과거력, 비뇨기 및 부인과의 병력, 빈뇨와 야간뇨를 일으킬 수 있는 약물의 복용 여부(이뇨제 등), 방광 자극을 일으킬 수 있는 원인질환, 요로감염 증상, 신경학적 원인이나 대사적 원인 등에 대한 조사를 한다.

2) 신체검사

남녀 모두 방광이 커져 있는가를 확인하는 복부검사를 시행하고 항문 괄약근 상태 및 신경학적 검사를 시행한다. 여성의 경우 회음부 내진을 통해 골반장기 탈출증이 있는지 확인하고, 남성의 경우 직장 수지 검사를 통해 전립선의 크기, 항문 괄약근 상태를 확인한다.

3) 소변검사

요로감염 시 방광의 감각이 변화되어 과민성방광과 유사한 증상이 나타나므로, 요침사 현미경검사와 요세균 배양검사도 시행되어야 한다. 방광 자극 증상이 심한 경우에는 방광암의 가능성이 있으므로 요세포 검사를 추가시행하기도 한다.

4) 기타 검사

배뇨증상이 있는 노인, 신경학적 질환과 베뇨증상을 기진 환자, 요배출이 불완전하다고 의심되는 환자의 경우에는 배뇨후 잔뇨량도 측정해야 한다. 최종적으로는 요역동학적 검사로 배뇨기능 이상과 하부요로폐쇄 및 그에 대한 방광의 반응을 파악할 수 있다. 추가적으로 방광요도경 검사와 방사선학적 검사가 필요한 경우도 있다.

4. 치료

교정이 가능한 원인(방광출구폐색 등)으로 인한 2차적 과민성방광을 제외하고는 치료가 쉽지 않고 잘 완치되지도 않는다. 목표는 여러 방법으로 하부요로 기능의 균형을 맞추는 것이며, 실제적으로 방광의 수축력을 감소시키고 용량을 증가시키며 배뇨감각을 둔화시켜 요를 쉽게 저장

표 1-3. 과민성방광과 복압성 요실금의 비교

증상	과민성방광	복압성요실금
요절박	○	X
요절박을 동반한 빈뇨	○	드물게
신체 활동 시 소변누출의 발생	X	○
누출이 발생한 소변의 양	많음	대개 적음
갑작스런 요의 발생 시 제 시간에 배뇨할 수 있는 능력	X 또는 간신히	○
야간 요실금	○	드물게
야간뇨	흔함	거의 없음

표 1-4. 과민성방광 증상점수 설문지

Overactive Bladder Symptom Score, OABSS (과민성방광 증상점수 설문지)

아래의 증상이 어느 정도의 횟수로 있었습니까?
최근 1주일간 당신의 상태에 가장 가까운 것을 하나만 골라서 점수의 숫자에 ○표 해주세요.

질문	증상	횟수	점수
1	아침에 일어나서 밤에 자기 전까지 몇 회 정도 소변을 보셨습니까?	7회 이하	0
		8~14회	1
		15회 이상	2
2	밤에 잠든 후부터 아침에 일어날 때까지 소변을 보기 위해 몇 회나 일어나셨습니까?	0회	0
		1회	1
		2회	2
		3회 이상	3
3	갑자기 소변이 마려워 참기 힘들었던 적이 있었습니까?	없음	0
		일주일에 1회보다는 적음	1
		일주일에 1회 또는 그 이상	2
		1일 1회 정도	3
		1일 2~4회	4
		1일 5회 또는 그 이상	5
4	갑자기 소변이 마려워서 참지 못하고 소변을 지린 적이 있었습니까?	없음	0
		일주일에 1회보다는 적음	1
		일주일에 1회 또는 그 이상	2
		1일 1회 정도	3
		1일 2~4회	4
		1일 5회 또는 그 이상	5
합계점수			점

『질문 3의 점수가 2점 이상이면서 총점이 3점 이상』을 진단요건으로 한다.
총점이 5점 이하를 경증, 6점에서 11점을 중등증, 12점 이상을 중증으로 한다.

하도록 하는 것이다.

1) 행동치료

하부요로의 기능에 대한 환자 교육, 수분 섭취 조절, 방광 훈련 또는 재훈련, 골반저근의 물리치료, 정해진 시간에 배뇨시키기 등이 포함된다. 수분 섭취와 요량을 측정하면서 환자에게 배뇨일지를 작성하게 하는 것은 방광 훈련에 있어 아주 중요하다. 환자는 배뇨반사를 억제하는 방법, 즉 골반저운동의 반복을 통해 배뇨 간격을 점점 늘려서 결국 방광용량을 점차 증가시키게 된다. 환자의 15%이하에서 증상이 완전 소실되고, 50%에서 증상의 50~75%가 감소된다고 하는 등 그 결과는 상당히 우수한 편이다. 행동치료는 다른 비수술적 방법과 함께 사용할 수 있다.

2) 약물치료

불수의적인 방광 수축과 배뇨 감각을 감소시키는 데에는 항무스카린제가 가장 널리 사용된다. 항무스카린제는 배뇨근 과활동성 환자에게 투여 시 비억제성 배뇨근 수축이 나타나는 방광 용적을 증가시키고, 수축 강도를 감소시켜 방광의 저장 용량을 늘린다. 그러나 항무스카린제는 타액 분비 감소(구강건조)와 위장기능 변화(변비)와 같은 부작용으로 인해 장기 복용이 어렵다. 실제로 항무스카린제를 6개월 이상 복용하는 환자는 약 18%에 불과하다는 보고가 있다.

한편, 새로운 약물인 tolterodine은 수용체 특이성은 없지만 조직 특이성이 상대적으로 높아, 방광 평활근에 더 효과적으로 작용하면서도 타액선에 대한 부작용은 적은 것이 특징이다.

3) 말초신경 전기자극치료

말초신경 전기자극치료는 방광으로 가는 운동신경을 반사적으로 억제하고, 억제성 교감신경 섬유를 활성화시키는 기전을 통해 효과를 나타내는 것으로 추정된다. 그러나 이 치료의 구체적인 적용 방법은 아직 표준화되지 않았다. 예를 들어, 치료 기간, 자극을 주는 시간과 강도, 전기 자극의 이상적인 전달 방식 및 기타 변수들에 대한 명확한 기준이 부족하다.

4) 기타

방광의 과팽창, 경질 알코올 주사, Ingelman-Sundberg 수술 같은 방법은 말초적으로 탈신경화 혹은 신경학적 탈중심화를 시키는 것이다. 성공적인 결과를 얻지 못한 경우 신경조정과 방광확대성형술이 고려될 수 있으며, 도관 사용과 요로전환술이 시행되기도 한다.

▣ 과민성방광 관련 임상참고문헌

- Exploring the treatment based on syndrome differentiation of male lower urinary tract symptoms based on the theory of "zang-fu extraordinary connection". Journal of Beijing University of Traditional Chinese Medicine, 2024, 47.3.
- Ma J, Ren F, Lu S, Ye Y, Xu L, Zhang P, et al. Acupuncture therapy of overactive bladder: An umbrella review and meta-analysis. Arab J Urol. 2024;23(1):75-83.
- MORTEMORE, Zoe; SAVIN, Caris. How is dry needling and/or acupuncture being used in the treatment of adults with overactive bladder (OAB) syndrome-A Scoping Review. 2024.
- Tie Y, Liu J, Wu Y, Qiang Y, Cai'Li G, Xu P, et al. A Dataset for Constructing the Network Pharmacology of Overactive Bladder and Its Application to Reveal the Potential Therapeutic Targets of Rhynchophylline. Pharmaceuticals (Basel). 2024;17(10):1253.

V. 혈뇨
(Hematuria)

1. 정의 및 개요

혈뇨는 소변에 적혈구가 존재하는 상태로, 현미경적 혈

한의치료 동향

참등나무(Uncaria rhynchophylla, 성분 Rhynchophylline)의 2024년 연구에서는 과민성방광(OAB)에 대한 네트워크 약리학을 구축하고, Rhynchophylline의 잠재적 치료 target을 밝혀냈다. 이 연구는 생리 활성물질의 작용기전을 통한 OAB 증상의 완화 가능성을 시사하였다.

2024년 메타분석에서는 침치료가 과민성방광 환자의 증상 개선에 효과적임을 보고하였는데, 배뇨 빈도 감소와 함께 부작용도 적었으며, 특히 약물 치료와 병행할 때 시너지 효과가 나타났다.

2024년 연구에서는 장부 이론을 기반으로 한 변증치료가 남성 하부요로증상(LUTS)의 치료에 유효한 방법임을 제시하였다. 이를 통해 장부 상호작용을 기반으로 한 새로운 치료 가능성을 확인하였다.

2024년 스코핑 리뷰에서는 과민성방광(OAB) 치료에 있어 건침과 침술이 어떻게 사용되고 있는지를 분석하였다. 이 연구는 건침과 침술이 OAB 증상의 완화에 도움을 줄 수 있는 치료법임을 제시하였다.

이러한 연구들은 배뇨장애 치료에서 한의학적 접근이 중요한 역할을 할 수 있음을 시사하며, 다양한 치료법의 가능성을 열어주고 있다.

표 1-5. 혈뇨의 원인

사구체성 원인	
원발성 사구체신염	IgA신증
	감염후 사구체신염
	막증식성 사구체신염
	국소성 사구체경화증
	급속 진행성 사구체신염
속발성 사구체신염	루푸스신염
	Henoch- Schönlein 증후군
	혈관염(결절다발동맥염, Wegener 씨 육아종증)
	진성 혼합 한냉 글로불린혈증
	용혈요독증후군
	혈전 저혈소판혈증 자색반병
	약물(예: 간질성신염, 진통제 신장병증)
가족성	막성 신병증
	유전성 신염(Alport 씨 증후군)
	Fabry씨 질병
운동	

비사구체성 원인	
신장 실질에 영향을 주는 상태	신장 종양(신세포암종, 혈관근육지방종, 호산성세포종)
	혈관 장애(호두까기증후군, 악성 고혈압, 낫(겸상)적혈구형성소질 또는 질환, 동정맥기형, 신정맥혈전 또는 경색, 이식 거부)
	대사 장애(고칼슘뇨증, 고요산뇨증)
	가족성(다낭종신, 해면신)
	감염(급성 또는 만성 신우신염, 결핵, 거대세포바이러스 감염, 전염단핵구증)
	유두괴사증(papillary necrosis)
신장외 상태	종양(신우, 요관, 방광, 전립선)
	양성 전립선증식증
	결석 또는 이물질
	감염(방광염, 전립선염, 방광주혈흡충증, 결핵, 첨규콘딜로마)
	전신성 출혈 장애 또는 응고병증
	외상
	방사선치료
	내재된 도관
	약물(heparin, warfarin, cyclophosphamide)

뇨는 400배 고배율 시야당 적혈구가 3개 이상 있는 경우를 말하며, 육안적 혈뇨는 적혈구의 수가 많아 소변이 붉게 보이는 상태이다. 소변 1,000 mL에 혈액 1 mL만 섞여도 소변이 붉게 보일 수 있다. 정상적으로는 하루에 약 250만 개의 적혈구가 소변으로 배설되기 때문에, 현미경 시야에서 적혈구가 3개 이상 보일 경우 비정상적인 것으로 간주된다.

다른 증상이 동반되지 않은 무증상성 혈뇨는 대부분 심각한 요로 질환과는 관련이 없지만, 확인된 혈뇨가 요로감염이나 일시적 원인과 관련이 없을 경우, 사구체성 혈뇨와 비사구체성 혈뇨를 구분해야 한다. 40세 이상의 환자에서 무통성 간헐적 혈뇨가 발생할 경우 종양의 가능성을 배제할 수 없다(표 1-6).

표 1-6. 심각한 질환의 위험을 동반한 혈뇨

40세 이상
흡연의 과거력
화학물 또는 염료(벤젠 또는 방향족 아민)에 노출된 직업
육안적 혈뇨
비뇨기계 질환의 과거력
자극적 배뇨증상의 과거력
요로감염의 과거력
진통제 남용
골반 방사선치료의 과거력
방광주혈흡충증
항암제(cyclophosphamide)

1) 역학

무증상성 혈뇨의 유병률은 연령, 성별, 대상집단에 따라 0.19%에서 21%까지 다양하게 보고되었다. 국내의 한 검진센터 연구에서는 현미경적 혈뇨 환자를 대상으로 요배양검사, 경정맥 요로조영술, 신장초음파, 방광경검사 등을 시행한 결과, 9.9%에서 혈뇨의 직접적인 원인이 발견되었으며, 그중 0.4%는 암이었다. 육안적 혈뇨는 암과 관련된 경우가 약 22%로 더 높게 나타났다.

2) 원인

혈뇨의 원인은 매우 다양하며, 크게 사구체성 원인과 비사구체성 원인으로 나눌 수 있다. 일반적으로 무증상성 혈뇨는 신장에서 기원하고, 육안적 혈뇨는 주로 요로 상피에서 기원한다. 그러나 혈뇨의 양은 질병의 심각성과 직접적인 상관관계가 없다. 혈뇨가 있을 때 심각한 질환이 동반될 가능성이 있는 경우는 철저한 검사가 필요하다.

2. 진단

일부 채소, 과일, 식용 색소, 약물 등은 소변의 색에 영향을 미쳐 붉게 보일 수 있으므로, 붉은 소변이 항상 혈뇨는 아니다. 신생아의 경우 요산이 소변에 포함되어 기저귀를 붉게 물들일 수 있고, 황달 환자도 소변이 붉게 보일 수 있다. 혈뇨는 반드시 요침사법을 통해 현미경으로 적혈구를 확인해야 진단된다.

요시험지법(dipstick 분석법)은 요로계 이상을 발견하는 데 가장 흔히 사용되며, 헤모글로빈이 과산화수소와 반응해 녹색으로 변하는 원리를 이용한다. 이 방법은 91~100%의 민감도와 65~99%의 특이도를 가지지만, 횡문근융해증으로 인한 마이오글로빈뇨증, 산화 오염물질(차아염소산염, 포비돈, 세균의 과산화효소) 등으로 인해 위양성이 나올 수 있다. 따라서 현미경으로 적혈구를 확인해야 한다. 반면에, 환원물(예: 비타민 C)이나 소변의 pH가 5 이하일 때는 위음성이 나올 수 있다.

혈뇨가 있는 경우 추가적인 검사가 필요한 기준은 연령과 위험 요인에 따라 다르지만, 일반적으로 육안적 혈뇨이거나 3번의 소변검사 중 2번 이상에서 혈뇨가 확인되면 철저한 검사가 권장된다. 특히 무증상성 혈뇨는 방광 종양과 같은 악성 질환을 조기에 발견하기 위해 중요하다. 남성이나 고령자일수록 혈뇨와 방광 종양 간의 연관성이 더 높다.

따라서, 혈뇨가 확인되면 병력 청취를 통해 격렬한 운동, 외상, 약물 복용 등 일시적인 원인이 있는지를 확인하고, 심각한 질환의 위험성을 평가해야 한다.

병력에서 생리, 격렬한 운동, 성행위, 외상 등이 있었다면 이러한 활동을 중단한 후 48시간 이후에 다시 요검사를 시행하며, 혈뇨가 없어지면 추가 검사가 필요하지 않다. 또한 여러 약물이 소변 색깔에 영향을 줄 뿐 아니라 혈뇨를 유발할 수 있으므로 반드시 확인이 필요하다.

IgA신증과 막성 신병증은 혈뇨의 흔한 원인이다. IgA신증은 종종 미열, 바이러스성 호흡기 감염, 위장관 감염, 예방접종, 운동 후에 반복적인 무통성 육안적 혈뇨를 유발할 수 있다. 연쇄상구균 감염 후 사구체신염은 복통, 권태, 부종, 고혈압 등을 동반하며, 소아는 대개 후유증 없이 회복된다. 상기도 감염 직후 혈뇨가 나타나면 IgA신증을, 7~14일 후에 혈뇨가 나타나면 연쇄상구균 감염 후 사구체신염을 의심할 수 있다.

신체검사는 혈뇨의 원인을 파악하는 데 중요한 단서를

표 1-7. 혈뇨를 일으키는 약물의 기전

기전	약물
간질성 신염	Captopril
	Cephalosporins
	Chlorothiazide
	Ciprofloxacin
	Furosemide
	NSAIDs
	Olsalazine
	Omeprazole
	Penicillins
	Rifampin
	Silver sulfadiazine
	Trimethoprim-sulfamethoxazole
유두괴사	Acetylsalicylic acid
	NSAIDs
출혈성 방광염	Cyclophosphamide
	Ifosfamide
	Mitotane
요로결석	Carbonic anhydrase inhibitors
	Dichlorphenamide
	Indinavir
	Mirtazapine
	Ritonavir
	Triamterene

제공한다. 예를 들어, 심한 탈수, 부정맥, 심잡음은 신동맥 혈전을, 발열과 심잡음은 세균성 심내막염을, 말단부종은 신증후군을 시사할 수 있다. 요검사에서 백혈구가 보이는 농뇨나 세균뇨가 있으면 배양검사를 확인해야 한다. 소아의 요로감염은 요로성 혈뇨의 가장 흔한 원인이며, 급성 출혈성 방광염 역시 그 범주에 포함된다. 요로감염을 적절히 치료하고 6주 후 재검사에서 혈뇨가 없어지면 더 이상의 검사는 불필요하지만, 혈뇨가 지속되면 추가적인 검사가 필요하다.

요검사에서 선홍색 소변은 요로계 원인을, 갈색 소변은 사구체신염을 시사한다. 단백뇨, 적혈구 원주(cast), 적혈구 이상형태증 등이 발견되면 사구체성 원인을 의심해야 한다. 단백뇨는 육안적 혈뇨가 있을 때 위양성이 나올 수 있으므로 주의가 필요하다. 적혈구 이상형태증이 70~80% 이상일 경우 사구체질환 가능성이 높으며, 요로계 종양을 찾기 위한 정밀검사는 불필요하다. 반면, 육안적 혈뇨에서 혈병(피떡)이 관찰되면 사구체질환 가능성은 낮다.

기타 검사로는 응고검사(PT, PTT), 총혈구 검사, 혈장 화학검사(BUN, SCr), Creatinine 청소율 검사 등이 있으며, C3, C4, ASO, HBsAg, ANA 등의 혈청학적 검사와 요중 칼슘 및 요산 분석을 통해 응고 장애 및 대사 이상, 사구체질환의 면역학적 원인을 평가할 수 있다. 과칼슘뇨증은 혈뇨의 원인으로 작용할 수 있으며, 요중 칼슘과 크레아티닌의 비율이 0.2 이상일 때 의심된다.

이러한 검사에도 불구하고 혈뇨의 원인이 밝혀지지 않거나 고배율 현미경으로 적혈구가 100개 이상 보일 경우, 요로계 방사선검사가 권장된다. 요로계 결석은 소아 혈뇨의 가장 흔한 원인으로, KUB (신장, 요관, 방광 촬영)이나 단순 복부 방사선검사로 확인할 수 있다. 경정맥 신우조영술은 상부 요로계 검사의 표준 방법이지만, 조영제 금기 시 역행성 신우조영술을 시행할 수 있다. 복부초음파는 낭성 종괴와 고형 종괴의 구별에 유용하며, 전산화단층촬영(CT)은 작은 신장 종괴를 발견하거나, 조영제 없이도 요로결석을 감별할 수 있다.

모든 검사 후에도 원인이 밝혀지지 않으면 신혈관조영술이나 연성 요관신장경 검사를 시행할 수 있다. 사구체질환이 의심될 경우 신장생검이 시행되며, 이는 반복적인 검사를 줄일 수 있지만, 신주위 혈종 등의 합병증이 발생할 수 있다. 그럼에도 불구하고 약 20%의 경우 원인이 밝혀지지 않는다.

3. 치료

증상이 없고, 40세 미만이면서 위험 요인이 없는 사람에게서 혈뇨가 발견될 경우, 질환이 발견될 가능성은 1~2% 정도로 낮으며, 대부분 작은 요석에 의한 경우가 많다. 악성 질환의 가능성은 약 0.1%에 불과하다. 혈뇨가 있을 때 신장이나 요로계의 질환을 발견할 가능성은 13~50%로 추

한의치료 동향

2024년에 발표된 연구 '淸營湯과 五苓散의 신성 혈뇨 치료효과'에서는 이 두 가지 처방이 신성 혈뇨 환자에게 미치는 영향을 평가하였다. 연구에서는 76명의 신성 혈뇨 환자를 대상으로 두 그룹으로 나누어, 한 그룹은 표준 서양의학 치료와 함께 腎炎再活錠을 투여하였고, 다른 그룹은 표준 치료에 더해 淸營湯과 五苓散을 복용하게 하여 8주간 치료를 진행했다. 결과적으로 淸營湯과 오령산을 병행한 그룹이 혈뇨 및 관련 증상에서 더 큰 개선을 보였으며, 요 적혈구 수치(URBC), 요 알부민-크레아티닌 비율(UACR), 요 β2-마이크로글로블린(β2-MG), α1-마이크로글로블린(α1-MG) 등의 수치가 유의미하게 감소하였다. 또한 면역글로불린 A (IgA)와 보체 C3, C4 수치도 감소하였으며, 신장 손상 초기 증상의 완화에도 효과적이었다.

정되며, 1~2%에서는 악성 질환일 가능성이 있다.

혈뇨의 원인이 밝혀진 경우에는 해당 원인에 따라 적절한 치료가 이루어져야 한다. 그러나 원인이 밝혀지지 않은 혈뇨에 대해서는 현재까지 일관되게 검증된 대처 방안이 없다. 이런 경우 환자의 상태를 정기적으로 추적 관찰하며 필요 시 추가적인 검사를 진행할 수 있다.

▣ 혈뇨 관련 임상참고문헌

• Rui Tao, Shuxiang Yu, You Lu, Lan Zhai, Hongsheng Zhang, Xiao Yang. Efficacy of Qingying decoction and Wuling powder in the treatment of renal hematuria: A traditional Chinese medicine approach. Tropical Journal of Pharmaceutical Research. 2024;23(9):1509-16.

VI. 요실금
(Urinary incontinence)

1. 정의 및 개요

요실금은 자신의 의지와 관계없이 소변이 요도 밖으로 새어나오는 증상을 말하며, 이는 방광 기능의 이상으로 인해 발생한다. 방광의 충만과 소변 저장 기능을 유지하기 위해서는 세 가지 주요 조건이 필요하다. 첫째, 소변이 방광에 저장되는 동안 방광내압이 낮게 유지되어야 하며, 둘째, 방광 출구는 폐쇄 상태를 유지해야 하고, 셋째, 방광 배뇨근의 불안정성이나 과도한 반사로 인한 불수의적 방광수축이 없어야 한다. 이러한 조건을 충족하지 못할 경우, 요실금이 발생하게 된다(표 1-8).

정상적인 배뇨는 방광내에 적당한 양의 소변이 모인 후, 요도괄약근의 이완과 방광배뇨근의 수축을 통해 이루어진다. 그러나 다양한 원인으로 방광내부의 압력이 요도의 저항보다 높아지면 요실금이 발생한다. 이로 인해 환자는 불편함을 느끼고, 소변이 새어나오는 상황을 피하기 위해 많은 노력을 기울이게 되며, 이는 환자의 삶의 질에 큰 영향을 미친다.

우리나라 여성의 요실금 유병율은 41.2%에 달하는 것으로 알려져 있다(대한배뇨장애요실금학회). 여성의 요실금은 보통 임상 증상에 따라 복압성(stress), 절박성(urge), 복합성(mixed), 일류성(overflow), 해부학적 이상(fistula), 기능성 요실금(functional incontinence) 등으로 나뉘는데, 대다수는 복압성, 절박성, 복합성 요실금이다(그림 1-6).

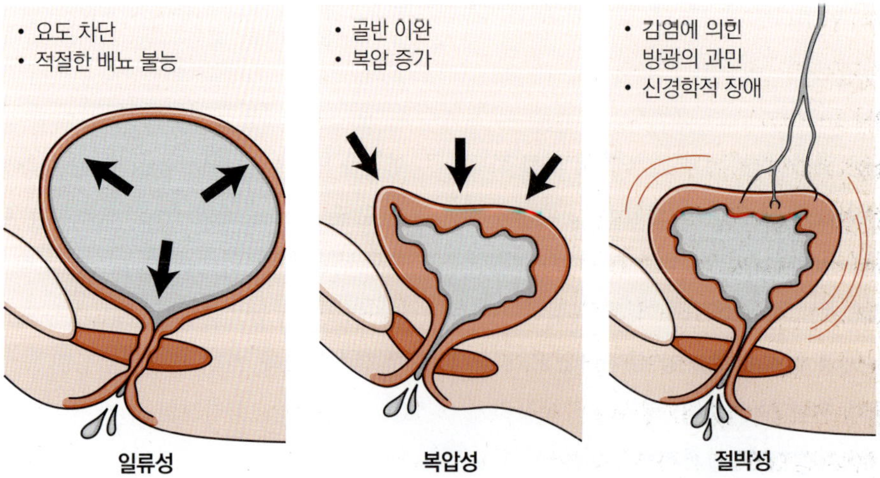

그림 1-6. 요실금의 종류

2. 요실금의 종류

1) 일류성 요실금

일류성 요실금(overflow incontinence)은 주로 하부 요로폐쇄로 인해 만성 요폐가 생긴 경우 발생하며, 배뇨근 수축이 불가능하여 방광이 가득 차서 소변이 지속적으로 소량씩 새어나오는 상태를 말한다. 이는 가성 요실금(pseudoincontinence) 또는 역설적 요실금(paradoxical incontinence)으로도 불리며, 배뇨근이 수축하지 못하는 신경인성 방광이나 심한 방광출구폐색에 의해 발생한다. 이러한 상황에서는 방광 근육의 기능이 저하되어 불수의적인 소변 누출이 일어나게 된다.

2) 복압성 요실금

복압성 요실금(stress incontinence)은 여성 요실금의 가장 흔한 유형으로, 기침, 재채기, 운동 등 복압이 증가하는 상황에서 소변이 새어나오는 것을 말한다. 주로 출산 경험이 많거나 중년 이후의 여성에서 발생하며, 이는 골반 지지 조직이나 방광경부 및 요도를 지지하는 근육이 약화되어 발생한다.

원인은 주로 분만 중 산과적 손상으로, 골반저근과 음부신경 손상에 의해 발생한다. 특히, 골반저근이 약해지면 요도의 과이동성이 나타나며, 요도 괄약근의 기능이 저하된다. 또한 폐경 후 에스트로겐 결핍으로 인해 요도 점막과 점막하 혈관의 위축이 발생하면서 요도 접합부의 수동적 기능이 악화된다. 다만, 에스트로겐 투여에 의한 치료효과는 제한적이라는 연구 결과가 있다.

이 외에도 요도 자체의 문제로 인해 내인성 괄약근기능부전이 발생할 수 있다. 이 경우 요누출 시 복압측정술(valsalva leak point pressure)을 통해 진단이 이루어지며, 복압이 60 cmH_2O 이하에서 요 누출이 발생하면 내인성 요도괄약근 기능부전으로 진단할 수 있다. 이 경우 요도 과이동성 없이 복압성 요실금이 발생하는 것이 특징이다(표 1-9).

3) 절박성 요실금

절박성 요실금(urge incontinence)은 방광 내의 소변량에 관계없이 갑자기 참을 수 없을 정도의 요의를 느껴서 제 때 화장실을 찾지 못하면 소변이 누출되는 것이다. 이는 대부분 원인을 알 수 없는 방광배뇨근의 불안정과 과민성 때문에 발생하는데, 뇌경색, 다발성경화증 등의 신경 질환 및 급만성 요로감염, 방광암, 최근에 전립선절제술을 시행받은 경우에 발생한다. 염증이 의심될 경우는 일반요검사나 세균배양검사로 진단이 가능하다. 한편, 노인이나 소아의 뇨급(urge)은 뇌신경 발달 지연이나 쇠퇴로 배뇨반사를 억제하지 못하기 때문인 경우가 있다.

표 1-8. 요실금의 원인 분류

방광기능이상	요도기능이상
1. 과활동성 방광	1. 요도의 과이동성
2. 배뇨근 불안정	2. 내인성 요도괄약근 기능부전
3. 방광의 순응도 저하	
4. 배뇨근 수축력 저하 (일류성 요실금)	

표 1-9. 복압성 요실금의 원인

요도지지기능의 이상 (과이동성)	요도압박기능이상 (요도내압감소)
항문거근의 약화(분만, 손상, 수술 등)	요실금수술 과거력
저에스트로겐상태	골반부방사선조사
노화	신경인성 외상

표 1-10. 특별한 조치가 필요한 상황

검사소견	조 치
재발성 요로감염	요로계 촬영술(IVP, CT, 초음파 검사, 방광경검사 등)
혈뇨	혈뇨의 원인 검사
과거 광범위한 골반 장기 수술 또는 방사선조사 병력	전문과 의뢰
골반 장기의 탈출	전문과 의뢰
최근 1~2개월 이내 발생한 과민성방광 증상	방광 종양 확인 위한 방광경검사
과거 골반 장기의 방사선조사	전문과 의뢰

표 1-11. 복압성 요실금의 임상등급

등급	양상
Grade 1	웃음이나 기침 등 심한 복압 상승이 있는 경우에만 요실금이 발생한다.
Grade 2	걸음이나 자세 변화 등 사소한 복압상승 시 요실금이 발생한다.
Grade 3	가만히 있어도 항상 소변이 흐른다(대개 요도괄약근 기능부전을 동반)

표 1-12. 요실금을 유발하는 약제

약제의 종류	부작용	예상 진단
항우울제, 안정제/수면제	진정, 소변 저류	일류성
이뇨제	빈뇨, 긴급뇨	절박성
카페인	빈뇨, 긴급뇨	절박성
항콜린제	소변저류	일류성
알코올	진정, 빈뇨	절박성
마약류	소변저류, 변비, 진정	일류성/절박성
알파길항제	요도저항 감소	복압성
알파효능제	요도저항 증가	일류성
칼슘차단제	소변저류	일류성
ACE 차단제	기침	복압성

표 1-13. 신경인성 방광의 요실금

종류	원인
능동적 요실금	요도괄약근 폐쇄압은 정상이나 배뇨근 과반사로 인한 방광내 압력 상승이 요도내압을 상회하여 발생한다.
수동적 요실금	요도괄약근의 기능이 약하거나 없어서 발생한다.
일류성 요실금	방광 수축이 없는 무반사 방광이나 감각성 신경인성방광에서 발생한다.

표 1-14. 노인 환자의 일시적 요실금의 원인

1. 섬망(Delirium)
2. 요로감염(Infection-urinary)
3. 위축성요도염, 질염(Atropic urethritis, Vaginatis)
4. 약물(Pharmaceuticals)
5. 심리적 원인(Psychological, especially severe depression)
6. 과량의 요량(Excess urine output)
7. 제한적인 기동성(Restricted mobility)
8. 만성 변비(Stool impaction)

3. 진단

진단은 병력 청취, 신체진찰 및 이학적 검사로 이루어지며, 이를 통해 특별한 조치가 필요한지 여부를 먼저 가려내야 한다(표 1-10).

1) 병력 청취

요실금의 양상에 대해 자세히 듣는 것만으로도 요실금의 유형을 구분할 수 있다(표 1-11). 복압성 요실금은 기침, 재채기, 운동 등으로 발생하고 새는 양이 적지만, 절박성 요실금은 절박뇨, 빈뇨, 야간뇨를 호소하고 그 양도 많기 때문이다. 병력은 요실금을 유발하는 질환인 요로감염, 당뇨병, 뇌경색, 다발성 경화증, 비뇨기계 수술, 방사선치료, 변비, 만성 호흡기 질환, 추간판탈출증 등을 염두에 두고 확인해야 한다. 또 임신과 분만 횟수, 분만 방법, 간격 등의 산과적 과거력 및 폐경, 여성 호르몬제 투여 여부 등도 파악해야 하며, 아울러 요실금을 유발하는 약제 투여 여부도 파악해야 한다(표 1-12).

2) 신체진찰

신경계 질환의 첫 증상이 배뇨 장애로 나타나는 경우가 있기 때문에, 요추 및 천골 신경의 이상 유무를 확인하는 것이 중요하다. 이를 위해 하지의 근력, 감각 이상, 심근 반사, 음핵-치골 반사 등의 신경학적 평가를 시행해야 한다. 이러한 평가를 통해 신경인성 방광으로 인해 발생하는 요실금의 유형을 진단할 수 있다.

신경인성 방광에서 요실금은 다양한 형태로 나타날 수 있으며, 각 형태는 신경계 손상의 위치와 정도에 따라 다를 수 있다. 신경인성 방광의 요실금에는 다음과 같은 형태가 있다(표 1-13).

골반 검사를 통해 여성 생식기의 염증, 위축성 질염의 여부 및 요도 게실, 자궁 탈출증, 질벽 탈출증 등 구조적 이상도 파악한다. 아울러 노인 환자에서 일시적인 요실금이 나타날 수 있는데, 그 원인은 다음과 같다(표 1-14).

복부 종괴, 복수, 장기종대(organomegaly) 등과 같이

표 1-15. 24시간 소변 일지

소변 일지는 여러분의 방광 기능을 평가하기 위함입니다. 여러분이 24시간 동안 섭취한 음료 양과 소변량, 요실금 증상 및 그 당시 상황들의 기록입니다. 예제와 같은 방법으로 기술하시기 바랍니다.	이름: 날짜:

시간	음료		소변		요실금 증상					
	종류	양	다음 시각에 소변을 몇 번 보았습니까?	그 양은 몇 컵 정도였습니까?	소변 누출량			참을 수 없을 정도의 요의를 느꼈습니까?		어느 상황에서 증상이 생겼습니까? 기침, 재채기, 운동, 폭소
					적음	중간	많음			
예시	커피	2잔	1회	2컵	V			예	아니오	운동
6~7 am										
7~8 am										
8~9 am										
·										
·										
·										
3~4 pm										
4~5 pm										
5~6 pm										

복압을 증가시켜 요실금을 일으키는 질환 유무를 알아보기 위해 복부 진찰을 실시한다.

3) 이학적 검사

소변검사와 소변배양검사는 요로감염 여부를 파악하기 위해서 필요하다. 방광기능을 평가하는 방법으로는 환자에게 '24시간 소변일지'를 작성하도록 권고한다(표 1-15). '24시간 소변일지'는 당뇨병, 요붕증, 과다한 카페인 섭취 등의 원인을 발견하거나 요실금의 유형을 판단하는 데 도움이 된다.

또한 병력 청취와 신체 진찰만으로 요실금의 정확한 유형을 파악하기 어려운 경우에는 요역동학 검사, 경정맥 신우조영술(IVP), 복부 및 비뇨기계 초음파 검사, 방광경검사 등을 추가적으로 시행할 수 있다.

4. 치료

1) 복압성 요실금

요실금의 치료는 크게 비수술적 요법과 수술적 요법으로 나뉜다.

(1) 비수술적 요법

비수술적 요법의 대표적인 방법은 케겔 운동(Kegel's exercise)이다. 이 운동은 골반 근육을 강화하여 방광과 요도를 지지하는 힘을 높이는 방법이다. 부작용이 없고 안전하며 효과적인 방법이지만, 최소 3~6개월간 규칙적으로 꾸준히 실시해야 하며, 환자의 의지에 따라 효과가 달라질 수 있다. 케겔 운동은 소변이나 대변을 참듯이 골반저근에 힘을 주어 3초간 유지한 후, 3초간 쉬는 과정을 5분 동안 반복하며, 하루 3회 정도 시행해야 한다.

약물요법으로는 알파 아드레날린 제제와 에스트로겐 제제가 주로 사용된다(표 1-16). 알파 아드레날린 제제는 방광 경부와 요도에 분포한 알파 아드레날린성 수용체를 자극하여 요도 괄약근의 저항을 증가시키는 역할을 한다. 대표적인 약물로는 pseudoephedrine이 있다. 에스트로겐 결핍으로 인한 위축성 질염으로 요실금이 발생한 경우, 에스트로겐 크림을 질 내에 도포하거나 에스트로겐 링을 질 내에 삽입하여 치료할 수 있다. 이는 요도의 혈관 분포와 두께를 증가시키고, 방광 경부를 강화하여 요실금을 예방하는 효과가 있다. 그러나 약물요법만으로는 큰 효과가 없으며, 반드시 골반근육 강화 운동과 병행해야 한다.

표 1-16. 요실금의 약물치료

약제명	용량과 용법
복압성 요실금	
Pseudoephedrine	15~30 mg, tid
에스트로겐 링	매 3개월마다 질내 삽입
에스트로겐 크림	
절박성 요실금	
Oxybutynin ER	5~15 mg qd
Generic Oxybutynin	2.5~10 mg, bid-qid
Tolterodine	1~2 mg bid
Imipramine	10~75 mg, 취침 전 1회
Dicyclomine	10~20 mg, qid
Hyoscyamine	0.375 mg, bid

(2) 수술적 요법

증상이 심하거나 비수술적 요법으로 호전되지 않을 때는 수술이 고려된다. 수술은 진성 복압성 요실금 치료에서 가장 효과적인 방법으로 인정된다. 흔히 시행되는 수술로는 슬링 수술과 질 테이프 수술(TVT)이 있다. 슬링 수술은 방광경부에서 중부 요도까지의 요도괄약근을 지지하기 위해 여러 가지 물질을 이용하여 슬링을 설치하는 방법이며, TVT는 장력이 없는 질 테이프를 사용해 중부 요도를 지지하는 수술이다. 이러한 수술들은 요도와 방광경부의 기능을 개선하여 요실금을 효과적으로 치료할 수 있다.

2) 절박성 요실금

(1) 비수술적 요법

절박성 요실금 치료의 우선순위는 약물요법보다는 방광 훈련과 케겔 운동 등의 행동 요법이다. 방광 훈련은 배뇨 시간을 조절하는 방법으로, 소변을 본 후 목표 시간을 정해 소변 누출이 일어나더라도 목표 시간 전까지는 화장실 사용을 금지한다. 처음에는 1시간 후에 소변을 보도록 하며, 점차 시간을 늘려 궁극적으로 3시간 간격으로 배뇨할 수 있도록 훈련한다. 이러한 행동 요법은 규칙적인 배뇨 습관

한의치료 동향

폐경 후와 산후, 뇌졸중 후 요실금 치료에 대한 고찰 연구가 있었다. 폐경 후 여성 요실금과 방광의 침치료 고찰에서 침치료는 폐경 후 여성의 방광 조절 기능을 향상시키고 요실금 증상을 완화하는 데 긍정적인 영향을 미치는 것으로 나타났다. 특히, 방광의 과민성을 줄이고 배뇨 기능을 개선하는 효과가 두드러졌다. 또한, 침치료가 안전하고 부작용이 적어 폐경 후 여성의 요실금 치료에 유용한 대안으로 평가되었으며, 산후 요실금에 대한 침의 효과에 관한 메타분석연구에서는 침치료가 산후 여성의 요실금 증상을 유의하게 개선시키며, 골반저근의 기능을 강화하는 데 기여한다고 하였다. 뇌졸중 후 요실금에 대한 침치료 임상진료지침에서는 방광의 신경 반응을 조절하고, 배뇨 근육의 기능을 향상시켜 요실금 증상을 완화하는 데 기여하여 뇌졸중 후 요실금 환자에게 침치료가 유의미한 치료 선택사항임을 제시하고 있다.

표 1-17. 요실금의 침치료

항목	내용
침치료 부위	주로 천추 3번(S3) 신경을 자극하며, 추가적으로 中極 (CV3), 關元 (CV4), 足三里 (ST36) 등의 경혈을 사용
적용 방법	전기 자극을 동반한 전침치료를 주로 시행. 방광 조절과 요도 괄약근 기능 회복을 목표로 함
치료 주기	주 2~3회 치료 권장, 환자의 상태에 따라 치료 빈도를 조절
치료 기간	초기 8~12주 동안 집중 치료 후, 증상 호전에 따라 치료 빈도를 감소
보완 요법	한약 치료, 재활 운동 및 생활 습관 개선을 병행하여 더 큰 효과를 도모

을 형성하는 데 중요한 역할을 한다.

(2) 약물요법

약물요법으로는 항콜린제가 대표적이다(표 1-16). 항콜린제는 방광 배뇨근의 민감도를 낮춰 소변 누출을 줄이는 역할을 하며, oxybutynin과 tolterodine이 주로 사용된다. 약물요법은 증상을 완화하는 데 도움을 주지만, 증상을 완화하기 위해 장기간 또는 평생 복용해야 할 수도 있다. 항콜린제의 부작용으로는 구강건조, 변비, 속쓰림, 시야 흐림 등이 나타날 수 있다. 부작용으로 인해 oxybutynin을 사용할 수 없는 경우, tolterodine으로 대체하거나 삼환계 항우울제(예: imipramine, amitriptyline)를 사용할 수 있다. 복압성 요실금에 사용되는 에스트로겐 크림과 에스트로겐 링 역시 절박성 요실금에 사용될 수 있다.

(3) 전기자극 치료

행동 요법과 약물요법에 반응하지 않는 경우 전기자극 치료가 고려될 수 있다. 전기자극 치료는 천골공(sacral foramen)에 전극을 삽입하여 천추 3번 신경을 자극해 방광 배뇨근의 긴장을 완화시켜, 절박뇨, 빈뇨, 소변 저류 등의 증상을 개선하는 방법이다.

(4) 수술적 요법

약물 및 행동 요법으로 증상이 호전되지 않는 경우, 수술적 치료가 고려될 수 있다. 대표적인 수술적 치료 방법으로는 방광 신경 절제술, 배뇨근 절제술, 방광 확대성형술 등이 있다. 이러한 수술들은 방광 기능을 개선하여 절박성 요실금 증상을 완화하는 데 사용된다.

▣ 요실금 관련 임상참고문헌

- 서은비, 조한백, 김송백, 서윤정, 최창민, 이지현. 요실금의 한의학적 치료에 대한 문헌고찰. 동의생리병리학회지. 2013;27(4):374-82.
- 이수형, 김송백. 산후 요실금에 대한 침의 효과: 체계적 문헌고찰 및 메타분석. 대한한방부인과학회지. 2022;35(3):37-55.
- 이지원, 신병철, 이명수, 임성민, 유정희, 조충식 외. 뇌졸중 후 요실금에 대한 침치료 임상진료지침. 사상체질의학회지. 2017;29(4):317-25.
- 조세인, 김동일, 최수지. 폐경 후 여성 요실금과 과민성 방광의 침치료법에 대한 고찰. 대한한방부인과학회지. 2022;35(4):121-42.

VII. 요로감염
(Urinary tract infection, UTI)

1. 정의 및 개요

요로감염은 요로계(신장, 방광, 요도)에 세균이 침입해 감염이 발생한 상태로, 주로 세균뇨(significant bacteriuria)를 동반한다. 가장 흔한 원인균은 대장균(*E. coli*)으로, 전체 감염의 75~90%를 차지하며, 그 외로 Staphylococcus saprophyticus(5~15%), Klebsiella, Enterobacter, Proteus, Enterococcus 등이 있다. 요로감염은 감염 부위에 따라 요도염(urethritis), 방광염(cystitis), 신우신염(pyelonephritis)으로 분류된다.

방광은 일반적인 방어기전 외에도 독특한 방어기전이 있다. 배뇨기전이 정상적이라면 소변 배출을 통해 방광내부를 청소하는 기계적 작용으로 방어기전이 작용하므로, 방광에 세균이 침입하더라도 염증으로 발전하기 어렵다. 또한 소변의 낮은 pH와 높은 삼투압(osmolality)은 항균작용을 하며, 방광 점막에서는 포식세포와 같은 면역기전과 세균 부착을 억제하는 점액이 분비된다. 그러나 하부요로폐쇄, 신경인성 방광, 방광내 잔뇨 또는 방광요관역류와 같은 상태가 있으면 방광의 방어기전이 약화되어 감염이 발생하기 쉽다.

상부 요로감염(신우신염 등)은 주로 방광요관역류 등의 해부학적 구조 이상을 동반하며, 심각한 경우 패혈증으로 진행될 가능성이 높다. 이 경우 신장에 신반흔(renal scarring)이 남아 신기능 저하로 이어질 수 있다. 반면, 하부 요로감염(방광염 등)은 비교적 국소 감염으로 끝나는 경우가 많고, 발열과 같은 전신 증상이 적으며, 주로 빈뇨, 배뇨통, 급박뇨 등의 방광 자극 증상이 나타난다.

요로감염은 무증상 세균뇨(asymptomatic bacteriuria)와 유증상 세균뇨(symptomatic bacteriuria)로 나뉘며, 감염 부위에 따라 방광염, 신우신염, 요도염으로 구분된다. 또한, 합병증 유무에 따라 합병된 요로감염(complicated UTI)과 단순 요로감염(uncomplicated UTI)으로 분류된다.

요로감염의 임상양상은 연령과 성별(소아, 성인, 여성, 남성, 임산부, 노인)에 따라 다양하게 나타나므로, 환자군을 분류하여 접근하는 것이 좋다. 특히 여성은 해부학적 구조상 요로감염에 취약하다. 여성의 요도는 짧고 곧으며, 질 입구에 가까이 위치하여 장내 세균이 요도로 쉽게 접근할 수 있는 구조이다. 반면, 남성의 경우 전립선에서 분비되는 항균물질(아연, spermine)이 요로를 감염으로부터 보호하는 역할을 한다.

1) 신우신염(Pyelonephritis)

급성 신우신염은 신우신배계와 신간질의 급성 세균성 감염으로, 발열, 측복통, 세균뇨, 농뇨 등의 증상이 나타난다. 주로 일측성으로 발생하며, 우측 신장에서 62%, 좌측 신장에서 19%의 발생률을 보이는 것으로 알려져 있다. 특징적인 임상 소견은 38℃ 이상의 고열, 오한, 그리고 환측 늑골척추각(CVA)에 나타나는 타진 시 심한 압통(Murphy's sign)이다. 이는 신피질의 부종으로 인해 신피막이 팽창되면서 발생한다. 환자는 오심, 구토 등의 증상을 동반하기도 하는데, 이는 신장과 위장의 인접성 또는 신경 분포의 연관성 때문으로 추정된다. 경우에 따라 빈뇨, 배뇨통 등의 방광 자극 증상도 나타날 수 있다. 신우신염은 임상 증상뿐만 아니라, 일반 혈액검사에서 백혈구의 뚜렷한 증가, CRP (C-reactive protein) 상승, 소변검사에서 심한 농뇨와 세균뇨를 통해 진단할 수 있다. 종종 단백뇨가 나타나며, 종종 단백뇨가 나타나지만 육안적 혈뇨는 드물게 발생한다.

표 1-18. 연령별 요로감염의 증상

연령군	증상
신생아기	• 황달, 저체온 혹은 발열, 성장 장애, 구토, 음식을 잘 먹지 않음
유아기	• 음식을 잘 먹지 않음, 발열, 구토, 설사, 소변에서의 고약한 냄새
학동 전기	• 구토, 설사, 복통, 발열, 소변의 고약한 냄새, 유뇨증, 배뇨곤란, 빈뇨
학동기	• 발열, 구토, 복통, 소변에서의 고약한 냄새, 빈뇨, 절박뇨, 배뇨곤란, 옆구리 통증, 새로운 유뇨증
청소년기	• 성인에서의 요로감염 증상과 같음 • 하부 요로감염증상(배뇨곤란, 빈뇨, 야뇨증, 치골 상부 통증, 혈뇨 등) • 상부 요로감염 증상(옆구리의 통증, 오심, 구토, 발열 등)

2) 방광염(Cystitis)

단순성 방광염에서는 발열이 뚜렷하지 않은 경우가 많다. 방광 점막의 염증으로 인해 충혈, 종창, 미란, 궤양, 출혈 등의 소견이 나타나며, 주요 증상은 빈뇨, 배뇨통, 재뇨의 등의 방광 자극증상이며, 이러한 증상은 야간에도 나타날 수 있다. 소변에는 백혈구, 세균, 적혈구가 다량 포함되어 혼탁뇨가 발생하며, 염증이 심한 경우에는 말기 혈뇨의 형태로 나타날 수 있다.

여성에서는 주로 단순 원발성 방광염이 많이 발생하지만, 남성의 경우는 방광내로 균이 직접 침입하기 어려워 비뇨기질환이나 요로폐쇄와 같은 다른 문제가 있을 때 주로 발생한다. 1세 이하 소아에서 장기간 지속되는 방광염은 요로의 선천적 기형과 연관된 경우가 많다.

2. 소아의 요로감염

1) 개요

소아 요로감염의 조기 진단과 치료는 신우신염, 요로성 패혈증, 신기능 손상, 신부전 등으로의 진행을 막기 위해 매우 중요하다. 감염 경로는 신생아기에는 혈행성(hematogenous)으로 주로 발생하지만, 이후에는 회음부 오염균(주로 대장균)이 요로를 침범하는 상행성(ascending) 감염이 대부분을 차지한다.

발생률은 여아에서 5%, 남아에서 1~2%로, 1세 이전에는 남아에서, 1세 이후에는 여아에서 발생 빈도가 높다. 주된 원인균은 대장균으로 소아 요로감염의 80%를 차지하며, 그 외는 *Klebsiella pneumoniae*, *Proteus mirabilis*, *Pseudomonas aeruginosa*, *Enterobacter species*, *Staphylococcus aureus*, *Streptococcus viridans*, *Enterococcus species*, *Candida albicans* 등이 원인균으로 나타난다.

2) 임상양상

영유아의 경우 특이 증상이 거의 나타나지 않지만, 나이가 든 소아에서는 요로감염의 다양한 증상이 나타날 수 있다. 주요 증상으로는 배뇨 곤란, 빈뇨, 지연뇨, 야뇨증, 유뇨증, 소변에서의 고약한 냄새, 혈뇨, 웅크림(squatting), 복통, 치골 상부 통증(suprapubic pain) 등이 있으며, 전신적 증상으로는 발열, 구토, 설사, 요통, 옆구리 통증 등이 나타날 수 있다. 이러한 증상은 연령에 따라 다양하게 나타나며, 세부적인 연령별 증상은 표1-16과 같다.

3) 진단

신체검사 소견으로 고혈압, 늑골 척추각 통증(CVA tenderness), 복부 통증, 팽창된 방광, 배뇨 이상(요점적, 세뇨, 배뇨 시 노책), 신경학적 이상, 생식기 이상 여부를 파악해야 한다. 원인 불명의 발열이 있는 경우 요검사가 시행되며, 6개월 이하의 남아와 2세 이하의 여아에서는 요배양 검사가 필수적이다.

요검사에서는 요 leukocyte esterase 검사(요 중 호중구에서 방출되는 효소를 측정하여 농뇨를 검색하는 방법)와 요 nitrite 검사(요 중 세균이 nitrate를 nitrite로 환원시키는 과정을 통해 세균뇨를 검색하는 방법)에서 양성 소견이 나타날 수 있다. 또한, 혈뇨가 보일 수 있으며, 현미경적 소견상 농뇨(WBC ≥5/HPF), 적혈구, 세균, 원주(Cast) 등의 소견이 관찰될 수 있다.

방사선검사는 요로 폐쇄가 의심되는 경우를 제외하고는 일반적으로 감염 발생 후 3~6주에 실시되지만, 2일간의 항생제 치료에 반응하지 않는 경우에는 빠르게 초음파, 배뇨 중 방광요도조영술, 방광 신티그램(Radionuclide Cystography, RNC) 등이 시행된다.

4) 치료

환아가 탈수가 심하고 질환이 위급할 경우, 즉시 수액요법과 항생제 치료가 시작된다. 소아의 항생제 치료는 연령, 질환의 심한 정도, 감염의 위치, 구조적 이상 여부, 항생제 알레르기 유무 등에 따라 결정된다.

보통 초기에는 광범위 항생제가 선택되며, 이후 요배양 검사나 항생제 감수성 검사 결과에 따라 항생제가 변경될 수 있다. 3개월 이하의 소아, 급성 신우신염이 의심되는 소아, 탈수가 심한 경우, 잘 먹지 못하는 경우, 상부 요로감염이 의심되는 경우에는 입원 치료가 권장된다. 항생제 사용 기간은 논란이 많으나, 일반적으로 단기 요법(2~5일)과 장기 요법(7~14일)으로 구분된다.

또한, 방광요관역류, 요로의 구조적 이상이 있는 5세 이하의 소아, 1년에 3회 이상의 요로감염이 있는 경우에는 예방 목적으로 trimethoprim-sulfamethoxazole을 1~2 mg/kg/day의 용량으로 6개월 이상 사용하기도 한다.

3. 성인의 요로감염

1) 개요

성인의 요로감염은 여성이 남성보다 25~30배 정도 많이 발생하며, 여성의 50%는 일생 동안 최소 1회 이상의 요로감염을 경험한다. 성인의 요로감염은 질병 발생 및 치료에 영향을 미치는 임상적 요인에 따라 여러 가지로 분류되는데, 대표적인 분류는 다음과 같다:

- 젊은 여성의 단순 방광염
- 젊은 여성의 재발성 방광염(지난 6개월간 2회 이상 또는 지난 1년간 3회 이상 재발한 경우)
- 젊은 여성의 급성 단순 신우신염
- 남성의 요로감염
- 요로계에 기능적 또는 해부학적 장애가 있는 환자의 요

표 1-19. 요로감염의 감별진단

감별질환	설명
여성요도증후군 (Female urethral syndrome)	비뇨생식기의 기질적 질환이나 요로감염의 증거 없이 빈뇨, 배뇨통, 절박뇨, 치골 상부 통증, 배뇨곤란을 호소하는 증후군. 환자는 불안감이나 신경질적 성격을 보일 수 있음.
간질성 방광염 (Interstitial cystitis, Hunner's ulcer)	원인불명의 만성 비특이성 방광염으로, 중년 여성에서 주로 발생. 방광벽 섬유화로 방광용적 감소가 특징이며, 빈뇨, 급박뇨, 방광 충만 시 하복통을 동반. 성행위로 증상이 악화되기도 함.
방광결핵 (Bladder tuberculosis)	방광 자극 증상과 지속적인 농뇨가 나타나고, 일반 세균 배양 검사에서 원인균이 발견되지 않는 경우. 소변이 산성이고 산성 무균성 농뇨가 나타나면 결핵을 의심해야 함.

로감염

- 합병된 요로감염(내성균에 의한 요로감염)
- 도뇨관 삽입 중인 환자의 요로감염
- 무증상 세균뇨(요로감염의 증상 없이 의미 있는 세균뇨가 발견되는 경우)

성인 요로감염의 가장 흔한 원인균은 대장균이며, 그 외에 *Staphylococcus saprophyticus*, *Proteus mirabilis*, *Klebsiella pneumoniae*, *Enterococcus species*, *Pseudomonas aeruginosa* 등이 원인균으로 나타난다.

2) 임상양상

전형적인 임상 증상으로는 요 절박증, 빈뇨를 동반한 배뇨곤란, 방광이 꽉 찬 느낌, 하복부 불편감 등이 있으며, 여성의 출혈성 방광염에서는 혈뇨가 동반될 수 있다. 일반적으로 나타나는 임상 증상으로는 배뇨곤란, 빈뇨, 야간뇨, 치골 상부 통증, 혈뇨, 소변에서의 고약한 냄새, 요실금 등이 있다.

상부 요로감염의 경우, 옆구리 통증, 오심, 구토, 정신 상태 변화, 발열, 빈맥 등이 추가로 나타날 수 있다. 그러나 단순 하부 요로감염에서도 연관통으로 인해 옆구리 통증이 발생할 수 있다.

3) 진단

여성의 경우, 질 분비물의 유무와 골반 검사를 통해 자궁경부 통증 여부를 확인해야 한다. 요로감염이 있을 때는 발열, 빈맥, 늑골 척추각 통증, 치골 상부의 반발통, 의식 변화 등이 나타날 수 있으며, 심한 탈수 상태에서는 구강 점막이 건조한 소견이 보일 수 있다. 그람음성균 세균혈증의 경우, 혈관 긴장도 감소, 차고 축축한 사지, 기립성 저혈압 등이 나타날 수 있다.

표 1-20. 요로결핵을 의심해야 하는 경우

1. 지속적인 농뇨가 나타나며, 일반 세균 검사에서 원인균이 발견되지 않는 경우(산성무균성 농뇨).
2. 적절한 항생제 요법에 반응하지 않는 요로감염.
3. 원인 불명의 혈뇨.
4. 부고환에 무통성 팽대나 경결이 있고, 정관에 염주 모양의 비후와 결절이 있는 경우.
5. 만성적으로 배농되는 음낭 피부루.
6. 전립선 표면에 불규칙한 결절이 만져지거나, 정낭이 비후되거나 단단히 만져지는 경우.

요로감염은 요검사, 현미경 검사, 요배양 검사에 근거하여 진단된다. 일반적으로 요배양 검사에서 세균 집락 수가 10^5/mL 이상인 경우를 의미 있는 세균뇨로 간주한다.

또한, 당뇨병, 신경성 방광 이상, creatinine 상승, 지속적인 혈뇨, 요로결석 병력, 비뇨생식기계 수술력, 재발성 요로감염, 항생제 치료 후 지속적인 발열 등의 소견이 있는 경우, 요로의 이상을 발견하기 위해 초음파, 요로조영술, CT 등의 방사선검사를 시행한다.

4) 감별진단(표 1-19, 20)

5) 치료

원인균은 주로 호기성 그람음성간균(예: 대장균)이며, 해

표 1-21. 요로감염에서 항생제치료

분류	투여 경로	치료기간	추천되는 항생제
급성 단순 요로감염	경구	3일	TMP-SMX 내성 ≤20% 시 TMP-SMX 160/800 mg 2회
			TMP-SMX 내성 >20% 시 Fluoroquinolone, 3일
		7일	Nitrofurantoin 50~100 mg, 4회
		1회	Fosfomycin trometamol 3 g
급성 단순 신우신염	경구	14일	TMP-SMX 160/800 mg, 2회
			Ciprofloxacin 500 mg, 2회
			Levofloxacin, 250 mg, 1회
	주사	3일까지	TMP-SMX 160/800 mg, 2회
			Gentamicin, 3 mg/kg/일, 분3회
	경구	3일	간헐적 자가치료 방법
			TMP-SMX 80/200 mg, 2회
			Ciprofloxacin 250 mg, 2회
남성에서 요로감염	경구	7일	TMP-SMX 160/800 mg, 2회, 혹은 Fluoroquinolone
합병된 요로감염	경구	14일	Fluoroquinolone
	주사	3일까지	Ampicillin, 1 g, 4회+gentamicin, 3 mg/kg/일
도뇨관과 관련된 요로감염	경구	10~14일	Fluoroquinolone
무증상 세균뇨	경구	7일	항생제 감수성 결과에 따른 항생제

TMP-SMX, trimethoprim-sulfamethoxazole.

당 균주의 항생제 감수성을 예상하여 항생제를 선택한다. 주로 사용되는 항생제는 표 1-21에 정리되어 있다.

4. 노인의 요로감염

1) 개요

노인의 요로감염은 호흡기 감염 다음으로 흔하게 발생한다. 동반 질환의 높은 유병률, 약물 상호작용, 질병 간 상호작용 증가 등의 위험 요인으로 인해, 노인에서의 단순 요로감염은 종종 합병된 요로감염의 특성을 나타낸다. 노인의 경우 남성의 약 10%, 여성의 약 20%까지 세균뇨가 발생하지만, 노인에서의 무증상 세균뇨는 일반적이며, 보통 치료가 불필요하다. 노인 환자에서 재발성 세균뇨는 재감염(reinfection)보다는 재발(relapse)이 더 흔한 원인이다. 원인균으로는 *E. coli*, Proteus spp., *Klebsiella* spp., *Enterococcus* spp., *Staphylococci* 등이 있으며, 유발 요인으로는 도뇨관, 신경인성 방광, 전립선증식증, 질의 pH 증가, 질 위축 등이 있다. 이러한 요인들은 세균이 증식할 기회를 제공하며, 노인에서 무증상 세균뇨와 요로감염의 높은 발병률에 영향을 미친다.

2) 임상양상

노인에서는 요로감염의 전형적인 증상인 배뇨곤란, 발열, 빈뇨, 치골 상부 통증 등이 잘 나타나지 않아, 대다수 환자는 무증상이거나 모호한 증상을 보일 수 있다.

3) 진단 및 감별진단

보통 요검사와 임상증상 만으로도 충분히 진단할 수 있지만, 치료를 위해 요 그람염색 및 배양검사가 고려된다. 요검체의 약 1/3은 오염될 수 있기 때문에, 치골 상부 흡인 또는 도뇨관을 이용해 검체를 수집한다. 50세 이상의 남성은 전립선증식증과 더불어 요로감염의 발생률이 높아지므로, 반드시 전립선증식증과 전립선염의 유무를 확인해야 한다.

한의치료 동향

최근 한의학 연구에서는 八正散과 五苓散 같은 전통 한약이 요로감염 치료에 효과적임을 확인한 실험이 진행되었다. 예를 들어, 76명의 요로감염 환자를 대상으로 한 임상시험에서, 두 그룹으로 나누어 한 그룹은 표준 치료와 한약을 병행하였고, 다른 그룹은 표준 치료만 받았다. 8주간의 치료 후, 한약을 복용한 그룹에서 요로감염 재발률이 30% 감소하였으며, 세균뇨 수치도 유의미하게 낮아졌다. 특히 청열해독 작용을 하는 金銀花나 黃連과 같은 약재는 감염 부위를 치료하고 체내 열과 독소를 배출하는 데 도움이 된다. 이러한 한의학적 접근은 항생제 내성 문제를 해결하는 대안으로 수목받고 있다. Yinhua Miyanling Tablet 연구(金銀花를 포함하는 연구)에서는 네트워크 약리학과 다중 오믹스 접근법을 통해 Yinhua Miyanling 정제가 요로감염을 억제하는 기전을 밝혔다. 이 약물은 염증 관련 경로를 조절하고, IL-6과 TNF-α 등의 염증 매개체를 억제하며 면역 반응을 강화하여 감염 억제에 기여하였다. 실험에서 염증 지표가 30% 이상 감소했다. 또한 요로감염 환자 200명을 대상으로 했으며, 한의학 치료군에서 재발률이 40% 감소하고 항생제 치료군에 비해 통증 완화와 삶의 질 점수가 더 높았다는 연구결과가 발표되었다.

4) 치료

노인의 요로감염은 보존적 치료가 원칙이다. 무증상 세균뇨의 유병률이 높아 특별한 치료가 필요하지 않으며, 증상이 있는 환자에게만 항생제 치료가 시행된다. 여성의 경우 10일, 남성의 경우 14~28일간 항생제 치료가 권장되며, 1차 치료제로는 fluoroquinolone이 사용된다.

5. 임산부의 요로감염

1) 개요

산부에서 요로감염은 임신 중 가장 흔하게 발생하는 감염이며, 임신과 합병된 가장 심각한 세균 감염은 신우신염이다. 임산부의 요도염 발생률은 4~10%, 방광염은 4%, 신우신염은 12%로 보고된다. 가장 흔한 원인균은 *E. coli* (80~90%)이며, 그 외 그람음성 간균인 *Proteus mirabilis*, *Klebsiella pneumoniae* 등이 원인으로 나타나며, 그람양성균인 Group B *Streptococcus*와 *Staphylococcus saprophyticus*는 드물다.

임산부에서는 호르몬 변화와 기계적 요인의 영향으로 요관에서 소변 정체, 방광 배출 장애, 방광내 잔뇨 증가, 방광요관역류 증가, 요 pH 증가 등이 요로감염의 발생 원인으로 작용한다. 특히, 임신 2기 말과 3기 초에 신우신염 발생률이 높다. 임산부의 요로감염은 신우신염, 미숙아 출산, 태아 사망 등의 위험을 증가시키며, 치료받지 않은 무증상 세균뇨는 신우신염 및 저체중아 출산과 관련이 있다. 급성 신우신염은 미숙아 출산 및 조산의 원인이 될 수 있다. 신우신염에 대한 항생제 치료는 자궁수축을 유발해 조기 진통 및 분만을 일으킬 수 있으므로, 임산부의 요로감염 치료

표 1-22. 임산부 요로감염에 사용되는 항생제

항생제	태아위험도	용량
Cephalexin	B	250~500 mg, 2회 혹은 4회
Erythromycin	B	250~500 mg, 4회
Nitrofurantoin	B	50~100 mg, 4회
Sulfisoxazole	C*	1 g, 4회
Amoxicillin-clavulanic acid	B	250 mg, 4회 혹은 500 mg 2회
Fosfomycin	B	3 g, 1회
Trimethoprim-sulfamethoxazole	C+	160/800 mg, 2회
Ceftibuten	B	400 mg, 1회
Ceftriaxone	B	1~2 g 주사, 1회

* 만삭에는 금기, +임신 1기와 만삭에서는 피해야 함.

시 산모와 태아의 건강을 모두 고려해야 한다.

2) 임상양상

요로감염의 형태로는 무증상 세균뇨, 급성 방광염, 급성 신우신염이 있다. 무증상 세균뇨는 증상 없이 우연히 세균뇨만 발견되는 경우이며, 방광염은 전신적인 증상 없이 배뇨곤란, 절박뇨, 빈뇨 등의 증상이 나타난다. 급성 신우신염은 발열, 오한, 오심, 구토, 옆구리 통증 등의 전신적인 증상과 함께 산모의 패혈증, 조기 진통, 조산 등을 유발할 수 있다.

3) 진단 및 감별진단

신체검사는 특히 복부에 주의를 기울여 철저히 이루어져야 한다. 늑골 척추각과 치골 상부의 통증 여부를 확인하고, 태아 심박수를 측정하며, 임신 3기나 출혈이 있는 경우를 제외하고 질염이나 자궁경부염 여부를 확인하기 위해 골반 검사를 시행해야 한다. 진단은 요배양 검사가 권장되며, 증상 없이 세균 집락 수가 $\geq 10^4$/mL 이상이면 무증상 세균뇨로, 전신적인 증상 없이 배뇨 곤란, 절박뇨, 빈뇨 등의 하부 요로감염 증상이 있으면 급성 방광염으로, 전신적인 증상이 있으면 급성 신우신염으로 진단된다.

4) 치료

환자가 탈수가 심한 경우 수액 요법이 시행되며, 급성 신우신염이 의심되면 입원 치료가 권장된다. 소변 배양 검사에서 무증상 세균뇨로 진단되면 항생제 치료가 시행되는데, 항생제 치료를 받지 않으면 약 30%에서 신우신염이 발생하나, 치료를 받으면 그 확률은 1~2%로 감소한다. 주로 사용되는 항생제로는 nitrofurantoin, cephalexin, TMP-SMX, 그리고 감수성 있는 균주에 대해서는 amoxicillin 등이 있으며, 이는 표 1-22에 정리되어 있다.

▣ 요로감염 관련 임상참고문헌

- Xiangchen GU, Meisi Q, Lin X, Min C, Yueyi D, Changming Z, et al. Individualized Traditional Chinese Medicine treatment antibiotics for recurrent urinary tract infections: a multicenter, randomized controlled study. J Tradit Chin Med. 2024;44(3):524-29.
- Zhang N, Huang L, Liu S, Wang Y, Luo Y, Jin X, et al. Traditional chinese medicine: an alternative treatment option for refractory recurrent urinary tract infections. Clin Infect Dis. 2013;56(9):1355.
- Zheng H, Yu X, Wang C, Guo X, Gao C, Chen K, et al. Elucidation of the mechanism of the Yinhua Miyanling Tablet against urinary tract infection based on a combined strategy of network pharmacology, multi-omics and molecular biology. J Ethnopharmacol. 2025;337(Pt 1):118835.

Ⅷ. 요로결석
(Urinary stone)

1. 정의 및 개요

요로결석은 신장, 요관, 방광, 요도 등 요로계에 형성된 결석을 의미한다. 남성에서 여성보다 2~3배 더 많이 발생하지만, 최근 여성의 발생 빈도도 증가하고 있다. 특히, 흑인보다 아시아인에게서 더 많이 발생하며, 20대 이전에는 상대적으로 드물게 나타난다. 남성의 경우 평균 30세에 첫 발생하며, 여성은 35세와 55세 두 시기에 발생률이 높다.

요로결석 발생의 주요 환경적 위험 요인으로는 고온 지역에서의 발한 증가와 여름철 태양광선 노출 등이 있으며, 체중 증가 또한 발생률을 높인다.

요로결석은 미네랄이 축적된 결정체로, 헨레고리, 원위세뇨관, 집합세뇨관 등에서 생성된다. 소변의 양, 칼슘, 옥살레이트, 나트륨, 요산 등의 농도, 결석 형성을 억제하는 물질들(예: 구연산, 마그네슘), 그리고 소변의 pH에 따라 결석 형성 여부가 결정된다. 소변량이 적거나 이온 농도가 높으면 결석이 더 잘 형성된다.

결석은 주성분에 따라 크게 다섯 가지로 분류된다: 칼슘 옥살레이트(70%), 칼슘 인산염(5~10%), 요산(10%), 스트루바이트(15~20%), 시스틴(1%). 방사선 사진에서 잘 보이

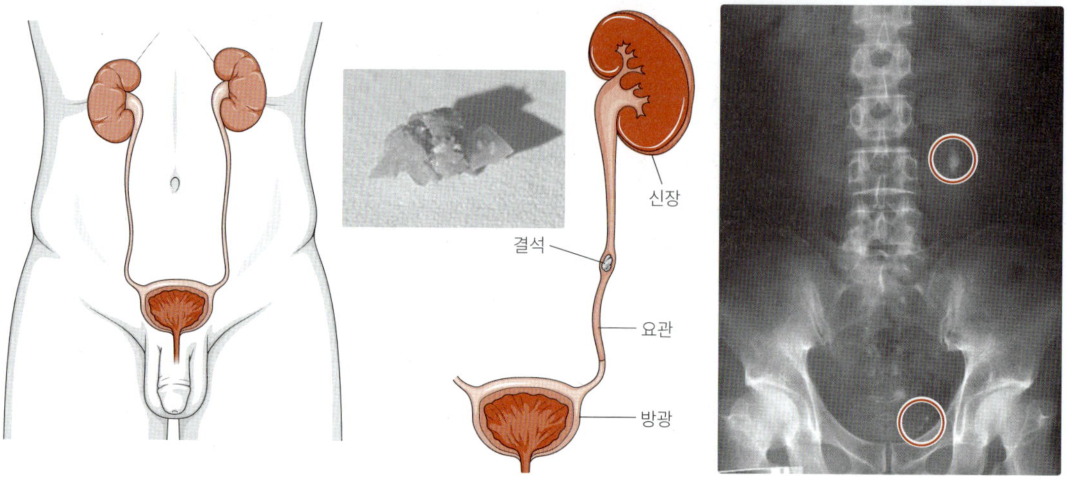

그림 1-7. 요로결석

는 석회석과 잘 보이지 않는 비석회석으로도 분류된다.

요로결석은 주로 신장에서 시작하며, 요관이나 방광으로 이동할 수 있다. 결석이 걸리기 쉬운 부위로는 신우요관이행부와 장골혈관과의 교차부 및 요관방광이행부가 있으며, 이 부위들은 요로가 좁아 결석이 쉽게 걸리는 곳이다(그림 1-8). 직경이 2 mm 이상이면 폐색 증상이 나타날 수 있으며, 작은 결석일수록 통증이 심할 가능성이 크다.

이와 같은 요로결석의 위험인자들을 정리한 표 1-23을 참조하면, 요로결석 형성의 주요 원인들을 확인할 수 있다.

2. 임상양상

요로결석으로 인해 발생하는 통증은 주로 결석이 요관을 막거나 결석이 요로 내에서 이동할 때 요관이 늘어나면서 발생한다. 전형적인 증상으로는 옆구리나 하복부의 극심한 통증이 갑자기 나타나며, 자세 변화나 비마약성 진통제로는 쉽게 완화되지 않는다. 결석 이동 시에는 오심과 구토가 동반될 수 있으며, 요로감염이 결석과 함께 있을 경우 오한, 발열, 옆구리 통증 등이 나타날 수 있다. 통증은 하복부와 회음부로 방사되며, 요로결석이 요관 하부로 내려가면서 통증도 함께 이동한다. 결석이 통증을 유발하지 않고 혈뇨만 나타나는 경우도 있다. 요로결석의 위치와 증상 간의 관계는 표 1-24와 같다.

표 1-23. 요로결석의 위험인자와 그 기전

위험인자	기전
대장질환	소변량 감소, 고수산뇨증(hyper-oxaluria)
과도한 육류섭취	소변의 낮은 산도, 고요산뇨증(hyperuricosuria) 유발
과도한 수산(oxalate)의 섭취	고수산뇨증(hyper-oxaluria)유발
과도한 식염(sodium)의 섭취	고칼슘뇨증(hypercalciuria)유발
가족력	유전적 소인
인슐린 저항성	암모니아에 의한 소변산도의 변화
통풍	고요산뇨증(hyperuricosuria) 유발
소변 배설량 감소	결석인자들의 과포화(supersaturation)
비 만	고칼슘뇨증, 과도한 육류섭취 때와 유사
일차성 부갑상선기능항진증	지속적인 고칼슘뇨증
장기간 움직이지 못할 경우	골 교체의 변화, 고칼슘뇨증
Renal tubular acidosis (type 1)	알칼리성 소변, 인산화칼슘의 과포화

표 1-24. 요로결석의 위치에 따른 증상들

결석의 위치	흔한 증상들
신장내	옆구리의 둔통, 혈뇨
상부 요관	신산통, 옆구리통증, 상부복통
중부 요관	신산통, 전부복통, 옆구리통증
하부 요관	신산통, 배뇨통, 빈뇨, 하복통, 옆구리통증

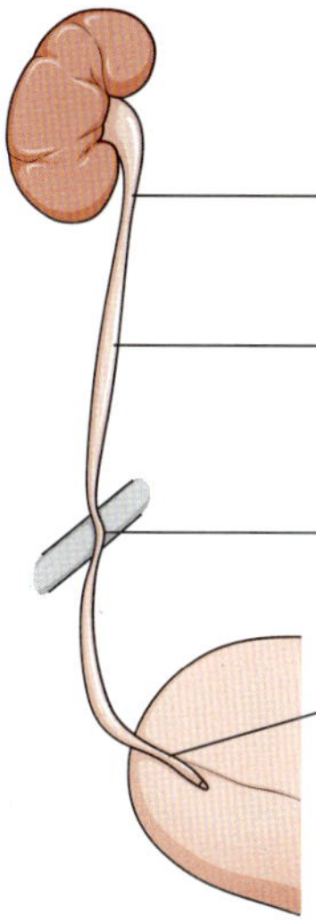

그림 1-8. 결석이 생기기 쉬운 요관의 생리적 협소부

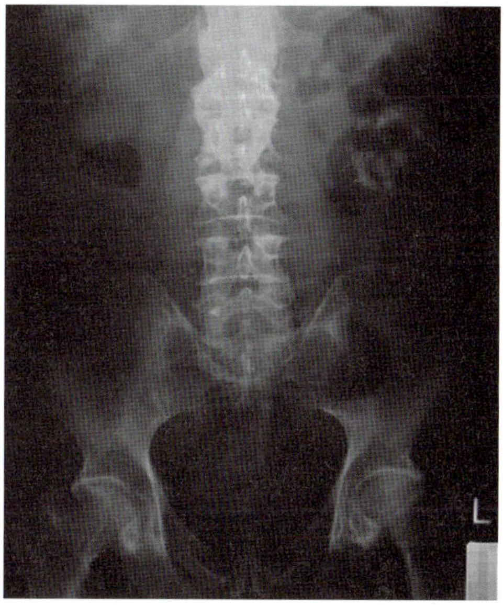

그림 1-9. KUB상 좌측 신장내 다수의 결석

3. 진단

병력 청취 시 과거 요로결석이나 신산통의 유무, 가족력의 유무, 첫 발생 시기, 요로감염의 재발이나 만성화 유무 등을 확인한다. 요로결석으로 인한 합병증의 위험이 높은 요로계 기형이나 면역기능이 저하된 환자(당뇨병, AIDS, 암, 스테로이드 복용 등)인지도 확인해야 한다.

신산통과 유사한 양상의 통증은 요로결석 이외에도 여성의 난소 염전, 난소 낭종, 자궁 외 임신 및 남성의 회음부 종양, 부고환염, 전립선염 등에서도 나타날 수 있음을 항상 고려해야 한다. 그 밖에 충수돌기염, 담낭염, 게실염, 대장염, 변비, 탈장 등도 감별해야 한다.

소변검사는 요로결석이 의심되는 모든 환자에게서 시행되는데, 전형적인 현미경적 혈뇨 소견과 함께 요의 산도와 결정체(crystal)의 존재 여부를 확인하는 것이 요로결석의 유무와 더불어 구성 성분 추정에도 도움이 된다. 일반적으로 요산석(uric acid stone)이 있으면 산성뇨가, 감염석이 있으면 알칼리성 요가 나타난다. 요 배양검사 또한 반드시 시행되는데, 요로폐쇄와 감염이 동반되면 응급으로 입원 치료가 시행된다.

증상이 나타나는 요로결석에는 반드시 복통이 동반되며, 신산통의 경우 병력 청취와 신체검진을 통해 어렵지 않게 추정될지라도 진단을 위한 방사선학적 검사는 반드시 실시된다.

1) 복부 초음파검사

신장내 요로결석의 진단에는 민감도가 크지만, 요로 내 결석의 경우에는 민감도가 매우 낮다.

2) 단순요로촬영

단순요로촬영(kidneys, ureters, and bladder X-ray; KUB)은 방사선 비투과성 요로계 결석의 크기와 위치를 파악하는 데 큰 도움이 된다. 그림 1-9에서 KUB상 좌측 신장 내에 다수의 결석이 나타났으나 임상적인 증상은 전혀 없었다. 칼슘을 함유하는 결석은 확인이 쉽지만, 요산석이나 시스틴석 등 방사선 투과성 물질로 구성된 요로결석은 확인이 힘들다. 게다가 대변이나 장내 가스가 겹칠 경우에는 종종 발견이 어렵고 석회화된 장내 림프절, 담석, 대변, phleboliths 등은 요로결석으로 오인될 수 있다.

비록 요로계 결석의 85%는 방사선 비투과성이고, 단순요로촬영의 민감도와 특이도는 각각 62%와 67%로 낮을지라도, 단순요로촬영은 요로계 결석환자의 최초 검사와 경과 관찰에 유용하게 시행된다.

3) 경정맥 신우조영술

경정맥 신우조영술(intravenous pyelography, IVP, excretory urography; 배설성 요로조영술)은 현재까지도 요로계 결석 진단의 표준검사로 간주된다. 이 검사는 결석의 크기, 위치, 방사선밀도 등 결석 자체에 대한 유용한 정보는 물론, 요로폐쇄의 정도, 신우와 신배의 해부학적 구조 등 결석 주위의 환경에 대한 정보까지 제공하기 때문이다. 그러나 검사에 사용되는 조영제는 신독성 등 부작용의 위험이 있으므로, 검사 시행 전에는 항상 혈중 크레아티닌 농도를 확인해야 한다.

4) 비조영 나선형 컴퓨터단층촬영(Noncontrast helical CT)

최근 미국과 유럽에서는 신산통의 초기 신난에 Non-contrast Helical CT를 사용하는 경향이 증가하고 있다. 민감도와 특이도 모두 95%를 상회하고, 신속 정확하며, 어떠한 위치에 있는 어떤 종류의 결석이든 대부분 파악할 수 있기 때문이다.

4. 치료

1) 응급 상황

폐색성 요로결석을 동반한 패혈증과 양측성 요로폐쇄를 동반한 무뇨증 및 급성 신부전 등 응급상황의 경우에는 전문 진료과에 의뢰해 입원치료를 받도록 해야 한다.

2) 진통제

요로의 경축(spasm)에 기인한 산통을 조절하기 위해 많은 약제들이 투여되는데, 가장 많이 쓰이는 방법은 코데인(codeine), 몰핀(morphine), 데메롤(demerol) 등의 경구용 마약성 진통제와 aspirin, diclofenac, ibupropen 등의 경구용 NSAID를 같이 사용하는 것이다. 단 체외충격파쇄석술을 시행할 때는 NSAID의 사용이 금기이다.

3) 치료전략

응급 상황이 해결되고 적절한 진통제 치료가 이루어진 후에는 요로결석 자체에 대한 치료가 시행되는데, 적절한 치료법은 결석의 크기와 위치에 따라 결정된다.

(1) 결석의 크기

요로결석의 자연배출 여부는 주로 결석의 크기에 의해 결정된다. 요관을 통과할 수 있는 결석은 직경이 1 cm 이하이고, 요관을 지나 방광에 나온 결석은 요도를 통과할 수 있다. 직경이 5 mm 이하인 결석이 특히 하부 요로에 위치한 경우에는 98% 정도에서 자연 배출된다. 따라서 5 mm 이하의 결석은 자연배출을 기대할 수 있지만, 대기요법 중 통증이 극심하거나, 2~4주를 기다려도 자연배출이 되지 않거나, 크기가 5 mm이상인 경우에는 전문 진료과에 의뢰해야 한다.

(2) 결석의 위치

신내 결석은 대개 증상이 없으므로 보존적 요법을 시행하며 경과를 관찰한다. 단, 환자에게는 신내 소결석의 경우 향후 5년 이내에 50%에서 증상이 나타날 수 있음을 주지시킨다. Staghorn결석은 만성 간염과 연관되어 신기능소실의 위험이 있으므로 전문 진료과에 의뢰해야 한다.

일반적으로 크기가 2 cm 이하인 신내 결석의 경우에는 체외충격파쇄석술(extracorporeal shockwave lithotripsy, ESWL)이 시행된다. 하극 신배(calyx)의 경우는 1 cm를 기준으로 삼는다. 크기가 큰 신내 결석이나 상부 요로결석의 경우에는 경피적 신절석술(percutaneous nephrolithotomy, PCN, PNL, PCNL)이 시행되고, 체외충격파쇄석술이나 경피적 신절석술의 적용이 힘든 요로결석의 경우에는 요로계 내시경적 요법이 시행되며, 드물게는 개복술도 시행된다. 각 치료법의 기준과 장단점을 요약하면 표 1-25와 같다.

5. 합병증 및 예방

요로결석과 관련된 합병증으로는 신부전(renal failure), 요로협착(ureteral stricture), 감염 혹은 패혈증, 소변유

표 1-25. 신 요로결석에 대한 치료법

치료법	기준	장점	단점	합병증
체외충격파쇄석술	방사선 투과성 결석 2 cm 이내 신결석 1 cm 이내 요관결석	비침습적 외래 시술가능	결석 파편들의 자발적 배출이 요구됨. 비만한 환자 또는 단단한 돌에서 효과가 적음	파편에 의한 요관폐색 신주위 혈종
요관경 (Ureteroscopy)	요관결석	확실한 제거 외래 시술가능	침습적 수술 후 요관 스텐트 삽입이 자주 요구됨	요관협착 또는 손상
요관신장경 (Ureterorenoscopy)	2 cm 이내 신결석	외래 시술가능	파편의 완전한 제거가 힘듬 수술 후 요관 스텐트 삽입이 자주 요구됨	요관협착 또는 손상
경피적 신절석술 (Percutaneous nephrolithotomy)	2 cm 이상 신결석 1 cm 이상 상부 요관결석	확실한 제거	침습적	출혈 집합관 손상 주위 구조물 손상

한의치료 동향

치험례에서 豬苓湯과 八正散을 6주간 사용하여 요로감염을 동반한 요로결석 환자의 증상완화와 소변의 흐름이 개선된 증례가 보고되었으며, 소아 요로결석 환자에게도 五苓散과 豬苓湯 등의 처방을 8주간 사용하여 결석을 치료하였다는 보고가 있다.

상부요로결석에 대한 체외충격파 쇄석술 후 芍藥甘草湯 병용 豬苓湯 合 四物湯을 사용한 연구에서는 4주간의 한약 처방이 결석 배출을 촉진하는 데 효과적이었음을 보고하였다.

출(urine extravasation), 신주위농양(perinephric abscess), 황색육아종성 신우신염(xanthogranulomatous pyelonephritis) 등이 있다.

결석은 10년 이내에 약 50%의 환자가 재발할 정도로 재발률이 높다. 결석의 재발을 예방하는 일반적인 수칙은 다음과 같다. ① 1일 요량이 2 L 이상이 되도록 충분한 양의 수분을 섭취한다. ② 염분은 고칼슘뇨를 유발하고 소변 중의 구연산 배설을 감소시키므로 염분섭취를 100 mEq/day 이하로 제한한다. ③ 수산 섭취를 제한하여 소변 중의 수산 배설을 감소시킨다. 수산이 많이 함유된 음식으로는 시금치, 딸기, 땅콩, 초콜릿, 홍차, 양배추, 파, 부추 등이 있다. 특히 수산칼슘석 환자는 신장결석의 과거력과 신기능 이상 및 혈액투석 시에는 비타민C 복용을 주의한다. ④ 단백질은 소변 중의 칼슘, 수산, 요산 배설을 증가시켜 산의 생성과 분비를 증가시키므로, 단백질 섭취를 1 g/kg/day 이하로 제한한다. ⑤ 칼슘 섭취가 적은 사람에서 요석 발생률이 높다. 칼슘은 장내에서 수산의 흡수를 억제하므로 칼슘의 섭취를 제한하기보다는 적당히 섭취한다. 하지만, 칼슘 약제는 위험하다고 알려져 있다. ⑥ 결석 형성을 억제하는 구연산을 함유한 음식 섭취를 증가시킨다. 흡수된 구연산은 중탄산염으로 대사되어 구연산의 배설을 증가시킨다. 일반적으로 1 L의 오렌지 쥬스 안에는 130 mEq의 구연산이 함유되어 있다. ⑦ 비만은 요로결석의 위험인자이므로 체중을 조절한다.

▣ 요로결석 관련 임상참고문헌

- 상부요로결석에 대한 체외충격파 결석파쇄 수술 후의 한방제제-작약감초탕 병용 저령탕 합 사물탕에 의한 배석촉진효과 검토. 서일본비뇨기과. 1993;55:61~66.

- 서영호, 전귀옥, 조동희, 박미연, 김종대, 신현철 외. 요로감염이 동반된 요로결석 환자의 치험 1 례. 한약응용학회지. 2007;7(1):21-6.
- 정지호, 안재선, 이해자, 박은정, 김미기, 오지은 외. 요로감염이 동반된 소아 요로결석 환아 증례 보고. 대한한방소아과학회지. 2009;23(3):1-8.
- Kobayashi M, Naya Y, Kino M, Awa Y, Nagata M, Suzuki H, et al. Low dose tamsulosin for stone expulsion after extracorporeal shock wave lithotripsy: efficacy in Japanese male patients with ureteral stone. Int J Urol. 2008;15(6):495-8.

IX. 방광요관역류
(Vesicoureteral reflux)

1. 정의 및 개요

방광요관역류는 방광에서 소변이 요관으로 역류하는 상태를 말한다. 정상적인 경우, 배뇨 시 요관방광 이행부의 역류 방지 장치가 작동하여 요관구가 닫혀 방광내압이 높거나 감염된 방광뇨로부터 보호받는다. 하지만 이 방지 기구에 이상이 생기면 방광요관역류가 발생하고, 요관 확장과 수신증이 나타날 수 있으며, 방광염이 신우신염으로 발전할 수 있다.

요관방광 이행부는 세 개의 근층 구조로 이루어져 있다. 요관은 방광에 도달하기 전 요관주위초(periureteral sheath, 일명 Waldeyer's sheath)라고 불리는 근섬유층을 형성한다. 이 섬유층은 요관구를 따라 방광삼각부로 퍼져 방광벽 내에서 중요한 역할을 한다.

방광근육과 점막하 요관은 항역류 기능을 담당한다. 방광 수축 시 요관의 연동운동이 사라지고, 요관의 종근은 방광삼각부를 형성하여 방광 수축에 참여한다. 요관주위초는 배뇨 시 방광과 요관의 해부학적 관계를 지지하며, 점막하 요관은 방광내압 상승 시 요관을 눌러 역류를 방지한다.

방광 삼각부와 요관 하단의 발육 상태에 따라 역류 방지 기능이 달라지는데, 이 부분의 발육 부전은 방광삼각부와 요관구의 기능부전을 유발할 수 있다. 방광삼각부의 근층이 미숙하면 요관구의 형태와 방광삼각부의 강도가 떨어져 역류가 발생할 수 있다. 이러한 현상은 소아와 여성에서 더 많이 나타난다. 소아에서는 방광삼각부가 발달하지 않아 역류 빈도가 높고, 여성에서는 근층이 덜 발달한 경우 역류가 쉽게 발생한다. 요로감염이 있는 소아의 50%, 성인의 약 8%에서 방광요관역류가 관찰된다.

방광요관역류의 주요 문제점은 합병증으로 인한 신우신염과 수신증으로 신장 손상을 야기할 수 있다는 것이다. 역류가 있으면 세균이 신장까지 퍼져 감염을 일으키고, 잔뇨가 항상 존재하게 되어 요로감염이 지속될 수 있다. 역류로 인해 요관과 신우가 확장되며, 배뇨 시 높은 방광내압이 요관을 통해 신배까지 미치고, 역류된 소변이 배출되지 못해 요관 확장과 수신증이 발생할 수 있다.

이러한 방광요관역류에 대한 진단 및 치료는 해부학적, 기능적 이상을 고려하여 이루어져야 한다(표 1-26).

2. 임상양상

급성 신우신염의 병력이 자주 있거나 반복적인 방광염이 나타나는 경우, 특히 여성과 여아에서 방광요관역류가 의심될 수 있다. 성인의 신우신염 증상으로는 오한, 고열, 측복통, 오심, 구토, 방광염 증상 등이 나타나고, 소아에서

표 1-26. 방광요관역류의 종류

선천성 역류	후천성 역류
신생아의 일시적 배뇨근 과반사	신경인성 방광
요관기형(이소성요관, 요관류, 요관옆게실): 1세 미만 요로감염 환자의 대략 70%.	방광염: 방광삼각부에 부종이 많이 발생하는데, 심하면 요관방광 이행부의 형태 변화를 초래
	임신

는 발열, 복통, 설사 등이 동반된다. 하지만 특별한 증상 없이 농뇨와 세균뇨만 발견되는 경우도 있어 무증상 신우신염도 가능하다. 방광염만 있는 환자에서 항균제로 세균뇨가 재발하거나 치료되지 않으면, 만성 신우신염과 역류가 의심된다.

양측성 역류는 수신증이나 신우신염으로 인해 신실질이 파괴되면서 신부전과 고혈압을 유발할 수 있다. 특히 만성 신우신염으로 인한 신반흔이 신장 위축을 초래할 수 있으며, 환자는 이러한 상황에도 신부전 증상을 인지하지 못할 수 있다.

3. 진단

요로감염의 가장 흔한 소견은 세균뇨인데, 농뇨가 동반되지 않고 세균뇨만 관찰되는 경우도 많다. 진단은 주로 역행성 방광조영술을 통해 이루어지며, 지연성 방광조영술이나 배뇨중 방광요도조영술(voiding cystourethrography, VCUG)도 사용된다. 역류가 있어도 경정맥 요로조영상이 정상일 수 있지만, 하부요관의 확장이나 부분적인 요관 확장 및 좁아진 방광 인근의 요관과 수신증이 동반될 경우 역류를 의심할 수 있다(표 1-27).

여성의 경우, 요도의 협착 유무를 확인하기 위해 요도부지(bougie a boule)를 사용해 원위 요도를 검사해야 한다. 소아에서는 방광경검사를 통해 방광벽의 정상 소견이

표 1-27. 방광요관역류의 등급

등급	진단소견
1등급	요관까지 역류
2등급	신우, 신배까지 역류(확장은 없음)
3등급	요관, 신우, 신배 다소 확장
4등급	요관이 구불거림
5등급	요관이 심하게 구불거려 접히고, 신우, 신배에 확장이 심하며, 신배가 야구글러브 모양

나 경미한 육주화(lamellation)와 만성 방광염의 소견이 나타날 수 있다. 또한, 기능적 요관방광 이행부 협착은 경정맥 요로조영상에서 역류와 유사한 소견을 나타내므로 이를 감별해야 한다. 하부 요관 결석, 자궁경부암, 전립선암, 침윤성 방광암, 요관결핵, 주혈흡충증 등이 역류 없이 수신증을 유발할 수 있어 이들 질환과의 감별이 필요하다(그림 1-10).

4. 치료

치료의 목표는 요로감염을 예방하고 신장의 손상 및 반흔 형성을 막으며, 소아에서는 신장 발육을 정상으로 회복시키는 데 있다. 일반적으로 원발성 방광요관역류를 가진 소아의 50% 이상은 내과적 치료로 호전될 수 있으며, 나머지는 외과적 치료가 필요하다. 성인 환자의 경우에는 대개 요관방광 성형술(ureteral reimplantation) 등의 외과적

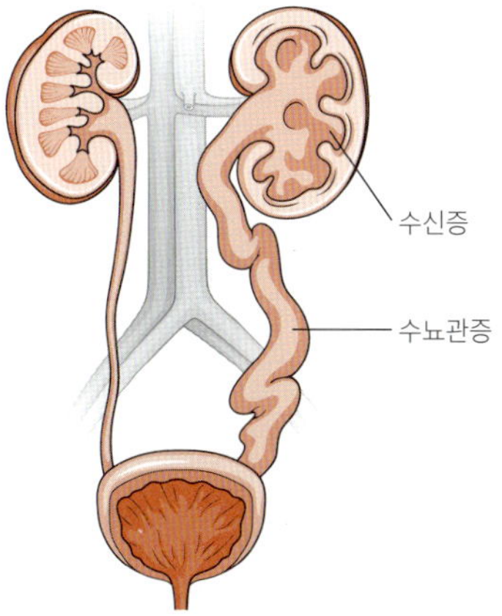

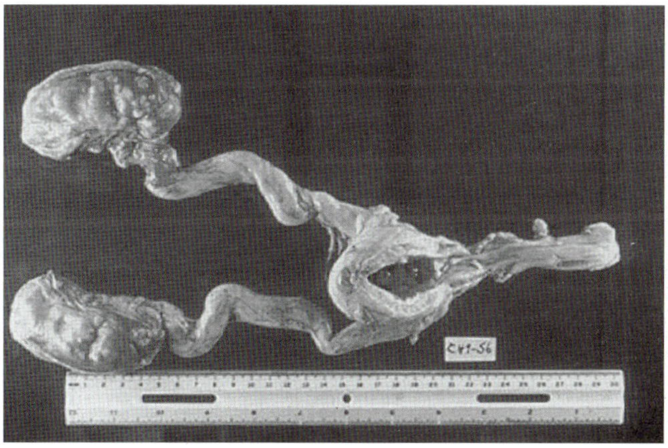

그림 1-10. 수신증

처치가 요구된다.

1) 내과적 치료

원발성 역류의 소아환자에서 요로조영술 상 상부요로가 정상이고 방광경검사에서 요관구의 형태가 정상이면, 성장과 함께 역류가 자연 소실될 가능성이 크다. 특히 방광조영상에 일과성으로 역류가 나타나든지, 높은 압력으로 방광을 촬영할 때만 역류가 있는 경우는 더욱 가능성이 높다. 남아에서 요도판막(urethral valve)으로 인한 역류는 이 판막을 절개하기만 해도 역류가 소실된다. 성인여성에서 역류가 있으면 성행위 후 급성 신우신염이 야기되는데, 항균제로써 무균뇨 상태를 만들 수 있다면 역류가 있어도 내과적 치료만의 관리가 가능하다. 특히 무균뇨 상태일 때 방광조영상 역류가 나타나지 않으면 더욱 확률이 높다.

소아에서는 역류를 일으키는 원인(원위요도협착, 후부요도판막 등)을 제거한 후 6개월 이상 감염에 대한 치료가 이루어져야 한다. 역류가 있으면 항상 잔뇨가 남으므로 배뇨훈련을 받을 수 있는 소아인 경우는 3단배뇨법(triple voiding)을 실시한다. 3단배뇨란 2~3분 간격으로 3회 배뇨하는 것인데, 처음 배뇨 때 방광뇨는 비울 수 있으나 요관으로 역류된 요가 곧 방광으로 내려와 잔뇨가 되므로 2~3분 후 다시 배뇨하여 방광을 비운다. 2번째 역류하는 요량은 처음보다 적으므로 다시 2~3분 후 배뇨하면 전 요로를 모두 비울 수 있게 된다. 역류가 있는 소아는 방광벽이 얇고 충만되어도 요의를 느끼지 않아 배뇨근이 과신장되고 그 결과 근수축력이 소실되어 잔뇨가 생기는 수가 있다. 그러므로 이러한 환자에서는 요의 유무에 관계없이 3~4시간 간격으로 배뇨를 시켜야 잔뇨를 줄일 수 있다.

치료효과의 판단을 위해 요검사는 1년 이상 적어도 월 1회 실시되어야 하는데, 무균뇨가 계속되는 것은 내과적 치료가 잘된다는 뜻이다. 방광조영은 4~6개월 마다 시행되고, 경정맥요로조영술(intravenous urography, IVU)은 신기능부전 유무를 확인하기 위해 6개월째 및 12개월째에 시행되는데, 역류가 있는 소아의 약 50%가 내과적 치료로 치유된다.

2) 외과적 치료

요관 이소성 개구, 중복 요관, 골프홀 모양의 요관구, 요관류를 동반한 중복 요관 등에서의 역류와, 현저한 수신증으로 저압에서도 역류가 있는 경우는 역류가 자연적으로 소실되지 않는다. 따라서 약물치료로 무균뇨 상태가 유지되지 않으면서 역류가 지속될 때, 적극적인 내과적 치료와 지속적인 항균제 요법에도 불구하고 급성 신우신염이 반복될 때, 주기적인 경정맥 요로조영상에서 신장애가 심해지고 반흔이 생길 때, 내과적 치료를 시작한 지 1년이 지나도 계속 역류가 지속될 때는 수술이 시행된다.

신기능이 심하게 손상되고 요관 확장이 심한 경우는 일시적 요로전환술로 신기능을 호전시키고 요관의 근장력을 개선시킨 후 폐쇄에 대한 근본적 치료(후부요도판막절개 및 요관방광성형술)가 시행된다. 역류의 원인이 외과적 교정으로 제거되지 않을 때(척수수막류) 혹은 고도로 확장된 이완성 요관의 경우에는 방광루형성술(cystostomy)이나 신루형성술(nephrostomy) 등의 요로전환술이 시행된다. 때로는 피부요관회장문합술(Bricker법 등)이나 요관피부문합술 등의 영구적 요로전환술도 시행되고, 신기능의 손상이 심하면 신적출술, 신요관적출술, 신부분적출술 등도 이루어진다.

한편, 요관방광이행부에 대한 근원적 수술법은 요관방광성형술로서 성공율은 약 93%인데, 적어도 75%에서는 수술 후 3~6개월 지나면 항균제를 사용하지 않고도 무균뇨 상태를 유지할 수 있다.

5. 방광요관역류의 예후

방광요관역류의 예후는 소아의 성장에 따라 크게 달라질 수 있다. 방광이 커지면서 점막하 요관의 길이가 늘어나고 방광근섬유와 삼각부의 기능이 개선되어 역류가 자연치유되는 경향이 있다. 1~2등급의 경우 약 85%에서 자연치유가 되며, 3~4등급의 경우 약 41%에서 치유가 가능하다. 그러나 양측성, 5등급, 신반흔이 동반된 경우 등에서는 자연 소실될 가능성이 낮다. 신반흔의 주요 원인으로는 어린 나이, 높은 압력, 요로감염 등이 있다.

▣ 방광요관역류 관련 임상참고문헌

• 최기림, 이진선, 이병철, 장원만, 안영민, 안세영 외. 방광요관역류를 동반한 재발성 요로감염 환자 1례. 대한한방내과학회지. 2000;21(4):683-6.

제2절 전립선

I. 전립선의 구조와 기능

전립선은 후복막 부위의 방광저와 방광경부에서 요도를 둘러싸고 있으며, 골반강의 최저부에 위치하는 불완전한 피막에 싸여있는 실질기관이다(그림 1-11). 전립선의 뒤쪽은 직장팽대부(rectal ampulla), 옆쪽은 항문거근(levator ani musculature), 아래쪽은 방광경부와 접하며, 전립선의 위쪽은 비뇨생식가로막(urogenital diaphragm) 윗면에 위치한다. 전립선은 모두 5엽(전엽, 중엽, 좌우 각각의 측엽, 후엽)으로 구성되는데, 이들 부위는 전립선 종양 및 증식증의 발생과 밀접한 관련이 있어서, 양성 전립선증식증은 대개 중엽이나 측엽의 요도주위선에서 발생하고, 전립선암은 후엽에서 호발한다.

한편, 전립선은 조직학적, 해부학적 소견에 의해 말초대, 중심대, 이행대, 전방 섬유근대로도 분류되는데, 전립선 선조직의 70%는 말초대에, 25%는 중심대에, 5%는 이행대에 분포한다. 이에 따르면 양성 전립선증식증은 이행대에서 발생하는 것으로 추정되는데 비해, 전립선암은 75%는 말초대에서, 10~20%는 이행대에서, 10%는 중심대에서 발생한다.

전립선은 정상적일 경우 선조직과 간질조직(근조직, 섬유조직, 결합조직)의 비율이 2:1의 비율이지만, 전립선증식증은 주로 간질조직이 증식해서 5:1의 비율로 변화된다. 조직학적으로 전립선은 복합-관포상선(tubuloacinar gland)이어서, 기저층의 저입방형 상피와 이를 피복하는 단층의 원주형 점액분비세포가 있다는 게 특징이다. 내선(internal glands)은 요도점막이나 점막하선이고, 외선(external glands)은 30~50개의 소선엽으로 구성되어 전립선액을 생산한다.

전립선의 중앙부는 요도가 관통하고 있으며, 좌우 후상방에서는 사정관이 길이 2.5 cm의 전립선요도에 개구(전립선요도 → 막양부요도 → 구부요도 → 음경요도)하고 있는데(그림1-12), 밤톨 모양의 정상 범위의 전립선 크기는 2×3×4 cm (2.9×3.7×1.9 cm)이고, 용적은 약 3.6 mL (2~7 mL), 무게는 15 g (11~18 g)내외이다. 출생 시에는 완두콩 정도의 크기인데, 사춘기에 이르기까지 서서히 성장하다가 사춘기부터 20대 후반까지는 1년에 1.6 g씩 급속히

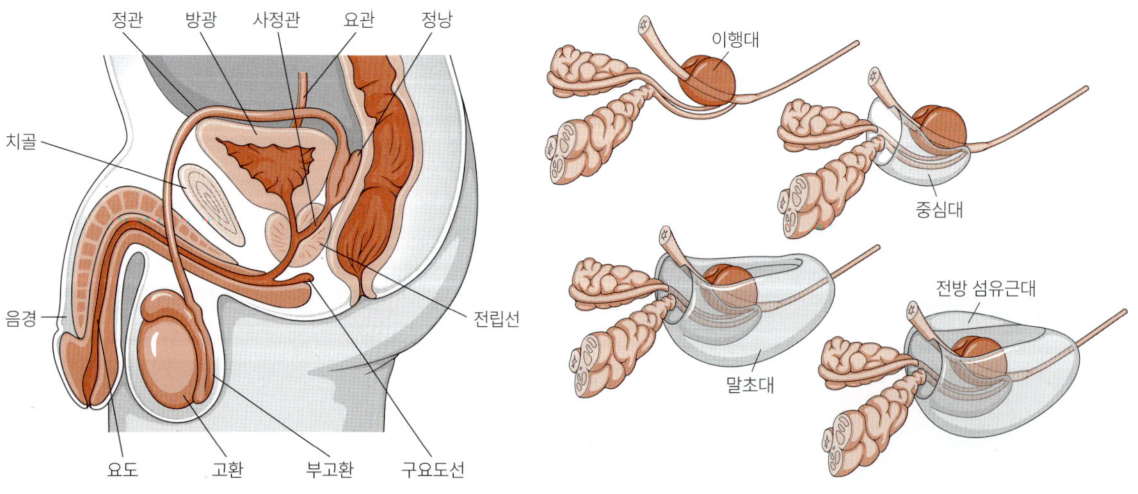

그림 1-11. 전립선의 위치 및 구조

성장해서 정상 성인의 크기에 이르고, 이후 31세부터 90세까지는 성장이 급격히 감소해서 1년에 0.4 g씩만 증가한다.

전립선의 기능은 유백색을 띠는 장액성의 점조한 액체를 분비하는 것인데, 알칼리성 혹은 중성으로 사정액의 약 1/3을 차지하는 이 분비액은 정자의 발육과 운동을 촉진하고 감염으로부터 보호하는 작용을 한다. 아울러 전립선액은 많은 도관에 의해 사정에 앞서 요도로 방출되어 산성인 질분비액과 소변의 유해작용으로부터도 정자를 보호한다.

II. 전립선질환에 대한 검사

1. 직장수지검사

전립선은 방광 하부에 위치하므로 직장을 통해 촉진하는, 직장 수지 검사(digital rectal examination, DRE)를 손쉽게 시행할 수 있다(그림 1-11). DRE는 전립선 이상을 일차적으로 확인할 수 있는 방법이므로, 전립선증식증이나 전립선암의 조기발견에 많이 활용된다.

1) 검사 방법

(1) DRE는 환자를 바닥에 서게 하고, 검사대에 두 팔을 대고 엎드리게 한 후 외과용 고무장갑을 끼고 손가락에 윤활액을 묻힌 다음 시행한다. 환자는 검사대를 양손으로 잡고 양다리를 약간 벌려 똑바로 선 다음 허리를 굽혀 상체가 수평이 되게 하는 것이 좋다(그림 1-13).

(2) 손가락을 항문에 넣기 전 치열, 치핵 등이 없는지 먼저 시진(視診)을 한다.

(3) 인지에 윤활액을 묻히고 밑으로 힘을 주게 하고, 환자가 힘을 줄 때 인지를 항문 위에 가져다 대고 있다가 괄약근이 이완되면 항문 내로 부드럽게 손가락을 삽입한다. 삽입하면서 항문의 긴장도를 평가하며 구해면체반사를 확인한다.

(4) 삽입하면서 손가락을 직장 깊숙이 넣어 직장 벽을 가능한 데까지 촉진하면서 우측 옆, 뒤 쪽, 좌측 옆의 순서로 결절이나 불규칙한 면이 없는지 확인한다.

(5) 손을 돌려 전벽과 전립선을 촉진한다. 직장 전벽에 있는 전립선을 촉진할 때는 전립선의 두 측엽과 정중구를 촉진한다. 촉진 시 크기, 모양, 경도, 이동성, 압통 유무, 주위조직 등의 상태를 파악하는데, 가능하면 전립선 위의 정낭 부위까지 촉진한다.

(6) 전립선 촉진 후 부드럽게 손가락을 빼내고 장갑에 묻은 변의 색깔을 보고 필요 시 잠혈 검사를 의뢰한다.

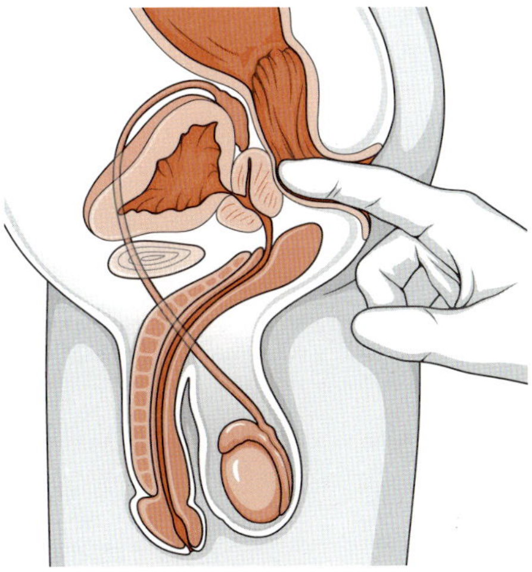

그림 1-12. 직장수지검사

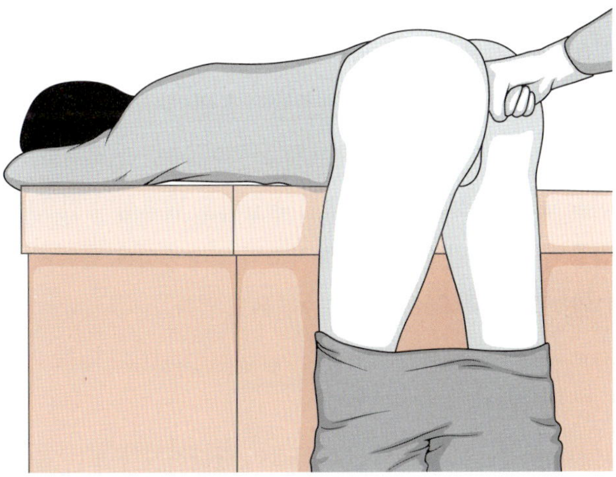

그림 1-13. 직장수지검사상 환자의 자세

표 1-28. 직장수지검사의 평가

구분	정상 전립선	전립선증식증	전립선암
형태	역피라미드	전반적 증대	종양 크기에 따라 달라짐
크기	밤톨	증대	다양함
구	중간구 및 측구	깊이 증가	소실
표면경도	탄력적, 동질성	단단하며 탄력적, 동질성	돌처럼 딱딱함, 이질성
가동성	약간 또는 다양함	약간	전이암은 고정

Edited from Basic Clinical Urology, 2015

2) 평가

(1) 정상 전립선

정상 전립선은 약 2×3×4 cm이고, 밤톨 크기만 하며, 11~18 g 정도로 직장에 1 cm 미만 돌출되어, 항문환으로부터 약 2~5 cm 사이에서 만져진다. 전립선은 방광과 인접한 근위부의 가로가 더 길고, 원위부는 짧으면서 뾰족한 듯 만져지는 첨부가 된다.

직장 내에서 촉지되는 부위는 전립선의 일부분인 후엽과 좌우 측엽이고, 중엽과 전엽은 만져지지 않는다. 양 측엽이 중앙에서 만나는 곳은 약간 들어가 있어 중간구를 형성한다.

정상적인 경도는 가볍게 주먹을 쥐었을 때 엄지둔덕을 만지는 촉감과 비슷하며, 표면은 평활하고 탄력성이 있다. 정낭은 정상인의 경우 만져지지 않으며 염증이 있거나 전립선암이 침윤되었을 때 팽팽하게 또는 단단하게 만져질 수 있다(표 1-28).

(2) 전립선증식증

전립선증식증이 심해지면 중간구가 없어지고, 측구가 점점 깊어지면서 대칭적인 비대를 보이며, 복숭아 크기로 커진다. 증식된 전립선은 표면이 평활하고 탄력성이 있으며, 압통이 없다. 간혹 전립선증식증의 임상증상은 심하지만 DRE에서는 비대 소견이 없는 경우도 있다.

(3) 전립선암

전립선암에서는 전립선이 돌같이 단단하거나 또는 불규칙한 표면으로 만져지는 부분이 있고, 경우에 따라서는 정상 주위 전립선 조직과 명확히 구분되는 단단한 결절로 만져진다. 물론 단단하게 만져지는 부분이 있다고 해서 반드시 전립선암은 아니고, 결핵을 포함한 육아종성 염증, 전립선 결석 등의 가능성도 있다. 비대칭적인 미만성 비대는 전립선암이나 만성 염증에서 나타나며, 정낭이 딱딱하게 만져지면 만성 염증이나 전립선암을 의심할 수 있다.

(4) 전립선염

급성 염증이 있는 전립선은 커지고, 팽팽하면서 온열감과 심한 압통이 동반된다. 급성 전립선염이 의심되면 전립선 검사를 부드럽게 시행해야 하는데, 자칫 심하게 하면 세균혈증이나 패혈증을 야기하기 때문이다. 만성 염증인 경우에는 크기는 보통이고, 표면이나 경도가 일률적이 아니

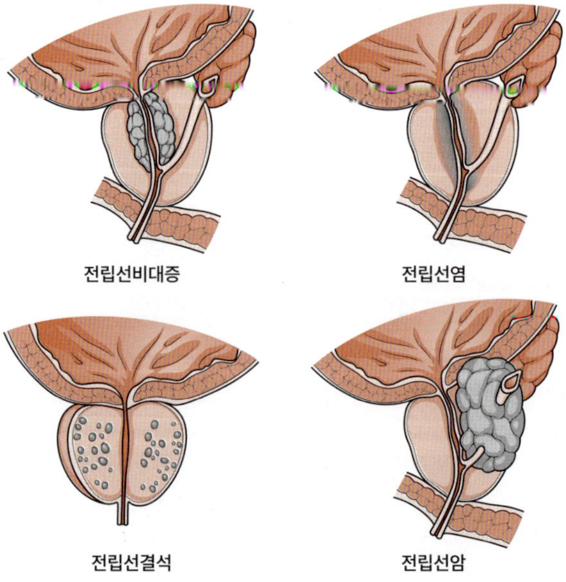

그림 1-14. 전립선질환

며, 불규칙하게 만져지면서 압통이 없을 수 있다. 전립선 농양이 있는 경우에는 단단하게 만져지거나 그 안에 파동이 있는 부분이 만져지기도 한다. 대표적인 전립선질환의 특징은 다음 그림으로 요약된다(그림 1-14).

2. 소변검사

1) 현미경 검사

RBC 2/HPF, WBC 5/HPF 이상이면 비정상으로 간주한다.

2) 소변배양검사

요로계의 감염에 대한 확진을 위해 실시된다.

3. 혈액검사

1) 신장기능의 평가

Serum creatinine, BUN 등의 상승 여부를 확인한다.

2) 전립선암에 대한 평가

(1) 혈중 전립선 특이항원(Prostatic specific antigen, PSA)

PSA는 정액을 액화시키는 작용이 있는 당단백으로 전적으로 전립선 세포에서만 생산된다. 혈청 중의 참고치는 대개 4.0 ng/mL 미만인데, 전립선증식증 환자의 25%에서 증가하고, 전립선암 환자의 대부분에서 증가한다.

원래 PSA는 연령과 전립선 용적이 증가함에 따라 서서히 증가된다. 전립선 조직이 1 g 증가할 때마다 PSA치는 평균 0.3 ng/mL씩 증가하는데, 암조직에서는 10배 가까이 증가하는 특징이 있다. 검사상 PSA치가 10 ng/mL 이상이면 조직검사상 약 60%에서 전립선암으로 진단되며, 전립선증식증 환자는 약 2%만 10 ng/mL 이상 상승한다.

하지만 PSA 수치는 연령이 높아질수록 증가하는 경향이 있어 다른 참고치를 적용하기도 한다. 따라서 선별검사의 유용성을 높이기 위하여 유리(free) PSA 또는 PSA 속도 및 밀도 등을 활용하기도 한다.

혈중 PSA는 대부분 알파-항키모트립신(α1-antichymotrypsin)에 결합된 형태로 존재한다. 전립선암에서는 이런 결합 PSA의 분획이 더욱 높아지는 반면 불활성화된 형태의 유리 PSA가 낮아진다. 따라서 같은 PSA 농도라도 유리 PSA가 차지하는 부분이 얼마나 되느냐에 따라 전립선암일 확률이 다르게 나타나므로, 낮은 수치의 PSA 증가가 있는 환자군(4~10 ng/mL)에서 조직 검사의 횟수를 줄일 수 있다. PSA 속도(PSA velocity)는 시간에 따른 PSA 증가속도를 계산한 것으로 1년에 0.75 ng 이상 증가하는 경우 전립선암을 95%의 특이도로 예측할 수 있다. PSA 밀도(PSA density)는 PSA 농도를 초음파로 측정한 전립선 부피로 나눈 것으로 0.15 이상인 경우 양성보다는 악성일 확률이 높다.

최근에는 전립선건강지수(prostate health index, PHI)의 유용성에 관한 보고가 높다. PHI는 전립선암이 의심되는 환자를 대상으로 전립선암에 대한 민감도를 90%로 고정하였을 때, PHI 검사는 PSA 검사보다 3배 높은 특이도를 보였으며, 이로 인해 약 30%정도의 불필요한 전립선 생검을 줄이는 효과를 보였다. PHI는 여러 가지 분자형태로 존재하는 PSA 중에서 안정적이고 전립선암에서 높게 발현되는 p2PSA와 기타 유리 PSA 및 total PSA의 조

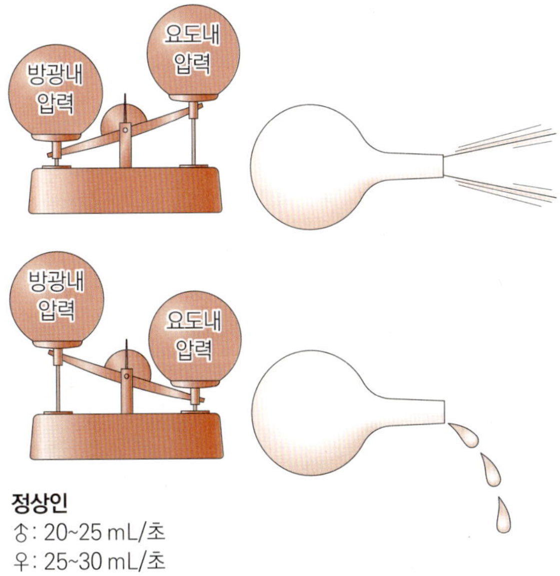

그림 1-15. 배뇨과정에서 방광 및 요도의 상호작용

합으로 산출된 공식으로 계산한다.

(2) 전립선 산인산효소(Prostatic acid phosphatase, PAP)

PAP는 주로 전립선암의 전이 유무를 평가할 때 이용된다. 전립선 밖으로 암세포가 파급될 때 수치가 상승하기 때문인데, 위음성률은 20% 정도이다.

4. 요역동학적 검사(Urodynamic study)

배뇨행위는 방광근육과 요도괄약근의 상호협동작용(그림 1-15)에 의해 이루어지므로 방광과 요도괄약근의 역동학적 활성을 조사해서 하부요로의 생리학적 기능과 병태를 파악하고자 하는 것으로 요류측정, 방광내압측정, 요도내압측정, 근전도 검사 등으로 이루어진다.

1) 요류측정

요류측정(uroflowmetry)은 배뇨행위를 요류량으로 표현한 것으로서 보통 총배뇨량과 매초당 배뇨량으로 표현된다. 요류량은 출구저항에 대한 배뇨근 활동의 결과이므로 요류량이 정상일 때는 배뇨근수축과 출구저항에 뚜렷한 이상이 없음을 의미한다. 따라서 배뇨곤란을 호소하는 환자에서 배뇨근수축 장애나 방광출구폐색의 유무 여부를 선별하는 검사로 이용된다.

검사 시에는 최대요류량(최대요속, maximum flow rate, Qmax), 평균요류량(평균요속, average flow rate), 요류시간(flow time), 최대요류까지의 시간(최대요속 도달시간, time to maximum flow), 배뇨량(voided urine volume), 배뇨시간(voiding time) 등이 측정되는데, 가장 중요한 것은 최대요류량이다. 충만방광의 경우 정상 범위 최대요류량은 20~25 mL/sec(여성에서는 25~30 mL/sec)이며, 15 mL/sec 이하이면 비정상으로 간주된다.

정상적인 요류 곡선은 종모양(bell shape)과 비슷하며 중단이나 요동없이 지속적이다. 그러나 요도의 폐쇄를 일으키는 전립선증식증이나 당뇨병에 의한 자율신경병이나 또는 고령으로 방광근육의 수축력이 감소되면 요속이 낮게 측정된다(그림 1-16).

2) 방광내압측정

방광내압측정(cystometry)은 방광이 비어있을 때부터 시작해서 방광의 충만과 배뇨 시의 방광내압을 지속적으로 측정하는 것으로 흔히 방광내압곡선(cystometrogram, CMG)으로 표현된다. 정상 방광내압곡선은 최고방광용적에 근접할 때까지 지속적인 저압(15 cmH_2O 이하)을 나타내다가 최고용적에 도달하면 약간 상승하며, 배뇨가 시작되면 급상승을 보인다.

대개의 경우 조기충만감각은 150~200 mL, 최고용적은 400~500 mL, 충만 시의 내압은 10 cmH_2O 이하, 배뇨 시의 최고내압은 75 cmH_2O(60 cmH_2O)이다. 정상적일 경

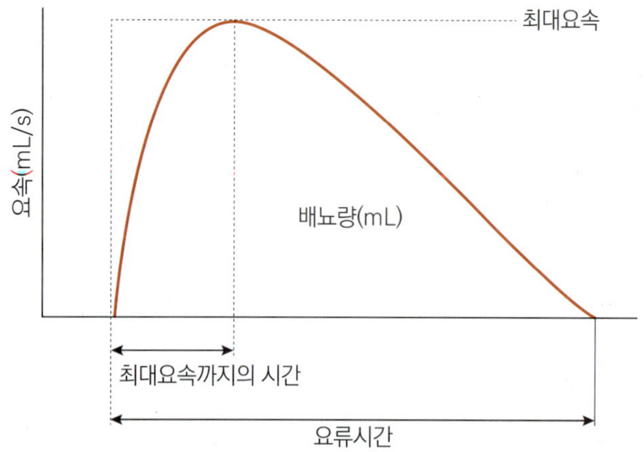

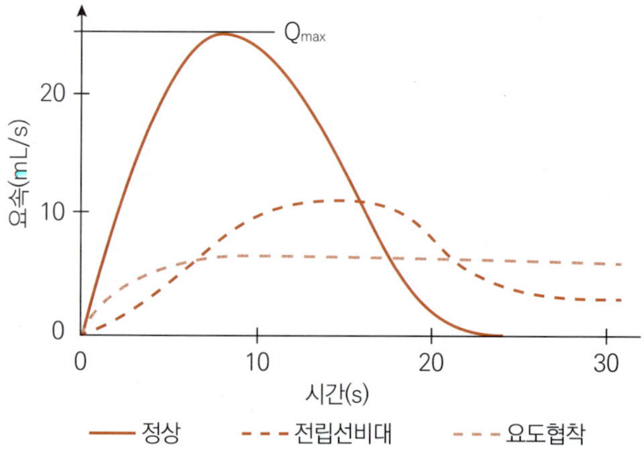

그림 1-16. 요류측정 검사 및 질환에 따른 요류곡선의 변화

우에는 배뇨근수축압(20~40 cmH_2O)이 그리 높지 않으며, 이 정도의 낮은 배뇨근압으로도 20~30 mL/sec의 정상 요류량을 유지할 수 있다.

3) 요도내압측정

요도내압측정(urethral pressure profilometry)은 방광출구에서부터 외요도괄약근까지의 괄약근단위의 모든 부위에서 요도내압을 측정하는 것으로, 흔히 수술후 합병증으로 요실금이 발생했을 경우 요도괄약근의 긴장도를 알아보기 위해 시행된다.

4) 근전도

근전도(electromyography)는 방광내압측정과 병용해서 배뇨근활동에 따른 외요도괄약근의 협조적 반사를 검사하는 것이다. 정상적일 경우 휴식기의 외요도괄약근에는 근전도 활성이 존재하며 이 활성은 방광이 충만함에 따라 소변이 누출되지 않도록 하려는 반사작용에 의해 증가된다. 또한 배뇨 시 방광근육이 수축할 때에는 외요도괄약근의 활성은 완전 소실되고 출구저항이 저하되어 원활한 배뇨가 이루어진다. 그러나 천수와 뇌간 사이에 병변이 있을 때에는 배뇨근수축 시 외요도괄약근의 근전도 활성

표 1-29. NIH-Chronic Prostatitis Symptom Index (NIH-CPSI)

통증 혹은 불쾌감			
1. 지난 일주일 동안에 다음의 부위에서 통증이나 불쾌감을 경험한 적이 있습니까?	가. 고환과 항문사이(회음부)		1: 예 0: 아니오
	나. 고환		1: 예 0: 아니오
	다. 성기의 끝(소변보는것과 상관없이)		1: 예 0: 아니오
	라. 허리 이하의 치골(불두덩이) 혹은 방광부위(아랫배)		1: 예 0: 아니오
2. 지난 일주일 동안에 다음의 증상이 있었습니까?	가. 소변을 볼 때 통증이나 뜨끔뜨끔한 느낌		1: 예 0: 아니오
	나. 성관계 시 절정감을 느낄 때(사정 시), 또 그 이후에 통증이나 불쾌한 느낌		1: 예 0: 아니오
3. 위의 부위에서 통증이나 불쾌감을 느낀 적이 있다면 지난 일주일 동안에 얼마나 자주 느끼셨습니까?	0: 전혀없음	1: 드물게	2: 가끔
	3: 자주	4: 아주 자주	5: 항상
4. 지난 일주일 동안에 느꼈던 통증이나 불쾌감의 정도를 숫자로 바꾼다면 평균적으로 어디에 해당됩니까?	0 전혀 없음 / 1 / 2 / 3	4 / 5 / 6 / 7	8 / 9 / 10 가장 심한통증
배뇨			
5. 지난 일주일 동안에 소변을 본후에도 소변이 방광에 남아 있는 것 같이 느끼는 경우가 얼마나 자주 있었습니까?	0: 전혀없음	1: 5번중 한 번 이하	2: 반 이하
	3: 반정도	4: 반 이상	5: 거의 항상
6. 지난 일주일 동안에 소변을 본 뒤 2시간 이내에 소변을 본 경우가 얼마나 자주 있었습니까?	0: 전혀없음	1: 5번중 한 번 이하	2: 반 이하
	3: 반정도	4: 반 이상	5: 거의 항상
증상들로 인한 영향			
7. 지난 일주일 동안에 상기 증상으로 인해 일상생활에 지장을 받은 적이 어느 정도 됩니까?	0: 없음	1: 단지 조금	
	2: 어느 정도	3: 아주 많이	
8. 지난 일주일 동안에 얼마나 자주 상기증상으로 고민하였습니까?	0: 없음	1: 단지 조금	
	2: 어느 정도	3: 많이	
삶의 질			
9. 만약 지난 일주일 동안의 증상이 남은 평생 지속된다면 이 것을 어떻게 생각하십니까?	0: 매우 기쁘다	1: 기쁘다	2: 대체로 만족스럽다
	3: 반반이다	4: 대체로 불만족스럽다	5: 불행하다
	6: 끔찍하다		

1~4번 통증: 점, 5~6번 배뇨증상: 점, 7~9번 삶의 질에 대한 영향: 점

이 지속되며, 그 결과 기능적 방광출구폐색이 발생하는데, 이를 배뇨근-외요도괄약근 부조화(detrusor-sphincter dyssynergia)라 한다.

5) 잔뇨량(Residual urine) 측정

잔뇨가 있다는 것은 방광근육의 소변배출능력이 방광출구폐색에 의한 저항을 이기지 못할 정도로 약화되었음을 의미하는데, 대체로 잔뇨가 30 mL 이하이면 정상으로 간주된다.

5. 방사선학적 검사 및 기타 조영술

흔히 경직장(transrectal)의 방법으로 시행되는 초음파를 위시해서 방사성동위원소 신주사(renal scanning), 전산화단층촬영(CT), 자기공명영상(MRI) 등이 시행될 수 있다. 경정맥 요로조영술은 조영제의 알러지 반응으로 2~8만명당 1명꼴로 사망하며, 동위원소 골주사(bone scanning)는 흔히 전립선암의 병기(전이 정도)를 파악하기 위해 시행된다. 이 외에 방광경검사(cystoscopy), 미세침 흡인검사(fine needle aspiration, FNA), 생검(biopsy) 등도 시행될 수 있다.

전립선 초음파 검사는 보통 경직장 초음파로 실시하나 복부 초음파를 활용하여 시행하기도 한다. 다만, 복부초음파의 경우 전립선이 골반의 가장 깊은 곳에 위치하기 때문에 형태를 정확히 판단하기 어렵고 크기 측정도 부정확할 수 있다. 하지만 복부 초음파에서 방광내로 전립선이 돌출한 정도(intravesical prostatic protrusion, IPP; 방광내 전립선돌출)는 전립선증식증의 증상 정도와 관련 있다. 초

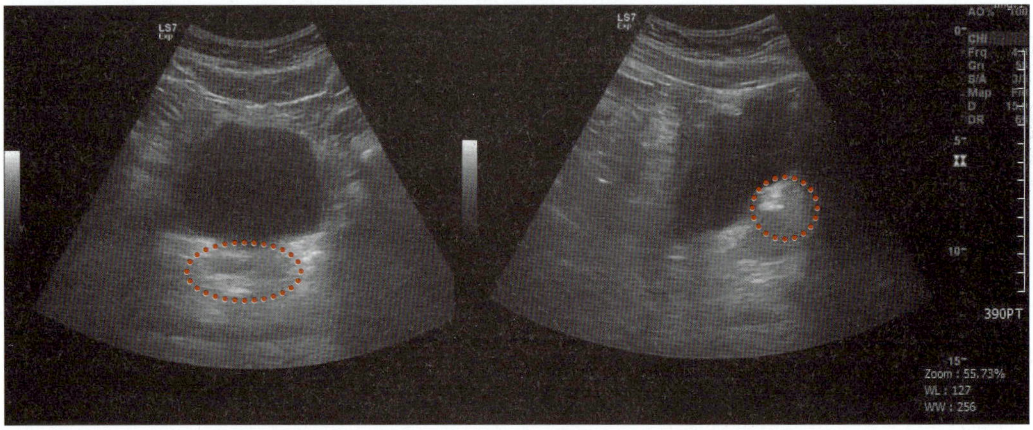

그림 1-17. 복부 전립선 초음파

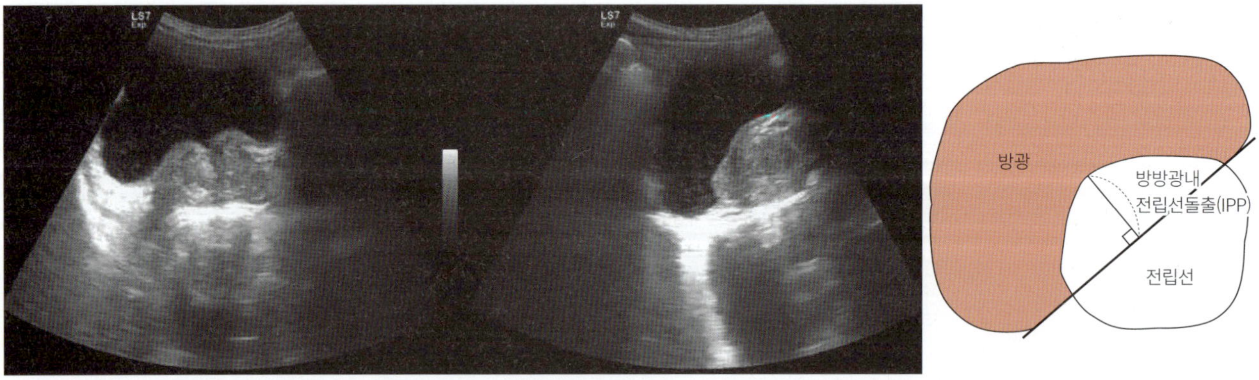

그림 1-18. 전립선증식증 및 전립선돌출

음파 검사를 통하여 전립선증식증, 전립선암, 전립선염, 전립선결석증 등 전립선과 관련한 질환을 진단할 수 있다(그림 1-17, 18).

6. NIH-CPSI 측정

전립선염의 다양한 증상들은 통증이나 불편감, 배뇨증상, 삶의 질에 미치는 영향의 세 가지 분야로 크게 나누어 모두 아홉 가지 항목으로 이루어진 미국국립보건원 만성 전립선염 증상 지표(National Institutes of Health Chronic Prostatitis Symptom Index, NIH-CPSI)로 정량화할 수 있다. 통증 혹은 불편감에 대한 점수가 0~21점이고, 배뇨증상의 점수가 0~10점이고, 삶의 질에 관한 점수가 0~12로 분류되어 총 점수가 0~43점으로 구성되며, 점수가 많을수록 증상이 심한 것을 의미한다(표 1-29).

III. 전립선염
(Prostatitis)

1. 정의 및 개요

전립선염은 50세 이하에서 가장 흔하며, 50세 이상에서는 세 번째로 흔한 비뇨기계 질환이다. 전립선염의 병리학적 의미는 전립선에 염증이 있는 상태이지만, 임상적 의미는 급성 세균성 전립선염부터 만성 골반통증후군 및 무증상성 전립선염까지를 포함하는 복합적인 질환이다.

전립선염은 증상의 정도에 따라 전통적으로 네 가지(급성 세균성 전립선염, 만성 세균성 전립선염, 만성 비세균성 전립선염, 전립선통)로 구분해왔으나, 이러한 분류는 환자의 증상과 치료 및 전립선염의 만성적 형태와 부합되지 않았다. 이런 까닭에 1999년 NIH의 국제 전립선염 협력망

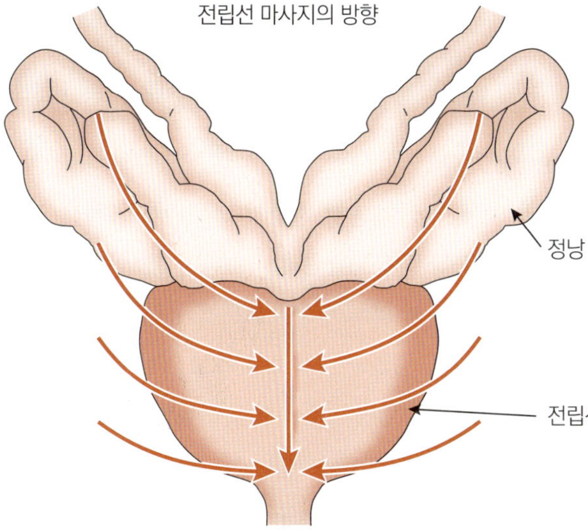

그림 1-19. 전립선 분비물 검사를 위한 전립선 마사지

표 1-30. 전립선염의 분류

전통적 분류	NIH-ICPN 분류
급성 세균성 전립선염 만성 세균성 전립선염 만성 비세균성 전립선염 전립선통	I - 급성 세균성 전립선염 II - 만성 세균성 전립선염 IIIa - 만성 비세균성 전립선염(CP)/ 만성 골반통증후군(CPPS) (염증세포 있음)* IIIb - 만성 비세균성 전립선염(CP)/ 만성 골반통증후군(CPPS) (염증세포 없음)** Ⅳ - 무증상성 전립선염

CPPS, chronic pelvic pain syndrome.
* 전립선 분비물에 백혈구가 고배율 현미경 시야 상 10개 이상 존재.
**전립선 분비물에 백혈구가 고배율 현미경 시야 상 10개 미만 존재.

(International Prostatitis Collaborative Network)에서는 환자의 증상 및 전립선 분비물검사(그림 1-19) 등을 토대로 새로운 분류 기준을 제시했는데, 이 분류에서는 만성 비세균성 전립선염과 전립선통을 하나의 범주, 즉 만성 비세균성 전립선염/만성 골반통증후군(chronic non bacterial prostatitis/chronic pelvic pain syndrome, CP/CPPS)으로 통합한 뒤 이를 다시 전립선 분비물의 백혈구 수에 따라 염증성과 비염증성으로 구분했다. 그리고 무증상성 전립선염을 새로운 범주에 포함시켰다(표 1-30).

2. 급성 세균성 전립선염
(Acute bacterial prostatitis)

1) 정의 및 개요

흔하지 않은 급성 세균성 전립선염은 전립선의 급성 감염으로 증상은 급성 요도감염과 비슷하다. 감염 경로는 세균이 사정관을 통해 역류하거나 요도를 통한 상행성 감염으로 알려져 있다. 원인균은 주로 호기성 그람 음성균인 대장균인데, 간혹 방광염이나 신우신염도 동반된다.

2) 임상양상

증상은 급성으로 나타난다. 고열, 오한, 하부요통, 회음부 및 직장통증, 요급, 빈뇨, 야간뇨 및 배뇨곤란 등의 방광하부 폐색증상이 나타나며, 전립선 부종은 급성 요폐를 유발한다. 또 권태감, 급성 근육통, 관절통 등의 전신증상도 나타나고, 전립선 촉진 시에는 온열감과 심한 압통이 있으며, 부어 있는 느낌이거나 단단하고 불규칙한 느낌을 준다. 한편 소변은 탁하고 심한 냄새가 나며, 때로 혈뇨도 동반된다.

급성 세균성 전립선염이 있으면, 전립선 마사지는 금기이다. 전혈검사 상 백혈구가 증가하며, 소변검사 상 농뇨, 혈뇨, 세균뇨 등이 나타난다.

3) 진단

진단은 임상적 소견과 더불어 소변 배양검사에서 분리된 감염균에 대한 항균제 치료로 이루어진다.

4) 치료

항생제 치료로 박트림(trimethoprim-sulfamethoxazol, TMP-SMX, bactrim)이나 ciprofloxacin, doxycycline, norfloxacin, ofloxacin 등이 처방된다. 박트림은 전립선 투과성이 좋다. 4~6주 투여한다.

3. 만성 세균성 전립선염
(Chronic bacterial prostatitis)

1) 정의 및 개요

만성 세균성 전립선염 환자는 주로 대장균이나 그람음성 간균에 의한 반복적인 하부요로감염증상을 보인다. 최근에는 만성 골반통증후군의 주된 원인균으로 알려진 mycoplasma, ureaplasma, chlamydia, trichomonas 등에 의한 만성 세균성 전립선염이 보고되고 있다.

감염경로는 급성과 동일하지만, 전립선액의 배설장애도 병인이 될 수 있다. 일반적인 항생제 치료로 잘 낫지 않는 이유는 전립선 실질 내에 도달하는 항생제가 세균에 부착되는 것을 방해하기 때문이다. 특히 만성 세균성 전립선염 환자에서는 전립선액의 pH가 알칼리성으로 변함으로써 혈장에서 전립선 조직 내로 항생제의 이동이 억제된다고 알려져 있다. 이외에도 전립선액 내 항균인자인 아연의 농도저하나 전립선 석회화, 결석 등도 재발요인 및 치료의 장애 요인이 될 수 있다.

2) 임상양상

대부분의 환자는 배뇨곤란, 요급, 빈뇨, 야간뇨 등의 방광자극 증상과 하부요통, 회음부 통증 및 불쾌감 등을 호소한다. 전립선 분비물 배양검사에서 감염균이 나오기도 하고, 드물지만 요도분비물이 있으며, 혈성 사정 및 이차적인 부고환염이나 고환염 증상도 나타난다.

3) 진단

전립선염의 진단은 전립선액(expressed prostate secretions, EPS) 또는 전립선을 마사지 한 이후 채취한 소변 등으로 진단한다. 소변 채취는 4배 분뇨법(4-glass test)으로 시행하였으나, 최근에는 3배 분뇨법(3-glass test)이나 보다 간단한 2배 분뇨법(2-glass test, 그림 1-20)을 활용한다. 3배 분뇨법은 소변 첫 부분(VB1), 중간부분(VB2), 전립선 마사지 후 전립선액 혹은 소변(VB3)을 각각 고배율 시야 현미경으로 관찰하는 방법이다. 2배 분뇨법은 전립선

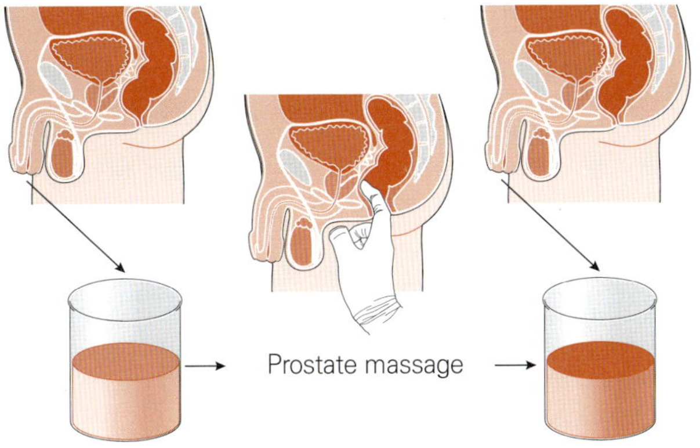

그림 1-20. 2배 분뇨 소변검사

마사지 전(pre massage)과 후의 소변(post massage)으로 관찰한다. 연구에 따르면 동일 환자에서 4배 분뇨법과 2배 분뇨법을 비교한 결과 높은 일치율을 보이는 것으로 나타났다. 이러한 분뇨검사는 하부요로감염의 감염부위 확인에 도움을 준다.

민약 진립신액에서 고배율 시야당 10개 이상의 백혈구가 관찰되거나, 전립선 마사지 전후의 백혈구 차이가 10배 이상인 경우 전립선염을 의심한다.

직장수지 검사에서는 다양한 강도의 전립선 압통이 나타나는데, 가끔 정상소견인 경우도 있다. 치열, 치핵 등과 같은 항문질환이 있을 때도 회음부 통증과 배뇨자극 증상이 나타날 수 있으므로 면밀한 진찰이 필요하다.

4) 치료

원인균을 제거하고 염증을 정상화시키며 증상을 없애는 것이 치료의 목표이지만, 만성 세균성 전립선염은 치료 기간도 길고 잘 낫지 않는 경우가 많다.

주된 치료법은 4~12주의 항생제 투여이지만, 전립선에 약물 침투가 쉽지 않기 때문에 배양결과를 토대로 지용성 비전해성 항생제 즉, fluoroquinolone과 같은 약물이 사용되며, 이외에 bactrim, carbenicillin, doxycycline, tetracycline, erythromycin 등도 사용된다. 항생제에 알파차단제를 병용 투여하는 경우 증상의 재발에 효과적이다.

하지만 항생제의 투과성에 한계가 있어 완치가 힘들며, 항생제로 제균 되었더라도 증상까지는 없어지지 않는 경우가 많다. 약물요법만으로 적절한 치료가 되지 않거나 전립선에 감염석이 발견될 때에는 전립선 적출술이나 경요도적 전립선 절제술도 시행된다.

4. 만성 비세균성 전립선염/만성 골반통증후군(Chronic non bacterial prostatitis/Chronic pelvic pain syndrome, CP/CPPS)

1) 정의 및 개요

전통적 분류상 만성 비세균성 전립선염과 전립선통이 합쳐진 이 질환은 1999년 만성 골반통증후군으로 분류되었으며, 다시 전립선액 내의 백혈구 수에 따라 염증성(범주 IIIa)과 비염증성(범주 IIIb)으로 나뉜다. 염증성은 과거 만성 비세균성 전립선염과 유사하고, 비염증성은 전립선통과 비슷하다. 비염증성은 백혈구나 면역글로불린의 증가가 없으며, 요류역동학적 검사상 이상이 없음에도 불구하고 요도내압이 증가되거나 요속이 감소된 소견을 나타낸다. 현재까지 원인불명이어서, 자가면역질환설, 간질성 방광염 관련설, 만성피로증후군 및 정신적 요인들과의 관련설 등이 있다.

만성적으로 전립선에 염증을 일으키는 요인으로는 전립선 도관(prostatic duct) 내로 소변의 역류, 섭취한 음식물의 성분, 혈중 테스토스테론 및 에스트로겐의 변화, 자가면역 등이 있다. 기타 지질대사 이상 등도 원인이 될 수 있다. 또한 골반근육의 기능이상 또는 수축 등도 원인으로 작용한다. 최근에는 흡연 및 고지방식 등이 전립선의 염증과 관련된다는 보고도 있다.

2) 임상양상

만성 전립선염을 가진 대부분의 환자는 요로감염의 뚜렷한 증거 없이 골반통 증상을 나타내기 때문에 만성 골반통 증후군이라고 부르는데, 주로 호소하는 통증 부위는 회음부, 직장, 전립선, 성기, 고환 및 복부 등이다. 따라서 증상의 부위 및 정도와 삶의 질 등을 평가할 때에는 미국 국립보건원에서 개발된 만성 전립선염 증상 지표 NIH-CPSI가 많이 사용된다.

3) 진단

만성 골반통증후군의 표준 진단법은 아직 없는 실정이다. 요 분할 채취법으로 전립선 염증에 대한 정보를 얻을 수 있으나 진단과 치료에는 별 도움이 되지 않으며, 직장수지 검사도 마찬가지이다. 전립선 분비물에서 고배율 현미경 시야 당 10개 미만과 10개 이상의 백혈구가 보이는지 여부에 따라서 비염증성 및 염증성으로 분류된다.

한편, 만성 비세균성 전립선염을 세분하는 데는 3배분뇨법 외에 정액검사가 포함되었다. 새로운 분류에서 전립선통 환자가 농정액증을 보이면 염증성 만성 골반통증후군(Category IIIa)이 되고, 농정액증이 없으면 비염증성 만

정액검사(Semen analysis)

전립선염의 새로운 분류에서 전립선통 환자에서 농정액증을 보이면 기존의 전립선통환자가 염증성 골반통증후군이 된다. 하지만 정액은 고환과 부고환 및 정낭에 염증이 있어도 백혈구가 증가될 수 있기 때문에 이에 대한 논의는 계속되고 있다.

농정액증의 진단은 정액에서 백혈구수가 1×10^6/mL개 이상이거나 혹은 100개의 정자를 헤아렸을 때 6개 이상으로 하고 있다. 농정액증 여부를 관찰하기 위해서는 비염증성 골반통증후군과 전립선염으로 진단된 환자에서 전립선액 도말검사상 백혈구 수가 10개 미만으로, 즉 정상 범위로 최소한 2주 이상 지속되었을 때에 정액검사를 시행한다.

한의치료 동향

전립선염을 한의학에서는 淋證 (膏淋, 勞淋, 氣淋), 精濁, 白淫, 白濁 등과 관련된 질환으로 이해한다. 국내에서 시행된 만성 전립선염 환자 27명에 대한 무작위배정 임상연구에서 6주 동안 補腎健陽湯(熟地黃 茯神 枸杞子 山藥 山茱萸 杜冲 巴戟天 鎖陽 牛膝 陳皮 當歸 補骨脂 遠志 五味子 砂仁)을 투여하여 유의한 NIH-CPSI의 감소, NIH-CPSI 통증 지수 감소 및 프로스타그란딘(PGE2)의 감소를 확인하였다.

만성 전립선염/만성 골반통증후군을 호소하는 환자 15명에게 忍冬消炎方 (忍冬 黃芪 陳皮 天花粉 鷄內金 皂角刺 當歸 白芷 川楝子 川芎)을 평균 41±26일 정도 투여하여 유의한 전립선액의 백혈구 감소, NIH-CPSI 점수 감소, 통증지수 감소, 삶의 질 점수 증가 등의 결과를 얻었다.

11명을 대상으로 한 임상관찰에서는 排膿益氣散 (黃芪 人蔘 甘草 白朮 秦皮 當歸 升麻 柴胡 神麯 麥芽 山査 등)을 투여하여 유의한 NIH-CPSI 감소를 얻었다.

총 3,009명의 환자가 참여한 13편의 논문을 분석한 연구에서도 한약은 NIH-CPSI 점수를 개선시키는 것으로 나타났다. 주로 활용된 한약재로는 黃柏 澤蘭 大黃 虎杖根 赤芍藥 등으로 나타났다. 기타 실제 임상에서는 桂枝茯苓丸, 當歸貝母苦蔘丸 등의 효과가 보고되었다.

일본에서의 임상연구에서는 만성 전립선염 환자 61례와 전립선염 증후군 환자 82례 총 143명의 환자에 대하여 6종의 한약 치료를 시행한 결과 桂枝茯苓丸의 효과가 가장 우수했으며, 다음은 四物湯으로 나타났다.

중국에서의 연구에 따르면 총 2,996명이 참가한 30편의 논문에서 활용된 11개의 상용 한방제제 중에서 前列舒通胶囊 (黃柏 赤芍 當歸 川芎 土茯苓 三棱 澤瀉 馬齒莧 馬鞭草 虎耳草 柴胡 川牛膝 甘草)이 NIH-CPSI 개선에 가장 효과적으로 나타났다. 그리고 蓯蓉益腎颗粒 (五味子 肉蓯蓉 茯苓 菟丝子 车前子 巴戟天)은

International Index of Erectile Function (IIEF-5) 개선에 가장 효과적이었고, NIH-CPSI와 IIEF-5의 동시 개선에는 疏肝益陽胶囊 (蒺藜 柴胡 蜂房 地龍 水蛭 九香蟲 紫梢花 蛇床子 遠志 肉蓯蓉 菟絲子 五味子 巴戟天 蜈蚣 石菖蒲)이 가장 효과적이었으며, 六味地黃丸 合 右歸膠囊 (熟地黄 附子 肉桂 山藥 山茱萸 茯苓 牡丹皮 菟絲子 鹿角胶 枸杞子 當歸 杜仲) 등은 CP/CPPS 증상 및 야간 성기능 개선에 효과적인 것으로 나타났다.

동물실험에서 八正散은 전립선 조직 내의 백혈구 증가와 콜라겐 섬유의 전립선 기질 내 침착 및 세균의 성장을 막고, 전립선액에서 백혈구 및 레시틴 감소, IL-1β, IL-8 및 TNF-α와 같은 염증성 사이토카인의 발현을 억제하여 염증과 산화적 스트레스 반응을 감소시켰다.

침치료는 염증매개체에 대한 영향, 신경전달물질과 엔돌핀 분비에 의한 통증 조절 등을 통하여 통증을 감소시키고, 삶의 질을 향상시키며, 염증을 완화하는 효과가 있었다. 최근 침치료 관련 62개의 논문을 분석한 결과, 침치료는 면역염증반응을 억제하였다. 특히 전기침 자극은 백혈구농도를 감소시키고 증가된 중성구 수치를 낮추며 TNF-α와 ICAM-1 (intercellular adhesion molecule 1)을 감소시키며 NK cell을 증가시켰다. 또한 염증성 사이토카인인 IL-2, IL-6, IL-8, IL-17 및 프로스타그란딘 E2 (PGE2), COX-2 등도 감소시켰다. 中極 (GV3), 關元 (GV4), 足三里 (ST36), 三陰交 (SP6) 및 膀胱兪 (BL28)에 대한 온침 자극은 PGE-2, COX-2, TNF-α, IFN-r 등을 감소시켰다.

총 1,238명이 참가한 14개의 연구에서 침치료는 91%의 평균 치료율을 보였다. 반면 대조군(양약군)은 76.7%로 나타났다. 총 1,246명이 참가한 12개의 임상시험을 분석한 연구에서는 침치료가 NIH-CPSI 점수를 모든 영역에서 감소시켰으며, IPSS 점수도 개선시켰다. 치료에 활용된 경혈로는 하부요로증상에는 주로 次髎 (BL32) 中髎 (BL33) 會陽 (BL35), 통증 등에는 中極 (GV3) 關元 (GV4) 腎兪 (BL23) 등이 사용되었다.

기타 黃連解毒湯 약침 봉약침 등의 약침 치료가 효과적이라는 보고도 많다.

성 골반통증후군(Category IIIb)이 된다.

4) 치료

원인불명이므로 효과적인 치료법은 없다. 비록 배양검사에서는 세균성 병원균이 검출되지 않을지라도 증상 완화 목적으로 tetracycline, doxycyclin, erythromycin, quinolone 등의 항생제가 사용되며, 알파차단제인 terazosin이나 doxazosin과 함께 투여 시 요도내압을 감소시키고, 전립선관 내로 요 역류를 방지해서 증상완화 및 재발률을 낮추는 효과가 있다고 알려져 있다. 그러나 항생제 치료를 중단하면 재발률이 높고, 증상개선이 완전히 이루어지지 않는다.

한편, 만성 골반통증후군이 근막통증증후군(myofascial pain syndrome, MPS)과 관련이 있다는 가설 하에 압통점에 대한 물리치료도 시행되는데, 널리 사용되는 방법은 전립선 조직 내에 섭씨 45°C 이상의 열을 가하는 경요도 극초단파 고온치료(transurethral microwave thermotherapy, TUMT)이다.

5. 무증상성 전립선염

무증상성 전립선염(asymptomatic inflammatory prostatitis)은 하부요로증상 없이 불임이나 전립선액 검사, 전립선증식증 환자의 절제조직, 전립선암을 의심해서 시행한 전립선 생검에서 우연히 염증이 발견되는 질환으로, 동반질환이나 이상 검사소견이 없는 경우 일반적으로 치료가 필요하지 않다.

6. 전립선 농양

전립선 농양(prostate abscess)은 대부분 급성 세균성 전립선염의 치료가 충분하지 않을 때 합병증으로 발생한다. 당뇨병 환자, 투석을 요하는 만성 신부전증, 면역 저하자, 만성적인 비뇨기 도뇨 삽입 및 비뇨기계 사용 등이 원인이 되기도 한다. 전립선 농양의 증상은 급성 세균성 전립선염과 유사하다. 직장수지검사 상 전립선은 부어있고 압통이 심하다. 일부에서는 파동이 느껴지기도 한다. 항생제 치료에 잘 반응하는 특징이 있지만, 치료에도 자주 재발하는 경향이 있다. 경직장 또는 경요도 배농(drainage)을 시행하기도 한다.

▣ 전립선염 관련 임상참고문헌

- 박기범, 송계화, 신경호. 자하거약침을 이용한 만성 전립선염 환자의 치험례. 대한한의정보학회지. 2005;11(2):40-8.
- 손기정, 박영춘, 김철중. 만성 전립선염에 대한 가미패장지황탕의 임상적 효과. 동의생리병리학회지. 2003;17(4):958-61.
- 심국진, 박형진, 심하나, 강세영, 김홍준, 송봉근. 만성 전립선염에 대한 한의학적 치료의 임상적 효과. 대한한방내과학회지. 2004;25(4):1-8.
- 윤성식, 박상우, 안소현, 조충식, 김철중. 만성 전립선염/만성 골반통증 증후군 환자 15례에 대한 후향적 연구. 대한한방내과학회지. 2010;31(4):914-22.
- 이승희, 신진봉, 전용철, 김상우, 송봉근. 만성 전립선염의 치료에 대한 임상적 고찰. 대한한의학회지. 2007:28(3):156-64.
- 소충식, 김철중, 임범수. 만성 전립선염 환자에 대한 임상적 고찰. 대한한방내과학회지. 2001;22(4):519-25.
- 조충식. 만성 전립선염과 성기능장애에 대한 임상적 고찰. 동의생리병리학회지. 2002;16(6):1164-9.
- Capodice JL, Bemis DL, Buttyan R, Kaplan SA, Katz AE. Complementary and alternative medicine for chronic prostatitis/chronic pelvic pain syndrome. Evid Based Complement Alternat Med. 2005;2(4):495-501.
- Kim YC, Keum SH. Effect of Baenong Ickki San on Chronic Prostatitis/Chronic Pelvic Pain Syndrome: A Case Series. J. Int. Korean Med. 2015;36(3):391-4.
- Li H, Hung A, Yang AWH. Herbal formula (Danggui Beimu Kushen Wan) for prostate disorders: a systematic review of classical literature. Integr Med Res. 2019;8(4):240-6.
- Pan J, Jin S, Xie Q, Wang Y, Wu Z, Sun J, et al. Acupuncture for Chronic Prostatitis or Chronic Pelvic Pain Syndrome: An Updated Systematic Review and Meta-Analysis. Pain Res Manag. 2023;2023:7754876.
- Qin Z, Guo J, Chen H, Wu J. Acupuncture for Chronic Prostatitis/Chronic Pelvic Pain Syndrome: A GRADE-assessed Systematic Review and Meta-analysis. Eur Urol Open Sci. 2022;46:55-67.
- Seong KM, Jang G, Kim DW, Kim S, Song BK. Hwanglyunhaedok Pharmacopuncture versus Saline Pharmacopuncture on Chronic Nonbacterial Prostatitis/Chronic Pelvic Pain Syndrome. J Acupunct Meridian Stud. 2017;10(4):245-51.
- Shoskes DA, Manickam K. Herbal and complementary medicine in chronic prostatitis. World J Urol. 2003;21(2):109-13.
- Song MK, Kang JS, Kang CH, Ahn YM, Ahn SY, Doo HK, et al. The Clinical Effect of Bosingunyang-tang on Chronic Non-bacterial Prostatitis/Chronic Pelvic Pain Syndrome : Randomized Double-blind, Placebo-controlled Clinical Trial. Korean J. Orient.Int. Med. 2008;29(3):800-9.
- Wang Z, Yuan L, Wang Y, Yang B, Dong X, Gao Z. Efficacy and safety of Chinese herbal medicine for chronic prostatitis associated with damp-heat and blood-stasis syndromes: a meta-analysis and literature review. Patient Prefer Adherence. 2016;10:1889-902.
- Xiong Y, Qiu X, Shi W, Yu H, Zhang X. Anti-inflammatory and antioxidant effect of modified Bazhengsan in a rat model of chronic bacterial prostatitis. J Ethnopharmacol. 2017;198:73-80.
- Zhang Y, Ma H, Nan T, Li Y, Zheng W, Zhou Z, et al. Comparative Efficacy of Oral Chinese Patent Medicine for Chronic Prostatitis/Chronic Pelvic Pain Syndrome With Sexual Dysfunction: A Bayesian Network Meta-Analysis of Randomized Controlled Trials. Front Pharmacol. 2021;12:649470.
- 池内隆夫. 慢性前立腺炎と前立腺炎様症候群の臨床的研究. 泌尿紀要. 1990;36:801-6.

IV. 전립선증식증

(Benign prostate hyperplasia, BPH)

1. 정의 및 개요

전립선은 남성의 방광 바로 밑에 존재하면서 정액성분의 일부를 생성, 분비하는 기관으로, 제대로 발달하기 위해서는 남성호르몬이 필요하다. 정상적인 크기는 20 g 내외이지만, 가령(加齡)에 따라 전립선의 크기도 증가해서 60

세가 되면 미국인은 35 g, 우리나라 사람은 30 g 정도까지 커진다.

전립선의 증식은 대개 45세 이상에서 나타나기 시작하는데, 나이가 들어감에 따라 빈도도 증가하여 50대는 약 40%, 60대는 약 60%, 80대에 이르면 약 90%가 전립선증식에 이환된다. 또한 우리나라의 경우 매년 전립선증식증 환자가 증가하는 경향을 보이고 있다. 이러한 전립선증식은 호르몬 인자, 성장 인자, 기질-상피 상호 작용, 노화 등의 다양한 원인으로 발생하는데, 특히 테스토스테론과 밀접한 연관이 있다.

전립선증식증(BPH)은 가령에 따른 전립선의 크기 증가로 요도폐쇄와 하부요로 자극증상이 나타나는 일련의 증후군인데, 임상적 측면에서는 하부요로증상(lower urinary tract symptoms, LUTS), 양성 전립선종대(benign prostatic enlargement, BPE), 방광출구폐색(bladder outlet obstruction, BOO) 등의 세 가지요소로 구성되는 일련의 증후군을 의미한다. 참고로 요도폐쇄 증상은 55세에서 약 25% 정도가 나타나며, 75세가 되면 약 50% 정도에서 소변의 굵기나 힘이 감소하게 된다.

2. 임상양상

BPH에서는 환자가 호소하는 증상이 가장 중요하다. 따라서 BPH의 진단에는 흔히 증상 설문지가 사용되는데, 환자의 증상을 정량화한 국제전립선증상점수(international prostate symptom score, IPSS)가 가장 많이 사용된다(표 1-31). IPSS는 7개 문항을 0점에서 5점까지 점수를 매겨 합산한 총점을 기준으로 계산하는데, 0~7점까지는 경도, 8~19점까지는 중등도, 20~35점까지는 중증으로 판단한다. 전립선병력 청취와 더불어 IPSS를 이용하면 증상을 객관화할 수 있는 바, 대개 경증이면 주의 깊은 관찰, 중등도이면 알파 교감신경 억제제 단독요법, 중증이면 알파 교감신경 억제제와 5알파 환원효소 억제제의 병용요법이 사용된다.

BPH의 임상 증상은 폐쇄성 증상과 자극성 증상으로 나뉘며, 유발되는 증상은 전립선크기뿐 아니라 증식된 위치

표 1-31. 국제 전립선증상 점수표와 삶의 질[International prostate symptom score (IPSS) and quality of life (QoL)]

	전혀 없다 0	5회 중 1회 1	3회 중 1회 2	2회 중 1회 3	3회 중 2회 4	항상 5
1. 소변을 보고 난 후에도 소변이 방광에 남아 있는 것 같이 느끼는 경우가 얼마나 자주 있습니까?						
2. 소변을 본 후에 2시간 이내에 다시 소변을 본 경우가 얼마나 자주 있습니까?						
3. 소변을 볼 때 소변을 멈추었다가 다시 시작하는 경우가 얼마나 자주 있습니까?						
4. 소변이 마려울 때 참기 어려운 경우가 얼마나 자주 있습니까?						
5. 소변 줄기가 약해지거나 가늘어진 경우가 얼마나 자주 있습니까?						
6. 소변을 볼 때 힘을 주어야 하거나 기다려야 하는 경우가 얼마나 자주 있습니까?						
7. 밤에 자는 동안 소변을 보려고 몇 번이나 잠을 깨십니까?	없다	1번	2번	3번	4번	5번 이상
총 IPSS 점수(S)=						

요로계 증상으로 인한 삶의 질	0	1	2	3	4	5	6
8. 만일 지금 같은 배뇨상태가 계속 지속된다면 어떻게 생각되십니까?	매우 만족한다	만족한다	대체로 만족하는 편이다	그저 그렇다	대체로 불편하다	아주 불편하다	이대로는 못살겠다
삶의 질 평가 지수(QoL assessment index) =							

에 따라서도 다르다. 만약 중엽의 선택적 증식으로 방광경부를 압박하면 BPH가 심하지 않아도 폐쇄가 발생하는데, 방광은 폐쇄 정도에 따라 단계적 반응을 나타낸다. 방광의 자극성이 특징인 1기에서는 빈뇨, 야간뇨 등의 증상이 나타난다. 보상성 변화가 나타나는 시기인 2기에서는 방광 배뇨근 비후, 배뇨 지연, 세뇨 등이 나타나며, 배뇨 시 높은 압력이 형성된다. 기능장애의 시기인 3기에서는 세뇨가 더 심해지고, 소변이 점적하며, 방광이 팽대되고, 방광 긴장과 감각이 상실되어 과충만 시에도 무감각해진다.

3. 진단

치골 상부를 촉진했을 때의 둔탁함은 방광의 확장을 의미한다. 복부 통증이 있으면 방광염, 충수돌기염, 게실염 등도 고려해야 한다. 잔뇨감을 알기 위해 흔히 도뇨관을 이용한 잔뇨 측정이 시행된다. 직장수지검사는 필수적으로 시행되는데, 전립선의 크기가 폐쇄의 정도와 항상 일치하지는 않는다.

BPH의 진단을 위해 흔히 요검사, 요배양 검사, 신기능 검사, 전립선특이항원(prostate specific antigen, PSA) 검사 등이 시행되는데, 요검사는 염증과 혈뇨를 감별하기 위해, 신기능검사인 혈중 요소질소(BUN)와 크레아티닌 검사는 신장 손상 여부를 알기 위해, 전립선특이항원 검사는 전립선암과 감별하기 위함이다.

전립선의 증식 정도는 직장수지 검사 및 경직장하 초음파 검사로 확인할 수 있다. 복부초음파를 활용하여 진단하는 경우에는 방광을 소변으로 채운 상태에서 관찰이 가능하다. 복부초음파상 방광내 전립선돌출(intravesical prostatic protrusion, IPP)은 IPSS나 전립선크기 및 최대요속 등과 관련 있으며, 전립선증식에 의한 증상 정도를 평가하는 요소로 활용되기도 한다.

한편 요속 검사는 배뇨곤란을 호소하는 환자의 배뇨근 수축장애나 방광출구폐색을 선별하는 검사로 전립선증식증으로 인한 폐쇄 정도를 측정하는 데 유용하다. 참고치는 40세 이하에서는 22 mL/초, 40~60세 사이에서는 18 mL/초, 60세 이상에서는 13 mL/초 이상이다. 일반적으로 최고 요속이 매 초당 15 mL 이하이면 요로폐쇄가 의심되며, 10 mL 이하이면 폐쇄가 있다고 간주한다. 물론 요속은 방광내의 소변량에 따라 약간씩 차이가 있다.

요폐는 요도로 소변 통과가 불가능한 경우에 발생하며, 급성 통증을 야기한다. 요폐의 위험 예측인자로는 고령의 나이, 높은 IPSS 지수, 최대요속 12 mL/sec 이하 및 잔뇨량 30 mL 이상이다. 물론 BPH이외에 전립선염, 요도협착, 방광경부 구축, 기타 여러 가지 약물(삼환계 항우울제, 신경안정제, 이뇨제, 알코올) 등에 의해서도 요폐가 유발된다.

4. 치료

치료는 크게 대기관찰요법, 약물요법, 최소 침습법, 수술 등으로 나뉘는데, 치료의 초점은 환자의 삶의 질 향상에 맞추어야 한다.

1) 대기관찰요법

IPSS 점수 7점까지의 경증 환자가 대상이다. 증상점수 8 이상의 중등도 또는 중증의 환자 중 증상으로 인한 불편이 없는 환자 또한 대기관찰요법의 대상이 될 수 있다. 식사 후 음료수 섭취를 줄이고 이뇨제를 삼가도록 한다. 음주, 흡연, 카페인 등을 피하게 하고, 이중 배뇨를 권유하며, 배뇨 후 요도 짜내기, 치골미골근을 운동시키는 케겔 운동을 권하면서 정기적으로 추적 관찰하는 것이다.

2) 약물요법

(1) 알파 교감신경 억제제

Terazosin, doxazosin, tamsulosin, alfuzosin, naftopidil, sildosine 등의 알파 교감신경 억제제(알파 차단제)는 알파수용체를 차단해서 교감신경 활동을 차단함으로써 전립선과 방광경부의 평활근을 이완시켜 방광의 출구저항을 감소시킨다. 즉 역동학적 폐쇄를 개선시키는데, 증상을 빠르고 효과적으로 완화시키므로 가장 많이 사용된다. 두통, 어지럼증, 기립성저혈압, 기억력감퇴, 졸림, 비

한의치료 동향

한의학에서는 전립선증식증을 癃閉 또는 淋證 등의 범주로 인식한다. 최근 대만에서 9,170명의 전립선증식증 환자에 대한 한약 치료효과의 메타분석 결과, 한약은 전립선증식증의 위험도를 감소시키는 효과가 있고, 하부요로감염의 위험도도 감소시켰다. 뿐만 아니라 한약 치료군에서는 수술 치료의 가능성도 감소하였다. 이 분석에서 환자 치료에 가장 많이 사용된 한약재는 丹蔘이었으며, 처방으로는 濟生腎氣丸이었다.

다른 연구에서는 20명의 전립선증식증 환자에게 濟生腎氣湯과 桑螵蛸散 및 烏藥 益智仁 丹蔘 淫羊藿 覆盆子 黃柏 知母를 더한 처방(VGHBPH0)을 8주 투여하여 IPSS 개선 효과를 얻었다. 전립선증식증으로 인한 하부요로증상을 호소하는 45세 이상의 환자 39명에게 八味地黃湯 또는 龍膽瀉肝湯을 tamsulosin과 병행 투여한 임상시험에서는 모든 실험군에서 IPSS가 개선되었다. 또한 모두 NIH-CPSI 개선되었으며, 특히 龍膽瀉肝湯 투여군에서는 다른 군에 비하여 유의한 통증 감소가 나타났다.

다른 임상연구에서는 眞武湯 五苓散 通癃啓閉湯 通關湯 등이 IPSS, 삶의 질, 요속 및 잔뇨량 등을 개선시켰다.

일본 비뇨기학회 전립선증식증 임상지침에서는 八味地黃湯 및 牛車腎氣丸 등도 사용을 고려할 수 있다고 권고하였다.

국내 임상연구에 따르면, IPSS 점수가 8~19점에 이르는 135명을 대상으로 使君子 (Quisqualis indica) 추출물을 경구 투여한 군에서 6주 및 12주 후 모두 IPSS가 유의하게 개선되는 것으로 나타났다.

또한 中極 (CV03), 關元 (CV04), 足三里 (ST36), 三陰交 (SP06) 또는 會陽 (BL35), 會陰 (CV01) 등에 6주간 전침치료를 한 결과, IPSS, 삶의 질, 최대 요속, 잔뇨량 등을 개선시켰다. 온침 또는 약침 및 뜸치료도 증상 개선에 효과가 있는 것으로 나타났다.

2024년 발표된 한의표준임상진료지침에 따르면 通癃啓閉湯 (C/Very Low), 眞武湯 (C/Low), 五苓散 (B/Low), 通關湯 (B/Moderate), 桂枝茯苓丸 (C/Low), 金匱腎氣丸 (B/Low), 八味地黃丸 (C/Very Low), 補中益氣湯 (B/Low) 등이 효과적인 것으로 나타났다. 또한 증상 및 요류검사 지표와 전립선용적 개선에 대하여 침치료(C/Very Low)나 전침치료(B/Low), 온침치료((B/Low), 뜸(B/Low) 등도 고려된다고 하였다.

강출혈, 역행사정(retrograde ejaculation) 등의 부작용이 발생할 수 있다.

(2) 5-알파 환원효소 억제제

테스토스테론-환원 효소인 5-알파 환원효소 억제제(5-α reductase inhibitors)인 finasteride 또는 dutasteride는 type II isoenzyme의 선택적 억제제로 전립선핵산(DNA)에 작용해서 디하이드로테스토스테론(dehydrotestosterone, DHT)의 효과를 방해함으로써 전립선의 크기를 줄이는 효과가 있다. 즉, 성욕이나 성기능에는 별 영향 없이 요류를 개선하고, BPH의 진행을 지연시키는 효과를 발휘한다. 대개 30~50%의 환자가 치료에 반응을 나타내며, 전립선의 크기는 20% 정도 감소된다. 증상 개선은 1달 내에 나타나지만, 대개는 6~12개월이 지나야 최대 효과가 나타나며, 전립선의 크기가 40 cc 이상인 환자에게 효과적이다. 성욕감소, 발기장애, 사정감소 또는 드물게 홍조 및 유방비대 등이 나타날 수 있다.

(3) 병용요법

최근 많이 응용되는 병용요법은 평활근을 이완시키는 알파 차단제와 전립선의 크기를 줄이는 5-알파 환원효소 억제제를 동시에 쓰는 방법으로, 적응증은 30 cc 이상의

BPH이다. 미국 비뇨기 학회 지침(AUA guideline)은 평균 전립선부피가 30 cc 미만인 경우에는 알파 차단제 단독요법을, 60세 이상이며 평균 전립선부피가 30 cc 이상에서는 두 종류 약제의 병용요법을 권장하는 것이다.

3) 식물요법

식물요법(phytotherapy)은 유럽과 최근 미국 등지에서 보편화되어 있다. 쏘팔메토(Serenoa repens), 아프리카귀룽나무(Pygeum africanum), 자주루드베키아(Echinacea pupurea), 아프리카별풀(Hypoxis rooperi), 화분(pollen extract) 등이 활용된다. 또한 호박씨(pumpkin seed)는 DHT의 전립선수용체 부착과 5-알파환원효소의 작용을 억제하여 IPSS 감소효과가 있다. 토마토, 호밀, 서양쐐기풀(Uritica dioica) 등도 임상시험에서 증상개선의 효과를 나타냈다. 이중 가장 많이 사용되는 약재는 쏘팔메토이며 항증식효과 및 DHT 전립선수용체 부착 및 5-알파환원효소 억제 등의 효과가 있는 것으로 알려져 있으나 실제 임상 효과는 일정하지 않다. 기타 eviprostat, cernilton, paraprost 등의 제제가 활용된다.

4) 최소 침습법

최소 침습법은 대부분 열치료에 포함되는 치료방법으로 경요도 극초단파 고온치료(transurethral microwave thermotherapy, TUMT), 경요도 침소작술(transurethral needle ablation, TUNA), 경요도 전립선기화술(transurethral vaporization of the prostate, TUVP), 홀뮴레이저 전립선소작술(holmium laser ablation of the prostate, HoLAP), 홀뮴레이저 전립선적출술(holmium laser enucleation of the prostate, HoLEP), KTP 레이저를 이용하여 전립선조직을 기화시키는 광선택적 기화술(photoselective vaporization of the prostate, PVP), 고강도 집속형 초음파술(high intensity focused ultrasound, HIFU) 등이 있다. 기타 경요도 전립선풍선 확장술(prostatic balloon dilation), 고온수 유도전립선고온치료(water induced thermotherapy), 알코올주사 경화요법(intraprostatic ethanol injection) 등도 있다. 최근에는 물리적 방법으로 방광경을 통해 작은 결찰사로 전립선 양측엽을 묶어 전립선의 크기를 줄이는 전립선요도결찰술(prostatic urethral lift, Urolift)이나 전립선요도에 스텐트를 삽입하는 전립선스텐트(prostatic stent)시술 등의 방법이나, 고압의 식염수 분사로 전립선실질을 효과적으로 절제하는 아쿠아블레이션(aquablation), 103℃ 수증기의 열 에너지로 전립선세포의 괴사를 일으키는 수증기치료법(transurethral water vapor therapy, Rezum), 전립선 내 보툴리눔독소 주입술(intraprostatic botulinum toxin injection), 전립선동맥을 선택적으로 폐색하는 전립선 동맥색전술(prostate artery embolization) 등을 활용하기도 한다.

5) 수술

급성 요폐, 양측성 수신증, 잔뇨에 의해 악화된 만성 요로감염증, 방광게실, 결석 등의 경우에는 수술이 시행된다. 전립선증식증이 심할 경우(75 cc 이상)에는 개복 전립선절제술(open prostatectomy)을 시행한다. 가장 많이 쓰이는 경요도전립선절제술(transurethral resection of the prostate, TURP)은 전립선 피막은 남겨 두고 조직을 제거하는 것이다. 경요도전립선절개술(transurethral incision of the prostate, TUIP)은 방광출구폐색이나 30 cc 혹은 그 이하의 작은 전립선을 가진 환자를 대상으로 레이서 등을 이용하여 방광경부에서 전립선까지 깊게 절개하여 요도를 넓혀주는 방법이다. 복강경이나 로봇을 이용한 최소침습 단순전립선 제제술(laparoscopic and robotic minimally invasive prostatectomy)도 보다 정확하고 안전하게 증식된 조직을 제거할 수 있는 장점이 있다.

▣ 전립선증식증 관련 임상참고문헌

- 대한한방내과학회. 전립선증식증 한의표준임상진료지침. 경산: 한국한의학진흥원 한의약혁신기술개발사업단; 2024.
- 박성환, 한수련, 강지석, 안영민, 안세영, 이혜정 외. 전침 및 봉약침 치료를 시술한 양성 전립선비대 환자의 임상증상개선에 대한 후향적 단면연구. 대한한방내과학회지. 2010;31(3):437-47.

- 배고은, 이승환, 홍진우, 이인, 김소연, 최준용 외. 전립선비대증에 대한 뜸치료의 효과: 체계적 문헌고찰과 메타분석. 대한한방내과학회지. 2018;39(3):372-88.
- Allkanjari O, Vitalone A. What do we know about phytotherapy of benign prostatic hyperplasia? Life Sci. 2015;126:42-56.
- Homma Y, Gotoh M, Yokoyama O, Masumori N, Kawauchi A, Yamanishi T, et al. Outline of JUA clinical guidelines for benign prostatic hyperplasia. Int J Urol. 2011;18(11):741-56.
- Lee CL, Shin HK, Lee JY, Kwon O, Seo CS, Kim AR, et al. Combination therapy with tamsulosin and traditional herbal medicine for lower urinary tract symptoms due to benign prostatic hyperplasia: A double-blinded, randomized, pilot clinical trial. Int J Urol. 2022;29(6):503-9.
- Ou SC, Huang ST, Lin MC, Chen WC, Huang CP, Lin HJ. Effects of Chinese herbal medicine in patients with benign prostatic hyperplasia: A nationwide cohort study in Taiwan. Int J Urol. 2022;29(7):623-30.
- Shin D, Zhu GQ, Tian WJ, Ahn ST, Jeon SH, Cho HJ, et al. Quisqualis indica extract for men with lower urinary tract symptoms: A randomized, double-blind, placebo-controlled trial. Investig Clin Urol. 2023;64(1):20-30.
- Yeh HF, Li TF, Tsai CH, Wu PW, Huang YH, Huang WJ, et al. The effects of a Chinese herbal medicine (VGHBPH0) on patients with benign prostatic hyperplasia: A pilot study. J Chin Med Assoc. 2020;83(10):967-71.

V. 전립선암

(Prostate cancer, PC)

1. 정의 및 개요

전립선암은 아시아 지역에 비해 서구에서 현저히 발생률이 높은 질환으로, 미국에서는 전립선암이 피부암을 제외하면 남성암 가운데 1위를 차지하고 암 사망률은 폐암에 이어 두 번째로 높다. 특히 1980년대 후반 혈청 전립선특이항원(PSA)의 측정이 효과적인 방법으로 확립되면서 전립선암의 발생률은 급격히 증가했다.

전립선암의 선별검사가 전립선암의 이환율과 사망률을 줄인다는 확실한 증거는 아직까지 없는 실정이다. 하지만 PSA 선별검사가 임상적으로 의미 있는 암의 발견을 도와주고, PSA 측정으로 진단된 암의 경우는 치료가 가능하다는 장점이 있다. 따라서 진행된 병기에서 진단되었을 때에 치료 반응이 좋지 않고, 전이성 암의 경우에는 근치할 방법이 없다는 등의 이유로 전립선암의 선별검사 및 조기 진단을 적극 추천하는 의견이 많다. 그러나 진단방법과 치료법의 발전에도 불구하고 전립선암의 발병원인은 아직까지 불명확하고 예방법도 알려져 있지 않다.

해부학적으로 전립선암의 약 75%는 말초대에서 발생하고, 15%는 중심대에서, 나머지 10%는 이행대에서 발생한다. 또한 전립선암의 98%는 선 구조나 근위도관에서 발생하며, 조직학적으로는 95% 이상이 선암이다. 나머지 원위도관에서 발생한 암도 선암과 비슷한 악성도를 가지나 선암에 비해 호르몬 요법에 잘 반응하지 않는다.

조직학적 분류는 임상적 예후와 가장 밀접하게 연관되는 변수인데, 선 조직의 분화 정도, 세포학적 이형성 정도, 핵의 이상소견 등에 따라 분류된다. 여러 분화도 분류법 중 가장 널리 쓰이는 것은 재현성과 예후에 대한 예측성이 높은 Gleason 분류법이다.

2. 임상양상

전립선암은 요도와는 다소 거리가 있는 말초대에서 주로 발생하기 때문에 초기에는 증상이 별로 없고, 증상이 나타날 때는 이미 국소 진행암이거나 전이암인 경우가 많다. 전립선증식증과 유사하게 암이 커져서 요도나 방광경부를 침범하면 소변 줄기에 힘이 없고 배뇨지연 및 단속뇨와 같은 폐쇄성 배뇨증상과, 빈뇨, 야간뇨, 절박뇨, 절박성 요실금 등과 같은 자극성 배뇨증상이 나타난다. 이외에도 골 전이가 흔해서 뼈의 통증 및 골수전이에 의한 빈혈 등이 나타날 수 있고, 사정관에의 국소침윤에 의한 혈정액증이나 사정액의 감소와 같은 증상과 신경, 혈관속의 침범에 의한 발기장애도 나타난다.

전립선암의 조직학적 진단이 확정된 다음에는 적절한 치료 방법의 결정과 예후를 예측하기 위해 암의 정확한 임상 병기를 아는 것이 매우 중요하다. 전립선암의 병기는 초

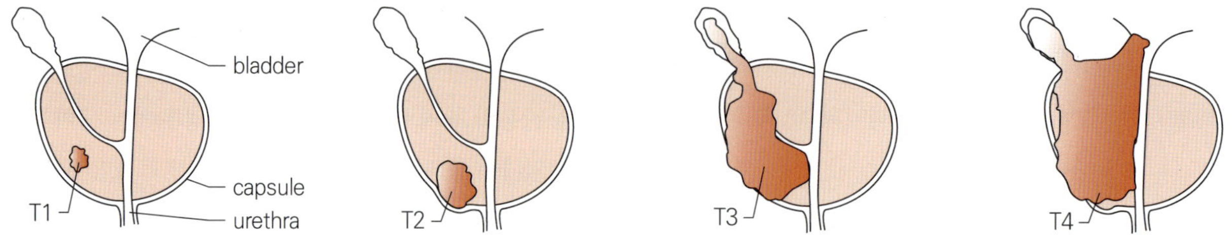

그림 1-21. 전립선암의 병기

표 1-32. 전립선암종의 TNM 병기

종양 병기(T)	
TX	원발종양이 평가되지 않을 때
T0	원발종양이 보이지 않음
Tis	상피내암
T1	잠복암으로 촉지되지 않고 영상검사에서도 발견되지 않으며 전립선증식증 절제 표본 또는 부검에 의해서만 발견됨.
T1a	병터가 절제된 조직의 5% 이하에서 발견
T1b	병터가 절제된 조직의 5% 초과에서 발견
T1c	PSA의 증가로 미세침생검을 하여 병터가 발견되는 경우
T2	종양이 전립선내에 국한
T2a	한쪽 엽에 발생한 경우로 50% 이하 침범한 경우
T2b	한쪽 엽에 발생한 경우로 50% 초과 침범한 경우
T2c	양쪽 엽에 발생한 경우
T3	종양이 전립선피막을 넘어선 경우
T3a	피막외로 넘어선 경우(한쪽/양쪽)
T3b	정낭을 침범한 경우
T4	고착되어 있거나 주위장기를 침범
림프절 병기(N)	
NX	주위림프절이 평가되어 있지 않을 때
N0	주위림프절전이 없음
N1	주위림프절전이 있음
먼 곳 전이 병기(M)	
MX	먼곳 전이가 평가되어 있지 않을 때
M0	먼곳 전이가 없는 경우
M1	먼곳 전이가 있는 경우
M1a	먼곳 림프절 전이만 있는 경우
M1b	뼈 전이만 있는 경우
M1c	뼈 전이에 상관없이 폐, 간, 뇌, 등 다른 장기로 전이

기에 Whitmore의 분류법이 사용되어 병기 A, B, C, D로 분류되어 사용되었으나 같은 병기에서도 생물학적 형태가 서로 다르고 치료방법의 선택과 그에 따른 치료효과의 판정에 있어서 많은 문제점들이 지적되었다. 따라서 이후로 이를 보완한 Modified Jewett 병기체계와 TNM 병기체계가 개발되었다(그림 1-21, 표 1-32).

국가암정보센터 자료에 의하면 전립선암의 병기별 5년 생존률(2016~2020년)은 국한암(localized)의 경우 102.6%, 국소암(regionala)은 99.9%, 원격전이암(distant)은 45.9%로 나타났으며, 병기를 모르는 경우 94.3%로 나타났다.

3. 진단

1) 직장수지검사

PSA검사가 광범위하게 이용되기 전에는 완치 가능한 전립선암의 가장 흔한 소견은 직장수지검사에서의 전립선이상 소견이었다. PSA검사가 가능한 요즈음에도 직장수지검사는 매우 유용한 검사로서 전립선내에 국한된 전립선암을 찾는 중요한 검사 수단이므로, 50세 이후 남성들은 매년 직장수지검사를 받도록 권고하고 있다. 대부분의 보고에서 전립선암이 강력하게 의심되는 결절이나 경화의 경우에는 50%정도에서 악성 종양이 발견된다. 경화, 결절, 표면의 이상, 정상적인 경계의 소실과 비대칭성 등이 전립선암과 관련된 소견이다.

직장수지검사에서의 이상소견은 전립선증식증, 전립선염, 전립선결석, 전립선경색, 결핵, 수술 후 혹은 생검 후 변화 등과 감별이 필요하며, 전립선암이 의심스러운 경우에는 조직검사가 반드시 필요하다.

2) 종양표지자

전립선 산인산효소(PAP)와 전립선특이항원(PSA)이 대표적이다. PSA에 비해 특이도에서 앞서지만 점차 임상적 사용은 줄어들고 있는 PAP는 아직 그 역할이 명확히 밝혀지진 않았지만, 골세포의 교원질과 알칼리성 포스파타제를 자극해서 골형성성 병변을 일으키는 것으로 여겨진다. PSA는 전립선의 상피세포에서 생산되는 당단백질로 정상적으로 정액에 분비되어 정액의 액화에 관여하는 것으로 생각된다. 전립선암의 치료 후 추적에 더욱 유용하다고 알려진 PSA는 재발의 경우 골스캔에서 뼈의 전이병소가 나타나기 6~12개월 전에 수치의 증가가 나타난다. 전립선 절제술 후에는 PSA수치가 측정 가능치 이하로 떨어지므로, 그 이상으로 유지될 경우에는 잔류 종양이 있는 것으로 조기 재발의 가능성이 높으며, PSA가 감소 정도와 속도는 치료결과와 밀접한 관련이 있다.

PSA는 전립선 특이적이지 전립선암 특이적인 것이 아니므로 전립선염, 양성 전립증식증 및 전립선암에서 모두 증가한다. 전립선 조직검사 후에도 PSA는 8~10배까지 올라갈 수 있다. 진단적 전립선 생검을 위해 활용되는 PSA 기준은 나이에 따라 다르다. 젊은층에서는 PSA의 참고 상한치를 낮게, 60세 이상의 노인에서는 높게 정하고 있다. 조직 검사를 시행해야 할 기준은 4.0 ng/mL이지만, 4~10 ng/mL의 경우에는 유리 PSA 수치나 PSA 속도(PSA velocity) 및 PSA 밀도(PSA density)를 고려하여 시행한다. 일반적으로 유리 PSA가 25% 이하이거나, PSA 속도가 일 년에 0.75 ng/mL이상인 경우 및 PSA밀도가 0.15 ng/mL 이상이면 조직검사의 필요성이 있다고 알려져 있다.

최근에는 PSA 중에서 안정적이고 전립선암에서 높게 발현되는 p2PSA와 기타 유리 PSA 및 total PSA의 조합으로 산출된 공식으로 계산하는 전립선건강지수(prostate health index, PHI)를 활용한다. PHI는 PSA 검사보다 3배 높은 특이도를 보이고 약 30%정도의 불필요한 전립선 생검을 줄이는 효과를 보이는 것으로 나타났다.

3) 영상진단

치료를 시작하기 전에 종양이 피막 밖으로 침윤이 되었는지, 정낭이나 골반강 내 림프절을 침범했는지를 인지하는 것은 매우 중요하다. 림프절의 침범여부 평가를 위해 림프절조영술과 전산화 단층촬영 등이 사용되고 있으나 그 결과는 만족스럽지 못하며, 자기공명영상도 그 성적이 떨어진다. 또한 전립선의 원발병소, 피막으로의 침윤, 정낭 침범여부 등의 평가에도 경직장 초음파촬영술, 전산화 단층촬영, 자기공명영상 등이 사용되지만, 실제 병리조직학적 결과와 일치하는 경우는 약 31%정도에 불과하다.

한편 전립선암은 특징적으로 뼈에 골형성성 병변을 일으키고, 골스캔이 매우 높은 민감도를 보이지만, 외상이나 퇴행성 관절질환 등으로 인한 병소와의 감별이 필요하다.

4. 치료

1) 대기관찰요법

적극적인 추적관찰로 일정한 간격으로 직장수지검사와 PSA 및 필요할 경우 조직검사를 시행하면서 경과 관찰을 하고 종양이 진행할 때까지 치료적 개입을 하지 않는 치료이다. 주로 고령이거나 적극적인 치료를 받을 만한 체력이 되지 않거나 종양의 단계가 초기이면서 특별한 증상이 없는 경우 시행한다. 또한 치료에 따른 합병증이 종양진행에 따른 문제보다 더 심각할 것이 예상되는 경우에 대기요법 또는 추적관찰이 추천된다.

1,643명을 대상으로 한 15년간 추적 연구에서는 국소 전립선암 환자에서 대기요법 또는 적극적 관찰요법을 선택한 환자의 사망률은 전립선절제술 또는 방사선치료를 받은 환자와 유의한 차이가 없었다.

2) 국소 전립선암의 치료

병기 T1과 T2를 포함하는 국소 전립선암의 치료는 주로 국소적 치료방법이 시행되는데, 주된 방법은 근치적 전립선 절제술과 방사선요법이다. 현재 근치적 전립선 절제술 후에는 주로 수술 후 6주 이내에 혈청 PSA가 측정 가능치 이하가 되어야 하고, 계속적으로 측정 가능치 이상으로 측정되는 경우는 임상적인 재발이 예견된다. 수술 결과는 수술

방법보다는 병변이 얼마나 전립선 내에 국한되어 암병변이 없는 절제연이 확보된 채 병변이 제거되었느냐에 달려있으며, 종양의 병기, 분화도, 수술 전 PSA치 등도 관련된다.

한편 근치적 수술 후 재발 및 수술 후 보조요법이 필요한 환자가 증가함에 따라 이를 줄이기 위한 노력으로 선행호르몬 요법도 시도되는데, 이는 절제연 양성 및 국소재발을 줄이기 위해 시도되어 절제연 양성율을 40~60% 감소시켰다고 하나 임상적 또는 생화학적 치료율의 증가는 나타나지 않았다.

3) 방사선치료

국소 전립선암의 경우 치료방법에 따른 10년 생존율을 비교했을 때, 수술을 받은 사람들과 방사선치료를 받은 사람들 사이에 유의한 차이는 없었다. 방사선치료는 매우 오랜 시간이 경과한 후 국소재발이 나타날 수 있다는 이유 때문에 비교적 젊은 환자들에서는 수술을 선호하는 경향이 있지만 객관적인 자료는 아직 없다.

국소적으로 진행된 전립선암의 경우 외부 방사선치료만 시행하면 10년 생존률이 15~30%로 낮고, 종양의 크기가 클수록 방사선치료 후 생검 양성률이 높다. 따라서 최근에는 방사선치료의 효과를 증대시키기 위한 다양한 방법들이 모색되는데, 원발부위의 국소제어 효과를 증대시키기 위해 입체조사 등을 통해 방사선 양을 늘리는 방법, 호르몬 치료를 이용해서 방사선조사 전에 종양의 크기를 줄이는 방범, 방사선치료의 생물학적 효과를 증대시키는 방법 등이 시도되고 있다.

최근에는 양성자치료를 활용하기도 한다. 전립선암이 많은 미국에서는 양성자치료가 가장 많이 활용되는 치료법으로 알려져 있고 생존율도 높은 것으로 보고되고 있다.

4) 냉동요법 및 고강도집속초음파 (high intensity focused ultrasound, HIFU)

요도를 통하여 전립선암 세포를 냉동시켜 파괴하는 냉동요법(cryosurgery)을 시행하기도 하고, 직장을 통하여 고강도집속초음파를 조사하여 암세포를 괴사시키는 방법을 활용하기도 한다.

5) 호르몬요법

호르몬요법은 주로 네 가지 기전을 통해 전립선암에 대한 남성호르몬 자극을 억제하는 것인데, 남성호르몬 생산기관의 제거, 뇌하수체의 성선자극호르몬 분비 억제, 남성호르몬 합성 억제, 표적세포에 대한 남성호르몬의 작용 방해 등이다. 전립선암은 호르몬 치료에 의해 주관적 혹은 객관적 호전을 보이며, 골전이가 있는 환자의 10%에서 10년 이상 생존을 나타낸다. 대부분의 전이성 전립선암 환자는 초기에는 호르몬 치료에 반응해서 혈청 PSA치가 감소하는 등의 관해를 나타내지만, 결국은 호르몬 불응성 전립선암으로 진행된다.

6) 항암화학요법

전립선암에 대한 항암화학요법은 효과가 적다고 알려져 있다. 최근 연구에서 호르몬 불응성 전립산선암에 estramustine phosphate은 다양한 반응률(14~48%)을 보이는 것으로 나타났다.

5. 위험인자

전립선암의 위험인자는 연령의 증가, 가족력 및 유전적 소인, 음식의 섭취나 운동 등의 생활습관 및 비만 등 다양한 요소가 있다.

전립선암은 50세부터 시작하여 60~70대에 가장 많이 발생하며, 전체 환자의 2/3이상은 65세 이상이다. 전립선암이 가족력이 있는 경우 발병률은 2~3배에서 9배까지 증가하고 사망 위험도도 증가한다. 비만도 위험인자에 속하며 BMI가 증가할수록 전립선암의 위험도가 2~6배 상승한다. 흡연도 사망률이나 재발 위험도를 증가시킨다.

지역에 따른 전립선암의 발병 양상이 다른 것은 음식의 영향으로 생각된다. 다량의 튀긴 음식이나 높은 온도로 조리된 육류와 트랜스지방의 섭취는 전립선암의 발병률을 증가시킨다. 반면 브로콜리, 양배추 같은 십자화과 채소나

한의치료 동향

전립선암은 淋證 癃閉 血淋의 범주에 해당된다. 1,224명이 참가한 17개의 임상시험을 분석한 결과, 한약 복용은 전립선암의 진행을 억제하였고(평균 10.37개월), 생존률을 증가시켰으며(7~15개월), 전립선암 환자의 활동성을 증가시켰다. 최근의 임상연구에서 川龍抑癌湯(川芎 靈芝 地龍 莪术 三七 紅花 大青葉) 및 前列消癥湯(生薏苡仁 40 g 炙黃芪 15 g 黃精 15 g 白花蛇舌草 15 g 土貝母 15 g 莪术 10 g 猪苓 10 g) 등은 무작위임상시험 결과 PSA 감소 및 배뇨곤란 개선, IPSS 감소 및 SF-36 증가 등의 효능을 보였다. 기타 柴胡桂枝湯은 삶의 질 및 생존률 개선, 知栢地黃湯 및 六味地黃湯은 PSA 수치 저하와 IPSS 개선의 효과를 보였다. 補中益氣湯은 전신권태감 개선, 當歸芍藥散은 항남성호르몬 치료 환자의 상열감 개선의 효과를 보였다. 하지만 金匱腎氣丸 복용 후 PSA 상승의 부작용도 나타났으므로 임상경과 관찰이 필요하다.

항남성호르몬 요법에 따른 안면홍조 및 상열감을 호소하는 환자에 대한 임상시험에서, 환자에게 6주간 1주 2회 30분간 百會 陽陵泉 心兪 神門 內關 行間 三陰交 및 腎兪 次髎에 전침치료를 시행한 결과, 22명의 환자가 치료 4주 후 41%의 환자에서 상열감이 50% 이상 감소하였고 삶의 질도 호전되었다. 근치적 전립선절제술을 받은 후 요실금을 호소하는 환자에 대한 임상시험에서는, 골반저근 운동과 肺兪 脾兪 肝兪 心兪 膀胱兪 次髎 中髎 足三里 三陰交 蠡溝에 대한 8주간의 침치료로 유의한 개선효과가 나타났고, 八髎穴의 온침 치료는 96.4%의 총유효율 개선효과를 나타났으며, 骶四穴에 1개월 동안 주 3회 60분간의 침치료는 총유효율 81.25%의 결과를 나타내며 요실금 횟수가 감소하고 골반기능이 개선된 것으로 나타났다.

봉독(bee venom)은 세포자멸사 유도와 세포증식 억제 및 혈관신생억제 등 다양한 경로를 통하여 전립선암 세포의 증식을 억제하며, 배뇨기능 개선, 골전이 통증의 개선, 골전이 방사선치료 후 독성 증상개선, 골전이 및 임파선 전이 억제와 PSA 감소와 거세저항성 전립선암 진행을 억제하는 효과가 있었다. 국내의 임상보고에서도 전립선암 2례에 山養山蔘 약침 20 mL를 투여하고 合谷 太衝 足三里 및 曲骨 三陰交 會陰에 봉독을 각 0.1 mL 주입 치료로 유의한 PSA 감소를 보였다.

대한암한의학회에서는 미국종합암네트워크(National Comprehesnive Cancer Network, NCCN)와 중국종류학회 등의 가이드라인을 바탕으로 전립선암의 기대수명 등을 고려하여 한의 단독치료, 전립선 절제술 단계, 방사선치료 단계 및 호르몬 치료 단계에 따라 진료지침을 제시하였다.

토마토 등의 라이코펜의 섭취는 위험도를 감소시킨다. 석류, 녹차, 크랜베리(cranbery), 커큐민, 비타민 D등의 섭취는 PSA 감소 또는 배가시간(doubling time)연장 등의 효과를 보인다. 또한 일주일에 3시간 이상 활발한 운동을 하면 1시간미만으로 운동한 환자에 비하여 사망률이 60%까지 감소한다.

전립선암 관련 임상참고문헌

- 송봉근, 이언정, 유화승. 전립선암 치료의 한방 임상 진료 지침. 대한암한의학회지. 2016;21(2):1-35.
- Abel S, Renz P, Hasan S, White R, Dawodu D, Wegner RE, et al. Alternative Medicine and Oncology: Erroneous Biochemical Failure Following Herbal Supplementation in Early-Stage Prostate Cancer. J Am Osteopath Assoc. 2019; 119(11):763-7.
- Ashamalla H, Jiang ML, Guirguis A, Peluso F, Ashamalla M. Acupuncture for the alleviation of hot flashes in men treated with androgen ablation therapy. Int J Radiat Oncol Biol Phys.

2011;79(5):1358-63.

- Badawi JK. Bee Venom Components as Therapeutic Tools against Prostate Cancer. Toxins (Basel). 2021;13(5):337.
- Beer TM, Benavides M, Emmons SL, Hayes M, Liu G, Garzotto M, et al. Acupuncture for hot flashes in patients with prostate cancer. Urology. 2010;76(5):1182-8.
- Bernardes MFVG, Mata LRFD, Azevedo C, Izidoro LCR, Oliveira CMC, Chianca TCM. Effectiveness of systemic acupuncture in the control of urinary incontinence following radical prostatectomy: a randomized clinical trial. Rev Esc Enferm USP. 2022;56:e20220135.
- Cao H, Mu Y, Li X, Wang Y, Chen S, Liu JP. A Systematic Review of Randomized Controlled Trials on Oral Chinese Herbal Medicine for Prostate Cancer. PLoS One. 2016;11(8):e0160253.
- Cao H, Mu Y, Li X, Wang Y, Chen S, Liu JP. A Systematic Review of Randomized Controlled Trials on Oral Chinese Herbal Medicine for Prostate Cancer. PLoS One. 2016;11(8):e0160253.
- Lee YH, Kim CW, Lee KH. A case report of monitoring PSA level changes in two prostate cancer patients treated with Mountain Ginseng Pharmacopuncture and Sweet Bee Venom along with western anticancer therapy. Journal of Pharmacopuncture. 2011;14(4):81-8.
- Minagawa T, Domen T, Suzuki T, Ueno M, Nagai T, Ogawa T, et al. [EFFECTIVENESS OF HOCHUEKKITO (JAPANESE HERBAL MEDICINE) FOR GENERAL FATIGUE AFTER INTRODUCTION OF ENZALUTAMIDE IN THREE CASES OF CASTRATION-RESISTANT PROSTATE CANCER]. Nihon Hinyokika Gakkai Zasshi. 2019;110(2):86-91.
- Suzuki K, Kobayashi M, Tokue A. Clinical evaluation of hot flushes developing during endocrine therapy for prostate carcinoma. Nihon Hinyokika Gakkai Zasshi. 2003;94(6):614-20.
- 吕立国, 古炽明，李思逸，白遵光，陈志强. 蜂针疗法治疗前列腺癌的临床应用. 新中医. 2014;46(12):254-5.
- 呂水林, 陈国芹. 川龍抑癌湯聯合經尿道前列腺綠激光汽化術治療前列腺癌43例臨床觀察. 中國民族民間醫藥. 2019;3:72-4.
- 庞然, 高筱松, 卢建新, 刘兵, 宋竖旗, 薄海, 张亚强. 前列消癥湯治疗激素难治性前列腺癌临床观察. 北京中医药. 2010;29(12):918-9.
- 庞然. 前列消癥湯輔助治療前列腺癌的臨床療效. 癌癥進展. 2020;14:1489-91.
- 杨美伦. 温针八髎穴佐治前列腺癌术后尿失禁的临床观察及护理. 山东医学高等专科学校学报. 2012;34(3):203-4.
- 杨莹, 肖永刚, 吴楠. 柴胡桂枝湯聯合125I介入治療對前列腺癌患者生活質量和總生存率的影響. 現代中西醫結合雜志. 2015;21:2324-6.
- 余紹龍 外. 六味地黃湯聯合內分泌治療晚期前列腺癌的臨床觀察. 中國當代醫藥. 2010;24:93-7.
- 林洪生. 惡性腫瘤中医診療指南. 北京: 人民衛生出版社; 2014. pp. 499-515.
- 張成強 外. 知柏地黃湯加減聯合內分泌治療腎陰虛型晚期前列腺癌療效分析. 中西醫結合心血管病電子雜志. 2018;22:168.

제3절 생식

I. 남성 생식기의 구조와 기능

남성의 생식기는 정자의 생성에서부터 배출까지의 과정에 관여하는 여러 기관들로 구성된다. 즉, 남성 생식기는 고환, 부고환, 정관, 정관팽대부, 정낭, 전립선, 정부, 요도, 음경 등이라 할 수 있다(그림 1-22).

1. 고환(Testis, testicle, male gonad, orchis)

타원형인 한 쌍의 고환 각각의 크기는 보통 4×2×2.5 cm이며, 참고치는 15~30 mL(평균 19 mL)이다. 애초 복강 내에서 발생한 후 복막에 싸인 채로 서혜관(inguinal canal)을 통해 음낭으로 하강한 고환은 정삭(spermatic cord)에 매달린 양상으로 음낭 안에 위치한다. 고환의 외측은 두껍고 단단한 섬유조직인 백막(tunica albuginea)인데, 이 백막은 다시 고환초막(tunica vaginalis)으로 둘러싸여 있고, 이는 다시 내정삭근막(internal spermatic fascia)으로 싸여 있다.

고환은 내, 외분비작용을 하는 혼합선기관(organ of mixed gland)이어서, 외분비선에서는 정자를, 내분비선에서는 테스토스테론 등의 남성호르몬을 생산한다. 즉 고환의 2대 기능은 종족 보존을 위한 정자 생성과, 2차 성징과 성교를 가능하게 하는 남성호르몬 분비이다. 22세에 성숙이 완성되어 70여세까지도 기능이 지속되는 고환은 대부분 900여개의 꼬인 정세관으로 이루어지는데, 평균 길이 1/2 m 이상인 각각의 정세관에서는 정자들이 형성된다. 고환을 구성하는 세포군은 3가지로 구분되며, 이 세포들의 기능은 각각 다르다. 고환의 대부분을 차지하는 것은 정세포로 여기에서는 정자를 생성하고, 세르톨리세포(Sertoli cell)는 지지세포(sustentacular cell)로서 정세포 사이에 존재하며 FSH와 협동하여 정세포의 기능을 도

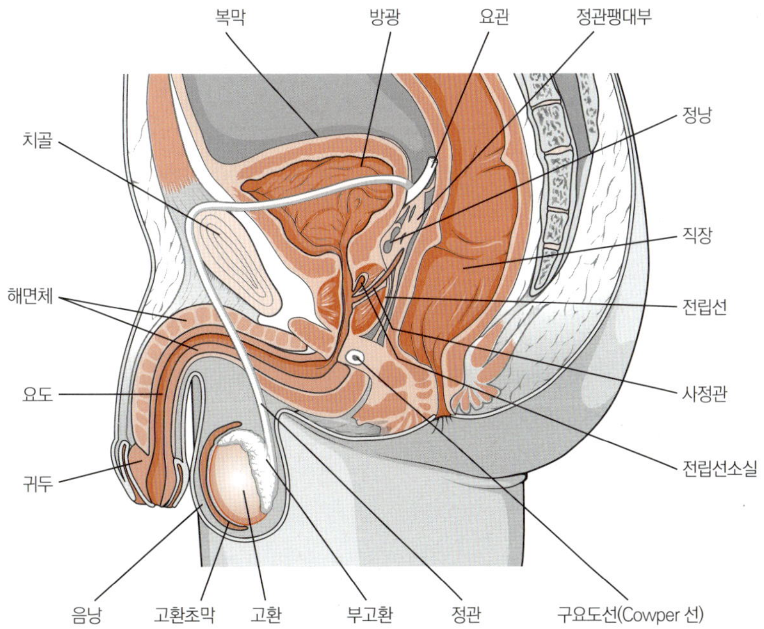

그림 1-22. 남성 생식기관

와주며, 간질세포 곧 라이디히 세포(Leydig cell)는 정세관 사이에 분포하며 LH의 자극을 받아 남성호르몬을 생성, 분비한다.

고환의 크기가 임상적으로 중요한 까닭은 이렇게 고환 용적의 대부분이 정세관으로 구성되어 있기 때문이다. 즉, 고환의 크기가 작다면 정세관 발생의 부족 또는 정세관의 퇴화를 의미하는데, 임상에서 고환 크기 측정을 위해 흔히 사용되는 것은 프레더 용적측정기(Prader orchidometer)이다.

고환의 발육은 크게 5단계(태생기-정지기-성장기-성숙개시기-성장완성기)로 구분된다. 태생기는 태생 7~8개월에 고환이 음낭으로 하강하는 시기로 크기는 약 1 mL이고, 정지기는 생후~4세까지의 시기로 크기는 약 2 mL이며, 정세포가 출현하는 성장기는 4세~11세까지의 시기로 크기는 약 4 mL이다. 정조세포가 분열하고 간질세포가 출현하는 성숙개시기는 11세~15세까지의 시기로 크기는 약 10 mL이고, 완성된 정자와 남성호르몬을 분비하는 간질세포가 많이 출현하는 성장완성기는 15세~19세까지의 시기로 크기는 15 mL이다.

고환에 분포된 동맥혈관은 5종류로 구분된다. 내정동맥(고환동맥)은 고환 자체에 있는 가장 큰 혈관이고, 외정동맥(제고동맥)은 주로 고환 피막의 체측벽에 분포되며, 정관동맥은 부고환의 미부, 체부 및 정관에 분포된다. 이밖에 천재음부동맥과 심재음부동맥이 있다.

고환은 정자 생성이 용이할 수 있도록 약 33℃의 저항온을 유지한다. 여기에는 고환 인접정맥총도 일정 역할을 하고, 음낭 자체의 절연체 작용도 관여하며, 제고근과 음낭 피하근의 수축 및 이완작용의 덕택이기도 하다. 이러한 저항온의 특성을 임상에 응용한 방법이 고환 냉각팬티(scrotal hypothermia)인데, 이는 고환을 둘러싸고 있는 음낭 부위를 인위적으로 냉각시켜 고환온도를 낮춤으로써 정자 형성 기능을 향상시키고자 한 것이다.

고환에서의 정자형성 과정은 크게 세 단계로 구분된다. 먼저 증식단계(proliferative phase)는 정조세포(spermatogonium)가 분화되는 과정이고, 둘째 감수 분열단계(meiotic phase)는 정모세포(spermatocyte)가 정자세포(spermatid)로 되는 과정이며, 셋째 변형단계(metamorphotic phase)는 성숙한 정자로 변형하는 과정이다.

2. 부고환

부고환(Epididymis)은 고환의 후외측에 위치하는 직경 4 mm, 길이 약 5 cm (직선상으로 펴면 약 6 m)의 꾸불꾸불한 굴곡관으로, 고환에서 형성된 정자가 이곳을 통과하면서 성숙되고 운동성을 취득하는 곳이다. 즉 정자는 부고환을 거치면서 완전한 수태 능력을 갖게 된다. 부고환은 두부, 체부, 꼬리의 세 부분으로 구성된다. 고환의 상극(upper pole)에 있는 두부는 고환의 고환수출세관(ductulus efferens testis)이 연결되어 형성되며, 체부를 거쳐 미부가 되는데, 미부는 고환의 후내측에서 정관과 연결된다.

부고환의 기능은 네 가지로 압축되니, 첫째는 정자의 전진수송을 도우면서 이동조절체의 역할을 하는 정자의 수송 기능이고, 둘째는 정자의 발육과 성숙에 도움을 주는 정자의 성숙 기능(정자가 부고환을 통과하는 동안 형태적 특성, 화학적 성분, 정자의 운동성 등에 변화가 온다는 것이 확인되었음)이며, 셋째는 정자가 체류하는 저장소의 역할을 하는 정자의 보존 기능(약 200×10^6마리의 정자가 보존되는 것으로 추정됨)이고, 넷째는 고환에서 분비되는 약 40 mL/day의 분비액과 나이든 정자를 용해하여 흡수하는 정자의 흡수 기능이다.

한편, 주로 임균과 결핵균의 감염으로 초래되는 부고환염은 후유증으로 부고환 내벽의 섬유화를 야기할 수 있어서 부고환염을 앓은 환자의 약 50%에서 무정자증이 발견되기도 한다.

3. 정관

굵기 0.28 cm (0.2~0.3 cm), 길이 30~40 cm(1/2은 복강 내에 존재)의 정관(Vas deferens, ductus deferens, seminal duct)은 부고환이 미부에서 직선화된 기관이다.

정관은 정삭 안에서 서혜부를 통과한 후 골반 내의 외측벽을 따라 복막후 공간에 들어가서 방광과 요관 사이로 지나가며, 주된 기능은 방광쪽을 향하는 강한 율동적 수축운동으로 부고환에서 올라온 정자를 정관팽대부로 수송하는 것이다.

과거에 산아제한 목적으로 시행했던 정관수술(vasectomy)은 양측의 정관을 부분 절제하는 것인데, 수술 후 6주 이상 지나거나 10회 이상 사정하고 나면 무정자증이 되어 임신이 불가능하게 됨을 응용한 수술적 피임법(surgical contraception)이다.

4. 정관팽대부

정관팽대부(ampullae ductus deferentis)는 정관이 방광과 요관 사이를 지나 다시 방광 후측벽을 따라 내려오다 전립선 후상면에서 확장된 정관말단부이다. 길이 2 cm, 용적 2 mL 정도의 이 정관팽대부는 정자의 임시저장소 역할을 수행하니, 고환에서 생산된 정자는 부고환, 정관 등을 거쳐 이곳까지 자기 길이의 약 10만 배나 되는 6 m의 거리를 20여일 걸려서 도착한 뒤 사정을 대기한다.

그런데 이 정관팽대부는 성교시간과 관계가 있어서, 정관팽대부가 발달한 사람이나 소, 말 등은 성교시간이 비교적 짧은 반면 개나 고양이, 뱀 등과 같이 정관팽대부가 없는 동물은 성교시간이 길다고 알려져 있다.

5. 정낭

정낭(seminal vesicles)은 정관팽대부 끝에 달려 있는 일종의 게실(diverticulum)로서 용적은 약 4 mL, 무게는 약 2 g, 크기는 4×1.6×0.9 cm 정도의 방추형 기관이다. 여기서는 사정액의 약 2/3 가량을 차지하는 점성의 분비물을 배출하는데, 과당(fructose)이 풍부한 이 분비액은 정자운동의 일차 에너지원이 된다. 아울러 정낭은 사정할 때 강한 수축작용으로 정액을 사정관을 통해 요도쪽으로 배출시키는 작용을 한다.

정낭의 분비액은 과당을 함유하는데, 과당의 생산과 유지에는 남성호르몬이 중요한 역할을 하므로 정액 중의 과당 농도를 측정해서 정낭의 기능 및 남성호르몬의 분비상태를 추정하기도 한다. 한편, 임상에서 간혹 접할 수 있는 혈정액증은 대개 이 정낭 점막의 증식이나 출혈이 원인인데, 일과성으로 자연히 소실되는 경우가 많다.

6. 전립선

여성의 스킨선(Skene's gland)에 해당하는 남성의 전립선(prostate)은 선조직(glandular tissue)과 이를 둘러싼 섬유근육조직(fibromuscular tissue)으로 이루어진 부속생식선(accessory genital gland)으로 성인의 정상적인 전립선 무게는 약 15~20 g이다. 전립선은 내골반근막(endopelvic fascia)에 싸여 골반저(pelvic floor)에 밀착되어 있는데, 전립선 안으로는 약 3 cm의 전립선요도가 지나가며, 뒤쪽으로는 사정관이 들어와 전립선요도로 개구한다.

전엽, 좌우 측엽, 중엽, 후엽 등 총 5엽으로 이루어진 밤톨모양의 이 분비선의 크기는 2×3×4 cm이고, 용적은 약 3.6 mL이다. 전립선의 기능은 사정액의 약 1/3에 해당하는 전립선액(유백색, 점조, 알칼리성 또는 중성)을 분비해서 정자의 발육을 돕는 한편, 사정 시 순간적이지만 정자보다 질내에 먼저 들어가서 정자가 살아남을 수 있는 환경을 조성하는 것이다. 전립선액의 주성분은 구연산(citric acid)이며, 사정된 정액이 혈액응고와 비슷한 기전으로 응고되었다가 단백수해효소에 의해 액화될 때 관여한다.

7. 구요도선

여성의 바르톨린 선(Bartholin's gland)에 해당하는 남성의 구요도선(bulbourethral gland, Cowper's gland; 쿠퍼선) 혹은 쿠퍼선은 요도격막부 약간 후방의 결합조직 안에 묻혀 있는 작은 복합-관포상선으로 도관이 요도에 개구한다. 즉, 전립선의 아래쪽, 회음부근육의 심회음횡근

(transversus perinei profundus m.)의 섬유 속에 앵두만한 크기(0.5~0.8 cm)로 파묻혀 있는 엷은 황갈색의 분비선으로서 발기 시 투명한 점액성의 분비물을 배출해서 귀두 부분을 매끄럽게 해주는데, 이 적은 양의 분비액 속에도 50,000마리 가량의 정자가 존재한다.

8. 정부(精阜)[Verumontanum, seminal colliculus and opening of ejaculatory ducts; 정구(精丘)와 사정관구(射精管口)]

정구는 여성의 처녀막에 해당하는 선조직으로 정액 속에 극소량의 분비액을 첨가하고 정액이 사정될 때 방광쪽으로 역류하는 것을 방지한다. 한편 사정관구는 정구의 중앙부에 정관팽대부의 하단과 정낭의 도관이 합친 길이 약 1.5 cm의 사정관이 개구한 부분으로 사정을 돕는 역할을 한다.

9. 음경과 요도(Penis and urethra)

음경은 소변과 정액의 공동배출구임과 동시에 교미기관(copulatory organ)이며 크게 3개의 해면체로 구성된다. 즉 배측 좌우의 음경해면체(corpus cavernosum)와 복측 중앙의 요도해면체(corpus spongiosum)로 이루어지는데, 음경해면체는 교원질(collagen)이 풍부한 단단한 백막이 둘러싸고 있고, 요도해면체는 위로는 비뇨생식격막 아래쪽까지 이르면서 음경요도를 둘러싸고 있다.

음경해면체는 혈액이 유입되는 나선동맥(helicine artery), 혈액이 충만되는 장소인 음경 해면체동(cavity of corpus cavernosum), 그리고 혈액이 유출되는 도출정맥(emissary vein)으로 구분할 수 있다. 한편 요도해면체는 귀두(glans penis), 요도(urethra), 요도선(urethral gland) 혹은 리트레 선(Littre's gland)으로 나눌 수 있는데, 요도해면체의 말단이 술잔 모양으로 확대되어 음경해면체의 원추형 말단부를 모자처럼 덮은 부분이 귀두이다(그림 1-23).

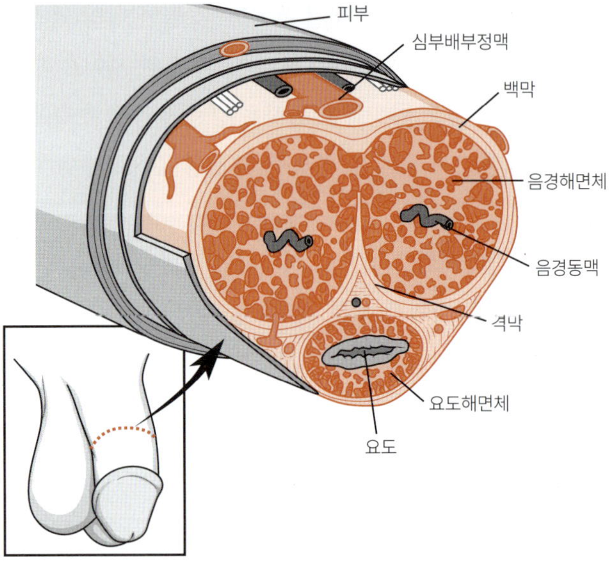

그림 1-23. 음경과 요도

음경은 1세경부터 커지기 시작해서 16세경에 급속히 발육하고 만 21세에 발육이 완성되는데, 이후에는 훈련 등에 의해 더 커지지 않는다.

II. 발기장애
(Erectile dysfunction)

1. 정의 및 개요

건강한 남성이 정상적인 성기능을 발휘하기 위해서는 성욕, 발기, 성기 접합, 사정, 쾌감, 이완 등의 일련의 과정을 거쳐야 한다. 이러한 과정 중에서 한 가지 이상이 결여되거나 불충분했을 경우를 성기능장애라 하는데, 음경의 발기는 이후의 과정을 위한 필수 전제조건일 뿐만 아니라 흔히 발기불능성 성기능장애가 많기 때문에, 일반적으로 성기능장애라고 하면 대개 발기장애를 의미한다.

발기장애는 남녀 모두 만족스러울 정도의 성행위를 할

표 1-33. 단일 질환에서의 발기장애 유병률

질환	유병율
중증 우울증	90%
말초 혈관성 질환	86%
당뇨병	64%
허혈성 심장 질환	61%
고혈압	52%
죽상 독맥 경화성 질환	40%

수 있도록 발기가 충분하지 않고, 발기가 되더라도 유지되지 못하는 경우가 전체 성생활 중 25% 이상 일어날 때로 정의된다. 미국의 전국적인 18~59세 남녀의 표본조사인 National Health and Social Life Survey (NHSLS)에서 10%의 응답자가 발기를 유지할 수 없다고 했는데, 중증의 발기장애의 빈도는 50~59세에서 21%로 가장 흔했고, 빈곤, 이혼, 낮은 교육 수준의 남성에서 흔한 것으로 나타났다. 또 발기장애의 빈도는 당뇨병, 심장질환, 고혈압, 신부전, 전립선질환, HDL의 감소 등에서 높았고, 주요한 위험인자는 연령증가, 만성 질환, 비만, 흡연, 당뇨병이나 심장질환 치료약물, 낮은 사회경제적 위치, 정신질환 등이며, 발기장애를 유발하는 주된 심리적 원인은 우울증, 분노, 실업 등의 스트레스이다(표 1-33).

2. 임상양상

음경의 발기는 신경계, 혈관계, 내분비계가 복합적으로 작용해서 일어나는 반사 현상이며, 여기에 인간만의 정신적 측면 또한 매우 중요하게 관여한 결과이다. 따라서 발기장애는 크게 심인성(心因性)과 기질성(器質性)으로 나뉘고(표 1-34), 기질성의 경우는 다시 신경장애성, 혈관장애성, 내분비장애성 발기장애로 분류된다.

심인성 발기장애는 신체적으로 아무런 문제가 없는데도 정신적인 이유로 인해 발기가 원활하지 못한 것이다. 여성의 매력 감퇴나 성행위 중의 잡념, 불안과 죄의식, 공포감과 열등감 등 여러 가지 정신적 원인이 발기를 저해하는 심인성의 경우는, 돌연 시작된 발기장애에 대해 특정한 스트레스가 존재하고, 자위행위 때나 새벽에는 발기가 가능하며, 경과도 무척 다양하다. 따라서 환자의 심층에 깔린 심리를 정확히 파악하고 해소하는 것이 중요하다.

한편, 신체적 원인에 따른 기질성 발기장애는 심인성의 경우에서 보이는 증상과 달리 발기장애가 서서히 진행하고, 지속적으로 일정한 경과를 밟으며, 새벽에는 물론 자위행위 때도 발기가 원활하지 못하다. 아울러 성적 충동도 미약하고, 발기를 위시한 전체적인 성반응도 지체되는 경우가 많다. 비록 기질성 발기장애가 신경장애성, 내분비장애성, 혈관장애성 등으로 재분류되지만 호르몬 분비 문제인 내분비장애성은 극히 드물고, 발기에 관여하는 신경이 손상된 신경장애성은 교통사고처럼 특정한 경우에 한하니, 기질성 발기장애은 혈관장애성일 때가 대부분이다. 즉 발기장애의 가장 흔한 원인은 음경으로 유입되거나 유출되는 혈류의 이상이다.

표 1-34. 심인성 발기장애와 기질성 발기장애의 감별

조건	심인성 발기장애	기질성 발기장애
발생	돌연히 시작	서서히 진행
경과	다양하게 변함	지속적으로 일정
직접적 원인	특정한 심리적 스트레스 有	육체적인 질환 가능성
상태	선택적, 간헐적, 일시적. 특정한 상대에게는 때로 가능.	모든 상대자에게 발기가 불가능하며 점차 악화
조조발기	있다.	없다.
자위	발기가능	불가능
성적반응	성적으로 반응하며 성적행동을 한다.	조기에 쇠퇴하며 성적 행동을 원하지 않는다.
성적충동	성적 충동이 있고 높다.	성적 충동이 낮거나 없다.

표 1-35. 발기장애의 기질적 원인들

혈관성 원인
A. 동맥폐쇄
B. 고혈압 및 이상지질혈증 등에 의한 회음부, 해면체동맥들의 동맥경화성 폐쇄 또는 협착
C. 골반부위 방사선조사에 의한 동맥 손상
D. 정맥누출
E. sinusoidal spaces의 질환
신경인성 원인
A. 전방측두엽병변
B. 척수질환 - 척수 손상, 수술 및 다발성 경화증 등
C. 골반 및 전립선 수술
D. 당뇨병성 혹은 Alcohol성 신경병증
E. 간질
내분비성 원인
A. 고환부전(원발성 혹은 이차성)
B. 고프로락틴혈증
C. 당뇨병
D. 갑상선질환
E. 안드로겐 결핍
외상성
약물성
A. 항고혈압제제
B. 항우울제 및 항정신성약물
C. 항남성호르몬제제
D. 중추신경억제제
음경질환성
A. Peyronie's disease
B. Previous priapism
C. 감염증
D. 신부전

이외에 약물에 의한 발기장애도 일반 외래 환자의 25%에서 발생한다. 고혈압 약제 중 thiazide 이뇨제와 베타 차단제는 흔하게 연관되며, 칼슘통로 차단제와 안지오텐신 전환효소 억제제는 비교적 드물게 관련되는데, 이러한 약물들은 음경체에 직접 작용하거나 골반내 혈압을 감소시켜 간접적인 작용을 한다(표 1-35).

3. 진단

진단을 위해서는 야간발기와 조조발기의 유무 및 정도를 파악하는 야간음경팽창검사(nocturnal penile tumescence test, NPT)가 많이 권유된다(그림 1-24). 이는 REM수면과 함께 음경이 발기되는 현상을 알아보는 검사법인데, 정상인의 경우에는 1회에 20~40분 정도 지속되는 평균 4회 정도의 야간발기(강직도는 70% 이상)가 이루어진다.

간혹 파파베린이나 펜톨아민 등과 같은 인위발기유발제를 음경해면체에 직접 주사하는 방법도 시행되는데, 혈관장애성 발기장애의 경우에는 발기가 미약하거나 일찍 소실된다.

4. 치료

1) 경구약물

PDE-5 (phosphodiesterase-5) 억세세인 실네나필

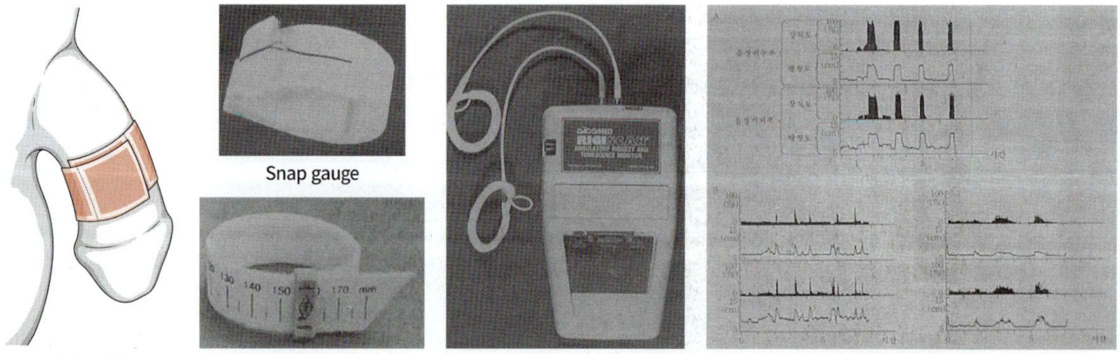

그림 1-24. 야간음경팽창발기검사법

(sildenafil)이 대표적이다. 상품명 '비아그라(Viagra)'로 대표되는 실데나필은 남성이 성적으로 흥분할 때 생성되는 화학물질인 'cGMP (cyclic GMP)'의 분비를 돕는 동시에 발기저해 물질인 'PDE-5'를 분해하는 물질이다. 즉, 음경해면체 내의 평활근을 이완시켜 혈액이 고이게 만드는 cGMP의 분비를 촉진하는 한편, 이 cGMP를 분해하는 PDE-5의 작용을 방해함으로써 cGMP를 여전히 높은 농도로 유지시키는, 결과적으로 성적 흥분에 따른 발기 유발을 촉진하는 효과와 함께 상당 기간 발기상태를 지속시키는 효과를 발휘하는 약물이다. 국내에서는 실데나필 성분의 상품명 비아그라를 위시해서 타다라필(Tadalafil) 성분의 시알리스(Cialis), 발데나필(Vardenafil) 성분의 레비트라(Levitra)와 야일라(Yaila), 유데나필(Udenafil) 성분의 자이데나(Zydena), 미로데나필(Mirodenafil) 성분의 엠빅스(MVIX) 등이 시판되고 있다. 이들은 사정극치감이나 성적 욕구에는 영향이 없으나 두통, 안면홍조, 소화불량, 비울혈, 색각변화 등의 부작용이 있으며, 심혈관질환으로 질산염을 투여 받고 있는 환자에게는 금기이다.

2) 안드로겐 요법

테스토스테론 보충은 생식선기능저하증 환자에게 시행되지만, 정상 테스토스테론 농도의 환자에게는 효과가 없다.

3) 진공협착장치(Vacuum constriction device, VCD)

비침습적인 진공협착장치는 실데나필을 복용하지 못하는 환자에게 시행되는데, 통증, 저린감, 멍, 사정의 변화 등의 부작용이 있다.

4) 요도내 알프로스타딜(Alprostadil)

경구약물에 반응하지 않는 환자에게 시행되는데, 해면체내 약물주사에 비해 발기지속의 빈도가 낮다.

5) 해면체내 약물주사

인위적으로 발기상태를 유지시키는 발기유발제를 해면체내에 주사하는 것으로 화학적 보형물(chemical prosthesis)이라고도 한다. 흔히 파파베린 한 가지만을 단독 사용하거나 파파베린(papaverine)과 펜톨아민(phentolamine)을 혼합해 사용하며, 대개 당뇨병을 가진 발기장애 환자에게 많이 응용된다. 이 방법은 사정이나 쾌감이 정상적으로 일어나는데다가 사정 후에도 일정 시간 발기가 지속되어 조루증 환자에게도 이롭다. 그러나 발기연장, 통증, 장기사용에 따른 섬유화 등의 부작용이 있다.

한의치료 동향

42개의 무작위 임상시험을 분석한 결과, 紅蔘이나 白蒺藜 등이 IIEF 수치 개선에 효과가 있는 것으로 나타났다. 기타 전칠삼(panax notoginseng) 또는 人蔘 山藥 山茱萸 枸杞子 薑黃으로 구성된 처방(KBMSI)도 개선 효과를 보였다. 五子衍宗丸 (KH-204)은 동물실험에서 음경평활근의 회복, 혈중 테스토스테론 증가, 항산화효과 및 NO 증가 등을 효과로 발기능을 회복시켰다. 鹿茸 淫羊藿 鎖陽 紅花 肉蓯蓉으로 구성된 한약제제(Cappra)도 IIEF 및 발기능과 성욕 및 만족도 등을 개선시켰다고 보고하였다. 기타 右歸丸 八味地黃湯 등에 대한 임상효과도 보고되었다.

또 22개의 무작위배정 임상시험을 분석한 결과, 침치료는 심인성 발기장애 치료에 54~69%의 치료효과를 보였다. 활용된 경혈은 照海 (KI6), 俞府 (KI27), 關元 (CV4), 氣海 (CV6), 腎俞 (BL23), 三陰交 (SP6), 百會(GV20), 次髎 (BL32), 曲骨 (CV2), 氣沖 (ST30) 등으로 나타났다. 아울러 한약을 병행 치료하였을 때보다 더 높은 치료율을 보였다.

6) 수술

음경동맥혈관재건술(음경에 혈액을 공급하는 동맥 혈관이 막혀있는 경우 다른 혈관을 음경으로 연결해서 혈액을 공급시키는 수술), 음경정맥결찰술(음경으로부터 혈액을 배출시키는 여러 정맥혈관을 결찰해서 정맥혈액의 누출을 막는 수술), 음경보형물 삽입술 등이 있다.

7) 생활습관의 변화

발기장애는 다양한 생활습관병과 밀접한 관련이 있다. 따라서 규칙적인 운동, 건강한 식습관, 금연, 금주 등은 발기장애의 위험성을 감소시킨다. 비만한 경우 체중의 10% 정도를 줄이게 되면 발기능력이 향상된다는 임상시험 보고도 있다. 자전거 타기 등으로 오랜 시간 회음부를 압박하는 경우 발기장애의 위험성이 증가한다.

▣ 발기장애 및 성기능장애 관련 임상참고문헌

- 박승원, 송봉근, 정인석, 송운용, 양재훈, 이소영. 발기부전 환자의 음경 체열촬영 소견. 대한한방내과학회지. 2001;22(4):627-31.
- 장원만, 윤종현, 이경진, 이종훈, 안세영. 성기능 저하를 호소하는 성인남성에 대한 보원단의 효과-IIEF와 Rigiscan을 이용한 발기능의 변화. 대한한방내과학회지. 2001;22(4):527-35.
- 조충식. 만성전립선염과 성기능장애에 대한 임상적 고찰. 동의생리병리학회지. 2002;16(6):1164-9.
- Bae WJ, Zhu GQ, Choi SW, Jeong HC, Bashraheel F, Kim KS, et al. Antioxidant and Antifibrotic Effect of a Herbal Formulation In Vitro and in the Experimental Andropause via Nrf2/HO-1 Signaling Pathway. Oxid Med Cell Longev. 2017;2017:6024839.
- Jeong HC, Bae WJ, Zhu GQ, Jeon SH, Choi SW, Kim SJ, et al. Synergistic effects of extracorporeal shockwave therapy and modified Ojayeonjonghwan on erectile dysfunction in an animal model of diabetes. Investig Clin Urol. 2019;60(4):285-94.
- Lai BY, Cao HJ, Yang GY, Jia LY, Grant S, Fei YT, et al. Acupuncture for Treatment of Erectile Dysfunction: A Systematic Review and Meta-Analysis. World J Mens Health. 2019;37(3):322-38.
- Leisegang K, Finelli R. Alternative medicine and herbal remedies in the treatment of erectile dysfunction: A systematic review. Arab J Urol. 2021;19(3):323-39.
- Punyawudho B, Puttilerpong C, Wirotsaengthong S, Aramwit P. A randomized, double-blind, placebo-controlled crossover study of Cappra® for the treatment of mild or mild to moderate erectile dysfunction in Thai male. Afr J Tradit Complement Altern Med. 2012;10(2):310-5.

III. 조루증
(Premature ejaculation)

1. 정의 및 개요

조기사정(早期射精), 미숙사정(未熟射精), 과속사정(過速射精) 등으로 불리는 조루증(早漏症)은 문자적인 의미만을 따져 흔히 성교 시간의 짧음으로 간주한다. 즉, 여성을 절정감에 도달시키지 못하고 너무 급하게 걷잡을 수 없이 사정하는 경우를 조루증이라 여기는데, 아직도 의학적으로 조루증을 명확히 정의하고 그에 따라 진단하기는 쉽지 않다.

정신장애의 진단 및 통계편람(DSM-IV) 진단기준으로는 약간의 성적 자극으로도 질내 삽입 전, 삽입 당시, 삽입 직후, 또는 개인이 원하기 전에 극치감과 사정이 반복적으로나 지속적으로 일어나는 것으로 정의한다. 일부에서는 질내 삽입에서 사정까지의 시간을 기준으로 정의하며, 킨제이(Kinsey)는 남성의 75%가 성관계 시작 후 2분 이내에 사정한다고 했다. 또 매스터스와 존슨(Masters & Johnson)은 배우자간의 성생활 중 50%에서 여성이 극치감을 느끼지 못할 정도로 빠른 사정을 하는 경우를 조루증으로 정의한다. 한편 카플란(Kaplan)은 사정을 의지대로 소설하기 힘든 상태가 조루증이라면서 보다 엄격한 기준을 제시했다. 연구에 따르면 남성의 20~30%까지 조루증을 호소한다.

2. 임상양상

명확한 기준이나 정의가 없음에도 불구하고 많은 남성들은 각기 나름의 기준에 따라 조루증을 앓고 있다고 호소하는데, 조루증의 유형은 크게 네 가지로 나뉜다. 첫째는 가성(假性) 조루로서 독신자에게 많은데, 이는 성교에 익

숙하지 못한 상태에서 과도한 긴장이나 장기간의 금욕 등으로 일어나는 것이다. 둘째는 심인성(心因性) 조루로서 예술가 등에게 많은데, 이는 대뇌의 성감이 지나치게 강해 미미한 자극에도 지나치게 확대해석해서 흥분이 높아지기 때문에 발생하는 것이다. 셋째는 과민성(過敏性) 조루로서 운동선수 등에게 많은데, 이는 성기의 감각이나 사정 신경이 너무 민감해서 대뇌의 흥분은 미약함에도 불구하고 그대로 사정해 버리는 경우이다. 넷째는 쇠약성(衰弱性) 조루로서 중년 이후에 많은데, 이는 기력 쇠퇴 등으로 사정관을 막고 있어야 할 폐쇄근이 이완되어 힘없는 사정이 일어나는 경우이다. 최근에는 중추신경계 사정중추의 세로토닌 수용체의 민감도의 변화가 원인으로 지적되고 있다.

3. 진단

조루증은 신경전도의 피로, 성기의 질병, 요도나 귀두의 지각과민, 정신적 원인 등 여러 가지 원인에 의해 일어날 수 있지만, 임상적으로는 일반적인 검사상 특이한 이상을 발견하기는 쉽지 않다. 따라서 과거력을 철저히 조사하는 것이 매우 중요하다.

조루증에 대한 임상적 평가를 위해서는 흔히 조루진단표(premature ejaculation diagnostic tool, PEDT)가 사용된다(표 1-36). 여기에는 사정조절 능력의 여부, 원하기 전 사정하는 횟수, 아주 미미한 자극에 대한 사정반응 여부, 조루로 인한 스트레스, 배우자의 불만족에 대한 스트레스적 정서 등과 같은 다섯 개 항목에 대한 질문이 들어 있다.

진단은 환자가 설문지에 답한 결과를 종합한 점수로 이루어지는데, 8점 이하면 정상, 9~10점은 잠재적 조루, 11점 이상이면 조루증 환자로 진단한다.

4. 치료

1) 행동요법

조루증의 전통적 치료법은 세만스(Semans)에 의해 개발된 'stand and stop technique'과 매스터스와 존슨에 의해 발전된 'squeeze technique' (사정선구감 시 성 파트너가 음경귀두부를 5~10초간 손가락으로 압박해서 사정선구감을 소실시키는 방법)을 들 수 있는데, 이는 모두 감각집중(sensate focus) 훈련에 근거해 연속적인 훈련을 습득함으로써 궁극적으로는 좀 더 강한 성적 자극을 받아들일 수 있도록 한 것이다. 즉, 음경의 사정에 대한 국한성(局限性) 신경근육반사기구를 둔화, 연장시키고자 하는 것인데, 대개 조루증의 초기, 기질적, 정신적 원인이 없을 때,

표 1-36. 조루진단표

	전혀 어렵지 않다	약간 어렵다	보통 정도 어렵다	매우 어렵다	아주 매우 어렵다
1. 귀하는 사정을 지연시키기가 어느 정도 어렵습니까?	0	1	2	3	4
	거의 없다 또는 전혀 없다. 0%	절반 이하 25%	약 절반 가량 50%	절반 이상 75%	거의 항상 또는 항상 100%
2. 귀하가 원하기 전에 사정을 하는 경우는 어느 정도입니까?	0	1	2	3	4
3. 귀하는 아주 미미한 자극에도 사정하십니까?	0	1	2	3	4
	전혀 그렇지 않다	약간 그렇다	보통 정도 그렇다	매우 그렇다	아주 매우 그렇다
4. 귀하는 원하는 것보다 빨리 사정을 해서 스트레스를 느끼십니까?	0	1	2	3	4
5. 귀하의 사정에 걸리는 시간으로 인해 배우자가 불만족스러운데 대해 어느 정도 신경이 쓰입니까?	0	1	2	3	4

한의치료 동향

총 603명이 참가한 7편의 임상시험 분석연구에서, 침치료는 SSRI에 비하여 IELT (intravaginal ejaculation latency time) 및 PEDT (Premature Ejaculation Diagnostic Tool)를 연장시키는데 덜 효과적이긴 하나, PEDT를 효과적으로 개선시키는 결과를 보여주었다. 120명이 참가한 무작위대조 임상연구에서 白環兪 (BL-30), 志室 (BL-52), 足三里 (ST36), 合谷 (LI4), 太沖 (LR3), 中極 (CV3), 印堂 (EX-HN3) 등에 대한 침치료는 경구용 조루 치료제인 dapoxetine에 비해서는 효과가 떨어지지만 간편한 시술로 부작용 없이 회복됨을 보여주었다.

中極 (CV3), 三陰交 (SP6)에 30분간 2~100 Hz의 전기침 치료를 4주간 시행한 결과, IELT가 연장되었고 만족도도 높아졌으며 혈중 테스토스테론 수치가 낮아진 것으로 나타났다.

침치료의 효과에 대한 분석 연구에서도 침치료는 IELT, PEDT 등의 결과를 개선시켰다.

한편, SS-cream [蟾酥 70% 에탄올엑스(2:1) 10 mg, 細辛 桂皮 丁香 엑스 10 mg, 肉蓯蓉 當歸 人蔘 蛇床子 川椒 70% 에탄올연조엑스 142.9 mg]은 106명에 대한 임상시험에서 사정시간을 평균 1.37분에서 10.92분으로 연장시켰다.

여성의 적극적인 협력이 가능할 때 시도될 수 있다. 매스터스와 존슨은 초기 치료 성적을 90%라고 보고했지만, 이후 다른 임상시험의 성공률은 그리 높지 않았다. 아울러 조루증이 혹 이런 행동요법에 잘 반응한다고 해도 이런 형태의 방법은 성 파트너와 함께 강한 치료동기가 전제되어야만 가능하므로 치료에 방해를 받는 경우가 많다.

2) 약물요법

(1) 국소도포법

국소도포법은 음경의 지각과민을 약화시킬 목적으로 aycock cream, culminal cream 등의 표면점막 마취약을 음경에 도포한 후 성행위 전 세척해내는 방법이다. 그러나 이는 남성의 성감이 떨어질 뿐만 아니라, 질내 삽입 전에 남아있는 약물이 제거되지 않으면 음핵이나 질이 마취되어 여성의 성감각까지 억제시킬 수 있는 단점이 있다.

(2) 해면체내 약물주사

1990년 페인(Fein)이 행동요법에 실패한 조루증환자에서 해면체내 약물주사(파파베린, 펜톨아민)의 첫 치료경험을 보고했는데, 보고된 8명에서 모두 조루증은 지속되었고 단지 사정후 지속적 발기 유지에 의한 관계의 지속 가능성이 언급되었다. 따라서 이는 다른 방법이 모두 실패했을 때 최종적으로 고려할 방법이다.

(3) 항우울제

항우울제인 클로미프라민(clomipramine)의 부작용 중 사정기능 연장이 성기능에 미치는 효과를 연구한 결과가 많이 보고된 바 있는데, 이렇게 선택적 세로토닌 재흡수 억제제(SSRI)인 프릴리지(Dapoxetine HCl)가 최근 조루증 지료의 새로운 대안으로 제시되고 있다. 이러한 약물은 대뇌의 세로토닌 수용체에 작용하여 사정을 지연시키는 중추성 작용기전을 가진다. 그러나 오심, 구토, 두통, 불면, 불안, 감각혼란 등의 부작용도 적지 않고, 모노아민산화효소 억제제(monoamineoxidsae inhibitors)와의 병용은 절대 금기이다.

▣ 조루증 관련 임상참고문헌

- 송운용, 송봉근, 김형균, 이언정. 조루증 치료의 한의학적 접근방법에 관한 연구. 대한한의학회지. 1998;19(1):444-69.
- Choi HK, Jung GW, Moon KH, Xin ZC, Choi YD, Lee WH, et al. Clinical study of SS-cream in patients with lifelong pre-

mature ejaculation. Urology. 2000;55(2):257-61.

- Cooper K, Martyn-St James M, Kaltenthaler E, Dickinson K, Cantrell A, Ren S, et al. Complementary and Alternative Medicine for Management of Premature Ejaculation: A Systematic Review. Sex Med. 2017;5(1):e1-e18.
- Leisegang K, Opuwari CS, Moichela F, Finelli R. Traditional, Complementary and Alternative Medicines in the Treatment of Ejaculatory Disorders: A Systematic Review. Medicina (Kaunas). 2023;59(9):1607.
- Lu X, Han H, Zhang Z, Chen H, Huang X, Zhang R. Study on the Efficacy of Electric Acupuncture in the Treatment of Premature Ejaculation Based on Testosterone Level. J Healthc Eng. 2022;2022:8331688.
- Sahin S, Bicer M, Yenice MG, Seker KG, Yavuzsan AH, Tugcu V. A Prospective Randomized Controlled Study to Compare Acupuncture and Dapoxetine for the Treatment of Premature Ejaculation. Urol Int. 2016;97(1):104-11.
- Zhang H, Colonnello E, Sansone A, Wang F, Guo J, Wang C, et al. Acupuncture for premature ejaculation: a systematic review and meta-analysis. Sex Med. 2023;11(3):qfad034.

IV. 유정
(Emission)

1. 정의 및 개요

유정(遺精)은 이성과의 성교 없이 정액과 같은 분비물이 불수의적으로 흘러나오는 상태를 말한다. 유정은 흔히 몽정, 특히 여성의 경우는 성몽(性夢)이라고도 하며, 이런 상태가 일어나는 시기가 낮이면 주간 유정, 밤이면 야간 유정이라고 한다.

모든 남성의 80% 이상이 경험하는 유정은 그릇에 물이 차서 넘쳐흐르는 것과 같이, 슬플 때 나오는 눈물과도 같이 남성의 성 생식기관이 성숙되었다는 징조의 자연적, 생리적 현상일 경우가 많다. 또 다른 방법으로 해결하지 못하고 쌓인 성적 긴장감을 해소시켜서 일종의 안전밸브 역할도 한다. 한편, 여성은 약 70%에서 남성의 유정에 해당하는 성몽을 경험하는데, 킨제이는 45세까지의 모든 여성 중 37%가 수면 중 황홀한 꿈에 의해 오르가즘을 느끼고 이때의 근육 경련으로 잠을 깨며, 8%정도는 1년에 다섯 차례 이상 이런 현상을 경험한다고 했다. 성몽의 구체적 내용 중 90%는 남성애인데, 실제로 성관계를 갖는 꿈과 애무하는 꿈이 각각 30%를 차지하고, 나머지는 막연히 이성을 사랑하는 꿈을 꾼다고 한다. 아울러 성몽의 촉발에는 처녀들의 경우엔 자위행위가, 기혼녀들은 여러 가지 사정에 의한 성적 불만족이 그 원인으로 여겨진다.

2. 임상양상

유정은 생리적인 것과 병적인 것이 있다. 생리적 유정은 대체적으로 야간의 수면 중에 애무, 발기, 음경의 삽입, 마찰, 사정 등의 완비된 성몽을 동반하면서 10일에 1회 이하의 횟수로 나타나며, 이로 인한 불쾌감은 없다. 반면에 병적 유정은 주 2~3회 이상으로 그 빈도가 잦고, 음경이 채 발기되기 전에 사정되며, 유정 후에는 우울증이나 심한 불쾌감을 느끼는데, 심한 경우엔 대낮에 상상만으로 정액이 외요도구 밖으로 흘러나오게 된다. 이러한 병적 유정의 경우에는 신체 증상도 다양하게 나타나는바, 대표적인 증상들은 유정 후 밤을 새운 것과 같은 피로감, 일에 대한 의욕의 저하, 머리와 척추의 뻐근함, 서혜부와 고환 부위의 통증, 심한 식은땀, 건망증, 가슴이 두근대고 손이 벌벌 떨리는 것 등이다.

3. 진단

병적 유정의 원인은 정낭을 팽창시키고 후부 요도에 자극을 일으키는 것과 불쾌한 성적 자극, 성교중절, 승마, 자전거 타기, 후부요도의 염증, 직장기생충, 전간, 전립선 맛사지 등이다. 또한 인과관계를 입증하기는 어렵지만, 과도한 자위행위와도 관계가 깊다. 그러나 임상적으로는 일반적인 검사상 특이한 이상을 발견하기는 쉽지 않다.

4. 치료

병적 유정은 결혼 전에는 치료하기 어렵다. 유전성인 정신 신경쇠약으로 인한 경우에는 잘 낫지 않으며, 50세 이후 조루증, 양위와 함께 오는 유정은 성 중추의 과민상태에 따른 것으로 이 역시 잘 낫지 않는다. 병적 유정의 원인이 되는 질환 치료가 최우선이며, 과도한 자위를 자제시키고 자극을 피하도록 해야 한다.

▣ 유정 관련 임상참고문헌

• 안세영, 황백호, 안영민, 두호경. 몽정에 대한 임상적 연구. 대한한의학회지. 1998;19(2):401-10.

V. 남성 난임
(Male infertility)

1. 정의 및 개요

난임(infertility)이란 피임하지 않은 상태에서 정상적인 성관계 12개월 후에도 임신되지 않는 것으로 정의된다. 결혼해서 처음부터 아이가 없는 경우는 원발성 난임증, 한 번 또는 몇 차례의 임신이 있었으나 다시 임신하지 못하는 경우는 속발성 난임증으로 구분되는데, 원발성과 속발성의 비율은 6:4 정도이다. 통계에 따르면 난임부부는 전체 기혼자의 10~15%를 차지하는데, 피임을 하지 않고 신혼 초기의 정상적인 성관계를 갖는 부부들이 임신할 확률은 첫 1개월에 25%, 6개월에 65%, 9개월에 75% 정도이며, 1년 이내에는 80~90%까지 이른다. 이런 결과는 한 월경주기의 임신가능성인 수정능(fecundability)에 근거하는데, 수정능이 0.25라면 98%의 부부가 13개월 이내에 임신 가능한 것이며, 이 정의에 의하면 15~44세 기혼여성의 14%가 난임에 해당된다.

전체 난임의 58%는 여성에게 원인이 있지만, 남성에게 원인이 있는 경우도 25%이고, 나머지 17%는 원인 미상이다.

2. 임상양상

남성 난임은 성생식기관의 기능적 과정에 따라 원인을 분류하는 방법이 가장 많이 사용된다. 곧 고환에서 정자는 생성되는지, 정자의 배출통로는 이상 없는지, 정자 자체의 운동성 등에는 결함이 없는지 등을 여러 검사법을 통해 확인함으로써 남성 난임의 원인을 찾는 것인데, 원인을 알 수 없는 소위 '특발성'의 경우도 약 50%를 차지한다. 따라서 남성 난임 환자에게서만 나타나는 특별한 임상양상은 따로 있지 않으며, 환자들은 원인질환의 존재 여부에 따라 불편한 증상을 호소한다.

정자생성장애를 일으키는 대표적 질환은 정류고환, 정계정맥류, 성선기능저하증, 염색체 이상(클라인펠터 증후군), 고환염 등이다. 또 전신질환인 신부전, 간경변증, 갑상선기능항진증, 갑상선기능저하증 등도 정자생성장애를 일으키며, 각종 호르몬제제, 항암제, 마리화나(marihuana), 헤로인(heroine) 등의 과용이나 장기 복용도 고환에 독성을 초래해 정자생성장애를 초래한다.

수송장애, 즉 정자 통로의 폐쇄를 일으키는 대표적 질환은 정로(精路)의 선·후천적 기형, 부고환의 결핵, 성전파질환, 비특이성 염증 및 역사정 등이다. 역사정을 제외한 이들 질환에서는 고환에서 생산된 정자가 사정을 위한 임시 저장소인 정관팽대부까지 운반되지 못해 무정자증(폐쇄성 혹은 배설성 무정자증)이 되니, 이로 인한 경우는 전체 남성 난임의 약 10%이다.

정액성분이상은 정액을 분비하는 정낭.전립선 등의 염증으로 인해 정액성분에 이상이 초래되고, 이런 정액성분이상이 정자의 성숙과 운동성에 악영향을 끼쳐 난임증이 야기되는 것이다. 물론 남성이나 여성이 자기 자신 또는 남편의 정자에 대한 알레르기(allergy) 현상으로 항정자항체가 발생했을 때도 정자의 운동성이 감소된다.

표 1-37. WHO 남성 정액치 기준

검사항목	WHO 2010	WHO 2022
정액량 (Semem volume, mL)	1.5 (1.4-1.7)	1.4 (1.3-1.5)
총 정자수 (Total sperm count, 10^6)	39 (33-46)	39 (35-40)
총 운동성 (Overall motility, %)	40(38-42)	42 (40-43)
정자 전진성 (Progressive motility, %)	32 (31-44)	30 (29-31)
정자 비전진성 (Non-Progressive motility, %)	1	1 (1-1)
비활동 정자 (Immotile sperm, %)	22	20 (19-20)
정자 생존도 (Vitality, %)	58 (55-63)	54 (50-56)
정상 형태 정자 (Normal forms, %)	4 (3-4)	4 (3.9-4)

3. 진단

남성 난임 진단의 일차적 검사는 정액검사로서 통상 검사 전 3일 이상의 금욕 기간을 갖고, 매 1~3주 간격으로 3회 이상 반복해서 시행된다. 검사 상 정자수 4천8백만/mL, 정상운동 정자 63%, 정상형태 정자 12% 이상일 때는 정상적 생식능력이 예상되는 반면, 정자수 1천3백만/mL, 정상운동 정자 32%, 정상형태 정자 9% 미만일 때는 생식능력 저하가 예상된다. 세계보건기구(WHO)의 2021년도 기준에 따라 남성측 원인이 배제되는 정액의 최소 참고치(하위 5%)는 정액량 1.4 mL 이상, 정자수 mL당 3,900만 이상, 운동성 42% 이상, 정상운동 정자 30%이상, 생존정자 54% 이상, 정상모양 4% 이상 등이다(표 1-37). 하지만 정액검사를 위시한 제반 검사 이후에도 그 원인을 알 수 없는 특발성의 경우도 약 50%를 차지한다. 참고로 남성 난임 환자의 정액검사수치는 일반적으로 정상 55%, 운동성 저하 26%, 희소정자 8%, 과소정액량 2%, 형태이상 1%, 무정자증 8%로 나타났다.

정액검사 외에도 정낭의 폐색여부를 감별하는 정액과당시험(seminal fructose test)이나 역행성사정을 감별하기 위한 사정후 소변검사(postejaculate urinalsys), 호르몬 검사, 항정자항체 검사(antisperm antibody test) 및 정자침투능 검사(sperm penetration assay) 등의 검사를 부가적으로 시행할 수 있다.

기타 병력 등을 조사하여 난임에 미치는 영향도 검사하도록 한다(표 1-38).

표 1-38. 난임에 미치는 영향

병력	• 발열 • 전신질환-당뇨병, 암, 감염 • 유전질환-낭성섬유증, 클라인펠터 증후군
수술	• 고환고정술, 잠복고환증 • 서혜부 탈장 • 외상 염전 • 골반 및 방광수술 • 경요도절제술
임신력	• 과거 임신력 • 난임 기간 • 난임치료력
성생활	• 발기능 • 성생활 빈도 및 주기
가족력	• 잠복고환증 • 카르타게너(Kartagener) 증후군 • 요도하열 • 디에텔스틸베스테롤(diethylstilbestrol) 노출
약물	니트로푸란토인, 시메티딘, 설파살라진, 스피로노락톤, 알파차단제
기호	음주, 흡연, 코카인, 스테로이드
직업	• 방사능 노출 • 장기간 열에 노출(사우나) • 아닐린 물감 • 살충제 • 중금속

4. 치료

1) 일반요법

가벼운 남성 난임(정자수 15~20×10^6/mL, 정상운동성)

환자에게는 관망과 더불어 일반요법이 추천된다. 일반요법은 전신요법 혹은 예방요법에 속하는데, 한마디로 일상생활을 임신이라는 목적에 유리하도록 계획하는 것이다. 여기에는 건강증진 목적의 일상생활법, 즉 육체적, 정신적 피로를 피하고, 술, 담배, 커피 등의 자극성 기호품을 절제하며, 고환이 정자를 활발하게 생성하도록 음낭의 온도를 높이는 모든 조건을 없애 주는 것 등도 포함된다. 물론 정자형성작용에 방해가 되는 혈압강하제 등의 약물 복용도 피해야 한다.

남성 난임에 영향을 미치는 요인으로는 비만, 흡연, 음주 등이 있다. 특히 비만은 혈중 테스토스테론 및 황체형성호르몬을 낮추어 정자수를 감소시킨다. 최근의 연구에 따르면 흡연은 정자수와 운동성 및 정상 정자 형태에 손상을 주며, 과도한 음주도 정자수를 감소시킨다. 많은 양의 커피를 마시면 오히려 정자의 운동성을 증가시키고 임신 가능성을 증가시키기도 한다.

2) 약물요법

정로의 폐색은 없지만 정자형성작용에 문제가 있는 환자들에게는 약물요법이 시행된다. 일단 약물요법이 시작되면 최소 3개월 이상 계속하는 것이 1치료 단위(treatment unit)로 설정되어 반복되는데, 이는 고환의 정조세포에서 출발한 정자가 충분히 성숙되기까지는 75일 정도가 필요하기 때문이다. 가장 널리 쓰이는 것은 태반융모성 성선자극호르몬(human chorionic gonadotropin, HCG) 주사법으로 성공률은 20~50%이다. 이외에 고환의 성선기능과 정자형성기능에 도움을 줄 목적으로 비타민이 투여되거나, 정액 성분의 2~6%가 단백질이므로 아미노산(amino acid)요법이 실시되기도 한다.

기타 코엔자임 Q, 글루타티온, 홍삼, 오메가3, 셀레늄, 아연 등도 임상시험에서 다양한 항산화효과 등을 통하여 정자의 수나 운동성 등을 개선하는 것으로 나타났다.

3) 수술

외과적 수술요법도 시행될 수 있는데, 정계정맥류나 정류고환이 원인일 때는 이에 대한 교정수술이 시도되고, 부고환염 등으로 정자의 통로가 막힌 경우에는 부고환정관문합술이 시행되며, 정관수술로 인한 불임일 때는 정관복원술이 실시된다.

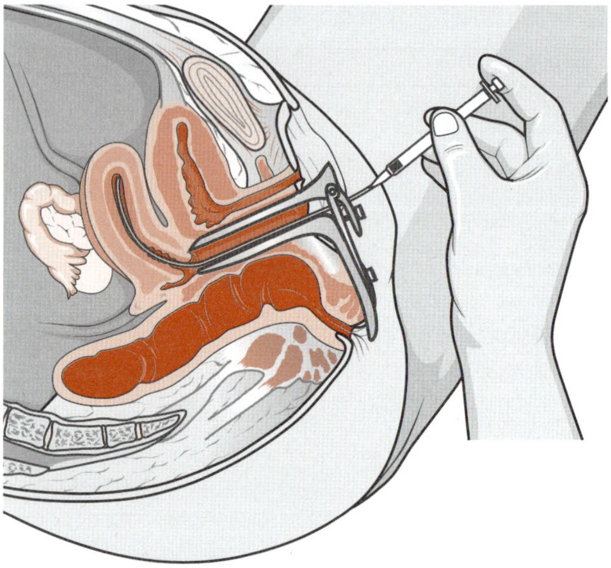

그림 1-25. 자궁내 인공수정

4) 인공수정(Artificial insemination)

중등도의 남성 난임(정자수 $10 \sim 15 \times 10^6$/mL, 20~40%의 운동성) 환자에게는 자궁내 인공 수정(intrauterine insemination, IUI) 단독치료 혹은 약물요법과 병행되는 자궁내 인공수정이 시도되며, 시험관 아기시술(in vitro fertilization-embryo transfer, IVF)이나 세포질내 정자주입법(intracytoplasmic sperm injection, ICSI)이 시행되기도 한다(그림 1-25). '체외수정'이라고도 하는 시험관 아기시술은 시험관내(배양접시)에서 정자와 난자가 만나 수정이 성립되면 그 수정란을 자궁 내에 이식하는 배아이식과정을 포함하는 방법으로, 체외의 유리용기 안에서 수정 및 배양을 하기 때문에 시험관 아기라고 일컫는다. 그러나 시험관아기 시술을 한다고 모두 아기를 가질 수 있는 것은 아니어서, 세계적으로 시술의 성공율은 30% 미만이다.

심한 남성 난임(정자수 10×10^6/mL, 10%의 운동성) 환자에게는 IVF, ICSI, 정자공여법 등이 고려되는데, 이들 인

한의치료 동향

80명이 참가한 임상시험에서 紅蔘은 정자수와 활동성, 형태 및 생존능을 개선시켰다.

580명의 남성 난임 환자를 대상으로 한 무작위배정 연구에서 五子衍宗丸은 비타민 C와 E를 투여한 대조군에 비하여 정자밀도를 유의하게 높였다. 109명의 과소정자증 환자를 대상으로 한 연구에서 五子衍宗丸은 3개월 투여 후 정자수와 운동성을 증가시켰다. 또한 임신 성공에서도 대조군에 비하여 유의하게 높았다. 273명의 정자수 2,000만/mL 이하의 과소정자증 난임 환자가 참가한 이중맹검 연구에서, 五子衍宗丸을 3개월 동안 하루 두 번 복용한 결과, 6개월 후 정자의 질과 정자의 능력을 개선시키고 자연 임신 성공률을 높였다.

다른 연구에서 3개월 동안 35명의 정자무력증 또는 과소정자증 남성 난임 환자에게 五子衍宗丸 또는 生精種子湯(菟絲子 覆盆子 枸杞子 金櫻子 韭菜子 石蓮子 沙苑子 五味子 蛇床子 熟地黄 淮山藥 制首烏 仙靈脾 鎖陽 巴戟天 肉蓯蓉肉 紫河车 制黄精 炙龜板)을 투여한 결과 정자수와 운동성 및 침투능이 개선되었다. 다만 生精種子湯의 효과가 五子衍宗丸에 비하여 우수하였다. 生精種子湯은 항정자항체를 가진 난임 환자에서도 프레드니솔론이나 클로미펜 투여군에 비하여 우수한 임신성공률을 보고하였다.

左歸丸은 220명의 과소정자증 및 정자무력증 남성 난임 환자에게 90일간의 투여로 86.1%의 유효율을 얻었다. 左歸丸은 정자의 질과 밀도를 높이고 운동성을 개선시켰으며 테스토스테론 및 황체형성호르몬 수치를 높였다.

知栢地黃湯은 30일간 1일 2회 투여한 결과, 165명의 남성 난임 환자에서 정자의 질, 정자 액화시간, 운동성, 생존능 등이 정상 수준으로 회복되었다.

국내의 보고에 따르면 정자무력증 또는 정자기형 및 과소정자증 등 17명의 남성 난임 환자에게 六味地黃湯과 五子衍宗丸 加味方인 MYOMI-14 (菟絲子 熟地黃 山茱萸 10 g 巴戟 淫羊藿 黃耆 鎖陽 枸杞子 8 g 覆盆子 山藥 肉蓯蓉 人蔘 茯苓 牧丹皮 澤瀉 當歸 川芎 五味子 車前子 4 g)을 6~20주 투여하고, 아울러 三陰交 (SP6), 太溪 (KI3), 太衝 (LR3), 歸來 (ST29), 足三里 (ST36), 關元 (CV4), 氣海 (CV6) 등에 전기침 치료와 關元 (CV4) 및 腎兪 (BL23)에 鹿茸 및 麝香 약침 투여 등의 치료로 14명 환자 중 12명에서 임신에 성공하였다.

일본의 임상연구에서는 과소정자증 및 정자무력증 남성 난임 환자 20명에게 매일 補中益氣湯 7.5 g을 3개월 투여하여 정자수와 정자 운동성이 유의하게 증가한 결과를 얻었다.

침치료는 심한 핍정자무력증(oligoasthenospermia) 환자 57명에서 정자수의 개선을 보였다. 80명의 건강한 남성을 대상으로 한 연구에서, 歸來 (ST 29)에 대한 침치료는 고환의 혈류량 증가를 보였다. 100명이 참가한 임상시험에서는 10주간의 침치료로 정액의 질, 생존능, 정자밀도, 활동성 등이 개선되었다. 28명의 희소무력정자증 환자에서는 침치료 후 정자 운동성이 개선되었다.

침치료와 鹿茸 穴位注射 치료와 한약 투여를 279명의 남성 난임 환자에 시행한 연구에서는, 142명(47.8%)이 완치되었고, 81명(27.3%)이 현저히 호전되었으며, 53명(17.8%)은 유효한 효과를 보였고, 21명(7.1%)에서만 효과가 없었다.

경혈에 대한 분석 연구에서 난임 치료에는 關元 (CV4)이 가장 많이 사용되었고, 다음으로 腎兪 (BL23), 三陰交 (SP6), 足三里 (ST36), 氣海 (CV6), 命門 (GV4) 등으로 나타났다.

공수정에는 도덕적, 윤리적, 법적, 사회적, 종교적, 인류학적 등 여러 문제점이 내포되어 있다.

▣ 남성 난임 관련 임상참고문헌

- 권수경, 이희영, 강명자, 김동일. 남성불임환자의 한방치료 후 정자상태개선 효과에 대한 연구. 대한한방부인과학회지. 2005;18(3):184-91.
- 이주영, 국윤범. 오자연종환 가 대산이 인체 정자에 미치는 영향. 대한방제학회지. 2009;17(1):113-20.
- 이창훈, 조정훈, 장준복, 이경섭, 위효선. 남성불임 환자의 하복부 온도에 관한 임상적 고찰. 대한한방체열의학회지. 2005;4(1):23-8.
- Fang C, Wang F, Shen Y, Yu X, Chang D, Ye Y. The roles and potential mechanisms of traditional Chinese medicine on male infertility. Pharmacological Research - Modern Chinese Medicine. 2022;4:100129.
- Feng J, He H, Wang Y, Zhang X, Zhang X, Zhang T, et al. The efficacy and mechanism of acupuncture in the treatment of male infertility: A literature review. Front Endocrinol (Lausanne). 2022;13:1009537.
- Jo J, Jerng UM. The effects of traditional Korean medicine in infertile male patients with poor semen quality: A retrospective study. EJIM. 2016;8(1):36-40.
- Yao DF, Mills JN. Male infertility: lifestyle factors and holistic, complementary, and alternative therapies. Asian J Androl. 2016;18(3):410-8.
- 李 洋, 高瀬規 久也, 向林 学, 高島 忠守, 三橋 洋治, 星合 昊. 男性不妊における補中益気湯の臨床効果について. 産婦の進歩. 1996;48(4):406-10.
- 林雅思; 何 欢; 林梦婉; 向时竹; 陈其华. 针灸治疗男性不育症脸穴配伍规得复杂网络分析. Chinese Journal of Andrology. 2022;6:48-53.

VI. 남성 갱년기증후군
(Male climacteric syndrome)

1. 정의 및 개요

남성 갱년기증후군 또는 후기 발현 남성 성선기능저하증(late onset hypogonadism in males, LOH)은 중·노년 남성이 가령(加齡)에 따라 경험하는 전형적인 증상과 혈청 테스토스테론 결핍을 동반하는 임상적, 생화학적 증

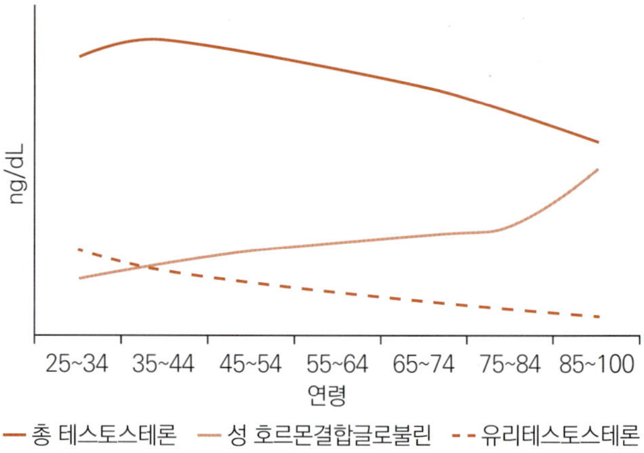

그림 1-26. 남성호르몬의 구성 및 나이에 따른 변화

후군이다. 비록 여성처럼 급격하게 변화하거나 완전한 남성 폐경(andropause)도 존재하지 않고, 개인차도 커서 모든 남성들이 동일한 과정을 경험하지는 않지만, 남성에서 남성호르몬의 감소에 따라 나타나는 증상과 징후의 존재는 뚜렷하다.

많은 역학 연구에 의하면, 나이가 들어감에 따라, 남성의 혈중 총 테스토스테론(total testosterone), 유리 테스토스테론(free testosterone), 생체 이용가능 테스토스테론(bioavailable testosterone) 등의 농도는 점차적으로 감소하는 것으로 나타났다(그림 1-26). 총 테스토스테론의 감소는 60세에 이르기까지 매년 약 0.4% 정도이지만, 생체 이용 가능한 유리 테스토스테론의 감소는 더 일찍 관찰되어 40~70세 남성에서 매년 약 1%씩 감소하는 것으로 보고되며, 이는 매년 성호르몬 결합글로불린(sex hormone binding globulin, SHBG)이 약 1.2%씩 증가함에 따른 것으로 평가된다. 즉 성호르몬 결합글로불린에 결합하는 테스토스테론의 수가 증가함에 따라 유리형이 감소되는 것이다. 그래서 25세부터 75세에 이르는 동안 생체이용 가능한 테스토스테론은 50%까지 감소한다. 이러한 테스토스테론 감소의 원인은 중년기 이후의 남성에서 나이의 증가에 따른 성선 라이디히 세포(Leydig cell)의 기능감소와 시상하부-뇌하수체-성선 축의 감수성 감소가 혈중 테스토스테론의 감소를 보상하지 못하기 때문으로 여겨진다. 이외에도 비만, 스트레스, 음주, 흡연, 우울 성향, 식이습관 등이 테스

토스테론의 감소에 영향을 주는 요인들로 고려되지만, 아직까지는 명확하지 않아 논란의 여지가 적지 않다.

2. 임상양상

LOH의 증상과 징후는 발현 시의 나이, 테스토스테론 결핍의 정도와 기간에 따라 다양하다.

대표적인 증상과 징후들는 피곤, 무기력, 체모의 감소, 근력과 근육량의 감소, 복부 지방량의 증가를 포함한 체지방의 증가, 혈색소의 감소, 성욕의 감소, 발기장애, 난임, 골다공증, 안면홍조, 불안, 초조, 우울, 수면장애, 의욕감소, 기억력 및 집중력의 감소 등이다. 이들 임상소견과 혈중 테스토스테론 농도와의 관련성은 아직 불분명한데, 이는 LOH의 임상소견들이 나이가 들어감에 따라 다양한 요인들이 복합적으로 작용한 노화의 결과와 상당부분 중첩되어 특이적이지 않기 때문으로 여겨진다.

3. 진단

LOH의 진단은 임상적 평가와 생화학적 검사소견이 동시에 충족될 때 이루어진다. 임상적 평가는 모든 남성이 동일한 정도의 호르몬 결핍에 따른 증상을 경험하지 않기 때문에, 민감도와 특이도를 높인 선별질문이 이용되는 것이 좋은데, 대표적인 선별질문은 AMS (aging males' symptoms)와 ADAM (androgen deficiency in aging male)이다(표 1-39, 40). AMS 설문지는 17~85점으로 구성되는데, 17~26점은 정상 또는 약간(none/little), 27~36점은 경증(mild), 37~49점은 중등도(moderate), 50 이상은 중증(severe)으로 진단한다. ADAM 설문지에서는 총 10개의 문항 중 1번 문항 또는 7문항 또는 3개 이상의 문항에 양성이면 남성갱년기 증상으로 진단한다.

생화학적 검사는 혈액에서 측정된 혈청 총 테스토스테론(serum total testosterone)과 성호르몬 결합글로불린(sex hormone binding globulin, SHBG) 및 유리형 테

표 1-39. 남성 갱년기증후군 설문지(AMS Questionnaire)

남성 갱년기증후군 설문지 Aging Male Scale Questionnaire	증상의 정도				
	없음(1)	가벼움(2)	보통(3)	심함(4)	매우심함(5)
1. 몸 상태가 안좋아진 느낌이다.					
2. 관절과 근육이 아프다.					
3. 땀이 지나치게 많이 난다.					
4. 수면장애가 있다.					
5. 수면 시간이 늘지만 그래도 피곤하다.					
6. 잘 흥분한다.					
7. 신경이 과민하다.					
8. 항상 불안하다.					
9. 신체적으로 기진맥진하고 활력이 떨어진다.					
10. 근력이 저하되고 있다.					
11. 기분이 우울하다.					
12. 전성기가 지나가 버린 느낌이다.					
13. 정서적으로 탈진한 느낌이다.					
14. 수염이 자라는 속도가 떨어진다.					
15. 정력이 떨어지고 성생활 횟수도 줄고 있다.					
16. 아침에 발기되는 횟수가 줄고 있다.					
17. 성욕이 줄고 성적 충동도 줄고 있다.					

스토스테론(calculated free testosterone)이 이용되는데, 혈청 테스토스테론의 정상 범위 하한선에 대한 일반적인 동의는 이루어져있지 않은 상태이다. 하지만 총 테스토스테론 12 nmol/L (346 ng/dL) 혹은 유리형 테스토스테론 250 pmol/L (72 pg/mL) 이상은 테스토스테론 보충요법이 필요하지 않은 정상 범위로 간주되고, 청년층의 자료를 근거로 총 테스토스테론 8 nmol/L (231 ng/dL) 혹은 유리형 테스토스테론 180 pmol/L (52 pg/mL) 이하는 하한선으로 간주되는 것이 일반적인 견해이다.

감별진단을 위해 갑상선호르몬, 코티솔(cortisol), DHEA (S), 멜라토닌(melatonin), 성장호르몬(growth hormone, GH), 인슐린양 성장인자-1(insulin like growth factor-1, IGF-1) 등을 통상적으로 측정하는 것은 LOH를 평가할 때 동반되는 노화관련 다른 내분비계 변화에 대한 의의가 분명하지 않기 때문에 권유되지 않지만, 이들 내분비질환이 의심되는 상황이라면 이에 대한 측정이 고려된다. 또한 혈청 총 테스토스테론치가 성인 참고치의 하한선이거나 그 이하이고, 일차성 혹은 이차성 성선기능저하증이 의심되는 임상적 증상과 징후가 관찰되면, 황체형성호르몬(luteinizing hormone, LH)과 프로락틴(prolactin)을 포함한 2차적 검사도 시행된다.

4. 치료

LOH의 치료목적은 테스토스테론의 감소에 따른 증상의 완화와 예견되는 장기적 합병증에 대한 예방을 통한 삶의 질 향상이다. 치료효과에 대한 증거들은 이제 시작의 단계이지만, 현재까지의 테스토스테론 감소를 동반한 유증상의 환자에 대한 치료의 결과를 종합하면 무기력, 우울증, 기억력 감퇴, 성욕과 성기능 저하, 골다공증, 근력감소와 체지방의 증가 등과 같은 증상과 징후들을 호전시켜 자신감 있는 생활 및 삶의 질을 향상시킬 수 있는 것으로 요약

표 1-40. 남성 갱년기증후군 설문지(ADAM Questionnaire)

남성 갱년기증후군 설문지 Androgen Deficiency in the Aeing Male (ADAM) Questionnaire	예(Yes)	아니오(No)
1. 성욕 감퇴가 있습니까? Do you have a decrease in livido (sex drive)?		
2. 기력이 떨어졌습니까? Do you have lack of energy?		
3. 체력이나 지구력에 감퇴가 있습니까? Do you have a decrease in strength and/or endurance?		
4. 키가 줄었습니까? Have you lost height?		
5. 삶의 즐거움이 줄었다고 느낀 적이 있습니까? Have you noticed a decreased enjoyment in life?		
6. 울적하거나 괜히 짜증이 납니까? Are you sad and/or glumpy?		
7. 발기가 예정보다 덜 강합니까? Are your erections less strong?		
8. 운동능력이 최근에 떨어진 것을 느낀 적이 있습니까? Have you noticed a recent deterioration in your ability to play sports?		
9. 저녁식사 후 바로 잠에 빠져 드십니까? Are you falling asleep after dinner?		
10. 일의 수행능력이 최근에 떨어졌습니까? Has there been deterioration in your work performance?		

1번 또는 7번 문항이 '예'이거나 나머지 문항중 세가지 이상에서 '예'인 경우 남성갱년기 증상을 의심할 수 있습니다.

한의치료 동향

일본에서 151명의 남성 갱년기 환자에게 한약을 투여한 결과, 41.8%에서 갱년기 증상이 소실되고, 갱년기 지수(simplified menopausal index, SMI) 점수가 정상으로 회복되었다. 29.1%에서는 갱년기 증상이 감소하거나 SMI 점수가 정상화되었고, 나머지 29.1%에서는 변화가 없었다. 투여한 처방은 桂枝茯苓丸 (TJ-25), 加味逍遙散 (TJ-24), 當歸芍藥散 (TJ-23), 八味地黃丸 (TJ-7), 補中益氣湯 (TJ-41) 柴胡加龍骨牡蠣湯 (TJ-12)이었다.

성욕감퇴 발기부전 우울 및 피로를 호소하는 21명의 환자에게 加味逍遙散 (TJ-24), 補中益氣湯 (TJ-41), 芍藥甘草湯 (TJ-68)을 12주 동안 투여한 결과, AMS (Aging Males' Score)가 유의하게 개선되었다.

40세 이상의 남성 갱년기 증상을 호소한 78명의 환자에게 8주간 五子衍宗丸(KH-204)을 투여한 임상 시험에서는 AMS가 4주 및 8주 후 현저하게 감소하였다. 이 효과는 ADAM 수치 검사에서도 유의하게 개선되었으며, IIEF 점수도 유의하게 개선되었다.

된다.

남성호르몬 보충요법(testosterone replacement therapy)이 시행되기 위해서는 저테스토스테론 혈증이라는 생화학적 증거와 더불어 특징적 임상양상에 근거한 분명한 적응증이 존재해야 한다. 아울러 테스토스테론 결핍에 따른 증상은 8~12 nmol/L (231~346 ng/dL) 사이에서 발현되므로, 이들 증상에 대한 다른 원인들이 배제된 환자들에서 보충요법의 치료적 시도가 고려된다. 단, 전립선암 혹은 유방암이 있거나 의심되는 경우에는 보충요법이 시행될 수 없다. 또한 심각한 적혈구증가증(polycythemia), 치료되지 않은 수면무호흡증, 중증의 심부전, 높은 점수의 IPSS에 근거한 중증의 하부요로증상, 양성 전립선 증식증으로 인한 방광출구폐쇄 등의 임상적 소견을 가진 경우 역시 금기증이다.

또한 남성호르몬 보충요법은 수분 및 전해질 이상을 초래할 수 있다. 수분의 정체로 고령층에서는 고혈압, 말초부종, 울혈성심부전 등의 위험이 있다. 기타 간독성도 보고되며, LH 및 FSH 분비 억제를 통한 정자형성 방해로 90% 이상에서 치료 10주 이내에 무정자증(azoospermia)이 발생한다. 여성형유방증(gynecomastia) 및 전립선암 위험도 증가한다.

보충요법의 효능과 안전성을 담보하는 적정 혈청 총 테스토스테론에 대한 근거는 불충분하므로, 현재까지는 청년층의 중간 이하 수준(mid to lower)이 치료목표의 적정치로 간주된다.

▣ 남성 갱년기증후군 관련 임상참고문헌

- Amano T, Imao T, Takemae K. Clinical efficacy of Japanese traditional herbal medicine (Kampo) in patients with late-onset hypogonadism. Aging Male. 2010;13(3):166-73.
- Lee KW, Bae SR, Jeong HC, Choi JB, Choi SW, Bae WJ, et al. A randomized, controlled study of treatment with ojayeonjonghwan for patients with late onset hypogonadism. Aging Male. 2020;23(4):264-71.
- Takeuchi H, Okubo H. Clinical efficiency of combination therapy using testosterone replacement therapy, phosphodiesterase 5 inhibitors and Kampo herbal medicine for eugonadal patients with late-onset hypogonadism syndrome. Exp Ther Med. 2021;22(4):1173.

VII. 성전파질환

(Sexually transmitted disease, STD)

근래에 성전파질환의 빈도와 종류가 많이 달라지고 있다. 종래에는 성병이라면 매독, 임질, 연성하감, 성병성 림프육아종, 서혜육아종 등을 지칭했으나, 최근에는 주로 성행위로 인해 전파되는 비임균성 요도염, 트리코모나스증, 음부포진, 첨규콘딜로마, 칸디다증, 사면발이(pediculosis pubis) 등이 많이 포함되어 성병(venereal disease)이란 용어보다는 성인성 질환 혹은 성전파질환이란 용어가 더 많이 사용된다. 더욱이 음부포진 이후 후천성 면역결핍증 후군(acquired immunodeficiency syndrome, AIDS)이 성전파질환으로 판명된 후 큰 공포의 대상이 되고 있다.

최근 질병관리청에 따르면 2023년 기준 가장 많이 발생한 성전파질환은 사람유두종 바이러스 감염증, 음부포진, 클라미디아감염증, 첨규콘딜로마, 임균성 요도염, 매독, 연성하감의 순이었다(그림 1-27).

1. 임균성 요도염(Gonococcal urethritis)

임질은 그람음성 쌍구균인 임균(Neisseria gonorrhoeae)이 원인균이다. 대개 잠복기는 성교 후 3~10일 정도이며, 환자와 1회의 성교에서 남성은 20~50%에서, 여성은 50%에서 임질에 감염된다. 무증상 임질은 0.5~1.5% 정도이고 치료하지 않아도 자연 치유되지만, 간혹 심각한 후유증이 발생할 수도 있다.

전형적인 증상은 배뇨통과 황색의 농성 요도 분비물이며, 그밖에 요도 소양감, 빈뇨, 요급 등도 나타난다. 합병증으로 남성에서는 불임증, 요도협착, 전립선염, 귀두포피염, 부고환염, 전신성 임질 등이 올 수 있고, 여성에서는 불임증, 난관염, 질주위염, 자궁내막염, 난소염, 골반장기염, 지장항문염 등이 올 수 있다.

APPG (aqueous procaine penicillin G)가 특효약으로 쓰이는데, 대개 주사 약 30분 전에 1.0 gm의 probenecid를 경구투여하고 APPG 480만 단위를 근육주사하는 방법이 사용된다. 이외에도 ampicillin, amoxicillin, tetracycline, doxycycline 등도 사용되고, kanamycin, gentamycin, streptomycin 등도 근육주사제로 사용된다. 근래에는 2차 치료로 spectinomycin이 많이 사용되는 추세이고, 인후임질의 치료에는 tetracycline이나 APPG가 사용되고, 직장임질에는 APPG나 spectinomycin이 추천된다.

치유 판정은 요도분비물이 소실되고, 배뇨자극증세가 없어지며, 치료 3~7일 후에 시행되는 요검사 및 배양검사에서 정상으로 나와야 된다. 예후는 아주 좋은 편이고 거의 합병증 없이 잘 치유되지만, 예방법은 아직 없다.

2. 비임균성 요도염

1951년 영국에서 처음 보고된 비임균성 요도염(Nongonococcal urethritis, NGU)은 임균이외의 원인균으로 야기되는 모든 요도염을 뜻한다. 이 병은 임질에 특효인 penicillin에 저항하며, 전체 남성 요도염의 20~80%를 점할 정도로 빈도가 높다.

원인균으로는 Chlamydia trachomatis가 제일 많은 30~50%이고, 그 다음으로 Ureaplasma urealyticum이 30~40%이며, 기타 Herpes simplex virus, Trichomonas vaginalis, yeast 등이 20~30%이다. 따라서 Chla-

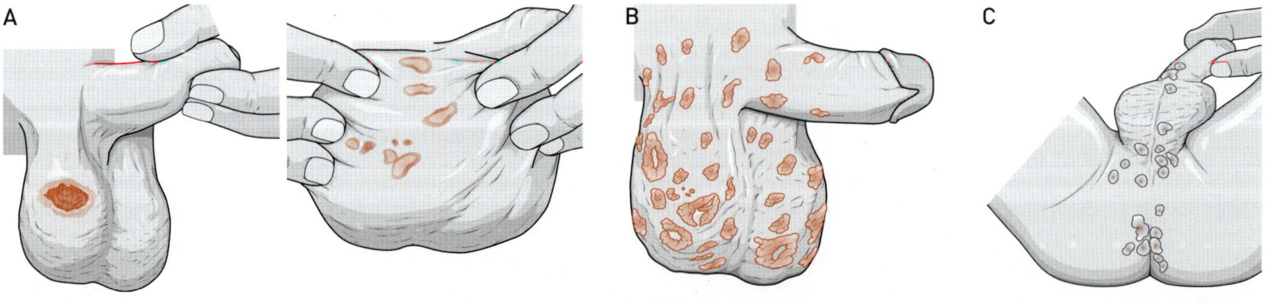

그림 1-27. (A) 고환피부를 신장시켜 증명한 매독의 희미한 이차병변. (B) 경계가 분명한 변구진성 매독(2기). (C) 편평 콘딜로마.

mydia와 Ureaplasma가 비임균성 요도염의 70~80% 차지하게 된다.

Chlamydia가 비임균성 요도염의 주요한 원인이란 증거로는, 비임균성 요도염 환자의 25~60%에서 요도로부터 균이 검출되고, 성 파트너의 80%에서 이 균이 분리되며, Chlamydia의 존재 유무에 따라 치료성적이 다르고, 임균과 Chlamydia의 혼합감염 환자에서는 임질후성 요도염이 발생하는 것 등이다. 물론 요도염이 없는 남성에서도 Chlamydia가 0~7%에서 발견된다.

Ureaplasma의 경우에는 건강한 남성의 35~63%에서 이 균이 발견되기 때문에 반드시 요도염을 일으키는 것은 아니다. 그러나 여러 사람과 성교를 하는 남성의 40%, 여성의 70%에서 이 균이 발견되고, 임질을 가진 남성 요도의 28~67%에서, 여성 경관분비물의 85%에서 이 균이 발견되며, 남성 요도분비물의 50%에서 이 균이 발견된다는 보고들이 있기 때문에 Ureaplasma가 주요 병원균으로 인정되고 있다. 또한 이 균은 Chlamydia가 있는 환자 이외의 환자에서 더 많이 배양된다.

원인균이 다양하므로 일률적인 치료효과를 기대하기는 어렵지만, 추천되는 치료법은 다음과 같다. 첫째, tetracycline 500 mg 1일 4회, minocycline이나 doxycycline 100 mg 1일 2회 7일간 경구 투여한다. 둘째, 위 방법으로 치료되지 않으면 erythromycin 500 mg 1일 4회로 10일간 경구투여하거나, 위 약제를 약 3~4주간 계속 투여한다. 셋째, 효과가 없으면 전립선염, 요도협착, 요도내 이물 등을 배제해야 한다. 마지막으로 동시에 성 파트너가 증상이 없더라도 반드시 치료해야 하는데, 약제는 환자와 동일하게 사용한다.

가장 큰 문제는 재발 혹은 지속감염인데, 원 치료 후 6주 내 재발률이 30~40%에 달한다. 재발의 원인은 처음 병원균에 의한 재감염, 항생제에 대한 저항성으로 인한 균의 존속, 원인불명 등이다. 재감염은 성 파트너의 동시 치료로 대개는 해결되며, Chlamydia는 tetracycline으로 박멸이 잘 되지만, 재발 시에는 20~30%의 환자에서 Ureaplasma가 검출된다는 사실로 이 균이 지속감염의 원인이라 생각되며, erythromycin을 7~10일간 경구투여한다.

대부분의 남성은 Chlamydia 음성인 요도염에서는 심각한 합병증이 없다. 그러나 Chlamydia가 원인균인 경우에는 높은 재발률, 부고환염, 전립선염, 불임증, Reiter 증후군 등이 올 수 있고, 여성에서는 불임증, 자궁경부염, 골반장기염, 복막염, 간주위염 등의 합병증이 올 수 있다.

3. 경성하감(1기 매독; Chancre)

매독은 Treponema pallidum이란 나선균에 의한 감염이다. 성접촉 약 2~4주 후에 접촉 부위에 무통성 궤양이 대개 한 개가 생기나 가끔은 여러 개의 작은 궤양들도 나타난다. 이 궤양의 특징은 무통성이고, 깊고 딱딱한 경계부위와 깨끗한 바닥을 가지고 있으나 2차 감염이 흔해 구별이 어려운 경우도 많다. 또 무통성 림프종창(bubo)도 만져지는데, 이 궤양은 치료하지 않아도 서서히 소실된다.

연성하감, 음부포진, 성병성 림프육아종, 서혜육아종, 손상 등에 의한 궤양과 감별해야 하며, 확진 전까지는 경성하감으로 생각해야 한다. 치료는 benzathine penicillin 240만 단위의 근주가 사용되며, penicillin에 과민성이 있으면 tetracycline이나 erythromycin 500 mg 1일 4회 경구투여의 방법이 사용된다. 치료 시 예후는 좋지만 지속적인 주기적 혈청학적 검사가 필요하다.

4. 연성하감(Chancroid)

그람 음성 간균인 Haemophilus ducreyi가 원인균이며 우리나라에서 근래 증가추세이다. 잠복기는 4~5일 정도이고, 감염 후 0.5~2.0 cm 크기의 한 개 이상의 궤양이 주로 성기부위에 나타난다. 이 궤양의 특징은 얕고 아프며, 부드럽고 더럽다. 또 환자의 1/3~1/2에서 통증이 있는 림프선염이 동반되는데, 진단은 그람염색과 배양검사로 원인균을 찾아야 가능하다.

sulfa 제, tetracycline, erythromycin 등이 사용되는데, 치료 시작 2~3일 후, 5~7일 후, 그리고 매주 병변이 소

실될 때까지 관찰이 필요하다. 증상이 치료 시작 2~3일 후 오히려 악화되거나 5~7일 내에 반응이 없으면 다른 약제가 선택된다.

5. 음부포진

Herpes simplex virus에 의해 발생하는 음부포진(Herpes progenitalis)은 근래에 관심이 증가되는 질환이다. 그 이유는 남녀 모두에서 감염이 증가 추세이고, 성 파트너로의 전염 위험성이 있으며, 자궁경부암과의 관련이 나타나면서도 조치요법이 아직 없기 때문이다.

Herpes simplex virus (HSV)는 DNA virus이며 지속성 혹은 잠복성 감염을 일으키는 것이 특징이다. HSV 1형은 주로 허리상부, 2형은 허리하부 특히 성기부위에 흔히 감염되는데, 그 형에 관계없이 어느 부위에나 감염될 수 있으니, 음부포진 중 10~25%는 HSV 1형에 의해 발병된다.

일차 감염 시에는 감염 3~7일 후 수포가 발생하고, 일반적으로 재감염 시보다 증세가 심해서 발열.무력감 등의 전신증세도 동반되지만, 약 3주 후에는 병변이 저절로 소실된다. 재감염은 일차 감염 시보다 증세가 경미해서 10일 이내에 병변이 소실되는데, 약 50%의 환자에서는 전구 증상이 나타난다.

확진을 위해서는 생조직 검체를 배양해서 virus를 분리해야 하지만 대개는 홍반면 위에 여러 개의 수포진이 재발하는 양상에 의한 임상적 진단에 의존한다. 치료는 대증요법에 의할 뿐 근치방법은 없다.

6. 첨규콘딜로마(Condyloma acuminata)

유두종 virus에 의해 발병된다. 잠복기는 보통 1~2개월이고, 항문이나 성기 주위에서 사마귀양 구진을 발견하면 쉽게 진단할 수 있으나, 2기 매독, 전염성 연속종, 양성 및 악성 종양 등과 감별해야 한다. 치료는 발생부위에 따라 다르나 전기소작, 냉동요법, 화학적 부식제(예: 25% podophyllin) 등이 사용되고, 근래에는 CO_2 laser 등도 이용된다.

7. 후천성 면역결핍증후군

후천성 면역결핍증후군(Acquired immunodeficiency syndrome, AIDS)은 1978년에 처음 보고된 이래 폭발적인 증가 추세를 보이고 있는데, 우리나라도 이미 AIDS 안전지대가 아니다. AIDS는 세포면역억제제를 투여받지 않았고 세포면역 억제와 관련되어지는 다른 질환 및 림프계 종양과 동반되지 않은 여러 질환에서 중등도 이상의 세포면역 결핍을 보일 때라고 정의한다. 전체 환자 중 동성애 또는 양성애 남성이 71.4%, 정맥 내 약물 남용자가 16.9%, 미국으로 이주한 아이티인이 5.3%, 그리고 혈우병 환자가 1% 이내로 4대 위험군을 형성하고 있다. 원인균은 human immunodeficiency virus (HIV)로 생각하고 있으나 더 많은 연구가 필요한 실정이다.

8. 성병성 림프육아종 (Lymphogranuloma venereum)

원인균은 Chlamydia trachomatis 중 면역형 L1, L2, L3이다. 잠복기는 성 접촉 후 5~21일 정도이고, 일시적인 성기 병변 후 림프선염의 출현이 특징이다. 때때로 여성이나 동성애 남성에서는 직장협착이 생기고, 남성에서는 림프선염이 화농되어 다발성 누공이 형성된다. 치료는 tetracycline이나 erythromycin이 사용된다.

9. 서혜육아종

서혜육아종(Granuloma inguinale)의 특징은 성기, 회음부, 서혜부 등에 걸친 피부와 피하조직의 만성 염증이다. 원인균은 Calymmatobacterium granulomatis이며, 잠복기는 2~3개월이다. 궤양이 출현하지만 전신증세나 림프선염은 동반되지 않고, 삼출액의 염색에서 큰 단구 내 Donovan body의 검출로 진단된다. 치료는 tetracycline이나 ampicillin이 사용된다.

한의치료 동향

한의학에서 음부포진은 陰瘡, 下疳瘡, 陰痒, 陰畔生疱 등에 해당된다. 최근 연구에 따르면 70명의 환자를 대상으로 famciclovir와 thymosin과 함께 黃芪 白朮 薏苡仁 大青葉 등으로 구성된 한약을 추가 복용한 실험군은 대조군에 비하여 유의하게 재발률이 낮았다. 또한 45명을 대상으로 한 연구에서는 扶正解毒湯을 투여한 실험군이 acyclovir를 투여한 대조군에 비하여 유의하게 높은 치료 유효율과 낮은 재발률을 보였다. 131명을 대상으로 한 연구에서는 龍膽瀉肝湯 투여군에서 acyclovir 투여군에 비하여 유의하게 낮은 재발률을 보였다.

HPV에 대한 한약 치료는 자궁 경부와 성기 사마귀의 임상 증상을 개선하였다. 효과는 주로 세포자멸사(apoptosis) 또는 바이러스의 유전자 전사 및 번역, 세포신호전달 과정과 면역능 조절을 통하여 발휘된다. 임상보고에 따르면 加味四妙湯 (薏苡仁 白花蛇舌草 각 30 g, 黃耆 20 g, 蒼朮 黃柏 當歸 茯苓 金銀花 각 15 g 五靈脂 半枝蓮 半邊蓮 甘草 각 10 g)은 바이러스 사멸과 IFN-α 및 TNF-α의 증가 등에 따른 항바이러스 및 면역조절 효과를 발휘하여 임상 증상을 개선시켰다. 또한 益氣化濕解毒湯(茯苓 20 g, 黃耆 白朮 각 15 g, 黃柏 貫衆 砂仁 當歸 川芎 각 10 g, 草龍膽 甘草 각 6 g)은 102명의 자궁경관염과 HPV 감염 환자에게 45일간 투여한 결과 유의하게 높은 치료율 및 바이러스 사멸을 나타냈고, 낮은 재발율을 보였다.

10. 사람유두종 바이러스 감염증

사람유두종 바이러스(Human papilloma virus infection, HPV)는 흔히 사마귀 바이러스로 알려져 있으며, 100여 종 이상의 종류로 분류된다. 이 중 일부는 피부 사마귀를 일으키지만 사람에서 사람으로는 거의 전염되지 않는다. 하지만 생식기에 발생하는 사마귀는 형태와 크기가 다양하며 감염률이 높다. 여성에서는 자궁경부암이나 외음부암과 질암을 유발할 수 있으며, 남성에서는 음경암을 유발할 수 있다. 남녀 모두에게서 항문암이나 두경부암, 구강암, 인후암 등을 유발하기도 한다.

▣ 성전파질환 관련 임상참고문헌

- 박연경, 박치영. 항문생식기 헤르페스에 대한 한의학적 치료의 국내외 연구동향 분석. 대한한방부인과학회지. 2018;31(1):99-121.
- Lin J, Chen L, Qiu X, Zhang N, Guo Q, Wang Y, et al. Traditional Chinese medicine for human papillomavirus (HPV) infections: A systematic review. Biosci Trends. 2017;11(3):267-3.
- Vermani K, Garg S. Herbal medicines for sexually transmitted diseases and AIDS. J Ethnopharmacol. 2002;80(1):49-66.

VIII. 기타

1. 페이로니씨병

1561년에 Fallopius와 Vesalius에 의해 처음 알려지고, 프랑스의 루이 16세의 개인 의사이었던 Francois Gigot de la Peyronie의 이름을 따서 1743년에 정식으로 이름이 붙여지면서 널리 알려지기 시작한 페이로니씨병(Peyronie's disease)은 40~50대 남성에게 호발하며, 음경해면체를 싸고 있는 백막 또는 중격에 섬유성 판(fibrous plaque)이 형성되는 병으로 주로 음경의 배부에서 발생한다(그림 1-28).

원인은 아직 불분명하지만, 조밀한 섬유성 판(fibrous plaque)은 조직학적 소견상 심한 혈관염과 같은 양상을 나타내며, 발기된 음경에 외상을 받았을 때 발생 요인이 될

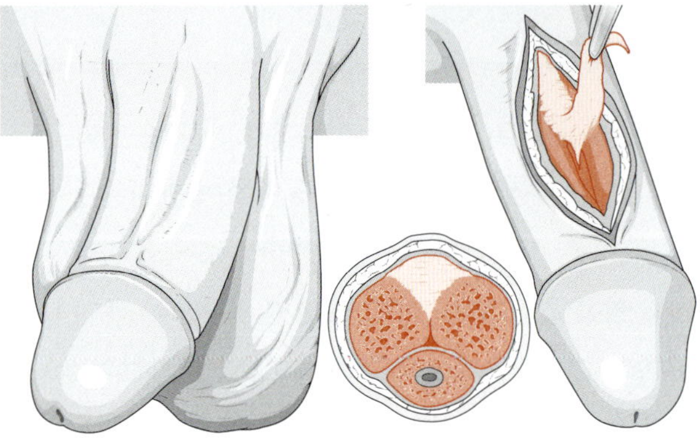

그림 1-28. 페이로이니씨 병

수 있다. 또한 이 질환에서 가족성향이 보고되었는데, 상염색체 우성(autosomal dominant)으로 유전되며 약 90%에서 B7 교차반응 조직적합 항원(cross-reacting histocompatability antigen)을 가지는 것으로 알려졌다. 따라서 페이로니씨병은 상염색체 우성 유전자에 의해 전달되지만 다른 유전자(예를 들어 B7 교차반응군)에 의해 영향받거나 조절되는 것으로도 여기고 있다.

40대 이상에서 약 0.4~3.2%까지 발생률이 외국에서는 보고되고 있으며, 약 30%의 환자에서 통증을 호소하고 약 40~50 %의 환자에서 발기장애를 동반하는 것으로 알려져 있다. 주된 증상은 음경의 만곡, 발기 시 음경의 동통, 성관계 시의 동통, 음경 배부의 경결 등인데, 이학적 소견상 음경 배부에서 섬유성 플라크가 만져지며 병변 이하부위에서는 발기 감퇴가 나타난다. 경우에 따라서는 여러 개의 경결도 만져지며, 음경이 발기되면 섬유증식이 생긴 쪽으로 구부러진다. 심한 경우 석회화, 또는 골화되어 방사선검사에서도 나타나는데, 뒤퓌트랑 구축(Dupuytren's contracture) 또는 외이연골(external ear cartilage)의 섬유성 변성을 동반되기도 한다.

진단은 음경 배부의 경결과 특징적인 증상이 도움이 되며, 방사선검사상 약 20%에서 석회화가 나타난다.

치료법은 아직 확립되지 않았는데, 약 50%는 자연 치유되므로 계속적인 관찰과 정서적인 안정이 중요하다. 과거에는 방사선이나 자외선을 이용해 치료했으나 큰 효과가 없었고, 일부 경구약물(potassium aminobenzoate, vitamin E, tamoxipen, colchicine 등)도 사용되었으나 치유율이 높지 않으며, 경결부위에 직접 스테로이드나 칼슘길항제(verapamil), 인터페론, 부갑상선호르몬을 주사하는 방법도 사용된다. 기타 체외충격파 등의 비술적요법으로 치료하기도 한다. 1년 이상 지속되고 성교에 장애를 초래하면서 보존적 치료에 실패한 경우에는 수술적 방법도 시도되지만 큰 효과를 바랄 수는 없다.

2. 지속성 음경발기증

지속성 음경발기증(priapism)은 성적욕구나 성적 자극과는 관계없이 유통성 음경발기가 병적으로 4시간 이상 지속되는 것으로 응급치료를 요하는 질환이다.

임상적으로는 허혈성(정맥폐쇄성, 저혈류성), 비허혈성(동맥성, 고혈류성) 및 재발성 등으로 구분한다. 허혈성 지속성 음경발기증은 허혈 상태가 장시간 지속되면 발기조직의 영구적인 손상이 발생할 수 있기 때문에 응급으로 치료가 필요하다. 비허혈성인 경우에는 대부분 음경이나 회음부의 외상이 원인으로 비정상적인 과다한 혈액이 음경

표 1-41. 지속성 음경발기증의 구분

	비허혈성	허혈성
혈류 특징	고혈류성	저혈류성
기전	혈액 유입 조절 장애에 따른 음경해면체로의 혈액 유입과 정맥으로의 배출 장애	발기 지속으로 적절한 혈액의 배출 실패에 따른 음경내의 높은 압력으로 음경해면체로의 혈액 공급저하
원인	음경 또는 회음부 손상	약물(항우울제, 향정신병제, 항고혈압제, 혈액질환, 알코올)
기타	보통 자발적으로 소실되며 산소가 충분한 혈액이 공급되므로 음경해면체 조직의 저산소증이나 허혈 유발은 없음	혈액내 산소 결핍에 따른 영구적인 발기조직 손상 가능성으로 응급치료 시행이 필요함

으로 유입되어 발생하며 62%정도에서 자연소실을 보이므로 관찰이 필요할 수 있다(표 1-41). 재발성인 경우 원인질환에 대한 치료가 필요하다.

발생 기전은 불분명하지만, 대개 정맥계 배액(venous drainage)의 폐색이 주된 원인으로 간주된다. 폐색이 계속되면 음경 해면체에 간질부종(interstitial edema)과 섬유조직증식이 발생해서 이후 발기장애까지 유발되는데, 어느 연령층에서도 발생할 수 있으나 성적 활동이 활발한 연령에서 자주 발생한다.

이 질환의 60%는 특발성으로 성인에서 호발하고, 40%는 속발성으로 소아에서 호발하는데, 이는 혈액질환, 외상, 약물복용 등에 의해 2차적으로 나타난다. 소아에서는 주로 백혈병, 겸상적혈구빈혈(sickle cell anemia), 용혈성빈혈 등의 혈액질환 합병증으로 발생하며, 음경 및 척수 외상 시에도 발생할 수 있다.

지속성 음경발기증을 유발시키는 약제로는 phenothiazines과 같은 항정신계 약물, 항응고약제와 혈압강하제 등이 있으며, 마리화나 상습 흡연자에서도 발생한다. 진단에 큰 어려움은 없으며 특징적으로 음경해면체만 발기되고 귀두와 요도해면체는 영향받지 않는다. 성교 시에 동통을 호소하며 배뇨장애가 있어서 카테터 삽입이 필요한 경우도 있다. 최근에는 발기장애 치료를 위한 해면체내 약물주사가 가장 많은 원인이다.

치료는 원인에 따라 다르므로 세심한 병력 및 이학적 검사가 필요하다. 물론 속발성으로 발생한 경우에는 지체 없이 선행질환에 대한 적절한 치료가 이루어져야 한다. 그러나 즉각적이고 효과적인 치료에도 불구하고 약 50%에서 영구적 후유증인 발기장애가 발생한다. 발기장애는 보통 수일간 지속발기가 지속된 경우 발생하므로 수시간 내에 적절한 치료로 예방할 수 있다.

3. 정류고환(Cryptorchidism)

1) 정의 및 개요

잠복고환증(undescended testicle)을 일컫는다. 고환은 처음부터 음낭 내에 있는 것이 아니고 태생기에 성선의 원기가 제6흉절과 제2천절 사이에 요생식릉(urogenital ridge)을 형성하고 이의 상하에 도대(gubernaculum)를 만들어 점차 하강해서 태생 8개월 말기에 음낭 내로 내려오게 된다. 이렇게 하강되는 과정 중에 어떤 원인에 의하든 음낭 내로까지 하강되지 않은 것이 정류고환(그림 1-29)이며, 하강되는 통로가 아닌 곳에 고환이 머물러 있으면 이소성 고환(ectopic testis)이라고 한다. 또 음낭 내에 고환이 있다가 서혜부 내로 올라가기도 하는 것을 이동 고환(movable testis)이라고 한다.

출생 시 정류고환의 빈도는 약 3%인데, 1년 이내에 대부분 하강하므로, 생후 1살이 되면 0.7~1%로 사춘기나 청년기에서와 같은 유병률을 나타낸다. 미숙아일수록 빈도가 높고, 미숙의 정도가 심할수록 발생 빈도도 더욱 높아 약 30%에 까지 이른다는 보고도 있다. 또 편측성보다 양측성이 적은데, 양측성은 모체의 성선자극호르몬의 영향을 많이 받는 것으로 알려져 있다.

2) 병리

고환은 태생기에 발생하여 점차 하강하는데 이 때 복막의 일부와 같이 음낭 내로 내려온다. 이것은 고환도대(gubernaculum testis)에 의해 서혜관을 통해서 하강하며 같이 내려온 약간의 복막은 고환초막(tunica vaginalis)이 된다.

고환의 기능은 크게 정자생성작용과 남성호르몬의 생산이다. 음낭 내의 고환은 정자 생성에 알맞은 온도를 유지시킬 수 있으나, 복부나 서혜관에서의 온도는 음낭 내에서의

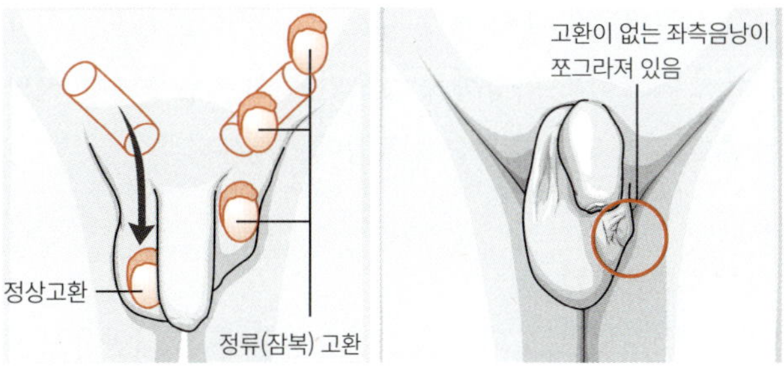

그림 1-29. 정류고환

온도보다 약 1℃ 높아 정자생성작용에 지장을 초래한다. 물론 2살 이전까지는 큰 영향을 받지 않지만, 2살이 지나면 교원질(collagen)의 축적이 많아지고 정세관(seminiferous tubule) 사이에 섬유화가 현저해져서, 이것이 심하면 난임증의 원인이 된다. 그러나 온도 차이는 라이디히 세포의 기능에는 아무런 영향을 미치지 않아 남성호르몬 생산에는 거의 지장이 없다.

3) 진단

정류고환이 성선기능저하증(hypogonadism) 같은 선천성 결함에 의한 것일 때는 여기에 해당하는 검사실 소견에 이상이 있을 수 있으나, 그 외에는 검사실 소견에 이상은 없다. 양측 고환이 모두 만져지지 않을 때는 고환조직의 유무를 알기 위해 HCG 검사(human chorionic gonadotropin test)가 시행되는데, HCG를 매일 1,000~2,000 단위씩 4일간 주사하고 제5일에 혈청 내 testosterone을 측정해서 주사 전보다 10배 이상 상승하면 고환조직이 있음을 의미한다.

성선정맥조영술(gonadal venography)로도 망상정맥총(pampiniform plexus)의 유무를 알 수 있으며, 따라서 고환의 유무를 알 수 있다. 이외에 전산화단층촬영술이나 초음파촬영술도 이용되며, 근래에는 복강경검사로도 고환 유무와 위치를 확인한다.

합병증으로는 서혜부 탈장, 고환염전(testicular torsion), 청장년기의 고환염, 난임증 등이다.

4) 치료

정류고환이 있으면 1살 때에 이미 조직학적 변화가 나타나기 시작하므로, 1~2세에 치료하는 것이 좋다. 따라서 1살까지 기다려도 하강하지 않으면 우선 약물투여가 시도된 후 효과가 없으면 수술적 교정이 시행된다.

(1) 호르몬요법

양측성일 때 시도되는 호르몬요법은 흔히 태반융모성 성선자극호르몬(HCG)을 주사하는 것이며, HCG 대신 남성호르몬을 투여하는 것은 금기이다. 간혹 주사기간 동안에는 고환이 하강되었다가 중지하면 다시 고환이 원위치로 상승하는 경우도 있는데, 이럴 때는 2~3개월간의 간격을 두었다가 다시 호르몬요법이 시도된다. 또 다른 방법으로 GnRH 비내 흡입법이 있는데, GnRH 비내 흡입 후 다시 HCG 근육 주사를 시행하면 정류고환의 하강 촉진에 부가적 효과가 있다는 보고도 있다.

(2) 수술요법

편측성이거나 호르몬요법으로 하강하지 않으면 수술이 시행된다. 수술의 목적은 적절한 시기에 고환을 음낭으로 하강시켜 고환의 기능을 유지하도록 하는 데 있다. 고환고정술이 대표적이다. 고환고정술은 고환 주변 조직을 제거하고 고환을 음낭으로 내리고 고정하는 수술이다. 사춘기 이후까지 치료하지 않은 정류고환은 고환고정(orchiopexy)보다 고환적출술이 이후에 암으로 변화하는 것을 예방할 수 있으며, 이런 경우 미용 효과 밖에 없으나 인공고환(prosthetic testis)을 음낭 내에 삽입하는 수술도 시행된다.

4. 음낭수종

음낭수종(hydrocele testis)은 고환초막의 두 막 사이에 장액이 저류되는 것이다. 태생기에 고환이 일부의 복막과 함께 음낭 내로 내려오는데 이 때 복막액이 고환초막 내에 많이 저류된 것이며, 이 고환초막이 내려와서 곧 막히지 않으면 복막강과도 연결이 되니, 이를 교통성 음낭수종(communicating hydrocele)이라 한다. 이 때 교통로가 크면 복강 내의 장도 음낭내로 자유롭게 내려올 수 있어서 탈장까지 동반된다. 이렇게 소아에서 선천성으로 나타나는 음낭수종은 만삭 분만아에서도 약 6%를 차지하는데, 너무 크지 않거나 교통성이 아닌 것은 만 1세가 지나기까지 자연 소실되는 경우가 많다.

음낭수종은 고환초막 내에만 위치한 것, 정삭에 또는 복막강과 교통이 있는 것 등으로 나뉘는데, 교통성에 탈장까

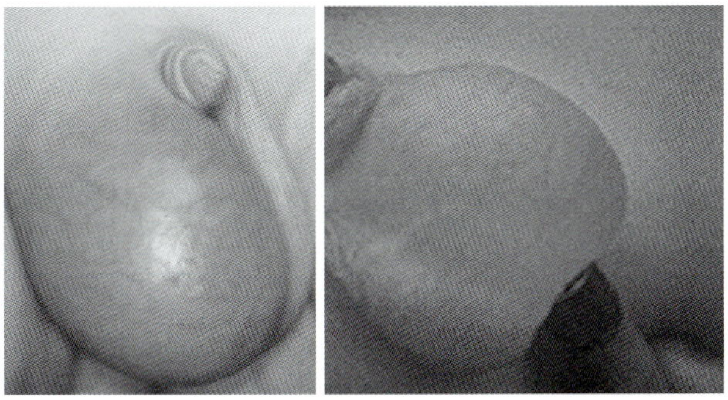

그림 1-30. 음낭수종 및 광선투조법

지 겸했을 때 감돈(incarceration)이 되면 위험할 수도 있다. 낭종이 만져지는 것 외에 별다른 증상은 없으며, 광선투조법(transillumination)으로 쉽게 진단할 수 있다(그림 1-30). 물론 광선투조가 되지 않는 고환 종양과 탈장을 염두에 두어야 한다.

음낭수종이 너무 크면 고환에 혈류장애를 일으켜 고환 위축이 올 수 있으며, 외상이나 천자로 장액에 출혈이 섞일 수 있다. 또 부고환염에 속발하는 음낭수종도 있다.

치료는 1세 이전까지는 우선 관찰함이 좋고, 그 이후에도 계속 존재하면 수술이 시행된다. 물론 교통성이거나 탈장이 동반된 경우에는 즉시 탈장에 대한 수술과 동시에 음낭수종 제거술이 시행된다. 교통성이 아닌 경우에는 주사기로 천사하기도 하지만, 흔히 24시간 내에 다시 장액이 고이는 수가 많다.

음낭수종의 예후는 선천적인 경우 매우 우수하다. 하지만 성인이 되어 발생한 경우에는 원인에 따라 다양하다. 성인의 경우 구조적 요인이 아닌 초막 내 액체에 대한 분비와 흡수 사이의 균형이 어긋나서 발생한다. 선천적인 음낭수종은 거의 대부분 1년 이내에 자발적으로 치유된다. 성인의 경우에는 원인질환에 따라 예후가 결정된다.

5. 정계정맥류

정계정맥류(varicocele)란 고환 상부의 만상 정맥총(pampiniform venous plexus)이 확장된 것이다. 서있는 자세에서 고환의 후상방에 사행성의 확장된 정맥에 의한 종물이 만져지는데, 이 종물은 외서혜륜까지 이를 수 있고 만지면 종종 동통이 있다. 확장된 정맥은 발살바(Valsalva) 수기에 의해 더욱 확장될 수 있으며, 횡와위에서 줄어들게 된다. 또한 혈액순환의 장애로 인한 고환 위축이 발생할 수도 있다(그림 1-31).

만상 정맥총은 내서혜륜 근처에서 내정계정맥으로 유출되며 내정계정맥은 정관의 바깥쪽으로 지나 좌측의 경우 신정맥, 우측의 경우 하대정맥으로 유출된다. 정계정맥류는 일측성의 약 90%가 좌측에 발생하는데, 그 이유는 좌측의 내정계 정맥에 판막결핍 혹은 부전이 흔히 존재하고 또한 긴 수직경로를 취하기 때문에 중력의 영향까지 받으면 만상 정맥총의 유출이 잘 안되기 때문이다. 반면에 우측에 드문 이유는 우측 내정계정맥이 하대정맥으로 유출되는 경로가 짧고 비스듬하기 때문이다.

나이 든 남성에서 갑자기 정계정맥류가 발생하면 신종양의 말기 증상일 수도 있는데, 이는 신종양 세포가 신정맥을 침범해서 정계정맥을 폐색시키기 때문이다. 만약 일측성 우측 정계정맥류가 있다면 종양에 의한 정맥혈전증이나 역위(situs inversus)를 암시한다.

성인 남성에서 정계정맥류의 빈도는 10~15%이고, 난임으로 검사 중인 남성에서의 빈도는 21~41%이며, 정계정맥류 중 양측 정계정맥류의 빈도는 40% 이상으로 알려져 있다. 정계정맥류가 있는 남성의 약 50%는 결국 불량한 정액 소견을 나타내지만 정계정맥류가 있는 많은 남성들이 수정 능력을 지니고 있는 것도 사실이다. 정계정맥류는 난임을 호소하는 남성 환자에서 그 원인으로 생각될 수 있는

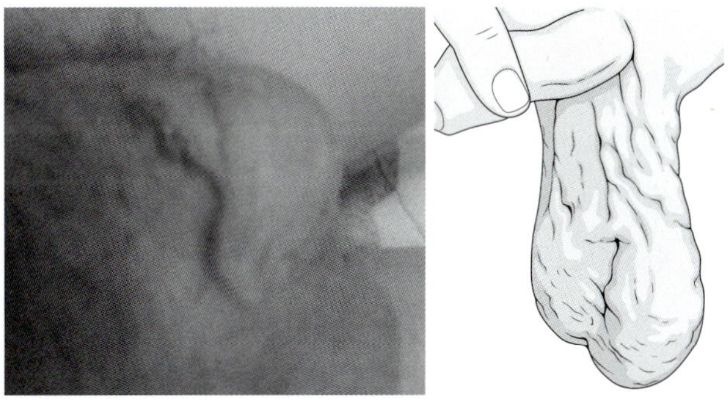

그림 1-31. 정계정맥류

가장 흔한 소견인데, 실제로 정계정맥류 환자의 65~75%에서 정액 내 정자의 농도와 활동성의 의미 있는 감소가 나타난다.

정계정맥류가 있을 경우 정자 형성에 이상이 생기는 것을 설명하는 학설로는 첫째 정맥 울혈에 따른 고환 온도의 상승, 둘째 부신 및 신으로부터 독성 대사 산물의 역행성 유입, 셋째 혈액 정체에 따른 배 상피의 저산소증, 넷째 시상하부-뇌하수체-고환 축의 변화 등이 있다.

치료는 방사선을 이용하는 색전술, 복강경을 통한 수술, 복부를 절개하고 시행하는 개복 수술 등의 세 가지로 나뉜

한의치료 동향

중국에서 연구에 따르면 페이로니씨병 환자 261명에게 黃芩 추출물을 6개월간 경구 투여하여 통증이 16.89% 환자에서 소실되고, 69.59% 환자에서 감소되는 결과를 얻었다. 아울러 병변부위의 감소 및 만곡도의 개선도 나타났으며, 29.23% 환자에서 정상적 발기능을 보였다. 그러나 32.79% 환자에서는 수술 교정치료가 시행되었다.

지속성 음경발기증은 强中 (『諸病源候論』), 陽强不倒 (『石宝秘緣』), 木腎 (『丹溪心法』)등에 해당한다. 국내의 보고에 따르면 재발성 지속성 음경발기증에 知栢地黃湯과 肝勝格 (補經渠 中封 瀉小府 行間)의 침치료로 호전되었다. 최근 중국의 임상보고에서 6례의 지속성 음경발기증 환자 중 肝經濕熱型에 龍膽瀉肝湯, 經絡瘀阻型에 桃紅四物湯 및 陰虛陽亢型에 知栢地黃湯 加減을 투여하고 6개월 후 추적조사에서 증상 발현이 없었다.

다른 보고에 따르면 남가새(刺蒺藜, Tribulus terrestris) 복용 후 72시간 지속발기 증상이 나타났다고 보고하였다. 또 다른 보고에서도 은행잎 추출물 복용 후 지속발기의 증상을 겪었다는 보고도 있다.

음낭수종은 水疝에 해당한다. 일본에서 72명의 음낭수종 환자에 대한 임상 관찰에서 五苓散을 투여한 환자군에서는 대조군에 비하여 자발적 완치율이 높았으며 수술 치료 가능성이 유의하게 낮았다.

한의학에서는 정계정맥류를 筋瘤 또는 筋疝의 범주로 이해한다. 일본의 연구에 따르면 평균 연령 35.9세인 119명(grade 1, grade 2, grade 3 각각 17, 41, 44명)의 정계정맥류 환자에게 桂枝茯苓丸 7.5 g과 토코페롤 600 mg을 함께 투여한 결과, grade 1 환자에서 정자의 활동성과 정자의 수가 유의하게 증가하였다.

중국의 보고에 따르면 하루 4~5번 정도 좌측 고환의 통증을 호소하는 40세의 정계정맥류 환자에게 中極 (CV3), 關元 (CV4), 氣海 (CV6), 歸來 (ST29), 合谷 (LI4), 太衝 (LR3), 足三里 (ST36), 三陰交 (SP6)에 침치료 및 氣海 (CV6)와 中極 (CV3) 및 歸來 (ST29)에 전기침 자극을 10회 시행하여 완치하였다.

국내에서는 우측 고환 통증을 호소하는 46세의 정계정맥류 환자에게 蟠葱散 및 銀茴蟠葱散을 3주간 투여하여 초음파상 고환 주위의 정계정맥류로 인한 저음영이 1개월 후 소실되었음이 보고되었다.

혈정액증은 巢元方이 저술한 『諸病源候論』의 「虛勞精血出候」에 처음 병명이 언급되었다. 임상 연구에서는 斷血湯加減, 安精湯 知柏地黃湯의 효과가 보고되었다. 총 86례의 氣虛血瘀型 만성 전립선염으로 인한 혈정액 치료에서 斷血湯 (黃芪 一兩 當歸 五錢 三七根末 三錢 茯苓 三錢 丹皮 三錢)은 93%의 유효율을 보였다. 102례에 대한 치료 분석에서도 安精湯 (生地黃 30 g, 山萸肉 6 g, 知母 黃柏 當歸 紫草 各 10 g, 丹皮 6 g, 苧麻根 25 g, 白茅根 30 g)은 우수한 효과를 나타내는 것으로 보고되었다. 知柏地黃湯도 60례의 임상효과 분석에서 유의하게 임상증상을 개선하고 염증반응을 억제하는 것으로 나타났다.

다. 색전술은 침습적인 방법이고 환자가 방사선에 노출된다는 단점이 있으며, 특히 청소년기의 환자일 경우 혈관이 가늘어 색전술 시술에 어려움이 따른다. 아울러 실패율도 15~25% 정도로 높게 보고되는 까닭에 수술적 치료 후 재발한 경우가 아니라면 잘 이용되지 않는다. 한편, 복강경을 이용한 수술법은 전신마취가 필요하고, 치료성공률이 85~95%로 개복수술 방법보다 낮아 널리 이용되지는 않는다. 따라서 가장 일반적인 방법은 개복을 통한 수술인데, 이는 정계정맥류를 결찰해서 내정계정맥을 차단함으로써 고환으로의 정맥 역류를 제거하는 것이다. 이렇게 정계정맥류 결찰술을 시행하면 환자의 약 2/3에서 정액 소견의 개선이 나타나고 임신 가능성이 약 2배로 증가한다. 수술은 음낭, 서혜부, 후복막 접근 방법으로 나뉘는데, 음낭으로의 접근은 수술 시 수많은 정맥들과 만나게 되어 동맥손상의 가능성이 있기 때문에 거의 사용되지 않는다. 그러므로 가장 유용한 방법은 내서혜륜 수준에서 내정계정맥을 결찰하는 것인데, 최근에는 수술에 대한 대안으로서 풍선카테터, 경화제 등을 이용한 경피적 방법으로 정맥을 폐색시키는 방법도 점차 보편화되고 있다.

6. 혈정액증

1) 정의 및 개요

혈정액증(hematospermia, hemospermia)은 전통적으로 정액 내에 혈액의 육안적인 존재로 정의한다. 정확한 발생률은 정량화되지 않았지만, 비교적 드문 질환이다. 환자들은 매우 심한 불안감을 가져 종종 암이나 성전파질환에 대한 공포감을 느끼며, 이런 심각한 불안감은 증상이 비교적 짧은 기간에 발생된 환자에서 나타난다.

혈정액증의 대다수는 의인성, 염증성, 감염성 질병의 결과이다. 혈정액증에 대한 병인은 약 3.5%가 종양으로 밝혀졌으며, 40세 이하의 젊은 연령에서는 비뇨생식기계의 감염성 원인이 가장 흔하다. 환자의 39~55% 정도는 요로계 감염이나 염증과 관련이 있다. 감염은 주로 Chalmydia trachomatis, ureaplasm, herpes simplex virus, Cytomegalovirus 및 기생충 등에 의한다. 요로계 종양이나 외상은 4~13% 정도를 차지한다. 하지만 30~70% 환자에서는 정확한 원인을 발견하기 어렵다.

혈정액증은 모든 연령에서 발생할 수 있으며, 특히 평균 37세의 젊은 남성에게 잘 나타나 는데, 일반적으로 평균 1~24개월의 짧은 시간동안 나타난다.

2) 임상양상

보통은 발생이 급성적이고 반복적이지만 보통 저절로 호전된다. 소수에서는 심해질 수 있으나 출혈은 대개 경미하다. 혈정액증이 배뇨곤란, 고환통, 전립선증, 혈뇨 등의 비뇨기 증상들과 동반될 수도 있지만 유일한 증상인 경우도 많다.

3) 진단

자세한 병력 청취가 요구되며, 특히, 혈정액증의 양, 색깔, 기간과 빈도 등을 파악해야 한다. 정액의 색깔은 출혈되는 병소의 기원을 알려주는 실마리가 될 수 있으니, 어두운 혈액(dark blood)은 전립선 혹은 정낭에서 비롯될 수 있는 반면에, 적색이나 핑크색은 요도의 병변에서 기인될 수 있다.

성교 파트너를 출혈의 원인으로서 배제시키기 위하여 혈정액이 어떻게 관찰되는지를 물어보는 것도 필수적이다. 가령, 월경, 항문이나 직장 혹은 생식기계 질환의 탓일 수 있으므로, condom test를 이용하여 정액을 모은 후 혈액을 확인해야 한다.

직장 수지 검사(DRE)는 정낭의 낭종과 마찬가지로 직장과 전립선의 종양을 배제하기 위해 모든 환자에게 필수적이고, 40세 이상의 환자에서는 비뇨생식기계의 악성 종양을 배제하는 것이 필요하다.

4) 치료

혈정액증 치료의 첫째 목표는 불안감을 완화시키는 것이다. 대다수는 출혈이 경미하고 양성이며, 자연 치유되는 경향이 많기 때문이다. 한 보고에 따르면 5~23년간 특발성 혈정액증 환자 150명 추적 관찰한 결과 아무도 심각한 질환을 호소하지 않았다. 다른 보고에서는 원인이 특정되지 않은 혈정액증의 88.9%가 자연 치유되었다.

원인질환이 발견되지 않으면 흔히 여성호르몬제(diethylstilbestrol 등)가 투여되고, 감염성인 경우에는 배양되는 물질의 감수성에 따라 적절한 항바이러스제, 항생제 혹은 구충제가 이용된다. 낭종, 정맥류, 종양과 같은 특이적인 원인에는 경우에 따라 내시경적 치료도 필요하다.

▣ 남성생식기 기타 질환 관련 임상참고문헌

- 정인석, 송봉근, 김중길, 박승원, 송운용. 전립선 질환에 대한 활혈거어법의 효과. 대한한방내과학회지. 2000;21(4):615-9.
- Campanelli M, De Thomasis R, Tenaglia RL. Priapism caused by 'Tribulus terrestris'. Int J Impot Res. 2016;28(1):39-40.
- Li WJ, Bao J, Zheng DC, Guo J, Xie MK, Chen HY, et al. Treatments of Peyronie's disease with Scutellaria baicalensis and surgery according to the disease course: a single-center retrospective study of 261 patients. Ann Palliat Med. 2021;10(3):2979-89.
- Takeda N, Tanaka K, Watanabe E, Kakihara T, Watanabe M, Kawahara H. Efficacy of the traditional Japanese medicine goreisan for the resolution of spermatic cord hydrocele in children. Surg Today. 2018;48(2):175-9.
- Takeshima T, Karibe J, Saito T, Ishibashi Y, Usui K, Mori K, et al. Effect of keishibukuryogan combined with tocopherol nicotinate on sperm parameters in patients with a varicocele. Int J Urol. 2022;29(2):165-9.
- Zhang Y, Xu H, Wu Y, Chen X. Treatment of subclinical varicocele with acupuncture: A case report. Explore (NY). 2022;18(5):604-7.
- Zhang Y, Xu H, Wu Y, Chen X. Treatment of subclinical varicocele with acupuncture: A case report. Explore (NY). 2022;18(5):604-7.
- 李建伟 外. 安精湯治疗血精症疗效观察一附102例临床分析. 中国性科学. 2007;7:25-6.
- 禹长杰. 知柏地黄湯联合左氧氟沙星在精囊炎性血精症患者中的应用效果. 现代医学与健康研究电子杂志. 2021;12:92-4.
- 庄国宾 外. 断血湯加减治疗气虚血瘀型慢性精囊炎所致血精症的临床观察. 中国民间疗法. 2023;1:72-4.

2 신장

I. 신장의 구조와 기능

마제형(馬蹄型)의 복막후장기인 신장(kidney)은 제11흉추와 제3요추 사이에 있는 좌우 한 쌍의 장기이다. 정상적일 경우 신장은 신문(hilum), 신장 주위의 지방조직, 복막, 복강 내 장기의 압력, 신장의 형태가 척주(脊柱)의 측구(側溝)에 들어맞게 된 것 등 여러 조건에 따라 정상 위치에 고정되어 있다. 물론 체위 혹은 호흡운동 등에 따라 위아래로 약 3 cm (혹 4~5 cm) 가량 이동이 가능한 까닭에, 와위(臥位)에서는 제12흉추와 제2요추 사이에, 입위(立位)에서는 제1요추와 제4요추 사이에 위치한다. 우측 신장이 좌측에 비하여 약 1.5~2 cm 낮게 위치하는 바 이는 간장의 영향을 받기 때문이다.

앞의 비뇨기를 설명할 때도 언급했지만, 신장의 무게는 평균 150 g (남성: 125~170 g, 여성: 115~155 g)이고, 길이는 종축 10~12 cm, 횡축 5~7.5 cm이며, 두께는 2.5~3 cm이다.

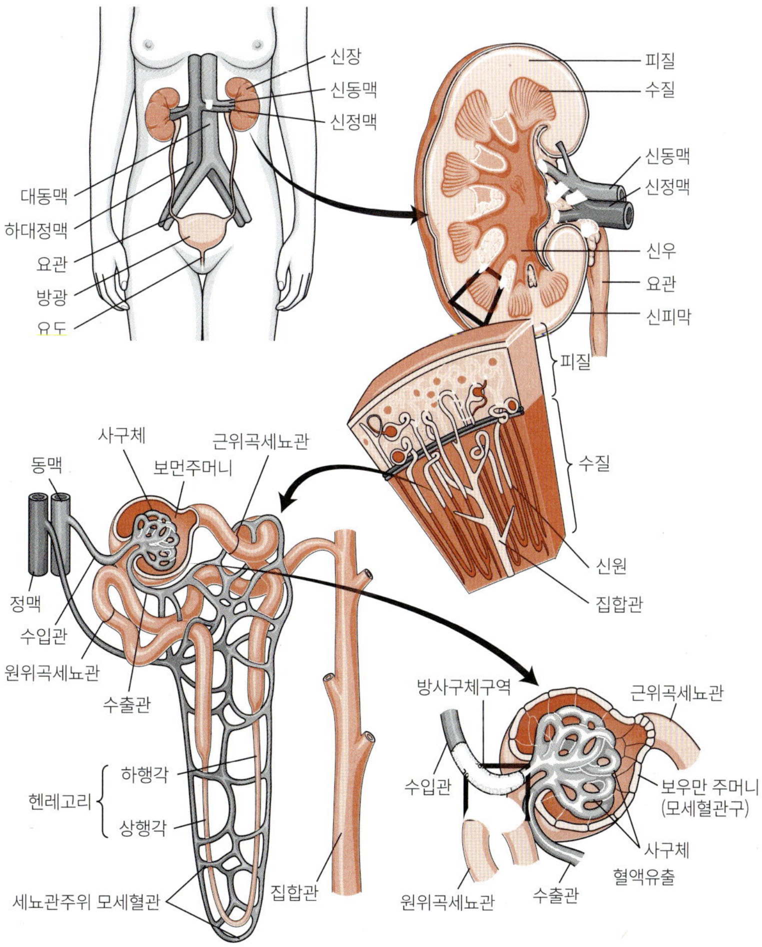

그림 2-1. 신장의 구조

1. 신장의 일반적 구조

신문(腎門, hilus)은 안쪽 모서리의 오목한 부분으로서 이곳을 통해 신우(腎盂, renal pelvis), 신동맥, 신정맥, 림프관, 신경, 요관 등이 신동(腎洞, renal sinus)으로 들어간다. 요관의 윗쪽 끝은 신동 내에서 깔때기 모양으로 벌어져 신우가 된다. 신우는 2~3개의 관으로 갈라져 대신배(大腎杯, major calyx)가 되며, 각 대신배는 2~4개의 소신배(小腎杯, minor calyx)로 갈라진다. 소신배는 신유두(腎乳頭, renal papilla)를 감싸고 있으며, 신장의 표면은 얇은 섬유피막(fibrous capsule)으로 둘러싸여있다.

신실질은 피질(皮質, cortex)과 수질(髓質, medulla)로 구분된다. 피질은 과립상으로 보이며, 신소체(renal corpuscle)와 곡세뇨관(convoluted tubule)으로 구성되어 있다. 피질은 약 1.0 cm 정도의 두께를 가지며, 피라미드 모양의 신추체(腎錐體, renal pyramids)의 기저부를 덮고, 각각의 신추체 사이 부분은 신피질이 확장되어 들어와 신주(腎株, renal column)를 형성한다. 수질은 8~18개의 신추체(renal pyramids)로 구성되는데, 육안적으로 외수질(outer medulla)과 내수질(inner medulla)로 구분되며, 외수질은 더 밝고 얇은 외부선조(outer stripe)와 약간 더 짙고 두꺼운 내부선조(inner stripe)로 구분된다. 신추체의 기저부는 피질수질경계(corticomedullary junction)를 형성하고, 첨부는 소신배의 속 공간으로 돌출해 있어서 신유두라 일컫는다. 각 신유두의 꼭지에는 집합관이 개구한 약 25개의 유두공(papillary foramen)이 있는데 이 부위를 사상야(篩狀野, area cribrosa)라 한다. 1개의 신추체와 이를 둘러싸는 피질부는 신실질의 한 단위가 되며, 이를 신엽(腎葉, renal lobe)이라 한다(그림 2-1).

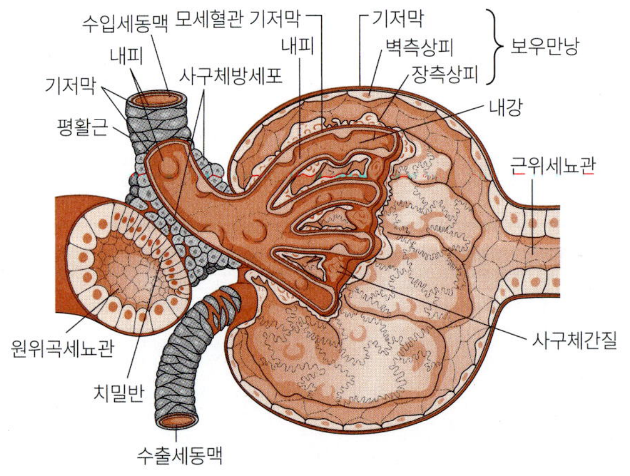

그림 2-2. 신사구체의 입체상

2. 신장의 현미경적 구조

1) 신원

신장의 기본단위는 신원(腎元, nephron)이며, 사람의 경우 신장 1개에는 100~150만개의 신원이 있다. 신원은 신소체와 세뇨관으로 구성된다. 신원은 신소체의 피질 내 위치에 따라 표재성 또는 피질성 신원(superficail or cortical nephron), 중간피질 신원(midcortical nephron), 방수질 신원(juxtamedullary nephron)으로 구분된다. 표재성 신원은 전체 신원의 85%에 해당되며 짧은 헨레고리를 가지고, 수출성 세동맥은 망상격자형의 세뇨관 주위 모세관총을 형성하며 수질로 뻗어 내려가지 않는다. 방수질 신원은 긴 헨레고리를 가지고 수질 내부로 뻗어 내리며 직세동맥(vasa recta)과 나란히 위치한다. 기능적으로 표재성 신원은 나트륨의 제거에 관여하는 반면, 방수질 신원은 나트륨의 보존에 관여한다.

(1) 신소체(Renal corpuscle)

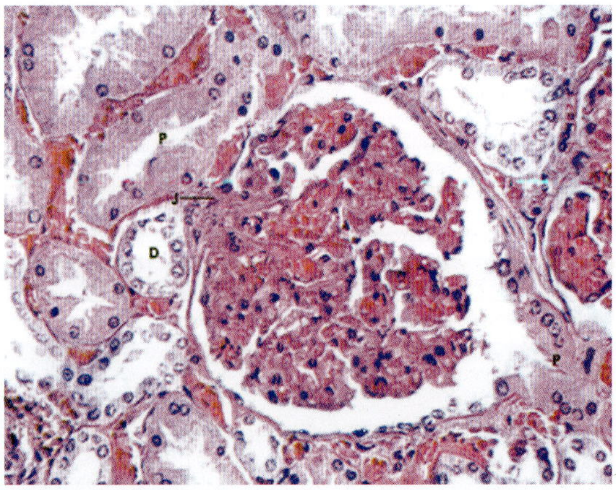

신소체는 10~20개의 모세혈관 고리로 이루어진 모세혈관 뭉치인 사구체(glomerulus)와 그 주위를 둘러싸고 있는 두 겹의 상피층인 보우만낭(Bowman's capsule)으로 구성되며, 그 직경은 150~250 um이다. 수질에 가까운 깊은 피질에 있는 신소체는 표면 가까이 있는 신소체보다 크다. 각 신소체에는 수입세동맥(afferent arteriol)과 수출세동맥(efferent arteriol)이 들어가고 나오는 혈관극(vascular pole), 그리고 반대쪽에는 근위곡세뇨관(proximal convoluted tubule)이 시작하는 요관극(urinary pole)이 있다.

사구체는 사구체 모세혈관의 내피세포(endothelial cell), 기저막(basement membrane), 사구체간질(mesangium)로 구성된다(그림 2-4).

보우만낭은 벽측상피세포와 장측상피세포로 구성된 주머니이며, 이 두 상피층 사이의 공간을 보우만공간(Bowman's capsule, urinary space)이라 한다(그림 2-3).

사구체 모세혈관의 기본 구조는 내피세포의 안쪽으로 사구체간질이 있고 바깥쪽으로 상피세포가 둘러싸고 있는 것이다. 사구체 모세혈관의 바깥쪽 벽은 내피세포, 사구체 기저막 및 상피세포로 구성되는 3개의 층으로 되어 있다.

① **사구체간질(mesangium)**

사구체간질은 모세혈관 사이의 지지성 구조물로서 간질세포(mesangial cell)와 간질기질(mesangial matrix)로 구성되는데, 간질세포는 많은 미세섬유를 가지고 있으며 수축 능력과 함께 포식작용도 있다(그림 2-2).

② **내피세포(Endothelial cell)**

사구체 모세혈관의 기저막 안쪽에 있는 내피세포(endothelial cell)들은 매우 얇은 단층편평상피로, 내피세포의 핵은 간질 근처에 위치하고 있다. 이 세포들에는 격막으로 덮이지 않은 직경 50~100 nm의 많은 원창 혹은 구멍(fenestrae or pore)이 규칙적으로 분포되어 있으며, 내피세포의 속 공간 쪽은 sialoglycoprotein으로 불리는 당단백질로 인해 음전하를 띠고 있다.

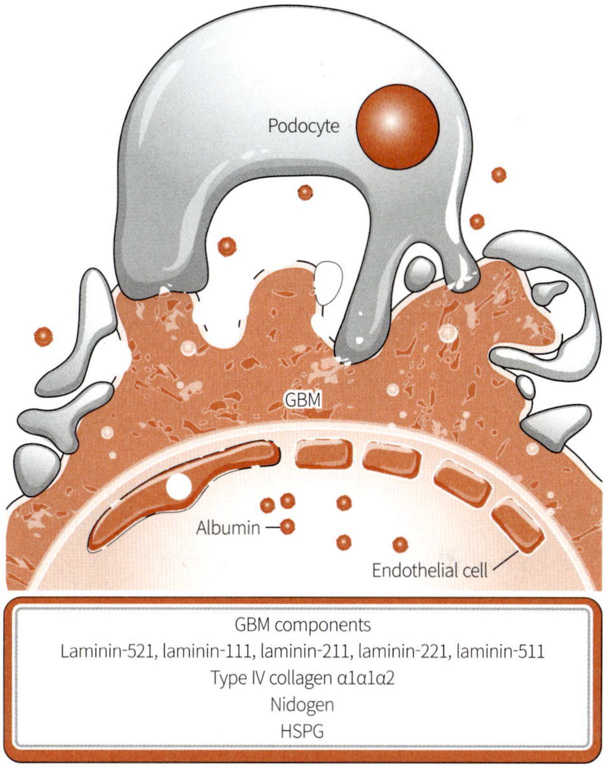

그림 2-3. 족세포, 사구체 기저막, 내피세포

③ **기저막(Basement membrane)**

사구체기저막(glomerular basement membrane, GBM)은 축 부위(axial region)를 제외한 모세혈관 고리(capillary loop)를 덮고 있다. 내피세포는 별도의 기저막을 갖지 않으므로 이 부위에서 사구체간질과 직접 접하게 된다. 성인에서 기저막의 두께는 평균 320~340 nm이다. 기저막은 내피세포와 장측상피세포에 의해 생성된 것이며, 그 기능은 사구체의 모형을 유지하고 주변세포들을 고정시키며 여과장벽으로 작용하는 것이다. 기저막은 3층으로 구성되어 가장 바깥의 밀도가 낮은 상피하층을 외부저밀도층(lamina rara externa), 중간에 위치한 전자밀도가 높은 층을 고밀도층(lamina densa), 안쪽의 내피하층을 내부저밀도층(lamina rara interna)이라고 한다. 기저막은 틈 크기(r=4.2 nm)와 전하량에 의해서 투과성이 제한된다. 즉 크기가 작을수록(size barrier) 그리고 양전하일수록(charge barrier) 물질이 잘 통과한다.

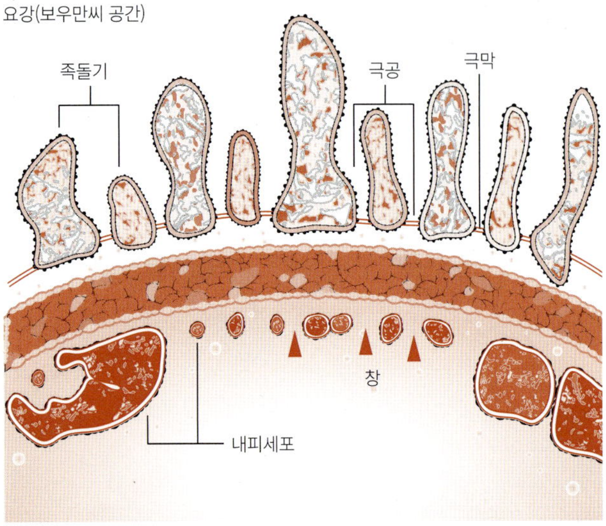

그림 2-4. 사구체 기저막의 전자현미경 모습

④ **족세포**

족세포(Podocyte)는 장측상피세포라고도 하며, 문어 모양과 비슷한데, 세포체는 사구체모세혈관의 기저막과 직접 접촉하지 않고 1~2 μm 정도 떨어져 있다. 족세포의 세포체에서는 몇 개의 굵고 긴 일차돌기를 내고, 일차돌기에서는 이차 및 삼차돌기가 분지되어 있다(그림 2-5). 각 돌기에서는 다시 족돌기(세포족; foot process, pedicle)라고 하는 작은 돌기를 내며, 이러한 족돌기가 모세혈관을 감싸고 있다. 족돌기 사이의 틈새(너비 25~35 nm)를 여과틈새[filtration slit, slit pore; 극공(隙孔)]라 한다. 여과틈새에는 4~6 nm 두께의 틈새가로막(slit membrane)이 형성되어 있으며, 여과틈새를 포함하는 족돌기의 표면은 음전하를 띠고 있는 sialoglycoprotein으로 덮여 있다.

(2) 세뇨관

① 근위세뇨관

근위세뇨관(Proximal tubule)은 신소체의 요관극에서 시작되는데, 길이는 약 14 mm이고, 관의 바깥 직경은 50~60 μm이다. 근위세뇨관의 시작부위는 보우만낭의 편평상피로부터 근위곡세뇨관의 원주상피로 연결된다. 이 세포의 상부 표면은 쇄자연(brush border)으로 되어 있고, 바닥에는 기저줄무늬(basal striation)가 있다.

솔가장자리는 길고 빽빽이 배열된 미세융모(microvilli)로 구성되며, 미세융모는 흡수표면적을 증가시켜서 포도당, 아미노산, 작은 펩티드 등의 흡수를 쉽게 한다. 사구체 여과액으로 나온 어떤 단백질은 근위곡세뇨관에서 세포속 유입(pinocytosis)의 방식으로 다시 흡수된다.

또한 이들 세포들 중에서 일부는 과립을 갖고 있어서 erythropoietin이라는 호르몬을 분비하는 것으로 추측하고 있다. 이 호르몬은 골수에서 적혈구 생산을 자극한다.

② 헨레고리

헨레고리(Loop of Henle)는 하행각 세부, 상행각 세부, 상행각비후부으로 나눌 수 있다. 헨레고리의 가는 부분은 편평상피로 구성되어 있고, 핵반 내상 쪽으로 튀어나와 있으며, 쇄자연이 없고 미토콘드리아도 거의 없으며 대사활동이 최소로 일어나는 곳으로 능동재흡수는 거의 없다. 상행각 비후부는 대사활동이 왕성하고 나트륨, 염소, 칼륨을 능동수송하는 두터운 단층입방상피를 가지고 있다.

③ 원위세뇨관

원위세뇨관(Distal tubule)은 치밀반점, 원위세뇨관 곡부로 구성된다.

a. 치밀반(macula densa): 치밀반은 원위세뇨관의 세포들 중 수입세동맥과 접촉한 일부가 특수화된 부분으로, 원위세뇨관의 짧은 시작부위가 된다. 미세구조는 둥근 모양의 작은 사립체가 세포질 전체에 배치된 양상인데, 세포꼭대기에는 공포(vacuole)들이 나타나고, 세포 바닥의 세포막은 얇게 주름져 있다. 세뇨관강내액의 Na^+농도를 감지하여 그 정보를 인접한 수입세동맥벽에 위치한 juxtaglomerular cell에 전달한다.

b. 곡세뇨관(convoluted tubule) : 원위곡세뇨관은 근위곡세뇨관보다 짧아서 길이는 5~7 mm이다. 세뇨관 전체의 직경은 작지만, 내강은 넓다. 전자현미경으로 관찰했을 때 소수의 짧은 미세융모와 세포첨부의 공포들이 나타난다. 세포 첨부에는 흔히 한 개의

섬모(cilium)가 있는데, 이것은 내강을 지나가는 물질의 변화에 대한 감지자의 역할을 한다.

④ **연결세관(Connecting tubule) 또는 집합세관(Collecting tubule)**

원위곡세뇨관과 집합관 사이에 위치하는 부위로서 단층입방상피이고, 구성세포는 원위곡세뇨관세포(distal convoluted tubule cells), 연결세관세포(connecting tubule cells), 주세포(principal cells) 및 사이세포(intercalated cells)로 다양하나, 주된 세포는 연결세관세포와 사이세포이다. 여러 개의 집합세관이 합쳐져 각각의 집합관을 형성한다.

2) 집합관

집합관(Collecting duct)의 세포는 단층입방상피로, 수질의 굵은 관으로 갈수록 원주형의 세포로 되어, 유두관(papillary duct)에서는 큰 원주형의 세포이다.

집합관은 신원으로부터 신우까지 소변을 운반하는데, 이 과정에서 약간의 수분을 흡수해 소변의 농도를 높이며, 이는 항이뇨호르몬(antidiuretic hormone, ADH)의 조절에 의한다. 즉, 항이뇨호르몬이 집합관에 작용하면 집합관 안을 통과하는 소변으로부터 수분을 흡수해 진한 소변이 되는 것이다.

3) 방사구체복합체

방사구체복합체(Juxtaglomerular complex, juxtaglomerular apparatus)는 사구체 수입세동맥의 벽에 있는 방사구체세포(juxtaglomerular cell), 원위세관의 치밀반(macula densa), 사구체밖혈관 간질세포(extraglomerular mesangial cell)들로 구성된다.

(1) 방사구체세포(Juxtaglomerular cell)

수입세동맥이 사구체로 들어가기 직전 동맥벽 평활근육세포의 일부가 변형되어 뭉쳐진 것이다. 이 세포의 세포질은 미성숙 및 성숙된 형태의 막성 과립을 포함하는데, 이는 renin을 함유하고 있다.

(2) 사구체밖혈관 간질세포(Extraglomerular mesangial cell)

수입세동맥과 수출세동맥 사이에서 뾰족한 모양의 세포무리로 형성되어 사구체내 혈관간질세포와 연속되어 있다. 또한 가쪽으로는 수입세동맥과 바닥쪽으로는 치밀반점과 접하고 있으며, 그물망 형태를 띠는 혈관사이 물질로 둘러싸여 있다. 사구체밖 혈관간질세포는 치밀반점에서 나오는 모세혈관의 수축 및 이완에 관한 신호를 사구체 혈관간질세포(mesangial cell)로 전달해주는 기능이 있다.

방사구체세포는 혈압이 낮아진 경우에 과립 속에 있는 renin을 분비해 혈액 내 혈장단백질의 하나인 angiotensinogen을 angiotensin I으로 변환시킨다. Angiotensin I은 폐에서 나온 효소에 의해 활성화되어 angiotensin II로 변하는데, angiotensin II는 부신피질에 작용해서 aldosterone을 분비시키고 Na^+과 Cl^-의 흡수를 증가시키며 물 또한 흡수시켜, 혈장의 부피를 증가시킴으로써 혈압을 상승시킨다. 물론 angiotensin II는 혈관수축작용도 있다.

4) 혈관분포

심박출량의 20~25%가 신장으로 공급된다. 정상 성인에서 신혈류량은(renal blood flow) 분당 1,200 mL 정도이며, 어떤 장기보다도 단위 조직 g당 많은 혈류량을 받고 있다.

혈액순환의 순서는 신동맥(renal artery) → 엽간동맥(interlobar a.) → 궁상동맥(arcuate a.) → 소엽간동맥(interlobular a.) 또는 방사동맥(radiate a.) → 수입세동맥(afferent arteriole) → 사구체모세혈관(glomerular capillary) → 수출세동맥(efferent arteriole) → 세뇨관주위 모세혈관(peritubular capillary) → 소엽간정맥(interlobular vein) → 궁상정맥(arcuate v.) → 엽간정맥(interlobar v.) → 신정맥(renal v.)의 순이다.

신장의 혈관은 급격하게 내경이 좁아지고, 거의 직각으로 꺾이며, 사구체의 수입세동맥 내경에 비해 수출세동맥의 내경이 훨씬 좁고, 5개의 엽간동맥에서 분지되는 혈관들 간에는 상호문합이 없어서 효과적인 여과압력을 형성할 수 있도록 분포되어 있다.

궁상동맥이나 소엽간동맥으로부터 사구체를 이루지 않는 소동맥의 분지로 신수질까지 직행하고 유두까지 도달하여 U자를 이루면서 신정맥으로 돌아가는 진성직행혈관(vasa recta verae)과 방수질네프론의 수출소동맥에서 기시하는 가성직행혈관(vasa recta spuriae)이 있다. 이 직관계로는 전체 신혈류량의 약 1%인데, 느린 속도로 순환하면서 신수질의 영양공급, 신수질의 교질삼투압의 유지에 관여하고 있다.

신장의 미세순환은 두 개의 모세혈관망으로 구성된다. 첫 번째 모세혈관망은 수입세동맥과 수출세동맥 사이의 사구체이며, 두 번째 모세혈관망은 수출세동맥이 세뇨관 주위에서 형성하는 세뇨관 주위 모세혈관망이다.

수출세동맥은 많은 모세혈관으로 분지되어 세뇨관 주위에 모세혈관망을 형성하여, 자기 신원과 주위 신원 세뇨관에 혈액을 공급하고, 세뇨관에서 재흡수된 물질을 혈액내로 운반한다. 방수질신원의 수출세동맥은 세뇨관 주위 모세혈관망을 형성할 뿐 아니라, 일부 분지는 헨레고리와 집합관에 병행하여 수질 내로 직행하다가 모세혈관망을 형성하여 수질 내에 위치한 세뇨관들에 혈액을 공급하고, 또 일부는 내측수질과 유두까지 직행하다가 다시 U자형으로 상행하여 궁상정맥으로 연결된다. 후자를 가성직행혈관(vasa recta spuriae)이라고 부르며, 이는 요농축과 희석에 중요한 대향회류교환계(countercurrent exchange system)를 이룬다.

신혈류량은 피질의 밖에서 수질 쪽으로 갈수록 점점 감소한다. 사구체를 관류한 후 수출세동맥 혈액의 일부는 피질 내부를 관류하며, 특히 방수질신원을 관류한 수출세동맥 혈액은 수질을 관류한다. 전체 신혈류량의 약 85%가 피질을, 나머지 약 15%가 수질을 관류한다.

5) 신경

신장은 주로 복강신경총(celiac plexus)과 대내장신경(greater splanchnic nerve)의 지배를 받는다. 아드레날린성 신경섬유는 혈관을 따라 피질과 외수질의 외부선조에 분포한다. 신경 말단은 근위세뇨관과 원위세뇨관 및 방사구체복합체 등의 여러 구성물과 접하고 있다.

3. 신장의 기능

1) 신혈류의 역학 및 자동조절

(1) 신혈류의 역학

신혈류는 다른 조직에 비해 매우 높은데, 이러한 과잉 혈류는 영양소 제공과 노폐물 제거뿐만 아니라 체액의 용적과 용질 농도의 정확한 조절에 이바지한다.

신혈류는 신혈관계를 통한 압력차(신동맥과 신정맥 사이 정수압 차이)를 신장의 총혈관저항으로 나누어 계산된다. 신동맥압은 전신 동맥압과 같으며 신정맥압은 약 3~4 mmHg이다. 다른 혈관계에서처럼 신장의 혈관 저항은 동맥, 세동맥, 모세혈관, 정맥을 포함하는 각 혈관 부위 저항의 총계이다. 물론 신혈관계에서 저항의 대부분은 소엽간동맥, 수입세동맥, 수출세동맥에 의해 결정되며, 이러한 저항은 교감신경계, 호르몬, 신장의 국소 기전 등에 의해 조절된다. 신혈관계 저항 증가는 신혈류를 감소시키지만, 신동맥과 신정맥압이 일정히 유지될 때 혈관 저항 감소는 신혈류를 증가시킨다.

혈압 변동이 신혈류에 영향을 끼침에도 불구하고 신장은 80~170 mmHg 사이의 혈압에서 신혈류와 사구체여과율을 비교적 일정히 유지하는 유효한 기전을 갖는데 이를 자동조절이라 한다.

$$\text{RBF} = \frac{(\text{AP} - \text{VP})}{\text{R}}$$

RBF: 신혈류량, AP, VP: 동맥압, 정맥압, R: 혈관 저항

2) 사구체여과율과 신혈류의 자동조절

신장의 고유한 피드백 기전으로서 혈압의 변화에도 불구하고 신혈류와 사구체여과율을 비교적 일정히 유지하는 것을 자동조절이라 한다. 이는 다른 조절계의 영향이 없는 관류 신장에서도 일어난다. 신장에서의 자동조절은 사구

체여과율을 일정하게 유지해서 물과 용질 배설을 일정하게 하는 주요 기전이다. 사구체여과율의 경우 동맥 혈압이 상승하면 수입세동맥의 축소가 동반되며, 그 결과 사구체 모세혈관압은 유지되어 사구체여과율이 유지된다.

신혈류의 자동조절은 신장이 가지는 내인성 기전으로 여겨진다. 현재 그 기전으로는 근원설(myogenic theory)과 세뇨관-사구체 되먹임(tubuloglomerular feedback) 기전이 제시되어 있다. 전자는 동맥혈압이 상승해서 수입세동맥의 벽이 확장하면 이것이 자극이 되어 해당 수입세동맥이 수축한다는 이론이고, 후자는 동맥혈압이 상승하면 신혈류와 사구체여과율의 증가로 치밀반(macula densa)으로 유입되는 세뇨관내액의 용적 및 용질량이 증가해서 국소적으로 혈관수축 물질들이 증가하고 이에 따라 수입세동맥이 수축한다는 이론이다.

3) 사구체여과와 선택적 투과성

사구체 모세혈관벽은 여과장벽(filtration barrier)의 기능이 있으며, 용질의 크기, 전하, 강직도(rigidity)에 따르는 선별적 투과도를 가지고 있다. 전기적으로 중성이며 직경이 4 nm 미만의 구형 분자들은 사구체 모세혈관벽을 자유로이 통과하지만, 분자의 크기가 이보다 크면 클수록 점점 통과하기가 어려워져 직경이 약 10 nm 이상인 분자는 통과가 거의 불가능하다. 또한 같은 크기의 분자라도 양전하를 가진 물질은 통과가 용이하나, 음전하를 가진 분자는 통과가 어렵다. 이러한 분자의 전하에 따른 투과도의 차이는 사구체 여과벽 표면이 음전하를 가진 당단백으로 덮여 있기 때문이다. 아울러 같은 크기의 구형 분자도 강직도가 높은 물질이 강직도가 낮은 물질보다 투과도가 낮은데, 이는 사구체 여과벽에 존재하는 내피세포와 족돌기 극공(pore)을 통과할 때 강직도가 낮은 분자는 그 모양이 용이하게 변형되기 때문일 것으로 여겨진다. 분자의 크기와 전하에 따른 고분자물질에 대한 선별적 투과도를 나타내는 여과장벽이 사구체 모세혈관의 기저막이라고 알려져 있으나, 사구체 모세혈관의 내피세포층 혹은 족세포의 여과 틈새(slit pore), 여과틈새가로막 모두가 사구체의 선별적 투과장벽 역할을 한다고 주장되고 있다.

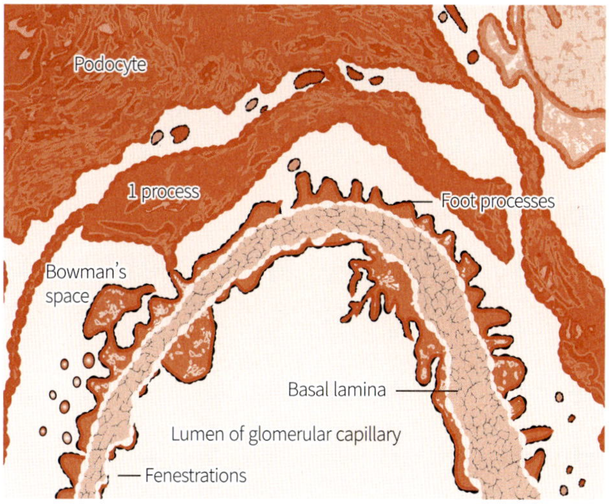

그림 2-5. 사구체여과장벽

4) 사구체여과에 영향을 미치는 인자

(1) 사구체모세혈관 정수압

사구체 모세혈관 정수압은 동맥압, 수입세동맥과 수출세동맥의 혈관저항에 영향을 받는다. 동맥압 변동의 영향은 신혈류량과 사구체여과율의 자동조절에 의해 최소화된다. 수입세동맥의 수축은 신혈류량의 감소로 사구체모세혈관 정수압을 감소시키므로 사구체여과율은 감소하게 되고, 반대로 수입세동맥의 이완은 사구체여과율을 증가시킨다. 수출세동맥의 수축은 신혈류량의 감소보다는 사구체 모세혈관 정수압의 증가 효과가 크므로 사구체여과율이 증가하고 여과분율도 증가한다. 그러나 수출세동맥이 과도하게 수축하면 신혈류량 감소의 효과가 우월해지므로 사구체여과율도 감소하게 된다.

(2) 사구체모세혈관 교질삼투압

사구체모세혈관 교질삼투압은 여과분율과 동맥혈 단백농도에 의해 영향을 받는다. 첫째, 정수압의 변동이 없는 조건에서 신혈류량이 감소하면 사구체의 여과분율이 증가하므로 사구체모세혈관의 교질삼투압은 더 증가한다. 둘째, 동맥혈 단백농도는 세포외액량의 변동에 영향을 받는다. 탈수, 구토, 설사 등 세포외액이 수축하는 조건에서는 교질삼투압이 증가하고, 수분섭취나 임신 등 세포외액이 팽창하는 조건에서는 교질삼투압이 감소한다.

(3) 보우만낭 정수압

보우만낭 정수압은 요로의 협착이나 폐쇄가 없는 한 일정하다. 그러나 요로결석이 있을 경우에 보우만낭의 정수압이 증가하므로 사구체여과율은 감소한다.

(4) 여과 계수

여과 계수(Filtration coefficient)는 여과면적과 투과도에 비례한다. 사구체신염의 경우 사구체모세혈관의 수가 감소하므로 여과면적도 감소한다. 장기간 고혈압이나 당뇨병을 가진 환자에서는 여과장벽의 두께가 두꺼워지므로 사구체여과율의 감소를 초래한다.

5) 세뇨관의 재흡수와 분비

(1) 근위세뇨관

근위세뇨관은 여과된 나트륨, 염소, 칼륨의 65%와 포도당과 아미노산 전부를 재흡수한다. 용질(주로 나트륨)이 재흡수되면서 삼투압 경사가 생기고 그로 인하여 물이 재흡수 된다.

근위세뇨관의 재흡수 능력이 큰 것은 그 세포의 특징적 구조에 의한다. 근위세뇨관 세포는 세포와 세포 사이 및 기저측에 광범위한 미로와 같은 구조일 뿐 아니라, 내강막이 쇄자연으로 되어 용질의 이동을 위한 표면적이 넓기 때문에 용질이 재빨리 이동한다. 상피 쇄자연은 또한 나트륨 이온 이동과 연계되어 아미노산과 포도당 같은 큰 유기물을 이동시키는 공동 운반체를 갖고 있다. 세뇨관 내강에서 나머지 나트륨은 대향수송에 의해 세포로 유입되는데, 이 기전은 나트륨을 재흡수하면서 특히 수소 이온을 세뇨관 내강으로 분비한다. 나트륨은 근위세뇨관의 초반부에서 포도당, 아미노산, 다른 물질들과 함께 공동운반에 의해 재흡수되며, 후반부에서는 이미 포도당과 아미노산은 거의 없기 때문에 주로 염소와 함께 재흡수된다. 용질 재흡수의 주요 추진력은 basolateral membrane에 위치한 Na^+-K^+ ATPase이다.

근위세뇨관은 또한 유기산, 염기, 수소이온을 내강 쪽으로 분비한다. 사구체에서 여과된 중탄산염의 90%가 분비된 수소이온과 결합했다가 근위세뇨관에서 재흡수된다. 또한 글루타민으로부터 암모늄이 생성되어 세뇨관 내강으로 분비된다.

근위세뇨관은 또한 담즙염, 옥살산염, 요산염, 카테콜라민 등의 유기산과 염기를 분비하는 중요한 부위이다. 이것들은 주로 대사과정의 마지막 산물로서 몸 밖으로 배설되어야 하므로, 사구체에서 여과될뿐 아니라 근위세뇨관에서 분비되고 재흡수되지 않은 결과, 오줌으로 신속히 배설된다.

(2) 헨레고리

헨레고리는 기능적으로 세 부분, 즉 하행각 세부, 상행각 세부, 상행각 비후부로 구성된다. 헨레고리에서 여과된 물의 약 20%가 재흡수되는데, 주로 하행각 세부에서 일어난다. 하행각 세부는 물에 대해 매우 투과적이나 Na^+과 Cl^-는 투과되지 않으며, 이 부위에서는 주로 벽을 통한 단순 확산이 일어난다. 상행각 세부는 Na와 Cl, 요소(urea)는 투과하나 물은 투과되지 않는다. 상행각 비후부는 물에는 불투과성이나 세포의 내강막에 Na^+-K^+-$2Cl^-$ 운반체가 있어 여과된 나트륨, 염소, 칼륨의 약 25%를 능동적으로 재흡수하여 수질간질의 삼투압을 높게 유지함으로써 농축뇨 생성에 이바지 하며, 세관액을 지속적으로 희석시켜 희석뇨를 생성한다. 또한 상행각 비후부는 H^+산을 배설하고 근위세뇨관에서 재흡수되지 못한 중탄산염의 대부분을 재흡수하고, 칼슘과 마그네슘을 수동적으로 재흡수하는데, 특히 여과된 마그네슘의 50% 이상을 재흡수한다.

(3) 원위곡세뇨관과 집합관

① 원위곡세뇨관

원위곡세뇨관은 헨레고리의 상행각비후부와 연결되면

서 기능도 비슷하다. 짧은 시작부위는 방사구체복합체의 치밀반을 형성한다. 원위곡세뇨관에서 NaCl은 Na^+-K^+공동운반에 의해 여과액의 약 5%가 재흡수되고, 재흡수율은 부하되는 NaCl의 양에 비례한다. 수분과 요소에 대해 불투과성이므로 세뇨관액은 더욱 희석되며(피질희석분절), ADH에는 반응하지 않는다.

또한 칼슘재흡수 조절이 이루어진다. 이러한 칼슘재흡수 조절은 주로 PTH와 calcitonin의 작용을 받아 능동적으로 이루어진다.

② 연결세관과 피질집합관

연결세관은 원위곡세뇨관과 같이 PTH와 calcitonin의 작용을 받아 칼슘의 재흡수가 이루어진다. 또한 연결세관은 피질집합관과 기능적으로 유사한 점을 가지고 있다. 세뇨관의 세포는 주세포(principal cell)와 개재세포(intercalated cell)로 구성되어 있다. Aldosterone은 주세포에 작용하여 내강막의 Na^+ 통로(Na^+ channel)의 수를 증가시켜 나트륨 재흡수를 촉진하고, 동시에 K^+ 통로(K^+ channel)를 통하여 칼륨을 분비한다. A형 개재세포는 수소 이온을 분비하고 중탄산염을 생성 및 흡수하며, 칼륨 결핍이 있을 때 칼륨 이온을 재흡수하는 반면, B형 개재세포는 알칼리증 시 HCO_3^-를 분비한다.

한편, 연결세관과 피질집합관은 몇 가지 특징이 있다. 첫째, 요소에 대해 거의 완전히 비투과성이다. 그러므로 일부가 수질집합관에서 재흡수되더라도 이 부위로 들어오는 나머지 요소는 대부분 집합관을 지나 소변으로 배설된다. 둘째, 나트륨 이온을 재흡수하는데 그 재흡수율은 aldosterone에 의해 주로 조절된다. 셋째, 나트륨 재흡수에 따라 교환되는 칼륨의 분비가 인체에서 칼륨배설의 주된 경로가 된다. 넷째, 이 부위들은 1,000배에 이르는 큰 농도차를 역행해서 수소 이온을 분비할 수 있다. 다섯째 , 물에 대한 투과성은 항이뇨호르몬(ADH)에 의해 조절된다. 즉, ADH 농도가 높을 경우 물에 대해 투과적이나 ADH가 없을 경우 비투과적인데, 이런 특징은 소변의 희석 또는 농축 정도를 조절하는 데 중요하다.

③ 수질집합관

여과된 물과 나트륨을 소량 재흡수하지만, 최종적으로는 물과 용질의 배설을 결정하는 역할을 한다. 이 부위의 특징은 첫째, ADH가 높으면 물이 많이 재흡수되어 소변의 양은 감소하고 대부분의 용질은 농축된다. 둘째, 요소에 대해 투과적이므로 ADH에 반응하여 상당한 양의 요소 재흡수가 일어나 수질 간질의 삼투 농도를 증가시킴으로써 신장의 소변 농축에 기여한다. 셋째, 피질 집합세뇨관처럼 큰 농도 차를 거슬러 수소 이온을 분비하여 소변의 산성화에 결정적인 역할을 한다. 그러므로 수질집합관은 산-염기 균형을 조절하는 데 중요하다.

6) 요농축과 희석

사구체에서 여과된 직후 원뇨의 삼투압은 혈장의 삼투압과 비슷한 300 mOsm 정도이다. 다음의 근위세뇨관에서는 대량의 물과 용질이 재흡수된다. 만약 근위세뇨관에서 물만 재흡수된다면 근위세뇨관을 완전히 통과한 후의 원뇨는 상당히 농축되겠지만, 실제로는 용해되어 있는 물질도 함께 재흡수되므로, 근위세뇨관을 통과한 후 원뇨의 농도는 여과된 직후의 것과 차이가 없는 300 mOsm 정도이다. 즉, 근위세뇨관에서는 대량의 물이 움직이는 것에 비해 소변은 거의 농축되지 않으니, 소변의 농축에 중요한 역할을 하는 것은 이어지는 헨레고리이다.

헨레고리에는 하행각과 상행각이 있는데, 하행각에서는 물이, 상행각에서는 NaCl만이 재흡수된다. 따라서 하행각을 내려갈수록 물만이 재흡수되므로 헨레고리 내의 농도는 높아져 굴절부위에서 가장 진해지고, 속질의 심층부에서는 삼투압이 1,200 mOsm이나 된다. 그 후 상행각을 올라감에 따라 NaCl만이 재흡수되므로 헨레고리 내의 농도는 점차로 묽어진다. 그 결과로 수질 간질은 대향류증폭계에 의해 높은 삼투압을 형성하고, 헨레고리 상행각을 통과한 내강액은 150 mOsm 정도로 희석되어 원위세뇨관으로 유입된다. 헨레고리 내의 원뇨는 아래로 갈수록 진해지지만, 고리 내의 삼투압과 고리 외의 간질 부분의 삼투압은 균형이 잡혀 있기 때문에, 간질의 삼투압도 아래로 갈수록 높아진다. 즉 속질의 보다 깊은 곳으로 가면 갈수록 삼투압이 높아져 삼투압 차이가 발생한다. 그리고 이 간질에는 최후의 세뇨관인 집합관이 지나간다. 세뇨관의 바깥쪽 공간인 간질은 삼투압이 깊은 곳일수록 높기 때문에, 집합관을 흐르는 소변은 아래로 내려 갈수록 높은 삼투압에 의해 물을 빼앗겨 진해지게 되는 것이다. 요컨대 헨레고리의 역할은 삼투압 차이를 만드는 것이고, 실제로 소변이 농축되는 곳은 삼투압 차이가 나는 집합관 속이다. 이렇듯 고삼투 농도를 형성하는 것을 대향류증폭(countercurrent multiplier)이라고 한다.

집합관에서의 물 투과성은 ADH에 의해 조절된다. ADH가 작용하면 집합관에서의 물 투과성은 증가되어 최종적으로 생성된 소변은 신해신다. 이것은 aquaporin으로 알려진 단백질이 집합관의 관강쪽 세포막에 삽입됨으로써 가능해진다. 이들 단백질은 삼투압이 낮은 집합 관강에서 삼투압이 높은 간질로 물의 이동을 촉진해서 농축된 소변을 생성한다. NaCl은 화학적 또는 전기적 차이에 반해서 재흡수된다.

7) 체액량 조절

Na^+염이 세포외 용질 중 가장 많기 때문에 세포외액량은 체내 나트륨의 양에 의해 결정된다. 그러므로 신장에 의해 Na^+염이 배설 혹은 저류되는가가 세포외액량의 조절에 중요하다. 체액량 조절의 이상 특히 염분 저류 증가는 병적인 상태에서 흔하다. 교감신경계, 레닌-안지오텐신-알도스테론계(renin-angiotensin-aldosterone, RAAS), 심방나트륨배설 펩티드(atrial natriuretic peptide, ANP), 항이뇨호르몬 등이 체액량의 변화에 반응해서 그들의 활성도를 바꾸는 4개의 주요 조절계이다. 이런 활성도의 변화는 체액량이 요 Na+ 배설에 미치는 영향을 매개한다.

(1) 교감신경계

세포외액량의 변화는 흉부에 있는 저압 순환계, 예를 들어 하대정맥, 심방, 폐혈관에 주로 존재하는 신장 수용체(stretch receptor)에 의해 감지된다. 이 체액량 수용체에서 구심성 신경을 통해 들어오는 자극의 빈도가 떨어지면, 심혈관계 연수 중추로부터 교감신경 자극의 유출이 증가한다. 신장 교감신경 긴장도가 증가하면, 신장에서 염분의 재흡수가 증가하고 신혈류량이 감소하는 경우가 많아진다. 신장 기능에 대한 직접적인 영향 외에도 교감신경 자극의 유출이 증가하면, 다른 염분 저류계인 RAAS의 활성도도 증가한다.

(2) 레닌-안지오텐신계

레닌은 사구체 입구 근처의 수입세동맥의 벽에 있는 방사구체세포(juxtaglomerular cell) 에서 생성하고 저장되는 효소로 신장이 저관류되거나 교감신경이 항진되면 분비된다. 레닌은 간에서 주로 생성되는 대형 순환 단백인 안지오텐시노겐(angiotensinogen)으로부터 안지오텐신 I을 잘라내는 효소이다. 레닌에 의한 촉매작용이 안지오텐신 II를 생산하는 속도를 결정하는 단계이기 때문에 레닌의 혈장 농도가 혈장 안지오텐신 II를 결정한다.

① 치밀반 기전

치밀반은 자신들의 사구체와 접촉하고 있는 원위세뇨관의 벽에 존재하는 독특한 상피세포군이다. 치밀반에서의 NaCl 농도가 낮아지면 레닌의 분비를 강력하게 자극하고, 농도가 높아지면 분비를 억제한다.

② 압수용체 기전

레닌의 분비는 동맥압이 감소하면 자극되는데, 그 효과는 압력, 신장, 전단, 변형력에 반응하며 수입세동맥 벽에 존재하는 '압수용체(baroreceptor)'에 의해 매개된다고 여겨진다.

③ β-아드레날린 자극

신장 교감신경의 활성도나 순환 카테콜라민이 증가하면 방사구체세포에 존재하는 β-아드레날린성 수용체를 통해 레닌 분비가 자극된다.

(3) 심방 나트륨배설 인자

심방 나트륨배설 인자(atrial natriuretic factor, ANF)는 심방의 근육세포에서 생산되어 심방의 신전이 증가하면 분비되는 펩티드 호르몬이다. 그러므로 ANF 분비는 체액량이 팽창하면 증가하고, 체액량이 감소하면 억제된다. ANF로 인한 나트륨 배설의 주된 기전은 집합관에서 Na^+ 재흡수를 억제하는 것이지만 때때로 사구체여과율의 증가도 기여한다.

(4) 바소프레신

바소프레신은 일차적으로 체액의 삼투압에 의해 조절을 받는다. 그러나 혈관내액량이 부족한 상태에서는 바소프레신 분비의 역치가 변해서, 같은 혈장 삼투압이라도 바소프레신의 농도가 정상에 비해 높다. 이런 변화는 수분의 저류를 촉진시켜 체액량을 회복에 도움이 된다.

8) 체액장력 조절

체액장력의 유지는 수분의 섭취와 배설을 조절하는 항상성 기전에 의해 이루어지며, 이 과정에 필수적인 것이 시상하부에 위치한 삼투압 조절 수용기이다. 이는 체액장력 변화에 따라 항이뇨호르몬 분비를 조절하는데, 항이뇨호르몬은 신장의 집합관을 통해 수분의 배설을 조절한다.

(1) 신장의 수분 배설 조절

① 근위세뇨관 및 헨레고리 하행각을 통한 수분 재흡수

사구체 여과액은 혈장과 등장성이며, 근위세뇨관 및 헨레고리 하행각의 물에 대한 투과성은 매우 높다. 사구체 여과액의 약 70%는 근위세뇨관에서 등장성으로 재흡수되며, 헨레고리의 하행각에서 약 20% 정도 재흡수된다. 그 이하부위의 세뇨관에서는 등장성 수분 재흡수는 일어나지 않으므로, 결국 신장에서 배설할 수 있는 수분의 양은 근위세뇨관을 떠나 헨레고리 상행각으로 들어가는 유량에 달려있으며, 헨레고리에서부터 요농축과정은 시작된다. 따라서 원위 신원으로 운반되는 여과액이 감소하면 배설되는 수분의 양은 감소한다.

② 헨레고리 상행각 및 원위곡세뇨관에서의 수분 재흡수

짧은 고리 및 긴 고리 신원이 대향교환기전에 관여할 수 있으나, 인간에서는 짧은 고리 신원이 약 70~80%이고, 약 20~30%가 긴 고리 신원이며, 이 긴 고리 신원이 대향교환기전에 주로 기여한다. 헨레고리의 비후 상행각에서는 물의 이동과 용질의 이동이 구분되어 나트륨의 재흡수는 능동적으로 일어난다. 이는 대향교환기전에서 유일한 능동적 과정이다. 헨레고리를 나오는 여과액은 저장성이며, 초기 원위세뇨관까지 더 희석되게 된다. 대향교환기전의 효능은 헨레고리 비후 상행각의 길이에 의해 달라지므로 이러한 과정은 주로 긴 고리 신원에서 일어난다.

③ 집합관에서의 수분 재흡수

이곳에서 소변의 양과 농도가 최종적으로 결정된다. 항이뇨호르몬의 존재 하에 고장성의 간질액과 평형을 이루기 위해 적은 양의 농축된 소변을 배출하게 되며, 항이뇨호르몬이 없는 상태에서는 집합관의 수분 투과성이 거의 없으므로 원위세뇨관에서 전달된 희석된 소변이 그대로 배출된다. 따라서 항이뇨호르몬의 유무는 수분의 항상성 유지에 중추적 역할을 한다.

(2) 항이뇨호르몬

① 삼투성 자극에 의한 항이뇨호르몬 분비

세포외액에만 존재하는 고장성 식염수나 만니톨 같은 물질은 유효 삼투압 물질로 작용해서 세포용적을 줄이고 세포로부터 삼투압에 의한 수분의 이동을 촉진하며, 항이뇨호르몬 분비가 촉진된다. 반면에 요소는 세포막을 자유로이 투과하며 세포용적의 변화는 일으키지 않는다. 인간에서 항이뇨호르몬 분비를 위한 삼투압 역치는 280~290 mOsm/kgH_2O이며, 삼투압 조절 수용기는 혈장 삼투압이 1%만 변화해도 매우 민감하게 반응한다. 이러한 조절작용은 매우 효과적이며, 수분 섭취량이 상당히 변화하더라도 혈장 삼투압은 1~2% 이상 변화하지 않는다.

② **비삼투성 자극에 의한 항이뇨호르몬 분비**

오심, 수술 후 통증, 임신 등에 의해서도 항이뇨호르몬 분비는 자극된다. 비삼투성 자극 중에서 가장 중요한 생리적 자극은 유효 순환 혈량의 감소이며, 7~10% 이상 대량으로 감소할 때 작용한다. 이러한 항상성 기전의 복잡한 상호작용은 부분적으로 갈증에 의해 영향 받으며, 갈증은 정상적인 상황에서는 혈장 삼투압을 일정하게 유지하기 위해 수분섭취를 변화시킨다.

9) 칼륨 항상성

체내 총칼륨은 약 3,500 mmol이다. 약 98%가 세포내액에 존재하는데, 주로 골격근에 존재하고 그 다음은 간이며, 나머지 2%가 세포외액에 분포한다. 칼륨의 항상성은 첫째는 배설(신장과 장)을 조절하는 것이고, 둘째는 세포외액과 세포내액 간의 칼륨이동(Shift)을 조절하는 것이다.

(1) 외부 칼륨 균형

① **신장 칼륨 배설의 생리적인 조절**

원위부 칼륨 분비를 자극하는(배설을 촉진) 생리적인 요소로는 다섯 가지 즉, 알도스테론, 원위부 나트륨 전달량의 증가, 요류 속도의 증가, 세뇨관세포 내 K^+ 증가, 대사성 알칼리증 등이다. 알도스테론의 생산이나 분비에 장애가 있거나, 알도스테론의 생산이나 작용을 억제하는 약제(NSAIDs, ACEI, 헤파린, 스피로노락톤)를 사용하는 경우, 신장에서의 칼륨 분비가 감소한다. 여러 종류의 이뇨제가 원위부 나트륨 전달 증가, 요류 속도의 증가, 대사성 알칼리증, 체액 결핍에 따른 고알도스테론증 등의 다양한 기전으로 신장에서의 칼륨 분비를 증가시킨다. 잘 조절되지 않는 당뇨 환자에서는 삼투성 이뇨, 요류 속도의 증가, 원위부 나트륨 공급의 증가 등으로 요 칼륨 배설이 증가된다. 집합관에서는 선택적인 나트륨 통로를 통해 나트륨 재흡수가 이루어지고, 이를 통해 세뇨관 상피 세포를 기준으로 세뇨관 내강의 음전하성을 유지하는데, 이러한 음전하성은 양이온(K^+과 H^+)의 배설을 촉진한다. 드문 유전 질환인 리들(Liddle) 증후군에서는 이 나트륨 통로가 항상 개방되어 있어서, 나트륨 재흡수가 매우 증가하고 과도한 칼륨 분비를 보인다.

② **장의 칼륨 배설**

신장의 집합관에서처럼 소장과 대장에서도 칼륨을 분비한다. 알도스테론은 장에서의 칼륨 배설을 자극한다. 정상인의 칼륨 항상성 유지에 있어 장의 칼륨 배설은 역할이 작지만, 어느 정도의 신부전이 있는 환자에서는 장을 통한 칼륨 배설이 3~4배 증가되어 있어 칼륨 항상성 유지에 중요한 역할을 한다. 이러한 적응 또한 한계가 있어서 진행된 신부전 환자에서는 배설 기능의 감소를 보상하기에 부족하다.

(2) 내적인 칼륨 균형

세포 내액의 $[K^+]$은 약 150 mEq/L이지만, 세포 외액의 $[K^+]$은 약 4 mEq/L이다. 체액 분획별로 칼륨 분포의 차이가 이렇게 크기 때문에 작은 양의 칼륨이라도 세포 내액에서 세포 외액으로 이동한다면 혈장 칼륨농도가 매우 증가할 수 있다. 역으로 세포 외액에서 세포 내액으로 비교적 적은 양의 칼륨이 이동해도 혈장 칼륨농도가 매우 감소한다. 몇 시간이 소요되는 신장의 칼륨 배설과는 달리, 세포 외액과 세포 내액 사이의 칼륨 이동은 매우 빨라 수분 내에 나타난다.

신부전이 진행해서 칼륨 배설능의 한계에 도달한 환자에서 신외성 칼륨 제거는 매우 중요하며, 칼륨이 풍부한 식이를 섭취할 때 발생할 수 있는 위중한 고칼륨혈증을 예방한다.

10) 체액의 산-염기 평형

신장은 산성 또는 염기성 요를 배설시킴으로써 산-염기 균형을 조절한다. 산성 뇨를 배설시킴으로써 세포외액의 산의 양을 감소시키는 반면, 염기성 뇨를 배설시킴으로써 세포외액의 염기를 제거시킨다.

신장이 산성 또는 염기성 요를 배설시키는 총체적 기전은 대량의 중탄산염 이온이 세뇨관으로 지속적으로 여과되고 요로 배설되면 혈액으로부터 염기가 제거되는 것이다. 대량의 수소이온도 세뇨관 상피 세포에 의해서 세뇨관강으로 분비되어 혈액으로부터 산을 제거시킨다. 중탄산염 이온이 여과되는 것보다 수소이온이 더 많이 분비되면 세포외액으로부터 산의 손실이 있게 된다. 반대로, 수소이온이 분비되는 것보다 중탄산염 이온이 더 많이 여과되면 염기에 손실이 있게 된다.

비휘발성 산은 주로 단백 대사로부터 매일 80 mEq 정도 생산된다. 이 산들은 H_2CO_3가 아니어서 폐로 배설될 수 없기 때문에 비휘발성 산이라 칭한다. 신체로부터 이러한 산을 제거시키는 주된 기전은 신장에 의한 배설이다. 신장은 요로 중탄산염이 손실되는 것도 방지해야 하는데, 이 임무는 비휘발성 산을 배설시키는 것보다 양적으로 더욱 중요하다. 매일 4,320 mEq의 중탄산염(180 L/day×24 mEq/L)이 신장을 통해 여과되지만 정상상황에서는 거의 전량이 세뇨관과 헨레고리에서 재흡수되므로, 세포외액의 주완충계인 H_2CO_3가 보존될 수 있다.

중탄산염 재흡수와 수소이온 배설 모두 수소이온 분비 과정에 의해 세뇨관에서 이루어질 수 있다. 중탄산염이 재흡수되려면 분비된 수소이온과 중탄산염이 반응해서 H_2CO_3을 형성해야 하기 때문에, 여과된 중탄산염만을 재흡수하기 위해 매일 4,320 mEq의 수소이온이 분비되어야 한다. 그리고 매일 생성되는 비휘발성 산을 체내에서 제거시키기 위해 추가적으로 80 mEq의 수소이온이 분비되어야만 한다. 따라서 총 4,400 mEq의 수소이온이 세뇨관액 내로 매일 분비된다.

세포외액 수소이온 농도가 감소하면(알칼리증), 신장은 여과된 중탄산염을 전량 재흡수하지 않으므로 중탄산염 배설이 증가한다. 중탄산염 이온은 세포외액의 수소를 완충하기 때문에, 중탄산염 손실은 세포외액에 수소이온을 첨가하는 것과 동일한 효과가 있다. 그러므로 알칼리증에서 중탄산염 이온을 제거시키면 세포외액 수소이온 농도가 정상을 향해 증가한다.

산증에서는 여과된 중탄산염 전량이 재흡수되어 요로 배설되지 않을 뿐만 아니라 새로운 중탄산염이 생성되어 세포외액에 첨가된다. 결과적으로, 세포외액내 수소이온 농도는 정상을 향해 감소한다. 따라서 신장은 수소이온 분비, 여과된 중탄산염 이온 재흡수, 새로운 중탄산염 이온 생성을 통해 세포외액의 수소이온 농도를 조절한다.

II. 신장질환에 대한 검사

신장질환은 적절한 검사를 통해 현재의 상태를 평가하는 것이 매우 중요하다. 치료하기는 쉽지 않지만, 현 상태를 잘 파악하면 예후 경과 등을 미리 예측해서 그에 따른 적절한 조치를 취할 수 있기 때문이다. 신장질환에 대한 여러 가지 검사는 크게 세 가지 평가 즉, 신장질환의 존재 여부에 대한 평가, 신장질환의 진행 속도에 대한 평가, 신장질환의 진행 원인에 대한 평가 등을 하기 위함이다.

신장질환의 존재 여부에 대한 평가는 우선 자세한 병력 청취와 이학적 소견에 대한 관찰만으로도 충분할 때가 많다. 가령 병력 청취 중 선행하는 상기도감염 이후 안면부종, 안검부종, 육안적 혈뇨, 핍뇨, 배뇨통, 발열, 오한, 피로 등이 있으면 신장질환이 존재함을 의미하기 때문이다. 물론 요검사, 혈액검사(생화학검사), 영상진단 등을 통해서도 신장질환의 존재를 확인할 수 있다.

신장질환의 진행 속도는 주로 혈청 중의 BUN과 크레아티닌 및 그 비율, 그리고 배설되는 단백뇨의 수치 등으로 평가할 수 있다. 가령 크레아티닌은 0.6~1.2 mg/dL가 정상이지만, GFR이 40% 정도 감소되었을 때부터 증가하기 시작해서 50% 감소 시 2 mg/dL에 이르고, 75% 감소 시 4 mg/dL에 이르며, 90% 감소 시에는 10 mg/dL가 되기 때문이다. BUN도 GFR과 비례하는데, 다만 전체 nephron의 2/3 이상 파괴되기 전까지는 정상이므로 크레아티닌보다는 덜 민감한 편이다. 한편 1일 동안 배설되는 단백뇨의 양도 중요한 평가 기준이 될 수 있으니, 150 mg 미만이면 정상이고, 급성 신염(잠복기)이나 신경화증 또는 신우신염에서는 500 mg 이상이며, 만성 신염에는 1,500 mg(종종 5,000 mg까지) 이상이기 때문이다. 또한 신증후군에서는 3,500 mg(중증의 경우 20,000~30,000 mg) 이상인데, 대개 2 g 이상이면 신장에 병소가 있어 조직검사가 필요하다고 여기기 때문이다. 당뇨병성 신증이 있을 때도 500 mg 이상 배설되는데, 알부민을 기준으로 해서 30~300 mg 배설되면 미세알부민뇨증으로 진단되고, 300 mg 초과 배설되면 거대알부민뇨증으로 진단되기 때문이다.

마지막으로 신장질환의 진행 원인에 대한 평가는 주로 신장생검을 통해 이루어진다. 왜냐하면 사구체 손상은 그 대부분이 면역학적 기진에 의해서 일어나고, 신세뇨관과 간질의 질환은 주로 독소에 의하거나 감염성 질환이며, 혈관의 병변은 특히 고혈압과 많은 관련을 갖기 때문이다.

1. 요검사

요검사는 신장질환에 대한 검사 중 가장 기본적이고 가장 중요하며 가장 많은 정보를 제공하는 검사법으로, 흔히 요시험지봉 검사와 요침사 현미경검사로 이루어진다. 검체로는 격심한 활동이나 특이한 식이(食餌) 이후가 아니라면 random urine도 무방하지만, 아침 첫 소변이 가장 이상적이다. 대개 처음 30 mL는 버리고 중간뇨를 채취해서 검사하되, 원칙적으로는 채취 2시간 이내 검사해야 한다. 혹 시간이 지체되면서 직사광선에 노출되면 빌리루빈(bilirubin)과 유로빌리노겐(urobilinogen) 등이 파괴되어 위음성으로 나타날 수 있기 때문이다. 세균감염의 원인을 밝히기 위해서는 삽입도뇨관으로 얻은 검체(catheterized specimen)로 검사하는 것이 바람직하다. 이 경우도 아침 첫 소변이 가장 적합하지만 부득이한 경우에는 최소한 4~6시간정도 방광에 저류된 소변으로 검사해야 정확한 결과를 얻을 수 있다.

소변의 채취가 제대로 되었을 경우 요검사의 오차는 거의 발생하지 않지만, 다음의 경우에는 부득이하게 오차가 발생할 수 있으므로 주의해야 한다.

① 세균 또는 화학물질에 오염된 용기에 소변을 채취한 경우
② 보존제를 부적절하게 사용한 경우
③ 채취한 소변의 양이 부적당한 경우
④ 24시간소변을 이용하는 검사에서 소변량 계산이 잘못되었을 경우
⑤ 소변채취 후 보관이 적절하게 이루어지지 않은 채 검사까지의 시간이 지연됐을 경우

1) 요의 물리화학적 성상변화 검사

요의 색(color), 냄새, 양(volume), 혼탁도(turbidity), 비중(specific gravity) 등의 물리화학적 성상의 변화를 육안이나 기구를 이용하여 검사한다.

(1) 색(Color)

무색 또는 매우 엷은 황색은 만성 신질환, 당뇨병, 요붕증에서 나타나고, 황색은 atabrine (말라리아 예방약), phenacetin (해열진통제), 음식물 등에 의해, 오렌지색은 담즙색소, carotene, 농축된 요, santonin (구충제), 음식물 등에 의해, 녹색 또는 청록색은 담즙색소, diagnex blue, elavil (amitriptyline: 삼환계 항우울제), vitamin B 복합제에 의해, 분홍 또는 적색은 혈뇨, bromsulphalein (간기능 시험 시 사용하는 약물), 사탕무, dilantin (간질약), 혈색소, myoglobin, 폴피린 발색 세균 (serratia marcescens)에 의해, 갈색 또는 흑색은 bilirubin, melanin, methemoglobin, phenol 중독, alcapton체 등에 의해 나타난다.

(2) 양(Volume)

다뇨증(polyuria)은 과다섭취, 이뇨제 부종소실기, 만성 신질환, 요붕증, 당뇨병, 원발성 알도스테론증 등에서 나타나며, 핍뇨증(oliguria)은 탈수, 신부전, 심부전, 간부전, 하부 네프론 신증(lower nephron nephrosis) 등에서 나타

난다.

(3) 혼탁도(Turbidity)

알칼리성 요의 amorphous phosphate나 carbonate crystal, 산성 요의 urate crystal, oxalate crystal, pus (pyuria), 혈뇨, 상피세포, 세균, fat (lipiduria), chyle 등에 의해 혼탁뇨가 나타난다.

(4) 요비중

요비중(Specific gravity)의 참고치는 1.003 (수분섭취 후)~1.030 (갈증) 정도이다. 비중이 낮은 소변은 당뇨병, 요붕증, 사구체신염, 신우신염, 심인성 번갈다음증 등을 시사하고, 비중이 높은 소변은 당뇨병, 설사, 구토, 탈수, 색소정맥주사, 간질환, 울혈성심부전, 부신기능부전 등을 시사한다

2) 시험지봉 검사법을 이용한 요검사

요검사용 시험지봉(test strip)은 요 성분의 병적인 변화를 보기 위하여 흰 플라스틱 막대(stick)에 시약이 함유된 반응지가 붙어 있어서 specific gravity, pH, protein, glucose, ketone체, urobilinogen, bilirubin, nitrite, blood, leukocyte 등 10종의 검시를 간편하게 실시할 수 있다.

(1) pH

배뇨직후 소변의 pH는 5.0~6.0이다. pH는 4.5~8.0 범위 내에서 변동하는데, 정상적인 경우라면 pH가 7 이하이다. 산성뇨는 심한 설사, 탈수, fever, 대사성산증, 호흡성산증, 산성식품 섭취, 급만성 알코올중독, paradoxical aciduria, aldosteron 증, phenylketone 뇨증 등이 있음을 의미하고, 알칼리성뇨는 급만성 신질환, 구토, 대사성알칼리증, 호흡성알칼리증, 알칼리성 식품섭취, 세뇨관성 산증, 이뇨제(bicarbonate diuresis), Fanconi 증후군, 심한 요로감염(proteus mirabilis) 등을 의미한다. 물론 과량의 요가 있을 때는 실제보다 pH가 낮고(단백질 반응부의 산

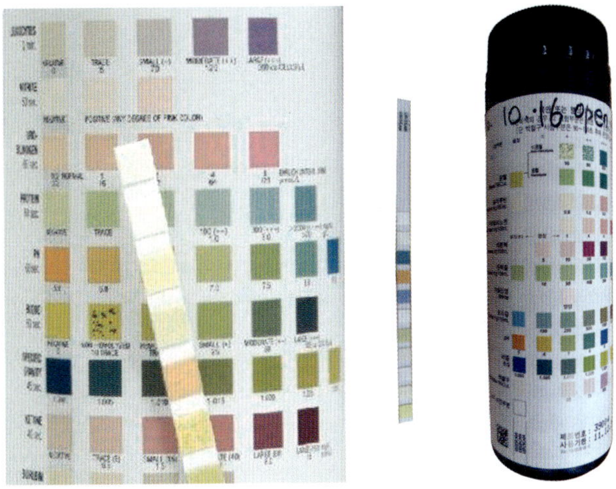

그림 2-6. Urine dipstick

성 완충액 유입 가능성 때문에), 장시간 방치된 요에서는 세균증식으로 요소가 분해되어 알칼리성뇨로 변화될 가능성도 있다.

(2) 요단백(Protein)

정상 성인의 경우 매일 소변에서 40~80 mg의 단백질이 배설된다. 또한 과격한 운동, 열탕 입욕 후, 월경 전, 고열, 임신 후반기, 무산소증, 장시간 추위에 노출, 심한 빈혈, 기립성 단백뇨(<1,000 mg/day) 등은 생리적 단백뇨에 해당된다. 그러나 일단 요단백이 검출되면 신전성 원인(신장 울혈, 발열, 중독, 용혈성빈혈, 골격근손상, 다발성골수종 등), 신성 원인[사구체신염, 신증후군, 당뇨병성 신증, 종양, 신부전 등의 사구체 병변과 중금속중독(Cd), 급성 세뇨관괴사, 유행성출혈열 등의 세뇨관병변], 신후성 원인(신우염, 방광염, 요도염, 요로결석, 임질 등)에 의한 병리적 단백뇨일 가능성이 크다.

(3) 요당(Glucose)

신장에서의 포도당 배설 역치는 160~180 mg/dL이다. 따라서 혈당치가 역치 이상일 때 요당 검출이 가능(보통 200 이상)하므로, 당뇨병에 대한 정확한 진단은 혈당 측정을 거쳐야 한다.

(4) 케톤(Ketone body)

지질의 불완전한 대사산물이라 할 수 있는 케톤체는 고지방식, 운동, 외상, 대수술, 발열, 당뇨병, stress, fasting 때 배설된다. 특히 당뇨병과 같이 인슐린 부족으로 포도당 대신에 지방이 연료로 쓰여 생체 에너지 의존도가 당질보다 지방산으로 기울 때 혈중 또는 소변 중에 증가하게 된다.

(5) 유로빌리노겐

유로빌리노겐(Urobilinogen)은 담즙 중 빌리루빈이 하부 소장 또는 대장에서 장내세균에 의해 환원되어 생성된다. 이 유로빌리노겐의 많은 부분(약 85%)은 장에서 재흡수되어 간으로 이동하고 이중 거의 대부분은 간세포에서 산화되어 다시 빌리루빈이 되고 일부는 유로빌리노겐 자체로 간을 통과해서 신장을 통해 요로 배설된다. 따라서 유로빌리노겐의 증가는 간기능장애, 간담관질환, 울혈성 심부전, 발열, 운동 후, 용혈성 빈혈, 악성빈혈 등을 의심할 수 있다.

(6) 빌리루빈

빌리루빈(bilirubin)은 노화적혈구의 파괴로 헤모글로빈에서 유래해서 망상내피계에서 헤모글로빈이 합성되는 과정이나 골수 내 적혈구 파괴 등에 의해 생성된다. 통상 건강인에서 요중 빌리루빈은 극미량이기 때문에 검출되지 않지만, 간세포 장애성 황달 등에 의해 빌리루빈이 혈중으로 역류해서 그 농도가 2.0~3.0 mg/dL 이상이 되면 요로 배설된다. 따라서 간질환, 담도폐색, hemoglobin대사 이상 시 양성으로 나타나는데, Vit. C의 과량(>25 mg/dL) 존재 시, 요로감염으로 nitrite배설 시, 빛에 장시간 노출 시 위음성으로 되고, chlorpromazine계 약물에 의해서는 위양성으로 나타나므로 주의해야 한다.

(7) 아질산염

요로감염증의 원인균인 대장균, 포도상구균, 녹농균, 변형균 등은 질산염을 아질산염(nitrite)으로 환원시키는 효소를 가지고 있으므로, 이들 세균이 있으면 요에서 아질산염이 검출된다. 즉 nitrate환원균(*E. coli*, *klebsiella*, *aerobactor*, *enterococcus*, *staphylococcus*)으로 인한 요로감염이 있을 때 양성으로 나타나는데, 4~6시간 방광 잔류 요에서 양성(6시간 이상 경과면 위음성)이며, Vit. C에는 위음성으로 나타난다.

(8) 요잠혈(Urine occult blood)

육안적으로 보이지 않을 정도로 미량인 소변중의 적혈구 또는 헤모글로빈(혈색소)등의 혈액성분을 화학적 반응을 통해서 검출하는 것이다. 요중 잠혈이 기준치 이상으로 검출될 때는 신우신염, 방광염, 신요로종양, 신요관결석, 전립선염, 용혈성질환, 출혈소인, 교원병, 급성 감염증 등을 의심할 수 있다.

3) 요침사 현미경검사(Microscopy of urine sediment)

소변을 원심분리한 후 그 침사물(sediment)을 현미경으로 관찰하는 것이다. 저배율(100배)에서는 원주체와 상피세포가, 고배율(400배)에서는 혈구, 결정체, 지방체, 세균 등이 관찰된다. 즉, 적혈구, 백혈구, 상피세포, 원주체 등을 관찰하는데, 적혈구와 백혈구는 고배율에서 1시야당 0~2개까지를 정상으로 간주한다.

(1) 유기침사(Organic sediment)

① 상피세포(Epithelial cell)

a. 편평세포(squamous cell): 방광, 요도, 질강을 덮는 네모난 큼직한 세포로서, 여성의 요중에는 정상상태에서도 많이 보인다.
b. 원주양세포(cylindrical cell): 방광, 요관, 신우를 덮는 세포로서 그 부위의 병변을 시사한다.
c. 원형세포(round cell): 세뇨관을 덮는 둥글둥글한 작은 상피세포로서 백혈구보다 다소 큰 정도다. 신우, 요관, 방광의 깊은 층에도 있으므로 혈뇨나 농뇨와 함께 나오면 그 부위의 병변을 시사한다.

② **백혈구(WBC, Pyuria, pus cell)**

요 중의 백혈구 혼입은 신장이나 요로계통에 염증이 있음을 의미한다. 특히 요중에 백혈구가 다량 검출되는 것을 농뇨(pyuria)라 하며 소변이 혼탁하게 보인다. 즉, 요로감염증(Gram음성), 신장 요로결핵, 방광염, 신우신염, 무균성 농뇨 등에서 양성으로 나타나는데, 질배설물이 많은 경우에는 위양성으로 나타난다.

③ **적혈구(RBC, Hematuria)**

혈뇨는 요로의 출혈 혹은 신질환을 의미한다. 혈뇨의 흔한 원인은 사구체신염, 신결핵, 결석 및 악성종양 등이다. 여성의 경우에는 월경에 의한 혈액의 혼입을 감별해야 한다. 시험지봉 검사는 hemoglobin에 예민하고 적혈구에는 덜 예민하다. 따라서 요잠혈검사는 요침사 검경과 병행되어야 한다.

④ **원주**

원주(Cast)는 세뇨관에서 형성되는데, 세뇨관에서 형성된 단백물질로 된 원주에 세포나 세포찌꺼기들이 달라붙고 또 변질되어 여러 가지 모양을 나타내게 된다. 원주가 있다는 뜻은 세뇨관이나 사구체에 질환이 있다는 뜻이다.

a. 초자양 원주(hyaline cast): 무색의 초자양 원주체이며, 가벼운 신병변을 시사한다. 정상에서도 일시적으로 보일 수 있는데 다른 요검사소견과 같이 판단하여야 한다. 요단백이 나오면서 이것이 있으면 신부전증을 의심해야 한다.
b. 상피성 원주(epithelial cast): 상피세포가 붙어 나오는 원주로서 급성 신염에서 흔히 보인다. 상피성 원주도 적혈구 원주 등과 같이 나올 수 있는데 이때는 사구체신염을 의심해야 한다.
c. 조대과립 원주(coarsely granular cast): 겉에 붙은 세포들이 오래되고 파괴되어 과립으로 나타나는 원주로서 중증의 신염을 의심케 하며, 혈색소의 침착으로 인해 암갈색으로 보이기도 한다. 과립원주는 원주에 붙은 세포들이 깨져 과립상으로 보이는 것인데 점차 질병이 경과되면 과립이 미세하게 되고 결국은 납양원주(waxy cast)가 된다.
d. 미세과립 원주(finely granular cast): 과립이 작고, 대개는 회색이나 황색이며, 그다지 심하지 않은 병변을 시사한다.
e. 납양 원주(waxy cast): 회색 또는 무색의 넓고 짧은 원주이며, 오래된 신염이나 amyloidosis에서 나타난다.
f. 혈구 원주(blood cast), 농구 원주(pus cell cast): 원주의 표면에 RBC나 WBC가 붙어 나오는 것으로 혈뇨나 농뇨의 출처가 신 자체라는 것을 알 수 있다. 적혈구원주는 급성 사구체신염에서 잘 보인다. 백혈구원주는 신우신염이나 드물게 급성 사구체신염에서 보인다.

⑤ **점액사, 원주양체**

점액사(Mucous thread)는 가늘고 길며 꼬불꼬불한 줄로서 정상뇨에서도 보이나, 요로에 자극이 있으면 점막에서 분비되므로 대개 어떤 염증을 의미한다. 원주양체(Cylindroid)는 원주와 비슷하지만 한쪽이 가늘고 꼬리가 달려있다. 세뇨관내에 머물러서 생긴 것이 아니고 흘러 내려오면서 생긴 것이므로 구별하여야 한다. 가벼운 신병변이나 단백뇨에서 나타난다.

⑥ **미생물**

a. 세균(bacteria): 방광내의 요에는 없어야 하지만 요도를 통과한 요에는 있을 수 있다. 신선한 요에서 매번 세균이 많이 나오면 그 출처를 찾아내야 한다.
b. 기생충(parasite): Trichomonas vaginalis, Trichomonas hominis, 어린이의 요에서는 장내 기생충의 충란이 섞여 나올 수도 있다.

(2) 무기침사(Inorganic sediment)

① **비정형 물질**(Amorphous materials)

산성뇨에서는 amorphous urate가 나타나는데 열을 가하면 없어지고, 침전하면 약간 붉은색을 나타낸다. 병적 의의는 없다. 알칼리뇨에서는 amorphous phosphate가 나타나는데 10% acetic acid를 몇 방울 가하면 없어지고 침전하면 흰색을 띈다.

② **결정체**(Crystal)

〈산성뇨에서 나타나는 결정체〉

a. Uric acid: 황색이고 유리조각을 겹쳐 놓은 모양이다. 정상뇨에서도 보이고 통풍이나 결석이 의심되는 환자나 RBC가 많이 보이는 경우에도 관찰된다.
b. Calcium oxalate: 무색이고 다이아몬드 모양이다. 의의는 uric acid와 같다.
c. Sodium urate: 무색이고 부채살 모양이다. 임상적 의의는 없다.
d. Cystine: 정상뇨에서는 볼 수 없으며, 많이 나타나는 경우 결석의 원인으로 볼 수 있다. HCl에는 녹지만 acetic acid에는 녹지 않는 특징이 있다.
e. Cholesterol: 한쪽 귀가 떨어진 cover glass 모양이며, 신염 또는 lipoid nephrosis 등에서 나타난다.
f. Leucine, tyrosine: 간질환과 관계있다. leucine은 국화꽃 모양이고 tyrosine은 솔잎 모양이다.
g. Sulfonamide: 다량의 sulfa제를 사용했을 경우 나타나며, 특히 요가 강한 산성이면 결정이 생겨 결석이 발생한다.
h. Fat: 강하게 빛을 반사하는 이중벽의 원형이다.

〈알칼리뇨에서 나타나는 결정체〉

a. Triple phosphate: 하늘에서 내려다 본 양철지붕 모양이다. ammonium, magnesium, phosphorous의 세 성분으로 구성되어 있고, 정상뇨에서도 보이지만 때로는 결석의 원인이 될 수 있으므로 RBC와 함께 많이 나타나면 의의가 있다.
b. Ammonium biurate: 황색이며, 임상적 의의는 없다.
c. Calcium carbonate: 다소 굵은 무색 과립이며 임상적 의의는 없다.
d. Calcium phosphate, dicalcium phosphate: 임상적 의의가 없는 무색의 결정체들이다.

2. 생화학검사(Biochemistry)

1) 혈중요소질소(Blood urea nitrogen, BUN)

단백질이나 아미노산의 최종산물로서 간에서 생성되어 신장으로 배설되는 BUN은 흔히 GFR과 비례하는데, 단백질섭취, 장출혈, 탈수, 비뇨기계 폐쇄 시에는 상승한다. 다만 전 nephron의 2/3 이상이 파괴되기 이전까지는 정상이므로 크레아티닌보다는 예민한 검사가 아니다. 대개 단백질 과다섭취, 이화작용항진(갑상선기능항진증, 대수술, 고열, 화상, 감염증 등), 소화관출혈, 신혈류량 감소, 신장질환, 요로폐쇄 등에서는 증가하고, 기아, 간기능부전, 임신, 조직단백 이화감소 등에서는 감소한다. 참고치는 8~23 mg/dL이다.

2) 혈청 크레아티닌(Serum creatinine, SCr)

크레아티닌은 신장 이외의 영향을 잘 받지 않고 재흡수가 안 되기 때문에 예민하게 신장병의 정도를 파악할 수 있어서 신장기능의 지표가 되는 검사항목이다. 크레아티닌은 근육 뇌 심장 등에 존재하면서 에너지를 보관하는 역할을 하는 크레아틴의 노폐물로서, 혈액 속이나 근육에 존재하고 신장의 사구체에서 여과되어 배설되기 때문이다. 따라서 크레아티닌의 배설에 장애가 나타나면 신장기능의 저하를 의미한다. 참고치는 0.6~1.2 mg/dL이고, GFR 40% 감소 시 증가하기 시작해서 50% 감소 시에는 2 mg/dL, 75% 감소 시에는 4 mg/dL, 90% 감소 시에는 10 mg/dL에 이른다. 만약 신장기능이 10% 미만이 되면 다른 치료로는 더 이상 노폐물을 제거할 수 없기 때문에 신대체요법을 필요로 한다.

3) BUN/creatinine 비율의 변화와 원인

BUN과 creatinine은 서로 장단점이 있지만, 임상에서 이중 택일하여 하나만 측정할 것이 아니라 2가지를 모두 동시에 측정하는 것이 중요하며 필요하다. 정상에서는 BUN/creatinine의 비율은 10:1로 유지되지만, 이 비율은 여러 인자에 의해 변할 수 있다. 발열, 이화작용의 증가, 외상, steroid 치료, 위장관 출혈, 감염 등의 경우에는 BUN/creatinine 비율이 증가하여 20:1 이상으로 될 수 있다. 따라서 BUN/creatinine 비율이 비정상적으로 높으면 신질환 이외에 다른 인자의 병존 여부을 확인해야 한다. 단백 섭취량에 따라서도 이 비율이 변하며, 영양실조 때는 우선 BUN이 먼저 감소하여 이 비율이 감소하지만 만약 영양실조 상태가 만성적으로 지속되면 근육량도 감소하여 이 비율이 정상으로 돌아올 수도 있다. 간질환의 경우에는 urea의 생산 장애로 이 비율이 감소하며, 횡문근변성(rhabdomyolysis)의 경우에도 감소한다. 일산화탄소 중독의 경우 의식불명 상태로 뜨거운 온돌방에서 움직이지 못하고 장시간 누워 있으면, muscle breakdown 및 괴사(necrosis)가 급격히 발생하여 횡문근변성이 초래되고, 이 때 creatinine의 생성이 급격히 증가하여 BUN/creatinine 비율이 감소한다. 이와 같이 BUN과 creatinine은 각각의 의의뿐만 아니라 비율도 평가함이 중요하다.

4) 추정사구체여과율(eGFR)

신기능을 확인하기 위해 사구체여과율을 평가하는 것은 혈청 크레아티닌 단독 측정만으로 평가하는 것에 비해 보다 정확한 신기능의 정보를 제공함으로써 만성 신장병 조기 진단의 이득이 있으며, 만성 신장병 진단 지연 예방 효과를 기대할 수 있다. 또한, 사구체여과율에 따라 만성 신질환의 병기를 구분하는 것은 임상적 진단 및 치료에도 이로운 점이 많다. 그러나 24시간 소변을 이용하여 실제 사구체여과율을 얻기에는 번거로운 점이 많아 임상에서는 MDRD (modification of diet in renal disease) 계산식이나 Cockcroft-Gault 계산식으로 산출된 추정사구체여과율(estimated glomerular filtration rate, eGFR)을 이용한다. 시스타틴 C (cystatin C)를 이용한 사구체여과율 계산방법은 임상적으로 근육량이 많은 젊은 환자에서 혈청 크레아티닌이 높게 측정되는 경우 또는 근육량이 적은 노인 환자에서 초기의 콩팥 기능장애를 진단할 때에 유용하다. MDRD 계산식은 추정값이 60 mL/min/1.73 m²이

〈Cockcroft-Gault 계산식〉 (단위: mL/min)

$$eGFR=\frac{[140-Age\ (year)]\times Weight\ (Kg)}{Serum\ creatinine\ (mg/dL)\times 72}$$

여기에 여성의 경우 0.85를 곱한다.

〈MDRD 계산식〉 (단위: mL/min/1.73 m²)

$$eGFR=186\times Serum\ creatinine^{-1.154}\times Age^{-0.203}$$

여기에 여성의 경우 0.742를 곱하고, 흑인의 경우 1.212를 곱한다

〈CKD-EPI 계산식〉 (단위: mL/min/1.73 m²)

1. CKD-EPI 크레아티닌 계산식

$$eGFR=141*\min(Scr/\kappa,\ 1)^{\alpha}\times\max(Scr/\kappa,\ 1)^{-1.209}\times 0.993^{Age}$$

여기에 여성의 경우 1.018을 곱하고, 흑인의 경우 1.159를 곱한다.

- Scr=serum creatinine (mg/dL)
- min=최소 Scr/κ 또는 1
- max=최대 Scr/κ 또는 1
- κ=0.7(여성) 또는 0.9(남성)
- α=-0.329(여성) 또는 -0.411(남성)
- Age=나이

2. CKD-EPI 시스타틴 C 계산식

$$eGFR=133\times\min(Scys/0.8,\ 1)^{-0.499}\times\max(Scr/0.8,\ 1)^{-1.328}\times 0.996^{Age}$$

여기에 여성의 경우 0.932를 곱한다.

- Scys=serum cystatin C (mg/L)
- min=최소 Scys/0.8 또는 1
- max=최대 Scys/0.8 또는 1
- Age=나이

3. CKD-EPI 크레아티닌-시스타틴 C 계산식

$$eGFR=135\times\min(Scr/\kappa,\ 1)^{\alpha}\times\max(Scr/\kappa,\ 1)^{-0.544}\times\min(Scys/0.8,\ 1)^{-0.323}\times\max(Scys/0.8,\ 1)^{-0.778}\times 0.9961^{Age}$$

여기에 여성의 경우 0.963을 곱한다.

- Scr=serum creatinine (mg/dL)
- min (Scr/κ, 1)=최소 Scr/κ 또는 1
- max (Scr/κ, 1)=최대 Scr/κ 또는 1
- κ=0.7 (여성) 또는 0.9 (남성)
- α=-0.219 (여성) 또는 -0.144 (남성)

상일 경우에는 정확도가 다소 감소하며, CKD-EPI 계산식은 MDRD 계산식보다 편차가 적고, 특히 사구체여과율 추정값이 60 mL/min/1.73 m² 이상일 경우에도 정확도 및 정밀도가 개선되었다. 그러므로 최근에는 CKD-EPI 계산식이 MDRD 연구 계산식보다 정확도가 우수하고, 사구체여과율 전 범위에서 수치를 보고하기에 용이하므로 일차적으로 CKD-EPI으로 계산된 추정값으로 신장기능을 평가하도록 권고하고 있다.

(1) Stage 1 (kidney damage with normal or inreased GFR): 사구체여과율은 정상 혹은 증가이지만 신손상의 증거가 있는 경우이다. 신손상의 증거로는 단백뇨, 비정상적인 요침사 소견, 영상검사로 확인된 요로계의 구조적 이상 등이다. 이 시기는 기저 사구체여과율은 정상이어도 신 예비능(renal reserve)은 감소되어 있는데, 이런 초기 상태는 당뇨병성 신증에서 잘 나타난다.
(2) Stage 2 (kidney damage with mildly decreased GFR): 신손상의 증거가 있으면서 사구체여과율이 60~89 mL/min/1.73 m² 일 때이다.
(3) Stage 3 (moderately decreased GFR): 사구체여과율이 30~59 mL/min/1.73 m²인 경우.
(4) Stage 4 (severly decreased GFR): 사구체여과율이 15~29 mL/min/1.73 m²인 경우.
(5) Stage 5 (renal failure): 사구체여과율이 15 mL/min/1.73 m² 미만이거나 투석이 필요한 경우이다.

3. 영상진단

1) 단순요로촬영(KUB)

KUB는 각종 방사선검사 시행 전 실시되는 가장 기본적인 영상진단법이다. 모든 질환에 적용되는데, 대개는 각종 방사선검사 전 보조적 방법으로 시행되며, 전체 요로 파악 및 신결석 진단에 유리하다. 흔히 앙와위로 촬영되는데, 신장의 크기와 윤곽, 음영의 확대 또는 감소, 요근 음영의 변화, 석회화 여부, 요관 협소 부위의 결석상 등을 관찰할 수 있다.

2) 경정맥 신우조영술(Intravenous pyelography, IVP, excretory urography; 배설성 요로조영술)

요오드화합물 사용하는 IVP는 일부에서 과민증을 나타내며, 검사 전 최소 8시간 정도 음료 제한이 필요한 검사이다. 검사 전에 흔히 관장이 시행되는데, 주된 적응증은 pelvicaliceal system의 정확한 정의를 얻기 위해, renal size의 모양을 측정하기 위해, calculi의 위치를 알기 위해, 신장의 염증 및 종양, 결석, 선천성 기형 및 신 외상, 신 및 요로의 기능 평가(cyst, tumor, Tbc, PN, hydronephrosis, VUR, HT, urinary tract stone) 등이다. 금기증은 요오드 과민증, 다발성 골수종, 천식, 선천성 부신비대, 당뇨병, 원발성부갑상선기능항진증, 유아, 핍뇨, 간 및 신장질환(BUN >60 mg/dL%) 등이며, 환자의 0.01% 정도에서 life threatening event가 발생한다.

IVP 시행 후 얻은 영상으로는 결석의 유무, 각 장기의 위치, 크기, 모양 등을 파악할 수 있다. 정상적인 renal size는 11 cm 이상이고, 좌측 신장이 일반적으로 우측 신장보다 1.5 cm 더 크다. 신장의 크기, 위치, 축의 이상 여부 등으로 선천성 기형 여부를 알 수 있고, 요로결석이 있으면 석회화 음영을 관찰할 수 있으며, 신배 및 신우의 변형으로 염증 및 종양 질환을 파악할 수 있다.

3) 역행성 신우조영술(Retrograde pyelography, RP)

RP는 IVP로 상부 요로의 조영이 얻어 지지 않을 때 시행된다. 방광경을 통한 catheter 삽입을 필요로 하기 때문에 요관 손상 및 요로감염의 위험이 있어서 요로감염 환자에게는 금기이다. 주된 적응증은 배설성요로조영이 용이하지 않을 때, 요로조영제에 과민반응이 있을 때, 감염 등이며, 흔히 신기능 손상, 요로폐쇄의 정도를 알기 위해 시행된다.

4) 초음파 검사

초음파 검사(Ultrasonography)는 낭종이나 농양 등

fluid filled structure 조영에 우수하다. 신낭종과 종양의 감별이 용이(90% 정확성)하며, 신주위 농양 또는 복막 후 병변과의 감별 시에도 사용된다. 비침습적이고 안전하며 빠른 판독이 가능하다는 장점이 있지만, 골 아래 병변이 있거나 장내 가스가 있으면 판독에 어려움이 따른다. 초음파상 얻은 신장의 크기가 9 cm 이하이면 만성적인 위축이 있음을 의미한다.

5) 전산화 단층촬영(Computed tomography, CT)

신장이나 복막 후 공간의 종양 혹은 fluid collection 병변 감별에 사용되는데, 특히 비만이나 장내 가스로 초음파 촬영이 용이하지 않을 때 유용하다.

6) 자기공명영상

자기공명영상(Magnetic resonance imaging, MRI)은 여러 방향의 영상을 얻을 수 있어서 major vessel에서의 tumor thrombus의 발견이 CT 보다 우수하다. 단 pacemaker나 surgical clip 존재 환자에게는 금기이고, metallic necklace 착용 시 화상의 우려가 있다.

4. 신장생검(신장조직검사)

1) 병리조직학적 검사

(1) 광학현미경검사

조직진단을 위해 기본적인 hematoxylin-eosin (HE) 염색과 methenamine silver 염색, periodic acid-Schiff (PAS) 염색, Masson trichrome 염색 등을 시행하여 관찰한다.

(2) 면역형광현미경검사

면역복합체 및 보체의 침착여부를 확인하기 위해, IgG, IgM, IgA, C3, C1q, fibrinogen 등에 대한 항체를 이용하여 면역형광법을 시행해서 관찰한다.

(3) 전자현미경검사

투과전자현미경을 이용하여 전자고밀도물의 침착과 족돌기의 변화 및 사구체기저막의 미세변화 등을 확인한다.

2) 사구체질환의 병리학적 용어

(1) 사구체신염(Glomerulonephritis)과 사구체병증(Glomerulopathy)

이 두 용어는 흔히 혼용되고 있다. 하지만 엄격한 의미에서 '사구체신염'은 염증세포의 침윤이나 항체의 침착, 보체 활성화와 같은 염증 소견이 나타날 때에만 사용되어야 한다.

(2) 미만성(Diffuse)과 국소성(초점성; Focal)

대부분의 사구체를 침범했을 때를 '미만성', 일부분(대개 50% 이하)의 사구체만을 침범했을 때를 '초점성' 또는 '국소성'이라고 한다.

(3) 전엽성(Global)과 분절성(Segmental)

하나의 사구체를 대상으로 관찰할 때 대부분 또는 모든 분절이 침범되면 '전엽성', 일부분(대개 50% 이하)을 침범하면 '분절성'이라고 한다.

(4) 초승달 혹은 반월상(Crescent)

Bowman 공간 내에 벽측상피세포의 증식과 염증세포의 침윤으로 형성되는 3차원적 구조의 양태가 초승달 혹은 반월상이라는 의미이다.

(5) 세포 증식(Cellular proliferation)의 기준

정상 사구체당 총 세포수는 2 μm 두께 표본에서 120개 내외이며, 하나의 사구체 당 150개 이상의 유핵세포가 보일 때 '증식성(proliferative)'이라고 한다. 또한, 정상사구체에서 1~2개인 중성 백혈구수가 3개 이상 보이거나 사구체간질 내에서 1~2개가 정상인 사구체간질세포가 3개 이상 보이는 경우에도 증식성이라고 한다.

한편, endothelial cell이 증식한 경우를 'intracapillary', mesangial cell이 증식한 경우를 'endocapillary',

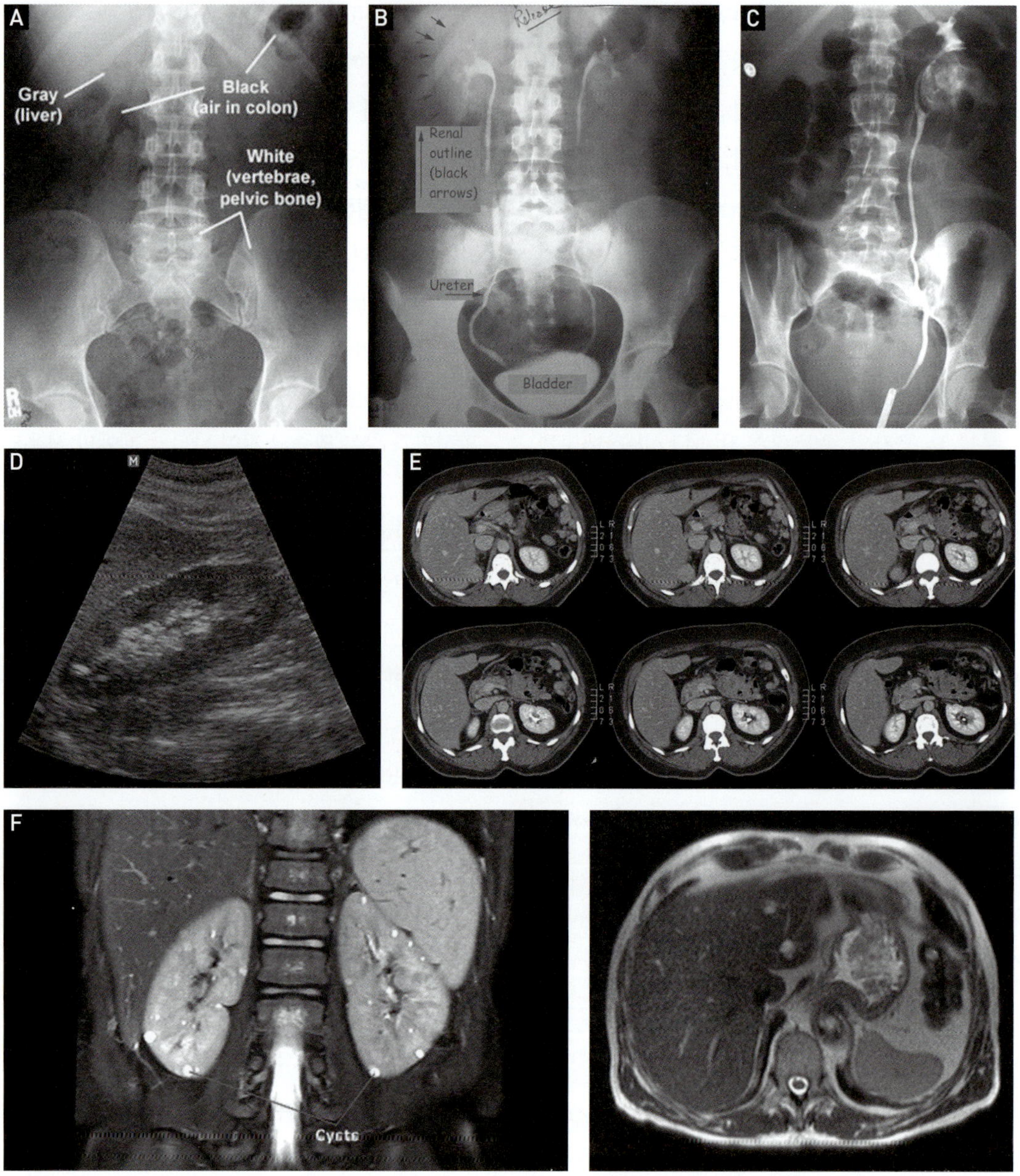

그림 2-7. 신장의 영상진단. KUB (A), IVP (B), RP (C), 초음파검사 (D), CT (E), MRI (F)

Bowman's 공간 내의 cell이 증식한 경우를 'extracapillary'라고 한다.

(6) 기저막의 변화

① Gap: 부분적 GBM의 파열, 증식성 경향이 있는 급성 사구체신염

② Thinning: GBM이 미만성으로 얇아짐, benign 재발성 혈뇨, Alport's syndrome

③ Thickening(비후): GBM이 미만성으로 두꺼워짐, 막성 신증

④ Lamellation(층판): 기저막이 층상화 됨, Alport's syndrome

⑤ Wrinkled: ischemia, 손상의 후기 변화

(7) 기저막 내, 모세혈관 내피하, 장측 상피하

① 기저막 내(intramembranous): 사구체기저막 내에

위치한 경우

② 모세혈관 내피하(subendothelial): 내피세포와 사구체기저막 사이

③ 장측 상피하(subepithelial): 장측상피세포(visceral epithelial cell)와 사구체기저막 사이로서 주로 전자현미경 검사에서 사용된다.

3) 주요 광학현미경적 소견

(1) 사구체내 세포과다

사구체내 세포과다(hypercellularity)는 내피세포, 간질세포, 상피세포(장측상피세포, 벽측상피세포)의 증식으로 인해 세포수가 증가되는 현상이다. 단 장측상피세포는 거의 증식하지 않는데, 백혈구가 침윤되면 세포과다가 발생할 수 있다.

(2) 사구체간질 기질의 증가

사구체간질 기질의 증가가 있을 때 사구체간질세포의 증식은 있을 때도 있고, 없을 때도 있다. 이 기질의 증가는 전엽성일 수도 있고, 분절성일 수도 있다. 경미하거나 중등도의 기질 축적은 사구체 여과장벽을 파괴하여 단백뇨를 유발하지만, 심각한 경우에는 기질축적이 사구체 경화나 신부전도 초래할 수 있다.

(3) GBM의 변화

사구체기저막의 비후, 파열, 이중윤곽, 주름형성 등의 소견이 나타날 수 있다.

(4) 경화, 섬유화, 유리질화

경화(Sclerosis)는 사구체 구조의 일부 또는 전부에서 기저막이나 사구체간질과 유사한 균질의 비섬유성 세포외기질(homogeneous nonfibrillar extracellular matrial)의 양이 증가하는 것으로 전자현미경이나 면역조직화학적으로 Ⅳ형 교원질로 되어 있음을 관찰할 수 있다. 사구체 경화는 비가역적인 병리학적 진행으로 사구체 손상의 최종적인 변화이다.

섬유화(Fibrosis)는 세뇨관 염증의 치유과정의 하나로, 교원질 I형이나 III형의 침착에 의한 것으로 현저히 볼 수 있는 부위는 Bowman 피막 내부에서 반월상(crescent)으로 나타난다.

유리질화(Hyalinosis)는 광학현미경으로 관찰했을 때 사구체 내에 균질한 호산성 물질이 침착되는 것으로 혈관 밖으로 빠져나온 혈장단백질로 구성된다. 유리질화는 대개 내피세포의 손상이나 모세혈관벽의 손상에 기인하며, 모세혈관 내강을 막아 결국 경화를 유발한다.

4) 면역형광현미경 검사의 해석

면역형광현미경검사의 목적은 면역복합체 혹은 보체의 침착여부를 확인하는 것이다. 염색의 양상이 매끈한 선상(linear)인지 과립상(granular)인지를 확인해야 하고, 침착된 위치가 사구체간질(mesangium)인지 변연부(periphery)인지를 확인해야 한다.

5) 전자현미경 검사의 해석

전자고밀도물질의 침착 위치는 각각의 사구체질환에 따라 다르다. 따라서 전자고밀도물질의 침착위치(내피하, 상피하, 막 내, 사구체간질)에 따라 진단 또한 달라질 수 있다. 또한 사구체기저막의 두께와 변형유무 및 족돌기의 소실 여부를 평가하는 것도 중요하다.

▣ 신장질환에 대한 검사 관련 임상참고문헌

- 대한의학회·질병관리청. 일차 의료용 만성콩팥병 임상진료지침. 2022. pp. 22-3.
- 이창화. 임상에서 사용하는 사구체여과율의 평가 공식. 대한내과학회지. 2012;83(4):455-7.

III. 신장질환 주요 임상증상

1. 단백뇨

1) 정의 및 개요

단백뇨(proteinuria)는 1일 150 mg 이상의 단백질이 소변으로 배출되는 것이다. 대개 단백뇨는 신장질환 및 신장에 영향을 주는 전신질환과 관련되어 발생하지만, 때로는 질병과 관계없이 단독으로도 발생한다.

한편, 소변으로 배설되는 정상적인 알부민 양은 1일 10~20 mg 이하이다. 따라서 미세알부민뇨는 아침 소변에서 20~199 mg/L 또는 1일 30~299 mg의 알부민이 소변으로 배출되거나, 크레아티닌 배출량(g)에 대해 30~299 mg/g(남성 17~299 mg/g, 여성 25~299 mg/g)의 알부민이 검출되는 것으로 정의한다.

(1) 역학

단백뇨는 학동기 어린이에서 5~6%, 청소년에서 11%까지도 발견되며, 특정집단에서 요검사를 시행했을 때 26%까지도 발견되는데, 이 중 치료가 필요할 만큼 심각한 경우는 2% 미만이다. 국내에서 서울지역 내 초중고 학생을 대상으로 8년 동안 집단 뇨검사를 한 결과 단백뇨의 유병률은 평균 0.28%였는데, 이 중 실제 신장질환과 관계된 경우는 19%에 불과했다. 국내 한 검진센타에서 시행한 요검사에서 ±이상의 단백뇨 유병률은 남성 6.7%, 여성 3.6%였다.

외국의 미세알부민뇨 유병률은 5~8% 정도이다. 28~75세 성인을 대상으로 한 네덜란드의 PREVEND (Prevention of REnal and Vascular ENd stage Disease) 연구에서는 유병률이 7.2%였는데, 고혈압과 당뇨병 환자를 제외하면 6.6%였다.

(2) 원인

요검사에서 단백뇨만 발견되는 때는 표 2-1과 같이 신장에는 별로 심각한 장애가 없고 일시적인 경우가 많다. 응급실을 통해 입원한 경우의 약 10%에서 단백뇨가 발견된다고 알려져 있는데, 가장 흔한 세 가지 원인은 심부전, 경련, 발열이다.

원래 단백질은 사구체의 크기장벽(size-barrier)과 전하장벽(charge-barrier)에 의해 차단되는 게 정상이다. 사구체 모세혈관은 모두 음이온을 띠고 있다. 혈관의 내피세포와 상피세포는 음이온을 가진 sialoglycoprotein으로 덮여 있으며, 사구체기저막은 많은 음이온을 가진 heparan sulfate proteoglycan을 함유하고 있다. 혈장단백은 pH 7.4에서 음이온을 가지므로 음이온을 가진 사구체기저막을 통과하기 어렵다. 따라서 사구체기저막의 음이온이 없어지면 단백뇨가 나타난다.

크기가 20,000 Dalton 이하로 작은 단백질은 양성 전위를 띄어서 65,000 Dalton크기의 음성 전위를 띈 알부민에 비해 사구체 모세혈관 벽을 비교적 쉽게 통과한다. 하지만 근위세뇨관에서 대개 흡수되므로, 결국 정상적으로 배설되는 단백질은 대부분 헨레고리 상행각과 원위세뇨관에서 분비되는 Tamm-Horsfall 점액단백질로 구성된다.

한편, 어린이들은 신세뇨관의 기능이 충분히 성숙되지 못한 까닭에 소위 '생리적 단백뇨'가 나타나는 경우가 많다. 요 중 단백질의 배출은 체표면적을 기준으로 할 때 신생아에서 가장 많으며, 나이가 늘면서 섬섬 줄어들어 청소년 말기에는 어른 수준이 된다.

표 2-1. 일시적 단백뇨의 원인

심부전	열손상
경련성 질환	염증의 진행
발열	격렬한 운동
탈수	임신
정서적 스트레스	폐쇄성 수면무호흡증
epinephrine 투여	대부분의 급성 질환
극단적인 추위	일과성 기립성 단백뇨
	질의 점액분비물

표 2-2. 질환에 따른 단백뇨

사구체성 원인
원발성 사구체신염
미세변화질환
막성 사구체신염
국소성 분절성 사구체신염
막증식성 사구체신염
IgA 신증
속발성 사구체신염
당뇨병
결체혈관장애(루푸스 신염)
아밀로이드증
전자간증
감염(HIV, B 및 C 형 간염, 연쇄상구균후 질환, 매독, 말라리아, 심내막염)
위장관 및 폐암
림프종, 만성 신이식거부
약물과 관련된 사구체신장병증
heroin
NSAIDS
captopril
금 제제
penicillamine
lithium
중금속
비사구체성 원인
세뇨관
고혈압성 신장경화증
세뇨관간질 질환
요산 신장병증
급성 과민증
간질성 신염
Fanconi 증후군
중금속
낫세포질환
NSAIDSs, 항생제
과잉 단백질이 넘쳐 나는 경우
헤모글로빈뇨증
마이오글로빈뇨증
다발성 골수종
아밀로이드증

질병으로 인해 단백뇨가 발생하는 경우는 표 2-2와 같이 신장의 사구체 및 세뇨관의 질환과 단백질이 과잉으로 넘쳐 나오는 질환으로 나눌 수 있다. 단백뇨의 병적 원인으로 사구체질환이 가장 흔한 까닭은 사구체질환이 사구체기저막의 투과성을 변화시켜 알부민과 면역글로불린을 소변으로 빠져나가게 하기 때문인데, 1일 2 g 이상의 단백뇨는 대개 사구체질환이 원인이다. 한편, 1일 3.5 g 이상의 단백뇨, 저알부민혈증, 부종, 고지혈증이 동반되는 신증후군은 성인의 경우 당뇨병, 아밀로이드증, 전신홍반루푸스가 흔한 원인이며, 6세 미만의 소아에서는 미세변화질환이 흔한 원인이다. 단 1일 3.5 g 이상의 단백뇨에도 불구하고 전형적인 신증후군의 증상이 나타나지 않는 경우에는, 다발성 골수종 등 근위세뇨관의 재흡수 능력을 초과하는 많은 저분자량 단백질이 생성되기 때문에 과잉의 단백질이 넘쳐 나오는 질환이 원인일 수 있다. 근위세뇨관 질환에 따른 단백뇨는 저분자량 단백질의 재흡수가 방해되어 나타나는데, 대개 1일 1 g 이하이며, 2 g 이상인 경우는 거의 없다.

2) 진단

요시험지법(dipstick 분석법)은 반정량적으로 소변의 단백질 농도를 측정할 수 있다. 단백질은 dipstick의 염료-버퍼결합을 방해하므로, 소변 중에 단백질이 있으면 노란색이 녹색으로 바뀐다. 단백질 농도가 10 mg/dL 미만이면 음성, 10~20 mg/dL이면 ±(trace), 30 mg/dL 정도이면 1+, 100 mg/dL 정도이면 2+, 300 mg/dL 정도이면 3+, 1,000 mg/dL 이상이면 4+로 표시된다. 위양성은 pH 7.5 가 넘는 알칼리뇨, dipstick을 소변에 너무 오래 담궜을 때, 고농도의 소변, 육안적 혈뇨, penicillin, sulfonamides, tolbutamide 등의 약물이 들어있을 때, 농, 정액, 질 분비물이 존재할 때 나타난다. 위음성은 희석된 소변(요비중 1.010 이하)일 때, 비알부민성 단백뇨(즉 저분자량 단백질)일 때 나타날 수 있다. Dipstick 분석법으로는 정상이지만 환자가 소변에 거품이 난다고 계속 호소하면, 비알부민성 단백뇨의 확인을 위해 추가 검사가 필요하다.

Sulfosalicylic acid (SSA) 혼탁도 검사는 정성적으로 단백뇨를 선별할 수 있다. 이 검사법의 장점은 모든 종류의 단백질에 반응하기 때문에 Bence Jones 단백질에 대한 민감도가 높다는 것이다. 따라서 요시험지법 검사에 위음성인 단백뇨도 검출할 수 있다. SSA 혼탁도 검사의 방법은 신선뇨 5 mL 정도에 20% SSA를 3방울 떨어뜨려 산성으로 만들어서 단백질의 침전을 보는 것으로, 단백질의 농도가 4 mg/dL 정도만 되어도 혼탁해진다. 위양성은 penicillin. sulfonamides.cephalosporins 등을 사용 중이거나 방사선조영제를 사용한 지 3일 이내일 때, 위음성은 고알칼리뇨나 희석된 소변에서 나타날 수 있다.

소변 내 단백질 양을 정량적으로 측정하려면 24시간 소변이 필요하다. 환자는 아침 첫 소변을 버리고 난 후의 소변부터 다음 날 아침 첫 소변을 포함한 소변을 수집해야 하는데, 대개의 환자들이 정확히 수집하기 힘들어하므로 흔히 아침에 무작위로 채취한 소변 내의 단백질과 크레아틴의 비율(Upr/Ucr, Ualb/Ucr)을 검사하는 것으로 대체하는 경우가 많다. 성인에서는 이 비율이 1일 단백질 배출량(gram)과 거의 일치하기 때문이다. 즉 비율이 0.5라면 1일 단백질 배출량이 0.5 g이 되는 것이다. 6개월에서 2세까지의 영유아는 0.5까지를 정상으로 간주하고, 2세가 넘는 소아와 성인에서는 0.2 이하인 경우를 정상으로 간주하며, 3 이상이면 신증후군의 범주에 속하는 단백뇨를 시사한다. 이 방법의 단점은 배출되는 크레아틴의 양이 근육질인 사람과 그렇지 않은 사람 사이에 차이가 나며, 1일주기에 따라 배출되는 단백질의 양이 다르기 때문에 같은 비율일지라도 24시간 소변에서 나오는 단백질의 실제 양과 차이가 날 수 있다는 점이다. 그럼에도 불구하고 이 방법은 24시간 소변검사와 상관관계가 매우 높을 뿐만 아니라, 소변의 수집에 정확하지 않은 24시간 소변검사보다 오히려 더 정확할 수도 있다. 특히 동일인에게서 비율을 추적해서 비교하면 단백뇨의 진행을 감시할 수 있다.

Dipstick 분석법에서 단백뇨가 나오면 요침전물을 현미경으로 검사해야 한다. 적혈구 이상형태증이나 적혈구 원주는 사구체질환을 시사하는 소견이다. 육안적 혈뇨는 dipstick 분석법에서 단백뇨 위양성을 보이지만, 현미경적 혈뇨는 혈뇨 때문에 위양성이 나온 게 아니라 실제 단백뇨가 있는 것이다. 만일 백혈구나 백혈구원주가 보이면서 세균뇨가 있다면 요로감염을 시사하므로, 적절한 항생제 치료 후 재검사를 해야 한다. 세균뇨가 없다면 신간질 질환일 가능성이 있다.

일시적 단백뇨는 요검사에서 단백뇨가 대개 2+를 넘지 않는다. 따라서 지속적으로 단백뇨가 나오거나 첫 검사에서 단백뇨가 3+ 이상인 경우는 정량적 검사가 필요하다. 지속적인 단백뇨가 있다면 표2와 같이 원인이 되는 전신질환을 찾기 위해 약물복용, 가족력, 체중감소 등에 관해 자세한 병력 청취와 혈압측정, 안저검사, 피부 등을 진찰해야 한다.

단백뇨의 원인질환이 없는 환자의 경우, 단백뇨가 하루 2 g 미만이고 30세 미만이면 기립성 단백뇨가 원인일 수 있다. 기립성 단백뇨의 발생기전은 분명하지 않으나 자세에 따른 신혈류의 변화가 사구체 여과에 영향을 미치기 때문일 것으로 추측한다. 기립성 단백뇨를 검사하는 방법은 환자가 배뇨 후 잠자리에 들고 나서 일어나기 전까지 8시간 동안 모은 소변과, 일어나서 활동을 시작하고 다음날 잠자리에 들기 전 배뇨할 때까지 16시간 모은 소변의 단백질의 양을 측정하는 것이다. 기립성 단백뇨는 청소년과 젊은 성인의 3~5%에서 발견되며, 대개 6세 이상의 어린이에서 발생하고, 보통은 1일 1 g 미만의 단백뇨를 보이며, 누운 자세에서는 단백뇨가 정상 수준, 즉 8시간 동안 50 mg 미만으로 배설된다. 사구체질환이 있는 경우에도 누운 자세에서는 단백뇨가 감소하지만 정상으로 돌아오지 않는다는 점이 기립성 단백뇨와 구별된다.

1일 2 g 이상의 단백뇨는 사구체질환의 가능성을 뜻한다. 1일 3.5 g 이상의 단백뇨는 신증후군을 시사하는데, 이는 단백뇨의 양을 임의로 정한 것이기 때문에 신증후군일지라도 혈청 알부민이 감소했거나, 최근에 시작된 경우, 사구체가 심하게 손상되지 않은 경우에는 그 이하로 나올 가능성도 있다. 따라서 1일 2 g 이상의 단백뇨가 나오거나, 그 이하이더라도 사구체여과율(glomerular filtration rate, GFR)이 감소했거나, 혈뇨가 동반되었다면 표 2-3과

표 2-3. 단백뇨에서 고려해야 할 검사

검사	결과의 해석
항핵항체(ANA)	전신홍반루푸스에서 상승
항연쇄상구균용혈소 O (ASO)	연쇄구균성 사구체신염 후 상승
보체 C3 및 C4	사구체신염에서 낮은 수치
적혈구 침강속도	정상일 때 염증 및 감염성 원인을 배제하는 데 도움이 됨
공복혈당	당뇨병에서 상승
혈색소, 적혈구 용적률	조혈을 방해하는 만성 신부전에서 저하
HIV, VDRL, 간염의 혈청학적 검사	사구체성 단백뇨와 관련 있는 감염
혈청 알부민과 지질	신증후군에서 알부민 수치 감소 및 콜레스테롤 수치 증가
혈청 전해질	신질환 때문에 발생하는 이상
혈청 및 요 단백의 전기영동	다발성 골수종에서 비정상 소견
혈청 요산	요석의 원인 외에도 세뇨관간질 질환을 일으키는 원인이 될 수 있음
신장 초음파	구조적인 신장질환을 밝힘
흉부 방사선촬영	전신 질환이 있음을 밝힘(예:사르코이드증)

같은 검사 결과를 참고해서 원인을 파악해야 한다.

3) 치료

단백뇨의 치료는 단백뇨의 원인이 되는 신장질환 치료, 동반되는 증상과 합병증 치료, 단백뇨의 양을 줄이는 치료, 신장을 보호하고 진행을 막을 수 있는 조치 등으로 구분된다.

(1) 원인질환의 치료

대부분의 일시적 단백뇨는 저절로 없어지는 것을 기다린다. GFR이 정상이고 단백뇨의 원인이 당뇨병, 심부전 등 분명한 경우에는 먼저 그 질환을 치료한다. 원인불명인 경우, 신기능이 저하된 경우, 혈뇨가 동반된 경우, 단백뇨가 1일 2 g 이상인 경우 등은 추가검사를 통해 원인질환을 파악해야 한다. 환자가 1~8세이고 단백뇨가 신증후군의 범주이면 부종이 없더라도 특발성 신증후군일 가능성이 많으므로 흔히 부신피질호르몬이 투여된다. 스테로이드에 반응하지 않는 경우에는 ACE 억제제가 단백뇨를 상당히 감소시키므로 고혈압이 없는 단백뇨의 경우에 자주 사용된다. 기립성 단백뇨는 대개 정상적인 신장생검 소견을 보이며, 20~50년간 추적 관찰해도 정상적인 신기능을 유지하기 때문에 별문제가 되지 않는다.

(2) 동반되는 증상과 합병증의 치료

1일 1 g 이하의 단백뇨에서는 부종이 나타나지 않지만, 신증후군과 같은 대량의 단백뇨는 부종, 고지혈증, 색전증, 감염 등의 합병증이 동반될 수 있다. 부종이 있으면 염분 섭취가 엄격히 제한되고, 이뇨제가 사용된다. 고지혈증에 대해서는 Statin 계열의 약물이 사용되는데, 만성 신장질환에서 고지혈증을 치료하면 GFR을 유지하고 단백뇨를 감소시켜 신장보호 효과를 발휘한다고 알려져 있다.

(3) 단백뇨의 양을 줄이는 치료

단백뇨는 그 자체가 염증반응을 유도하며 신장질환의 진행에 원인이 되므로 단백뇨의 양을 50% 이상 감소시켜야 하는 바, 단백질의 섭취를 제한하고 ACE억제제를 사용하면 단백뇨의 양이 감소된다고 알려져 있다. 흔히 ACE억제제, ARB제제, 알도스테론 수용체 억제제 등이 사용되는데, 혈중 BUN, 크레아티닌, 칼륨 등도 정기적으로 측정된다.

(4) 신장을 보호하고 진행을 막을 수 있는 조치

단백뇨 환자도 다른 신장질환 환자와 마찬가지로 체중감량, 당뇨병 환자일 경우 철저한 혈당관리, 금연 등 심혈관질환의 위험요인을 줄일 것, vitamin D 및 칼륨 섭취 증가,

표 2-4. 부종의 기전별 원인

기전		원인
정수압 증가	전신	울혈성 심부전, 제한성 심낭염, 교착성 심낭염, 이차성 알도스테론증
	국소	장골압박 증후군, 정맥혈전, 정맥판막부전증, 외부 압박이나 손상, 구획 증후군, 슬와낭 파열, 비복근 두부 파열, 반사성 교감신경 영양장애
교질 삼투압 감소	알부민합성 감소	영양실조, 흡수장애, 간경변, 각기병
	알부민손실 증가	화상, 신장질환, 염증성 장질환, 쿠싱증후군, 저단백혈증 증후군, 전자간증
혈관투과성 증가		두드러기, 혈관염, 혈청병, 림프부종, 감염, 기생충 감염, 악성종양, 손상, 약물, 지방부종, 특발성 부종, 갑상선기능저하증

콜라, 견과류, 유제품 등을 통한 인 섭취의 제한, 빈혈 치료, 비스테로이드성 소염제, aminoglycoside 계통의 약물, 조영제 등의 신독성 약물을 조심하는 것 등이 필요하다.

혈압 조절은 그 자체가 신장 보호 효과를 발휘하므로 JNC-7의 권고대로 수축기 130, 이완기 80 미만을 목표로 삼는다. Diltiazem, verapamil 등의 nondihydropyridine계통의 칼슘차단제와 베타차단제는 혈압강하 효과 외에 추가적으로 단백뇨 감소 효과가 있다고 알려져 있다. Nifedipine, a mLodipine 등의 dihydropyridine 계통 칼슘차단제는 단백뇨를 약간 증가시키지만, 다른 약물로 혈압이 잘 조절되지 않는 경우 혈압강하의 목적으로 사용된다.

▣ 단백뇨 관련 임상참고문헌

- 단백뇨의 사상처방 투여 5례에 대한 임상보고. 대한한의정보학회지. 2003;9(2):28-38.
- 문병하, 문성환, 김제관, 박주한. 태음인 단백뇨 환자의 치험 1례. 사상체질학회지. 2003;15(3):170-6.
- 정종진, 김수연, 선승호, 김병우. 쇼그렌 증후군 환자에서의 단백뇨 치험 1례. 대한약침학회지. 2008;11(4):95-9.

2. 혈뇨(Hematuria)

비뇨 〈혈뇨〉 참조

3. 부종

1) 정의 및 개요

부종(Edema)은 간질액이 비정상적으로 축적된 상태로서 크게 몸 전체가 다 붓는 전신 부종과 어느 특정부위만 붓는 국소 부종으로 나뉜다.

원래 신체의 수분 중 2/3는 세포내에 있고, 1/3은 세포 외에 있는데, 세포 외 수분의 25%는 혈장이고, 나머지 75%는 간질액이다. 이들 혈장과 간질액의 분포는 스탈링법칙(Starling's hypothesis)에 따라 교질 삼투압, 정수압, 혈관의 투과성 등에 의해 결정된다. 즉 혈관계 내의 정수압과 간질액 내의 교질 삼투압은 혈관으로부터 혈관 외 공간으로의 체액 이동을 촉진시키는 반면, 혈장단백에 의한 교질 삼투압과 간질액 내의 정수압은 혈관내로의 체액 이동을 촉진시킨다. 결국 부종이란 스탈링법칙을 구성하는 요소(교질 삼투압, 정수압, 혈관의 투과성)들의 변화에 의해 혈관 내 체액이 간질이나 흉강 및 복강과 같은 체강으로 이동함으로써 발생한다(표 2-4).

2) 임상양상

부종을 일으키는 원인은 다양하다. 전신 부종은 심장질환, 간장질환, 신장질환, 빈혈, 약물 및 특발성 등으로 발생하고, 국소 부종은 감염, 림프부종, 심부정맥혈전, 지방부종, 노인성 하지부종 등이 대표적이다(표 2-5). 따라서 부종의 양상은 부종을 유발한 원인에 따라 각각 다르다.

표 2-5. 전신부종과 국소부종

분류	질병
전신부종	1. 심장질환: 울혈성 심부전, 제한성 심낭염, 교착성 심낭염
	2. 간장질환: 간경변증
	3. 신장질환: 신부전, 신증후군
	4. 갑상선질환: 갑상선기능저하증
	5. 영양 이상: 영양실조, 흡수장애, 빈혈, 저알부민혈증
	6. 기타: 악성종양, 비만, 월경전 부종, 쿠싱증후군, 전자간증, 특발성 부종
국소부종	1. 림프부종
	2. 만성 정맥부전증
	3. 점액부종
	4. 악성종양
	5. 지방부종
	6. 노인성 하지부종

표 2-6. 부종을 유발하는 약물

1. 항우울제: 단아민산화효소억제제 (monoamine oxidase inhibitors)
2. 항고혈압제: 베타차단제, 칼슘통로차단제, 클로니딘(clonidine), 다이아조옥사이드(diazoxide), 구아네티딘(guanethidine), 하이드랄라진(hydralazine), 메틸도파(methyldopa), 미녹시딜(minoxidil), 레세르핀(reserpine)
3. 호르몬: 코르티코스테로이드, 에스트로겐, 프로게스테론, 테스토스테론
4. 비스테로이드성 힝염증 약물
5. 사이클로스포린
6. 성장호르몬
7. 면역치료제 : 인터루킨-2, OKT_3 단세포군 항체

(1) 울혈성 심부전

심장 질환 중 부종을 유발하는 대표적 질환으로 크게 2가지 기전에 의해 부종이 발생한다. 첫째는 심박출량 감소로 유효동맥혈액 용적이 떨어져 신장혈관 수축과 항이뇨호르몬이 증가되고 이로 인해 신장에 있는 수분과 나트륨 저류가 증가해서 부종이 초래된다. 둘째는 중심정맥압 및 심방압 증가로 모세혈관 압력이 증가해서 혈장용적은 떨어지고 간질액 용적은 늘어나 부종이 초래된다. 특히 심기능 장애가 좌심실에 발생하면 폐정맥 및 폐모세혈관압이 증가해서 폐부종도 일으키며, 이로 인해 가스교환의 장애 또한 유발된다.

(2) 간경변증

간경변증은 간정맥 유출로의 차단이 특징적이다. 이는 내장 혈액량을 늘리고 간 내 림프액의 형성을 증가시킨다. 또 간 내 고혈압은 신장의 나트륨 저류뿐만 아니라 유효동맥혈액 용적의 감소를 초래해서 부종을 유발한다. 아울러 간 손상으로 알부민 생성이 감소되고 알도스테론은 간 내 대사장애로 농도가 증가하는데, 이로 인해 유효동맥혈액 용적은 더욱더 감소되어 신장에 있는 수분과 나트륨 저류가 증가되므로 부종은 더욱 악화된다. 초기에는 부종이 간문맥과 간림프계 뒤쪽, 즉 복강 내에 고여 복수의 형태로 나타나다가 심해지면 말초부종이 발생한다.

(3) 신증후군

신증후군은 다량의 단백뇨, 저알부민혈증, 고지혈증, 부종이 특징적인 질환이다. 신증후군에 수반되어 나타나는 부종에 대해 과거에는 교질 삼투압 감소 탓으로 여겼지만, 최근에는 나트륨 과다로 인한 수분의 정체 탓으로 간주된다.

(4) 갑상선기능저하증

갑상선기능저하증에 수반되는 부종은 소위 점액부종(myxedema)으로서 히알루론산(hyaluronic acid)이 많이 함유된 단백질이 피부의 진피에 축적되어 나타나는 특수한 형태의 부종이다. 주로 경골 부위에 국소적으로 발생하며, 갑상선기능저하증이 진행됨에 따라 더욱 더 넓은 부위로 나타나는데, 임상적으로 얼굴(특히 눈 아래), 손, 하지, 발 등에 잘 생긴다.

(5) 저알부민혈증

저알부민혈증은 교질 삼투압이 감소되어 저류된 염분과 수분을 혈관 내에 잡아둘 수가 없고, 총혈액량과 유효동맥혈액 용적은 감소해서 염분과 수분을 저류시키는 자극을 증가시킴으로써 부종을 야기한다.

(6) 약물로 인한 부종

약물을 과다하게 사용하거나 장기간 사용할 때 부종이 유발되며, 주로 발에 나타난다. 발생 기전은 신장 내 혈관 수축(비스테로이드성 소염제, 사이클로스포린), 세동맥확장(혈관이완제), 신장 내 나트륨 재흡수의 증가(스테로이드), 모세혈관 손상(인터루킨-2) 등인데, 디하이로피리딘(dihydropyridine)은 다른 칼슘통로차단제보다 더욱 자주 발 부종을 유발시킨다(표 2-6).

(7) 특발성 부종

대부분 여성에서 발생하며, 월경주기와 상관없이 주기적으로 발생하는 부종(월경주기와 관련해서 생기는 부종은 월경전 부종으로, 이것은 과도한 에스트로겐 자극에 의해 이차적으로 나트륨과 수분의 저류가 일어나 형성되는 부종이다)으로 특별한 치료 없이 자연관해 악화를 반복한다. 정서적 불안과 우울증 및 두통을 수반하기도 하며, 체중의 하루 편차가 크다. 아침에는 주로 얼굴과 손에 부종이 나타나고, 저녁에는 발에 나타난다. 특발성 부종의 발생기전으로는 모세혈관 누출, 재식이(refeeding), 이뇨제 유발 부종 등을 꼽을 수 있다. 정상인에서도 기립 시에 하지에 세포외액이 고여 경미한 체액 결핍양상이 나타나는데 특발성 부종 환자에서는 서 있는 상태에서 훨씬 더 많은 양의 체액이 혈관에서 밖으로 누출되고 다양한 저혈량에 반응하는 호르몬인 레닌, 노르에피네프린, 항이뇨호르몬 등의 분비가 증가하여 아침에서 오후에 이르면 체중 증가가 심하게 일어나게 된다. 또한 특발성 부종 환자 중 일부는 체중조절에 굉장히 민감하여 이를 줄이기 위해 음식 섭취를 줄이는데, 이러한 금식 후 음식의 재섭취는 재식이 부종(refeeding edema)을 통해 빠른 속도의 체중 증가를 일으킬 수 있다. 초기에 경미한 체액저류 상태에서 이뇨제를 복용하면 이뇨제 유발 체액 감소가 일어나고 이어서 염분 저류를 일으키는 레닌-안지오텐신-알도스테론계가 항진된다. 이뇨제를 갑자기 끊게 되면 이러한 호르몬 적응에서 벗어나지 못하여 결국 빠른 부종 형성이 일어나게 된다.

(8) 정맥 부전증

정맥기능의 부전으로 발생하는 부종이다. 주로 심부정맥혈전과 같이 정맥을 막아서 모세혈관 정수압 증가로 혈관에서 간질 내로 정상보다 더 많은 양의 수분이 이동함으로써 부종이 초래된다.

(9) 림프부종

림프계 손상으로 인해 단백질이 풍부한 체액이 국소적으로 간질에 과다하게 축적된 경우이다. 림프부종은 일차성과 이차성으로 나뉘는데, 대부분은 이차성 림프부종이다. 일차성 림프부종은 발생연령에 따라 선천성(2세 이내), 조발성(사춘기 시기), 지발성(35세 이후) 등으로 구분된다. 이차성 림프부종은 선진국의 경우 주로 암이나 암 치료 후 림프절의 손상으로 림프액 이동경로에 문제가 생겨 사지에 간질액의 증가가 초래된 것이다. 반면 후진국에서는 90% 이상이 사상충증으로 인해 발생한다.

(10) 지방부종

지방부종은 피하지방이 비정상적으로 많이 축적된 경우이다. 여성 호르몬이 관여하며, 주로 골반에서 발목 사이에 생긴다. 발생기전은 불명확하지만, 피하에 지방세포의 과다생산으로 작은 혈관구조에 변화가 와서 생기는 것으로 여겨진다. 즉, 국소적 순환계의 이상으로 인해 초기에 지방이 축적된 것으로 간주한다. 지방부종 환자는 특징적인 부종부위와 정도를 보이는데, 대부분 사춘기 후 1~2년 내 발생하며 살아가면서 지속적으로 다리, 허벅지, 골반이 무겁다는 생각이 든다. 환자들은 흔히 통증적인 부종을 호소하고 자주 타박상을 입는 경향을 나타낸다. 특징적인 소견은 발목 양쪽 끝에 피하지방이 동일하게 축적되는 것이다. 초기에 피부표면은 잘 구분되지 않는 덩어리가 만져지다가 나중에 피부는 오렌지색을 띠며, 축적된 지방들을 구분할 수 없게 된다.

(11) 노인성 하지부종

가령(加齡)에 따라 피부의 탄력성과 근력약화로 인해 다

표 2-7. 이뇨제의 종류

종류	약물
근위세뇨관 이뇨제	탄산탈수효소억제제(아세타졸아민), 포스포디에스테라제 억제제(테오필린)
고리 이뇨제	염화나트륨-칼륨 억제제(부메타나이드, 에타크린산, 푸로세미드)
원위곡세뇨관 이뇨제	염화나트륨억제제(클로르탈리돈, 히드로클로로티아지드, 메토라존)
피질집합관 이뇨제	알도스테론길항제(스피로놀락톤), 나트륨통로차단제(아밀로이드, 트라이암테렌)

리에 혈액이 많이 몰리고 순환이 잘 되지 않아 생기는 부종을 말한다. 주로 무릎이 붓고 무겁다는 증상을 자주 호소한다.

3) 진단

(1) 병력청취

심장질환, 간장질환, 신장질환, 갑상선질환 등에 대해 묻고, 고혈압, 당뇨병, 결핵, 간염 등이 있었는지 알아보며, 복용 중인 약물에 대해서도 소상히 파악해야 한다. 가령 운동 시 호흡곤란, 발작성 야간 호흡곤란, 복수 없는 폐기저부 수포음 등은 울혈성 심부전을 시사한다. 또한 과거에 알코올 중독, 바이러스간염(B 형, C 형) 등이 있으며 복수가 동반된 경우는 간경변증을 의심할 수 있다. 이외에 스테로이드, 칼슘통로차단제 등을 오래 사용한 경우 의인성(醫因性) 부종이 생길 수 있다.

(2) 이화학적 검사

기본검사인 혈액검사(일반혈액검사, 간기능검사, 신장기능검사, 전해질검사, 알부민검사, 간염검사 등), 소변검사, 흉부 X선 사진, 심전도 등을 참고한다. 이들의 검사 결과 등을 통해서 심장질환, 간질환, 신장질환, 갑상선질환 등 전신 부종의 원인을 파악할 수 있다. 국소 부종의 경우에는 원인이 대부분 염증성이나 감염 질환, 정맥이나 림프관 질환 등임을 고려해서 추가적으로 시행되는 검사[혈액배양검사, 적혈구침강속도(ESR), C-반응단백(CRP), 항핵항체(ANA), 류마티스 인자] 결과를 확인해야 한다.

4) 치료

부종을 야기한 원인이 밝혀진 경우에는 당연히 원인을 교정해야 한다. 즉, 울혈성심부전.간경변증.신증후군.갑상선기능저하증.저알부민혈증 등으로 부종이 유발된 경우에는 원인질환을 치료해야 하는 것이다. 하지만, 특발성 부종의 경우도 적지 않으므로 부종 자체를 적극적으로 해소해야 하는 경우도 있다.

부종 자체를 치료할 때는 염분과 수분의 제한 및 필요에 의한 이뇨제 사용이 위주가 된다. 물론 부종이 있는 모든 환자에게 이뇨제가 사용되지는 않는다. 일부 환자에서는 염분과 수분의 제한과 함께 다리만 올려도 좋은 효과가 나타나기 때문이다. 이뇨제는 환자의 상태에 따라 약물의 종류, 투여 경로, 용량 등이 결정된다. 이뇨제는 종류에 따라 신장에서 작용하는 부위가 각각 다르니, 고리 이뇨제(loop diuretic)는 신세뇨관 상행고리(ascending loop of Henle)에서 나트륨-칼륨 염소의 이동을 막는 반면, 티아지드(thiazide) 이뇨제는 원위곡세뇨관(distal convoluted tubule)에서 전기적 염화나트륨 이동을 막으며, 아밀로라이드(amiloride)와 트라이암테렌(triamterene)은 피질집합관(cortical collecting tubules)에 있는 나트륨 통로를 차단한다. 이들은 알부민과 친화력이 매우 높으며, 스피로놀락톤(spironolactone)을 제외한 모든 이뇨제들은 세관 내 수분을 통해 작용부위의 관 내강에 도달한다(표 2-7).

한편, 주로 하지의 국소적 부종으로 나타나는 림프부종은 치료보다 예방이 더욱 중요하다. 림프부종은 림프관의 손상으로 인해 발생하기 때문에 일단 한 번 발생하면 잘 호전되지 않기 때문이다.

■ 부종 관련 임상참고문헌

- 박준영, 권승원, 윤승규, 서유리, 임진욱, 김영석 외. 특발성 부종으로 진단된 남환 한방 치험 1례. 대한한방내과학회지. 2011;418-23.
- 신미란, 김선형, 김달래. 소음인 전신부종에 대한 증례. 사상체질의학회지. 2000;12(1):265-70.
- 안택원, 배나영. 소양인 부종 환자 치험례. 사상체질의학회지. 2005;17(3):163-71.

IV. 사구체질환

1. 사구체 손상 기전

사구체 손상 유발 원인은 면역학적 기전과 비면역학적 기전으로 나눌 수 있는데, 대부분의 원발성 사구체신염에서 사구체 손상의 주된 기전으로 작용하는 것은 면역학적 기전이다. 비면역학적 원인으로는 당뇨병과 같은 대사성 손상, 고혈압 등의 혈역학적 손상, 독성 손상, 이상단백의 침착에 의한 손상, 감염, 유전적 손상 등이 있다.

1) 사구체 손상의 정도

사구체가 손상되는 정도는 사구체 손상의 원인, 손상의 부위, 사구체 손상의 속도, 범위, 강도 등에 의해 결정된다.

(1) 손상의 원인

사구체 손상의 원인은 매우 다양하지만, 손상의 원인이 다르더라도 이에 따른 임상 및 병리학적 소견은 서로 유사하게 나타날 수 있다. 예를 들면 감염에 의한 사구체 손상이나 혈관염에 의한 사구체 손상은 모두 급속 증식성 사구체신염으로 나타날 수 있고, 당뇨병이나 유전분증에 의한 사구체 손상은 신증후군이 동반된 사구체경화증으로 나타날 수 있다. 따라서 초기 손상의 원인과는 무관하게 어떤 2차 매개 기전이 공통으로 관여할 것으로 생각되고 있다.

(2) 손상의 부위

사구체 내의 어떤 세포가 주된 손상을 받게 되느냐에 따라 임상양상 및 병리소견이 다르게 나타난다. 즉 손상의 주된 부위가 내피세포나 기저막의 안쪽 부위인 경우에는 백혈구 침윤에 의한 염증성 신염이나 혈전 형성에 의한 혈전성 미세혈관증, 혹은 혈관 및 간질세포(mesangial cell)의 수축에 의한 급성 신부전 등의 양상이 나타난다. 반면에 주된 손상 부위가 사구체간질인 경우에는(예: IgA 신증) 무증상성 소변이상(asymptomatic urinary abnormalities, AUA)과 더불어 경한 정도의 신기능 장애가 나타난다. 한편, 손상 부위가 기저막의 바깥쪽인 경우에는(예: 미세변화 신질환) 주로 신증후군의 형태로 나타나며, 가벼운 신기능 장애도 동반될 수 있다. 마지막으로 벽측(parietal) 상피세포의 손상은 반월체 형성을 유발시켜 반월상 사구체신염으로 나타나게 된다.

(3) 사구체 손상의 속도, 범위, 강도

사구체 손상의 속도, 범위, 강도 등에 따라서도 임상양상이 다르게 나타난다. 예를 들면 연쇄상구균 감염 후 사구체 신염(poststreptococcal glomerulonephritis)에서는 빠른 속도로 광범위하게 형성된 면역복합체가 대부분의 사구체에 일시에 침착되어 심한 급성 염증을 유발시켜 급성 신부전의 형태로 발현되었다가 이후 회복되지만, IgA신증의 경우에는 느리고 지속적으로 형성되는 면역복합체가 사구체간질에 주로 침착됨으로써 가벼운 국소적 염증 반응이 유발된다. 하지만 IgA 신증은 회복되지 않고 지속적인 질병 경과를 보여 결국에는 신부전으로 진행하기도 한다.

2) 면역학적 기전

(1) 항체 매개성 손상

항체 매개성 손상(Antibody-mediated injury)은 흔히 다음과 같이 분류되며, 사람의 경우에는 자가항원 혹은 이식항원(planted antigen)에 대한 항체의 반응에 의해 사구체 손상이 유발되는 경우가 많다.

① **분류**

a. 자가면역: 정상 사구체의 구성 성분이 자가항원(autoantigen)으로 작용해서 이에 대한 자가항체가 결합하는 경우로 항기저막항체 사구체신염이 대표적 예이다.
b. 동소 면역복합체 형성(in situ formation of immune complex): 외부 항원이 사구체에 침착된 후 이에 대한 항체가 결합하는 경우로서 대표적 예는 연쇄상구균 감염 후 사구체신염, 낭창성 신염 등이다.
c. 순환 면역복합체: 혈중에서 형성된 면역 복합체가 사구체 내에 침착되는 경우로서 대표적 예는 한랭글로불린혈증이다.
d. 사구체세포에 대한 항체: 사구체세포의 어떤 항원에 형성된 항체가 그 세포성분과 반응, 세포독성기전에 의해 손상을 유발할 수 있으며, 면역복합체 침착이 없는 사구체질환의 발생에 관여할 가능성이 있다.
e. 기타: ANCA (antineutrophil cytoplasmic autoantibodies), antiendothelial antibodies, C3 nephritic factor 등

② **항체의 형성**

감염균 같은 외부 항원은 체내에서 사구체신염을 유발시킬 수 있는 항체(nephritogenic antibody)의 형성을 야기하여 이에 대한 사구체신염이 발생될 수 있음이 잘 알려져 있다. 이러한 nephritogenic antibody의 형성 기전으로는 첫째, 외부 항원의 구조가 사구체의 구성 성분과 유사해서 외부 항원에 대한 항체가 사구체의 구성성분과 결합하게 되는 교차 반응을 일으키는 경우, 둘째, 평소에는 사구체 세포에서 발현이 안되던 MHC class II 물질을 외부 항원이 발현시킴으로써 이에 대한 항체가 형성되어 면역 반응이 유발되는 경우, 셋째, 외부 항원이 직접 B임파구를 활성화시켜 사구체에 대한 항체가 형성되는 경우 등으로 알려지고 있다. 이외에도 immune tolerance에 이상이 생겨 자가반응성 T 혹은 B 임파구가 만들어지고, 이에 의해 우리 몸의 정상 구성 성분에 대한 자가항체가 형성되는 경우도 일부 낭창성 신염의 실험동물 모델에서 확인되고 있다.

③ **항체의 침착**

항체가 사구체내의 어느 부위에 침착되는가는 항체의 avidity, affinity, quantity 및 항원의 size, charge 면역복합체의 크기, 면역복합체의 제거 효율, 국소적 혈역학적 인자 등에 의해 좌우된다. 정상 사구체기저막은 그 자체가 음성 전하를 갖고 있기 때문에 음성 전하를 갖는 항원은 주로 내피세포 안쪽이나 사구체간질에 침착되고, 양성 전하를 갖는 경우에는 사구체기저막을 통과하여 기저막 내나 상피세포 쪽에 침착된다. 내피 세포 안쪽이나 사구체간질에 침착된 경우에는 이곳에서 생성된 염증성 매개 물질에 의해 내피 세포 및 혈행성 세포(hematogenouse cell)들이 활성화되고, 대식세포, 다형핵 백혈구, 혈소판 등의 침윤이 유발되는 소위 신염(nephritic)형의 반응이 유발되며, 특히 내피세포 안쪽에 침착되었을 경우가 사구체간질에 침착되었을 경우 보다 심한 염증 반응을 나타낸다. 상피세포 쪽에 항체가 침착된 경우에는 염증 세포의 침윤이 없이 주로 심한 단백뇨로 발현되는 소위 신증후(nephrotic)형의 반응을 보이는데, 이는 면역복합체가 염증 세포와는 기저막에 의해 격리된 상태이고 또한 분비된 염증성 매개물질도 혈관 내피세포 쪽으로 다시 역류되기 어렵기 때문으로 생각되고 있다. 따라서 이때의 사구체 손상은 기저막을 통과한 보체의 활성화에 의해 주로 유발되며, 특히 세포막작용복합체(membrane attack complex, C5b-C9)가 중요한 역할을 하는 것으로 알려져 있다.

혈중에서 형성된 면역 복합체는 정상적으로는 적혈구의 C3b receptor에 의해 간 및 비장에서 제거되지만, 항원혈증이 지속되거나 만성 간질환 등과 같이 면역 복합체의 제거능에 손상이 있는 경우에는 사구체내에 침착될 수 있다. 면역 복합체의 일부는 간질세포의 Fc receptor에 결합되어 침착되기도 한다.

④ 사구체 손상의 매개 과정

a. 염증세포의 침윤

면역글로불린의 침착은 혈중 보체를 활성화시키고 활성화된 C3a, C5a, C5b-C9는 염증세포의 침윤을 유발시킨다. 특히 C5b-C9은 세포벽을 융해시킬 수 있으며, 사구체 세포를 자극해서 여러 염증 매개 물질의 분비를 자극할 수 있다. 또한 백혈구 및 사구체 세포는 면역글로불린의 Fc portion과 결합, 활성화되어 여러 종류의 염증 매개물을 분비해서 염증세포의 침윤을 증폭시킬 수 있다. 침윤된 다형핵 백혈구에서 분비되는 myeloperoxidase는 양성 전하를 가져 기저막에 쉽게 침착되고, 여기에 H_2O_2와 같은 산소 라디칼과 할로겐 화합물이 결합되어 독성 물질이 생성됨으로써 기저막을 직접적으로 손상시킨다. 대식세포는 oxidant와 protease를 분비해서 기저막을 손상시키고, tissue factor를 분비하여 섬유소 및 반월체를 형성시키며, cytokine 및 성장인자를 분비해서 사구체 세포에서 세포외 기질 형성을 자극할 수 있다. Cytotoxic T 임파구 및 natural killer cell은 perforin 등의 독성물질을 분비해서 세포를 파괴시키고, 혈소판은 백혈구 침윤, 신혈관 수축, 미세혈전 형성 등을 유발시킬 수 있다.

b. 세포 증식 및 세포외 기질의 축적

염증세포 침윤과 더불어 여러 성장인자(ECGF, PDGF, thrombospondin)에 의해 사구체 세포의 증식이 일어나며, 어떤 세포가 주로 증식되는지에 따라 각기 다른 병리학적 소견이 나타난다. 수개월 내지 수년에 걸쳐 지속적으로 면역복합체가 침착되면 기저막의 비후 및 세포외 기질 축적이 유발되고 이에 따라 단백뇨가 발생하며, 점점 심해짐에 따라 결국에는 사구체경화증과 신부전으로 진행된다.

c. 사구체 손상의 회복 혹은 진행

사구체 손상은 연쇄상구균 감염 후 사구체신염에서와 같이 완전히 회복될 수도 있으나, 대부분의 염증성 사구체신염은 계속 진행해서 신기능이 소실되며, 결국에는 만성 신부전으로 이행된다. 이 과정에는 세포외 기질 생성을 자극하는 TGF-β (transforming growth factor)가 중요한 역할을 담당하는 것으로 알려져 있다. 대부분의 사구체신염에서는 사구체 손상과 더불어 세뇨관간질 손상(tubulointerstitial injury)이 동반되며, 이 또한 신기능의 악화와 밀접한 관련이 있는 것으로 알려지고 있다.

(2) 세포 매개성 손상

세포 매개성 손상(Cell-mediated injury)은 아직까지 잘 밝혀져 있지 않으나, T 임파구는 신손상의 중요한 매개체이며 nephritogenic antibody의 생성에도 관여한다고 알려져 있다. 사구체내에 면역 글로불린의 침착이 거의 없는 사구체신염(idiopathic pauci-immune disease)의 경우에는 세포 매개성 손상이 사구체 손상의 주된 기전일 것으로 추정되며, 또한 T 임파구에서 분비되는 어떤 가용성 인자(soluble factor) 즉, lymphokine의 일종으로 추정되는 circulating permeability factor도 원발성 국소성 분절성 사구체경화증(FSGS) 및 미세변화 신질환(minimal change disease)의 발생 기전에 관여한다고 알려져 있다. 또한 신장 내재 세포들 중 간질세포(mesangial cell)의 역할에 대해 가장 연구가 활발히 진행되어 왔다. 배양된 간질세포에 자극을 가했을 때 산소자유라디칼(oxygen free radical), 사이토카인(cytokine), 성장인자 등의 다양한 염증매개체를 생산하는 것이 관찰되었다.

2. 신증후군

1) 정의 및 개요

신증후군(Nephrotic syndrome)은 다량의 단백뇨, 3 g/dL 이하의 저알부민혈증, 부종, 고지혈증 등의 특징을 보이는 임상증후군으로, 이는 하루 체표면적 1.73 m^2당 3.5 g 이상의 요단백이 유실된 결과로 나타난다.

신증후군은 흔히 신장 자체의 손상으로 인한 일차성(특발성) 신증후군과 전신질환에 속발되어 나타나는 이차성 신증후군으로 분류된다. 소아 신증후군의 약 90%를 차지하는 일차성 신증후군은 현미경에 의한 병리조직학적 소견에 따라 다시 미세변화형, 국소성분절성사구체경화증, 막증식성 신염, 막성 신증 등으로 나눌 수 있다. 한편 성인 신증후군의 85%를 차지하는 이차성(속발성) 신증후군은 IgA 신증, Henoch-Schönlein purpura 신염, 전신성 홍반성 낭창을 포함한 전신성 혈관염, 연쇄상구균감염 후 사구체신염, B형 간염 관련 신염 등이 주요 원인이며, 이외에 악성 종양과 동반되어 나타나는 경우도 있다.

2) 임상양상

(1) 단백뇨

혈장 단백에 대한 사구체 여과장벽 즉 사구체의 전하(charge) 및 크기 선택 장벽(size selective barrier)의 장애로 인한 투과성 항진으로 심한 단백뇨가 나타난다. 미세변화형과 국소성분절성사구체경화증의 경우에는 어떤 순환물질(혈관투과성 인자)이 있어서 이러한 현상이 초래되는 것으로 추정되고 있다.

(2) 저알부민혈증

저알부민혈증은 소변을 통한 다량의 단백손실, 단백의 이화작용 증가, 알부민의 간에서의 합성 감소 또는 불충분한 보상성 간에서의 합성 증가 및 기타 단백질 섭취 부족 또는 장관을 통한 흡수 부족 등에 기인한다.

(3) 부종

저단백혈증으로 혈장의 종창압(oncotic pressure)이 감소되면 간질로의 수분 이동에 따른 부종이 발생한다. 즉 혈장량 감소로 체내 방어기전이 발동하여 레닌-안지오텐신-알도스테론계, 항이뇨호르몬의 분비증가, 교감신경계 등이 활성화되고, 세뇨관에서 Na과 수분의 재흡수가 증가되는데, 증가된 수분은 다시 간질로 빠져나가 부종이 더욱 심화된다.

부종의 발생 기전에 있어서 교질삼투압 감소로 인한 순환혈액량감소(hypovolemia)는 염분과 수분을 신장이 체내에 저류시키는 주원인으로 생각되었으나, 최근에는 호르몬에 대한 신장의 반응성 증가로 인한 염분의 축적이 가장 중요한 기전이라는 주장이 늘어나고 있다.

(4) 고지혈증

혈장의 삼투압이 감소되면 간에서 알부민의 생산이 증가되는데, 이 때 부산물로서 콜레스테롤, 중성지방, 지질단백의 형성이 증가된다. 또, 지질단백분해효소, 지질분해효소 등이 소변에서 소실되어 지질의 이화작용이 저하되기 때문으로도 추정된다.

3) 합병증

(1) 응고 항진 및 혈전증, 색전증

혈액응고인자 중 IX, XI, XII의 감소와 응고인자 V, VIII, fibrinogen의 증가, 혈소판 수 및 응집력 증가, heparin cofactor인 antithrombin III가 요중 소실 및 혈관내 소모 증가 등으로 인해 혈액이 과응고상태가 되어 각종 혈전증 및 색전증을 흔히 일으킨다. 특히 혈청 알부민치가 2 g/dL 이하로 감소된 환자에서 신정맥 혈전증이나 심부정맥혈전이 흔히 합병된다.

신정맥 혈전증(renal vein thrombosis, RVT)은 한쪽 또는 양쪽 옆구리 동통, 육안적 혈뇨, 좌측 정계정맥류, 사구체여과율 및 요단백 배설량의 심한 변동, 양쪽 신장 크기 및 기능의 차이 등의 증상을 나타낸다. MGN, MPGN, amyloidosis 등에서 호발한다.

(2) 혈장 단백의 소실에 따른 기능변화

① 갑상선호르몬 변화

갑상선호르몬 결합글로불린과 thyroxine (T4)의 요중 소실 결과로 T4의 유리형이나 결합형들이 정상보다 낮아지며, 갑상선호르몬 결합글로불린과 T3의 결합율이 감소하여 T3치도 저하한다.

② 칼슘과 비타민 D 변화

비타민 D 결합 글로불린이 소변으로 소실되어 간에서 25-monohydroxycholecalciferol (calcidiol)이 신장까지 운반되지 못하여 칼슘치와 1,25-dihydroxycholecalciferol (calcitriol)치가 정상보다 낮아진다. 골연화증이 관찰되거나 이차성 부갑상선기능항진증 있거나 신기능의 감소가 진행되고 있을 때는 비타민 D가 투여되어야 한다.

③ 철분결핍

지속성 신증후군에서 transferrin의 요중소실이 지속되면 저장철이 골수로 운반되지 못해 철결핍성 빈혈의 양상이 나타난다.

④ 단백영양실조

신증후군 환자에서는 알부민의 이화작용이 정상인에 비해 크게 증가되어 있다. 그러나 소변으로 빠져나가는 단백뇨의 양은 신세뇨관에서 재흡수되므로 이화되는 단백실의 양에 비하면 오히려 적다.

(3) 감염 호발

봉와직염(cellulitis)과 복막염이 잘 발생하며, 원인균들로는 Pneumococcus, Hemophilus influenzae, E. coli 등이 흔하다. 감염이 잘 발생되는 이유로는 혈청 면역글로불린 G의 감소, 혈청내 alternative pathway 보체활성화에 관여되는 B, D 인자의 결핍, 복수 등의 부종, 면역억제제의 사용 등을 들 수 있다.

(4) 급성 저혈량성 위기

소아에서, 특히 미세변화형 신증후군에서 흔하며, 수분이 급속히 혈장에서 간질로 이동되는 경우에 발생한다. 주된 증상으로는 소변량이 줄고, 혈압이 떨어지며, 맥박수가 증가하거나 감소할 수 있다. 또 구역, 구토, 복통 등이 나타나고, 적혈구용적율(hematocrit)이 높다.

(5) 급성 신부전

급성 신부전은 혈장량의 감소에 따른 급성 세뇨관 괴사, 부종, 특히 신간질 부종이 심한 경우, 약물(이뇨제 등)에 의한 급성 간질성 신염, 양측성 급성 신정맥혈전증 등으로 인해 나타날 수 있다.

4) 치료

(1) 단백뇨

① 고단백 섭취는 사구체내의 압력을 증가시켜 신질환을 악화시키고 혈청 알부민 농도를 더 감소시키므로 저단백식이가 요구된다. 성인의 경우에는 단백질 섭취가 0.8~1.0 g/kg/day 정도로 제한되고, 소아의 경우에는 1.2 g/kg/day 정도로 제한되는데, 신부전이 동반되면 더욱 엄격한 저단백 식이가 필요하다.

② 안지오텐신 전환효소 억제제: 안지오텐신 전환효소 억제제는 사구체 내압을 감소시켜 단백뇨를 감소시키고 신질환의 진행을 지연시킨다.

③ 비스테로이드성 소염제: 신장내 프로스타글란딘의 생성을 억제하고 혈역학적 변화와 사구체 기저막의 션트를 개선하여 항단백뇨 효과를 나타낸다. 하지만 고칼륨혈증, 급성 신부전, 염분 및 수분의 축적 등의 부작용이 나타날 수 있다.

(2) 부종

① 나트륨 섭취를 1일 1~2 g(50~90 mEq)으로 제한한다.

② 염분을 절제해도 해결되지 않는 중등도나 중증의 부종이 있을 때에는 furosemide나 다른 loop 이뇨제들이 주로 사용된다. loop 이뇨제로 반응이 만족스럽지 못하면 thiazide 계열의 약을 추가한다.

③ 일반적인 치료에 잘 반응하지 않는 심한 부종에는 salt-poor albumin 6 g과 furosemide 30 mg을 혼합해서 정주하는 방법이 사용된다. 알부민 보충과 함께 세뇨관에서의 furosemide의 역할을 더 용이하게 하기 위함이다.

④ 알부민의 정맥주사는 일시적으로 혈장량 증가를 유발하므로 혈장량 감소가 있는 부종에는 아주 유용하다. 하지만 주입한 알부민은 48시간 이내에 빠르게 소변으로 소실되므로 치료효과가 짧을 뿐 아니라 때로는 일시적인 폐부종도 유발하므로, 이뇨제로도 반응하지 않는 완강한 부종에서 이뇨를 유발하기 위한 목적 외에는 사용을 줄여야 한다.

한의치료 동향

총 37명의 스테로이드 의존성 소아 신증후군 환자를 대상으로 한 단일군 임상시험에서 대상자에게 柴苓湯이 투여되었다. 치료 결과, 재발율이 현저히 감소하였고, 단백뇨 소실기간이 단축되었으며, 스테로이드 요구량이 유의하게 감소하는 긍정적인 결과가 나타났다. 부작용에 대한 구체적인 정보는 제공되지 않았으나, 연구는 柴苓湯이 스테로이드 의존성 신증후군을 가진 소아 환자들에게 스테로이드 사용을 줄이고 증상을 개선하는 데 효과적일 수 있음을 시사하고 있다.

(3) 고지혈증

일반적으로 식이요법은 성공 가능성이 적으나 저콜레스테롤이며 불포화지방산이 포화지방산에 비해 비율이 높은 식이를 하여야 한다. 약물로는 hydroxymethylglutaryl-coenzyme A (HMG-CoA) reductase inhibitor나 담즙산을 흡착하는 cholestyramine이나 colestipol을 고려할 수 있다.

▣ 신증후군 관련 임상참고문헌

- 소아 스테로이드반응성 네프로제 증후군, 시령탕 병용증례에서 초기 스테로이드치료 기간과 재발-prospective control study. 일본신장학회지. 1998;40:587-90.
- Chen Y, Deng Y, Ni Z, Chen N, Chen X, Shi W, et al. Efficacy and safety of traditional chinese medicine (Shenqi particle) for patients with idiopathic membranous nephropathy: a multicenter randomized controlled clinical trial. Am J Kidney Dis. 2013;62(6):1068-76.
- Liu XY. Therapeutic effect of chai-ling-tang (sairei-to) on the steroid-dependent nephrotic syndrome in children. Am J Chin Med. 1995;23(3-4):255-60.

3. 미세변화 신질환

(Minimal change disease, MCD, lipoid nephrosis, nil lesion, foot process disease)

1) 임상적 특징

8세 이전의 소아 신증후군의 70~80%를 차지하고, 16세 이상 성인 신증후군의 15~20%를 차지하며, 남성에게 더 호발한다. 우리나라에서는 이 질환이 성인 신증후군 중 가장 흔하며, 특히 40세 이하에서는 가장 흔한 유형이다. 대부분 원인을 알 수 없는 특발성이나, 이차성 원인으로 면역 접종이나 벌독(bee sting), 비스테로이드성소염진통제(NSAID), rifampin, interferon-α 등의 약물 사용, 악성종양(Hodgkin's disease 등) 등이 있으며, 일부 환자에서는 상기도 감염의 병력을 갖고 있기도 하다. 또한 천식, 알레르기성 비염 혹은 아토피성 피부염과 같은 알레르기성 질환이 동반되어 있는 경우가 흔히 관찰되는데, 약 50%에서 혈청 IgE치가 증가되어 있으며, 약 70%에서 각종 알레르기 병력이 동반되어 있음을 발견할 수 있다. 또한 atopy와 연관이 있는 환자에서는 HLA-B12 항원의 빈도가 높다. 임상소견은 대부분 심한 단백뇨(>40 mg/m^2/hr), 저알부민혈증, 고지혈증 및 부종 등의 신증후군의 소견이 나타난다. 부종은 대개 안면부종으로 시작되어 점차 하지의 함요 부종과 음낭 부종을 동반하는 전신부종으로 진행되고, 심한 경우 복수와 폐부종 및 늑막삼출에 의한 호흡곤란까지 나타난다. 초기증상으로는 부종과 함께 복통, 두통, 전신쇠약감 등도 호소하지만 부종 이외에 특징적으로 나타나는 증상은 별로 없다. 혈압은 대개 정상이나 성인의 약 30%에서 고혈압이 나타나고, GFR은 정상 또는 약간 감소하며, BUN과 SCr.은 대개 정상이다.

소아에서는 주로 알부민만 배설되는 선택성(highly selective) 단백뇨, 성인에서는 비선택성 단백뇨가 나타나는 경우가 많으며, 일부 환자(약 1/3)에서 경미한 현미경적 혈뇨도 나타나지만 육안적 혈뇨는 거의 없다. 혈액검사상 빈혈은 나타나지 않으며, 오히려 일시적인 혈장량의 감소로 혈색소 및 헤마토크리트치가 증가된 소견이 나타날 수 있다. 총 혈장단백은 4.5~5.5 gm/dL 정도로 감소하고, 알부민은 대개 2.0 gm/dL 이하로 감소하며, 혈중 콜레스테롤과 중성지방은 증가되어 있다. 전해질 검사상 정상소견을 보이나 간혹 증가된 혈장량에 의해 희석성 저나트륨혈증의 소견도 나타난다. 혈중 총 칼슘치가 감소될 수 있으나 저칼슘혈증에 의한 증상은 대개 나타나지 않으며, 혈청 보체치도 정상소견을 보인다.

소아의 경우 스테로이드 치료 8주 이내에 단백뇨의 완전 관해가 95% 이상에서 나타난다. 소아에서는 미세 변화형 신증후군의 빈도가 높고 스테로이드 치료에도 잘 반응하므로 신장생검을 하지 않고 스테로이드 치료를 우선 실시한다. 성인에서는 치료 8주 이내 관해율이 70%에 달하며 관해에 도달하는 시간도 늦다. 관해 후 스테로이드를 중단하면 재발이 일어나는 것이 보통이다. 성인에서는 1년 후 30%, 5년 후 50%에서 재발한다. 소아기에 발병한 미세변화형 신증후군은 관해와 재발을 반복하면서 대부분 사춘기 이전 혹은 사춘기에 접어들어 영구적인 관해에 도달하며, 적어도 약 70% 정도는 성인기에 신장 혹은 소변의 이상이 없는 상태로 지내게 된다. 재발의 빈도를 줄이고 관해 유지 기간을 길게 하기 위해 2개월간의 cyclophosphamide 또는 chlorambucil 투여가 효과적이지만, 스테로이드 의존형에서는 그 효과가 떨어진다. 저용량의 cyclosporine이 60~80%에서 관해를 유도하지만, 약제를 중단하면 다시 재발하는 점과 신독성의 문제가 있다. 장기적인 예후는 좋은 편으로 10년 생존율이 90% 이상이다. 그러나 IgM과 C3의 mesangium 침착이 있는 경우 재발률이 높으며 예후도 나쁘다. 소수에서는 국소성 분절성 사구체경화증으로 발전되어 스테로이드 치료에 반응이 없어지면서 신부전으로 진행된다.

2) 병리 소견

광학현미경상 신사구체는 거의 정상소견이거나 근위세뇨관의 세포질 내에 재흡수된 단백질 과립이 차있으며, 지방과립의 공포를 포함하기도 한다. 전자현미경상 족돌기가 미만성 융합 내지 소멸되어 있으며, 이와 더불어 일부의 족돌기가 장상피의 미세융모처럼 길게 변하는 microvillous transformation(미세융모 변환)이 흔히 동반된다. 간혹 족세포의 세포질 내에서 재흡수된 단백과립이나 지방과립으로 여겨지는 전자고밀도의 크고 둥근 과립도 관찰되며, 족상피세포가 기저막으로부터 탈락되기도 하는데, 이런 족세포의 변화는 국소성분절성사구체경화증에서 더욱 현저하다. 면역형광현미경 검사상 면역글로불린 침착은 없으나 드물게 소량의 IgM과 C3의 mesangium 침착이 있을 수 있다.

▣ 미세변화 신질환 관련 임상참고문헌

• 안영민, 안세영, 두호경. 미세변화 신증후군에서 온비탕과 당귀작약산이 면역조절기능에 미치는 영향. 대한한의학회지. 2000;21(1):20-8.

4. 국소성 분절성 사구체경화증

1) 임상적 특징

국소성 분절성 사구체경화증(Focal segmental glomerulosclerosis, FSGS)은 조직학적으로 몇몇의 사구체만 침범하고(국소성), 그 사구체 내에서도 일부분만(분절성) 경화증이 보이는 경우이다. 따라서 신장생검상 단 1개의 사구체에서만 분절성 경화증이 나타나도 FSGS라고 진단한다.

특발성 FSGS의 병인은 아직 잘 알려져 있지 않으나 일부 환자에서 면역형광현미경 소견, 일부 환자의 혈청 내에서 순환면역복합체가 검출되는 점은 이 질환이 면역복합체에 의한 면역학적 질환임을 시사하고 있다. 그러나 일부 환자에서는 혈청 내 면역글로불린이 아니 소위 '투과성 인자(permeability factor)'가 존재함이 알려져 있으며, 혈장교환으로 단백뇨과 감소됨이 보고되어 있다. 이차성 FSGS은 마약 남용자, 역류성 신증, 후천성 면역결핍증, 일측성 무신장증(solitary kidney), 병적 비만 환자, 광범위한 신절제술 후 흔히 발병되고 있어 이 질환이 신원수의 감소에 따른 보상적인 초여과 기전(hyperfiltration mechanism)에 의해 발생됨을 시사해 주고 있다. 50% 이상의 신원이 소실되어야 증상이 발생된다.

소아 특발성 신증후군의 7~20%, 성인 특발성 신증후군의 35%를 차지하는 FSGS는 모든 연령층에서 발생하나 20대에서 가장 호발하며 남성이 여성보다 발병빈도가 높은데, 스테로이드 저항성 신증후군에서 신장생검을 시행하면 미세변화형보다 2배 정도 많다. 환자의 약 2/3는 임상적으로 뚜렷한 신증후군의 양상이 나타나는데, 1/2 이상에서 고혈압을 보인다. 단백뇨는 거의 항상 비선택적인데, 신증후군 발생 전에 장기간의 무증상적 단백뇨도 선행할 수 있다. 또 2/3의 환자에서는 신증후군 범위의 단백뇨가 나타나지만, 1/3의 환자에서는 신증후군 범주에 들지 않는 단백뇨가 나타난다. 현미경적 혈뇨도 50~80%에서 나타나는 반면에 육안적 혈뇨를 보이는 경우는 드물다. 당뇨, 아미노산뇨, 인산뇨, 무균성 농뇨 및 농축기능의 감소 등 신세뇨관 장애의 소견도 나타나며, 소변에서 섬유소파괴산물(FDP) 및 C3도 나타날 수 있다. 혈청 크레아티닌이 상승되어 있는 경우도 미세변화형보다 많은데, 혈청 보체치는 정상이다.

FSGS는 미세변화형과 달리 자연관해는 매우 드물고 예후도 나쁘다. 고혈압, 신부전, 심한 저알부민혈증, 1일 15 g 이상의 중증 단백뇨, 신장생검 시 세뇨관간질조직의 섬유화, 흑인인 경우 특히 예후가 나쁘다. 치료하지 않은 환자는 5~20년 사이에 말기신부전으로 진행되는데, 신부전으로 진행되는 속도는 단백뇨의 심한 정도에 역비례하며, 신장 이식 후에도 30%에서 이식신에 재발된다.

2) 병리소견

사구체의 경화는 주로 방수질 피질(juxtamedullary cortex) 부위에서 시작되므로 표면에서만 생검(biopsy)이 되면 진단이 안 되거나 MCD로 오진될 수 있다. 병변이 진행됨에 따라 차차 미만성으로 퍼지게 된다.

광학현미경상 경화된 사구체 이외의 나머지 사구체는 대개 정상이나, 간질 기질(mesangial matrix)의 증가와 간질세포의 증식이 있을 수 있다. 경화된 사구체는 사구체 간질 기질 증가와 기저막 비후로 인해 분절성 경화의 양상을 띠며, 모세혈관 일부의 내강이 막히고 엉겨 붙어서 유리처럼 번들거린다. 병이 오래될수록 점차 침범되는 분절이 커지고 병변을 보이는 사구체의 수도 늘어난다. 간혹 Bowman 피막과의 유착과 지방함유 포말상 조직구가 경화 분절에 동반되기도 한다. 또 부분적인 상피세포의 비대와 증식이 자주 동반되며, 공포성 변화를 빈번히 수반하고 단백 재흡수 과립을 가지기도 한다. 아울러 간질에 염증세포, 주로 림프구의 침윤이 모든 경우에서 나타나고, 그 주변으로 세뇨관간질의 섬유화 및 세뇨관의 위축 등도 흔히 관찰된다.

전자현미경 검사에서 경화증이 없는 부위는 미세변화의 특징인 족돌기의 광범위한 소실이 나타나지만, 국소적으로 현저하게 장측상피세포가 사구체기저막으로부터 분리되어 보인다. 또한 족세포의 공포성 변화가 흔히 관찰되고, 사구체간질 기질의 증가와 분절성 모세혈관 허탈과 함께 모세혈관 내 또는 사구체간질에서 포말세포가 존재할 수 있다.

면역형광현미경으로는 경화된 분절에 IgM과 C3의 침착이 관찰된다. 형태학적 변형으로 사구체 팁병변(glomerular tip lesion), 즉 사구체 모세혈관 고리의 요관극에서 분절성 사구체 경화의 진화 형태의 병변은 예후가 좋은 것으로 알려져 있다. 반면, 허탈성 사구체병증(collapsing glomerulopathy)은 국소성 분절성사구체경화증의 한 변형으로 전 사구체 모세혈관고리의 허탈 및 경화를 특징으로 하며 예후가 불량하다.

20~40% 환자에서 스테로이드 8주 치료로 단백뇨의 완전 및 부분적 관해가 일어난다. 스테로이드 치료에 반응하는 경우 cyclophosphamide나 cyclosporine도 효과적이지만, 스테로이드에 반응이 없는 경우는 이들 약제에도 효과가 없다. 신독성이 비교적 적은 mycophenolate mofetil (MMF)이 효과적이라는 보고도 있다.

5. 막성 신증

1) 임상적 특징

막성 신증(Membranous nephropathy, Membranous glomerulonephropathy, Membranous glomerulonephritis, MN, MGN)은 사구체기저막의 비후와 상피하 침전물(subepithelial deposit)의 소견을 보이는 신병증이다. 약 70~80%는 원인을 알 수 없는 특발성이고, 20~30%는 원인이 발견되는 이차성 막성 신증인데, 대개 악성종양(폐암, 대장암, 악성 흑색종), 전신홍반루푸스, 중금속(금, 수은), 약제(penicillamine, captopril), 감염(만성 B형 간염, 매독, 주혈흡충증, 말라리아), 대사질환(당뇨병, 갑상선염) 등과 연관되어 발생한다.

막성 신증은 60~70%에서 부종, 다량의 단백뇨, 저알부민혈증, 고콜레스테롤혈증과 같은 신증후군의 특징이 나타나지만, 나머지 30~40%는 무증상성 단백뇨만 나타난다. 증상은 대개 서서히 시작되므로, 고혈압이나 신기능 저하가 나타나지 않는 초기에 임상소견만으로 미세변화형과 구별하기는 힘들다. 단백뇨는 거의 모든 환자에게 나타나고, 신증후군 범위의 단백뇨는 대개 비선택적(non-selective)이며, 일부에서는 현미경적 혈뇨를 보이나 육안적 혈뇨는 드물다. 신증후군 범위의 단백뇨의 경우 부종은 흔히 나타나며, 복수나 흉수, 드물게는 심막삼출도 있을 수 있다. 일반적으로 고혈압이나 고질소혈증은 처음부터 나타나지는 않아서 질병이 진행되었을 때 나타나며, 고혈압 동반 시 진행성 신부전이 될 가능성이 높다. 고지혈증이 흔하여 총 cholestrerol 및 LDL, VLDL, Apo B·C-II·C-III, 중성지방, Lp (a)의 증가가 관찰되며 HDL cholesterol의 감소가 나타난다. 이러한 변화는 동맥경화나 심혈관계 질환의 위험인자로 작용할 수 있다. 혈청 C3은 정상이고 만일 저보체혈증을 보이면 이차성이나 다른 신질환을 의심해야 한다. ASO titer는 정상이다. 한편, 막성 신증은 심부정맥혈전증(deep vein thrombosis, DVT), 폐 색전(pulmonary embolism, PE), 신정맥혈전증(renal vein thrombosis, RVT) 등의 혈전증 발생률이 30~50%로 신증후군 중에서 가장 높다.

치료 시 스테로이드는 예상되는 부작용에 비해 효과가 확실하지 않다. 진행성 신부전의 위험이 높거나 심한 단백뇨를 보이는 일부 환자에서 면역억제요법이 사용될 수 있다. ACEi의 사용은 혈압조절 효과와 함께 단백뇨를 감소시킬 수 있다. 아직 장기적인 죽상경화 예방효과는 확인되지 않았으나 장기적인 항응고요법도 권장된다. 소아에

한의치료 동향

총 190명의 사구체여과율(eGFR)이 30 mL/min/1.73m² 이상이며 신장생검상 특발성 막성신병증(IMN)으로 진단된 환자 대상 공개, 다기관, 병행, 무작위, 대조군 임상시험에서 Shenqi 입자 투여군(黃耆 當歸 白朮 山藥 豬苓 茯苓 白花蛇舌草)은 하루 9.6 g씩 3번, 48주 동안 투여받았고, 대조군은 프레드니손(1 mg/kg/d에서 점진적으로 0.17 mg/kg/d로 감소) 및 사이클로포스파마이드(총 투여량 9~12g/m²) 치료를 받았다. 두 군의 초기 단백뇨와 eGFR 수치는 유사했다. 치료 후 Shenqi 입자군의 단백뇨는 -3.01 g/d로, 대조군은 -3.28 g/d로 감소하였으며, 두 군 간의 차이는 통계적으로 유의하지 않았다. 그러나 eGFR의 경우, Shenqi 입자군에서는 12.3 mL/min/1.73 m² 증가한 반면, 대조군에서는 -2.8 mL/min/1.73 m² 감소하여 유의한 차이를 보였다. 부작용 측면에서는, 심각한 부작용이 대조군에서만 발생했으며, 그 발생률은 14.5%였다. 부작용으로는 폐 감염, 간 손상, 폐렴 등이었다. 결론적으로, Shenqi 입자는 성인 특발성 막성신병증 환자에서 eGFR 개선에 유의한 효과를 나타냈으며, 심각한 부작용 발생률도 대조군에 비해 낮았다.

서는 예후가 좋아 대부분 진단 후 5년 이내 단백뇨가 저절로 관해되거나 치료에 의해 완전 관해가 이루어지며, 10년 생존율은 90% 이상이다. 성인의 약 30%는 자연적인 완전관해가 이루어지고, 자연적인 부분관해에 이를 확률은 약 25%이며, 20~25%의 환자는 지속적인 신증후군을 보이나 신기능은 비교적 유지되는 양상을 보인다. 나머지 20~25%는 20년 이상에 걸쳐 신기능의 저하를 보인 후 말기 신부전으로 진행한다. 남성, 고령, 하루 10 g 이상의 심한 단백뇨, 고콜레스테롤혈증, 고혈압, 진단 당시 신부전, 조직검사상 진행성 병변, 세뇨관 위축 및 간질의 섬유화는 나쁜 예후와 관련이 있고 진행성 신부전으로 발전한다.

2) 병리소견

광학현미경상 일반적으로 사구체의 크기는 약간 증가하나 사구체 세포 성분의 증식은 없으며 기본적으로 미만성으로 균일하게 사구체기저막을 침범한다. 모세혈관벽은 미만성이며 균질한 호산성으로 비후되어 혈관벽이 뻣뻣하고 팽팽하게 보인다. 은염색(methenamine silver 염색)상 모세혈관 고리 밖으로 스파이크(spike)가 관찰되는데 이는 상피하부위(subepithelial area)에 침착된 면역물질(immune complex)의 사이로 새롭게 형성된 기저막물질이 검정색으로 염색되기 때문이다. 면역형광현미경 검사상 사구체기저막을 따라 IgG 및 C3의 과립상 침착을 특징으로 하며, 간질 기질 내의 침착은 거의 없다. 과립상의 면역물질이 밀도가 높게 침착된 경우에는 저배율시야에서 선상으로 보이는 '위선상' 소견을 보이기도 한다. 전자현미경 소견으로는 기저막의 상피하부(subepithelial region)에 연하여 불연속성의 작은 전자밀도 침착(electron dense deposit)이 특징적인 소견이며, 상피세포 족돌기의 소실도 동반되어 있다. 전자현미경적으로 특징적인 4기의 소견은 1968년 Ehrenreich 및 Churg에 의해 기술되었는데, I기는 초기의 상피하 고밀도 물질의 침착이 나타나는 시기로서 크기가 작은 소수의 전자고밀도물질이 산발적으로 나타나기 시작하며 아직 기저막의 변화는 없는 단계이다. II기는 I기보다 다수의 전자고밀도물질이 비교적 고른 간격으로 배열하고 그 사이로 기저막의 Lamina densa-like 물질이 생성되는데, 바로 이 시기에 광학현미경적으로 은염색상 특징적인 스파이크(spike)를 관찰할 수 있다. III기는 기저막 성분이 상피하로 침착된 전자고밀도물질의 사이뿐 아니라 바깥상피세포쪽으로도 생성되어 면역물질이 기저막내로 완전히 둘러싸이게 되고 일부에서는 면역물질의 흡수가 일어나 전자밀도가 떨어지게 된다. 이 시기에 은염색을 하면 모세혈관벽의 사슬모양 비후를 관찰할 수 있다. IV기는 기저막이 불규칙적으로 심하게 비후되고 기저막 내나 주변에 전자고밀도물질은 거의 관찰되지 않는다.

6. 막증식성 사구체신염(Membranoproliferative glomerulonephritis, MPGN)

1) 임상적 특징

이는 간질 모세혈관성 사구체신염(mesangiocapillary glomerulonephritis, MCGN), 또는 소엽상 사구체신염(lobular glomerulonephritis)이라고도 불리며, 혈청보체감소가 빈번히 관찰되는 까닭에 지속적 저보체혈증(hypocomple mentemia)과 연관된 만성 사구체신염으로 불린 적도 있다. 이 MPGN은 조직병리학적으로 사구체간질세포의 증식과 사구체 모세혈관벽의 비후로 소엽상을 보이며, 사구체간질의 삽입으로 사구체기저막의 분리가 일어나는 것이 특징이다.

MPGN은 원인을 모르는 특발성과 감염, 자가면역질환 등이 원인인 이차성으로 분류된다. 특발성 MPGN는 면역복합체의 내피하 침착을 보이는 1형과 사구체기저막내 전자 고밀도 침착이 특징적인 2형, 1형에 상피하 침착이 함께 나타나는 3형으로 구분된다. 1형 MPGN은 대부분의 환자들에서 원인 항원은 입증되지 않으나, 혈중 면역복합체와 한랭글로불린의 존재, 사구체내 면역물질 침착, 보체계 고전경로의 활성화 등의 면역복합체 질환의 특성들이 나타나는 것으로 보아 면역복합체의 형성이 원인일 것으로 추정하고 있다. 2형 MPGN은 glycoprotein 등의 구조

이상과 축적이 특징적인 GBM내 고밀도 침착의 근본 원인으로 추정된다. 고밀도 침착이 혈청 보체 감소 전에 발생하므로 아마도 이 침착이 특징적으로 보체계의 교대경로를 활성화시킨다고 생각되지만 확실하지 않다.

MPGN은 성인 특발성 신증후군의 4.6~16%를 차지하고, 소아 특발성 신증후군의 5~10%를 차지한다. 대부분 6세에서 30세 사이의 소아와 청년에서, 특히 2형은 20세 미만에서 발병하며 남녀 성별분포는 비슷한데, 1형이 막증식성 사구체신염의 2/3를 차지한다. 병의 경과는 일시적 호전이 거의 없고, 서서히 진행하여, 환자의 50%에서 10년 이내에 만성 신장기능 상실이 생긴다.

환자들의 50~60%에서 신증후군 형태로 나타나며, 30% 정도에서는 무증상성 단백뇨, 20%정도는 RBC원주와 신기능 저하, 고혈압이 연관된 급성 신염증후군의 형태로 나타난다. 2형 MPGN에서는 급성 신염이 잘 오는 경향인데 반해, 1형과 3형에서는 급성 신염이 적으며, 3형에서는 신증후군도 적다. 신증후군 범위의 단백뇨는 비선택적이고, 소변에 섬유소 분해산물(FDP) 및 C3가 나타나며, 환자들 대부분에서 현미경적 혈뇨가 동반된다. 환자들의 30%에서 고혈압이 나타나고, 20%에서는 신기능 저하가 관찰된다. 또한 환자들의 50%에서 상기도 감염 등의 감염이 선행한다.

혈청 C3는 대다수에서 감소되는데, 특히 2형에서는 지속적인 C3 감소가 있으나 C1q, C4 및 C2는 정상이며, 이는 이 질환이 보체의 교대경로(alternative pathway) 활성으로 야기됨을 시사한다. 2형 환자의 혈청에서는 C3NeF (C3 nephritic factor)가 흔히 검출되는데, C3NeF는 C3 전환효소에 결합함으로 이를 안정화시키고 C3b 비활성인자(inactivator)의 작용을 억제하여 전환효소가 지속적으로 활성화된 상태에 있게 된다. 1형 환자에서는 순환면역복합체가 흔히 발견된다.

MPGN의 자발성 관해는 드물다. 스테로이드, 세포독성 약제, 항응고제 및 항혈소판제제로도 치료해 왔으나 어떤 약제가 효과적이라는 결과는 없다. 2형이 1형에 비해 예후가 더 불량하며, 2형은 이식 신에 거의 재발하나 그것이 항상 이식 신기능의 조기 상실을 초래하지는 않는다. 1형은 서서히 진행하여 70~85%가 심한 GFR의 감소 없이 생존하고, 2형은 경과가 다양한데 5~10년 내에 말기신부전으로 진행될 수 있다. 신조직검사상 경화된 사구체와 반월체(crescent) 형성이 많을수록, 세뇨관위축과 세뇨관간질섬유화의 정도가 심할수록 예후가 불량하다. 임상적으로는 혈중 크레아틴의 농도가 높을수록, 고혈압이나 조절되지 않는 심한 신증후군의 소견이 있을 때 예후가 불량하다.

2) 병리소견

(1) 1형 MPGN

광학현미경상 간질세포 및 내피세포의 증식이 현저하고, 백혈구의 침윤이 자주 관찰되며, 사구체의 크기가 증가한다. 사구체간질세포의 증식과 기질 증가로 인한 심한 간질의 팽창으로 인해 모세혈관 고리 내강이 좁아지고 혈관벽이 불규칙하게 비후된다. 심한 간질의 팽창으로 인해 사구체의 소엽상 구조가 매우 강조되어 나타난다. PAS 혹은 silver 염색에서 비후된 모세혈관벽이 2겹 또는 궤도 모양으로 관찰되는데, 이는 혈관내피세포와 기저막 사이로 간질 기질이 삽입되어 나타나는 현상으로 흔히 이중윤곽(double contour or tram track appearance)이라고 한다. 전자현미경 소견으로는 내피하 전자고밀도 물질이 축적되고, 때로 간질 혹은 상피하 침착도 동반되며, mesangial interposition을 관찰할 수 있다. 한편, 면역형광현미경 소견에서는 C3가 과립상으로 침착되고 IgG와 IgM의 침착을 동반한다. 보체는 C3 이외에도 약 70%에서 C1q나 C4같은 보체경로의 초기 성분들이 동시에 침착된다. 이는 이 질환의 병인이 면역복합체질환임을 시사하며, 발병에 고전적 및 교대적 보체 경로 모두가 관여함을 알 수 있다.

(2) 2형 MPGN

광학현미경 소견은 대부분 1형과 유사하나 때로 사구체 경화도 나타난다. 침범된 모세혈관벽은 호산성 굴절성 비후를 보이고, PAS 염색상 강양성으로 염색되어 소세지를 줄줄이 꿰어놓은 듯하게(string of sausage) 보인다. 전자현미경 소견으로는 기저막내 전자고밀도물질이 축적되어 기저막이 분절상으로 방추상 비후를 보인다. 간질에도 같은 물질이 관찰되며 보우만씨 피막과 세뇨관 기저막도 함께 침범된다. 이러한 전자고밀도물질은 다른 사구체신염에서 보는 면역복합체 유형의 과립상 침착과 달리 더 전자밀도가 높고 비과립상인데, 이물질은 아마도 면역물질이 아니라 정상 기저막의 당단백성분이 변형된 물질일 것으로 추측하고 있다. 한편 면역형광현미경 소견으로는 사구체기저막과 사구체간질에 C3가 강하고 불규칙하게 염색된다. 약 50%에서 간질 내에 C3에 양성인 결절양상을 보이는데, 이를 간질 환(mesangial ring)이라고 한다.

7. IgA신증

1) 정의 및 개요

IgA신증(IgA nephropathy, Berger's disease)은 면역형광현미경 검사상 사구체간질에 IgA와 C3가 특징적으로 침착하는 사구체질환이다. 대부분 원발성이며, 간경변증, 종양, 건선 등의 전신질환들에 의해 2차적으로 발생하는 경우도 있다. Henoch-Schönlein purpura (HSP)에서 혈뇨나 단백뇨가 나타나는 경우에도 신조직 검사상으로는 IgA신증과 유사한 병변을 보이므로, 이는 HSP가 신장에 국한되어 발현한 경우로 간주되기도 한다.

IgA신증의 발병기전은 정확하게 밝혀지지 않았으나 mucosal origin의 IgA의 과잉생산 또는 IgA immune complex의 대사장애로 인해 혈중 IgA 및 IgA immune complex치가 상승하고, 이들이 간질에 침착되어 complement나 cytokine 등을 통해 간질 증식과 matrix deposit을 자극한 결과 사구체신염으로 발전된 것으로 추정되고 있다. 또한 IgA1에서 유당화(galactoglycation)의 결함으로 인한 비정상적인 구조가 간질의 세포외 기질과의 결합능을 증가시켜 침착을 조장하기도 한다.

2) 임상양상

IgA신증은 원발성 사구체신염의 15~40%를 차지할 정도로 전 세계적으로 가장 흔한 신질환이며, 특히 아시아태평양 연안지역에서 그 발병빈도가 높다. 모든 연령에서 발생하지만 10~30세 사이의 젊은 연령층에서 호발하고, 유아나 50대 이상에서는 드물며 남성의 발병률이 여성보다 높다.

IgA신증의 특징적인 증상은 환자의 40~50%에서 상기도 감염이나 위장관 감염 1~2일 후에 동반되어 나타나는 간헐적인 육안적 혈뇨이다. 급성 연쇄상구균 감염후 사구체신염에서 상기도감염 후 1~3주 내에 나타나는 육안적 혈뇨와 달리, IgA신증에서는 상기도 감염 1~2일 후에 소변이 적색 또는 홍차색으로 변한다. 이러한 양상을 이른바 '인두염수반성(synpharyngitic)' 혈뇨라 부르는데, 주로 25세 이하의 비교적 젊은 남성과 소아에서 많이 나타난다. 이때 다른 증상은 없는 것이 보통이나, 때때로 권태와 피로, 근육통 등의 전신 증상이 동반될 수 있으며, 약 1/3에서 측복통(loin pain)도 나타난다. 육안적 혈뇨는 수일까지 지속될 수 있으며, 수개월 또는 수년 후 재발할 수도 있는데, 흔히 열성질환, 예방접종, 과격한 활동 후에도 육안적 혈뇨가 나타난다.

30~40%의 환자들에서는 건강검진 등으로 검사 중 우연히 무증상성 현미경적 혈뇨가 발견되는데, 대개 25세 이상의 남녀에서 흔하다. 단백뇨는 경한 정도로 동반되기도 하며, 보통 1일 1 g 이내인데, 이러한 경우에는 흔히 고혈압이 동반된다. 10% 미만에서는 신증후군의 양상도 나타나며, 41.6%가 고혈압이 보이는 등 진행된 상태로 발견된다.

혈청 IgA는 IgA신증과 HSP 환자들의 33~50%에서 증가되어 있으나 IgA신증에 특이적이지는 않으며, 20~50%에서는 피부 모세혈관에서 IgA의 침착이 발견된다. 혈청 보체 C3, C4 등이 정상인 점으로 보아 보체 활성화는 신장에서만 일어나고 전신적인 반응은 아님을 알 수 있다.

3) 병리소견

광학현미경에서는 경한 간질 증식에서부터 반월상 형성

까지 다양한 병변을 보일 수 있다. 기본적인 소견은 간질 증식성 사구체신염으로서 사구체 크기가 약간 증가하고, 간질세포 및 간질 기질의 증가로 간질 부위가 팽창된다. 이런 변화는 미만성일 수도 있으나 대부분 국소적으로 일부 분절에서 더욱 강조되어 나타난다. 심한 경우에는 간질 성분인 간질 기질과 간질세포들이 내피하부로 삽입되어 모세혈관벽도 불규칙하게 두꺼워지고 소엽의 윤곽이 뚜렷해져 막증식성 사구체신염과 유사하게 보일 수 있다.

전자현미경에서는 커다란 결절상의 전자고밀도물질이 사구체간질 내 및 사구체간질 주위에 침착된 소견이 나타난다. 간질세포와 기질의 증가에 의해 간질의 국소적 혹은 미만성 확장이 나타난다.

면역형광현미경에서는 모든 예에서 동일하게 IgA가 큰 과립상으로 간질 부위에 침착된다. C3와 properdin의 침착도 거의 대부분에서 동반되나, C1q나 C4의 침착은 드물며, 환자 팔의 피부생검에서 모세혈관에 IgA 및 C3의 침착이 나타난다. 이러한 polymeric IgA의 침착은 보체의 교대 경로 활성화가 사구체질환의 발달에 역할을 하리라고 생각된다.

4) 치료

아직 병인이 확실치 않은 상황이므로 IgA신증의 치료는 확립되어 있지 않다. 비교적 신기능이 정상이고 단백뇨가 1일 1 g 또는 3 g 이상인 환자들에게는 prednisone이 투여되며, 신증후군이나 급속 진행성 사구체신염(Rapidly progressive glomerulonephritis, RPGN) 발생 시에는 면역억제제가 고려된다. ACE 억제제는 사구체 모세혈관의 크기 선택성을 개선시켜 단백뇨를 줄이고 신기능의 보존에 효과가 있다. fish oil, 즉 n-3 지방산의 투여가 신기능 보전에 효과가 있어 추천되었으나 유용성은 입증되지 않았다. 또한 반복적인 편도염 환자에서는 편도제거술이 도움이 된다는 주장도 있으나 그 효과 역시 확인되지 않았다.

5) 예후

자연관해가 드물고, 재발이 흔하지만, 대부분은 경과가 양호하다. IgA신증에서 완전 및 지속적 관해가 오는 경우는 4% 정도로 흔하지 않으며, 약 30~35%의 환자들이 말기 신부전으로 진행된다. 말기 신부전으로 진행되는 주된 위험인자로는 지속적 고혈압, 1일 1.5~2.0 g 이상의 지속적인 단백뇨, 진단 시 신기능의 저하, 고령, 남성, 육안적 혈뇨가 없는 경우나 지속적 현미경적 혈뇨가 있는 경우, HLA B35, B27, DR1인 경우, 조직소견에서 사구체경화증이나 간질 섬유화가 있는 경우, 모세혈관 고리에의 면역침착, 반월상 형성 등이 거론되어 왔다.

한의치료 동향

IgA 신증 환자 101명을 대상으로 한 무작위배정 임상시험에서 2년간 柴苓湯을 투여하였다. 치료효과 측면에서 柴苓湯 투여군은 대조군에 비해 단백뇨 및 혈뇨가 유의하게 감소했다. 특히, 대조군에서는 단백뇨의 관해율이 10%였던 반면, 柴苓湯 투여군에서는 46%에서 단백뇨가 소실되었으며, 혈압과 사구체여과율도 유지되었다. 부작용은 경미한 수준이었다. 결론적으로, 柴苓湯은 IgA신증 환자에서 단백뇨 감소와 사구체여과율 보호 효과를 나타냈다.

8. Henoch-Schönlein purpura

1) 정의 및 개요

IgA 신증의 전신적인 형태로 간주되는 Henoch-Schönlein purpura (HSP; 알레르기성 자반병)는 전형적인 전신성 혈관염 증후군으로 주로 피부, 위장관, 관절, 신장의 소혈관을 침범하여 피부자반, 관절통, 복부산통, 사구체신염 등의 증상을 나타내는 것이 특징이다. 발생기전은 면역복합체의 침착으로 간주되는데, 많은 경우 상기도 감염이 선행하고 IgA가 신장과 피부 등의 장소에서 발견되기 때문에 세균이나 바이러스 감염 후 IgA 이상 생산이 혈관염을 일으키는 것으로 생각되고 있다. 그 밖에 여러 가지 약물, 음식, 벌레물림, 예방접종 등의 여러 가지 항원들이 관여하리라 생각된다.

HSP 신염과 IgA 신증을 비교하면, Henoch-Schönlein purpura은 IgA신증보다 발병이 주로 낮은 연령층에 많은 반면, IgA 신증은 10~20세에 빈발한다. 또 Henoch-Schönlein purpura 신염은 대체로 급성으로 발병하는 반면, IgA 신증은 대개 알지 못하는 사이에 나타난다. 아울러 IgA 신증은 재발성 혈뇨와 단백뇨 및 무증상 혈뇨가 더 흔하게 관찰되는 반면, Henoch-Schönlein purpura에서는 전신적 혈관염을 보이고, 주로 피부와 관절 및 소화기계의 증상을 흔히 호소한다. 한편, IgA 신증에서는 간질세포의 IgA 침착정도에는 별 변동이 없으나, 대부분의 Henoch-Schönlein purpura 신염에서는 간질세포의 IgA 침착이 상당히 감소되거나, 아주 소실되는 경우도 있다.

한의치료 동향

106명의 Henoch-Schönlein purpura 환자를 대상 단일군 임상시험에서 歸脾湯加味方, 血府逐瘀湯加味方, 柴苓湯이 6.7±6.2주간 투여되었고, 15~24개월 동안 추적 관찰이 이루어졌다. 치료 결과 18세 이하 환자 73명 중 67명(91.8%)이 완치되었고, 3명(4.5%)이 재발했다. 반면, 19세 이상의 환자 33명 중 23명(69.7%)이 완치되었으며, 5명(21.7%)이 재발했다. 결론적으로, 한약 치료는 Henoch-Schönlein purpura 환자에서 매우 효과적이었으며, 특히 18세 이하 환자에서 높은 회복율을 보였다. 이는 스테로이드 치료의 부작용과 재발률을 줄이기 위한 대안으로서 한약 치료의 가능성을 제시하고 있다.

2) 임상양상

소아기(대부분 4~7세)에 흔하며 청소년기 이후(20세 이상)에는 드물고, 연령이 증가할수록 신장 침범 시 그 정도가 심할 가능성이 높다. 남녀의 비율은 1.5:1로 남성에게 약간 더 많이 발생하고, 계절에 따른 발생에도 차이가 있어 봄에 발생 빈도가 가장 높다.

피부침범은 모든 환자(100%)에서 나타나며 주로 둔부와 하지(정강이, 발목)에 나타나고 때로는 팔에도 나타난다. 처음에는 반점구진(maculopapule)으로 시작하여 점상출혈(petechiae) 또는 촉지성 자반(palpable purpura)으로 진행한다. 피부 병변은 군집으로 나타나며, 수일에서 3~4개월까지 지속된다.

관절침범은 환자의 60~85%에서 나타나며, 다발성 관절통과 관절염을 호소하는데 주로 발목과 무릎 등 큰 관절에 생기며, 손에도 침범될 수 있다. 침범된 부위는 부어 보이지만 발적이나 국소 발열은 별로 없다.

위장관 침범은 환자의 50~70%에서 나타나고, 오심, 구토, 설사를 동반한 산통성 복통을 특징으로 하며 식후에 악화된다. 흔히 혈액과 점액이 섞인 변을 볼 수 있다. 심근 침범은 성인에서는 발생할 수 있으나 소아의 경우는 아주 드물다. 신장침범은 환자의 20~50%에서 나타나고, 현미경적 혈뇨나 경한 단백뇨가 대부분이며, 육안적 혈뇨나 신증후군 범위의 단백뇨는 드물다.

피부와 관절 및 위장관 증상과 동시에 나타날 수도 있고, 이들과 무관하게 수개월 후에 발생할 수도 있다. 신장증상은 침범의 정도에 따라 4단계로 나눌 수 있다. State A는 검사상 참고치 소견이고, State B는 경도의 소변검사 이상 소견(하루 1 g 이하의 단백뇨, 현미경적 혈뇨)을 보이는데, 95% 이상의 환자는 State B 이내에서 회복된다. State C는 활동성 신질환(하루 1 g 이상의 단백뇨, 고혈압, 단, GFR ≥60 mL/min/1.73 m^2)을 나타내고, State D는 신기능이 저하(GFR <60 mL/min/1.73 m^2)된 경우로서 그 중 일부는 급속 진행성 사구체신염(rapidly progressive glomerulonephritis, RPGN)의 형태로 진행하기도 한다.

3) 진단

(1) 병리학적 소견

피부에는 소혈관의 혈관염이 나타나고, IgA, C3, C5가 모세혈관벽에 침착된다. 한편, 신장의 사구체병변은 IgA신증과 유사하다.

(2) 검사실 소견

HSP 신염의 요검사 소견은 현미경적 혈뇨만 보이는 경우가 대부분인데, 경도의 단백뇨가 동반되기도 한다. 이 경우 혈청 단백이나 콜레스테롤은 정상이다. 혈청 IgA는 IgA 신증처럼 50%에서 증가되어 있고, 보체는 정상이며, 항핵항체(antinuclear antibody, ANA)는 음성이다. 결절성 다발동맥염 등의 혈관염에서 볼 수 있는 ANCA (anti-neutrophilic cytoplasmic antibody)도 음성이다.

4) 치료

대부분 지지요법(supportive therapy)만으로도 호전된다. HSP 발병 초기에 프레드니솔론이 1~2 mg/kg/day 투여되면 신염의 발생을 줄인다는 보고가 있다. 신증후군 수준의 심한 단백뇨가 있을 경우에는 원발성 신증후군에 준해서 스테로이드가 투여된다. 심한 단백뇨가 지속되거나 신기능이 저하되었거나 신장생검상 급속 진행성 사구체신염일 경우에는 스테로이드 펄스요법 및 면역억제제(azathioprine, cyclophosphamide)의 투여가 고려된다. 급속 진행성 사구체신염일 경우에는 면역억제제(azathioprine, cyclophosphamide)치료와 혈장교환술의 복합요법이 효과적이라는 보고가 있다.

5) 예후

예후는 아주 좋다. 대부분 환자는 완전히 회복되며, 일부에서는 치료가 필요하지 않다. 발병 첫해에는 호전과 악화가 반복되지만, 이후에는 장기 관해를 보이며 만성 신부전과 지속적인 고혈압은 10% 미만에서만 발생한다. 드물지만 급성 신부전으로 사망할 수도 있다.

▣ Henoch-Schönlein purpura 관련 임상참고문헌

- 최승일, 이재원. 소아 Allergy성 자반증에 대한 치험례 보고. 대한한방소아과학회지. 1995;9(1):209-20.
- 한동하. 알레르기성 자반증 106례에 대한 임상적 고찰: Henoch-Schönlein 자반증을 중심으로. 대한한방내과학회지. 2007;28(3):570-85.
- 한동하. 자반증 및 혈관염의 한의학적 치료. 한방내과학회 추계학술대회 발표. 2007.
- 홍상훈, 김성환. 피부근염에 이환되었던 환아의 Henoch-Schonlein자반증 증례. 대한한의학회지. 2002;23(2):225-30.

9. 급성 사구체신염

1) 정의 및 개요

급성 사구체신염(Acute glomerulonephritis, AGN)은 사구체조직의 증식과 염증을 유발하는 면역 기전에 의한 신장질환으로 갑작스런 혈뇨, 단백뇨, 적혈구 원주(cast)가 특징적이며, 고혈압, 부종, 신기능 감소 등의 임상소견을 나타낸다.

급성 사구체신염은 원인에 따라 흔히 일차성과 이차성으로 구분되는데, 연쇄상구균 감염후 사구체신염, IgA신증, 급속 진행성 사구체신염, 막증식성 사구체신염 등의 일차성 사구체신염은 병변이 주로 신장에 국한되는 특징이 있다. 반면, 전신홍반루푸스(systemic lupus nephritis, SLE)과 전신성 혈관염(systemic vasculitis) 등의 이차성 사구체신염은 전신성 질환인 까닭에 염증이 여러 기관에 나타난다.

사구체 손상을 일으키는 원인은 다를지라도 사구체신염은 결국 공통적인 염증 과정, 즉 보체계와 응고 기전의 활성화 → 여러 종류의 cytokine들 생성 → 염증세포들의 침윤과 사구체 세포의 증식 → 손상 부위의 섬유질 침착 등의 과정을 거치게 된다.

연쇄상구균 감염후 사구체신염(poststreptococcal glomerulonephritis, PSGN)은 Group A beta-hemolytic Streptococcus에 의해 일어나며 선진국에서는 과거 20년 동안에 발생이 많이 줄었으나 개발도상국에서는 아직도 많이 발생하는 질환이다. 우리나라에서도 과거에 비해 발생빈도가 많이 줄었지만, 여전히 급성 신염 증후군의 흔한 원인이다. 이 질환은 소아, 특히 학동전기 혹은 초기 학동기에 흔해서 최대 발생(peak incidence)은 2~6세 사이이며, 2세 이전은 5% 이하, 40세 이후는 5~10%이다.

사구체신염 중 가장 유병률이 높은 IgA신증(Berger's disease)은 간질(mesangium)에 IgA가 침착하는 것이 특징이다. 아직까지 IgA신증의 특정 항원은 확실하지 않으며, 원인 또한 유전 영향, 점막 면역 이상 등 여러 가설들만 주장되는 실정이다. IgA신증의 특징적 소견은 육안적 혈뇨가 상기도나 위장관 점막의 감염과 동시에 나타나는 것이다. 전 연령층에서 발병하지만 주된 연령대는 10대와 20대이며 남녀 비는 2:1 정도이다.

임상적 진단명인 급속 진행성 사구체신염(rapidly progressive glomerulonephritis, RPGN)은 적절한 치료를 하지 않으면 수주 혹은 수개월 후에 비가역적인 만성 신질환으로 진행한다. 하지만 일부에서는 경도의 요독증과 핍뇨 등 급성 사구체신염의 임상양상이 빨리 회복되지 않고, 사구체여과율(GFR)도 계속 감소해 발병 후 수주 내지 수개월 내에 요독증에 빠지며, 이 경우 치료를 받지 않으면 빠르게 만성 신부전으로 진행한다.

급속 진행성 사구체신염의 특징적인 신장생검 병리소견은 반월상 사구체신염(crescentric glomerulonephritis)이며, 사구체 모세혈관 벽의 파괴 기전에 따라 항사구체기저막 항제 질환(antiglomerular basement membrane disease), 면역복합체 질환(immune-complex disease), 무면역침착질환(pauci-immune disease) 등으로 분류된다.

이밖에 신장 원인으로 막증식성 사구체신염(membranoproliferative glomerulonephritis, MPGN)이 있으며, 전신적 원인으로는 소아에게 많은 Henoch-Schönlein purpura, 젊은 여성에게 흔한 전신홍반루푸스(SLE), Wegener's granulomatosis, 과민성 혈관염, cryoglobulin혈증, polyarteritis nodusa, Goodpasture's syndrome 등이 있다.

2) 임상양상

연쇄상구균 감염후 사구체신염은 무증상으로부터 핍뇨성 급성 신부전까지 다양하게 나타난다. 전형적인 경우는 갑자기 혈뇨, 단백뇨, 고혈압, 고질소혈증이 나타나는 것이다. 혈뇨는 2/3 이상에서 현미경적 혈뇨이다. 일시적 핍뇨가 흔하며 무뇨는 드물다. 고혈압은 3/4 이상에서 나타나며, 대개는 경도이거나 중등도이다. 고혈압은 신염의 시작 시기에 오며, 이뇨가 시작되면 대개 사라진다. 환자의 85% 정도에서 나타나는 부종은 나트륨과 수분의 저류에 의해 발생하며, 흔히 안면부종과 사지부종의 형태로 나타난다. 소아에서는 복수와 전신부종도 올 수 있다. 하지만 대부분의 경우 이뇨와 함께 부종과 고혈압이 사라지면서 1~2주만에 호전되는데, 혈뇨와 단백뇨는 수개월 지속되기도 하지만 1년 내에는 해소된다.

IgA신증의 특징적인 증상은 환자들의 40~50%에서 상기도 감염이나 위장관 감염에 동반되는 간헐적인 육안적 혈뇨이다. 연쇄상구균 감염후 사구체신염과는 달리, IgA신증에서는 상기도 감염 증상 1~2일 후에 소변이 적색 내지 홍차 색깔로 변하며. 이런 양상을 이른바 '인두염 수반성(synpharyngitic)' 혈뇨라고 부른다. 환자들은 대개 무증상이지만 간혹 무력감, 피로, 근육통 등을 호소하며, 일부 환자, 특히 소아는 옆구리 통증도 호소한다. 고혈압과

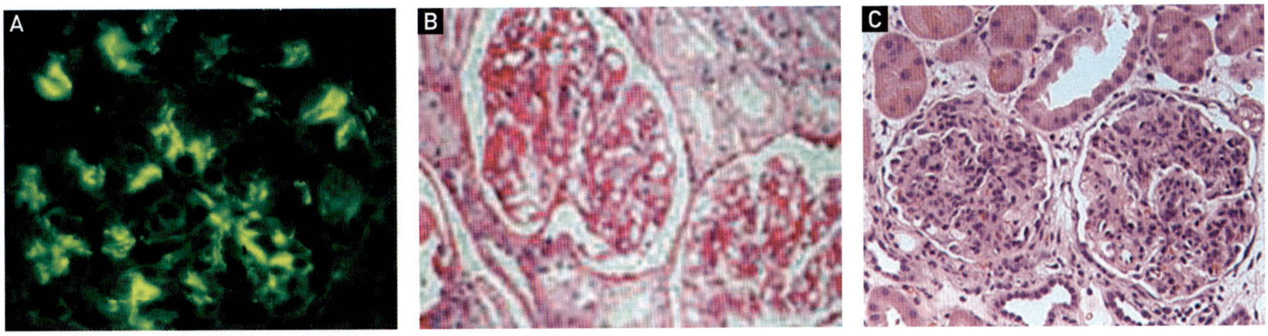

그림 2-8. 급성 사구체신염 (A, B), IgA신증 (C)

말초부종 같은 신염(nephritic) 증후군은 드물다. 예후는 대부분 양호하지만 최근에는 30~35%가 10~20년에 걸쳐 ESRD로 이행한다는 보고들도 있다. 육안적 혈뇨는 수시간에서 수일까지 지속될 수 있고, 수개월이나 수년 후에 인후염이나 다른 열성 질환과 동반되어 재발할 수도 있는데, 2번째 발현될 때는 무증상성 현미경적 혈뇨 및 단백뇨가 많이 나타난다. 직장 신체검사나 정기 검진 등으로 실시한 소변검사에서 이런 경우가 흔히 발견되는데, 이들은 확진 후에도 육안적 혈뇨를 거의 경험하지 않는다. 단백뇨의 정도는 다양하지만 보통 1일 1 g 이내이다.

이밖에 감별진단이 필요한 급성 신염 증후군 유발 질환은 표 2-8과 같다.

3) 진단

연쇄상구균 감염후 사구체신염의 임상소견 중 가장 흔한 것은 부종(눈 주위와 얼굴)이고, 이후 고혈압(80%), 육안적 혈뇨, 피부발진, 악성 고혈압, 고혈압성 뇌증에 의한 신경학적 이상 및 의식 변화, 저보체 혈증 등의 순서이다. 물론 이외에 인두염, 호흡기 감염, 성홍열, 체중 증가, 복통, 식욕부진, 요통, 창백, 농가진 등도 나타날 수 있다.

육안적 혈뇨는 녹슨 색(rusty) 혹은 홍차색이고, 현미경적 혈뇨에서 대부분의 적혈구는 변형된 적혈구(dysmorphic RBC)이다. 요침사 현미경검사에서 적혈구 원주, 백혈구 원주, 세뇨관 상피세포 원주, 유리양 원주(hyaline cast), 과립상 원주 등을 볼 수 있으며, 초기에는 다핵형 백혈구를 적혈구보다 더 많이 볼 수 있다.

단백뇨는 대개 신증후군 수준 이하이며, 신증후군 수준의 단백뇨는 소아보다는 성인에서 더 흔해 약 20%의 환자에서 나타난다. 종종 다량의 섬유소 분해산물과 fibrinopeptide를 함유하고 있다.

사구체여과율의 감소는 소아나 중년까지의 성인에서는 심하지 않으며 혈청 크레아티닌(SCr.)의 증가도 가볍거나 정상이다. 하지만 55세 이상의 고령에서는 사구체여과율이 감소하는 경향을 띠며, 신혈류량, 세뇨관 재흡수능, 농축능은 정상이지만 소변내 나트륨과 칼륨 배설능은 감소된다.

인두와 피부배양 검사는 1/4정도에서 양성을 나타낸다. 최근의 연쇄상구균 감염 여부를 평가하기 위해 흔히 antistreptolysin O (ASO), antistreptokinase, antide-

표 2-8. 급성 사구체신염의 대표적인 질환 및 임상소견과 진단

사구체신염	성별, 연령	검사소견	신장 외 임상소견
Poststreptococcal glomerulonephritis	2~12세 사이 남성>여성	C3 감소(alternative pathway) antistreptolysin titer	증상 7~12일 전 인후통 혹은 피부 증상
IgA nephropathy	10대에서 20대 남성>여성	50%에서 serum IgA 상승	육안적 혈뇨
Henoch-Schönlein purpura	<20세	보체 정상	다리에 나타나는 자반, 관절염, 복통
Wegener's granulomatosis	50대/60대	ANCA	체중감소, 상기도 감염 증상
Microscopic polyangiitis	남성=여성	보체 정상	관절염, 자반증
Antiglomerular basement membrane disease	젊은 남성 50대, 60대 남녀	Antiglomerular basement membrane Ab 보체 정상	특히 흡연가에서 폐출혈
MPGN			
Type I	20대: 여성>남성	C4 감소(classical pathway)	
Type II	10대: 여성>남성	C3 (alternative pathway) C3 nephritic factor	
Type I with hepatitis C	중년	C4 감소, C형간염 혈청소견, 혈청 cryoglobulin, antinuclear Ab, Rh factor	간기능 이상, 자반성 피부병변, 신장병증, 다발성 관절통, 하지궤양
Systemic lupus erythematosus (SLE)	20대, 30대 젊은 여성	C3 감소, antinuclear Ab/anti-ds DNA, anticardiolipin Ab	관절통, 광과민성, 늑막염, 심막염

한의치료 동향

18~70세 일차성 사구체신염 환자들(혈압 140/90 mmHg 이하, 사구체여과율(eGFR) 45 mL/min/1.73 m^2 이상, 24시간 단백뇨가 0.5~3.0 g) 대상으로 한 다기관, 이중 맹검, 무작위, 대조 임상시험에서 참여자들은 세 그룹으로 나뉘어 Shenyankangfu 투여군(SYKFT), 로사르탄 투여군(50 mg 또는 100 mg), 그리고 SYKFT와 로사르탄 병용군으로 48주 동안 치료를 받았다. SYKFT는 한약 성분으로 구성된 처방으로, 각 성분은 西洋蔘 人蔘 地黃 杜沖 山藥 白花蛇舌草 黑豆 土茯苓 丹蔘 益母草 澤瀉 白茅根 桔梗 등으로 이루어졌다. 단백뇨 변화를 분석한 결과, SYKFT 단독군은 로사르탄 50 mg 단독군보다 단백뇨 감소율이 8.78%±2.56% 더 컸으며, 이는 통계적으로 유의하였다. 로사르탄 100 mg 단독군과 비교했을 때, SYKFT 단독군의 단백뇨 감소율은 0.51%±2.54% 낮았으나, 유의미한 차이는 없었다. SYKFT와 로사르탄 50 mg 병용군은 로사르탄 50 mg 단독군보다 단백뇨 감소율이 13.39%±2.49% 더 컸으며, SYKFT와 로사르탄 100 mg 병용군은 로사르탄 100 mg 단독군보다 9.77%±2.52% 더 높은 단백뇨 감소율을 보였다. eGFR, 혈청 크레아티닌, 혈청 알부민 수치는 SYKFT 복용군에서 통계적으로 유의미한 변화가 없었으나 전통중의학(TCM) 증후군 점수에서는 SYKFT 복용군이 -3.00으로, 비복용군의 -2.00 보다 개선된 것으로 나타났다. 부작용 측면에서는 모든 그룹에서 뚜렷한 부작용이 관찰되지 않았다. 결론적으로, SYKFT는 일차성 사구체신염 환자에서 단백뇨를 감소시키고 TCM 증후군 점수를 개선하는 데 효과적이었으며, 로사르탄 병용 요법은 로사르탄 단독 요법보다 단백뇨 감소에 더 큰 효과를 보였지만, eGFR에는 유의한 변화를 주지 않았다.

oxyribonuclease B, antinicotinamide adenine dinucleotidase (anti-NAD) 등이 검사되며, 이외의 혈청학적 검사로는 Antinuclear antibody (ANA)와 보체 검사 등이 시행된다.

급성 사구체신염의 대다수는 회복이 잘 되고, 예후가 좋다. 하지만 신장질환의 과거력이나 가족력이 있는 경우, 과도한 단백뇨, 신증후군, creatinine의 급속한 상승 등과 같은 비전형적인 양상을 보이는 경우에는 신장생검도 시행된다. 또 기침, 객혈 등이 있을 때는 Wegner's granulomatosis, Goodpasture's syndrome 등의 가능성도 있으므로 흉부 X선 검사도 시행된다.

4) 치료

(1) 연쇄상구균 감염후 사구체신염

한마디로 대증요법이 시행되는데, 부종, 고혈압, BUN과 크레아티닌 상승이 있을 때는 입원 치료가 권유된다. 환자는 수분과 염분의 섭취가 제한되고, 심하지 않은 부종이나 고혈압에는 furosemide와 같은 이뇨제, 항고혈압제가 사용된다. 항고혈압제로는 Angiotensin converting enzyme inhibitor가 사용되며, 심한 경우에는 sodium nitroprusside, nifedifine 등이 사용된다. 하지만 환자는 보통 발병 후 7~10일 후 자발적 이뇨를 보이며, 이와 함께 고혈압이 회복된다.

(2) IgA신증

병인이 불명이므로 IgA신증의 치료는 확립되어 있지 않다. 따라서 스테로이드 제제의 효과에 대해서는 여전히 논란이 많다. 하지만 비교적 신기능이 정상이고 단백뇨가 1일 1 g 또는 3 g 이상인 환자들에게는, 프레드니손(prednisone)을 1일 1 mg/kg 투여로 시작해 반응이 있으면 8주 뒤에 격일 요법으로 바꾸고 점차 감량하는 방법이 많이 사용된다. 한편 고혈압 또는 단백뇨가 있는 환자들에게 단백뇨와 신기능 저하를 완화시킬 목적으로는 흔히 ACE inhibitor가 투여된다. 아울러 생선기름(fish oil), 즉 n-3 지방산의 투여도 자주 고려된다.

(3) 급속 진행성 사구체신염

급속 진행성 사구체신염은 치료를 하지 않으면 며칠 이내에 신장 기능이 비가역적으로 파괴될 수 있으므로 고용량 스테로이드와 cyclophosphamide 등의 투여가 용인되며 동시에 혈장교환술이 실시되기도 한다.

▣ 급성 사구체신염 관련 임상참고문헌

- Kou J, Wu J, Yang HT, He YN, Fang JA, Deng YY, et al. Efficacy and safety of Shenyankangfu tablets for primary glomerulonephritis: study protocol for a randomized controlled trial. Trials. 2014;15:479.
- Wu J, Duan SW, Yang HT, Deng YY, Li W, He YN, et al. Efficacy and safety of Shenyankangfu Tablet, a Chinese patent medicine, for primary glomerulonephritis: A multicenter randomized controlled trial. J Integr Med. 2021;19(2):111-9.
- Yoshikawa N, Ito H, Sakai T, Takekoshi Y, Honda M, Awazu M, et al. A prospective controlled study of sairei-to in childhood IgA nephropathy with focal/ minimal mesangial proliferation. Nippon Jinzo Gakkai Shi. 1997;39(5):503-6.

10. 당뇨병성 신장병증 (Diabetic nephropathy)

내분비학 〈당뇨병〉 참고

▣ 당뇨병성 신장병증 관련 임상참고문헌

- Li P, Chen Y, Liu J, Hong J, Deng Y, Yang F, et al. Efficacy and safety of tangshen formula on patients with type 2 diabetic kidney disease: a multicenter double-blinded randomized placebo-controlled trial. PLoS One. 2015;10(5): e0126027.

11. 전신홍반루푸스

1) 정의 및 개요

전신홍반루푸스(Systemic lupus erythematosus, SLE)는 여러 장기를 침범하는 전신적 염증성 만성 질환이다.

한의치료 동향

당뇨병성 신장병 환자 180명을 대상 다기관, 무작위, 이중 맹검, 위약, 대조 임상시험에서 기존 치료(ACEI 또는 ARB)에 추가로 Tangshen Formula (糖腎方, TSF)를 복용한 군(122명)과 위약을 복용한 군(58명)으로 나뉘어 24주간 진행되었다. TSF는 黃耆 (Astragali Radix), 樺皮 나무 가지(Euonymi Ramulus), 熟地黃 (Rehmanniae Radix), 枳實 (Aurantii Fructus), 山茱萸 (Corni Fructus), 大黃 (Rhei Radix et Rhizoma), 三七根 (Notoginseng Radix)으로 구성된 처방이다. 24주간의 치료 결과 소변 알부민 배설률(UAER)에서는 TSF군과 위약군 간에 통계적으로 유의미한 차이가 없었다(TSF: -19.53 μg/min, 위약: -7.01 μg/min, 평균 차이: -12.52 μg/min). 하지만 24시간 단백뇨(24h UP)는 TSF군에서 위약군보다 유의하게 감소했다(TSF: -0.21 g, 위약: 0.36 g, 평균 차이: -0.57 g). 또한, eGFR에서는 TSF군이 미세알부민뇨와 거대알부민뇨 환자 모두에서 개선을 보였으며, 미세알부민뇨 환자의 평균 개선량은 15.51 mL/min/1.73 m^2 (95% CI, 3.71~27.31), 거대 알부민뇨 환자의 개선량은 9.01 mL/min/1.73 m^2 (95% CI, -0.10~18.13)로 나타났다. 신장 기능, 혈청 지질, 삶의 질, 증상, 부작용 등의 2차 평가 항목에서는 두 그룹 간에 통계적으로 유의미한 차이가 없었다. 부작용 발생률에서도 차이가 없었다. 결론적으로, 기존 치료에 추가로 TSF를 사용한 경우, 거대 알부민뇨를 가진 당뇨병성 신장병증 환자에서 단백뇨 감소와 eGFR 개선 효과가 있음을 확인했다.

1851년 처음 알려진 SLE는 얼굴에 생긴 병변 때문에 환자의 얼굴이 늑대 얼굴을 닮았다고 해서 붙여진 명칭이다. 염증성 질환이라는 의미는 동통, 발열, 발적, 종창 등이 동반된다는 뜻이고, 만성 질환이라는 의미는 아주 오래가면서 때로는 평생토록 지속될 수도 있다는 뜻인데, 증상은 악화와 호전을 반복하므로 매일 나타나지는 않는다. SLE는 70% 가량이 관절, 근육, 신장, 폐, 심장, 신경 등 인체의 거의 모든 장기에 발생하므로 전신적 질환으로 분류된다.

(1) 역학

SLE는 주로 여성에서 발생하며, 환자의 90%는 가임기 여성이다. 소아나 노인에서도 여성이 남성의 약 2배에 이른다. 영국의 한 인구집단 선별검사 연구에서는 SLE의 유병률이 18~65세 여성 10만명당 200명이라고 보고했고, 미국에서도 SLE가 확진된 경우와 진단기준 몇 가지를 만족시키는 경우를 합쳐 인구 10만명당 40~50명이라고 보고했다. 또 미국의 평균 유병률은 인구 10만명당 15~50명 정도가 SLE라고 보고되었는데, 특히 흑인들에게서 흔하다. 아시아인에서도 유병률이 높다고 알려졌는데, 우리나라 역시 이와 비슷하거나 더 높을 것으로 추정된다.

(2) 원인

SLE는 조직과 결합하는 자가항체와 면역복합체로 인해 장기, 조직, 세포들이 손상되는 자가면역질환이다. 즉 해당 유전자와 환경요인의 상호작용으로 비정상적인 면역반응에 의해 발병되는데, 면역반응은 T세포와 B세포의 과반응 및 과민성에 의해 나타나며, 또한 항원 및 항체 반응이 비효과적으로 조절되면서 나타난다. 이런 비정상적 반응의 결과로 자가항체와 면역 복합체가 지속적으로 만들어지고 제거되지 않으므로, 항원, 자가항체, 면역복합체들이 점점 쌓이면서 조직 손상을 일으켜 임상적 증상이 발현된다.

SLE 환자의 다수가 여성이라는 사실은 SLE와 여성호르몬과의 밀접한 관련성을 암시하는데, 에스트로겐 함유 피임약이나 호르몬제 사용 여성에서 SLE 발생 위험이 약 2배 정도 높다. Estradiol이 T림프구 및 B림프구 수용체와 결합해서 이 세포들을 활성화시킴으로써 면역반응을 지속시킨다고 알려져 있다.

SLE를 악화시키는 요인들은 감기 등 세균이나 바이러스 감염, 과로와 스트레스, 강렬한 햇빛에 노출되는 경우 등이다. 또 고혈압, 심장질환, 간질, 우울증 등의 치료에 사용되는 일부 약물에 의해 SLE의 증상이 유발되기도 하는데, 이를 '약제 유발성 SLE'라고 한다.

2) 임상양상

SLE의 증상은 다양하여 질병이 침범한 장기와 심한 정도에 따라 나타나는 증상과 징후 또한 각각 다르다. 심지어 초기에는 아무런 증상이 없는 경우도 있어서 이런 경우에는 다른 검사를 받다가 우연히 발견된다. 또 피로감, 식욕감퇴, 두통, 오심, 구토, 체중감소, 전신쇠약 등의 비특이적 증상으로 인해 다른 질병과 혼동되는 경우도 많다.

SLE는 증상의 정도가 무척 다양하게 나타나는데, 대부분은 피로와 관절통 등의 전신증상(95%)이 나타난다. 근골격계 증상(95%)도 흔한데, 부종과 압통이 동반된 간헐적인 다발성 관절염은 손, 손목, 무릎 등에 흔히 나타난다. 피부증상(80%)은 크게 급성, 아급성, 만성으로 나뉘는데, 급성은 햇볕에 노출되면 악화되는(광과민성) 뺨 주위의 나비모양 발진이 대표적이고(그림 2-9), 아급성은 주로 경계가 뚜렷한 둥근 발진으로 나타나며, 만성은 원판성 발진의 형태로 나타난다. 혈액질환(80%)은 흔히 빈혈, 백혈구감소증, 림프구감소증, 혈소판감소증 등으로 나타나고, 인지장애 등의 신경질환(60%), 늑막염, 심낭염 등의 심장폐질환(60%), 신장질환(30~50%), 메스꺼움, 설사 등의 위장질환

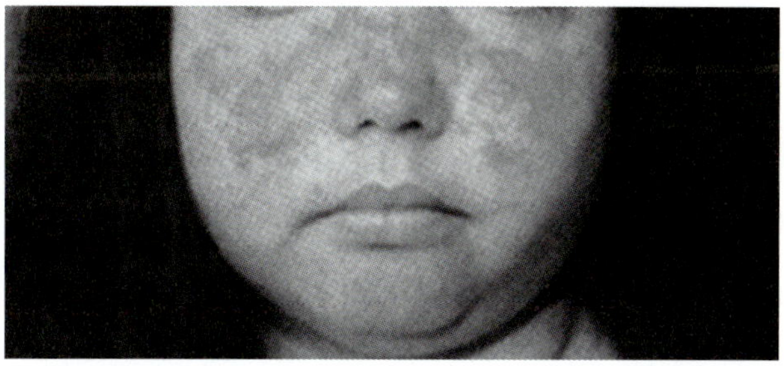

그림 2-9. 전신홍반성루푸스(SLE)

표 2-9. 전신홍반루푸스의 진단기준

1. Malar rash	얼굴의 나비모양 발진	Fixed erythema, flat or raised, over the malar
2. Discoid rash	원형의 발진	몸통, 팔 다리에 동그랗고 융기된 원형발진 erhythematous circular raised patches with adherent keratotic scaling and follicular plugging; atrophic scarring may occur
3. Photosensitivity	광과민성	자외선 노출로 발진이 생긴다
4. Oral ulcers	구강궤양	보통 통증이 없는 경우가 많다
5. Arthritis	관절염	말초 관절 2개 이상의 비미란성 관절염 관절압통, 부종 또는 삼출액이 있는 경우
6. Serositis	장간막염	늑막염 또는 심낭염(EKG로 진단 또는 삼출액이 있거나 rub이 들릴 때)
7. Renal disorder	신장질환	단백뇨(>0.5 g/day 또는 3+) 또는 특정 세포가 합쳐져 보일 때
8. Neurologic disorder	신경질환	원인이 밝혀지지 않은 간질이나 정신병이 있을 때
9. Hematologic disorder	혈액질환	용혈성 빈혈 또는 백혈구 감소증(<4,000/μL) 또는 림프구감소증(<1,500/μL) 또는 혈소판감소증(<100,000/μL)
10. Immunologic disorder	면역질환	Anti-dsDNA, anti-Sm, and/or anti-phospholipid
11. Antinuclear antibody (ANA)	항핵항체	Immunoflorescence 검사 상 ANA (+); 루푸스 유발 약물복용이 없을 때

표 2-10. 전신홍반루푸스의 대표적인 자가항체

Antibody	Prevalence	Antigen recognized	Clinical utility
Antinuclear antibodies (ANA)	98%	Multiple nuclear	Best screening test; repeated negative tests make SLE unlikely
Anti-dsDNA	70%	DNA (double-stranded)	High titers are SLE-specific and in some patients correlate with disease activity, nephritis, vasculitis
Anti-Sm	25%	Protein complexed to 6 species of nuclear U1 RNA	Specific for SLE; no definite clinical correlations; most patients also have anti-RNP; more common in African Americans and Asian than Caucasians
Anti-RNP	40%	Protein complexed to U1 RNA	Not specific for SLE; high titers associated with syndromes that have overlap features of several rheumatic syndromes including SLE

(40%) 등도 나타난다.

3) 진단

SLE는 특징적인 임상소견(표 2-9, 10)과 자가항체(표 2-11)에 의해 진단되며, 11가지 기준 중 4가지 이상이 나타나거나 경과 중에 나타나면 SLE로 진단할 수 있다. 진단기준의 특이도는 95%이고 민감도는 75%인데, 경증 혹은 초기의 SLE는 4가지 이상을 만족하지 못하는 경우가 많아서 질환의 경과에 따라 부가적인 증상들도 나타난다. 항핵항체(antinuclear antibody, ANA)는 질환의 경과 중 98% 가량이 양성이므로, 반복적으로 검사 결과가 음성이면 SLE가 아닐 가능성이 높다. Anti-dsDNA (double-stranded DNA의 IgG 항체)와 anti-Sm은 SLE에 특이적이므로, 임상소견이 있으면서 양성이면 SLE의 가능성이 높다. 임상소견이 없으면서 자가항체가 양성인 경우는 SLE의 위험이 높지만 아직 SLE라 단정할 수는 없다. 하지만, 2012년 SLICC (systemic lupus international collaborating clinics) 분류기준에서는 와이어루프병변, 사구체내 색전, 백혈구 핵붕괴상 등과 같은 루푸스 신염의 특징적인 소견과 더불어 항핵항체 또는 Anti-dsDNA가 양성이면 두가지 항목만으로도 진단이 가능하게 하였다.

SLE는 관절통이 가장 흔하므로 여러 관절의 통증을 호

표 2-11. 다발성 관절통의 흔한 원인

질환	급만성	염증	분포양상	대칭성	중추관절	관절외 증상	F:M 비율
Rheumatoid arthritis	만성	Yes	소, 대관절	대칭	cervical	SQ nodule	3:1~4:1
SLE	만성	Yes	소관절	대칭	No	malar rash	9:1
Osteoarthritis	만성	No	주로 하지	대칭/비대칭	cervical lumbar	None	1:1~2:1
Ankylosing spondylitis	만성	Yes	대관절	대칭	Yes	iritis tendonitis	1:1~1:5
Psoriatic arthritis	만성	Yes	대, 소관절	대칭/비대칭	Yes/No	psoriasis	1:1
Human parvovirus B19 infection	급성	Yes	소관절	대칭	No	slapped cheek rash	3:1~4:1

소하는 여러 질환들에 대한 감별진단이 SLE 진단에 도움이 될 수 있다(표 2-11).

4) 치료

SLE는 완치가 어려운 질환이다. 따라서 급성의 심각한 증상을 최대한 조절하고 억제하며 조직 손상의 예방에 힘써야 한다.

대표적인 치료약물은 비스테로이드성 소염제로 근육-관절 증상, 경한 장막염 및 발열과 같은 전신증상 치료에 가장 흔히 사용된다. 대부분 1일 최고용량까지 사용하는 경우가 많은데, 흔한 부작용은 신장 및 간 기능 이상, 위장장애 등이다. 염증 억제 효과를 목적으로 스테로이드도 자주 사용되는데, 피부발진의 경우 국소적 스테로이드 연고도 사용되지만 증상이 심할 때는 다량의 스테로이드를 투여하거나 응급상황에서는 혈관주사로도 투여한다. Hydroxychloroquine (200~400 mg qd) 등의 항말라리아 약제, cyclophosphamide 등의 면역억제제도 사용되며, 피부염과 관절염에는 methotrexate (10~25 mg 매주 투여, 엽산 병용투여)가 사용된다. 이런 약제들은 부작용이 심하므로 일반혈액검사, 간기능검사, 신기능 검사, 소변검사 등이 정기적으로 시행된다.

5) 합병증 및 예후

SLE 환자는 만성 신장질환, 피로, 관절염, 통증 등으로 일상생활 장애가 흔하다. 25% 정도는 관해되지만 몇 년 동안에 불과하고, 영구적 관해는 드물다. 생존율은 2년에 90~95%, 5년에 82~90%, 10년에 71~80%, 20년에 63~75% 등이다. 좋지 않은 예후(10년 내 50% 사망률)는 진단 당시 혈청 크레아티닌이 증가된 상태이거나(>1.4 mg/dL) 고혈압, 신증후군(24시간 단백뇨>2.6 g), 빈혈(Hb<12.4 g/dL), 저알부민혈증, 보체혈증 등의 경우이다. 신장이식이 필요한 환자들에서도 거부반응이 다른 말기 신질환 환자보다 2배 정도 높은데, 이식된 신장의 10%에서도 SLE가 발생한다. 첫 10년 간 가장 흔한 사망원인은 전신적 질환 활성, 신부전, 감염 등이며 그 이후에는 혈전색전증이다.

▣ 전신홍반루푸스 관련 임상참고문헌

• Yoshio Yazaki. 내과학 Ⅳ. 우리의학서적; 2020. pp. 94-6.

V. 세뇨관간질성 질환
(Tubulointerstitial disease)

세뇨관간질성 질환은 사구체나 신혈관보다 세뇨관과 간질 부위를 침범해서 발생하는 원발성 세뇨관간질성 질환과, 사구체나 신혈관 손상의 결과로 세뇨관과 간질 부위가 손상되는 이차성 세뇨관간질성 질환으로 나눌 수 있다. 이들 질환은 다시 급성과 만성으로도 나누어지는데, 급성형은 간질의 부종이 특징적이며 단형 및 다형 백혈구가 피질과 수질에 침착되고 세뇨관 세포의 괴사가 동반되며, 만성형은 간질의 섬유화가 주로 나타나는데 조직학적 변화는 비특이적이다.

1. 세뇨관간질의 손상 기전

세뇨관과 간질은 신장을 구성하는 독립된 조직이지만, 세뇨관이나 간질의 손상은 서로 밀접하게 관련되거나 동시에 침범되며, 특히 간질의 염증은 세뇨관 병변을 동반하므로 이를 세뇨관간질성 신염이라고 한다.

세뇨관과 간질은 원발성으로 허혈, 독성 물질, 대사성 질환 등의 비면역학적인 인자와 사구체질환과 마찬가지로 면역학적인 인자로 인해 손상 받을 수 있다. 이차적인 손상은 원발성 손상보다 더 흔하며 사구체질환에서 많이 나타난다. 간질의 손상은 또한 급성과 만성으로도 나뉘는데, 급성 손상에서는 간질의 부종과 염증세포의 침윤이 특징적이고, 만성 손상에서는 섬유화 및 세뇨관 위축이 특징적이다.

1) 비면역학적 인자에 의한 손상

허혈, 신독성 물질, 당뇨병 등의 대사성 질환은 세뇨관과 간질의 병변을 유발하는 대표적인 비면역학적 인자이다. 손상의 정도에 따라 세뇨관의 변성, 괴사, 간질내 부종 및 염증세포 침윤 등이 관찰된다.

세뇨관간질의 손상이 신기능을 저하시키는 기전에 대해서는 몇 가지 가설이 있다. 첫째는 간질의 염증 및 섬유화에 의해 세뇨관이 폐쇄되어 세뇨관압이 증가되고, 그 결과 사구체에 손상을 일으키고 사구체여과율이 떨어지게 된다는 것이다. 둘째는 간질의 염증, 부종, 섬유화가 진행됨에 따라 세뇨관 주위 모세혈관의 용적이 감소되어 혈관저항이 증가하고, 그 결과 사구체압 및 여과압이 증가된다는 것인데, 이처럼 세뇨관 주위 모세혈관의 수 및 면적이 감소하면 혈청 크레아티닌치는 상승하게 된다. 셋째, 영구적인 조직손상으로 사구체 혈류의 자동조절 기능이 장애받아 세뇨관 사구체 되먹임(tubuloglomerular feedback)의 장애가 일어나게 된다는 것이다.

2) 면역학적 인자에 의한 손상

신조직내에 존재하거나 순환혈액으로부터 유래하는 항원에 의해 세뇨관 및 간질에 손상이 발생하는 것이다. 신조직내에 존재하는 항원으로는 세뇨관 기저막 또는 Tamm-Horsfall 단백이 있는데, 세뇨관 기저막은 그 자체가 항원으로 작용하기도 하지만 항원 또는 면역복합체가 세뇨관 기저막에 부착되어서도 면역학적 손상을 유발한다. 세뇨관 기저막 항원은 질환에 따라 사구체기저막과 세뇨관 기저막에 모두 반응하기도 하며(예, Goodpasture's syndrome), 세뇨관 기저막에만 반응을 보일 수도 있다(예, methicillin이나 phenytoin에 의한 세뇨관간질성 신염).

(1) 항세뇨관 기저막 신염

Goodpasture's syndrome 환자에서는 항사구체기저막 항체가 침착된다. 이식환자에서도 항기저막 항체를 관찰할 수 있으나 이 항체가 염증과 관련이 있다는 것은 불명확하다. methicillin 등의 약물/합텐(hapten) 복합체가 항원으로 작용해서 세뇨관 기저막을 따라 면역복합체가 침착하는 경우도 있다.

(2) 면역복합체성 간질성 신염

Tamm-Horsfall 단백, 외부항원의 분자구조가 체내 단백과 유사한 경우(교차반응), 바이러스 감염 등에 의해 간질성 신염이 유발될 수 있다.

3) 세뇨관간질 손상의 매개물

세뇨관 상피세포의 과대사중 암모니아, 반응성 산소, 사이토카인과 사구체에서 여과된 독성물질 등이 세뇨관과 간질의 염증 및 섬유화를 매개한다. 세뇨관의 대사가 증가되면 세뇨관내로 물질이 이동하는데, 요구되는 산소의 소모량이 증가되면서 암모니아 및 반응성 산소의 생성이 증가된다.

2. 급성 세뇨관간질성 신염

1) 정의 및 개요

사구체여과율의 저하를 동반하지만 조직학적으로 사구체나 혈관의 병변이 현저하지 않고 간질내 염증세포의 침윤을 보이며, 세뇨관 상피세포의 손상은 현저하지 않으나 임상적으로 세뇨관의 기능 이상을 보이는 경우를 급성 세뇨관간질성 신염(신증)이라 한다. 이는 주로 약제에 의해 발생하는데, 적절한 치료가 행해지면 신기능이 유지될 수 있다.

유병률은 진단기준이나 조직검사의 정도에 따라 차이가 나지만, 급성 신부전의 신 생검상 8~22%에서 나타난다. 가벼운 고질소혈증과 세뇨관 기능 이상을 급성 세뇨관간질성 신염의 진단기준으로 간주하면, 임상적 급성 신부전의 15~20%정도를 차지할 것으로 추정된다.

급성 세뇨관간질성 신염의 손상과정은 항원의 발현과 인지, 항원 자체의 증폭에 따른 면역 활성화, 세포침윤과 세뇨관 손상 등의 단계로 진행되는데, 원인이 되는 약제나 임상 소견과는 무관하게 공통된 병리기전을 나타낸다. 주된 병리소견은 간질의 부종과 단핵구 침윤, 침윤이 심한 부위의 세뇨관 손상 등인데, 손상의 부위나 침윤 정도는 사구체여과율 저하와 비례한다. 즉, 급성 세뇨관간질성 신염은 세뇨관 상피 세포의 손상과 간질내 염증세포 침윤이 주된 병변으로, 사구체질환의 특징인 심한 단백뇨, 염분 저류에 의한 부종, 고혈압 등은 나타나지 않는 반면, 세뇨관 기능 이상과 신기능 저하가 특징적인 질환이다. 다만, NSAIDS와 일부 항생제에 의한 급성 세뇨관간질성 신염에서는 다량의 단백뇨가 나타날 수 있다.

세뇨관 기능 이상 소견은 병변의 부위에 따라 다른데, 근위세뇨관 손상 시에는 중탄산염뇨를 보이는 근위세뇨관성 산증, 신성 당뇨, 아미노산뇨, 인산염뇨, 요산뇨 등이 관찰된다. 따라서 신기능 저하를 보이면서 인, 요산치가 낮거나, 혈당이 정상이면서 당뇨가 있다면, 근위 세뇨관 손상을 의심할 수 있다. 원위 세뇨관은 수소이온과 칼륨이온의 분비 및 배설을 담당하므로, 원위세뇨관의 손상은 원위세뇨관성 산증, 고칼륨혈증, 염분 손실 등을 유발한다. 수질과 유두부의 병변이 현저한 경우에는 수질부 고삼투압이 적절하게 유지되지 못해 다뇨, 야간뇨, 신성 요붕증 등이 나타난다.

2) 임상양상

환자마다, 또 유발 원인에 따라 다양한 증상이 나타난다. 일반적인 증상은 갑작스러운 신기능 저하와 그에 따른 급성 신부전 소견이다. 약제에 대한 과민반응 증상을 동반할 수 있고, 전신 질환의 경우에는 원인질환의 증상도 동반된다.

또 신기능의 저하에 따라 요량의 변화와 요독증 증상도 나타난다. 초기에는 핍뇨일 수 있지만, 대부분은 500 mL 이상이 유지되는 비핍뇨성이다. 핍뇨가 초래되지 않는 것은 신세뇨관의 재흡수 기능의 장애, 농축능의 저하에 따른 결과이다. 신기능 저하는 기존에 신기능이 저하되어 있거나 연령이 많을수록 잘 초래되며, 증상은 핍뇨를 보이는 경우에 더욱 심각하다. 자각증상이 없고 진찰소견에도 이상이 없는데, 정기적 혈액검사에서 점진적인 크레아틴치의 상승이 나타나는 경우에도 급성 간질성 신염을 의심할 수 있다.

약제에 의한 급성 간질성 신염은 대부분 노출된 지 수일에서 수주가 지나서 증상이 발생하며, 대개 투여용량과는 무관하다. 비스테로이드성 항염증제는 수개월에서 수년간 복용하던 중에도 발생할 수 있고, 투약을 중단해서 호전된 후 유사한 계열의 다른 약제에 의해서 재발할 수도 있다. 약제에 의한 급성 간질성 신염의 주된 증상은 빈도순으로 미열과 같은 발열, 피부발진, 관절통, 육안적 혈뇨, 요통 등으로, 특히 발열, 피부발진, 관절통을 급성 간질성 신염의 고전적 3징후(triad)라고 하는데, 비스테로이드성 항염증제에 의한 경우에는 이러한 3징후를 거의 보이지 않는 경우가 많다.

전신질환에 의한 급성 간질성 신염에서는 약제에 의한 경우에 비해 전신증상이 뚜렷하지 않으면서 주로 신기능 저하에 의한 증상이나 단백뇨, 혈뇨, BUN과 크레아티닌치의 상승 등을 보이는 경우가 많다. 특히 간질성 질환은 단백뇨가 심하지 않고 비핍뇨성 신부전증의 소견이므로 부종, 고혈압이 드물며, 오히려 신세뇨관 기능 이상에 따른 전해질 불균형으로 칼륨, 칼슘, 마그네슘 등의 이상에 따른 증상이나 산, 염기 이상으로 대사성 산혈증에 따른 증상이 나타날 수 있다.

3) 치료 및 예후

급성 간질성 신염에서는 유발원인을 제거하고 보존적 치료가 시행된다. 가령, 약제에 의한 경우에는 약제투여를 중단하고, 감염이나 전신질환에 의한 경우에는 원인질환을 치료하면서 신기능의 회복을 도모하는 것이다.

약제에 의한 간질성 신염이면서도 약제의 중단으로 호전되지 않는 경우, 생검상 섬유화 병변 없이 미만성 병변이 있는 경우, 자가면역성 질환이나 사구체질환에 동반된 경우, 전신적 과민반응이 심한 경우 등에서는 면역억제제가 투여될 수도 있다.

약제에 의한 경우에는 1주 이내에 투여를 중단하면 거의 완전히 회복되지만, 투여중단이 늦어지면 예후가 좋지 않다. 일반적으로 신기능 회복 가능성이 낮은 예후인자는 고령, 높은 혈청 크레아티닌치, 3주 이상의 급성 신부전 경과, 병리학적으로 간질의 미만성 침윤과 침윤세포 중 5% 이상의 호중구 침윤, 신세뇨관 위축 등이다. 특히 생검상 간질성 섬유화 여부가 가장 중요하다.

3. 만성 세뇨관간질성 신염

1) 정의 및 개요

만성 간질성 신염은 간질의 진행성 섬유화 및 신세뇨관의 위축, 대식세포와 림프구의 침윤 등을 특징으로 하는 일련의 병리학적 질환군이다. 사구체신염, 당뇨병, 고혈압 등 주로 사구체나 혈관에 병변을 일으키는 경우도 있고, 만성 폐쇄성 요로병증과 같이 주로 신간질에서 관찰되는 병변도 있다.

2) 임상양상

만성 세뇨관간질성 신염은 간질 내 염증세포의 침윤과 간질의 섬유화가 동반된다. 대부분의 일차성 만성 간질성 신염 환자는 non-nephrotic range의 단백뇨를 보이며, 요검사 소견에서 적혈구 또는 백혈구 등이 보일 수 있으나 대체로 요침사 소견을 보이지는 않는다.

세뇨관의 기능장애는 다양한 임상증상을 초래하는데, 요농축 장애로 다뇨, 야간뇨, 등장뇨 등이 나타나며, 심할 경우 신성 요붕증도 나타난다. 근위 세뇨관의 손상이 심하면 아미노산뇨, 인산뇨, 근위세뇨관 산증, Fanconi 증후군 등이 나타나고, 원위세뇨관 손상이 심하면 원위세뇨관 산증이 나타난다.

신기능의 소실이 계속 진행되면 만성 신부전이 되어 일반적인 요독 증상을 나타낸다. 다른 질환에 의한 신부전에 비해 간질성 신염에 의한 신부전에서는 근위세뇨관에 존재하는 에리스로포이에틴(erythropoietin) 분비 세포의 손상으로 심한 빈혈이 나타난다.

3) 치료

만성 세뇨관간질성 신염 자체에 대한 특이적 치료법은 없다. 따라서 일반적인 만성 신장질환에서와 같이 혈압조절, 단백식이 제한, 전해질 불균형 치료.고지혈증 치료 등의 보존적인 치료가 시행된다. 홍반성 낭창 등의 면역학적 질환이 있을 경우에는 스테로이드 등의 면역억제치료가 효과적일 수 있고, 약물이나 중금속 등 외부적인 원인이 있을 때에는 그 원인요소를 제거해야 하며, 감염이나 폐쇄 등의 내부적인 악화인자를 치료하는 것도 중요하다.

VI. 독성 신병증
(Toxic nephropathy)

1. 약물 유도 신독성
(Drug-induced nephrotoxicity)

신장의 중량은 전체 몸무게의 1%에 불과하지만 심박출량의 약 20%를 수용하며, 그 신혈류량의 85% 이상이 신피질에 공급된다. 이처럼 신장은 노폐물, 화학물, 약물 등이 모여서 농축되어 배설되는 곳이므로, 독성 물질에 손상을 받기 쉽다. 약물은 신장 손상의 비교적 흔한 원인으로 급성 신손상의 약 14~26%를 차지한다. 이러한 손상은 손상부위와 정도에 따라 다양한 임상양상을 나타내는데, 증상이 비특이적이고 서서히 나타나므로, 진단은 주로 독소에 노출된 병력에 의지해야 한다. 특히 항생제나 진통제와 같은 약물을 잘 확인해서 독소에 대한 더 이상의 노출을 방지하는 것이 중요하다.

1) 신독성 유발 기전 및 약물

신독성을 유발한다고 알려진 대부분 약물들은 한가지 이상의 공통 발병 원리를 지니고 있다. 사구체 내 혈역학적 변화, 신세뇨관성 독성, 염증, 세뇨관 폐색으로 발현되는 크리스탈 신증, 횡문근융해증, 혈전 미세혈관증, 그리고 삼투성 신증이 대표적이다. 원인 약물에 대한 지식과 특별한 발병원리를 이해하는 것이 약물 유도 신독성을 인식하고 예방하는 데 도움이 될 것이라 판단된다(표 2-12) .

2) 약물 유도 신독성 평가 및 관리

약물 유도 신독성은 혈청 크레아티닌이 기저치 대비 50% 이상, 기저치가 2 이하인 경우 0.5 mg/dL 이상 상승, 2 이상인 경우 1 mg/dL 이상 상승한 경우로 정의된다.

약물 유도 신독성은 대부분 가역성으로 신기능 저하가 조기에 발견되어 해당 약물을 중단하면 대부분 기저치 신기능까지 회복 가능하다. 따라서 임상적으로 약물 유도 신독성이 의심되는 크레아티닌의 상승이 있는 경우 원인 약물을 확인하기 위해 환자의 투여 약물 리스트를 검토하고, 다수의 약물을 복용하고 있는 경우에는 가장 최근에 처방된 약물을 중단한다.

3) 주요 신독성 약물

(1) 아미노글라이코사이드 신병증

항생제의 일종인 아미노글라이코사이드(aminoglycoside)에 의한 독성 신병증으로 입원환자에서 가장 흔한 형태이다. 이들 약물은 환자의 병리상태에 따라 다양한 정도로 신손상을 유발하는데, 원인은 아미노글라이코사이드에 의한 세뇨관 손상이다. 즉, 아미노글라이코사이드가 신세뇨관 세포 표면의 수용체에 결합해서 세뇨관 세포 속으로 들어가고, 이후 세포내 라이소솜에 축적되어 라이소솜내의 단백분해능력을 감소시킴으로써 세뇨관 세포손상을 가져오는 것이다.

임상양상은 다양하다. 왜냐하면 일반적인 아미노글라이코사이드 치료용량에서도 환자의 상태에 따라 다양한 신독성 증후가 나타나기 때문이다. 세뇨관 괴사와 비핍뇨성 신부전이 가장 많이 나타나는데, 이는 간질손상에 의해 신수질의 고장성이 유지되지 않아 농축기능이 마비되기 때문이라고 알려져 있다. 한편, 원위세뇨관에 아미노글라이코사이드 신독성이 발생하면 다뇨, 저마그네슘혈증 등이 나타나는데, 저마그네슘혈증은 이차적으로 저칼륨혈증과 저칼슘혈증을 나타낸다.

신부전은 보통 치료 시작 후 7일째 이후에 발생하지만, 저혈압이나 체액량 감소 등 신장에 허혈이 초래되는 상황이라면 1~2일 만에도 발생한다. 아미노글라이코사이드의 용량도 중요하지만, 혈중농도가 완벽하게 정상일지라도 투여기간에 따라 비례해서 아미노글라이코사이드의 침착이 나타날 수도 있다.

신부전이 나타나기 5일 전에 아미노글라이코사이드를 투여한 병력이 있을 때 의심할 수 있는데, 초기치료가 보존적으로 잘 시행되면 대개 3주 이내에 정상으로 회복된다.

(2) 조영제에 의한 급성 신부전

조영제 투여 후 곧바로 야기된 급성 신부전으로, 기전은 불명확하다. 조영제 투여 시 신혈관이 수축하지만, 이것만으로는 급성 신부전을 설명하기 어려워서 활성산소 등이 관여할 것으로 간주하고 있다.

대개 조영제 투여 후 0.2 mg/dL 정도의 크레아티닌 상승은 비교적 흔하며, 당뇨병성 신부전, 심한 신부전, 조영제 양이 많은 경우 등에서 심각한 신부전이 발생할 수 있다.

주로 조영제 사용 후 24~48 시간 내에 핍뇨가 발생하며, 비핍뇨성인 경우 혈청 크레아티닌이 기저치에 비해 0.5~3.0 mg/dL가량 증가한다. 비핍뇨성 신부전이 흔하게 생기는데, 신부전은 대개 2~5일이나 1주일 후에 회복된다.

(3) 진통제 신병증

비스테로이드성 항염증제(NSAID)에 의한 급성 신부전은 크게 혈역동학적 변화에 의한 신염과 급성 간질성 신염으로 나뉘는데, 이들은 모두 신장내 prostaglandin 생성을 억제해서 발생된다. 남성보다 여성에서 약 3~5배가량 빈도가 증가하며, 신손상 정도는 진통제의 총량과 비례한다. 말기 신부전의 위험성이 20배 가까이 증가하며, 미국 남동부와 스위스 등에서는 만성 신부전의 중요한 원인이다.

① 혈역동학적인 변화에 의한 신염

중요한 혈관확장제인 Prostaglandin은 정상적인 성인의 신장에서는 주요한 작용이 없지만, 신기능이 감소된 환자에서는 신장내 혈류순환을 증가시키는 기능에 관여한다. 따라서 신장내 저관류상태에서 prostaglandin의 자연적인 생성으로 사구체여과율을 유지할 만큼의 신장내 혈류량을 유지하던 환자에게 NSAID를 투여하면, prostagladin의 생성이 억제되면서 급속히 신허혈이 발생하여 사구체여과율이 떨어지므로 급성 신부전이 발생한다. 그러나 만성 사구체신염이 있는 환자에서는 NSAID의 투여로 사구체여과율이 20~25%가량 감소하더라도 사구체모세혈관의 압력이 감소함으로써 혈역학적인 신손상을 최소화할 수 있는 이점도 있다.

② 급성 간질성 신염과 신증후군

NSAID는 주로 cyclooxygenase를 억제하는데, 그 결

표 2-12. 신독성 유발 기전 및 해당 약물

신손상 발생기전	신손상 약물
혈역학적 변화에 의한 신손상	nonsteroidal anti-inflammatory drug (NSAIDs), angiotensin converting enzyme (ACE) inhibitor, angiotensin receptor blockers (ARB), norepinephrine, tacrolimus, cyclosporine, diuretics, cocaine, mitomycin C, cyclooxygenase-2 (COX-2) inhibitors
신세뇨관 세포 독성	Aminoglycoside, amphotericin B, vancomycin, rifampicin, foscarnet, pentamidine, cephaloridine, cephalothin, radiocontrast media, NSAIDs, acetaminophen, cyclosporine, cisplatin, mannitol, heavy metals, IVIG, ifosfamide, tenofovir
염증 관련 신손상	급성 세뇨관간질성 신염: penicillins, cephalosporins, sulfonamides, quinolones, rifampicin, vancomycin, NSAIDs, thiazide, phenytoin, furosemide, allopurinol, cimetidine, omeprazole
	사구체신염: gold, lithium, NSAIDs, COX-2 inhibitors, D-penicillamine, heroin, pamidronate, rifampicin, foscarnet, isoniazid, hydralazine
세뇨관 폐색으로 발현되는 크리스탈 신증	Sulfonamides, acyclovir, cidofovir, methotrexate, triamterene, methoxyflurane, protease inhibitors, ethylene glycol, indinavi
횡문근융해증	Statin, acetaminophen, antipsychotics, baclofen, caffeine, diazepam, heroin, hydroxyzine, isoniazid, narcotics, phnobarbital, phenytoin, theophylline, bactrim
혈전미세혈관병	Clopidogrel, cocaine, ticlopidine, cyclosporine, tacrolimus, mitomycin C, oral contraceptives, gemcitabine, bevacizumab
삼투성 신증	intravenous immune globulin, mannitol, dextrans, hydroxyethyl starch

과 보조 T-임파구가 활성화 된다. 이러한 T-임파구는 간질내로 침입해서 신손상을 초래한다. NSAID에 의해 유발된 신증후군은 대부분 미세변화 신질환이지만, 간혹 막성 신증일 경우도 있다.

(4) 항류마티스 약제에 의한 신병증

임상적으로 항류마니스약제로 gold를 사용하게 되는데, gold에 의한 신독성은 단백뇨로 나타나며, 치료받은 환자의 3~25%가량에서 발생한다. 현미경적 혈뇨도 함께 나타날 수 있다. 단백뇨의 출현은 주로 gold 치료 4~6개월 후에 나타나지만, gold의 치료량과는 비례하지 않고, 단백뇨가 나타날 경우 gold를 중지해야 한다.

(5) 항암제

Cisplatin은 광범위한 항암제로 사용되고 있으나 주로 신장으로 배설되면서 신피질에 축적되어 신독성을 나타낸다. 충분한 수분공급, 이뇨, 약물주입 속도의 지연 등으로 치료한다.

(6) 중금속에 의한 신병증

대표적인 중금속은 납과 카드뮴이며, 그 외에 비소, 바륨, 비스무스, 구리, 수은, 규소 등이 보고되어 있다. 납이 함유된 음료를 장기간 섭취했거나 가솔린, 산업 연료, 페인트 등의 환경에 지속적으로 노출되었을 때 발생할 수 있다. 고혈압과 고요산혈증이 흔히 동반되며, 때때로 통풍도 발생한다.

(7) 대사성 독소

① 급성 요산 신독성

요산의 급격한 과생성과 아주 심한 고요산혈증은 신장과 집합관에 요산 결정을 침착시켜서 신우 혹은 요관의 부분 또는 완전 폐색을 일으키고, 이에 따라 핍뇨와 혈청 크레아티닌 농도 상승 등의 전형적인 급성 신부전 양상을 나타낸다. 강력한 이뇨제로 소변량을 증가시키면서 요 pH를 7 이상으로 알칼리화해서 요산 용해도를 증가시켜야 한다.

② 통풍성 신병증

장기간 고요산혈증이 있을 경우 신장내 폐색뿐만 아니라 염증성 반응도 촉발시키며, 약 1/4의 환자에서는 신장내 소변정체의 합병증으로 세균뇨와 신우신염이 일어난다. 특히 통풍환자들은 자주 고혈압과 고지혈증을 동반하므로, 다른 형태학적 손상보다 신세동맥의 퇴행성 변화가 두드러진다. 임상적으로는 천천히 진행하는 만성 신부전의 형태를 보이는데, 수질과 피질간질의 형태학적 이상, 단백뇨 등에도 불구하고 초기에는 GFR이 거의 정상으로 유지된다.

③ 고칼슘 신병증

일차성 부갑상선기능항진증, 육아종증, 다발성 골수종, 비타민D 중독, 전이성 골질환 등에 의한 만성적인 고칼슘혈증에서는 세뇨관간질성 손상과 신기능 저하가 진행된다. 가벼운 고칼슘혈증이 지속되어도 발생할 수 있다. 가장 중요한 임상적 소견은 소변농축의 결손으로 인한 다뇨, 야간뇨이며, 만성 상태에서는 원위세뇨관 산증과 나트륨, 칼륨의 손실이 나타날 수 있다. 복부 X-선 검사에서 신석회화나 신결석이 관찰될 수 있다. 치료는 혈중 칼슘 농도를 정상으로 낮추는 것으로, 급성 고칼슘혈증의 교정은 신기능 장애를 회복시킬 수 있고, 만성적이라 하더라도 칼슘농도가 정상으로 조절되어야 신기능 저하를 최소한으로 줄일 수 있다.

④ 저칼륨 신병증

중등도 내지 심한 저칼륨혈증 상태가 수주 이상 지속되면, 사구체크기가 줄어들고 사구체의 경화가 초래될 수 있다. 야간뇨 다음으로 가장 흔한 만성 칼륨 결핍의 증상이며, 요검사에서는 가벼운 단백뇨 외에 특별한 이상소견이 없다.

(8) 아리스토로킥산 신병증

(Aristolochic acid nephropathy, AAN)

1993년 벨지움의 체중감량 클리닉에서 한약이 포함

된 체중감량제를 복용한 여성 71명에게서 급성 진행성 간질성 신섬유화증(rapidly progressive interstitial renal fibrosis)와 세뇨관 위축 및 소실 발생하여 이중 35명의 환자가 신대체 요법을 받는 사고가 발생하였다.

이후 역학조사를 통해 전통 한약재로서 체중감량제재로 안전성이 인정되어 체중감량 목적으로 사용되어 왔던 Stephania tetrandra (防己), Akebia quinata (木通), Solanum lyratum (白毛藤)이 1990년 중국에서 홍콩을 경유하여 유럽으로 수출되는 과정에서 이름이 비슷하지만 기원이 다른 식물인 Aristolochia fangchi (廣防己), Aristolochia manshuriensis (關木通), Aristolochia Mollissemae 등으로 불법 대체되어 유럽 등으로 수출되었는데 이 불법약제에 신독성 발암물질인 Aristolochic acids가 함유되어 발생한 것으로 밝혀졌다. 2000년 국내외 정부차원의 해당 약재에 대한 금지 및 회수조치가 시행되어 현재는 아리스토로킥산 신염 발생보고가 없어졌으나 최초 보고 당시 Vanherweghem J.L.이 한약관련 신병증(Chinese Herb Nephropathy)로 잘못 명명하여 현재까지도 한약이 신독성을 유발하는 것으로 오해받고 있는 상황이다.

① 정의 및 원인 식물

아리스토로킥산 신병증은 Aristolochic acids에 의한 급성 진행성 간질성 신섬유화증으로 정의되며, 현재까지 Aristolochic acids가 함유 식물로서는 Aristolochia fang chi (廣防己), Aristolochia manshuriensis (關木通), Aristolochia Mollissemae, 青木香, 馬兜鈴, 細辛 등으로 알려져 있다. Aristolochic acid에 의한 신독성 사건 이후 국내에서도 2000년 10월부로 이들 약재는 시중에서 퇴출되었으며 유통이 정식으로 금지되었다. 細辛의 경우 지상부위에 아리스토로킨산이 함유되어 있지만, 현재 국내 한약재로 유통되는 細辛은 지상부를 제외한 뿌리부분만을 사용하고 있어 안전상의 문제는 없다.

② 임상증상 및 진단

아리스토로킥산 신병증의 신장관련 임상증상은 대부분 무증상으로 신증후군, 급만성 신부전, 요독증, Fanconi's syndrome 등으로 발현된다. 소변검사상 Neutral endopeptidase (NEP), N-acetyl-β-Dglucosaminidase (NAG) 등의 세뇨관 기원 효소의 분비가 감소되고 α1-microglobulin, β2-microglobulin, Clara cell protein (CC16), Retinol-binding protein (RBP) 등 저분자 단백

표 2-13. 신장질환자 사용 주의 한약재

분류	한약재
중독우려품목	감수, 부자, 주사, 천남성, 천오, 초오, 파두, 반묘, 반하, 섬수, 경분, 밀타승, 백부자, 연단, 웅황, 오미기, 낭독, 수은, 보두, 속수자
광물성 한약재	경분, 노사, 녹반, 동청, 밀타승, 수은, 연단, 영사, 자황, 현정석, 금박, 노감석, 대자석, 망초, 백반, 석유황, 석종유, 양기석, 운모, 웅황, 은박, 자석, 자석영, 자연동, 적석지, 주사, 청몽석, 한수석, 해부석, 화예석
과거 독극약으로 지정되었던 성분을 함유한 한약재	빈랑, 관중, 여로, 토근, 인도사목
독성이 강하거나 오남용이 우려 한약재	다투라, 디기탈리스, 마황, 반하, 방기, 벨라돈나, 보두, 섬수, 스트로판투스, 탈지맥각, 마전자, 위령선, 대극, 속수자, 낭독, 협죽도, 천초, 낭탕근, 낭탕엽, 섬서
독성 한약재(국내)	감수, 경분, 남성, 낭독, 등황, 마전자(호미카), 만타라화, 밀타승, 반묘, 반하, 백부자, 보두, 부자, 섬수, 수은, 앵금자, 앵속각, 연단, 웅황, 주사, 천금자(속수자), 천남성, 천오, 천초근, 초오, 파두
독성 한약재(중국)	비석(홍비, 백비), 비상, 수은, 생마전자, 생천오, 생초오, 생백부자, 생부자, 생반하, 생남성, 생파두, 반묘, 청낭충, 홍낭충, 생감수, 생낭독, 생등황, 생천금자, 생천선자, 패양화, 설상일지호, 홍승단, 백강단, 섬수, 양금화, 홍분, 경분, 웅황
독성 한약재(홍콩)	비석(홍비, 백비), 비상, 수은, 생마전자, 생천오, 생초오, 생백부자, 생부자, 생반하, 생남성, 생파두, 반묘, 청낭충, 홍낭충, 생감수, 생낭독, 생등황, 생천금자, 생천선자, 패양화, 설상일지호, 백강단, 섬수, 양금화, 홍분, 경분, 웅황, 산두근, 주사, 자황, 귀구

표 2-14. 한약 무기질 함량

약물명	K	Na	Cl	Ca	Mg	P	Cu	Fe	Si
甘草	490	130	8.5	960	500	76.6	0	21.7	16.1
牽牛子	1,470	33.5	41.4	150	310	600	1.9	10.8	5.2
桂枝	650	9.5	15.1	450	82.1	48.6	0.5	7.7	7.3
瞿麥	1,460	4.7	160	930	230	120	0	34.8	22.4
當歸	2,520	57.4	5	310	200	530	0.5	140	19.1
大黃	920	96.6	118.2	4,070	170	130	3,600	21.2	18.9
牧丹皮	560	50.3	6	790	120	120	0	23.9	26.7
木通	320	49.9	0	250	120	65.8	0.7	7.9	8.6
木香	900	3.3	0.8	330	130	110	1.2	140	15
半夏	270	5.8	57.5	490	84.4	160	0	5.8	3.9
白朮	740	3,750	5.4	1,390	82.4	57.3	0	11.2	11.6
茯苓	61.6	0.0	9	0.0	4.7	21.3	0.1	2.9	2.7
蓬朮	1,360	5.1	33.9	99.5	170	0.0	0.0	9.7	37.2
檳榔	500	46.2	258.2	98.5	76.6	150	1.3	4.4	7.1
山茱萸	2,020	37.5	173.4	330	110	110	0.9	8.6	8.7
山藥	2,030	12.1	179.9	130	120	300	0	4.1	4.8
三稜	560	44.1	12.1	120	250	430	0	5.8	27.7
熟地黃	1,210	140	74.9	190	100	160	0.3	46.8	15.3
升麻	2,430	60.4	124.9	910	190	440	0.6	56.5	20.2
柴胡	1,270	53.8	14.6	420	190	200	0	38.7	42.6
牛膝	3,200	60	297.5	620	250	250	3.9	150	23.3
肉桂	0630	4.8	32	1,140	75.7	53.2	0.4	4	7.4
人蔘	1,340	37.2	257.8	250	190	270	0.1	10.4	12.9
芍藥	860	5.4	44.3	1,140	130	230	0.2	2.3	2.9
猪苓	69.2	18.2	21.6	2,640	51	41.2	0.4	69.2	15.2
赤茯苓	22.1	4.2	0	7	2.3	10.2	0	6	9.8
枳實	2,230	62.6	142.8	190	180	340	0.6	12	12.5
陳皮	1,090	39.5	87.6	440	110	77.8	0	15.3	4.8
車前子	1,290	4	180.5	450	250	570	0.7	14.7	13.5
川芎	2,080	13.1	28.3	220	130	290	0.5	24.2	15.9
川楝子	2,150	1.9	105.6	320	85.6	86.6	0	4.7	7.5
黃連	690	44.9	95.5	270	220	290	2.4	23.4	21.8
青皮	1,070	37	1.4	640	120	100	0.3	13	15.8
梔子	2,060	13	64.3	610	190	210	0.8	6.3	2.4
澤瀉	1,300	8.9	14.4	190	190	630	3.2	8.4	5.2
破古紙	2,050	64.9	75	360	210	410	1.1	35.1	32.5
萹蓄	2,370	7.9	598.4	950	510	400	0	38.8	9.3
滑石	9.8	5.9	7.3	9,560	7940	24.2	1	820	3.8
黃芩	1,310	43.5	293.7	220	360	320	0.5	3.1	2.8
黃芪	1,020	13.1	19.2	130	150	280	1.2	7.3	6.3
黃柏	500	19	51.7	2,470	83.6	69.8	0	9.7	6.7
黑丑	1,370	26.6	0	130	280	560	1.8	9.4	8.5

mg per 100 gm.

뇨가 증가하며, 조직학적으로는 간질 섬유화, 세뇨관 위축, 사구체 모세혈관의 섬유성 맥관내막 비후, 요도세포 이형성, 사구체경화증 등과 같은 근위 세뇨관을 포함한 세뇨관 간질의 이상이 주로 관찰된다. 신장외 증상으로는 요로의 비전형적 세포소견, 요관 세포종, 세뇨관을 포함한 신우, 요관 상피세포의 이상소견, 악성 요로암, 대동맥판 부전, 중증 빈혈 등이 보고되었다.

아리스토로킥산 신병증의 1차 진단으로는 병력 청취상 임상적으로는 정상 신기능을 가진 환자가 다른 약물을 복용한 경력이 없는 상태에서 약재 복용 후 급성 진행성의 신기능 이상이 발병한 환자를 대상으로 시행한 신조직 검사에서 사구체는 잘 보전되어 있는 반면 세뇨관 위축과 사구체 모세혈관의 섬유성 맥관내막 비후가 관찰될 때 의심할 수 있다. 최종 진단을 위해서는 복용 약재에서 Aristolochic acid I, II가 검출되거나 High performance liquid chromatography (HPLC) 분석상 신장 조직에서 Aristolochic acid I, II이 검출되거나 32P - postlabelling analysis상 신 조직에서 AAI (7-(deoxyadenosine - N6 - yl) aristolactam (I, dA-AAI)이 검출될 때 확진하게 된다.

③ 최근 동향

아리스토로킥산 신병증 발생 초기 서구권에서는 비가역성 아급성 신부전 보고가 주류였지만, 동양권에서는 Fanconi's syndrome과 같은 중등도의 진행성 신질환 보고가 주류를 이뤘다. 미국 FDA의 안전성 경보에 이어 2000년 10월 국내 KFDA의 안전성 경보 및 대체약물의 수입금지, 유통약재의 회수 이후 廣防己, 關木通, 靑木香, 馬兜鈴 등의 약재 유통 금지로 국내외 보고 건수는 없었다. 다만 정부 시행 이전 불법으로 유통되는 한약재 복용으로 인한 것으로 추정되는 아리스토로킥산 신병증의 국내 보고는 약 5건이지만 진단기준을 만족하는 것은 1례이며, 2010년 이후에는 전세계적으로 보고가 없다.

2. 신장질환 사용주의 한약 및 도핑주의 한약

1) 신장질환 사용주의 한약

대부분의 약물이 신장을 통해 배설되는 특성을 고려할 때 건강인의 경우 문제가 되지 않는 한약이라도 신기능이 저하된 신장질환자에서는 사용에 주의를 요하는 한약재가 있다. 따라서 독성을 포함한 한약재와 광물성 한약재에 대한 주의가 필요하다(표 2-13).

2) 만성 신부전 환자 사용주의 한약

신기능이 30 mL/min 이하로 저하된 고나트륨혈증, 고칼륨혈증, 고인산혈증, 저칼슘혈증 등을 동반한 만성 신부전 환자의 경우 천연물의 특성상 나트륨, 칼륨, 인 등의 무

표 2-15. 주요 한약처방의 무기질 함량

	K	Na	Cl	Ca	Mg	P	Cu	Fe	Si
六味地黃湯	632.896	29.920	42.0120	126.00	53.282	104.678	0.318	10.616	5.6040
八正散	356.792	12.480	45.4880	711.20	396.40	63.864	144.128	38.61	3.8000
四物湯	300.150	9.715	6.8625	83.70	25.200	54.4500	0.067	9.598	2.3940
補中益氣湯	291.700	161.125	15.9645	146.75	51.796	54.712	0.095	6.704	3.4220
柴苓湯	254.732	158.903	16.1422	244.60	50.941	67.007	0.198	7.044	4.8366
五苓散	194.848	227.078	4.2400	283.60	28.800	71.252	0.352	5.918	2.4380
四君子湯	118.422	176.274	12.6315	117.00	34.969	19.1340	0.009	2.079	1.9485
二陳湯	77.464	4.644	8.634	76.00	21.340	18.2960	0.000	1.626	0.9340

mg per one time dose.

표 2-16. 도핑주의 한약재 및 성분

	성분	한약
상시금지물질	higenamine	부자, 오약, 세신, 연자육, 연자심, 정향, 남천, 오수유
경기 기간 중 금지물질	ephedrine	마황, 반하
	strychnine	마전자, 여송과
	Δ9-tetrahydrocannabinol	마자인
	cortisone	자하거, 우신
	testosterone	소의 정낭(고우난낭) 및 물개 및 하프물개의 수컷 생식기(해구신)
	morphine, codeine, narcotine	백굴채, 앵속각, 백약자, 여춘화 과실

기질 함량이 높은 한약재 등은 신중하게 투여해야 한다. 고칼륨혈증 환자의 경우 칼륨 함유이 높은 當歸, 升麻, 牛膝 등 및 처방으로는 六味地黃湯 등, 고나트륨혈증 환자의 경우 白朮, 甘草, 고인산혈증의 경우 牽牛子, 當歸, 升麻, 車前子, 澤瀉, 黑丑 등은 사용에 주의가 필요하다(표 2-14, 15).

3) 도핑관련 한약

도핑검사를 받는 운동선수의 경우 사용에 주의가 필요한 한약이 있는데, 세계반도핑기구(WADA)에서는 도핑 금지물질들을 상시금지물질과 경기 기간 중 금지물질로 분류하고 있다.

상시금지물질인 히게나민(higenamine)을 함유한 한약으로는 附子, 烏藥, 細辛, 蓮子心, 蓮子肉, 丁香 등이 있는데 연자심을 제외하고는 일반적 사용량으로는 문제가 되지 않는다.

경기 기간 중 금지물질을 포함한 한약으로는 麻黃, 半夏, 麻子仁, 호미카 (馬前子), 寶豆 (여송과), 紫河車, 龜板 등이 있는데, 에페드린이 함유된 麻黃은 흥분제 성분이 있어서 경기 기간 뿐 아니라 경기 기간전에는 피하는 게 좋으며, 半夏 역시 ephedrine을 함유하고 있으니 만약 복용 시에는 단기 복용 시 3~4일, 장기 복용 시 6~7일의 휴지기를 갖는 게 좋다. 스트리키닌(strychnine)이 함유된 호미카(馬前子)와 寶豆(여송과)는 독성으로 인해 한약으로는 거의 사용되지 않지만, 만약 복용 시에는 일주일 정도의 휴지기가 필요하다. 大麻 (Cannabis sativa Linne(L.))의 주요 향정성분인 테트라하이드로카나비놀(Δ9-tetrahydrocannabinol, THC)은 꽃, 잎, 줄기의 상단 1/3에 국한되어 있어 麻子仁에는 금지성분이 없지만 잘못된 가공 과정 중 포함될 수 있으니 주의가 필요하며, 만약 복용 시에는 한 달 이상 휴지기를 갖는 게 좋다. 紫河車에 함유되어 있는 progesterone, cortisone, gonadotropin 역시 도핑금지약물이나 紫河車 약침 등의 주사제는 고압멸균의 과정에서 호르본이 제거되므로 도핑검사에서 문제가 되지 않을 것이나, 만약 복용 시에는 경기 중 및 경기전 5∞6일전에는 사용에 주의가 필요하다. 현재 한약으로 사용이 금지되어 있는 양귀비과(Papaveraceae) 애기똥풀(Chelidonium majus L. var. asiaticum Ohwi)의 지상부 白屈菜 (Chelidonii Herba)와 양귀비과 양귀비(Papaver somniferum L.)의 과실 罌粟殼 (Papaveris Fructus Deseminatus)에는 도핑금지약물인 morphine, codeine, narcotine 등이 함유되어 있다(표 2-16).

▣ 독성 신병증 관련 임상참고문헌

- 김주란, 윤성중, 이윤규, 이현종, 김재수. 한약의 도핑 안전성에 대한 고찰. 대한한의학회지. 2019;40(3):139-76.
- 두호경, 안세영. 42종 한약재의 무기질 함량. 대한한의학회지. 2000;20(2):43-51.
- 이병철, 최기림, 이진신, 장원만, 안영민, 안세영 외. Chinse Herb Nephropathy란 용어는 올바른 것인가?. 대한한방내과학회지. 2000;21(4):543-8.

VII. 기타 신질환

1. 다낭성 신질환 (Polycystic kidney disease, PKD)

다낭신은 신 이형성의 소견 없이 유전적 요인에 의한 신장의 양측성 미만성 낭종성 변화를 의미한다. 상염색체 우성 다낭성 신질환의 낭종은 모든 세뇨관에서 발생하여 원래의 신원에서 빠른 속도로 분리된다. 반면 상염색체 열성 다낭성 신질환의 낭종은 집합관에서 발생하여 신원에 연결되어 있다. 이러한 낭종의 흔한 합병증인 낭종의 감염과 출혈 또는 파열은 간질의 섬유화를 유발한다. 낭종의 수가 점점 많아지고 낭종이 팽창되면 신장의 크기가 증가되어 신장이 촉지될 수 있다. 간질의 섬유화와 낭종의 팽창으로 신실질이 잠식되면 신기능이 감소되고, 결국 신부전으로 진행하게 된다(그림 2-10).

1) 상염색체 우성 다낭신

상염색체 우성 다낭신(Autosomal dominant polycystic kidney disease, ADPKD)은 유전성 신질환 중 가장 빈도가 높은 질환 중 하나로, 어떤 나이에도 발생할 수 있지만 30대와 40대에 증상이 시작되는 경우가 가장 빈번하다. 환자는 팽창된 신의 종괴 효과로 만성적인 옆구리 통증이 발생할 수 있다. 육안적 및 현미경적 혈뇨가 흔하며, 단백뇨는 다른 신질환에 비해 현저하지 않다. 요농축 능력의 저하로 야간 다뇨증이 흔하게 나타난다. 급성 옆구리 통증은 농낭종, 혈병이나 결속에 의한 요로폐쇄, 낭종 내로의 출혈 또는 파열 시에 나타날 수 있다. 신장 외 낭종으로 간낭종이 환자의 30~80%에서 나타난다. 간기능은 정상이다. 그 외 비장, 췌장, 난소에서도 무증상의 낭종이 관찰될 수 있다. 두개강 내 동맥류는 상염색체 우성 다낭신 환자 중 4~15%에서 발생한다. 환자의 5%가 두개강 내 동맥류 파열로 사망한다. 승모판 탈출증이 상염색체 우성 다낭신 환자의 25%에 발견되며, 대동맥판과 삼첨판의 폐쇄부전이 증가한다.

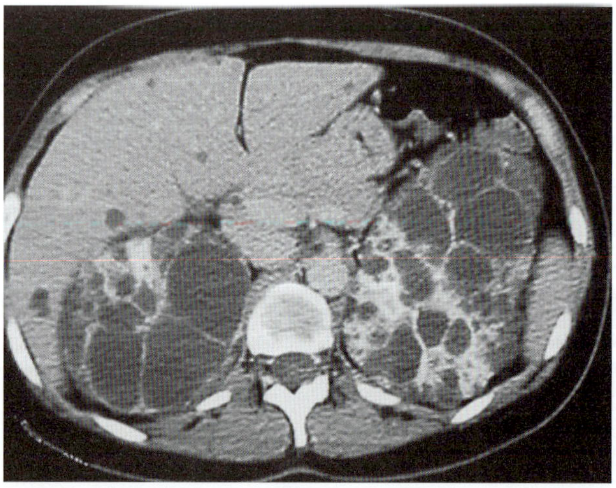

그림 2-10. 다낭신의 CT 사진

2) 상염색체 열성 다낭신

상염색체 열성 다낭성(Autosomal recessive polycystic kidney disease, ARPKD) 신질환은 드문 유전성 질환으로 심각하고 이른 다낭신, 폐부전, 간섬유화로 특징되는 전신질환이다. 출생 시 신장은 매끈한 표면과 함께 커져 있다. 원위세뇨관과 집합관은 길쭉한 낭종의 모양으로 확장되어 방사상으로 나열되어 있다. 환자가 나이가 들어갈수록 이 낭종들은 점점 구형으로 변하고, 이로 인해 상염색체 우성 다낭신(ADPKD)과 혼동될 수 있다. 간 침범은 간내 담관 확장과 문맥 주위 섬유화로 나타난다. 대부분의 환자들은 양측성 복강 내 종괴로 출생 후 1년 내에 진단된다. 만성 신질환에 이르는 시기는 다양한데, 드물지만 신기능 저하가 발생하지 않을 수도 있다. 다른 흔한 합병증으로 선천성 간 섬유화로 인한 간-비장비대, 문맥 고혈압, 식도 정맥류 등이 있을 수 있다.

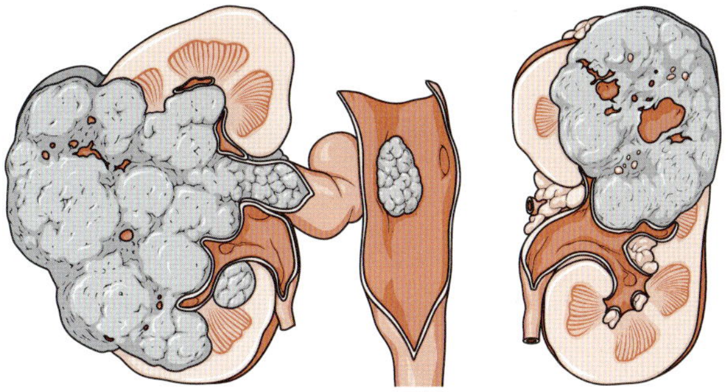

그림 2-11. 신장암

2. 신장암(Kidney cancer)

1) 정의 및 개요

신장에서 생기는 암 중 가장 흔한 신세포암(renal cell carcinoma)은 세계적으로 그 발생률이 매년 2%씩 증가하고 있다. 신세포암은 과거에는 여러 가지 다른 이름, 즉 부신종(paranephroma), 투명세포암, 포상암 등으로 불려왔으나, 전자현미경을 이용해 근위세뇨관 상피세포와 신세포암과의 유사성을 밝혀낸 이후 신세포암의 개념이 새롭게 정립되었다.

신세포암의 원인은 아직까지 불명확해서 환경, 직업, 음식, 호르몬, 염색체 이상 등에 관한 다양한 원인적 가설들이 있다. 흡연은 신세포암과 관련된 확실한 위험인자로서 흡연 정도에 따라 위험도가 1.5~2배가량 높아지며, 금연을 하고 10~15년이 지나면 위험도가 25~30% 감소한다. 위험인자로 추정되는 약물로는 amphetamine 같은 비만 치료약물, 진통제 등이 있으며 aspirin, acetaminophen 같은 약물은 신세포암과 관계가 없는 것으로 알려져 있다. 이외에 육류, 낙농제품, 동물성 지방의 섭취, 많이 튀기거나 구워진 육류 등도 위험인자로 간주된다. 환경 및 직업적 원인으로는 각종 유기용매에 쉽게 노출되는 구두 제조업자, 가죽 수선공, 카드뮴과 석유제품 및 석면에 노출이 많이 되는 경우 신세포암의 발생 확률이 높아진다는 보고도 있으나 결정적인 증거는 없다. 기저 질환의 경우 장기간의 혈액 투석환자, 특히 후천성 낭성 신질환이 있는 환자의 경우 암 발생 확률이 30배 이상으로 높아지며 위험도는 투석 기간에 비례한다. 이뇨제, 비만(특히 여성), 에스트로겐 장기 투여가 신세포암의 발생과 관련이 있다는 보고도 있다.

과거에는 부신에서 기원한다고 여긴 탓에 부신종이라는 잘못된 용어를 사용했지만, 근래 면역조직화학염색법과 초미세구조연구에 의해 신세포암은 근위세뇨관 상피세포에서 기원한다는 것이 밝혀졌다. 종양의 크기는 평균 7 cm 정도이지만 후복막강 전체를 차지할 만큼 클 수도 있다. 과거에는 크기가 2 cm 보다 작은 신종양을 선종으로 분류했으나, 현재는 조직의 악성도가 단순한 종양 크기와는 상관이 없고 각 조직의 조직학적 형태에 따라 결정된다는 것이 정설이다. 종양 주위로는 흔히 가성피막을 형성해서 주위의 정상조직을 압박하는 형태를 나타내며, 커다란 종양은 출혈, 괴사, 낭종성 변화, 석회화 양상 등도 보일 수 있다.

혈관성 종양인 신세포암은 신피막을 통해 성장하면서 신피막을 뚫고 신주위 지방과 주위 장기를 직접 침윤하거나 종양혈전 형태로 신정맥과 대정맥을 통해 성장하기도 한다. 신세포암 환자의 약 1/3은 진단 당시에 이미 전이를 동반하는데, 주로 혈류나 림프관을 따라 전이된다. 가장 흔한 원격전이 부위는 폐이고, 간, 뼈, 주위 림프절, 부신, 반대편 신장의 순으로 전이가 호발한다.

2) 임상양상

후복막장기인 신장의 해부학적 특성으로 인해 종양 발생 후 상당 기간 증상이 전혀 없는 경우가 많으며, 신세포암종이 어느 정도 커서 기관을 밀어낼 정도가 되면 다양한 증상을 나타내게 되어 진단이 늦어지는 경우가 많다. 최근에는 건강에 대한 관심 증대로 인하여 건강검진 시 우연히 발견되는 경우가 많다. 과거 신세포암의 전형적인 임상소견으로 일컬어진 측복부 동통, 혈뇨, 종물 촉지 등이 실제로는 환자의 약 10% 정도에서만 나타나며, 이러한 임상양상은 병이 상당히 진행된 이후에 나타난다. 때때로 신세포암은 후복막에서 아무런 증상 없이 성장한 뒤 타 부위로 전이가 되어 다양한 증상과 징후를 나타냄으로써 발견되는 경우도 있다.

3) 진단

(1) 초음파검사

저렴한 비용으로 낭종성 종물과 고형성 종물을 비교적 정확하게 감별하는 방법은 초음파검사이다. 신암종의 국소적 침범, 부신 침범, 주위 장기로의 파급, 신정맥이나 대정맥으로의 침윤 등에 대해서도 유용한 정보를 얻을 수 있다. 낭종성 종물이 악성 종물로 의심될 경우에는 초음파 또는 전산화단층촬영술 유도 하에 낭종을 천자한 뒤 낭종 내의 액체를 흡인해서 이를 평가하기도 하는데, 세침흡인이나 생검을 시행한 경우 그 통로로 신종양이 전이되었다는 보고도 있으므로 주의해야 한다. 낭종액의 색깔, 혼탁도 등에 대한 육안적 관찰도 이루어지고, 액체 내의 혈액, 지방, 단백, LDH, 포도당 등의 함량도 측정된다. 양성 낭종의 경우에는 특징적으로 깨끗한 낭종액이 관찰되며, 지방, 단백, LDH의 함량이 낮게 측정된다.

(2) 전산화단층촬영술

전산화단층촬영술은 신세포암의 진단과 병기결정에 가장 유용한 검사법이다. 암종의 신장 주위로의 파급, 림프절 전이, 신정맥 침윤, 주위 장기로의 침윤 및 수술요법의 계획과 제거 가능성 등에 대해서도 정확한 정보를 얻을 수 있다.

(3) 신동맥조영술

신세포암은 대개 과혈관성이어서 신동맥조영술상 신생혈관의 형성, 동정맥루 등의 소견이 나타나므로 정체를 알 수 없는 신종물의 경우 진단 목적으로 시행되기도 한다. 그러나 최근에는 전산화단층촬영과 초음파촬영술의 발달로 시행되는 경우는 거의 없으며, 신장에 발생한 종양일 때 신보존적 수술을 시행하기 위해 시행되거나 신동맥색전술이 필요한 경우에 한해서 선택적으로 실시된다.

(4) 골스캔

신세포암은 흔히 뼈로 전이되므로, 수술 전에는 통상적으로 골스캔을 이용해 이를 확인한다.

4) 치료

(1) 수술적 요법

국소화된 신세포암의 효과적 치료법으로 인정되는 수술적 요법의 표준화된 양식은 근치적 신적출술이다. 이때 림프절 절제술이 동시에 시행되기도 하는데, 이는 정확한 병리학적 병기 결정에도 도움이 되고, 보조적인 항암제, 면역요법 사용에 대한 단서도 제공할 수 있다.

신원보존술은 종양의 완전 제거와 동시에 정상 기능의 신실질을 가능한 한 많이 보존하려는 방법이다. 양측에 생긴 신세포암의 경우 신적출술을 시행하면 무신상태가 되어 이후 영구적인 투석이나 신이식술을 받아야 하는데, 이런 경우 부분신적출술이나 종양절제술로 정상적인 신기능을 유지하면서 적절한 생존율을 얻을 수 있다는 보고들이 많다.

전이성 신세포암에서는 종종 보조적 또는 고식적 신적출술이 시행되는데, 주로 종양으로 인한 통증, 출혈, 고칼슘혈증, 적혈구증가증, 고혈압의 경우에 시행된다. 신종양을 제거하면 원격전이 병소도 자연소실 된다는 보고도 있지만, 그럴 확률은 매우 낮다(0.08%). 따라서 원격전이의 자연소실을 기대하며 신적출술이 행해지는 경우는 거의 없으며, 대부분은 종양과 관련된 증상의 완화 목적으로 시행된다. 또한 면역요법 등의 전신치료가 시도되는 경우 종양의 부담을 줄여주기 위해 시행된다.

(2) 신동맥색전술

신동맥 색전술은 수술을 용이하게 할 목적으로 신적출술 이전에 시행되기도 하고, 수술적 절제가 불가능한 신세포암 환자의 통증, 출혈 등을 완화시킬 목적으로 고식적으로 시행되기도 한다. 최근에는 수술 전 신동맥색전술의 임상적 효과가 확실치 않아 시행 빈도가 감소하는 추세이다.

(3) 방사선요법

신세포암의 원격전이는 대부분 혈행성이기 때문에 방사선요법에 의한 원격전이의 국소치료는 시행되지 않는다. 단 국소전이가 폐, 뼈, 뇌와 같은 단일병소일 경우에는 전이부위의 수술적 제거가 환자의 생존율 증가에 도움이 될 수 있으므로, 수술 이후 방사선요법이 추가적으로 시행되는 경향이 있다.

(4) 화학요법

신세포암은 화학요법에 저항하는 암종으로 알려져 있고, 지금까지 여러 항암제를 이용한 화학요법이 시도되었으나 그 결과는 매우 비관적이었는데, 최근에는 표적치료제를 이용한 여러 가지 항암요법이 시도되고 있다.

(5) 면역요법

전이성 신세포암환자의 극히 일부에서 암의 자연소실이 보고되었는데, 이는 숙주에 관련된 항종양 면역기능의 결과로 추정되어 여러 종류의 면역요법이 전이성 신세포암에 시도되어왔다. 이러한 면역요법에 사용되는 생체반응조절제 중 가장 대표적인 것은 인터페론-α와 인터루킨-2이다.

▣ 기타 신질환 관련 임상참고문헌

- 최인구, 조충식, 김철중. 성인 다낭종신 환자 1례에 대한 임상적 고찰. 대전대학교 한의학연구소 논문집. 2005;14(1):59-65.
- 한영주, 이정은, 임도희, 배한호, 박양춘. 다낭성신질환, 한의학으로 어떻게 접근할 것인가?(동의보감을 중심으로-증례보고). 대한한방내과학회지. 2004;25(4):192-9.

VIII. 급성 신손상
(Acute kidney injury, AKI)

1. 정의 및 개요

급성 신손상(acute kidney injury, AKI)이란 신장의 구조와 기능에 장애를 미치는 다양한 원인에 의해 발생한 급격한 신장 기능의 저하로서 급성 세뇨관 괴사, 간질성 신염, 사구체신염 등의 신장질환과 혈관염 및 허혈, 신독성 약제 등의 신장 이외의 원인으로 인한 이차 신손상을 포괄하는 광범위한 임상 증후군이다. 주로 투석을 필요로 하는 중증의 신기능 저하에 초점을 맞춘 급성 신부전(acute renal failure, ARF)과 달리 급성 신손상은 신기능의 작은 변화부터 포함하며 전신성 질환에서의 역할에 주목한다.

급성 신손상의 빈도는 임상상황에 따라 다양한데, 대부분은 입원환자에서 발생한다. 특별한 증상은 없어서 대개 환자의 혈중 요소 질소와 크레아티닌의 상승으로 진단되며, 핍뇨(6시간 동안 0.5 mL/kg/h 미만)는 약 50%의 환자에서 나타난다. 가역적인 경우가 대부분이지만, 중한 선행 질환들과 합병되면 병원 내 사망의 중요한 원인으로 작용한다.

급성 신손상은 흔히 신전성 급성 신손상(prerenal AKI: 55%), 신성[내인성] 급성 신손상[renal (intrinsic) AKI: 40%], 신후성 급성 신손상(postrenal AKI: 5%) 등의 3가지로 분류된다(표 2-17).

2. 임상양상

급성 신손상의 임상양상은 신손상의 원인, 신손상의 심각도, 신기능의 저하 속도 등에 따라 다양하다. 요량(urine volume)의 급격한 감소나 요독증의 합병증, 급성 신손상을 일으킨 원인질환의 임상소견 등으로도 발견되지만, 대개는 아무 증상 없이 검사에서 우연히 발견된 BUN과 혈청 크레아티닌 수치의 상승으로 알게 된다. BUN/Cr의 비는 대개 10정도이나 체액량 감소로 인한 신전성의 경우에는 20~30으로 증가하며, 이 이상 과도하게 증가된 경우는 BUN이나 혈청 크레아티닌이 증가하는 다른 원인질환을 반드시 고려해야 한다(표 2-18). 과도한 운동이나 외상으로 인한 횡문근 융해는 근육의 미오글로빈이 신독성 물질로 작용하여 신성 급성 신손상을 일으킨다고 생각되고 있다.

급성 신손상이 의심되는 가장 흔한 증상은 요량의 감소, 즉 핍뇨(oliguria)이다. 그러나 최근에는 비핍뇨성 급성 신손상(nonoliguric AKI)이 증가하는 추세이며, 전체 예의

표 2-17. 급성 신부전의 분류

	신전성	신성	신후성
병태	신관류압저하에 대한 생리적 반응	사구체, 세뇨관 상피세포의 기질적 장애	양측 요관 또는 하부 요로의 폐쇄에 의한 통과장애
주된 원인	• 체액 결핍(이뇨제, 구토, 설사, 화상, 땀 등으로 인한 피부 소실), 출혈, 저혈압, 심혈관 장애(울혈성 심부전, 심근기능 저하, 부정맥) • 혈역학적 원인(심한 신장내 혈관수축: 방사선조영제, NSAIDS, cyclosporine, ACE억제제), 고칼슘혈증	• 혈관성 원인(신경색, 신동맥협착증, 신정맥혈전증, 악성 고혈압) • 세뇨관성 원인(허혈성: 지속적인 신전성 상태, 패혈증, 전신 저혈압/신독성: Aminoglycoside, methotrexate, cisplatin, myoglobin, hemoglobin), 사구체성 원인(급성 사구체신염, 혈관염, 혈전성 미세혈관병증, 다발성 골수종, 임신중독증, 악성고혈압, 방사선신염, 루푸스 신염) • 간질성 원인(Penicilline, cephalosporin, phenytoin)	• 전립선증식증, 신경인성 방광 • 요관내 폐색(uric acid, acyclovir, 혈괴, 종양), 요관외 폐색(종양, 복막후 섬유종)
GFR의 신속한 회복	있음	없음	있음
세뇨관에서의 Na 재흡수 장애	없음	있음	불명
빈도(원외)	70%	10%	20%
빈도(원내)	20~30%	70~80%	1~5%

표 2-18. 사구체여과율이 정상이면서 BUN이나 혈청 크레아티닌이 증가할 수 있는 원인

BUN의 증가
단백질 섭취의 증가
위장관내 출혈
이화 상태(catabolic state)
당류 코티코이드의 투여
아미노산의 주입
유효 순환 혈액량의 경한 결핍
혈청 크레아티닌의 증가
횡문근 융해
Cimetidine의 복용
Trimethoprim의 복용
혈청 케톤체의 증가
육류(meat)나 육즙(broth)의 과다 섭취

50%를 차지한다. 비핍뇨성 급성 신손상의 빈도가 증가하는 이유는 aminoglycoside나 vancomycin 등의 항생제, cisplatin 등의 항암제, 방사선 조영제 등과 같은 신독성 물질 사용 후 생기는 신손상이 증가하기 때문이다.

무뇨(anuria)는 일일 요량이 100 mL 이하인 경우이고, 완전 무뇨(total anuria)는 요량이 전혀 없는 경우인데, 무뇨나 완전 무뇨는 양측성 폐쇄성 요로 병증(bilateral obstructive uropathy), 급속 진행성 사구체신염, 양측성 신피질 괴사, 양측성 신동맥 폐쇄 등에서 나타날 수 있다. 한편 다뇨(polyuria)와 무뇨가 번갈아 나타나는 경우는 폐쇄성 요로 병증에 의한 급성 신손상을 생각할 수 있다.

급성 신손상의 회복기에는 다뇨(polyuria)가 나타난다. 다뇨의 발생 기전은 핍뇨기 동안 체액의 과다 저류, 저류되었던 용질(solute)에 의한 삼투성 이뇨(osmotic diuresis), 사구체여과율이 회복된 상태에서의 신세뇨관의 불완전한 기능 회복, 집합관의 ADH에 대한 저항성, 신 수질의 고장성 유지의 불완전함 등을 들 수 있다.

1) 체액 및 전해질과 산 염기의 이상

체액의 저류로 인한 폐부종과 뇌부종 및 저나트륨혈증이 흔히 나타날 수 있다. 저나트륨 혈증은 대부분 저장성 용액이나 Na^+이 포함되지 않은 포도당 용액을 과다 투여함으로 야기되며, 기면(lethargy), 둔감(obtundation), 발작(seizure) 등의 증상이 나타날 수 있다.

표 2-19. KDIGO 급성 신손상 단계평가

Stage	혈청 크레아티닌	요량
1	기저치로부터 48시간 내 혈청 크레아티닌의 0.3 mg/dL 이상 상승 또는 7일 내 1.5~1.9배 상승	6시간 이상 요량 <0.5 mL/kg/h
2	기저치로부터 7일 내 혈청 크레아티닌의 2~2.9배 상승	12시간 이상 요량 <0.5 mL/kg/h
3	기저치로부터 7일 내 혈청 크레아티닌의 3배 이상 상승, 또는 혈청 크레아티닌이 4.0 mg/dL 이상 (동시에 기저치로부터 48시간 내 혈청 크레아티닌의 0.3 mg/dL 이상 상승 또는 7일 내 1.5배 이상 상승한 경우로 한함) 또는 신대체 요법의 개시	24시간 동안 요량 <0.3 mL/kg/h 또는 12시간 동안 무

International kidney disease improving global outcomes (KDIGO) acute kidney injury (AKI) stage.

표 2-20. 급성 신손상의 감별진단

진단	요침사	BUN/Cr	U/Posm	U/Pcr	U/Purea	UNa	Fe_{Na}	특징소견
신전성	정상, hyaline cast	>20	>1	>40	>8	<20	<1%	혈역동학적 감시 신관류 교정으로 신기능 회복
신실질성								
ATN	유리상피세포 상피세포원주체 muddy brown granular cast	<10~15	<1	<40	<3	>20	>1%	
간질성 신염	농뇨, 혈뇨 경한 단백뇨 과립성원주체 상피세포, 호산구뇨		<1	<40		>20	>1%	호산구증가증
사구체신염	혈뇨, 심한 단백뇨, RBC 원주체		>1	<40		>20	<1%	보체, ANCA, Anti-GBM, ANA, ASO, Anti-DNAse, 신장생검
혈관질환	정상, 혈뇨, 단백뇨		>1	<40	>20	>20	<1%	LDH, CBC, 말초혈 도말검사, 혈관조영술
신후성	정상, 혈뇨, 과립형 원주체, 농뇨		<1	<40		>20	>1%	신조영술

고칼륨혈증은 급성 신부전의 가장 위험한 합병증으로 심한 환자의 경우 불과 수시간 내에도 1~2 mEq/L 상승할 수 있으므로 주의하여야 한다.

저칼슘혈증은 사구체여과율의 감소에 기인한 인산염의 저류, 부갑상선호르몬의 골 흡수작용에 대한 골저항성의 증가, 신장에서의 1-hydroxylation의 저하에 따른 활성형 vitamin D3의 혈중 농도의 감소 등의 기전으로 나타난다.

2) 심혈관계의 이상

급성 신손상이 발생하는 많은 환자들이 고령이고 이미 심장질환을 갖고 있는 경우가 많기 때문에 울혈성 심부전이나 폐부종이 흔히 나타난다. 저혈압과 심근 기능의 저하는 패혈증, 체액량 결핍, 심한 대사성 산증에 기인하고, 부정맥은 고칼륨혈증이나 digitalis 독성 등과 관련이 있다. 고혈압은 핍뇨기가 길어지는 급성 신세뇨관 괴사환자의 15~20%에서 나타난다.

3) 혈액학적 이상

빈혈은 급성 신손상 발생 후 약 10일 경부터 나타난다. 빈혈 발생 기전은 erythropoietin의 생산 감소, 출혈, 혈액의 희석, 적혈구 생존기간의 감소 등이다. 한편, 출혈성 경향은 혈소판의 기능저하와 관련이 있다. 대부분의 경우 혈소판의 수는 정상 범위이지만 원인이 용혈성 요독 증후군(hemolytic uremic syndrome)이나 파종성 혈관내 응고(disseminated intravascular coagulation)인 경우 혈소판의 수가 감소되기도 한다.

4) 소화기계의 이상

식욕감소, 구역, 구토, 설사 등은 요독증의 흔한 증상이다. 딸꾹질은 후기에 나타난다. 위장관 출혈은 급성 신부전의 주된 원인이기도 하고 사망률과 관련된 흔한 합병증이다. 황달은 울혈, 허혈, 패혈증 등과 관련된 간 손상이나 용혈성 질환에서 나타날 수 있다.

5) 호흡기계의 이상

가장 흔한 합병증은 폐부종과 폐감염증이다.

6) 신경계의 이상

신경계의 이상은 경한 myoclonus에서 심한 발작이나 요독성 뇌병증(uremic encephalopathy)에 이르기까지 다양하다. 초기 요독증에서는 asterixis와 기면 등이 나타나고, 진행되면서 성격의 변화, 착란(confusion), 의식장애 등이 나타난다. 발작은 고혈압, 저나트륨혈증, 저칼슘혈증 등과 관련되어 나타난다.

7) 감염성 합병증

급성 신손상의 50~90%에서 감염증이 발생하는데, 패혈증이 잘 생기고 높은 사망률을 보인다. 감염증이 흔히 발생하는 부위는 흉부와 요로 및 창상이다.

8) 대사 및 영양성 합병증

요독증은 체내 단백질의 이화(catabolism)로 인한 근육의 파괴와 관련이 있다. 또한 고요산혈증(hyperuricemia)도 흔히 동반된다.

3. 진단

급성 신손상의 진단은 KDIGO의 급성 신손상 단계 분류에 따라 48시간 내 혈청 크레아티닌이 0.3 mg/dL이상 상승, 혈청 크레아티닌이 기저치 또는 이전 일주일 내의 값보다 1.5배 이상 상승, 또는 요량이 6시간 동안 0.5 mL/kg/h 미만으로 나오는 경우로 정의한다(표 2-19).

신손상의 진단 이후에는 급, 만성 여부를 구별해야 하는데, 피로감, 오심, 야간뇨, 소양증, 빈혈, 신경병증 등의 만성적 병력과 신장 크기의 감소, 신성 골이영양증의 방사선학적 소견 등이 감별진단에 도움이 된다. 물론 급성 신손상에서도 빈혈이 합병될 수 있고, 만성 신부전에서도 당뇨병, 유전분증, 다낭종신 등이 원인일 경우에는 신장의 크기가 정상이거나 오히려 증가할 수 있다.

급성 신손상으로 진단된 경우에는 치료 상의 편의를 위해서도 신전성, 신성, 신후성 등의 감별진단이 필요하다(표 2-20).

4. 치료

급성 신손상 치료의 목적은 신기능 소실에 의한 합병증을 치료하고 더 이상의 신손상을 방지하는 것이다. 따라서 초기의 치료는 원인질환을 회복시키고 수분과 전해질의 불균형을 교정하는 데 중점을 둔다. 급성 신손상에서 투석이 필요할 만큼 위중한 환자는 약 10% 미만이므로 보존적 치료의 중요성은 매우 높다. 특히 급성 신세뇨관 괴사(acute tubular necrosis, ATN)에 이르기 전의 신전성 급성 신손상의 경우가 많으므로 이를 효과적으로 교정해서 세뇨관 괴사로 진행하지 않도록 해야 한다.

1) 체액 및 전해질 유지

핍뇨기 때에는 요배설량과 불감 손실량(0.5 mL/kg/hr)을 고려해서 수분이 공급되어야 한다. 부종, 체중증가, 고혈압 등은 세포외액의 과다를, 체중감소, 저혈압, 빈맥 등은 세포외액의 부족을 뜻하므로 수분공급이 적절히 조절되어야 한다.

이뇨기의 요배설량은 핍뇨기 동안의 수분축적 상태를 반영하므로 요배설량이 많을 때는 다소 적은 양을 보충해야 한다.

염분은 핍뇨기 때는 제한해야 하는데, 체중, 혈압, 맥박 등의 변화로 세포외액의 용적을 짐작해서 적절히 조절하는 것이 필요하다.

조직 손상이나 이화 작용이 심할 때, 특히 핍뇨기 때에는 고칼륨혈증이 발생할 수 있는데 고칼륨혈증으로 인한 가장 큰 문제는 심근세포에 대한 영향이다. 혈청 칼륨 농도가 6.5 mEq/L 이상이거나 심전도의 변화가 심할 때는 계속 심전도를 관찰하면서 치료가 시작되는데, 고칼륨혈증으로 인한 심전도의 변화는 T파가 대칭형으로 뾰족하게 키가 커지고 R파는 키가 낮아지며 심할 때는 QRS폭이 넓어진다. 고칼륨혈증에 대한 치료는 ① calcose 10 mL 정주, ② sodium bicarbonate (50~100 mEq) 정주, ③ 10% 포도당용액에 regular insulin 10단위를 섞어 정맥주사, ④ 칼륨 이온교환수지를 먹이거나 관장, ⑤ 투석 등의 방법이 시행된다.

2) 투석

투석은 투석치료 중 흔히 발생하는 합병증(저혈압과 투석막에 대한 백혈구 활성화에 따른 허혈성 신손상의 악화 등)이 오히려 신장의 저관류 상태를 악화시킬 위험이 있기 때문에 반드시 필요한 방법은 아니다. 하지만, 투석요법의 적응증(① 내과적 치료에 저항하는 심한 고칼륨혈증(혈청 K치 >6.5 mEq/L), ② 내과적 치료에 저항하는 심한 대사성산증(혈청 $HCO3^-$ <10 mEq/L), ③ 수분저류에 의한 폐부종, ④ 의식장애, 경련과 같은 중추신경계 증상, ⑤ 진행성 고질소혈증(BUN >100 mg/dL, 혈청 creatinine > 10 mg/dL)이 나타날 경우에는 이들 증상의 개선을 위해 사용된다.

▣ 급성 신손상 관련 임상참고문헌

- 감두탕 화합물 조제가 파라쿼트 중독으로 인한 급성 신부전 환자에 미치는 임상 연구. 동의생리병리학회지. 2002;16(3):588-93.
- 김범석. 급성 신손상: 정의, 발생률, 원인, 경과를 중심으로. 대한내과학회지. 2012;82(1):1-4.
- 서창운, 황원덕. 폐색성 요로 장애로 발생한 신후성 급성신부전의 치험 1례. 대한한방내과학회지. 2008;29(2):522-8.
- 선종주, 김석민, 나병조, 홍진우, 정우상, 문상관 외. 중풍환자의 급성 신부전증에 시령탕을 투여한 치험 1례. 대한성인병학회지. 2005;10(1):46-52.
- 장통영, 정용준, 김관식, 서관수, 한명아, 신선호 외. 급성 Paraquat 중독 후 발생한 급성 신부전 환자 2례. 대한한의학회지. 2000;21(4): 276-85.

IX. 만성 신질환
(Chronic kidney disease, CKD)

1. 정의 및 개요

만성 신질환이란 네프론 수 및 기능의 비가역적인 감소와, 결국 상당수에서 말기 신부전으로 진행하는 다양한 원인의 병태생리학적 과정을 뜻한다.

만성 신질환 초기에는 사구체여과율이 참고치(CrCl 120 mL/min/1.73 m^2)의 35~60% 이상까지 감소하더라도 환자는 증상이 없고, 혈액검사 또한 정상이다. 그러나 사구체여과율이 정상의 25~35%까지 감소하면, 혈중의 질소대사물질인 요소와 크레아티닌 등이 참고치보다 높은 것으로 정의되는 고질소혈증(azotemia)이 비로소 나타난다. 이후 사구체여과율이 참고치의 20~25% 이하로 감소하면 현성 신부전(overt renal failure)이 나타나며, 사구체여과율이 참고치의 10%까지 감소하면 소위 말기 신부전(end stage renal failure)이 되며 이 경우에는 치명적인 요독증을 피하기 위해 신대체요법(renal replacement therapy)이 필요하다. 요독증(uremia)이란 급성 및 만성 신부전에 의해 각 장기의 기능 장애로 인해 생기는 증상과 징후 등을 지칭하는 일종의 증후군이다.

만성 신부전(chronic renal failure, CRF)은 각각 다른 원인질환에 의해 시작되지만, 질환이 진행됨에 따라 지속적으로 네프론 수가 감소하면 원인질환에 관계없이 공통적인 진행성의 경과를 나타낸다. 신실질의 감소는 여러 기전에 의해 잔여 네프론의 구조적, 기능적 비후를 유발하며, 결국 잔여 네프론의 경화증을 일으킨다. 잔여 네프론 기능이 소실되는 공통적인 결과는 처음 질환의 시작이 되었던 원인이 제거될지라도 간혹 지속된다.

만성 신질환을 정의하려면 최소 3개월 이상의 병태생리학적 과정이 지속되어야 한다.

1기 및 2기 만성 신질환 환자들은 원인질환에 의한 증상 이외에는 대부분 아무런 증상이 없다. 사구체여과율이 감소해서 3기 또는 4기에 이르면 만성 신질환의 임상소견이나 검사실 이상소견이 점점 더 확실히 나타난다. 이 시기에 환자는 야간뇨, 빈혈, 입맛의 감소 등을 호소하는데, 동반된 인자들에 의해 신기능이 일시적으로 악화되면 요독증의 증상 및 징후도 나타난다. 신기능을 악화시키는 인자들로는 감염(요로감염, 호흡기 감염, 위장관 감염 등), 잘 조절되지 않는 고혈압, 고혈량증 또는 저혈량증, 약물이나 조영제에 의한 신독성 등이 있다. 사구체여과율이 15 mL/min/1.73 m^2 미만으로 감소하면 신대체요법 없이는 환자가 생존하기 어렵다.

2. 임상양상

신부전이 되면 신장은 점차 그 조절능력을 잃고 수분과 전해질의 배설 및 보전능에도 장애가 발생한다. 따라서 체액 또는 전해질의 급작스런 부하가 가해지면 여러 가지 징후가 나타나는데, 만성 신부전의 임상증상은 크게 체액, 전해질, 산-염기 대사와 장기-기관의 장애로 구분된다.

1) 체액, 전해질, 산염기 대사

사구체여과율이 약 30 mL/min로 감소되면 다뇨, 야간뇨, 갈증 등의 증상이 나타난다. 신우신염(pyelonephritis), 간질성 신염(interstitial nephritis), 수질낭성 질환(medullary cystic disease) 등 주로 수질을 침범하는 질환에서는 더 일찍 농축 능력의 장애가 나타난다. 요 희석능의 장애는 신부전이 상당히 진행된 후에 나타나며 등장뇨(isotonic urine)가 나오게 된다. 이 경우 수분이 부족하면 탈수, 저혈압, 신기능의 악화 등이 초래되고, 반대로 수분이 과잉되면 저나트륨혈증, 의식장애, 경련 등이 초래된다.

나트륨 및 칼륨 균형은 사구체여과율이 10 mL/min 이하로 감소될 때까지도 잘 유지된다. 그러나 말기 신부전에서는 나트륨 및 수분과잉으로 고혈압, 부종 등이 초래되고, 반대로 일부에서는 나트륨 및 수분 소실로 혈압이 정상이거나 저하되면서 체위성 저혈압도 발생한다.

몇몇 예에서 발생하는 고칼륨혈증은 치명적일 수 있다. 이런 경우는 ① 칼륨 함유 약제복용이나 초콜릿, 호두, 밤, 커피, 과일, 주스 등으로 인한 섭취 증가, ② 단백질 이화, ③ 용혈 및 출혈, ④ 보관된 적혈구 수혈, ⑤ 대사성 산증, ⑥ 칼륨의 세포내 이동 억제나 세관에서의 분비 억제 약물의 사용(예: 베타 억제제, ACEI, K^+-sparing diuretics, NSAIDS) 등이 있다.

만성 신부전 환자에서 체내의 총 칼륨 양은 저하된 경우가 많지만, 저칼륨혈증은 흔하지 않다. 따라서 저칼륨혈증의 발생은 대개 과도한 이뇨제 치료나 위장관을 통한 소실과 함께 심한 식이 섭취의 감소가 있을 가능성이 높다.

산증은 진행된 만성 신질환에서 흔히 관찰된다. 많은 환자에서 요산성화 능력은 정상 수준이지만 암모늄 생산 능력은 감소된다. 고칼륨혈증은 요 암모늄 배설을 저하시킨다. 또한 당뇨병이나 세뇨관간질성 질환(tubulointerstitial disease)에 의한 신부전의 경우에는 저레닌성 저알도스테론증, 고칼륨혈증, 고염소혈증, 정상 음이온차를 보이는 제4형 신세뇨관성 산증(type IV renal tubular acidosis) 등의 특성을 보인다. 고칼륨혈증을 교정하면 산증도 호전되는 경우가 많다.

신부전이 진행하면 총 순 산배설이 하루에 30~40 mmol로 제한되고 음이온차가 20 mEq/L까지 증가할 수 있지만, 대부분의 환자에서 대사성 산증은 심하지 않으며 pH가 7.35 미만으로 감소하는 일도 드물다.

2) 장기-기관의 장애

신장의 배설, 분비, 조절기능의 장애로 각 장기의 기능장애가 발생하는데, 그 대략은 표 2-21과 같다.

표 2-21. 만성 신부전에 수반되어 나타나는 각 장기의 임상증상

신경계 중추신경계 증상 • 졸음, 수면, 의식장애, 혼수 • 집중력 감소 • 기억장애 • 언어장애 • 고정자세 불능증(asterixis) • 간대성 근경련(myoclonus) • 지남력장애(disorientation), 착란(confusion) 말초신경계 증상 • 감각 및 운동 신경병증 • 딸꾹질 • 불안 다리 증후군(restless leg syndrome) • 근육 피로의 증가 또는 근육경련(muscle cramps)	신성 골이영양증(renal osteodystrophy) • Osteomalacia • Osteitis fibrosa • Osteosclerosis • Osteoporosis 피부 • 소양증 • 이영양성(dystrophic) 석회화 • 색소 이상 혈액 • 빈혈 • 호중구 화학주성 이상 • 림프구 기능 이상 • 혈소판 기능 이상 및 출혈성 경향
심혈관계 • 고혈압 • 가족성 동맥경화증 • 심근병증 • 심낭염 호흡기계 • 폐부종 • 폐렴 • 섬유소성(fibrinous) 늑막염	내분비계 • 이차성 부갑상선항진증 • 인슐린 저항성과 동반된 당불내성 • 제4형 지질대사 이상 • 말초 갑상선호르몬 대사 이상 • 고환위축 • 난소기능 이상(무월경, 월경 이상, 자궁출혈, 난소낭종) 안과계 • 결막 또는 각막 석회화
소화기계 • 식욕감퇴, 구역, 구토 • 구염, 치주염 • 이하선염(parotitis) • 소화궤양 • 위염, 십이지장염, 소장염, 대장염 • 췌장염 • 복수	면역계 • 항체생산의 감소 • 지연성 과민반응의 감소 • B형 간 바이러스에 대한 반응 이상 • 장기이식 성공률의 증가 • 종양 발생빈도의 증가

3. 진단

신부전 환자를 진단할 때는 만성 여부, 원인질환, 가역적 인자(reversible factor)의 유무 등을 판단해야 한다.

신부전이 만성임을 시사하는 소견은 ① 3개월 이상의 사구체여과율 감소, ② 3개월 이상의 요독증 증상, ③ 만성 대사성 골질환, ④ 양측 신장이 모두 작아진 것, ⑤ 요검사상 broad cast 등이다. 하지만 이런 소견이 있더라도 급성 신부전이나 가역적인 악화요인이 동반되었을 가능성을 반드시 확인해야 한다. 병력을 문진할 때는 이전 3~4개월 동안의 건강상태, 다뇨, 야간뇨, 갈증, 빈혈 등의 증상 유무 및 과거력상 신장염, 고혈압, 단백뇨, 당뇨병 및 전신질환여부, 그리고 이학적 검사상 다낭성 신장의 유무 등의 질환이 있었는지 확인해야 한다. 또한 어릴 적의 야뇨증(nocturnal enuresis), 신장질환으로부터 임신중독, 고혈압, 약물복용(진통제, NSAIDs, 리튬, 페니실라민 등), 전신질환, 통풍 여부 등의 과거력과, 직업, 신장질환의 가족력 등도 파악해야 한다.

1) 진찰

부종, 고혈압, 다낭성 질환, 수신증(hydronephrosis), 하부요로폐쇄, 전신질환 여부 등을 파악해야 한다.

2) 검사실 검사

요검사는 신부전 초기에 중요한 정보를 제시한다. 즉 1일 3 g 이상의 단백뇨는 사구체신염, 당뇨병성 신장병증,

악성 고혈압, 교원병(collagen disease), 유전분증(amyloidosis) 등과 같은 사구체 병변을 시사하기 때문이다. 한편 적혈구 또는 적혈구 원주(red cell cast)는 증식성 사구체신염, 급속 진행성 사구체신염, 악성 고혈압, 전신질환에 의한 사구체신염 등을 시사한다.

3) 영상검사

초음파 검사는 만성 신부전 환자에게 조영제를 사용하지 않고도 요로 계통의 영상을 얻을 수 있다. 요로폐쇄에 의한 수신증, 다낭성 신장 등이 진단 가능하고, 신장의 크기 및 신피질 두께도 파악된다. 대칭적으로 작아진 신장은 비가역적인 흉터형성(scarring)을 보이는 만성 신부전을 시사한다. 크기가 정상인 신장은 만성보다는 급성 질환을 의미하지만, 당뇨병성 신장병증, 골수종 신장(myeloma kidney), 유전분증, 다낭성 신질환 등에서도 크기가 정상이거나 커져 있을 수 있다. 비대칭적으로 한쪽 신장이 작아져 있고, 심한 고혈압이 동반될 때는 신동맥 협착(renal artery stenosis)을 의심해야 한다.

도플러 초음파, 자기공명영상, 전산화 단층촬영, 핵의학 영상 검사 등도 사용되며, 어느 경우에서든 신독성을 피하기 위해서 가능하면 조영제가 사용되지 않는다.

4) 신장생검(신장조직검사)

비침습적인 방법으로 진단이 확실치 않은 환자에서 신장 크기가 정상이거나 치료 방침을 바꿀 만한 가역적인 기저질환의 가능성이 있을 경우에만 시행된다. 단 대칭적으로 작아진 신장, 다낭성 신질환, 조절되지 않는 고혈압, 요로감염, 신주위 감염, 출혈성 경향, 호흡곤란, 병적 비만 등에서는 금기이다.

4. 치료

신대체요법이 필요하지 않은 경우에는 보존적 치료에 힘써야 한다. 먼저, 만성 신부전은 일정한 비율로 신기능이 감소하는 경향이 있으며 개인에 따라 진행속도가 다르므로 SCr.이 2.5~3.0 mg/dL를 넘으면 주기적으로 신기능, 혈청 전해질, 칼슘, 인산치 등의 검사를 참고해서 신부전의 진행속도를 파악해야 한다. 대체로 크레아티닌 농도의 역수를 시간에 따라 그래프에 도식화하면 쉽게 알 수 있는데, 만약 그래프의 기울기가 갑자기 변화하면 급성의 악화요인을 찾아야 한다.

1) 혈압조절

만성 신부전의 진행을 억제하는 가장 효과적인 방법은 철저한 혈압 조절(목표혈압: 130/80 mmHg 미만)이라고 알려져 있다. 이를 위해 염분제한(Na 80~100 mEq/day)과 함께 항고혈압제가 투여되는데, 항고혈압제 중에서는 안지오텐신 전환효소 억제제(angiotensin converting enzyme inhibitor, ACEI) 혹은 안지오텐신 II 수용체 차단제(angiotensin II receptor blocker, ARB)가 가장 많이 사용된다. ACEI와 ARB는 혈압조절 이외에도 단백뇨 감소효과와 신기능 보호효과도 있다고 알려졌기 때문이다. 그 외에도 칼슘통로 차단제, 이뇨제, 알파차단제, 베타차단제, 알파-베타 혼합차단제, 혈관확장제 등도 사용된다.

2) 체액 및 전해질 유지

식이단백의 제한에 대해서는 논란이 많지만, 단백 제한 자체는 신질환의 진행 정도와 단백뇨의 양에 따라 일부 신부전의 진행을 지연시키는데 이롭다고 간주된다. 따라서 신부전 초기부터 단백질 섭취를 제한하는 것이 권장되고 있다.

인은 부갑상선기능항진증을 예방 또는 최소화하며 신부전의 진행 속도를 지연시킬 목적으로 제한된다. 만약 혈청 인 수치가 계속 높고 SCr.이 5 mg/dL 이상(GFR <25 mL/min)일 때는 식이제한만으로는 불충분하므로 인결합제산제(예: calcium carbonate, calcium acetate)가 투여된다. 마그네슘이 포함된 제산제 및 하제는 체내에 축적되므로 사용되지 않는다.

만성 신부전 환자에서는 1,25-dihydroxy 비타민 D3의 부족 및 비타민 D 작용에 대한 저항성이 있고, 식욕부진 등으로 칼슘 섭취가 감소하며, 인수치를 조절하기 위한 유제품 섭취 제한 등으로 칼슘의 흡수가 저하되어 있어서 보충이 필요하다. 대개 하루 1,200~1,600 mg의 칼슘이 필요한데, 보충에 흔히 사용되는 약제는 탄산칼슘이다.

과인혈증이 있는 경우 칼슘이 투여되면 내부조직 및 혈관 내막에 칼슘-인 침착을 초래할 수 있으므로 보충은 혈청 인치가 정상 범위일 때만 시행된다. 혈청 alkaline phosphatase치는 칼슘 보충의 적절 여부를 나타내는 지표이며, 상승하면 칼슘 흡수가 부적절한 것을 시사한다. 칼슘 보충이 적절하지 않으면 비타민 D가 1-α-hydroxy 비타민 D3 (alfacalcidol)이나 1,25-dihydroxy 비타민 D3 (calcitriol)의 형태로 투여된다. 비타민 D가 투여되는 모든 환자에서는 혈청 칼슘치를 주기적으로 관찰해서 과칼슘혈증의 발생 여부를 파악해야 한다.

염분은 신부전 초기에서는 부종, 고혈압, 울혈성 심부전증의 발생 시 등에서만 제한된다. 신부전증에서 흔히 관찰되는 부종은 신장에서 이미 부하된 염분을 처리하지 못하는 상태로서 체액량 과다와 울혈성 심부전의 위험성이 있으므로 반드시 치료해야 한다. 염분제한이 치료의 기본이며 thiazide계 이뇨제는 GFR이 30 mL/min 이하(SCr. 3~4 mg/dL)일 때는 유효하지 않으므로 헨레 고리 이뇨제(예: furosemide)가 사용된다. 그러나 GFR이 10~15 mL/min이 되면 대부분의 환자에서 결국 엄격한 염분제한(Na: 1~2 g/day 또는 NaCl: 2.5~5 g/day)이 필요하다.

칼륨의 경우 섭취된 칼륨의 90~95%가 소변으로 배설되고 나머지는 대변으로 배설되지만, 만성 신부전에서는 대소변을 통한 배설이 증가되므로 정상 식이를 할 때 GFR이 10 mL/min이 될 때까지는 거의 제한할 필요가 없다. 그러나 과다 섭취 시에는 고칼륨혈증이 발생할 위험이 있으므로 칼륨 배설을 막는 인제의 사용을 피하고 칼륨 보충도 피해야 하며, 만약 고칼륨혈증이 발생했을 때는 양이온교환수지로 polystyrene sulfonate calcium (kalimate)나 sodium polystyrene sulfonate (kayexalate)가 투여된다.

수분은 심한 저나트륨혈증이 없으면 제한할 필요가 없는데, 갈증이 없음에도 불구하고 일부러 다량의 수분을 섭취하는 것은 피해야 한다.

한편, 식욕부진과 단백질, 채소류 등의 제한으로 인한 섭취부족, 신부전 자체 또는 약물에 의한 비타민 흡수 및 대사의 장애로 인한 결핍 등으로 여러 가지 비타민은 보충이 필요한데, 특히 비타민 B, C와 엽산 등의 보충이 필요하다. 그러나 비타민 C를 과량 복용하면 혈청 oxalate치가 상승해서 신결석이 생길 수 있으며, 비타민 A는 신부전 시에 증가되므로 비타민 A가 포함된 종합비타민은 복용을 제한한다.

3) 동반 증상 및 합병증의 치료

흔히 동반되는 빈혈은 철분 및 비타민 B12, 엽산 등의 결핍에 의한 결핍성 빈혈과 실혈 등에 의해서도 발생 할 수 있으나, 가장 큰 원인은 신장의 근위세뇨관 세포에서 분비되는 조혈 호르몬인 erythropoietin (EPO)의 분비감소이다. 따라서 신성 빈혈에 가장 좋은 치료제는 재조합 human EPO이다. 남성호르몬제(androgen)는 EPO의 분비를 자극하거나 골수의 줄기세포에 대한 작용으로 일부 환자에서 빈혈을 교정하는 효과와 전신 상태를 호전시키는 효능도 있으나, 여성의 남성화를 조장하거나 간기능의 악화를 초래하는 부작용이 있다.

만성 신부전 환자에서는 흔히 혈중 중성지방치가 상승하고 HDL-cholesterol치가 저하된다. 이는 만성 신부전 환자의 주된 사망 원인인 죽상경화성 질환과 관련되므로, 죽상경화성 심질환 환자에서의 일반적 치료 원칙은 만성 신부전 환자에서도 적용되며, 특히 금연과 고혈압 조절이 필요하다.

4) 환자 관리 및 주의사항

만성 신부전 환자에서 약물요법이 시행될 때는 약물과 그 대사물의 주배설 경로가 신장인지 확인해야 한다. 신부전 환자에서는 배설 과정뿐만 아니라 생체유용성, 단백결합, 분포용적, 약물대사의 변화 등이 초래될 수 있으므로 약제사용에 따른 부작용의 발생빈도가 매우 높다는 것을 기억해야 한다.

표 2-22. 투석요법의 방법

	혈액투석	복막투석
원리	투석막을 통한 혈액-투석액간의 확산, 여과에 의해 수분, 노폐물 제거, 전해질 보정	투석액을 복강내에 저류하게 하여 복막을 투석막으로 이용. 복막에서 수분이나 노폐물 제거, 전해질 보정을 실시
시행장소	대부분 의료기관에서 시행	가정에서 환자 본인 또는 가족이 시행
장점	투석효율이 높고 합병증이 적다.	잔존 신기능 유지가 뛰어나고 항응고제를 사용할 수 없는 환자에게 유용하다
단점	식사제한이 엄격, 잔존 신기능의 저하가 빠르다.	투석효율이 낮고 복막이 약해지기 때문에 지속에 한계가 있다.

표 2-23. 장기투석 환자에게 나타날 수 있는 합병증

심혈관계 합병증	1) 심부전: 고혈압, 심비대, 혈관 탄성의 저하 및 순환 혈장량의 증대 등으로 용이하게 울혈성 심부전이 발병한다. 2) 허혈성 심질환: 동맥경화와 혈관석회화로 협심증이나 심근경색의 발병 빈도가 높다 3) 판막증: 판막석회화를 수반하는 대동맥판협착증 이나 승모판협착증이 발견되기도 한다. 4) 부정맥: 허혈성 심질환, 심근병증, 심장판막증, 전해질 이상, 순환혈액량의 급격한 변화, 자극전도계에의 이소성 석회화나 아밀로이드의 침착 등이 원인이 된다. 5) 저혈압: 투석중의 급격한 혈압 저하, 기립성 저혈압 등이 출현한다. 심기능 저하나 자율신경장애 등으로 장기투석에 수반해 저혈압 환자가 증가한다. 6) 뇌혈관 장애: 뇌경색보다 뇌출혈의 빈도가 높다. 7) 말초동맥질환
소화기계 합병증	1) 변비: 소화관 운동의 저하, 수분 제거, K 킬레이트 약이나 P 흡착제의 복용 등에 의한다. 2) 소화관 장애: 점막의 미란, 출혈, 궤양을 초래하기 쉽다.
감염증	세포성 면역의 저하나 영양장애 등으로 감염증의 위험이 증가한다
악성종양	투석환자의 신장세포암의 발병 위험은 정상인에 비해 약 4배 높다.

만성 신부전 환자에서 규칙적인 운동은 신체기능과 삶의 질을 향상시킬 수 있다. 그러나 과격한 운동이나 노동은 오히려 신기능을 악화시킬 수 있어 주의가 필요하다.

5) 투석

일반적으로 GFR이 15 mL/min 미만이거나 SCr.이 10 mg/dL 이상이면 대체요법이 필요하며, 울혈성 심부전, 심한 빈혈, 심한 고혈압, 고칼륨혈증, 말초신경증, 요독성 위장관증상 등이 있으면 대체요법이 더 빨리 필요하다고 알려져 있다. 또 당뇨병성 신장병증의 경우에는 대체요법이 보다 일찍 시행되는데, 혈액투석, 신이식, 복막투석 등의 방법이 상호 보완적으로 사용된다.

투석은 신기능의 일부인 여과기능을 대행하는 것으로 반투막을 통해 혈액과 투석액 사이에서 발생하는 농도차에 의한 물질의 확산과 압력차이에 의한 수분의 한외여과의 원리를 이용한다.

(1) 투석의 종류

투석요법의 방법으로는 혈액투석과 복막투석이 있다(표 2-22).

(2) 투석 합병증(표 2-23)

복막 투석은 장기간 시행하기 어려워 장기투석 환자의 대부분은 혈액투석 환자이다. 혈액투석은 간헐적으로 시행하기 때문에 투석을 하지 않는 날에는 수분이나 Na 등이 저류하여 혈장량이 증가한 상태가 된다. 순환혈장량의 과잉, 신성 빈혈, 레닌-안지오텐신계의 항진 등에 의해 심혈관계 합병증이 초래될 수 있다. 신부전의 진행과 함께 전해질 대사에 이상이 생기게 되는데 이는 CKD-MBD (CKD-mineral and bone disorder, 만성 신장병에 수반하는 뼈, 미네랄 대사이상)이라는 개념에 포함된다. 장기간 투석요법을 받은 환자는 복합적인 영양장애와 만성 염증 상태에 놓이게 되는데, 여기에 고혈압, 이상지질혈증, 내분

비 이상, 미네랄 대사이상 등으로 동맥경화가 촉진된다. 이러한 병태를 MIA 증후군이라고 하며 투석환자의 예후를 규정하는 중요한 합병증이 된다. 장기투석 합병증을 일으키는 요독증 물질이 장기에 침착하면 투석 아밀로이드증과 같은 합병증을 일으킨다. 손관절부의 수근관에 아밀로이드가 침착하면 정중신경의 지배영역에 저림이나 통증이 발생한다.

(3) 투석요법의 관리

혈장량의 변동에 의한 부담을 줄이기 위해서 음수 제한에 의한 체액관리를 실시해야 한다. 음수량은 소변량 +500 mL/일 미만으로 제한한다. 식염 섭취는 7 g 이내로 제한하여 체액량을 관리한다. 영양장애의 진행을 억제하기 위하여 단백질 1.0~1.2 g/kg/일, 칼로리 30~35 cal/kg/일을 기준으로 영양관리를 실시한다. 혈청 인의 농도와 칼슘의 농도를 적정 수치로 유지하여 CKD-MBD을 예방할 수 있도록 식사제한을 한다. (P: 3.5~6.0 mg/dL, Ca: 8.4~10.0 mg/dL)

심혈관질환은 예후를 결정하는 중요한 인자로 심흉비, 심전도, 심초음파를 정기적으로 모니터링해야 한다. 더불어 투석전 혈압을 140/90 mmHg 미만으로 관리한다. 레인-안지오텐신계 억제약은 심혈관질환의 예방이나 치료에 효과가 있다.

▣ 만성 신질환 관련 임상참고문헌

- 박수경, 곽승혁, 우수경, 이은찬, 박주영, 정우상 외. 만성 신질환과 간경화를 동반한 뇌경색 환자의 한방 치험 1례. 대한한방내과학회지. 2011;289-96.
- 박재석, 이권호, 이병호, 김용성. 만성 신부전 환자에 대한 삼기지황탕 치료 4례에 대한 임상적 고찰. 대한한방내과학회지. 2009;72-8.
- 양위, 주문봉, 용국향, 주소주, 호학군, 구용만. 681례의 만성신부전 환자에 대한 각 단계에서 의 사실겸증의 특점 분석. 동서의학. 2007;32(2):28-38.
- 윤성식, 정호영, 박상우, 김진미, 조충식, 김철중. 삼령백출산가미방의 만성 신질환 환자 8례에 관한 증례 보고. 대한한방내과학회지. 2011;32(3):465-72.
- 이경환, 김용성, 곽정진, 류형천, 김행진. 만성 신부전으로 의심되는 환자에서 주증에 따른 한의학적 변증치료의 례. 대한한방내과학회지. 2003;24(4):1046-54.
- 이윤재, 문미현, 조영기, 임은경, 황상일, 백동기 외. 당뇨합병증으로 인한 만성 신부전 환자 1례에 대한 임상적 고찰. 대한한방내과학회지. 2004;25(4):442-9.
- 장명준, 이인영, 최산호, 오재건, 송봉근. 기허로 변증된 만성 신부전 환자의 치험 1례. 대한한방내과학회지. 2011;246-52.
- 정기훈, 장선규, 조충식, 김철중. 귤피전원을 처방한 만성신부전 환자 1례에 대한 보고. 대전대학교 한의학연구소 논문집. 2007;16(2):229-34.
- 조민정, 오재준, 주예진, 정혜미, 윤철호. 한약 관장법으로 호전된 신부전 환자 2례. 대한한방내과학회지. 2008;29(4):1115-22.
- 한효정, 강래엽, 김현진, 박은영, 장정아, 서호석 외. 허로로 변증한 만성 신부전 환자의 십전대보탕 투여 호전례. 대한한의학방제학회지. 2009;17(2):195-201.
- 황원덕. 만성 신부전에 대한 침향의 임상적용 보고. 대한한방내과학회지. 2004;25(2):368-78.
- Nakamoto H, Mimura T, Honda N. Orally administrated Juzen-taiho-to/TJ-48 ameliorates erythropoietin (rHuE-PO)-resistant anemia in patients on hemodialysis. Hemodial Int. 2008;12 Suppl 2:S9-S14.
- Yoshio Yazaki. 내과학 Ⅳ. 서울: 우리의학서적; 2020. pp. 44-9, 151-6.

X. 류마티스관절염

1. 정의

류마티스관절염(rheumatoid arthritis, RA)은 전신의 관절활막염을 특징으로 하는 만성 염증성 자가면역질환이다. 류마티스란 류마(흐르다)라는 고대 라틴어에서 유래되고 통증이나 종창이 전신의 관절에 흐른다는 의미에서 사용되었다. 환자의 관절 활막조직에 염증 및 면역세포의 침윤, 신생혈관의 생성 등 활막염이 발생하고 관절 연골의 파괴 및 뼈 손상이 진행되어 관절의 기능 손상과 변형이 나타난다. 관절염은 파괴성을 가지고 만성화되지만, 관절의 파괴는 발증 초기부터 진행되고 변형에 따른 불가역적인 기능장애가 발생한다. 관절통, 부종, 아침강직과 같은 관절증상뿐 아니라 근육통, 발열, 권태감, 피하결절, 안구 및 구강 건조증, 간질성 폐렴 등의 관절 외 증상이 동반되기도 한다.

2. 원인

류마티스관절염의 원인은 아직까지 불명확하며, 유전적으로 감수성을 가지고 있는 환자가 흡연, 감염, 외상 등 자가면역반응을 일으키는 외부 환경적 요인에 노출되었을 때 복합적으로 상호작용하여 발생하는 것으로 여겨진다.

환경인자로는 흡연과 치육염 및 장내세균총 등이 대표적이다. 환경인자는 에피게놈(epigenome) 제어의 변조를 일으키고, 히스톤이나 DNA 탈메틸화에 의해 염증성 사이토카인의 전사를 유도한다.

3. 발병기전

유전적 요인과 환경인자에 의해 자가면역성이 발생하며 호르몬과 감염과 같은 내, 외적요인에 의해 활막염이 발생한다.

정상적인 활막은 얇은 활막 세포(synovial lining cell)로 덮여있는 조직이나, 류마티스관절염에서는 활막에서 만성 염증이 지속됨에 따라 활막 세포의 과증식이 발생한다. 다양한 사이토카인, 케모카인, 기질단백분해효소, 성장인자 등의 발현 및 축적으로 이러한 병리반응이 증폭되며, 염증 세포의 침윤, 신생 혈관 생성 등 관절염이 진행됨에 따라 연골손상과 뼈 침식을 일으켜 비가역적인 관절변형과 장애를 수반하게 된다.

4. 임상증상

전신증상으로 전신권태감, 식욕부진, 피로감, 체중감소, 발열, 림프절 종대를 호소하는 경우가 적지 않다. 특징적인 증상은 아침강직(morning stiffness)이다. 아침에 일어났을 때 손가락이 움직이지 않거나 주먹을 쥐기 힘들다고 호소하는 경우가 많다. 관절운동을 반복함으로써 수분에서 수 시간이면 소실되지만, 장시간 호소하기도 한다. 기상 시부터 1시간 이상 양손의 강직감을 호소하는 경우 RA를 의심할 필요가 있다. 이러한 전구 증상은 수주에서 수개월에 걸쳐 지속되기도 한다.

증상은 주로 손가락, 발가락, 손목 등의 작은 관절들에서 대칭적 침범 양상을 보이는데, 관절의 통증, 부기, 뻣뻣함 등과 같은 증상이 수 주에서 수개월에 걸쳐 서서히 악화된다. 침범된 관절 통증은 관절부위의 압박이나 관절 운동에 의해 악화된다. 손, 발가락 관절(특히 근위지절, 중수지절, 중족지절 관절 등), 무릎, 발, 손, 팔꿈치, 경추 등에 나타나기 쉽고, 손가락 끝마디 관절의 침범은 드물다.

또한 관절외 증상으로는 골감소증, 피부 증상(류마티스 결절이나 피부궤양 등), 호흡기계 증상(간질폐렴, 폐결절 등), 순환기계 증상(심막염, 심근염, 관상동맥질환, 다양한 혈관염 등)이 동반될 수 있다.

류마티스관절염으로 인한 직접적인 신장 이상의 발생은 드물지만, 국소사구체질환, 막성 신병증, 류마티스 혈관염 등이 있을 수 있다. 대부분은 비스테로이드성 소염제나 싸이클로스포린 등과 같은 약물로 인한 신기능 저하가 흔하게 발생한다. 오래 이환된 환자에서 이차성 아밀로이드증이 발생할 수 있으나 최근 치료법의 발전으로 발생률은 많이 감소되었다.

5. 검사

1) 혈액검사

류마티스 인자(Rheumatoid factor, RF) 및 항 CCP 항체(anti-cyclic citrullinated peptide antibody, ACPA)는 자가항체로 류마티스관절염의 진단 및 예후 예측에 중요한 검사 소견이다. 환자의 약 70~80%에서 양성으로 보고되고 있으나, 다양한 다른 질환이나 연령 증가 등에 따라 위양성으로 나타날 수 있다. 또한, 류마티스관절염 환자 중에서도 혈청 음성 류마티스관절염(seronegative RA)이 있으므로 고려가 필요하다. 급성기 반응물질로 적혈구 침강속도(erythrocyte sedimentation rate, ESR)와 C-반응단백질(C-reactive protein, CRP) 검사를 통해 질병의 활성도와 염증의 유무 및 정도를 평가할 수 있다. 그리고 간접적으로 질병활성도를 측정하고 약물치료 등의 부작용을 평가하기 위해 일반혈액검사를 활용한다.

2) 영상검사

류마티스관절염에서 영상 검사는 질환의 진단 및 추적 관찰에 활용되며, 질환의 중증도 및 치료에 대한 반응과 수술 필요 여부 등을 판단하는 데 도움을 줄 수 있다. 단순X선 검사, 초음파 검사, 컴퓨터 단층촬영(CT), 자기공명영상 검사(MRI) 등이 있으며, 영상 검사상 병변의 대칭적 침범, 연부조직의 종창, 관절 주변의 골밀도 감소, 병변부위의 골성 미란 및 연골하 미란, 연골의 감소, 관절의 아탈구 및 변형, 관절 강직 및 관절내 활막의 증식, 신생혈관 증식, 힘줄의 침범 등의 소견이 관찰된다.

6. 진단

진단에는 2010년 미국과 유럽의 류마티스학회(ACR/EULAR)가 공표한 RA 분류기준이 널리 이용된다. 최소 한 관절 이상 부기를 보이는 뚜렷한 활막염이 있으면서 다른 질환이 배제된 환자를 대상으로, 4개 범주에 중점을 두고 계산하여 10점 만점에 6점 이상을 명확한 RA로 분류한다.

7. 경과 및 예후

관절의 파괴는 발증 조기에 진행되고 변형에 따른 불가역적인 기능장애가 발생한다. RA의 병태에 관련한 사인으로는 감염증에 이어서 호흡기 장애나 신부전을 들 수 있고, 간질성 폐렴 등의 관절 외 장기장애는 예후와 직결된다.

감염과 심혈관질환 이외에 주요 동반질환(comorbidity)으로는 신장질환이 있다. 신장질환은 류마티스관절염 자체에 의한 면역학적 영향 및 치료제와 관련되어 발생한다. 류마티스관절염의 만성 염증에 의해 이차성 아밀로이드증이 발생할 수 있고, 막성 신증도 유발된다. 특히 비스테로이드 소염제는 급성 간질성 신염과 신증후군을 유발할 수 있다. 류마티스관절염 자체에 의한 말기신으로의 이행은 드물다.

표 2-24. ACR/EULAR 류마티스관절염 분류기준(2010)

범주	증상	점수
A. 관절침범	큰 관절(어깨, 팔꿈치, 고관절, 무릎, 발목) 1개	0
	큰 관절 2~10개	1
	작은 관절(손가락, 손목) 1~3개	2
	작은 관절 4~10개	3
	작은 관절 1개 이상 포함 10개 이상	5
B. 혈청검사	류마티스인자와 항 CCP항체 모두 음성	0
	낮은 역가의 류마티스인자 또는 항 CCP항체 양성	2
	높은 역가의 류마티스인자 또는 항 CCP항체 양성	3
C. 증상지속기간	6주 미만	0
	6주 이상	1
D. 급성기반응물질	정상 CRP와 정상 ESR	0
	비정상 CRP 또는 비정상 ESR	1

8. 치료

1) 치료의 기본

류마티스관절염이 진단되면 조기에 적극적인 치료가 요구되며, 질병의 관해 또는 낮은 활성도를 유지하는 것을 목표로 한다. 면역이상을 억제하여 질환을 제어할 목적으로 면역억제제를 사용하며, 질환조절 항류마티스제(disease modifying anti-rheumatic drug, DMARD)라고 불리고, 메토트렉세이트(methotrexate)로 대표되는 합성 항류마티스제(synthetic DMARD), 생물학적 제제 등에 의한 생물학적 항류마티스제(biological DMARD)로 분류된다. 치료에 사용되는 약물로는 질환조절항류마티스약제(DMARD), 비스테로이드소염제(NSAID), 글루코코티코이드(glucocorticoid) 등이 있다.

RA로 진단되면 금기사항이 없을 경우 메토트렉세이트로 치료를 개시하는 것이 표준적 치료로서 권장된다. 금기증이 있거나 부작용이 있는 경우 레플루노마이드(leflunomide)나 설파살라진(sulfasalazine) 등의 다른 항류마티스약제를 고려한다. 주기적으로 평가하여 질병활성도, 동반질환, 약물 부작용 등에 따라 다른 고전적 항류마티스약제와 병합하거나, 생물학적 항류마티스약제 또는 표적합성 항류마티스약제의 추가나 전환 등을 고려할 수 있다.

2) 항염증제

비스테로이드계 항염증제(non-steroid anti-inflammatory drugs, NSAIDs)는 통증이나 종창의 완화를 목적으로 한 보조요법으로서 사용된다.

3) 글루코코르티코이드(Glucocorticoid)

글루코코르티코이드는 관절통증이나 종창의 완화, 류마티스관절염이 유발하는 골손상을 감소시킬 수 있는 약물이다. 일반적으로 글루코코티코이드를 항류마티스제의 효과가 나타나기 전에 염증을 조절하기 위한 목적으로 사용하는 경우가 많다. 항류마티스제에 비해 강력한 항염증 효과가 있지만 장기적 사용은 심각한 부작용을 유발할 수 있으므로 주의해야 한다.

4) 합성 항류마티스제 (conventional synthetic DMARD, csDMARD)

메토트렉세이트는 RA로 진단되면 금기사항이 없는 이상 제일 먼저 사용해야 하는 표준 치료제로서 권장된다. 그 외에도 하이드록시클로로퀸(Hydroxychloroquine, HCQ), 설파살라진(Sulfasalazine, SSZ), 레플루노마이드(Leflunomide, LEF) 등이 있으며, 6개월 이상의 치료에서도 반응이 좋지 않은 경우 2가지 이상의 약물을 함께 투여하는 병용 요법을 시행할 수 있다.

5) 생물학적 및 표적치료 항류마티스제

합성 항류마티스제로 효과가 충분하지 않을 때는 생물학적 제제(biologic DMARD, bDMARD) 및 표적치료제(targeted synthetic DMARD, tsDMARD) 등이 선택된다. 생물학적 제제로는 항TNF제제(TNF inhibitors), 인터루킨-6 억제제(IL-6 receptor inhibitors), B세포 억제제(B-cell inhibitors, T세포 공동 자극 억제제(T-cell Co-Stimulation Modulators)등이 있고, 표적치료제로는 JAK억제제(JAK inhibitors)가 있다.

6) 수술, 재활치료

관절기능의 재건을 목적으로 해서 수술요법이 선택된다. 관절고정술, 관절절제성형술, 인공관절치환술, 건이행술(tendon transfer), 건봉합술(tendon suture), 건축술 등을 들 수 있다.

재활치료는 류마티스관절염 환자의 일상 생활에서 통증, 근경직, 부종 등의 증상을 개선하고 기능장애를 줄이는 데 도움을 줄 수 있다. 온열치료, 한랭요법, 전기자극, 수중 요법, 마사지, 운동 등이 포함된다.

한의치료 동향

성인 류마티스관절염 환자의 증상 개선을 위해 한약(疎風活血湯, 靈仙除痛飮, 大羌活湯, 五積散, 烏藥順氣散 등)을 고려해야 하며, 침(阿是穴 및 해당 관절주위 경혈), 약침, 埋線, 뜸치료를 고려할 수 있다. 또한, 성인 류마티스관절염 환자의 증상개선을 위하여 한약치료와 통상적 양방치료의 복합치료를 고려해야 한다. 〈류마티스관절염 한의표준임상진료지침, 2024〉.

▣ 류마티스성 질환 관련 임상참고문헌

- 대한류마티스학회. 류마티스학. 제3판. 파주: 군자출판사; 2022.
- 박성환. 류마티스관절염 치료의 가이드라인. 대한내과학회지. 2010;79(S2):455-8.
- 박수경, 이영철, 박준성, 이창화, 배상철, 유대현 외. 류마티스관절염에서 발생하는 신장 증상의 원인. 대한내과학회지. 2008;74(1):75-80.
- 이주하. 류마티스관절염 치료지침 업데이트. 대한내과학회지. 2022;97(2):93-8.
- 이혜순. 류마티스 질환의 만성통증에 대한 중추성감작의 역할. Hanyang Medical Reviews. 2014;.34(2):81-6.
- 한국한의약진흥원. 류마티스관절염 한의표준임상진료지침. 2024.
- 홍윤경, 양희찬, 류완희. 한국인 류마티스관절염 환자에서 신장질환에 관한 연구. 대한류마티스학회지. 2011;18(3):181-6.
- Fraenkel L, Bathon JM, England BR, St Clair EW, Arayssi

T, Carandang K, et al. 2021 American College of Rheumatology Guideline for the Treatment of Rheumatoid Arthritis. Arthritis Rheumatol. 2021;73(7):1108-23.

- Kapoor T, Bathon J. Renal Manifestations of Rheumatoid Arthritis. Rheum Dis Clin North Am. 2018;44(4):571-84.
- Lee DM, Weinblatt ME. Rheumatoid arthritis. Lancet. 2001; 358(9285):903-11.
- Scott DL, Wolfe F, Huizinga TW. Rheumatoid arthritis. Lancet. 2010;376(9746):1094-108.
- Smolen JS, Landewé RBM, Bijlsma JWJ, Burmester GR, Dougados M, Kerschbaumer A, et al. EULAR recommendations for the management of rheumatoid arthritis with synthetic and biological disease-modifying antirheumatic drugs: 2019 update. Ann Rheum Dis. 2020;79(6):685-99.
- Yoshio Yazaki. 내과학 Ⅲ. 서울: 우리의학서적; 2020. pp. 405-12.

3 내분비 대사

제1절 내분비계

I. 내분비 개요

1. 내분비계

우리 몸이 내외부에서 끊임없는 자극을 받고 이에 대해 지속적인 변화가 이루어진다는 사실은 우리 몸의 항상성 조절 기작이 끊임없이 가동됨을 방증한다. 우리 신체가 이러한 변화에 유기적이기 위해서는 우리의 세포와 조직 및 기관들이 서로 의사소통을 잘 할 수 있어야만 한다. 대부분의 경우 이러한 의사소통은 내분비계, 신경계, 면역계에 의해 매개된다. 과거에 이들은 모두 서로 독립적인 다른 계통으로 여겨왔으나 지금은 그들이 하나의 공조망을 형성해서 유기적으로 작용한다는 것이 분명해졌다.

내분비학은 주로 내분비 계통에서의 화학적 매개체들인 호르몬을 다루지만, 호르몬의 작용을 잘 이해하려면 상호 관계와 조절, 그 외에 자율신경계 및 표적기관세포의 대사에 대한 이해가 필요하다. 다른 기관계와 달리 내분비계는 해부학적인 연속성을 갖지 않으며, 호르몬을 생산할 수 있는 선과 조직들이 온 몸에 퍼져 있는 것을 포괄하여 '내분비계'라고 한다. 내분비선은 단독장기(solitary organ)로 치밀결합조직(dense connective tissue)으로 이루어진 피막(capsule)에 싸여 있다. 내분비세포(endocrine cell)로 구성된 실질(parenchyme)이 내부의 대부분을 차지하며, 선포(acinus) 사이에는 많은 혈관을 함유한 결합조직인 지질(stroma)이 소량 존재한다. 내분비선의 분비물은 대개 혈관으로 분비되므로 모든 내분비선에는 혈관이 매우 잘 발달되어 있다. 호르몬은 혈액으로 분비되는 화학적 메신저이며, 내분비선에서는 호르몬을 생성하고, 그 호르몬을 혈액이나 림프관을 통해 특정한 표적기관(target organ)으로 보내어 그 조직이나 기관의 기능을 조절한다.

우리가 내분비계에 대한 공부를 하기 위해서는 각 내분비기관별로 다음과 같은 질문에 답을 찾아가면서 진행해야 한다.

1) 어떤 종류의 메시지가 보내지는가?
2) 조절과정은 어떻게 일어나는가?
3) 어떻게 한 메시지가 특정기관에만 의미를 전달할 수 있는가?
4) 메시지를 받아들인 세포내에서는 어떤 일이 벌어지는가?
5) 어떻게 기관이나 조직은 메시지의 종료를 파악할 수 있는가?
6) 메시지에 의해 변화한 기관이나 조직은 어떻게 다시 원상태로 복구될 수 있는가?

1) 신경 내분비계

예전에는 신경계와 내분비계를 분리하여 인식하였지만, 외부의 변화에 대해 신체의 항상성을 유지하는 면에서 그들이 상호 밀접한 관계를 유지하며 유기적으로 작용하는 것이 밝혀지면서 신경계와 내분비계를 구분하는 경계가 모호해졌다. 최근에는 신경계와 내분비계를 통합하여 신경내분비계라는 용어를 사용하고 있다.

신경계와 내분비계의 밀접한 연관성은 다음과 같다.

(1) 신경계가 외부 자극 또는 정서 자극을 받아들이고 이에

반응한다면 내분비계는 신체의 성장과 분화 및 대사에 작용하는데, 이들의 공조로 외부자극에 대응하여 신체의 대사, 반응, 활동 등을 조절하고 항상성을 유지시킨다.

(2) 상당히 많은 내분비세포가 신경세포와 같은 신경외배엽에서 기원한다고 알려져 있으며, 신경뇌하수체(뇌하수체후엽)와 부신수질은 명백히 신경조직에서 기원한다.

(3) 일부 호르몬(에피네프린, 노르에피네프린 등)은 내분비조직뿐 아니라 신경세포에서도 분비되며, 신경전달물질로 사용된다.

2. 분비선의 유형들

내분비란 분비세포에서 분비된 물질의 분비유형을 지칭하는 것이다. 협의의 내분비는 분비세포에서 분비된 물질이 혈행을 통해 표적세포에 도달한 뒤 작용하는 hemocrine을 말하며 광의로는 ductless gland에서 생성 분비되는 분비형태를 총칭한다. 체내에 분비물질이 분비되는 유형은 크게 다섯 가지로 나뉜다. 첫째, 외분비(exocrine)는 땀, 모유, 타액, 위액, 췌장액, 쓸개즙 등 분비세포에서 분비된 물질을 관(duct)을 통해 직접 외부로 분비하는 것이다. 둘째, 신경분비(neurocrine)는 신경세포로서의 구조와 기능을 갖는 세포가 화학적 분비물질(호르몬)을 분비하는 것으로 시상하부-뇌하수체의 신경분비계가 여기에 속한다. 셋째, 혈분비(hemocrine)는 전형적인 내분비계의 분비형태로, 분비세포에서 혈중으로 호르몬을 분비하는 것으로 분비된 호르몬은 혈행을 통해서 표적장기로 전달된다. 넷째, 방분비(paracrine)는 분비세포에서 분비된 물질이 주위의 세포에 작용하는 것이고, 다섯째, 자가분비(autocrine)는 분비세포에서 일단 세포밖으로 분비된 물질이 자신에게 작용하는 것이다. 이러한 물질들은 뚜렷한 내분비선에서 만들어진 전형적인 호르몬과의 경계가 매우 모호하며, prostaglandin과 같은 국부호르몬이라 불리는 물질들이 이에 속한다.

3. 호르몬의 본질

호르몬은 원래 내분비기관에서 순환기로 분비되어 다른 조직에서 화학적 효과자로 작용하는 물질을 일컬었으나 앞에서 살펴보았듯이 점점 그 분비가 내분비기관에만 국한되어 있지 않다는 것이 밝혀지면서 신경조직 또는 장이나 장, 태반 등에서 분비되는 물질까지 포괄하여 호르몬으로 다루고 있다.

1) 분류

호르몬은 일반적으로 3가지, 즉 단백질과 폴리펩티드(proteins and polypeptides), 스테로이드(steroids), 아미노산 티로신(tyrosine) 유도체 등으로 나뉜다.

(1) 단백질 및 펩티드 호르몬

인체 대부분의 호르몬은 단백질과 폴리펩티드이다. 이들 호르몬은 3개의 아미노산으로 구성된 작은 것(예 TRH)부터 거의 200개의 아미노산으로 구성된 긴 것(예 GH, prolactin)까지 크기가 다양한데, 보통 100개 이하의 아미노산으로 구성되면 펩티드(peptide)라 하고, 100개 이상의

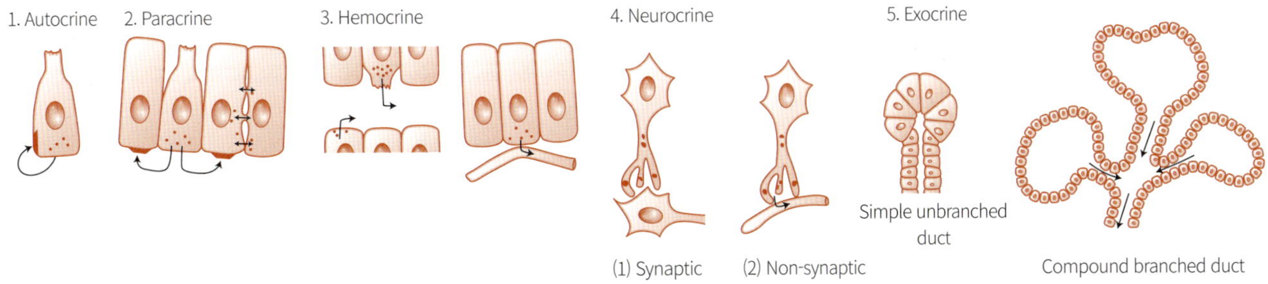

그림 3-1. Autocrine, paracrine, hemocrine, neurocrine, exocrine의 비교

표 3-1. 호르몬의 분류

화학적 종류	혈장에서의 주요형태	수용체의 위치	일반적인 신호 기작	분비/대사 속도
펩티드와 카테콜아민	유리형	원형질 막	1. 2차 전달자(예: cAMP, Ca^{2+}, IP_3) 2. 수용체에 위한 효소 활성(예: JAK Kinase) 3. 수용체 자체 내 효소의 활성화(예: 티로신 자가인산화)	빠름(수 분)
스테로이드와 갑상선호르몬	단백질 결합	세포 내부	세포 내 수용체들은 직접적으로 유전자 전사를 변화시킨다.	늦음(수 시간에서 수일)

아미노산으로 구성되면 폴리펩티드(polypeptide), 그리고 분자량이 큰 폴리펩티드는 단백질(protein)이라 한다.

단백질과 폴리펩티드 호르몬은 조면소포체에서 합성된다. 대개 이들 호르몬은 처음에는 생물학적 활성이 없는 큰 단백질인 전전구호르몬(preprohormone)으로 합성되며, 소포체에서 분해되어 더 작은 전구호르몬(prohormone)을 형성한다. 그리고 이들은 골지체(Golgi apparatus)로 이동되어 분비소포 내에 담겨진다. 이 과정에서 소포 내의 효소들은 전구호르몬을 분해해서 더 작은 크기의 생물학적으로 활성이 있는 호르몬과 활성이 없는 펩티드 조각들을 만들어 낸다. 소포들은 호르몬이 분비될 때까지 세포질 내에 또는 세포막과 결합되어 세포 안에 저장된다. 호르몬의 분비는 세포외 유출(exocytosis)에 의해 이루어지는데, 세포외 유출을 일으키는 자극은 세포질 내의 칼슘이온 상승이다. 펩티드 호르몬은 수용성이기 때문에, 순환계 내로 쉽게 들어가 표적세포까지 운반된다.

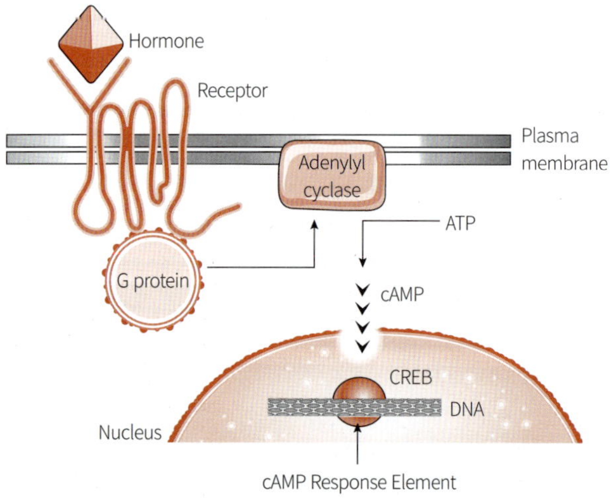

그림 3-2. 단백 호르몬의 작용

(2) 스테로이드 호르몬

스테로이드(Steroid) 호르몬의 화학구조는 콜레스테롤과 유사하며, 대부분의 경우 콜레스테롤 자체로부터 합성된다. 이들 호르몬은 지용성으로 3개의 사이클로헥실(cyclohexyl) 고리와 하나의 사이클로펜틸(cyclopentyl) 고리로 구성되어 하나의 구조를 형성한다.

보통 세포질 소포체 내에 많은 양의 콜레스테롤 에스테르(ester)들이 저장되어 있다가 자극이 오면 스테로이드를 합성하기 위해 쉽게 이동된다. 스테로이드는 지방에 대한 용해도가 매우 높으므로, 일단 합성되면 쉽게 세포막을 통과해서 간질액과 혈액으로 확산된다.

(3) 아미노산 티로신 유도체

티로신(tyrosin)으로부터 유도되는 호르몬은 갑상선호르몬과 카테콜라민(catecholamines)이 있다. 갑상선호르몬과 카테콜라민 즉, 부신수질 호르몬은 선세포의 세포질 내에 있는 효소의 작용으로 만들어진다. 갑상선 여포세포의 세포질 내에서 합성된 갑상선호르몬은 거대 단백질분자인 티로글로불린(thyroglobulin, Tg)과 결합하여 갑상선 여포강 내에 저장되었다가 분비된다. 대부분의 갑상선호르몬은 혈액 내로 분비된 후, 혈장 단백질, 특히 표적세포로 호르몬을 서서히 유리시키는 티록신 결합 글로불린(thyroxine-binding globulin, TBG)과 결합한다.

부신수질 세포질에서 형성된 카테콜라민은 미리 형성된 소포 내로 흡수되어 저장되었다가 세포외 유출(exocytosis)에 의해 분비되어 순환계 내로 들어가고, 혈장 내에서 유리형태 또는 다른 물질들과 결합한 형태로 존재한다. 일반적으로 부신수질에서는 에피네프린이 노르에피네프린 보다 4배 가량 더 많이 분비된다.

4. 호르몬의 작용기전

1) 호르몬 수용체의 활성화

호르몬 작용의 첫째 단계는 표적세포에 있는 호르몬 특이 수용체와 결합하는 것이다. 호르몬이 그들의 수용체와 결합하면, 이것에 의해 보통 세포내의 연속적인 일련의 반응이 개시되고, 각 반응 단계에서 더욱 강력하게 활성화되어 비록 적은 양의 호르몬이라도 더 큰 효과를 일으킬 수 있다. 호르몬 수용체는 보통 한 호르몬에만 매우 특이적으로 작용하며, 호르몬에 의해 영향 받는 표적세포들은 호르몬에 특이적인 수용체들을 갖고 있다. 호르몬 수용체는 세포막에 있는 막수용체와 세포질이나 핵 내에 있는 핵내수용체로 분류된다. 단백질, 펩티드, 카테콜라민 등의 호르몬은 막수용체에 결합하여 막수용체를 활성화시킴으로써 유발되는 세포내 화학적 변화가 신호가 되어 세포핵에 전달되도록 한다. 반면, 스테로이드 호르몬과 갑상선호르몬과 같은 저분자 지용성 호르몬은 쉽게 세포막을 통과해서 세포내로 들어가 세포질 또는 핵내수용체에 결합해 직접 유전자의 발현을 유도한다. 표적세포의 수용체 수는 하루 동안, 또는 심지어 수분 동안에도 일정하지 않다. 수용체 단백질 자체가 종종 활성을 잃거나 기능을 나타내는 동안 파괴되며, 또 어떤 때에는 재활성화되거나 세포의 단백질 생산기전에 의해 다시 새롭게 생산되기 때문이다.

2) 호르몬 수용체 활성화 후의 세포내 신호전달

(1) 막 투과성의 변화

아세틸콜린, 노르에피네프린 등의 신경전달물질은 시냅스후막(postsynaptic membrane)에 있는 수용체와 결합한다. 이렇게 되면 거의 대부분 수용체의 구조에 변화를 초래하고, 보통 하나 혹은 그 이상의 이온들에 대한 통로를 개폐시킨다. 어떤 수용체는 나트륨이온 통로를, 다른 경우에는 칼륨이온통로 또는 칼슘이온통로를 개폐시키는데, 이렇게 통로를 통한 이온들의 이동이 변화됨으로써 시냅스이후 세포에서 연속적인 효과가 유발된다.

(2) 세포내 효소 활성화

세포막 수용체와 결합하는 호르몬은 세포막 결합 후 다양한 방법으로 세포막 내부의 효소를 즉각적으로 활성화(때로는 불활성화)시켜 세포핵에 신호를 전달한다. 가령 인슐린은 세포 외부로 나와 있는 막수용체의 부분과 결합하는데, 이것은 수용체 분자 자체의 구조적 변화를 일으키고, 세포 내부로 돌출된 부분을 활성화된 키나제(kinase)로 변화시킨다. 이렇게 수용체 자체가 가진 키나제 활성이 발휘되면 세포 내부에 있는 단백물질들의 인산화를 촉진하는데, 세포에 작용하는 인슐린 작용의 대부분은 이러한 이차적인 인산화 과정이 결과이다.

또 다른 예는, 호르몬이 세포막 수용체에 결합하면 수용체 끝 부분에서 세포 내부로 돌출된 아데닐 사이클라제(adenylyl cyclase)가 활성화되는 것이다. 이 사이클라제는 cAMP의 형성을 촉매하게 되고, cAMP는 키나제를 활성화시켜 세포내 단백의 인산화가 이루어져 호르몬의 신호가 핵으로 전달된다(그림 3-2). 이렇게 효소를 활성화시켜 인산화를 매개하는 cAMP를 2차 전령(second messenger)이라 하며, cAMP 외에도 Ca^{2+}, IP3 등이 세포내에서 2차전령의 역할을 하고 있다.

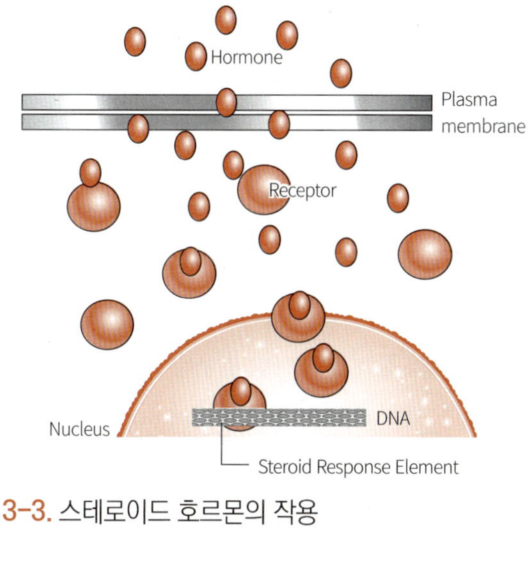

그림 3-3. 스테로이드 호르몬의 작용

(3) 유전자의 활성화

스테로이드 호르몬과 갑상선호르몬은 세포막이 아니라 세포 내부의 단백질 수용체와 결합한다. 활성화된 호르몬-수용체 복합체는 그 이후 세포핵 DNA 가닥의 특정 부위에 결합하거나 활성화시켜 특정한 유전자의 전사를 개시함으로써 mRNA를 형성한다. 따라서 호르몬이 세포로 들어간 수분, 수시간 또는 수일 후에 새로 합성된 단백질이 세포에 나타나 새로운 또는 증가된 세포기능의 조절인자가 된다(그림 3-3).

(4) 호르몬의 분비조절

호르몬의 분비조절에서 중요한 개념은 되먹임 조절(feedback control)로서 이는 인체가 스스로 균형과 항상성을 유지하려는 과정(self-balancing process)이다.

양성 되먹임(positive feedback)은 결과가 원인을 촉진하는 경우이다. 가령 낮은 혈압은 내분비 기관에 positive feedback을 유발하여 혈압을 올리는 호르몬을 분비하도록 한다. 음성 되먹임(negative feedback)은 결과가 원인을 억제하는 것으로, 대부분의 호르몬은 그 호르몬 자신 또는 그 대사물 등이 내분비기관에 negative feedback을 유발하여 해당 호르몬이 너무 많이 분비되지 않도록 한다.

되먹임 조절고리(feedback control loop)가 비교적 잘 알려져 있는 호르몬은 TSH와 LH 및 ACTH 등이다. 반면, 되먹임 조절고리가 잘 알려져 있지 않으며 조절과정이 복잡한 호르몬은 FSH와 GH 및 PRL 등이다.

이러한 feedback control이 내분비계의 기본적인 작동원리가 되므로, 내분비질환에서 되먹임 고리 중 어느 부분에 이상이 있느냐를 파악하는 것은 질병의 진단 및 치료 방향의 결정에 중요한 열쇠가 된다. 실제로 어떤 호르몬이 과다하게 분비되고 있다면, 그 호르몬을 분비하는 내분비기관 자체의 이상인 경우가 있고, 상위의 내분비기관에서 자극호르몬의 분비가 과다한 경우일 수도 있으며, 수용체의 문제 등으로 negative feedback이 걸리지 않기 때문일 수도 있다. 따라서, 내분비질환의 진단과 치료를 위해서는 각 내분비 기관의 분비조절체계 전체를 파악하고 확인할 필요가 있다.

5. 호르몬 분비의 주기성

호르몬의 분비는 기관마다 특이한 주기성을 가지고 있는 경우가 많다. 대체로 1일을 주기로 일정한 분비주기를 갖는 경우가 많고, 여성호르몬과 같이 1달의 주기성을 갖는 경우도 있다.

6. 호르몬의 기능

호르몬의 생리적 기능은 성장(및 분화), 항상성의 유지, 생식 등의 3가지로 나눌 수 있다.

1) 성장

여러 호르몬과 영향인자가 성장의 복잡한 과정에 참여한다. 왜소증은 성장호르몬의 결핍, 갑상선기능저하증, 쿠싱증후군, 조발사춘기, 영양실조, 만성 질환, 골판 성장에 영향을 주는 유전질환 등에 의해 발생한다. 성장호르몬, IGF-1, 갑상선호르몬 등은 성장을 촉진하고, 성호르몬과 같은 스테로이드는 골판을 폐쇄한다.

2) 항상성의 유지

실제적으로는 모든 호르몬이 항상성에 영향을 줄 수 있지만, 보다 중요한 것은 대략 6가지이다. 즉, 갑상선호르몬은 대부분 조직에서 기초대사량의 25% 정도를 조절하고, 코티솔은 호르몬의 직접적 효과에 덧붙여 증식을 허용하며, 부갑상선호르몬은 칼슘과 인을 조절한다. 또한 바소프레신(vasopressin)은 자유 수분 제거율을 조절해서 혈청 삼투압을 조정하고, 염류 코르티코이드는 혈액량과 혈청 전해질 농도를 조절하며, 인슐린은 공복과 기아상태에서 혈당의 조절과 유지에 관여한다.

저혈당에 대한 방어작용은 여러 호르몬의 종합적 작용에 대한 좋은 본보기이다. 공복상태에서 혈당이 저하되면 인슐린 분비는 억제되어 포도당의 말초에서의 흡수가 감소되고 당원의 분해, 지질 분해, 단백질 분해, 포도당 신생이 증가된다. 또 저혈당이 인슐린이나 경구혈당강하제에 의해 발생한다면 항조절반응이 작용해서 글루카곤과 에피네프린은 당원 분해와 포도당 신생을 자극하고 성장호르몬과 코티솔은 포도당의 증가를 유지시키며 인슐린의 작용을 억제한다.

또한 자유 수분 제거율은 일차적으로 바소프레신에 의해 조절되지만, 코티솔과 갑상선호르몬도 바소프레신의 작용을 돕는데 중요한 역할을 한다. 한편, PTH와 비타민 D의 기능은 칼슘 대사에 독립적으로 작용하는데, PTH는 신장에서 1,25-dihydroxyvitamin D3의 합성을 증가시켜 위장관에서 칼슘의 흡수를 증가시키고, 골에서 PTH의 작용을 강화시킨다. 물론 비타민 D에 의해 증가된 칼슘은 PTH를 억압해서 칼슘 균형을 유지시킨다.

3) 생식

생식은 크게 4단계로 구분되는데, 첫째 태아 발생 시의 성 결정, 둘째 사춘기 기간의 성 성숙, 셋째 수정, 임신, 수유, 양육, 넷째 폐경기의 생식능력 정지 등이다. 이들의 각 단계는 여러 호르몬들이 조화롭게 작용해서 28일 정도의 월경 주기를 통해 능동적인 호르몬의 변화에 의한 이러한 현상들이 발현한다. 초기 난포기에는 LH와 FSH의 박동성 분비가 난소 난포의 성숙을 촉진하고, 에스트로겐의 증가로 GnRH에 예민해진 뇌하수체는 LH 서지(surge)를 유도해서 성숙한 난포를 터트리게끔 한다. 인히빈(inhibin)은 과립세포에서 분비되어 난포의 발육을 돕고 뇌하수체로 되먹이기 해서 LH에 영향을 주지 않으며 FSH를 억압한다.

임신 중 증가된 프로락틴은 태반에서 유래된 스테로이드(에스트로겐과 프로게스테론)와 더불어 유방이 수유를 하도록 준비한다. 에스트로겐은 프로게스테론 수용체 생성을 유도해서 프로게스테론에 대한 반응을 증가하도록 한다. 여기에 다른 호르몬들이 관여하며 신경계와 옥시토신이 젖빨기와 모유분비에 관여한다.

7. 내분비질환의 병리적 기전

내분비질환은 크게 호르몬 과잉, 호르몬 부족, 호르몬 저항의 세 가지로 나눌 수 있다.

1) 호르몬 과잉의 원인

호르몬 과잉은 신생물의 성장, 면역질환, 호르몬의 과잉 섭취 등에 의해 유발된다. 부갑상선, 뇌하수체, 부신 등의 선종을 포함한 양성 내분비 종양은 분화가 잘 되어 있고, 호르몬 생산 능력을 보유하고 있다. 많은 수의 내분비 종양은 되먹이기 조절 반응점의 미묘한 장애를 갖고 있다. 가령 쿠싱병에서는 ACTH 분비의 자동분비와 더불어 되먹이기 억제의 장애가 있다. 그러나 종양세포는 되먹이기에 완전한 저항을 보이지 않으므로 고용량의 덱사메타손(dexamethasone)에 의해 ACTH가 억제된다.

2) 호르몬 부족의 원인

호르몬 부족의 예는 자가면역, 수술, 감염, 염증, 경색, 출혈, 종양 침윤 등에 의한 분비선 파괴로부터 기인하는데, 갑상선의 자가면역 손상(하시모토 갑상선염)과 췌장 베타세포 손상(제1형 당뇨병)은 내분비질환 중 가장 흔한 원인이다. 아울러 호르몬, 전사 인자, 효소 등의 변이도 호르몬 부족을 초래한다.

3) 호르몬 저항

대부분의 심한 호르몬 저항증은 막 수용체, 핵 수용체 혹은 수용체 신호 전달과정의 유전적인 결함에 의한다. 호르몬이 증가함에도 불구하고 이들 질환은 불완전한 호르몬 작용이 특징인데, 가령 안드로겐 저항증은 LH와 테스토스테론 농도는 증가되어 있음에도 불구하고 안드로겐 수용체의 변이가 유전적인 남성이 여성으로 표현된다. 이런 드문 유전질환에 더해서 좀 더 기능적인 호르몬 저항증은 제2형 당뇨병의 인슐린 저항증, 비만의 렙틴 저항증, 이화작용 상태에서 성장호르몬 저항증 등이다. 기능적인 저항증의 병태생리는 수용체 조절 감소와 수용체 후 신호과정의 감수성 저하로서 저하증의 기능적 형태는 일반적으로 가역적이다.

제2절 뇌하수체

I. 시상하부와 뇌하수체의 구조 및 기능

1. 시상하부

시상하부(hypothalamus)는 간뇌(diencephalon)의 기저부로 그 이름이 의미하듯이 시상(thalamus)의 아래에 놓여 있다. 시상하부는 뇌의 제3뇌실의 벽과 아래 부분을 형성하는데, 여기에는 시각 교차(optic chiasm), 회색융기(tuber cinereum), 깔때기(infundibulum), 유두체(mammillary body) 등이 포함된다.

시상하부호르몬(hypothalamic hormones)은 시상하부의 신경세포(neuron)에서 합성되어 뇌하수체에 영향을 미치는 신경분비물질(neurosecretary substance)로서 일부는 뇌하수체 문맥계에 분비되어 뇌하수체전엽의 표적세포 수용체와 결합하여 뇌하수체의 특정 호르몬 분비를 항진 또는 억제하는 작용을 하며, 일부는 시상하부에서 뻗은 긴 축삭을 통해 뇌하수체후엽으로 전달되어 그곳에서 저장 및 분비가 이루어진다(표 3-2).

2. 뇌하수체

뇌하수체(hypophysis, pituitary gland)는 전후 9 mm, 좌우 13 mm, 높이 6 mm, 무게 0.4~0.9 g의 갈색을 띤 적색 콩 모양의 아주 작은 기관으로 두개골 기저부의 터어키안 속에 위치한다. 하부와 주위는 접형골로 둘러싸여 보호되고 상부는 안장가로막(diaphragma sella)으로 덮혀 있는데, 안장가로막에는 직경 5 mm의 구멍이 뚫려있어서 이곳으로 뇌하수체경이 통과한다(그림 3-4).

뇌하수체는 기원이 다른 두 부분으로 구성된 기관이다. 즉, 선하수체(adenohypophysis)는 태생기의 구강에 해당되는 원시구강(stomodeum)의 벽 일부가 위쪽으로 볼록하게 불거져 나와 라트케 낭(Rathke's pouch)을 만들면서 증식되어 형성된 부분이고, 신경하수체(neurohypophysis)는 뇌의 일부인 누두(infundibulum)가 아래쪽

표 3-2. 시상하부에서 합성되는 호르몬

Pituitary hormones	Hypothalamic regulating hormones	
	Descriptive name	Abbreviation
Vasopressin	antidiuretic hormone	ADH, VP
Oxytocin	milk let-down hormone	OT, OXT
Thyrotropin	TSH-releasing hormone	TRH
Gonadotropin	LH/FSH-releasing hormone	LHRH, GnRH, LH/FSHRH
Somatotropin	GH (somatotropin) release-inhibiting hormone	GHRIH, SRIH, GIH
	GH releasing hormone	GRH (GRF), GHRH
Prolactin	PRL release-inhibiting factor (dopamine)	PIF, PRIF
	PRL releasing factor	PRF
Corticotropin	ACTH releasing hormone	CRH (CRF)
Melanotropin	MSH release-inhibiting factor	MIF, MSHRF
	MSH releasing factor	MRF, MSHRF

표 3-3. 뇌하수체에서 합성되는 호르몬

Cell types	Hormones produced
Somatotroph	growth hormone, somatotropin, GH, STH
Lactotroph	lactogenic hormone, prolactin, PRL
Thyrotroph	thyroid stimulating hormone, thyrotropin, TSH
Gonadotroph	luteinizing hormone, lutropin, LH
	follicle stimulating hormone, follitropin, FSH
Corticotroph	adrenocorticotrophic hormone, corticotropin, ACTH

으로 자라 나와 형성된 부분이다. 이렇게 기원이 다른 까닭에 미세구조에도 차이가 있을 수밖에 없는데, 선하수체는 상피성의 선세포(glandular cells)들과 수많은 동양혈관(sinusoids)들로 구성되는 반면 신경하수체는 많은 신경섬유(nerve fiber)로 구성된다.

뇌하수체의 80% 가량을 차지하는 전엽은 원위부, 중간부, 결절부의 세 부분으로 구성되며, 뇌하수체전엽은 선하수체로서 해부학적으로도 호르몬 생산 세포들로 이루어진 원위부가 대부분을 차지한다. 뇌하수체전엽 세포는 분비물에 따라 성장호르몬 분비세포, 프로락틴 분비세포, 갑상선자극호르모 분비세포, 부신피질자극호르몬 분비세포, 황체형성호르몬, 난포자극호르몬 분비세포 등으로 분류한다. 한편, 뇌하수체후엽은 정중융기, 뇌하수체경, 신경엽으로 구성되며, 뇌하수체후엽은 신경하수체로서 호르몬 생산 세포가 존재하지 않는다.

뇌하수체는 다른 내분비기관의 기능을 조절하는 한편 자신이 조절을 받기도 하는 기관이다. 또 단일 분비선에서 여러 호르몬을 분비하는 기관으로, 여러 종류의 분비세포가 존재하며 때로는 한 세포에서 두 종류의 호르몬을 분비하기도 한다. 가령 시상하부에서 분비된 TRH가 뇌하수체의 thyrotroph에 작용해서 TSH를 분비하도록 하지만 동시에 lactotroph에 작용해 분비를 촉진시키며, 말단비대증 환자에게는 growth hormone의 분비를 자극하기도 한다. 또한 LH와 FSH의 경우 다른 호르몬이지만 한 개의 세포에서 분비되고 있다(표 3-3).

3. 뇌하수체전엽 호르몬

1) 성장호르몬

성장호르몬(GH)은 성장촉진과 각종 대사에 관한 작용을 한다. 성장 촉진은 주로 간 등에서 형성되는 인슐린양 성장인자 I (IGF-I, somatomedin)의 매개를 통한 간접루트로 효과가 발휘되는데, 연골형성 촉진과 세포증식 및 단백질 합성 촉진을 통해 뼈가 장축으로 뻗는 성장이 이루어지게 한다. 단백합성 이외에도 GH는 지방분해를 촉진하고, 항인슐린작용을 통해 혈당상승을 유도하는 등 대사에 관여한다. 지질과 당을 혈중에 충분히 공급함으로써 성장을 위한 동화작용에 쓰여야 할 단백질이 에너지원으로 소모되지 않도록 하기 위함이다. 또한 신장에서 Na, Cl, P의 재흡수를 항진시켜 체내에 물과 전해질의 저장을 돕는다. 성장기에 분비가 가장 많고, 연령증가에 따라 분비가 저하되며, 정상적인 성인의 혈중 농도는 5.0 ng/mL이하이다. 박동성으로 분비되고, 일중 변동이 있으며, 수면과 관계가 깊어 수면이 시작한 최초의 서파수면에 가장 피크를 이룬다. 혈중 IGF-1은 GH의 총 분비량과 상관관계가 있는 것으로 알려져 있으며 일중변동도 없기 때문에, 오히려 GH의 측정보다 진단적 가치가 있다. 모든 뇌하수체 호르몬이 그렇듯 GH 역시 시상하부의 지배하에 있어 성장호르몬 방출호르몬(GRH)에 의해 분비가 촉진되고, 소마토스타틴에 의해 분비가 억제된다. 그 밖에 IGF-1의 negative feedback을 받거나 고혈당, cortisol 상승, 유리지방산 상승 상황에서 GH분비는 억제되며, 서파수면, 저혈당, 운동, 스트레스, 아르기닌 등의 아미노산 증가, 성호르몬, 도파민 또는 도파민 효능제 등에 의해 분비가 촉진된다. 이렇게 다양한 촉진분비 또는 억제인자를 이용하여 성장호르몬 이상의 진단에 활용한다.

2) 프로락틴

프로락틴(prolactin, PRL)은 출산 후의 유즙분비를 자극한다. 임신 중에는 다른 여러 호르몬(에스트로겐, 프로게스테론, 인태반 유선자극호르몬, 인슐린, 코티솔)과 마찬가지로 프로락틴은 증가하고, 젖생성에 대비해 유방발달을 촉진시킨다.

생식선 기능조절에 프로락틴이 생리적 역할을 하는 것 같지는 않지만, 고프로락틴혈증은 성선기능저하증을 유발한다. 여성에서 초기에는 황체기의 단축이 오고, 점진적으로 무배란, 희발월경, 무월경 등이 나타난다. 남성에서 프로락틴 과다는 테스토스테론 합성 및 정자형성을 감소시키며, 임상적으로는 성욕감소, 발기장애, 불임 등으로 나타난다. 남성은 15 mg/dL, 여성은 20 mg/dL 이하가 참고치이고, 반감기는 20~25분이며, 1일 총분비량은 400 μg이다. 프로락틴방출호르몬(PRH)과 프로락틴억제호르몬(PIH)의 이중지배를 받고 있으며, 수면과 함께 분비가 증가되고, 수유와 스트레스 역시 분비를 촉진시킨다.

3) 갑상선자극호르몬

갑상선자극호르몬(TSH)의 β아단위가 갑상선의 고친화성 수용체에 결합해서 요오드 섭취, 호르몬합성, T4와 T3의 방출을 자극하는데, 이는 adenylate cyclase를 활성화시켜 cAMP가 증가되어 나타난다. TSH 분비는 mRNA 및 단백질 합성을 증가시켜 갑상선 크기 및 혈관화를 증가시킴으로써 갑상선호르몬의 생산과 분비를 모두 증가시킨다. 또 TSH는 여포세포의 높이를 증가시키고 콜로이드의 양을 감소시켜 요오드의 운반, 갑상선글로불린(thyroglobulin)의 생산, 요오드티로신(iodothyrosine)과 요오드티로닌(iodothyronine) 합성, 갑상선글로불린 단백 분해, 갑상선호르몬 분비 등을 증가시킨다. 참고치는 0.3~4.0 μIU/mL(1~10 μg/mL)이고, 반감기는 50~60분이며, 1일 총분비량은 100~200 mU이다.

4) 부신피질자극호르몬(ACTH)

전구물질은 분자량 28,500인 POMC (pro-opiomelanocortin)이며, 주된 기능은 부신피질에 작용해서 당류코르티코이드(glucocorticoid)와 염류코르티코이드(mineralocorticoid) 및 안드로겐의 분비를 자극하는 것이다. ACTH가 과다분비되는 상황(애디슨병, 넬슨증후군)에서 나타나는 과다한 피부색소 침착은, 그 원인이 정확히 규명되지는 않았지만 ACTH와 β-LPH가 멜라닌세포를 자극해서 피부에 색소를 침착시키는 것으로 여겨진다. 정상인에서의 기저치는 10~80 pg/mL인데, 일중 변동이 있어서 이른 아침인 5~8시에 가장 높고 저녁 늦게 가장 낮으며, 스트레스를 받으면 10배까지 증가한다. 혈중 반감기는 7~12분, 1일 총분비량은 약 25 μg이다.

5) 성선자극호르몬(LH, FSH)

황체형성호르몬과 난포자극호르몬은 난소와 고환의 수용체와 결합해서 성호르몬 생성 및 생식발생(gametogenesis)을 통해 성기능을 조절한다. 황체형성호르몬은 고환의 라이디히 세포(Leydig cell)에서는 테스토스테론 생성을 촉진하고, 난소에서는 에스트로겐과 프로게스테론의 형성을 촉진하며, 배란 후에는 황체에서 프로게스테론의 형성을 촉진한다. 한편 난포자극호르몬은 고환의 성숙을 촉진시키고, 세르톨리세포(Sertoli cell)에 의한 안드로겐 결합 단백의 생성을 촉진하며, 난포의 발달을 촉진시킨다.

4. 뇌하수체전엽 기능의 평가

1) GH

GH의 결핍이 의심될 경우에는 인슐린 유발 저혈당 검사(insulin-induced hypoglycemia test)가 시행된다. 공복 시 혈당을 40 mg/dL까지 낮출 수 있는 양의 속효성 인슐린을 투여하면 정상인은 성장호르몬이 60~90분에 최고치에 도달하는데, 최고치가 9 ng/mL 이상이면 정상으로 간주된다. 물론 정상인의 약 30%에서는 정상반응을 나타내지 않는다. 한편, GH의 과다분비가 의심될 경우에는 당부하 후 성장호르몬 반응검사(glucose-growth hormone suppression test)가 시행된다.

2) PRL

PRL분비장애는 임상적으로 거의 문제되지 않는다. 다만, 혈중 PRL의 기저치가 2 ng/mL 이하이면 PRL결핍을 의심한다.

3) TSH

갑상선기능저하의 증상이 있으면서 혈중 TSH가 상승되지 않은 경우 뇌하수체나 시상하부의 이상을 의심할 수 있는데, 이럴 때 시행되는 검사가 갑상선자극호르몬 방출호르몬 자극검사(TRH stimulation test)이다. 즉, TRH 400 μg을 정맥주사하면 정상인에서는 TSH가 기저치의 2~5배 정도 증가되며 최고치가 15~30분경 나타나는데, 시상하부성 갑상선기능저하증에서는 TRH에 대한 반응이 강조되고 반응시간도 길어져 90~180분 사이에 최고치에 도달하지만, 뇌하수체성 갑상선기능저하증에서는 TRH에 대한 반응이 정상 이하이거나 없다.

4) ACTH

부신피질기능저하의 증상이 있고 혈중 코티솔이 낮으면서 ACTH의 농도가 낮거나 정상이어서 시상하부-뇌하수체의 기능 이상이 시사되는 경우에는 인슐린 유발 저혈당 검사가 시행된다. 즉, 공복 시 혈당을 40 mg/dL까지 낮출 수 있는 양의 인슐린을 투여한 뒤 혈중 코티솔 농도를 측정해서 증가분이 10 μg/dL 이상이면 시상하부-뇌하수체-부신축이 정상이라고 여기는 것이다.

부신피질자극호르몬 방출호르몬 자극검사(CRH stimulation test)는 CRH 1 μg/kg 주사 시 정상인에서는 ACTH가 15분 이내에, cortisol은 30~60분에 최고치에 도달하므로, CRH에 대한 반응이 정상이고 인슐린 유발 저혈당 검사에 이상이 있다면 시상하부에 이상이 있다고 여기는 것이다.

메티라폰 검사(metyrapone test)는 11-베타수산화효소(11-βhydroxylase) 억제제인 메티라폰을 경구로 750 mg씩 4시간마다 6회 투여해서 코티솔의 정상적인 되먹임을 방해한 후, 11-디옥시코티솔(11-deoxycortisol) 또는 소변내 17-수산화코르티코스테로이드(17-OHCS 17-hydroxycorticosteroid)를 측정하는 검사로서, 혈중 11-디옥시코티솔이 7 μg/dL 이상 증가되거나 소변내 17-OHCS가 2배 이상 증가되면 정상으로 판정하는 것이다.

덱사메타손 억제검사(dexamethasone suppression test)는 밤 11시경 1 mg의 덱사메타손을 경구투여하고 다음 날 오전 8시 혈중 코티솔 농도를 측정해서 5 μg/dL 이하이면 정상으로 판정하는 것인데, 1일 덱사메타손 억제검사에서 정상적으로 억제되지 않으면 덱사메타손 0.5 mg씩을 6시간마다 2일간 경구투여해서 혈중 코티솔이 5 μg/dL 이하 또는 소변내 유리 코티솔이 20 μg/day 이하로 억제되면 정상이지만 억제되지 않으면 뇌하수체나 부신의 기능항진이 있다고 여기는 방법이다. 한편 이렇게 저용량 덱사메타손 억제검사 이후 덱사메타손을 2 mg씩 6시간마다 2일간 경구투여해서 뇌하수체와 부신에 의한 원인을 구별하기도 한다.

5) LH, FSH

생식선기능저하의 증상이 있고 FSH와 LH가 증가되지 않으면서 에스트라디올(estradiol, E2)이나 테스토스테론이 정상 이하인 경우에는 LH와 FSH의 결핍을 의심할 수 있는데, 이럴 때 시행되는 검사가 성선자극호르몬 방출호르몬 자극검사(GnRH stimulation test)이다. 즉, GnRH 100 μg을 정맥주사하면 정상인은 LH는 3배 이상 증가하여 15~30분 후에 최고치에 이르고, FSH도 시간상으로는 비슷하지만 LH보다 증가폭이 작다.

6) 복합 뇌하수체 자극검사(Cocktail test)

뇌하수체전엽기능저하증이 의심될 경우 금식 후 검사기간중 앙와위를 유지시키면서 3회 기저 혈액을 채취하고 이후 TRH 400 μg, GnRH 100 μg, RI 0.1 U/kg (당뇨병이나 말단비대증이 있으면 0.15~0.2 U/kg)을 동시에 정맥주사하고 주사후 30분, 60분, 90분, 120분에 각각 정맥혈을 채취해서 혈당, 코티솔, ACTH, GH, PRL, TSH, LH, FSH 등을 측정하는 방법이다.

5. 뇌하수체후엽 호르몬

뇌하수체후엽에서 분비되는 호르몬은 vasopressin과 oxytocin 두 가지인데, 이들 호르몬은 시상하부 실방핵의 대세포나 시삭상행의 세포에서 합성된 것으로 축삭을 통해 뇌하수체로 이동, 저장되었다가 분비된다.

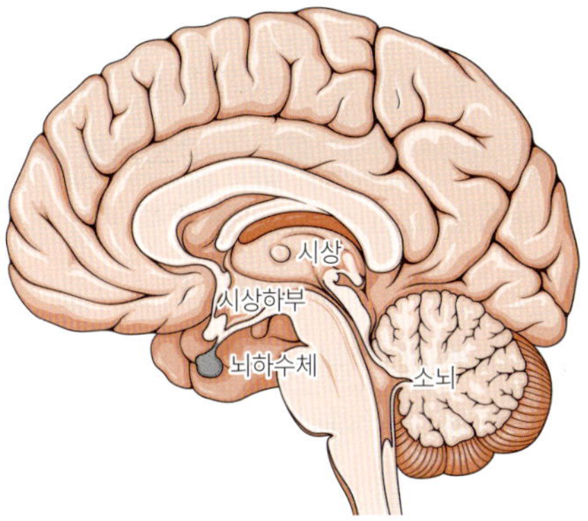

그림 3-4. 뇌하수체의 위치

1) 바소프레신, 항이뇨호르몬(Vasopressin, arginine vasopressin, AVP, antidiuretic hormone, ADH)

바소프레신의 가장 중요한 작용은 신장의 집합관 상피세포에 작용해서 수분의 투과성을 증가시키는 것이다. 즉 소변이 신장의 원위부 신세뇨관 및 집합관을 통해 신우에 이르는 과정에서 소변의 몰랄삼투압농도(osmolality)를 1,200 mOsm/kg까지 증가시키면서 소변량을 0.5 mL/min까지 줄이는 것이다. 따라서 바소프레신의 결핍이 있는 경우에는 소변의 삼투질 농도가 30 mOsm/kg까지 감

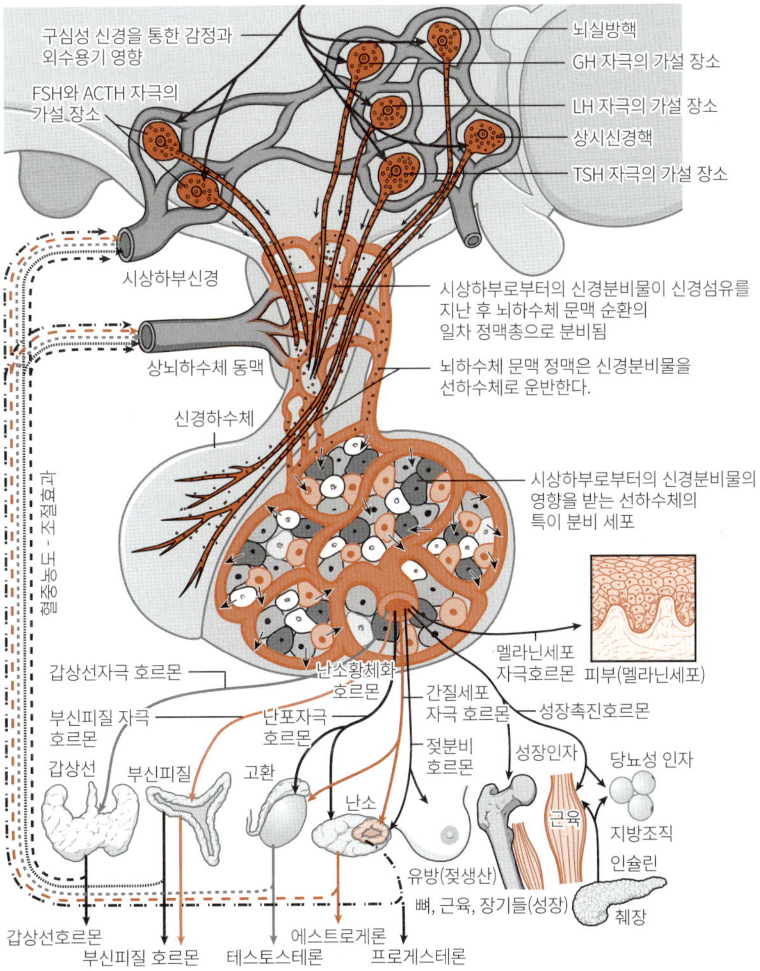

그림 3-5. 시상하부와 뇌하수체의 구조적, 기능적 관계

소되면서 소변량은 15~20 mL/min까지 증가된다. 항이뇨호르몬의 또다른 작용은 강력한 혈관수축작용인데, 과소혈증(hypovolemia)으로 혈압이 감소되면 경동맥 및 대동맥의 압수용체(baroreceptor)를 통해 바소프레신의 분비가 현저히 자극되고, 이에 증가된 바소프레신은 혈관평활근의 V1 (vasopressin1) 수용체를 통해 강력한 혈관수축작용으로 혈압을 정상화시키는데 관여한다. 그러나 서맥을 일으키고 교감신경계를 억제하는 상반된 작용이 있기 때문에 혈관수축작용을 스스로 완화시킨다. 이러한 상반된 작용은 혈액량 감소 시 조직의 순환(perfusion) 유지에 중요한 역할을 한다.

2) 옥시토신

옥시토신은 평활근 수축 작용을 나타내는데, 유선관의 근상피세포를 수축시켜 유즙 분비에 관여하거나, 분만 시 자궁의 수축을 시작하는 데 관여한다.

II. 뇌하수체전엽 질환

뇌하수체전엽 질환의 특징은 터어키안(sella turcica)의 확장 및 공간점유병소(space occupying lesion, SOL)의 증거, 시야장애, 뇌하수체기능저하증, 뇌하수체기능항진증 등의 네 가지 증상이 복합적으로 나타나는 것이다. 그런데 성인에서 발현되는 시상하부-뇌하수체 기능 이상의 가장 흔한 원인은 뇌하수체 선종이며, 이 중 대부분은 뇌하수체기능항진증의 형태로 나타난다. 그러므로 초기에는 터어키안 확장, 두통, 시력장애 등의 국소 증상보다는 내분비 이상으로 인한 증상이 선행되기 마련이며, 종양이 크거나 터어키안 상부로 확장되는 경우에만 이들 국소 소견이 나타난다.

한편, 어린이에서 시상하부-뇌하수체 기능 이상을 초래하는 가장 흔한 구조적 병변은 두개인두종(craniopharyngioma)이나 다른 시상하부 종양이다.

1. 뇌하수체 종양

1) 정의 및 개요

전체 두개내 종양의 10%를 차지하는 뇌하수체 종양은 크게 뇌하수체 선종, 두개인두종, 터어키안 주변 종양 등으로 나눌 수 있는데, 가장 많은 형은 뇌하수체 종양의 90% 이상을 차지하는 선종(adenoma)이다.

대부분의 뇌하수체 선종은 호르몬 분비능력을 가지고 있으면서 되먹임 기전의 지배를 받지 않는다. 환자는 호르몬 분비과다에 의한 증세 이외에도 국소압박에 의한 신경해부학적 증세를 호소하는데, 대부분의 뇌하수체 종양은 여러 해에 걸쳐 서서히 자라므로 시야검사 상 초기에는 상측부 4분맹(superior temporal quadranopsia)이 오고, 진행하면 양측부 반맹(bitemporal hemianopsia)이 오며, 두개내압 상승과 유두부종은 흔하지 않다.

두개인두종은 소아의 경우 주로 두개내압 항진에 따른 증상, 시야결손, 성장부전 등의 증상이 나타나는 반면, 성인에서는 주로 시야결손, 성기능저하, 요붕증, 뇌하수체기능저하증 등이 나타난다. Rathke낭의 잔유물에서 발생하는 두개인두종은 선천성, 낭포성이며 15%에서 뇌하수체전엽을 침범하는데, 대개 유아기 질환이지만 20세 이후에도 45%가 발생하고 40세 이후에는 20% 정도 발생한다.

한편 터어키안 주변종양은 시신경교종(optic nerve glioma), 수막종(meningioma), 접형골 골육종(osteosarcoma of sphenoid bone), 전이성 암 등이다.

2) 진단

내분비학적 검사로 뇌하수체 기능검사가 시행되는 한편, 신경방사선학적 검사도 이루어진다. 먼저 터어키안(성인에서의 총면적은 130mm^2 이하)의 측면촬영은 근접 원추촬영(cone-down view)의 경우 예비적 검사 또는 선별검사용으로 적당한데, 간혹 총면적이 정상이더라도 확장에 의한 둥근 모습으로 의심될 수 있다.

전산화 단층촬영의 경우에는 최적의 영상을 얻기 위한 관상 단면 촬영(coronal section)이 이루어지는데, 이는 터어키안의 내용물 주변의 골구조, 모든 방향으로의 종양의 확장 등을 평가할 수 있다.

한편, 골드만 주변시야계법(Goldmann perimetry)을 이용한 시야검사 혹은 시신경 유발반응(visual evoked response, VER) 등에 의한 신경안과학적 검사도 시행될 수 있는데, 이는 시신경교차, 시신경, 시삭이 뇌하수체와 가까운 탓에 터어키안 위쪽으로 확장된 큰 뇌하수체종양에서는 시야장애가 매우 흔한 증상이기 때문이다.

3) 치료

치료는 선종의 과분비 및 성장 억제를 목표로 수술, 방사선요법, 약물요법 등을 활용하는 것이다. 즉, 과분비되는 뇌하수체전엽 호르몬을 조정하고, 정상 기능을 하는 뇌하수체 조직을 보존하거나, 선종 자체를 제거하거나 억제하는 것이다. 이러한 치료목표는 미세선종의 경우에는 대부분 달성될 수 있지만, 거대선종의 경우에는 치료율이 더 낮고 더 복잡해서 다양한 방법을 필요로 한다.

(1) 수술

주된 방법은 접형골 경유(transsphenoidal) 종양절제술이다. 그러나 터어키안 위쪽으로 심한 확장이 있거나 종양이 시신경이나 뇌혈관을 둘러싼 경우에는 전두골 경유(transfrontal) 종양절제술이 시행된다.

(2) 방사선요법

방사선요법은 수술 대신, 또는 수술에 보조적으로 사용되는데, 터어키안 위쪽으로 확장이 심하거나 시야 장애가 현저한 경우에는 방사선조사 시 오히려 증상을 악화시킬 수 있다.

(3) 약물요법

도파민 효현제(dopamine agonist)인 브로모크립틴(bromocriptine)이 사용되는데, 브로모크립틴은 프로락틴 분비 종양의 성장을 억제하는 효과가 있다. 소마토스타틴(somatostatin)은 말단비대증이나 TSH분비 선종에 유용하다.

2. 뇌하수체기능항진증

뇌하수체기능항진증(hyperpituitarism)은 호르몬 분비성 뇌하수체 종양에 의하므로, 다시 성장호르몬 분비종양, ACTH 분비종양, 프로락틴 분비종양 등으로 나뉜다.

1) 성장호르몬 분비종양

(1) 정의 및 개요

만성적인 성장호르몬의 과분비는 골단 폐쇄 이전의 소아 및 청소년기에서는 거인증(gigantism)을, 골단 폐쇄 이후의 성인에서는 말단비대증(acromegaly)을 일으킨다. 대부분의 임상 증상은 과도한 양의 인슐린양 성장인자-I (IGF-I)의 자극에 의한 것으로 여겨지지만, 인슐린 저항성과 내당능장애는 성장호르몬의 직접적인 효과 때문으로 간주된다. 이러한 성장호르몬의 과분비는 성장호르몬 방출호르몬(growth hormone releasing hormone, GHRH)을 분비하는 종양이나 이소성 성장호르몬 분비종양에 의해 나타날 수도 있지만, 대부분은 뇌하수체 선종에 의한 것으로 생각되고 있다.

(2) 임상양상

비교적 드문 질환인 말단비대증은 성장호르몬 과다분비로 인한 뼈 및 연조직의 과성장을 특징으로 하는 만성 질환으로서, 남녀에 똑같이 발생하며 주로 30~40대의 청장년기에 발생한다. 발병에서 진단까지의 평균 이환기간은 5~10년일 만큼 임상증상은 서서히 발현되는데, 주된 증상은 손, 발의 비대와 얼굴 모양의 변화이다(그림 3-6).

말단비대증의 증상은 크게 성장호르몬 과분비에 의한 증상과 종양 자체에 의한 증상으로 나눌 수 있다. 성장호르몬 과분비 증상으로는 말단거대 및 연조직(soft tissue)의

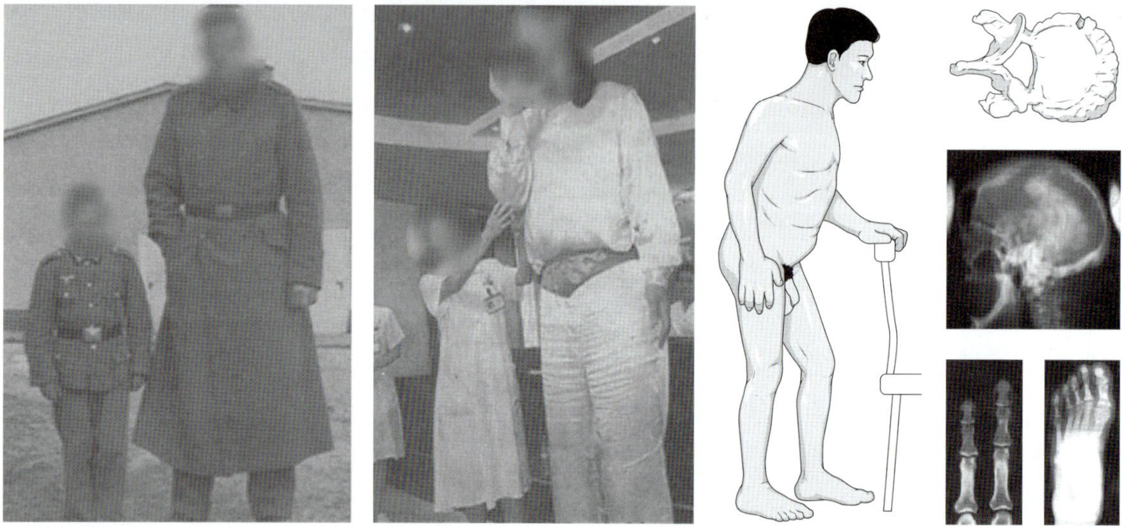

그림 3-6. 말단비대증

과성장이 가장 많고, 발한, 변성, 관절통, 이상감각의 순으로 나타나는데, 가장 초기의 증상은 연조직 과성장이며 골 변화는 좀 더 서서히 나타난다. 환자는 모자, 신발, 장갑, 반지 등의 크기가 점차적으로 커짐을 흔히 경험하며, 두개골의 과성장과 하악골의 돌출 등으로 얼굴 모습도 점차 변화된다.

한편, 생화학적 검사에서는 당대사 이상(인슐린 저항성 80%, 당불내성 20~40%, 당뇨병 13~20%), 신세뇨관에서의 인산염 재흡수율 증가에 의한 혈청 인의 상승, 1,25-dihydroxyvitamin D3의 증가에 의한 고칼슘뇨증 등이 나타난다. 또 방사선검사소견으로는 단순 두개골 측면 사진상 터어키안의 확장(90%), 두개골의 비후, 전두동(frontal sinus) 및 상악동(maxilary sinus)의 크기 증가, 하악골(mandible)의 증가 등이 나타난다. 손에서는 연조직 증가, 말단수지의 화살촉 모양변형(arrowhead tufting), 관절내 연골의 폭 증가, 수근골(carpal bone)의 낭종 변화가 나타나고, 발에서는 발뒤꿈치 연조직의 두께 증가(남성 >21 mm, 여성 >18 mm)가 나타난다.

(3) 진단

특징인 소견이 뚜렷하게 나타나는 경우에는 진단이 용이하지만, 초기에는 임상 소견이 모호한 경우가 많으므로 호르몬 검사와 신경방사선검사가 시행된다.

호르몬 검사 중 먼저 당부하 후 성장호르몬 반응검사는 100 g의 포도당을 투여하고 60~120분 후에 성장호르몬을 측정하는 것인데, 말단비대증에서는 대개의 경우 5 ng/mL 이하로 억제되지 않는다. 공복시 기저 혈청 성장호르몬 측정도 시행되는데, 90% 이상의 환자에서 10 ng/mL 이상으로 올라가 있다. 그러나 약 5%의 환자에서는 5 ng/mL 이하일 뿐만 아니라 정상인에서도 운동, 수면, 스트레스 등에 의해 성장호르몬 농도가 올라갈 수 있으므로 선별검사로는 적절하지 않다. 아울러 혈중 인슐린양 성장인자-I (IGF-I)의 측정도 시행될 수 있는데, 이는 정상인에서는 임신인 경우를 제외하고는 위양성으로 증가되는 경우가 없기 때문이다.

신경방사선검사는 고해상도 뇌 전산화 단층촬영이나 MRI를 시행하는 것인데, 환자들의 90% 이상이 직경 1 cm 이상의 종양이므로 대부분은 이를 통해 종양의 크기 및 위치가 쉽게 밝혀진다. 아주 드물게, 이소성 성장호르몬이나 성장호르몬 방출호르몬 분비에 의한 경우가 있을 수 있는데, 이때는 스캔 방법이 고려된다.

(4) 치료

말단비대증은 서서히 진행하는 병이지만 치료하지 않을

경우 합병증 및 사망률이 크게 증가하기 때문에 일단 진단 후에는 가능하면 빨리 치료해야 한다. 치료의 목표는 다른 뇌하수체 기능은 보존하면서 성장호르몬의 과분비를 감소시키거나 정상화시키고, 종양의 크기 증가로 인한 합병증을 줄이는 것이다.

현재 가장 좋은 치료법으로 여겨지는 접형골 경유 선종절제술은 절제 후 수시간 내에 성장호르몬이 감소하고, 수술 후 뇌하수체기능저하나 수술 이환률이 낮은 것으로 알려져 있다. 방사선요법은 비기능성 뇌하수체 종양과 동일한 방법으로 시행되는데, 일차적 치료 또는 수술 후 성장호르몬이 계속 상승되는 경우에 적용된다. 방사선요법 시행 후 성장호르몬 분비 평가는 1년에 2회, 뇌하수체 기능 평가는 매년 이루어져야 하는데, 이는 방사선요법의 효과가 서서히 나타나서 시간이 지날수록 뇌하수체기능저하증이 발현될 가능성이 높기 때문이다. 약물요법은 이제껏 단독으로 보다는 주로 보조적 요법으로 사용되었는데, 근래에는 수술 후 성장호르몬이 계속 올라가 있는 경우 소마토스타틴 유도체인 옥트레오타이드(octreotide)가 일차 선택요법으로 쓰이기도 한다.

2) ACTH 분비종양

(1) 정의 및 개요

뇌하수체 종양의 10~15%를 차지하는 ACTH 분비종양은 양측성 부신 증식 및 부신피질 과기능의 임상증상을 동반한 뇌하수체 호염기성 선종으로, 1932년 하베이 쿠싱(Harvey Cushing)에 의해 처음 기술된 까닭에 쿠싱병(Cushing's disease)이라고도 하는데, 환자의 70~80%는 미세선종이다.

(2) 임상양상

쿠싱병의 임상 증상은 부신피질 과기능의 증상과 부신피질자극호르몬 및 연관 펩티드 과분비에 의한 증상으로 구분된다. 부신피질 과기능 증상은 부신피질 선종이나 호르몬 투여에 의한 인위적 부신피질 과기능 증상과 같은데, 일반적인 외양은 월상안(moon face), 물소 혹(buffalo hump), 중심성 비만증 등이고, 피부 증상으로는 다혈증(plethora), 여드름, 조모증(hirsutism), 자색 선조(purplish striae), 쉽게 멍듬 등이다. 이외에도 무월경, 성기능 감퇴, 골다공증, 근위축에 의한 쇠약감, 고혈압, 울혈성 심부전, 당불내성 및 기분의 변동, 자극과민성, 우울증 등의 이상심리상태도 나타날 수 있다. 한편, ACTH 및 베타-리포트로핀(β-LPH) 과분비에 의한 증상은 일차성 부신피질 기능저하증과 유사한 색소침착인데, 압박받는 자리, 유두륜, 성기, 점막부위, 최근에 아문 상흔 등에서 색소침착이 두드러진다.

(3) 진단

가장 믿을 수 있는 검사로서 24시간 요중 유리 코티솔 측정이 시행되는데, 100 μg/24시간 이상이면 부신피질 과기능을 의심할 수 있다. 부신피질 과기능이 의심되면 덱사메타손 억제검사가 시행되는데, 쿠싱병의 경우 저용량에는 억제되지 않으나 고용량에는 부신피질선종이나 이소성 부신피질자극호르몬 증후군과 달리 대개 억제된다. 한편 쿠싱병은 대부분 크기가 10 mm 이하인 미세선종이기 때문에 터어키안 측면사진에서는 거의 모두가 정상으로 나타나며, CT나 MRI로도 약 70~80%에서만 종양을 확인할 수 있다.

(4) 치료

선택적인 접형골 경유 선종절제술이 주로 시행되는데, 관해율은 미세선종에서는 80%, 거대선종에서는 50% 이하이다. 성공적인 종양 절제술 후 대부분의 환자들은 12달 정도 지속되는 수술 후의 부신기능부전을 경험한다. 한편, 양측 부신 절제술은 부신 적출 후 10~30%의 환자에서 넬슨 증후군(뇌하수체 선종의 크기 증가와 함께 피부 색소침착의 증가)이 나타나므로, 현재는 다른 방법이 모두 실패한 경우에만 이용되며, 보통 코티솔 과잉은 교정되지만 평생 동안 당류코르티코이드와 염류코르티코이드의 보충이 필요하다.

방사선요법은 뇌하수체 미세수술 후에 재발된 경우에

적용되는데, 이런 환자들에서 방사선요법 후의 관해율은 55~70% 정도이다.

약물요법은 수술의 적응증이 안되거나 수술 전 혈액 내 코티솔 농도를 정상화시키기 위해 케토코나졸(ketoconazole), 메티라폰(metyrapone), 미토탄(mitotane), 아미노글루테티미드(aminoglutethimide) 등이 사용되는데, 현재까지 온전히 ACTH의 분비를 억제하는 약물은 없다.

3) 프로락틴 분비종양(Prolactinoma)

(1) 정의 및 개요

프로락틴 과분비는 시상하부-뇌하수체 질환에 의한 가장 흔한 내분비 이상이다. 흔히 무월경-유즙분비증후군으로도 불리는 프로락틴 분비종양은 기능성 뇌하수체 종양 중 가장 많은데, 대부분은 미세선종이다. 여성에게 많고, 20~40세의 환자가 약 80%로, 가임 연령에서 발생하는 경우가 대부분이다

(2) 임상양상

프로락틴 분비종양에 의한 임상증상은 프로락틴 과다에 의한 유즙분비(galactorrhea)와 성선기능저하에 의한 무월경, 불임증(남성에서는 성욕 감퇴와 발기장애)이 대표적이며, 종양의 크기 또는 위치에 따른 신경해부학적 증상으로 두통, 시야 결손 등이 있다.

유즙분비는 난소의 스테로이드 호르몬이 거의 정상인 경우에만 가능하므로, 남녀 모두에게서 나타날 수 있으나 남성은 드물고 여성은 50~90%에서 나타난다. 물론 여성에서 심한 고프로락틴혈증이 있으면서도 유즙분비가 없는 경우가 있는데, 이는 성선자극호르몬 결핍이 같이 있기 때문인 것으로 여겨진다.

성선기능저하 역시 비슷한 빈도로 나타나는데, 여성 무월경환자의 약 20%까지에서 고프로락틴혈증이 발견되고, 이 중 많은 환자가 프로락틴 분비선종이 있다. 여성에서는 무배란과 더불어 저에스트로겐혈증도 나타나는데, 이로 인해 질 분비물 감소, 성교불쾌증, 성욕감퇴 등이 나타날 수 있다. 일부 환자에서는 부신의 DHEA-S (dehydroepiandrosterone sulfate) 증가로 인해 가벼운 조모증(hirsutism)이 나타난다. 한편, 거대선종의 경우에는 15%에서 임신 중 종양의 크기가 증가되므로, 혈청 프로락틴치를 주기적으로 검사해야 한다. 임신 중에 프로락틴치가 상승하면 종양의 크기 증가를 시사하고, 감소하거나 일정하면 분만 후 오히려 분만 전보다 크기가 감소하는데, 이는 임신 중 종양의 경색이나 퇴행이 발생했기 때문이다. 남성에서는 성욕감퇴, 발기장애 등이 주된 증상이다.

(3) 진단

우선적으로 혈청 프로락틴치 검사가 시행되는데, 200 ng/mL 이상이면 종양인 경우가 대부분이다. 고프로락틴혈증이 있더라도 임신 시에는 대부분 200 ng/mL 미만이고, phenothiazine, metoclopramide, methyldopa, reserpine, estrogen, opiate 등의 약물에 의한 경우는 거의 100 ng/mL를 넘지 않으며, 시상하부의 질환에 의한 경우에는 주로 150 ng/mL 미만이기 때문이다.

(4) 치료

미세선종의 경우 모두 다 치료가 필요하지는 않으니, 증상이 심하지 않으면 주기적인 추이관찰로 충분하기 때문이다. 여성에서는 임신을 원하거나 성욕감퇴, 유즙분비가 있을 때, 규칙적인 월경을 원할 때, 골다공증이 있을 때 치료가 필요하고, 남성에서는 성욕이나 성교 능력의 감퇴, 난임증일 때 치료가 필요하다. 첫 번째로 선택되는 치료 방법은 약물요법으로 브로모크립틴(bromocriptine)을 투여하는 것이다. 브로모크립틴은 도파민 작용물질(dopamine agonist)로서 락토트로프(lactotroph)에 직접 작용해서 프로락틴의 분비를 감소시키는데, 90%의 환자에서 프로락틴치가 정상화되고 규칙적인 월경으로 되돌아온다고 한다. 접형골 경유 종양절제술도 시행될 수 있는데, 미세선종의 5~10%만이 거대선종으로 커질 뿐 대부분 더 커지지 않고, 수술 후 재발률도 25% 이상 되므로 근래에는 수술요법이 잘 쓰이지 않는 추세이다.

한편, 거대선종은 반드시 치료가 필요하다. 프로락틴치

가 150 ng/mL 미만이면서 거대선종이 있는 경우에는 락토트로프 이외의 다른 세포의 성장에 의한 경우가 대부분이므로 비기능성 뇌하수체 종양과 동일한 방법을 시행한다. 이와 달리 프로락틴치가 200 ng/mL 이상 현저히 증가된 경우에는 대부분 락토트로프로 구성된 선종이므로 브로모크립틴이 사용된다. 약 2/3의 환자에서 약물 복용만으로도 증상의 호전과 함께 종양의 크기도 50~75% 가량 줄어들기 때문이다. 거대선종이 터어키안 상부로 커져있거나 지속적인 시야 결손이 있으며, 특히 임신을 원하는 경우에는 수술이 시행될 수 있지만, 거대선종에서는 수술 후 고프로락틴혈증이 잘 개선되지 않고 재발률도 높으므로, 수술 후에도 브로모크립틴 투여와 방사선요법이 병행되어야 한다. 방사선요법은 대개 거대선종에서 수술이나 약물요법에 병행해서 시행되는데, 종양의 성장을 막을 수 있으나 치료 후 다른 뇌하수체 기능저하가 나타날 수 있어서 제한적으로만 사용된다.

3. 뇌하수체기능저하증

1) 정의 및 개요

뇌하수체기능저하증(hypopituitarism)은 뇌하수체전엽의 70~75%가 파괴되어야만 비로소 임상증상이 발현되므로 경미한 경우에는 잘 발견되지 않는다. 또 뇌하수체기능저하증의 원인은 invasive, infarction, infiltrative, injury, immunologic, iatrogenic, infectious 등의 범주로 규명하는 것이 향후 치료 방향과 예후 결정에도 유용하다.

일반적으로 뇌하수체호르몬의 결핍은 성장호르몬, 성선자극호르몬, 갑상선자극호르몬, 부신피질자극호르몬의 순서로 일어나며, 때에 따라서는 부신피질자극호르몬과 갑상선자극호르몬 결핍이 먼저 올 수도 있다. 프로락틴 결핍은 드물어서 주로 시한(Sheehan) 증후군에서 나타난다.

허혈성 산후 뇌하수체괴사(ischemic postpartum pituitary necrosis)라고도 일컫는 시한 증후군은 출산 후 심한 출혈과 저혈압이 있은 뒤 젖먹이기가 불가능하고 정상적인 월경주기가 회복되지 않는 특징적인 병력이 있다. 출산 시 심한 출혈을 경험한 여성의 약 2/3에서 어느 정도 뇌하수체의 기능저하가 나타난다고 알려져 있는데, 시한 증후군의 발생기전은 명확하지 않지만 뇌하수체에 혈류를 공급하는 동맥혈관의 경련과 저혈압에 의해 임신기간 중 커진 뇌하수체의 동맥혈류가 저하되기 때문으로 여겨지고 있다.

2) 임상양상

뇌하수체기능저하증은 뇌하수체졸중(pituitary apoplexy)처럼 급격히 나타나는 경우도 있지만, 대개는 점진적으로 나타나며 증상 자체가 비특이적이고 모호한 경우가 많다. 따라서 뇌하수체기능저하증의 임상양상은 일반적 증상과 호르몬 특이증상으로 분류하는 것이 필요하다. 비록 뇌하수체 기능저하가 나타나는 순서는 일정하지 않지만, 대개는 성장호르몬과 성선자극호르몬이 먼저 소실되므로 이에 따른 증상이 가장 흔하다.

(1) 일반적 증상

뇌하수체기능저하증 환자의 피부는 탄력이 없고, 눈 및 입가에 주름살이 증가하며, 창백한 밀랍성(waxy) 피부로 조로 현상을 보인다. 영양 상태는 비교적 양호하지만 중등도의 빈혈을 동반하고, 정신운동성 지연(psychomotor retardation), 무감각, 망상, 의심 등의 신경정신증세를 보일 수도 있다. 저혈당의 경향을 나타날 수 있는데, 당뇨병이 있는 환자의 경우에는 당류코르티코이드 부족 등으로 인슐린 요구량의 감소를 보인다.

(2) 호르몬 특이증상

호르몬 부족의 전형적인 경로는 GH, gonadotropin (LH, FSH), TSH, ACTH, PRL의 순서이지만, 성인에서는 GH에 의한 증상은 잘 나타나지 않는다.

첫째, ACTH 부족에서는 허약, 무력, 탈수, 기립성 저혈압, 오심, 구토, 저온, 피부탈색(애디슨병에서는 색소의 과다침착), 성욕감퇴, 음모와 액모의 소실(여성의 경우) 등이다.

둘째, TSH 부족에서는 한불내성, 건성 피부, 창백, 정신

작용의 지연, 서맥, 쉰 목소리(hoarseness), 변비, GH치료에 반응하지 않는 성장장애 등이며, 원발성 갑상선기능저하증보다 덜 심하고 갑상선종이 없는 것이 특징이다.

셋째, LH와 FSH 부족의 경우 여성에서는 무월경, 유방위축, 건성 피부, 질분비물 저하, 성욕감퇴 등이 나타나고, 남성에서는 고환 위축, 성욕감퇴, 음모소실, 근력저하 등이 나타난다.

넷째, GH 부족의 경우 성인에서는 무증상이지만 쉽게 피로할 수 있고, 소아에서는 발육장애가 나타난다.

다섯째, PRL 부족에서는 산후 유즙 분비장애로 인해 수유 불가능이 나타난다.

한의치료 동향

GH (성장호르몬)와 관련된 한의학 치료에 대한 연구는 주로 소아 성장장애, 만성 질환 및 성인에서의 회복 치료 분야에 집중되어 있다. 黃耆, 人蔘, 知母 등의 단일 본초 뿐 아니라 六味地黃湯과 같은 복합처방이 GH (성장호르몬) 발현을 촉진시킨다는 연구결과가 발표되었다. 성장 부진 소아 대상 연구의 메타분석 논문에 따르면 한약 처방과 성장호르몬 병용요법이 단일 성장호르몬 요법에 비해 효과적이었다.

3) 진단

뇌하수체기능저하증은 대개 표적장기의 부전증세, 가령 자극호르몬 감소에 따른 혈중 티록신 및 코티솔의 감소가 나타나므로 임상증상으로 추정되는 표적장기 기능검사와 함께 뇌하수체 기능검사가 이루어진다. 앞서 언급한 뇌하수체 종양의 진단에서와 같이 신경해부학적 검사 및 신경방사선학적 검사도 시행된다.

물론 여러 표적장기의 질환과 중추신경계 질환 및 내분비 기능의 장애 없이 뇌하수체기능저하증과 유사한 임상상을 나타내는 질환 등은 뇌하수체기능저하증과 감별되어야 한다. 가령 일차성 부신피질기능저하증은 뇌하수체기능저하증에 의한 이차성 부신피질기능저하증과 달리 고칼륨혈증, 색소 과다침착, 식염 갈망(salt craving) 등이 나타난다. 또 일차성 성선기능저하증의 경우에는 성선호르몬 생성 저하와 정자 형성 내지 배란 감소가 정도의 차이를 보이면서 나타나는 반면, 뇌하수체기능저하증에 의한 이차성 성선기능저하증에서는 이들 두 가지 기능이 동등한 정도로 일률적으로 나타난다. 한편, 만성 영양실조나 간질환이 있는 경우에는 한불내성, 허탈, 무력, 성욕감퇴 등이 나타나는 악액질(cachexia)이 있다는 점에서 뇌하수체기능저하증과 감별되고, 신경성 식욕부진(anorexia nervosa)의 경우에는 심한 체중감소, 정신과적 증상, 음모와 액모가 그대로 남아있는 것 등으로 쉽게 구별된다.

4) 치료

치료는 대개 표적장기 호르몬이 투여되는 이른바 호르몬 치환요법의 형태로 이루어진다. 물론 뇌하수체 호르몬이나 시상하부 호르몬이 투여될 때도 있는데, 뇌하수체 호르몬으로는 성장호르몬과 성선자극호르몬이 쓰이고, 시상하부 호르몬으로는 사춘기 유도와 난임 치료를 위해 성선자극호르몬 방출호르몬을 쓰거나 시상하부 이상에 의한 발육 장애 시 성장호르몬 방출호르몬이 쓰인다. 그러나 일반적으로는 비용절감, 투여방법의 간편, 지속적 작용 등의 이유로 표적장기 호르몬이 사용되니, 가령 ACTH 결핍 시에는 코티손(cortisone) 25~35 mg, 하이드로코티손(hydrocortisone) 20~30 mg, 또는 프레드니손(prednisone) 5~7.5 mg이 1일 2~3회로 나누어 투여되고, TSH 결핍 시에는 1일 티록신(L-thyroxine) 100~200 μg이 투여되는 식이다.

▣ 뇌하수체전엽 질환 관련 임상참고문헌

- 위효선, 이진무, 이창훈, 조정훈, 장준복, 이경섭. 시상하부-뇌하수체 기능 부전으로 진단받은 속발성 무월경 환자 2례에 대한 임상적 고찰. 대한한방부인과학회지. 2009;22(3):246-56.
- Cho SM, Lee SH, Lee D, Lee JH, Chang GT, Kim H, et al. The Korean herbal formulation Yukmijihwangtang stimulates longitudinal bone growth in animal models. BMC Complement Altern Med. 2017;17(1):239.
- Lim DW, Lee C. The Effects of Natural Product-Derived Extracts for Longitudinal Bone Growth: An Overview of In

Vivo Experiments. Int J Mol Sci. 2023;24(23):16608.
- Shim SB, Ahn HL, Lee HH, Lee JA, Lee HL. Effectiveness and Safety of Combination Therapy with Herbal Medicine and Growth Hormone Compared to Growth Hormone Monotherapy for Short Stature Children: A Systematic Review and Meta-Analysis. Evid Based Complement Alternat Med. 2022;2022:5725258.
- Wang YC, Chen KT, Lin SC, Hsu YA, Chang CY, Lin ES, et al. In vivo and in vitro evidence for growth hormone-like bioactivity of Rhizoma Anemarrhenae extract. Biomed Pharmacother. 2022;153:113489.

III. 뇌하수체후엽 질환

1. 요붕증

1) 정의 및 개요

요붕증(diabetes insipidus)은 혈청에 'increased effective solute concentration (hyperosmolarity)'이 있는데도 불구하고 신장이 소변을 농축할 수 없는 상태로서, 가장 큰 특징은 희석된 소변을 다량 배출하는 것이다. 이 질환은 뇌하수체후엽에서 적절한 양의 항이뇨호르몬을 분비하지 못하거나(중추성 요붕증, 신경원성 요붕증, 바소프레신-감수성 요붕증), 신장이 혈중 항이뇨호르몬에 반응하지 못할 때(신성 요붕증, 바소프레신-불감성 요붕증) 발생하며, 원발성 번갈다음증(primary polydipsia)이나 삼투성 이뇨 등과 같은 다른 다뇨증과 감별해야 한다.

2) 임상양상

요붕증은 항이뇨호르몬의 작용부전 때문에 신장에서 요농축 결핍이 초래되어 희석된 소변(대개 요비중이 1.006 이하)이 다량으로 배설되는 것이다. 따라서 세포내 및 세포외 탈수가 일어나고, 이에 따라 갈증과 다음증이 발생한다.

앞서 언급한 것처럼 요붕증은 크게 중추성 요붕증과 신성 요붕증으로 나뉜다. 중추성 요붕증은 뇌하수체 및 시상하부 부위의 수술이 중요한 원인이며, 두부 외상에 의해서도 발생할 수 있다. 일시적인 뇌하수체후엽의 기능장애는 일반적으로 뇌하수체 수술과 관련이 있으며, 대개 수술 하루 내지 6일 후에 나타나고 흔히 수일 후에 회복된다. 특발성으로 발생하는 경우는 영아기 이후 어떤 연령에서도 나타날 수 있으며, 남녀 모두에서 발병한다. 이때에는 핵과 신경로 및 뇌하수체후엽의 항이뇨호르몬을 함유하는 신경섬유의 수가 감소하는 것이 특징이며, 30~40%의 환자에서는 항이뇨호르몬을 분비하는 뇌하수체 신경원에 대한 항체도 발견된다.

한편, 신성 요붕증은 어떠한 형태의 만성 신질환에서도 나타날 수 있는데, 특히 수질 및 집합관 계통을 침범하는 만성 신질환 때 잘 발생한다. 이는 수질 질환(가령 신우신염 또는 수질낭성 질환)에 의해 수질의 농도경사 형성에 장애가 발생하는 탓에 집합관 계통을 통과하는 소변이 농축될 수 없기 때문이다. 또 만성 칼륨결핍에 의한 저칼륨혈증도 요농축능의 감소를 초래하는데, 이는 수질 고장성의 감소에 의한 신장의 최대 요농축능이 감소하기 때문이며, 일부는 항이뇨호르몬의 작용을 억제하는 프로스타글란딘의 생성이 증가함으로써 나타날 수도 있다.

이외에 심인성 번갈다음증이라고도 일컫는 원발성 번갈다음증은 일반적으로 하루 5 L 이상의 수분을 섭취하는 일차성 수분 과다섭취가 있어 세포외액을 희석시키고, 이차적으로 항이뇨호르몬 분비가 억제되어 수분 이뇨가 야기되는 것이다. 이런 강박적 수분 섭취는 여러 가지 형태의 정신질환과 연관되는 경우가 많은데, 주된 이유는 삼투성 및 비삼투성 자극에 대한 갈증 조절 기전의 장애 때문이다.

3) 진단

진단에서 가장 중요한 사항은 두 가지 형태의 요붕증 및 원발성 번갈다음증을 삼투성 혹은 용질 이뇨 등과 같은 다뇨증의 다른 흔한 원인들과 감별하는 것이다. 가령, 당뇨병에서는 포도당 및 기타 용질의 배설이 증가해서 수분 배설이 증가된다. 또 삼투성 이뇨에서의 소변 몰랄삼투압농도는 혈장 몰랄삼투압농도와 비슷하다. 이와 대조적으로 요붕증 및 원발성 번갈다음증에서는 소변 몰랄삼투압농도가 혈장 몰랄삼투압농도에 비해 매우 낮다. 따라서 요비중이 1.005 이하(몰랄삼투압농도 200 mOsm/kg 이하)이면 일반적으로 삼투성 이뇨에 의한 다뇨증을 배제할 수 있다. 따라서 수분의 섭취 양상과 배뇨 행동 및 가족력에 대한 병력이 청취된 이후에 두 가지 형태의 요붕증과 원발성 번갈다음증을 감별하기 위한 일련의 검사가 시행된다.

(1) 혈장 및 소변 몰랄삼투압농도

첫번째 검사는 혈장과 소변의 몰랄삼투압농도를 동시에 측정하는 것이다. 중추성 또는 신성 요붕증 모두 근본적인 문제는 부적절한 수분 이뇨이므로, 소변은 혈장보다 희석되어 있을 것이며 혈장 몰랄삼투압농도는 정상보다 높아져 있을 것이다. 반면 원발성 번갈다음증에서는 갈증 조절 기전의 장애로 생리적 자극에 무관하게 수분을 섭취하므로, 혈장 및 소변 모두가 희석되어 있을 것이다.

(2) 탈수 검사

다음 단계는 환자를 감시하면서 수분 박탈이 소변 몰랄삼투압농도에 미치는 효과를 관찰하는 것이다. 원발성 번갈다음증 환자는 검사 중에 물을 마시는 경우가 있고, 중추성 요붕증 환자는 매우 빠르게 탈수되어 위험한 상태에 이를 수 있기 때문에 환자 감시는 필수적이다. 환자의 체중을 측정하고, 물을 마시지 못하게 해서 매 시간 배설한 소변의 양을 측정하고 소변 비중 또는 몰랄삼투압농도를 측정해야 한다. 정상인에서는 소변 몰랄삼투압농도가 혈장 농도보다 높아지면 곧 요량이 0.5 mL/min로 감소하지만, 요붕증 환자는 요비중이 1.005 이하(200 mOsm/kg 이하)인 상태에서도 높은 요량을 유지한다. 이 검사는 소변 몰랄삼투압농도의 상승이 현격히 둔화될 때까지 계속 시행되는데, 일반적으로 18시간이면 확진이 가능하다. 다만 심각한 탈수 후유증이 발생할 수 있기 때문에, 체중이 3% 이상 감소되면 중지해야 한다. 원발성 다음증 환자에서의 소변 몰랄삼투압농도는 혈장 몰랄삼투압농도보다 일반적으로 높게 유지되나, 만성 수분 과다섭취가 혈장 항이뇨호르몬 분비를 억제하고 만성 다뇨증은 신수질 농도 경사의 감소를 초래하므로, 드물게는 소변 몰랄삼투압농도가 혈장 몰랄삼투압농도보다 낮아질 수도 있다.

이밖에 고장성 식염수 및 니코틴 정맥내 주사 등의 방법도 있지만, 환자에게 위험한 상태를 초래할 수 있기 때문에 현재는 잘 이용되지 않는다.

4) 치료

(1) 중추성 요붕증

현재까지 가장 적절한 방법은 바소프레신 합성 유사물의 일종인 DDAVP (desmopressin acetate, desamino-8-D-arginine vasopressin)를 매 12시간마다 5~20 μg씩 비강내로 분무 투여하는 것이다. 과거에는 클로르프로파미드(chlorpropamide, Diabinese), 유성 바소프레신(pitressin tannate in oil), 라이프레신(lypressin, diapid; vasopressin nasal spray) 등을 사용했지만, 요즘에는 거의 사용되지 않는다.

(2) 신성 요붕증

원인질환을 먼저 치료해야 한다. Thiazide가 도움이 될 수 있으며, 가능하면 식염 제한도 병행되어야 한다. 목적은 환자로 하여금 가벼운 나트륨 결핍 상태를 유지하게 해서 신장에 대한 용질 부하를 감소시켜 근위세뇨관에서의 수분의 재흡수를 증가시키는 것이다.

2. 항이뇨호르몬 부적절분비증후군

1) 정의 및 개요

항이뇨호르몬 부적절분비증후군(Syndrome of inappropriate secretion of antidiuretic hormone, SIADH)은 normal hydration인데도 항이뇨호르몬의 지속적 분비로 발생하는 증후군이다. 혈장 바소프레신 농도가 혈장 삼투질 농도에 비해 부적절하게 높아져 있으므로, 정상적으로 수분섭취가 이루어진다면 수분저류, 저나트륨혈증, 저삼투질농도혈증 등이 나타난다. 또 소변은 일반적으로 혈장에 비해 더 농축되어 있으나 대체로 소변의 농축은 부적절하다. 신장의 요희석능을 감소시킬 수 있는 신장질환과 내분비질환 및 약제의 사용 등 다른 원인이 없을 때, 이러한 상태를 항이뇨호르몬 부적절분비증후군이라고 한다.

2) 임상양상

여러 악성 종양은 항이뇨호르몬을 이소성으로 생산해서 높은 혈장 항이뇨호르몬치를 나타낸다. 기관지원성 암종은 특히 항이뇨호르몬 부적절분비증후군을 잘 일으키며, 췌장 및 십이지장 같은 다른 부위의 종양도 항이뇨호르몬을 생산한다고 알려져 있다. 결핵이나 폐렴 같은 양성 폐질환의 상당수에서도 높은 혈장 항이뇨호르몬치가 나타난다.

여러 가지 형태의 중추신경계 질환에서도 항이뇨호르몬 분비가 증가된다. 일시적으로 항이뇨호르몬 부적절분비증후군을 일으키는 원인으로는 외과적 손상, 마취, 동통, 아편제, 불안 등이 있으며, 이외에 부신피질기능저하증, 갑상선기능저하증, 뇌하수체전엽기능저하증 등의 내분비질환들은 혈액량감소에 의해 이차적으로 항이뇨호르몬 부적절분비증후군을 일으켜 자유수분(free water)의 신배설 장애를 초래하기도 한다.

3) 진단

저나트륨혈증과 혈장 몰랄삼투압 농도의 저하(280 mOsm/kg 이하)가 있으면서 소변의 최대 희석능보다 부족한 농축 상태(100 mOsm/kg 이상)로서 울혈성 심부전, 간경변, 신증후군 등이 없어 혈액량이 정상적인 상태이며, 요희석능을 감소시키는 신장질환, 내분비질환, 약제 사용 등 다른 원인이 없으면 항이뇨호르몬 부적절분비증후군으로 진단될 수 있다.

4) 치료

항이뇨호르몬 부적절분비증후군의 치료는 원인질환에 따라 다르다. 약제에 의한 항이뇨호르몬 부적절분비증후군은 약의 복용을 중단함으로써 치료된다. 반면 기관지원성 암종 환자의 항이뇨호르몬 분비이상 증후군의 치료는 단순하지 않으며 예후 또한 나쁘다. 치료의 목표는 고장성 용액 주입 후에 나타나는 세포외액의 팽창 없이 혈장 몰랄삼투압 농도를 정상으로 회복시키는 것이다.

(1) 수분억제

가장 간단하고 중요한 치료법이지만, 장기간의 수분 억제로 인한 심한 갈증은 조절하기 어렵다.

(2) 이뇨제

혈장 몰랄삼투압농도가 낮고 신속한 교정이 필요하면 furosemide, ethacrynic acid 등의 이뇨제가 사용될 수 있다. 이들은 신수질의 농도경사 형성을 방해함으로써 항이뇨호르몬의 효과를 감소시키기 때문이다. 물론 이뇨에 의해 칼륨, 칼슘, 마그네슘 등이 소변으로 상당량 소실되므로, 이들 전해질은 정맥내 주입으로 보충해야 한다.

(3) 기타

Demeclocycline을 경구 투여하면 가역적인 형태의 신성 요붕증을 만들어 항이뇨호르몬 부적절분비증후군의 효과를 길항할 수 있다. 하지만 demeclocycline은 신독성이 있으므로 조심해야 한다.

한의치료 동향

ADH(항이뇨호르몬)와 관련된 한의학 치료에 관한 연구는 주로 소아 야뇨증이나 만성 신장질환과 같은 항이뇨호르몬의 불균형과 관련된 질환을 다루고 있으며, 이 연구들에서 한약과 침치료가 ADH 관련 질환에 긍정적인 영향을 미친다는 결과들이 보고되고 있다.

▣ 뇌하수체후엽 질환 관련 임상참고문헌

- Ma W, Liang X, Su Z. Effects of a Chinese herbal extract on the intestinal tract and aquaporin in Adriamycin-induced nephropathy. Bioengineered. 2022 Feb;13(2):2732-45.

• Wenguang W, Huifang Z, Guiwen W, Zhentie Y, Rui H. Effect of traditional Chinese medicine Zhiyi decoction and acupuncture on serum ADH & inflammatory factors in patients of enuresis. Pak J Pharm Sci. 2019;32(1(Special)):465-9.

제3절 갑상선

I. 갑상선의 구조와 기능

갑상선은 좌우 한 개씩의 엽으로 구성되며, 윤상연골(cricoid cartilage) 부근에서 협부(isthmus)로 연결된다. 어른 엄지손가락만큼의 크기로 무게 약 15~20 g의 갑상선은 태생기의 갑상설관(thyroglossal duct)에서 유래되는데, 갑상설관은 혀의 후방 1/3과 전방 2/3 부위의 접합부의 중간이 함몰된 것이다.

갑상선은 많은 부분이 흉골설골근(sternohyoid m.)과 흉골갑상선근(sternothyroid m.)에 의해 덮여 있는데, 갑상선의 상부는 흉골갑상선근의 갑상선연골과의 부착부위 때문에 제한을 받으므로 갑상선이 종대될 때에는 상외측 흉쇄유돌근(sternocleidomastoid m.)의 아래쪽으로 커지게 된다. 음식을 삼킬 때는 갑상선이 후두와 함께 위로 움직이며, 추체엽의 종대는 갑상선에 미만성 변화가 있음을 시사한다(그림 3-7).

1. 갑상선의 구조

갑상선의 기본적 기능단위는 직경 15~500 μm 정도의 여포(follicle)이다. 여포는 단층의 갑상선 세포로 구성되며, 외벽은 기저막으로 둘러싸여 있는데, 여포와 여포 사이에 있는 C세포(parafollicular cell)에서는 칼시토닌(calcitonin)을 분비한다.

여포세포는 안정기에는 입방형(cuboid)이지만 활동 시에는 원주형(columnar)이며, 여포 내강에 있는 겔 상태의 교질(colloid)은 갑상선에서 분비된 티로글로불린(thyroglobulin)이 주성분이다. 여포 주위에는 많은 모세혈관이 분포해서 혈류량이 5 mL/min/g 정도로 매우 많은데, 갑상선기능이 항진될 때에는 혈류량이 증가되는 까닭에 청진 시 잡음(bruit)을 들을 수 있다. 또 여포 주위는 자율신경이 감싸고 있는데, 생리적 의의는 불명확하지만 갑상선 기능의 조절인자로는 생각되지 않는다.

여포 내에 저장된 갑상선호르몬의 양은 정상 갑상선 분비량의 약 100일분에 해당된다.

2. 갑상선의 기능

갑상선의 기능은 한마디로 T3과 T4라는 두 가지 종류의 갑상선호르몬을 생성, 저장, 분비하는 것인데, T3과 T4의 생성에는 반드시 요오드가 필요하다. 따라서 세계보건기구(WHO)에서는 매일 성인은 150 μg, 임산부는 200 μg, 소아는 50~120 μg을 섭취하도록 권장하는데, 대부분의 요오드는 신장을 통해 배출되므로, 소변의 요오드 배설량은 요오드 섭취를 나타내는 훌륭한 지표이다. 즉, 요오드는 갑상선호르몬의 원료가 되는 물질로서 특히 해조류(김, 미역, 다시마 등)에 많이 들어 있는데, 음식물을 통해 섭취된 요오드는 1시간 이내에 위장관, 특히 소장에서 완전히 흡수되어 요오드 이온(I-)의 형태로 혈액 내에 존재하는, 소위 세포외액 안의 무기요오드 풀(inorganic iodide pool)에 저장된다.

갑상선호르몬의 합성은 크게 6개의 과정을 거쳐 이루어진다. 첫째는 요오드화물(I-)을 기저막을 통해 갑상선세포 안으로 능동적으로 수송하는 것(Trapping)이고, 둘째는 티로글로불린(thyroglobulin) 안에서 요오드의 산화, 티로신 잔기(tyrosyl residue)의 요오드화로 MIT (monoiodotyrosine)와 DIT (diiodotyrosine)를 합성하는 것(Organification)이며, 셋째는 요오드티로신(iodotyrosine)을 결합해서 T3과 T4를 형성하는 것(Coupling)이다. 넷째는 티로글로불린의 단백질 분해로 자유 요오드티로닌(iodothyronine)과 요오드티록신(iodothyroxine)을

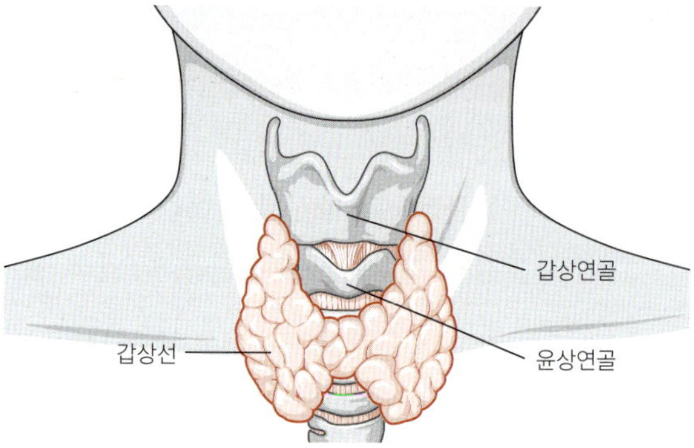

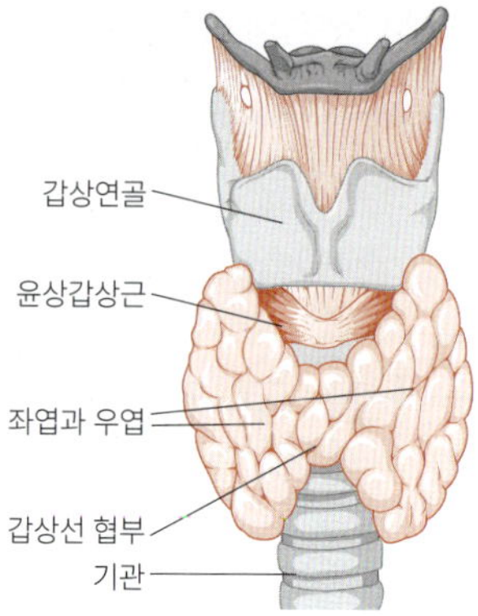

그림 3-7. 갑상선과 주위 기관과의 관계

혈액으로 방출하는 것(Proteolysis & Release)이고, 다섯째는 요오드티록신의 탈요오드화와 잔여요오드의 보존 및 재활용이며, 여섯째는 갑상선내에서 T4를 T3으로 탈요오드화하는 것(5′-deiodination)이다. 이러한 갑상선호르몬의 합성을 위해서는 TSH와 갑상선 과산화효소(thyroid peroxidase, TPO)가 정상적으로 작동해야 한다.

3. 갑상선호르몬의 체내 동태

매일 분비되는 갑상선호르몬은 T4 80 μg, T3 4 μg, rT3 2 μg으로, T4가 압도적으로 많이 분비된다. 그러나 T4는 간, 신장 등의 장기에서 탈요오드화되어 약 1/3이 T3으로, 약 1/2이 rT3으로 변환된다.

갑상선호르몬은 혈중에서 세 가지 단백질과 결합되어 있으니, 곧 albumin, throxine binding globulin (TBG) 및 thyroxine binding prealbumin (TBPA)이다. 혈장 중에는 알부민이 가장 많으나 T4와의 친화성은 TBG가 가장 높으므로, 순환혈중 T4의 3/4이 TBG와 결합하고, 나머지가 TBPA와 알부민과 결합하고 있다. 결국 T4의 99.98%가 단백질과 결합하고 있고, free T4는 0.02%에 불과하다. T3의 경우는 99.7%가 단백질과 결합하고 있으므로 free T3은 전체의 0.3%이다. 결합 단백질은 TBG와 Albumin이 절반씩이고, TBPA에는 극히 일부만이 결합한다.

4. 갑상선호르몬의 작용

갑상선호르몬은 신체 내의 거의 모든 조직이 표적기관이다. 따라서 갑상선호르몬의 작용 효과는 전신적으로 나타나는데 크게 요약하면 열 발생과 대사촉진이다. 가령 뇌, 비장, 고환 등을 제외한 전신의 모든 조직에서 산소 소모량을 증가시켜 열을 발생하게 함으로써 체온을 유지토록 한다. 또 태아의 성장과 발육, 특히 뇌와 근골격계의 발육에 필수적이다. 심맥관계에 대한 작용으로는 심장의 수축 및 박동수를 증가시켜 교감신경 효과를 발휘하고, 골격계에 대해서는 골 형성과 흡수를 모두 증가시켜 뼈의 성장과 발육에 관여하며, 내분비계 각종 호르몬 및 약제의 전반적인 대사를 증가시키는 한편 적혈구 생성을 증가시키는 조혈기능까지 갖고 있다.

1) 골

갑상선호르몬은 정상적인 골 성장과 발육에 결정적인 역할을 한다. 이는 갑상선기능저하증 소아에서 단신 및 골단이 결합이 늦고, 갑상선기능항진증 환자에서 골교체율이 증가해서 골다공증과 골절의 위험이 증가한다는 사실로 잘 알 수 있다. 또 갑상선호르몬은 골화점(ossification center)의 발현을 직접 유도하고, 성장호르몬이 골의 선상성장(linear growth)을 유도하도록 조절한다. 아울러 갑상선호르몬은 연골내 골화(endochondrial ossification)를 자극하고, 골세포의 성숙에 꼭 필요한 인자로 작용한다. 결국 골기질의 침착과 연골의 석회화를 유도해서 골 성장 및 발육을 촉진한다.

2) 심장

갑상선호르몬은 말초혈관저항을 감소시키고, 혈류량을 증가시키며, 결과적으로 심박출량을 증가시킨다. 이러한 효과는 심장에 있는 표적 유전자를 조절해서 나타난다.

3) 지방

갑상선호르몬은 preadipocyte로부터 백색 지방조직(white adipose tissue)의 분화를 유도하고 지방세포의 증식을 자극한다. 그 기전은 아직 확실하지 않지만, 갑상선호르몬이 표적 유전자의 전사를 조절한다고 생각된다. 백색 지방조직에서 T3은 지방 합성에 관련된 효소들을 유도하고, 지방 합성과 연계해서 지방 분해도 조절한다.

갑상선호르몬은 콜레스테롤의 합성과 분해를 모두 증가시킨다. 그러나 합성보다 분해량이 더 많아서 결과적으로 혈청 콜레스테롤과 저밀도지단백(LDL)을 모두 감소시킨다. 갑상선호르몬은 콜레스테롤 합성의 주 효소인 HMG-CoA reductase를 증가시키고, mevalonic acid의 콜레스테롤 혼입을 증가시켜 콜레스테롤 합성을 유도한다. 갑상선호르몬은 콜레스테롤의 담즙 및 대변으로의 배설을 촉진한다. 뿐만 아니라 갑상선호르몬은 저밀도지단백 대사를 촉진시키는데, 갑상선호르몬이 저밀도지단백 수용체 수를 직접 증가시키고, 저밀도지단백-콜레스테롤 복합체의 세포 내재화를 촉진시킨다.

갑상선호르몬은 지방분해를 증가시키고, 지방생성효소(lipogenic enzyme)를 유도하여 지방산합성을 증가시켜서 혈청 유리지방산의 농도를 높인다. 실제 갑상선기능항진증 환자에서는 유리지방산 농도가 참고치의 5~6배정도 증가하는데, 이는 지방산 합성의 증가보다는 주로 지방분해의 결과이다. 그러나 중성지방의 생산은 증가시키지 않는다.

4) 간

갑상선호르몬은 지방 합성과 지방 분해 및 산화 과정을 조절하는 효소들을 자극해서 간기능에 다양한 영향을 미치는데, 지방 합성에 관여하는 효소 중 malic enzyme은 T3에 의해서 조절되는 대표적인 효소이다.

5) 뇌

뇌의 정상적인 발육에 갑상선호르몬이 얼마나 중요한지는 선천성 갑상선기능저하증 환자의 임상소견에서 잘 드러난다. 선천성 갑상선기능저하증에서는 신체 발육의 이상뿐만 아니라 뇌 발육장애로 정신 발육지연(mental retardation)이 나타난다. 생후 3개월 이내에 치료하지 않으면 정신 발육지연은 회복되지 않는다.

6) 대사

(1) 에너지 대사, 산소소모, 열 발생

뇌, 고환, 비장을 제외한 모든 장기는 갑상선호르몬에 반응해서 산소를 소모하며 열을 발생시킨다. 갑상선호르몬은 미토콘드리아의 수와 크기를 증가시키고, 에너지 생산에 관련된 여러 종류의 효소를 증가시킨다.

(2) 탄수화물 대사

갑상선호르몬은 해당작용(glycolysis)과 당신생(gluconeogenesis)을 증가시킨다. 당신생은 갑상선호르몬이 phosphoenolpyruvate carboxykinase와 pyruvate carboxylase 및 glucose-6-D-phosphatase 등을 자극한 결과로 생각된다. 또한 미토콘드리아 효소인 a-glycerophosphate dehydrogenase의 양이 증가하고, 근육에서 당대사가 항진되어 젖산염 생산이 증가하기 때문으로 생각된다. 갑상선호르몬은 글리코겐 합성을 감소시키는 반면 글리코겐의 분해는 촉진시키므로, 결국 글리코겐 고갈을 일으킨다. 갑상선호르몬은 포도당의 흡수를 증가시킨다.

II. 갑상선질환에 대한 검사

1. 혈액내 갑상선호르몬의 측정

1) 혈청 총 T4

혈청 총 T4는 전적으로 갑상선으로부터 생산되어 분비된 것이므로 이는 곧 갑상선의 호르몬 생산능력을 반영한다. 하지만 혈청 내 T4 농도의 대부분은 갑상선호르몬 결합단백과 결합되어 존재하므로 결합단백의 양적 변화가 있을 때는 갑상선의 기능과 무관하게 혈청 총 T4 농도의 상승 혹은 감소가 나타날 수 있다. 따라서 해석에 주의해야 하는데, 왜냐하면 실제 말초조직 내에서 갑상선호르몬의 작용을 나타내는 것은 유리형의 호르몬이며, 이 유리형 호르몬은 총 T4량의 0.02%에 불과하기 때문이다. 즉 총 T4의 측정만으로 유리형의 T4 농도를 반영할 수는 없다. 참고치는 4.5~11.5 μg/dL(혹은 5~12 μg/dL)이다.

2) T3 레진 섭취율(T3 resin uptake)

일정량의 ^{125}I 표지 T3을 환자의 혈청과 반응시키면 환자의 갑상선호르몬 결합글로불린 중 결합되지 않은 부분의 크기에 따라 ^{125}I T3의 갑상선호르몬 결합글로불린에 결합되는 양이 결정되고, 결합되지 못한 ^{125}I-T3은 첨가한 레진이나 유리알(bead)에 부착된다. 결국 레진에 흡착된 ^{125}I-T3의 양은 환자 혈청 내 갑상선호르몬 결합글로불린의 결합되지 않은 부분의 정도에 좌우되며 역상관관계에 있는 것이다.

갑상선기능항진증에서는 혈청 내 갑상선호르몬의 분비가 증가되어 갑상선호르몬 결합글로불린에 호르몬이 많이 결합되어 있으므로, 비결합부분이 상대적으로 감소되어 ^{125}I-T3의 레진 섭취율은 증가하고, 기능저하증에서는 이와 반대로 감소한다.

T3 레진 섭취율 검사의 단점은 갑상선호르몬 결합글로불린의 결합상태를 반영하면서도 혈청 내 갑상선호르몬 결합글로불린의 양에 따라 절대적인 영향을 받는다는 것이다. 다만 결합단백의 결합능이 일정하다면 갑상선호르몬 결합글로불린에 결합된 갑상선호르몬의 양은 갑상선의 기능상태와 비례하고, 갑상선호르몬 결합글로불린 중 갑상선호르몬이 결합하고 남은 여백은 갑상선의 기능과 반비례하게 된다.

3) 유리 T4(Free T4, FT4) 및 유리 T4 지수(free T4 index, FT4I)

갑상선의 기능을 가장 정확히 반영하는 것은 유리형의 호르몬이다. 그러나 이전에는 유리형의 호르몬은 농도가 낮아 직접 측정이 어려웠으므로 총 T4와 T3 레진 섭취율을 이용해서 유리 T4 지수를 계산하곤 했다. Free T4의 참고치는 0.6~1.6 ng/dL (혹 0.8~2.4 ng/dL)이다.

4) 혈청 총 T3

혈청 총 T3의 측정은 갑상선기능항진증의 진단에 임상적 가치가 있다. 왜냐하면 갑상선기능항진증에서는 일반적으로 T4보다 T3의 분비가 많고, 가벼운 기능항진증 시에는 T4의 증가 없이 T3만 증가되는 경우가 있기 때문이다. 반면에 갑상선기능저하증에서는 상당기간 진행될 때까지 T3 농도는 정상을 유지하는데, 이는 증가된 TSH가 갑상선을 자극할 때 T3이 주로 생산되기 때문이다. 혈청 총 T3의 참고치는 80~200 ng/dL (혹은 70~195 ng/dL)이다.

5) 혈청 역 T3 (reverse T3, rT3)

혈청 역 T3의 참고치는 25~75 ng/dL (혹 10~40 ng/dL)로 혈청 총 T3의 약 1/3에 해당한다. 사실, rT3의 측정 자체는 진단적 가치가 없다. 그러나 갑상선질환이 아닐 때 혈청 총 T3의 농도가 감소된 경우에는 rT3가 증가하므로, 이를 확인할 때 필요하다.

6) 혈청 티로글로불린

혈청 티로글로불린(Thyroglobulin, Tg)은 혈청 내 항티로글로불린 항체를 갖고 있는 환자에서는 측정이 불가능할 뿐더러, 대부분의 갑상선질환에서는 여러 가지 원인으로 증가되어 있으므로 진단적 가치는 거의 없다. 하지만, 갑상선암 수술후 경과관찰 시 암의 원격전이 혹은 재발의 예견지표로 임상적 의의가 있다.

2. 갑상선의 전반적인 기능검사

1) 방사성 요오드 섭취율(Radioactive iodine uptake, RAIU)

요오드는 갑상선에 능동적으로 축적되고 갑상선호르몬 생산의 주된 기질이므로, 방사성요오드(^{131}I)를 투여한 후 일정한 시간에서의 갑상선 내 방사능 농도는 곧 갑상선의 대사기능을 반영하는 지표가 된다. 즉, 방사성 요오드 섭취율은 갑상선의 전반적인 기능상태를 직접적으로 알아보는 검사이다.

방법은 소량의 ^{131}I (5~10uCi)을 경구투여한 후 2, 6, 12, 24시간 등 일정한 시간이 경과 후 갑상선의 방사능을 계측해서 투여량의 백분율로 표시하는 것인데, 정상인의 경우 투여 후 24시간에 최대에 달하므로 일반적으로 24시간 섭취율로 표시된다. 참고치는 일반적으로 10~40% (상한선이 30~40%, 하한선이 5~10%)인데, 대개 기능항진증에서는 증가하고 기능저하증에서는 감소한다.

방사성 요오드 섭취율은 이렇게 전반적인 갑상선 기능을 평가하기 위한 검사이지만, 이외에도 그레이브스병에서 방사성요오드 치료 시 용량결정을 위해서도 시행되고, 아울러 아급성 갑상선염과 무통성(아급성 림프구성) 갑상선염의 진단과 경과관찰을 위해서도 시행된다.

2) 퍼클로레이트 방출시험

퍼클로레이트 방출시험(Perchlorate discharge test)은 퍼클로레이트가 요오드의 운반과정을 경쟁적으로 억제하는 성질을 이용해서 갑상선호르몬 생성과정 중 유기화과정의 장애여부를 판단하는 것인데, 대개 RAIU가 20% 이상 감소되면 퍼클로레이트 방출시험 양성으로 판단한다.

3) T3 억제검사

T3 억제검사(T3 suppression test)는 뇌하수체-갑상선 되먹이기 기전의 정상여부, 즉 T3에 의해 뇌하수체의 TSH 분비능이 억제되는지 여부를 알아보는 검사이다. 먼저 갑상선의 RAIU를 계산하고, 이어서 T3 75~100 μg을 7~10일간 복용한 후, 다시 RAIU를 계산해서 양자를 비교하는 방법이 시행되는데, 정상의 경우 T3 투여 후는 투여 전에 비해 요오드섭취율이 50% 이상 감소한다. 따라서 그레이브스병 치료 후 관해 여부를 검토할 때, 혹은 경도의 갑상선기능항진증을 확진하고자 할 때 시행된다.

4) 갑상선스캔(Thyroid scan)

주로 반감기가 짧고(6시간) 해상력이 우수한 99mTc를 사용해서 갑상선에 대한 영상을 얻는 검사법이다. 임상에서는 갑상선결절이 촉지될 때 결절의 기능 여부 확인, 갑상선 비대 시 크기와 형태의 확인, 흉골하 및 종격동 종양의 감별진단, 갑상선암 수술후 전이 확인, 갑상선염의 진단 및 경과 관찰 등의 목적으로 시행된다.

갑상선내 방사능의 분포가 균일해야 정상인데, 결절이 있는 경우에는 소위 냉결절(cold nodule)과 열결절(hot nodule)의 형태가 나타난다. 기능이 없는 냉결절은 결절 부위에만 방사능이 섭취되지 않으므로 주위의 정상조직과 대조되어 cold area를 띠는 것인데, 낭종, 선종, 암 등에서 볼 수 있다. 반면, 결절이 자율적으로 기능을 하는 열결절의 경우에는 그 결절에만 방사능 섭취가 증가된다. 물론 이때에는 결절 주위와 정상 갑상선조직의 기능이 억제되어 방사능 섭취가 없는 경우와, 덜 억제시킬 정도로 결절의 방사능 섭취가 약하므로 정상조직에도 방사능 섭취가 나타나는 경우의 두 가지가 있다.

3. 갑상선호르몬의 말초조직 내 작용효과에 대한 검사

기초대사율(BMR: basal metabolic rate) 검사는 호흡측정기(spirometer)를 이용해서 산소소모량을 측정하는 것이고, Q-Kd 간격 검사는 심전도의 QRS 시작에서부터 코로트코프(Korotkoff)음으로 측정한 상완동맥파까지의 시간을 측정하여 심근수축에 미치는 갑상선호르몬의 효과를 검색하는 것이다.

한편, 생화학적 검사상 콜레스테롤은 기능항진증에서는 감소하고, 기능저하증에서는 증가하는 특징이 있다. 크레아틴 포스포키나제(creatine phosphokinase)와 유산탈수소효소(lactic dehydrogenase)는 기능저하증에서 증가하는 특징이 있다.

4. 시상하부-뇌하수체-갑상선 축의 검색

1) 갑상선자극호르몬(TSH)

흔히 면역방사계수측정법(immunoradiometric assay, IRMA)으로 측정되는 혈청 중 TSH의 참고치는 0.3~4.0 μIU/mL이다. TSH 측정은 임상적으로 갑상선기능저하증을 진단하는 가장 예민한 방법일뿐더러 갑상선기능저하증의 감별진단에도 이용된다. 주지하다시피, 일차성에서는 증가하고 뇌하수체성에서는 감소하기 때문이다.

2) 갑상선자극호르몬 방출호르몬 자극검사 (TRH stimulating test)

TRH 자극검사는 TRH에 의한 TSH의 분비능을 검사하는 것으로, 방법은 TRH 200~500 μg을 정맥주사한 뒤, 0, 30, 60, 90, 120, 180분에 채혈해서 TSH를 측정하는 것이다. 정상인은 TRH를 주사하고 20~30분 이후에 TSH치가 최고(기저치의 2~5배까지 증가)에 달하며, 2~3시간 이후 기저치로 돌아간다.

임상에서의 운용법은 다양하다. 먼저 갑상선기능항진증에서는 TRH 자극에 대한 TSH의 반응이 없으므로, 정상반응을 보이면 갑상선기능항진증을 배제할 수 있다. 또한 갑상선기능저하증의 원인별 감별진단에 유용하니, 일차성 갑상선기능저하증에서는 과다한 반응이 나타나고, 뇌하수체성 갑상선기능저하증에서는 무반응이며, 시상하부성 갑상선기능저하증에서는 정상 혹은 연장된 반응이 나타나기 때문이다.

III. 갑상선중독증
(Thyrotoxicosis)

1. 정의 및 개요

갑상선기능항진증은 갑상선호르몬이 증가됨으로써 갑상선호르몬의 생리적 작용이 과도하게 나타나는 임상증후군이다. 원인은 다양하지만 가장 흔한 경우는 그레이브스병(Graves' dis.)에 의한 일차성 갑상선기능항진증이다. 이외에 중독성 다결절성 갑상선종, 중독성 갑상선종, 전이된 기능성 갑상선암, 난소 갑상선종 등에 의한 일차성 갑상선기능항진증 및 뇌하수체 선종에 의한 이차성 갑상선기능항진증 등이 있다. 한편 갑상선의 기능항진 없이 갑상선중독증(thyrotoxicosis)을 유발하는 원인으로는 아급성 갑상선염, 만성 갑상선염 때 저장된 갑상선호르몬의 일시적 방출, 갑상선 파괴, 외부로부터의 갑상선호르몬 투여에 의한 인공적 갑상선중독증 등이 있다(표 3-4).

그레이브스병은 갑상선자극호르몬 수용체(TSH receptor)에 대한 갑상선 자극 면역글로불린(TSI) 및 다른 갑상선 자가면역 반응에 의해 갑상선의 기능항진이 발생한 질환으로 갑상선기능항진증의 60~80% 정도를 차지한다. 한국에서는 요오드 결핍 지역의 노령에서 주로 발생하는 중독성 결절의 빈도가 낮기 때문에 갑상선기능항진증의

표 3-4. 갑상선중독증의 원인

일차성 갑상선기능항진증
Graves 병
중독성 다결절성 갑상선종(toxic multinodular goiter)
중독성 갑상선종(toxic adenoma)
전이된 기능성 갑상선암
난소 갑상선종(struma ovarii)
약물: 요오드 과다(Jod-Basedow 현상)
이차성 갑상선기능항진증
TSH 분비 뇌하수체 선종
융모성 종양
갑상선기능항진 없는 갑상선중독증
아급성 갑상선염
일시적 갑상선중독증을 동반한 만성 갑상선염
갑상선 파괴: 방사선성 갑상선염, amiodarone, 갑상선종의 경색
인공적 갑상선중독증(thyrotoxicosis factitia)

95%이상이 그레이브스병이라는 보고도 있다. 청소년기 전에 발병하는 경우는 드물고, 30대~60대에 많으며, 남성보다 여성에서 발병률이 높다. 2018년 한국에서 항갑상선제를 처방받은 것을 기준으로 계산한 갑상선기능항진증 유병률은 10만명당 304명, 연간 발생률은 10만명당 40명에 달한다.

2. 임상양상

그레이브스병의 주된 징후는 갑상선중독증 및 미만성 갑상선 종대(그림 3-8)와 안구병증(그림 3-9) 및 피부병증이다. 아울러 갑상선호르몬 과다로 인한 교감신경계 항진으로 신경과민, 심계항진, 호흡곤란, 열불내성, 발한과다, 수족진전 등도 나타난다. 또한 갑상선호르몬이 대사에 미치는 영향, 즉 대사율 증가와 단백질 분해 증가 등으로 식욕은 증가하는 반면 체중은 감소하고, 전반적인 탈모증, 얇은 피부, 손톱 박리 등도 나타난다. 아울러 신경학적 소견으로 반사 이상항진, 근위부 근육병증 등이 오고, 때때로 저칼륨혈증성 주기성 마비도 동반되는데, 특히 아시아계 남성 환자에서 흔하다. 일반적으로 노인 환자에서는 피로나 우울증으로 오인되고, 협심증의 악화 또는 심부전 같은 심혈관계 증상과 근육병성 증상이 더 현저한 반면, 젊은 사람에서는 신경증상이 더 현저하다.

심혈관계 소견 중 가장 흔한 것은 동성 빈맥인데, 심계항진을 동반하고 때때로 심실상성 빈맥이 나타난다. 또 심장 박출량이 많아 심박동과 맥박이 세게 뛰고, 맥압이 크며, 대동맥 판막에서 수축기 심잡음이 들리기도 한다. 심방세동은 50세 이상에서 더 빈번한데, 갑상선기능항진증 치료만으로 정상 리듬으로 돌아가는 것은 50% 미만이어서, 나머지 사람들은 원래 심장질환이 있었음을 시사한다.

환자는 대개 불안하고 잠 못 이루고 안절부절 못하며, 과잉활동으로 쉽게 피로감을 느낀다. 피부는 따뜻하고 촉촉해서 벨벳같이 매끄럽고, 소양증, 두드러기, 전반적인 색소 침착과다도 나타나며, 모발이 가늘고 매끄러우며, 위장관 통과시간이 짧아 대변을 자주 보고 종종 설사를 한다. 여성은 월경감소나 무월경을 자주 경험하며, 남성에서는 성기능장애와 드물게 여성형 유방도 나타난다.

갑상선기능항진증이 오래 지속되면 갑상선호르몬의 골흡수에 대한 직접적 작용으로 골감소증이 초래되고 골절율이 약간 증가되며, 고칼슘혈증, 고칼슘뇨증도 나타난다.

그레이브스병에서 갑상선은 전반적으로 종대되어 정상의 2~3배 정도로 커지고, 혈관의 증가와 순환의 역동과다로 인해 떨림(thrill) 또는 잡음(bruit)도 나타난다. 눈의 징후는 교감신경계 항진으로 인해 안검퇴축과 안검렬(palpebral fissure)이 넓어져 눈을 크게 뜨고, 눈 깜박임이 적으며, 위로 쳐다볼 때 주름을 잡지 못한다. 한편 안구병증(opthalmopathy)은 안구돌출, 안근마비와 결막부종, 결막염, 공막출혈, 눈 주위 부종 등의 울혈성 안구병증이 생겨 각막궤양, 시신경염, 시신경 위축, 유두부종, 사시, 복시 등의 합병증을 일으키는데, 치료하지 않을 경우 영구적인 시력 상실까지 초래된다.

한편, 피부병증은 대개 다리 앞쪽과 옆쪽에 가장 잘 나타나는데, 흔히 오렌지 껍질같이 두꺼워지고 올라온 비함요부종(pretibial nonpitting edema)의 형태이다(표 3-5).

표 3-5. 갑상선기능항진증의 증상 및 징후(다빈도 순)

증상	징후
과잉활동, 과민성, 불쾌감(dysphoria)	빈맥; 노인에서 심방세동
더위 못 견딤(열불내성)과 발한	손떨림
심계항진	갑상선종
피로와 허약	따뜻하고 촉촉한 피부
체중감소 및 식욕증가	근무력, 근위부 근육병증
설사, 다뇨	안검퇴축(retraction) 또는 안검지연(lag)
월경감소, 성욕상실	여성형 유방

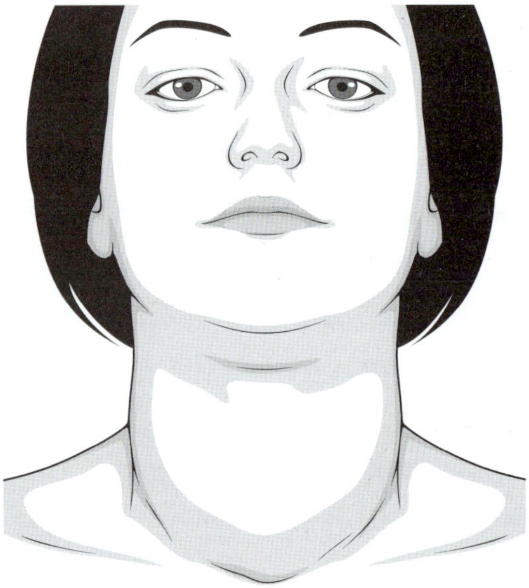

그림 3-8. 미만성 갑상선종

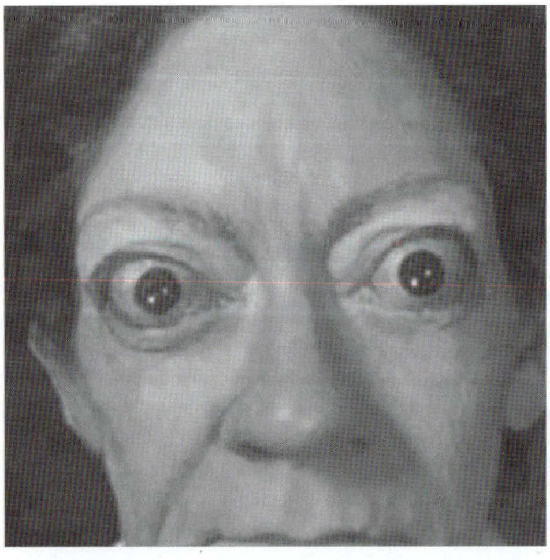

그림 3-9. 그레이브스병에 의한 안구돌출

3. 진단

심한 갑상선기능항진증에서는 갑상선의 전반적 종대와 더불어 청진 시 잡음(bruit)이 들리고, 안구병증이 나타나며, 특징적인 갑상선중독증의 임상소견이 나타나므로 진단에 큰 어려움이 없다. 이럴 경우 갑상선기능검사 소견은 혈청 TSH의 현저한 감소 및 T3, T4, Free T4 (FT4)의 현저한 증가가 나타나고, 갑상선 스캔에서는 갑상선의 비대와 함께 방사성 요오드 섭취율 및 T3 resin 섭취율의 증가가 나타난다. 2~5%에서는 T4와 방사성 요오드 섭취율은 거의 정상 범위이면서 T3만 증가되어(T3 갑상선중독증) 갑상선기능항진증의 임상소견을 나타내기도 한다. T3, T4의 증가가 현저하지 않은 갑상선기능항진증에서는 TRH 자극시험에 대한 TSH의 증가 반응을 볼 수 없는 것으로써 진단이 가능하다.

갑상선 자가항체 검사에서는 항마이크로좀 항체(antimicrosomal or antithyroid peroxidase antibody)와 항갑상선글로불린 항체(antithyroglobulin antibody)는 하시모토병과 같은 일차성 갑상선기능저하증에서도 검출되지만, 그레이브스병의 많은 환자에서도 양성으로 나타나므로 갑상선기능항진증의 원인 감별에 도움이 된다. 또 그레이브스병 때 나타나는 TSH 수용체 항체(TSH Receptor Antibody, TRAb)는 항갑상선제로 치료하는 과정에서 혈청에서 없어지면 항갑상선제를 끊었을 때도 장기간의 관해가 올 가능성을 시사하므로 예후 판정에 도움이 된다.

이외에 비특이적인 검사실 소견 이상으로 간효소치, 알칼라인 포스파타제, 빌리루빈, 혈청 페리틴의 상승이나 소적혈구성 빈혈, 혈소판감소증도 나타난다.

한편, 특징적 소견이 없는 갑상선기능항진증에서는 갑상선 스캔이 가장 믿을만한 진단 방법으로 결절성 갑상선질환, 파괴성 갑상선염, 이소성(ectopic) 갑상선 조직 및 인공적 갑상선중독증(thyrotoxicosis factitia)과 구별할 수 있다.

4. 치료

1) 항갑상선제요법

흔히 사용되는 항갑상선제는 메티마졸(methimazole), 카비마졸(carbimazole, 메티마졸의 전구체), 프로필티오우라실(propylthiouracil, PTU) 등인데, 항갑상선제의 작용기전은 갑상선호르몬의 생성을 방해하는 것이다. PTU는 태반 통과가 적고, 말초 조직에서 T4가 T3으로 전환되는 것을 억제해서 더 빨리 증상을 호전시키는 장점이 있으나, 심각한 간독성 부작용이 현저하게 많다. 최근에는 메티마졸이나 카비마졸을 우선적으로 사용하고, 임신 첫 3개월, 갑상선중독발작, 메티마졸이나 카비마졸에 대한 부작용이 있는 경우에만 PTU를 사용한다. 가임여성이 그레이브스병을 진단받았을 경우에는 저용량의 항갑상선제로 갑상선기능이 정상 범위로 유지될 때까지 임신을 미루도록 하는 것이 좋다.

갑상선기능검사와 임상소견의 추적은 치료 시작 후 3~4주 후에 시행된다. TSH는 치료 후 수개월간 낮아져 있어 치료 반응의 예민한 지표가 되지 못하므로, FT4를 기준으로 삼아 항갑상선제 용량을 조절한다. 갑상선기능이 정상으로 회복되면 2~3개월 간격으로 갑상선기능을 평가하여 항갑상선제 용량을 최소용량까지 감량한다.

치료효과는 항갑상선제 투여 후 2주경부터 체중 증가나 맥박수의 감소 등이 나타나는데, 6~8주가 지나야 대개 정상기능으로 회복된다. 치료 기간은 대개 1~2년 정도인데, 개인차가 있고 치료기간이 길수록 약을 끊은 후 정상으로 유지될 가능성이 더 많다. 대개 18~24개월에 관해율이 가장 높다고, 치료 후 1/3~1/2 정도가 장기간 정상으로 유지된다. 장기적 관해의 가능성은 치료 전 갑상선 종대가 작은 경우, 기능항진증의 정도가 가벼운 경우, 나이가 많은 경우, 치료 후 갑상선 종대의 크기가 감소된 경우, 치료 용량이 적은 경우, 치료 기간이 길수록, 치료 중 혈청에서 TRAb가 없어지는 경우 등이다.

항갑상선제요법의 장점으로는 입원이 필요 없고, 갑상선 조직을 파괴시키지 않으므로, 갑상선기능저하증의 가능성이 적다는 것이다. 단으로는 부적절한 또는 지연된 치료효과, 장기간의 투약 필요, 높은 재발률(50% 이상), 약물 자체의 부작용 등이다.

항갑상선제의 부작용은 3~12% 정도에서 발생되는데, 대부분 치료 시작 후 1~3개월 내에 나타난다. 흔한 부작용은 발열과 소양감을 동반한 피부 발진, 관절통, 간염, 황달, 전신홍반루푸스와 유사한 증후군, 림프선 종대, 혈소판 감소, 백혈구 감소, 무과립구증 등이다. 특히 무과립구증은 1% 미만으로 빈도가 높지는 않으나 가장 심각한 부작용으로, 대개 치료 후 2주 동안에 특이체질(idiosyncratic)로 갑자기 나타나는데, 발열, 인후통, 구강 내 궤양이 특징적이므로 이런 증상이 나타나면 즉시 투약이 중단되고 다른 방법이 고려된다.

2) 방사성 동위원소요법

방사성 동위원소요법은 갑상선 조직을 영구적으로 파괴하는 방법이다. ^{131}I이 가장 많이 사용되고, 대개 5~15 μCi가 투여되는데, 경구투여된 방사성요오드는 갑상선에 흡수되어 β-ray를 방출함으로써 갑상선 조직을 파괴시킨다. 투여 후 2~4주 지나면 임상 증상의 호전을 나타내는데, 대개 3개월 경과 후 갑상선 기능의 정상화를 기대할 수 있다.

방사성 동위원소요법의 가장 큰 부작용은 영구적 갑상선기능저하증인데, 치료 후 1년 이내에 10~20% 정도에서 발생하고, 그 후 매년 2~5%씩 증가되어 치료 10년 후에는 40~70% 정도에서 발생한다. 또한 방사선성 갑상선염이 1~2주 후 드물게 나타나 가벼운 통증도 호소하고, 갑상선호르몬을 혈액내로 과량 방출해서 심혈관계 합병증, 전신질환, 주기성 마비 등이 악화될 수 있다. 드물게는 갑상선중독 발작(thyroid storm)도 나타날 수 있으므로, 적어도 1달간은 항갑상선제로 전 처치된다. 특히 모든 노인환자와 심장질환자에서는 저장되었던 갑상선호르몬을 고갈시키기 위해 항갑상선제가 미리 투여된다.

한편, 수유 중이거나 임신 중인 여성에서는 절대 금기이니, 방사성 동위원소는 태반을 통과한 뒤 태아의 갑상선을 파괴해서 신생아 갑상선기능저하증을 유발하기 때문이다.

한의치료 동향

항갑상선제를 복용하는 그레이브스병 환자에게 銀甲丹 (金銀花 連翹 皁角子 貝母 山慈姑 天花粉 夏枯草 柴胡 薏苡仁 雷公藤 豬苓 黃連)을 6개월간 함께 투여한 중국의 2021년 RCT 연구에서 FT4와 FT3 모두 치료군에서 대조군에 비해 유의하게 감소하였고, TSH는 유의하게 증가하였다. 메티마졸에 추가하여 夏枯草 15 g 전탕액만 3개월간 사용한 RCT 연구에서도 동일한 결과를 보고하였다.

국내의 임상연구에서는 安全白虎湯이 가장 많이 사용되었고, 사상체질변증으로는 소양인 凉膈散火湯이 사용되었다. 그레이브스병으로 진단 받은 후 항갑상선제 복용 없이 安全白虎湯만 3개월 이상 투여한 89명의 환자에 대한 후향적 의무기록 연구에서는 치료후 심계와 피로 증상이 유의하게 감소했고, T3와 FT4수치가 유의하게 감소했음을 보고했다. TSH는 상승하는 경향을 보였으나 통계적 유의성은 없었고, 갑상선 종대나 TG-Ab 수치는 유의한 변화가 없었다.

중국 RCT 연구에서는 夏枯草 柴胡 貝母 白芍藥 當歸 生地黃 玄蔘 麥門冬 梔子 黃芩 黃連 黃耆 連翹 등이 가장 많이 사용되었다. 반면, 한국의 증례연구들에서는 甘草 白芍藥 白朮 白茯苓 黃芩 當歸 梔子 石膏 生地黃 黃耆 柴胡 山藥 桔梗 麥門冬 知母 葛根 陳皮 生薑 등이 많이 사용되어 빈용 약재에 차이가 있었다.

그러나 치료 후 6~12개월 후면 임신해도 안전하다.

3) 수술요법

갑상선 아전절제술(subtotal thyroidectomy)은 젊은 사람에서 특히 갑상선 종대가 아주 심해 압박 증상이 있는 경우, 항갑상선제요법이 불가능할 경우, 항갑상선제요법에서 부작용이 있거나 재발한 경우, 암이 의심되는 결절이 있는 경우 등에서 시행된다.

수술 시행 전에 항갑상선제로 갑상선기능을 정상화시켜 갑상선 중독발작을 막고, 프로프라놀롤(propranolol) 전처치나, 갑상선의 혈류 및 크기를 줄여 갑상선 절제를 용이하게 하기 위해 수술 전 10일 정도 매일 KI 포화용액(Lugol's solution) 5~15방울이 투여되는 것이 일반적이다.

수술요법은 비교적 빠른 효과를 나타내는 반면 비용이 많이 들며, 수술 후 합병증으로 수술직후 마취사고, 출혈, 후두부종, 후두신경(recurrent laryngeal nerve) 손상으로 인한 성대 마비 등이 올 수 있다. 나중에는 수술부위 감염 및 출혈, 부갑상선기능저하증, 갑상선기능저하증이 방사성 동위원소요법보다는 약간 적은 빈도로 올 수 있다. 드물게는 갑상선기능항진증이 재발(<2%)되고, 수술 전 전처치가 적절히 되지 않은 경우에는 갑상선 중독발작이 올 수 있다.

4) 교감신경 차단제

교감신경 차단제는 갑상선기능항진증 때 나타나는 교감신경계 증상을 줄이기 위해, 수술 전 처치, 상선 중독 발작, 항갑상선제가 효과를 나타내기 전 치료 초기 등에서 증상의 호전을 위해 사용된다. 단지 보소요법(adjunctive therapy)으로만 활용되는데, 가장 흔히 사용되는 β-교감신경 차단제 propranolol (inderal)은 교감신경계 증상을 완화하는 외에도 말초조직에서 T4가 T3으로 전환되는 것도 어느 정도 감소시킨다.

▣ 갑상선중독증 관련 임상참고문헌

- 고호연, 정승민, 반혜란, 임영남, 박정섭, 전찬용. 갑상선기능항진증 환자 1례에 관한 증례보고. 대한한방내과학회지. 2005;26(1):236-43.
- 김도형, 박승찬, 조민경, 한창우, 최준용, 권정남 외. 한약물 단독 치료로 호전된 갑상선기능항진증 치험 1례. 동의생리병리학회지. 2012;26(3):376-80.

- 김주연, 백승희. 갑상선기능항진증 환자 치험 1례. 대한한방부인과학회지. 2002;15(4):174-82.
- 김진아, 박정미. 비전형적인 갑상선 중독성 주기성 마비 1례. 대한한방내과학회지. 2005;aut(1):74-82.
- 박종혁, 김성균, 이한배, 이승희, 진속창, 민건우 외. 갑상선기능항진증 환자 1례에 대한 증례보고. 대한한방내과학회지. 2002;23(2):238-43.
- 이경로, 임미경, 송정모, 김영원. 갑상선기능항진증으로 진단된 소양인 흉격열증 환자의 사상방·양약 병용 투여에 의한 치험 1례. 사상체질의학회지. 2006;18(3):195-201.
- 이병철, 한양희, 신선미, 안세영, 조충식. 그레이브스병 환자에 대한 안전백호탕의 임상적 유효성 안전성 연구. 대한한방내과학회지. 2018;39(1):9-21.
- 이승협, 최애련, 구덕모. 그레이브스병으로 진단된 소음인의 팔물군자탕과 양약 병용 투약한 치험 1례. 사상체질의학회지. 2010;22(4):98-105.
- 이희윤, 황수인, 박장경, 윤영진. 갑상선기능항진증의 한약 치료에 대한 무작위 대조군 연구의 문헌 고찰. 대한한방부인과학회지. 2021;34(3):114-36.
- 최유진, 신선미, 한양희, 안세영, 조충식. 한의치료를 받은 갑상선기능항진증 환자에 대한 전향적 관찰연구. 대한한방내과학회지. 2018;39(1):84-96.
- 최유진, 정누리, 송광찬, 김기태, 고흥, 신선미. 갑상선기능항진증의 한의학적 치료에 대한 최신 연구 동향: 2000년부터 2018년까지 국내 학술논문을 중심으로 한 문헌고찰. 대한한방내과학회지. 2018;39(6):1116-35.
- 최유진, 한양희, 안세영, 조충식, 신선미. 갑상선기능항진증 변증 도구 개발 기초 연구. 대한한방내과학회지. 2018;39(6):1256-71.
- 추홍민, 문연주, 김철현, 박경태, 원진희. 한의약 치료로 FT4 수치에 개선을 보인 갑상선기능항진증 환자 1례에 관한 증례보고. 대한한방내과학회지 2017;38(4):501-8.
- Lee BC, Kang SI, Ahn YM, Doo HK, Ahn SY. An alternative therapy for graves' disease: clinical effects and mechanisms of an herbal remedy. Biol Pharm Bull. 2008;31(4):583-7.
- Sun XY, Miao JJ, GE J. The Effect of Yinjia Pellet on the Short Term Efficacy and Long Term Recurrence Rate of Treating Graves' Hyperthyroidism. J Nanjing Univ Tradit Chin Med. 2021;13(3):356-9.
- Zhang Y. Symptoms and Outcomes of Patients with Hyperthyroidism Treated by Oral Administration of Western Medicine Combined with Traditional Chinese Medicine Xiakucao Decoction (甲亢患者予以西药联合中药夏枯草汤内服治疗的症状转归情况). China Prac Med. 2021;16(12):176-7.

IV. 갑상선기능저하증
(Hypothyroidism)

1. 정의 및 개요

갑상선기능저하증은 갑상선호르몬의 부족으로 인해 나타나는 임상증후군으로 흔히 주병변의 존재 부위에 따라 일차성과 이차성(뇌하수체성) 및 삼차성(시상하부성) 갑상선기능저하증으로 분류된다(표 3-6).

갑상선기능저하증의 가장 흔한 원인은 자가면역성 갑상선염이며, 거의 대부분은 갑상선종을 수반하는 하시모토 갑상선염(Hashimoto's thyroiditis)이다. 자가면역성 갑상선염 다음으로 흔한 원인으로는 갑상선 조직의 파괴인데, 그레이브스병의 치료 목적으로 방사성 요오드(^{131}I)를 투여 받은 경우가 가장 흔하고, 그레이브스병이나 갑상선결절의 치료 목적으로 갑상선 절제수술을 받은 경우가 그 다음이다. 흔하지는 않지만 아급성 갑상선염의 일부에서도 갑상선 조직의 파괴가 현저할 경우 영구적 갑상선기능저하증이 초래된다. 또 갑상선호르몬의 합성 및 분비 과정을 억제하는 약물에 의해서도 갑상선기능저하증이 초래되는데, 이런 경우의 기능저하는 일시적이며 약물 투여를 중지하면 정상화된다. 가장 흔한 예는 그레이브스병의 치료 목적으로 항갑상선제를 과다하게 투여한 경우이며, 리튬(lithium)의 다량 투여도 기능저하를 일으킬 수 있다. 선천적으로 갑상선호르몬의 생성과정에 장애가 있어 갑상선기능저하증이 된 경우에는 갑상선종을 수반하면서 방사성 요오드섭취율(RAIU)이 증가하는 것이 특징이다. 갑상선의 선천적 위치 이상, 즉 이소성 갑상선(ectopic thyroid)에 의해 갑상선기능저하증을 보이는 경우도 있다. 아울러 요오드의 결핍 및 과잉 섭취가 원인이 되기도 하지만, 국내에서는 아직 이에 대한 보고가 없다.

뇌하수체의 손상으로 인해 갑상선자극호르몬(TSH)의

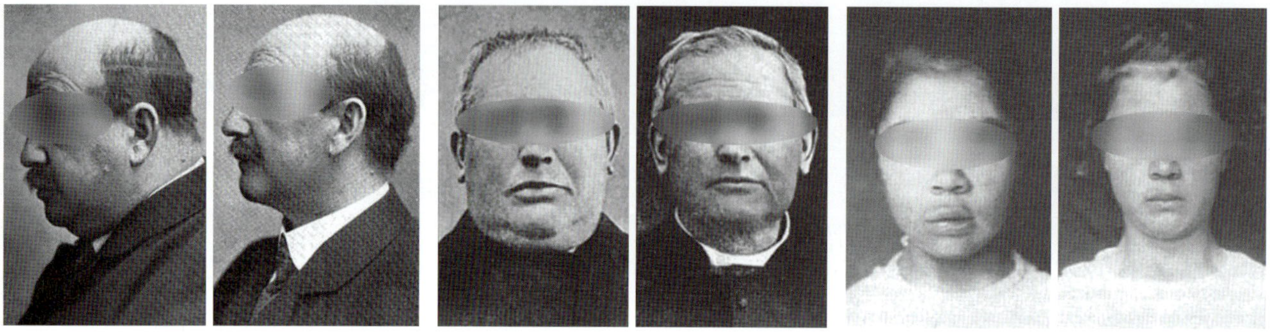

그림 3-10. 갑상선기능저하증

표 3-6. 갑상선기능저하증의 원인

일차성 갑상선기능저하증
1. 자가면역성 갑상선염 • 하시모토 갑상선염 • 일차성 비갑상선종성 점액부종 (primary nongoitrous myxedema)
2. 갑상선 조직 파괴 • 방사성 요오드(^{131}I) • 갑상선절제술 후: 그레이브스병 혹은 갑상선 종양 • 아급성 갑상선염
3. 갑상선종 유발물질(goitrogen) • 항갑상선제 • 리튬(lithium)
4. 갑상선호르몬 생성의 선천적 장애 • 갑상선 과산화효소 결핍 • 요오드 운반장애
5. 이소성 갑상선
6. 요오드의 결핍 및 과잉
이차성(뇌하수체성) 갑상선기능저하증
1. 시한증후군(Sheehan's syndrome)
2. 뇌하수체 손상 • 수술 후 • 뇌하수체 종양 • 방사선치료 후
3차성(시상하부성) 갑상선기능저하증
시상하부 장애에 의한 기능저하증

분비가 감소되어 나타나는 이차성 갑상선기능저하증은 일차성 갑상선기능저하증보다 빈도가 낮은데, 우리나라에서는 출산 후 합병증으로 출현하는 시한 증후군(Sheehan's syndrome)이 가장 흔한 원인이다. 이외에도 뇌하수체의 종양이나 수술 또는 방사선치료에 따른 뇌하수체의 조직 손상도 원인으로 작용한다. 시상하부의 손상으로 갑상선자극호르몬 방출호르몬(TRH)의 분비 장애로 발생하는 삼차성 갑상선기능저하증은 매우 드물다(표 3-6).

갑상선기능저하증은 갑상선기능항진증보다 흔한 질환으로서 2018년 한국의 유병률은 10만명당 1,202명(여성 83%, 남성 17%), 연간 발생률은 10만명당 118명에 달한다.

2. 임상양상

갑상선기능저하증의 증상은 아주 심한 경우부터 명확하지 않으면서 몇 년에 걸쳐 서서히 진행되는 경우까지 매우 다양하다. 전형적인 갑상선기능저하증의 일반적 증상은 피로, 체중증가, 부종, 무력감, 기억력 감퇴, 한불내성(cold intolerance), 변비, 근육통 등인데, 이를 각 장기별로 나타나는 소견에 따라 정리하면 표 3-7과 같다.

신생아에서는 호흡장애, 청색증, 황달, 제대탈장(umbilical hernia), 쉰 울음소리, 젖을 빨기 힘듦, 뼈 성장장애 등이 나타난다. 치료가 지연되면 영구적인 신경학적 손상을 초래해서 심한 정신 지연, 청력장애 등이 초래될 수 있다. 소년기에서는 성장지연과 발육지연이 특징적이고, 청소년기에서는 사춘기의 조숙 현상이 나타날 수 있으며 키가 작다. 성인에서는 질환의 진행 정도에 따라 증상이 거의 없는 경우부터 점액부종(myxedema)까지 매우 다양하다.

피부 및 점막에 나타나는 변화는 glycosaminoglycan의 축적에 의한 것인데, 이에 따른 부종은 손으로 눌러도 들어가지 않는 비함요 부종(nonpitting edema)이다. 피부는 차고 거칠며 땀이 잘 나지 않는다. 피부색은 누렇게 변하는

표 3-7. 갑상선기능저하증의 증상과 징후

부위	증상과 징후
신경근육계	근육통, 감각 이상, 근 쇠약감, 무기력, 기억력 감퇴, 정신집중 장애, 건반사 특히 이완기가 느려짐
혈관계	서맥, 심비대, 심막 삼출액, 고혈압
호흡기	호흡이 느리고 얕음, 저산소증과 과탄산혈증에 대한 호흡 반응에 장애
위장관	위장관 운동 감소, 변비
내분비	월경과다, 무배란, 성욕 감소
피부	부종, 차고 거친 피부, 거친 머리카락, 누런 피부
대사	기초대사율 감소, 체중 증가 및 식욕감소, 추위에 약함

데, 이는 카로틴(carotene)이 비타민A로 전환되지 않고 침착되기 때문이다. 머리카락도 거칠고 잘 부스러진다.

심혈관계에서는 서맥(bradycardia)과 심비대가 나타난다. 심비대는 심근의 간질부종과 좌심실의 확장에 기인하지만 심낭삼출액이 고여서도 나타난다. 심전도에서는 low voltage와 서맥이 나타난다. 말초저항이 증가해서 확장기혈압이 증가되고, 카테콜라민에 대한 반응이 둔화된다. 흔히 갑상선기능저하증에서는 콜레스테롤이 증가되어 죽상경화증의 유발 요인이 된다고 생각하지만, 심근에서의 산소 소모량 감소 등 대사기능의 저하로 보상이 되어 실제 협심증의 빈도는 높지 않다.

호흡은 얕고 느리며 과탄산혈증이나 저산소증에 대한 호흡반응에 장애가 있다. 위장관 운동이 현저히 감소해서 변비가 나타나는데, 심하면 무력 장폐색증(paralytic ileus)도 발생한다. 빈혈도 나타날 수 있는데, 이는 갑상선호르몬 결핍에 의한 헤모글로빈 합성장애, 월경과다, 엽산 및 철분 흡수 이상 등이 원인이다.

월경과다, 성욕감소, 무배란이 나타나고 불임이 되기도 한다. 스트레스에 대한 부신피질자극호르몬 및 성장호르몬의 분비능이 감소되고, 약 40%의 환자에서는 프로락틴의 증가가 나타나는데 일부에서는 유루증(galactorrhea)도 수반된다. 대부분의 환자들은 비교적 초기부터 근육통, 감각 이상, 근 쇠약감 등을 호소하며, 손발이 저리고 쥐가 잘 나는 특징이 있다. 중추신경계 증상으로는 심한 피로, 무기력, 기억력 감퇴, 구음장애 등이 나타나고 말이 느려지며 정신집중이 잘 안 된다. 건반사(tendon reflex)가 느려지는데 특히 이완기가 길어진다.

3. 진단

1) 진단

전형적인 갑상선기능저하증은 증상이 매우 뚜렷하기 때문에 임상소견만으로도 진단이 가능하다. 그러나 대부분의 경우는 증상이 심하지 않고 서서히 점진적으로 진행되므로 진단하기가 쉽지 않다. 특히 노인의 경우에는 기억력 장애, 피부건조 등이 노화과정으로도 초래되기 때문에 갑상선기능저하증을 간과하기 쉽다. 중년 여성에서 특별한 이유 없이 체중증가와 부종이 있으며 심한 피로감과 근육통 또는 손발이 저리고 쥐가 잘나는 증상이 있으면 갑상선기능저하증을 고려해야 한다. 근육통과 이상감각 등 근육신경 증상을 주로 호소할 때, 난임과 월경과다 등의 생식선기능장애를 호소할 때, 심한 변비나 무력 장폐색증을 설명할 수 없을 때도 갑상선기능저하증을 고려해야 한다.

임상적으로 갑상선기능저하증이 의심되면 갑상선기능검사를 확인해야 한다. TSH는 모든 일차성 갑상선기능저하증 환자에서 증가하므로 가장 민감한 검사이다. 혈청 T3 농도는 갑상선기능저하증이 어느 정도 이상 진행될 때까지 정상을 유지하므로, 갑상선기능저하증의 초기 진단에는 도움이 되지 않는다. 이차성 갑상선기능저하증에서는 TSH가 정상 혹은 감소되며, 갑상선자극호르몬 방출호르몬(TRH) 투여에 대한 반응도 없거나 둔화된다. 삼차성 갑상선기능저하증의 경우에는 TRH에 대한 반응이 정상 혹은 연장된다.

임상적으로 갑상선기능저하증이 의심될 때 가장 확실한 검사는 FT4와 TSH 검사이다. FT4가 감소된 반면 TSH가 상승된 경우에는 일차성 갑상선기능저하증으로 진단되며, 양자 모두 정상일 경우엔 갑상선기능저하증을 배제할 수 있다. FT4 지수(FT4 index)는 감소되었으나 TSH의 상승이 없는 경우 시행되는 TRH 자극검사 결과, TSH의 반응이 없으면 이차성 갑상선기능저하증으로 진단되고, 정상

표 3-8. 갑상선기능저하증의 검사치

TSH	Free T4	T3	임상상황
높음	낮음	낮음	일차성 갑상선기능저하증
높음(>10 μIU/mL)	정상	정상	불현성 갑상선기능저하증(갑상선기능저하증으로 될 위험 큼)
높음(6 to 10 μIU/mL)	정상	정상	불현성 갑상선기능저하증(갑상선기능저하증으로 될 위험 작음)
높음	높음	낮음	선천적 T4-T3 전환효소 부족
			T4-T3 전환에 대한 amiodarone 효과
높음	높음	높음	갑상선호르몬에 대한 말초조직 저항
낮음	낮음	낮음	이차성 갑상선기능저하증 혹은 호르몬 과다 용량 치료 중 최근에 중단

반응을 보이면 삼차성 갑상선기능저하증으로 진단된다.

한편 TSH는 증가되었으나 FT4나 T3이 정상인 경우를 '불현성 갑상선기능저하증(subclinical hypothyroidism)'이라고 하는데, 대개 여성에서 흔하며 연령이 증가할수록 더 많아진다. TSH가 10 μIU/mL을 초과하면 년 1~10% 정도가 갑상선기능저하증으로 진행된다(표 3-8).

일시적인 갑상선기능저하증은 산후 갑상선염, 아급성 갑상선염, 그레이브스병 치료 목적에 따른 방사성요오드요법 후에 자주 나타나며, 영구적인 갑상선기능저하증이 오지 않는지 면밀히 관찰해야 한다.

병력이 확실치 않은 상태로 갑상선호르몬을 투여 받는 경우에는 항갑상선 자가항체를 확인해야 한다. 항마이크로좀 항체 및 항티로글로불린 항체가 양성인 경우에는 계속해서 투약해도 괜찮지만, 자가항체가 음성인 경우에는 적어도 6주 이상 투약을 중지한 후 갑상선기능검사 결과를 확인해야 한다. T4의 혈중 반감기는 7~8일로 길며, 일단 억제되었던 뇌하수체의 갑상선자극호르몬 분비능이 정상으로 환원되기까지는 약 4~8주간이 소요되므로 가능하면 충분한 기간 동안 기다려야 한다.

자가면역성 갑상선기능저하증과 다른 원인을 구분하기 위해서는 갑상선 자가항체 검사를 확인해야 한다. 자가면역성 갑상선기능저하증의 90~95%는 항마이크로좀 항체(antimicrosomal 또는 antithyroid peroxidase antibody)가 양성이기 때문이다.

2) 감별진단

갑상선기능저하증의 증상과 징후는 비특이적이어서 노인이나 산후와 같은 임상상황과 혼동될 수 있다. 노인에서는 알츠하이머병이나 인지 장애를 일으키는 다른 질환과 혼동될 수 있다. 또 우울증도 나타날 수 있으므로 다른 증상은 간과된 채 우울증으로 치료될 수도 있다. 비전형적 흉통과 비특이적 심전도 이상, CPK나 ALP의 상승이 있는 환자는 허혈성 심질환이나 심근경색으로 진단될 수도 있다. 신증후군도 갑상선기능저하증으로 진단될 수 있는데, 이 경우에는 T4가 감소되어도 FT4의 감소나 TSH의 증가는 나타나지 않는다. 소아에서는 다운증후군이 갑상선기능저하증과 유사하지만, 갑상선호르몬은 정상이다.

4. 치료

치료는 갑상선호르몬제를 투여하는 것이다. 현재 사용되는 갑상선호르몬제는 T3, T4 (levothyroxine), T3/T4 복합제(comthyroid) 등이다. 보통 복용한 T4의 70~80%가 흡수되며 T4의 반감기는 약 8일로 길기 때문에 1일 1회로 투여로 충분하다. 또 T4는 말초에서 T3으로 전환되므로, 전환 장애가 없는 경우라면 굳이 T3/T4 복합제는 불필요하다. 용량은 나이와 신체활동 및 잔존 갑상선기능 등에 따라 다른데, 갑상선기능저하증 외에 다른 질환이 없다면 성인의 경우 일반적으로 1일에 1.7 μg/kg 정도가 필요하며, 일반적인 유지 용량은 100~200 μg 정도(T4 1~2정)이다. 하지만 노인의 경우라면 1 μg/kg 정도로 감소하는 반면,

한의치료 동향

하시모토병으로 생긴 갑상선기능저하증에서 갑상선호르몬제와 함께 補氣補陽 약물을 사용한 7편의 RCT 연구에 대한 체계적 문헌고찰 논문에서는 갑상선호르몬제만 사용했을 때보다 FT3, FT4가 유의하게 증가되었고, TSH, TPOAb, TGAb는 더 많이 감소되었음을 보고했다. 약물 투여 기간은 2~6개월이었고, 사용한 약물은 益元瀅消湯(黃連 白茯苓 半夏 桔梗 甘草), 扶正散瘍湯(黃耆 白朮 當歸 白芍藥 甘草 등), 固本消散湯(黃耆 白朮 人蔘 當歸 白芍藥 川芎 甘草), 補元 캡슐(人蔘 黃耆 當歸 白朮 甘草) 등이었다. 冬蟲夏草 진균분말로 제조된 중약제제를 갑상선호르몬제와 함께 8주에서 24주 투여했을 때 갑상선호르몬제 단독 치료에 비해, TPOAb, TGAb가 유의하게 더 감소되고, FT4가 유의하게 증가했다는 메타분석 논문도 보고되었다. 하시모토 갑상선염 환자에게 갑상선호르몬제 투여와 침치료를 병행한 RCT연구 14편에 대한 체계적 문헌고찰 논문에서는 TPOAb, TGAb, TSH가 유의하게 감소하고, FT3, FT4가 유의하게 증가했음을 보고했다. 치료기간은 1개월에서 6개월 사이였고, 치료에 사용한 혈위는 中脘 膻中 關元 大椎 腎輸 命門 足三里 天突 三陰交 太溪 豊隆 合谷 太衝 등이었다.

소아의 경우라면 4 μg/kg까지 필요할 수 있다.

심혈관질환의 위험이 없는 젊은 환자의 경우에는 목표량에 가까운 용량으로 시작될 수 있으므로, 건강한 성인의 경우 1일 50~100 μg으로 시작해서 TSH가 정상화될 때까지 2~3주 간격으로 50 μg씩 증량된다. 심장 질환이 있는 노인 환자에서는 대사율이 천천히 증가되도록 25 μg 정도에서 시작되어 4~6주 간격으로 25~50 μg씩 증량된다.

T4의 흡수나 대사에 영향을 주는 약물로는 aluminum hydroxide, cholestryramine, ferrous sulfate, lovastatin, calcium, rifampicin, amiodarone, carbamazepine, phenytoin 등이 있다. 또 aluminum hydroxide, cholestyramine, ferrous sulfate 등과 같이 T4의 흡수를 방해하는 약물은 4시간 정도의 간격을 두고 투여되어야 한다.

치료의 목표는 TSH와 T4 및 T3을 정상 범위로 유지시키는 것인데, 가장 적절한 지표는 TSH 수준이다. 따라서 일차성 갑상선기능저하증 치료 시 TSH가 정상 범위 이하라면 갑상선호르몬제의 양이 과도한 것이고, 참고치의 상한선 이상이면 양이 부족한 것을 의미한다.

갑상선호르몬제 투여 후 T3이나 T4는 2~3주, 또는 그 이상이 지나야 정상화된다. TSH는 T3과 T4의 변화보다 느려서 용량을 변경한 후에는 적어도 4~8주가 지나야 한다. 임상적 호전은 갑상선호르몬제 투여 후 2~3주에 시작되지만 완전히 정상 상태로 회복되기까지는 수개월이 걸릴 수도 있으며, 종종 임상적 효과가 늦어서 TSH가 정상적으로 회복된 후 3~6개월까지도 증상이 완전히 없어지지 않는 경우도 있다. 갑상선호르몬제의 부작용은 거의 없으나, T4를 과도하게 투여하면 갑상선기능항진증 상태가 되어 심혈관계 이상, 특히 심방세동 등의 부정맥과 심장 비대를 유발하고, 뼈의 회전율(turnover)이 증가해서 골밀도 감소의 위험이 증가한다.

불현성(무증상) 갑상선기능저하증에 대한 치료는 2~3개월 후에 TSH 추적검사를 시행하여 경증(TSH 6.8~10 μIU/L)일 때는 치료하지 않으며, 중증(TSH > 10 μIU/L)이면서 70세 미만이며 기저 관상동맥질환이나 심부전이 동반되어 있는 경우에는 LT4 치료를 한다. 중증이더라도 70세 이상의 고령일 때는 치료하지 않는다.

갑상선기능저하증 관련 임상참고문헌

• 김순일, 변상혁, 강기훈, 이병철, 안영민, 두호경 외. 갑상선기능저하증 환자에 대한 안전이중탕의 임상적 효능. 대한한방내과학회지. 2004;1-12.

- 김영석, 이상헌, 강철호, 송문구, 두호경, 안영민 외. 뇌하수체 거대선종과 뇌하수체 졸중을 동반한 갑상선기능저하증 환자 1례. 대한한방내과학회지. 2007;105-10.
- 김용성, 김경수. 갑상선기능저하증 환자 1례에 대한 임상적 고찰. 대한한의학방제학회지. 2001;397-403.
- 박수연, 김홍진, 김종환, 최정화. 갑상선기능저하능 환자 1례에 관한 임상보고. 한방안이비인후피부과학회지. 2001;14(2):286-94.
- 우성호, 김병철, 심효주, 나유진, 강래엽, 김진원 외. 불현성 갑상선기능저하증이 병발한 고령의 뇌졸중 환자의 호전 1례. 대한한방내과학회지. 2007;28(3):624-31.
- 이용재, 이슬, 김소형, 이미숙, 채한. 소음인 태양병 궐음증으로 진단한 갑상선기능저하증으로 인한 수족냉증 치험 1례. 사상체질의학회지. 2019;31(1):102-12.
- 임보라, 김창규, 박진서, 전경륭, 조준호, 권도익. 현성 및 불현성 갑상선기능저하증에 관한 국내 한의학 임상 연구 고찰. 대한한방내과학회지. 2018;39(4):645-61.
- 정창운, 조희근, 김보민. 불현성 갑상선기능저하증에 대한 이선탕가미 처방 투여 경과: 증례보고. 대한한방내과학회지. 2018;39(6):1281-9.
- 진동은, 김석우, 신현철. 한약 단독치료로 호전된 불현성 갑상선기능저하증 증례 보고. 대한한방내과학회지. 2018;39(4):831-8.
- Cheng X, Wei Z, Zhang G, Shao X, Li B, Gao R. A systematic review of combinatorial treatment with warming and invigorating drugs and levothyroxine for hypothyroidism caused by Hashimoto disease. Ann Transl Med. 2016;4(23):459.
- Liu XP, Zhou YN, Tan CE. Systematic review of Yougui pills combined with levothyroxine sodium in the treatment of hypothyroidism. World J Clin Cases. 2022;10(17):5690-701.
- Luo J, Zhou L, Sun A, Yang H, Zhang P, Liu K, et al. Herbal medicine for Hashimoto's thyroiditis: A systematic review and network meta-analysis. J Ethnopharmacol. 2024;323:117663.
- Wang X, Li Y, Xie H, Dai Z, Ma L, Zhu X, et al. Effect of acupuncture on Hashimoto thyroiditis: A systematic review and meta-analysis. Medicine (Baltimore). 2024;103(9):e37326.
- Wei M, Ma W, Zhang W, Yin D, Tang Y, Jia W, et al. Efficacy and safety of Ophiocordyceps sinensis in the treatment of Hashimoto's thyroiditis: a systematic review and meta-analysis. Front Pharmacol. 2023;14:1272124.

V. 갑상선염
(Thyroiditis)

갑상선염은 여러 원인에 의해 갑상선에 염증이 초래된 상태로서 갑상선의 기능은 정상, 저하, 상승 등으로 일정하지 않다. 가장 흔한 형태는 하시모토 갑상선염이고, 이외의 발병빈도는 아급성 갑상선염, 산후 갑상선염, 산발성 무통성 갑상선염, 약물성 갑상선염의 순서이다.

일반적으로 갑상선염은 통증의 유무에 따라 구분되는데, 감염, 방사선조사, 외상 등으로 인한 경우에는 통증(압통 포함)이 동반되지만, 자가면역, 약물, 특발성섬유화 등으로 인한 경우에는 통증이 없다.

1. 통증이 있는 갑상선염

1) 아급성 갑상선염

(1) 정의 및 개요

아급성 갑상선염(subacute thyroiditis)은 갑상선 통증의 가장 흔한 원인질환이다. 아급성 육아종성 갑상선염(subacute granulomatous thyroiditis), 퀘르뱅 갑상선염(deQuervain's thyroiditis), 아급성 동통성 갑상선염, 아급성 비화농성 갑상선염, 거대세포 갑상선염 등으로도 불리지만, 통상적으로는 '아급성 갑상선염'으로 약칭한다. 대개 바이러스 감염으로 발생하는데, 남성보다는 여성에게 3배 이상 더 많으며 호발 연령은 40~50세이다.

(2) 임상양상

근육통, 인후염, 미열, 피로 등의 전구증상이 발생한 후, 압통을 동반한 미만성 갑상선종과 흔히 귀까지 방사되는 목 부위의 통증이 나타난다. 질환이 진행되면서 처음에 침범된 부위의 압통은 줄어들고 새로운 부위에 압통이 나타나는데, 압통은 갑상선을 따라 이동하는 양상이다.

(3) 진단

환자의 50% 가량에서 갑상선기능항진증이 나타난다. 세포독성 T 림프구가 활성화되어 여포세포(follicular cell)가 손상되면 과량의 thyroxine (T4)과 triiodothyronine (T3)이 혈액내로 방출되어 대개 3~6주가량 지속된 후에 저장된 T4와 T3이 고갈되면 멈추게 되는데, 질환의 경과는 세 시기로 구분된다. 발병 첫 3~6주의 갑상선기능항진기에서는 FT4 상승, TSH 감소가 나타나고, 발병 3~6주

후의 갑상선기능저하기에서는 FT4 감소, TSH 증가가 나타나는데, 이 시기는 수주에서 6개월까지 지속된다. 마지막은 회복기로서 대부분의 환자가 6~12개월 내에 정상으로 회복되지만, 약 10~15%의 환자는 갑상선기능저하증이 지속되어 levothyroxine 치료가 필요하다. 갑상선기능항진증에서 갑상선기능저하증으로 바뀌는 시기에는 간혹 TSH와 FT4가 모두 저하되어 중추성 갑상선기능저하증으로 오진될 수도 있다.

이외에 적혈구침강속도(erythrocyte sedimentation rate, ESR) 증가(종종 50 mm/h 이상), C-반응단백(C-reactive protein, CRP) 증가, 가벼운 빈혈, 가벼운 백혈구증가증 등이 나타난다. 항갑상선과산화효소항체(antithyroid peroxidase antibody or antimicrosomal antibody)와 항갑상선글로불린항체(antithyroglobulin antibody)는 일반적으로 정상 범위이다.

아급성 갑상선염의 갑상선기능항진기와 그레이브스병은 반드시 감별해야 한다. 주된 감별점으로, 가령 안구돌출과 정강이뼈 앞의 점액부종(pretibial myxedema)은 그레이브스병의 특징이므로 아급성 갑상선염에서는 나타나지 않고, 그레이브스병에서는 과다한 혈관분포(hypervascularity)로 인해 떨림이나 잡음이 나타날 수 있으나 아급성 갑상선염에서는 나타나지 않으며, 그레이브스병에서는 24시간 방사성 요오드 섭취율(RAIU)이 증가하지만 아급성 갑상선염에서는 5% 이하로 감소한다.

(4) 치료

통증에는 아스피린(aspirin) 등의 비스테로이드성 소염제가 투여되는데, 투여 후 평균 5주 정도 지나야 통증이 완전히 조절된다. 1주일 내에 통증이 완화되지 않으면 프레드니솔론(prednisolone)이 투여되는데, 프레드니솔론이 투여되면 1~2일 내에 통증이 완화된다.

갑상선기능항진증의 증상은 가볍고 짧게 지속되므로 이에 대한 치료는 거의 불필요하며, 심계항진, 불안, 떨림 등의 증상에는 프로프라놀롤(propranolol), 아테놀롤(atenolol) 등의 베타 교감신경 차단제가 FT4가 정상으로 돌아올 때까지(대개 수주일) 사용된다.

일부 환자에서 질병 후기에 갑상선기능저하증이 나타나지만, 대개 증상이 가볍고 일시적이므로 치료가 불필요하다. 물론 갑상선기능저하증의 증상이 심한 경우에는 T4가 6~8주 동안 사용되기도 한다.

2) 화농성 갑상선염

(1) 정의 및 개요

화농성 갑상선염은 세균(특히, Streptococcus pyrogenes, Staphylococcus aureus, Streptococcus pneumoniae), 진균, 항산균(mycobacteria), 기생충 감염 등으로 인해 발생하지만 매우 드문 질병이다. 갑상선은 풍부한 혈액공급, 고농도의 요오드 및 과산화수소, 피막형성 등으로 일반적인 감염에 대한 저항성이 강하기 때문이다. 따라서 화농성 갑상선염의 선행요인으로 갑상설관(thyroglossal duct)의 잔존과 같은 선천성 이상과 고령 및 면역억제 등이 존재하며, 약 50%의 환자에서는 화농화 이전에 이미 갑상선질환을 갖고 있다.

(2) 임상양상

흔히 목 앞쪽으로 일측성의 급성 통증, 발적, 심한 압통과 함께 발열, 언어장애(dysphasia), 발성장애(dysphonia) 등도 나타난다. 만성일 경우에는 종종 양측성으로 발생하는데, 급성에 비해 통증의 정도는 가볍다.

(3) 진단

갑상선기능항진증이나 갑상선기능저하증이 나타날 수 있지만, 갑상선의 기능은 대부분 정상이다. ESR은 상승하고 백혈구수도 현저히 증가하는데, 가장 좋은 진단법은 미세침 흡인검사 후의 그람염색과 배양이다.

(4) 치료

비경구적인 항생제로 치료되며, 간혹 외과적 배농도 시행된다.

3) 방사선성 갑상선염

(1) 정의 및 개요

갑상선기능항진증에 대한 방사성요오드 요법을 시행한 환자의 약 1%에서 시술 5~10일 후에 방사선성 갑상선염이 발생한다. 또한 림프종이나 두경부 종양에 대한 방사선 치료 후에도 발생한다. 방사선조사량이 많은 경우, 젊은 나이, 여성, 갑상선기능저하증 환자 등에서 방사선조사 후 갑상선의 손상 위험이 높다.

(2) 임상양상

갑상선 실질이 급속히 파괴되면서 통증(압통 포함)이 발생하는데, 통증은 일반적으로 가볍고, 수일에서 1주일 이내에 자연 소실된다. 저장되어 있던 T4와 T3이 유리되므로 일시적으로 갑상선기능항진증이 발생할 수 있으며, 이후 약 6~18주 동안 갑상선에서는 광범위한 섬유화가 진행된다.

(3) 치료

통증 조절을 위해 단기간 비스테로이드성 항염증제가 투여되며, 드물게는 프레드니솔론도 사용된다. 또한 갑상선호르몬의 말초 전환을 차단하기 위해 베타차단제도 종종 사용된다.

4) 외상성 갑상선염

갑상선의 물리적 손상 후에 드물게 일시적으로 통증과 압통이 동반된 갑상선염이 발생할 수 있다. RAIU는 감소하고, T4는 정상 또는 증가되며, TSH는 정상 또는 억제된다. 그러나 외상 후에 저절로 회복되므로 진단은 병력청취로 충분하며 검사가 시행될 필요도 없다.

2. 통증이 없는 갑상선염

1) 하시모토 갑상선염

(1) 정의 및 개요

만성 림프구성 갑상선염(chronic lymphocytic thyroiditis) 혹은 만성 자가면역성 갑상선염(chronic automimmune thyroiditis) 등으로 불리는 하시모토 갑상선염(Hashimoto's thyroiditis)은 특징적으로 갑상선에 림프구가 침윤되고 Hürthle(Askanazy) 세포가 생성되는 자가면역질환이다. 유병률은 인구의 1~2% 정도인데, 호발 연령은 40~60세이며, 여성에서 4~8배 더 많이 발생한다.

갑상선기능저하증의 가장 흔한 원인인 하시모토 갑상선염의 발병에는 유전적 소인과 환경적 인자(요오드의 과량 섭취 등)가 복합적으로 관여한다고 생각되는데, 갑상선의 자가면역에 대한 유전적 소인은 우성 소질(dominant trait)로 유전된다. 또한 전신홍반루푸스(SLE), 류마티스성 관절염, 악성 빈혈, 당뇨병, 쇼그렌 증후군 등 다른 자가면역질환과도 관련이 있다.

(2) 임상양상

환자의 90%에서 단단하고 표면이 불규칙한 미만성 갑상선종대가 나타나며, 10%에서는 이와 반대로 갑상선의 위축이 나타난다. 갑상선종은 미만성이지만 대칭적이지 않고, 한쪽이 더 큰 경우도 있으며, 결절로 촉진되기도 한다. 물론 결절이 현저한 경우에는 악성 종양을 배제하기 위해 미세침흡인검사가 시행된다. 간혹 지속적인 통증도 동반되지만, 일반적으로는 통증이 없다.

(3) 진단

갑상선의 기능은 정상, 현발성 갑상선기능저하증(FT4 감소, TSH 증가), 불현성 갑상선기능저하증(FT4 정상, TSH 증가) 등으로 다양하다. 환자의 90~95%에서 항갑상선과산화효소 항체가 존재하며 역가 또한 높게 나타난다. 항갑상선글로불린 항체는 민감도가 낮으며, 환자의 20~50%에서만 나타난다. RAIU는 감소, 정상, 증가 등 일관성이 없으므로 진단에 거의 도움이 되지 않는다.

(4) 치료

갑상선의 기능이 정상인 경우에는 치료가 불필요하므로 정기적인 관찰만 시행되며, 갑상선기능저하증이 있는 경우에만 T4 (levothyroxine)가 투여된다. T4의 적정 용량을 결정하기 위해서 증가된 TSH가 정상으로 회복될 때까지 서서히 증량시키며 투여되는데, 심혈관질환의 위험이 없는 젊은 환자의 경우에는 목표량에 가까운 용량으로 시작될 수 있으므로, 건강한 성인의 경우 1일 50~100 µg으로 시작해서 TSH가 정상화될 때까지 2~3주 간격으로 50 µg씩 증량된다. 심장 질환이 있는 노인 환자에서는 대사율이 천천히 증가되도록 25 µg 정도에서 시작되어 4~6주 간격으로 25~50 µg씩 증량된다. 대개 T4 투여 6~8주 후에 TSH와 T4가 측정되며, 치료목표는 TSH가 정상 범위(평균 이하의 참고치가 바람직함)로 유지되는 것이다. 불현성 또는 경도의 갑상선기능저하증(TSH가 4.5~10 µIU/L인 경우)에 대해서는 논란이 많은데, T4 투여는 흔히 TSH가 10 µIU/L 이상인 환자를 대상으로 삼는다.

(5) 합병증 및 예후

하시모토 갑상선염이 있는 환자에서 갑자기 결절이 커지면 일차성 갑상선 림프종을 의심해야 한다. 또한 하시모토 갑상선염은 갑상선 유두암(papillary carcinoma)과도 관련이 있다.

2) 산후 갑상선염

(1) 정의 및 개요

출산한 여성의 5~7%에서 자가면역 과정의 결과로서 산후 갑상선염(postpartum thyroiditis)이 발생되는데, 이들 환자의 약 50%에서는 자가면역성 갑상선질환의 가족력이 있다.

(2) 임상양상

대부분 출산 2~6개월 내에 통증이 없는 작고 단단한 갑상선종이 나타나는데, 환자는 크게 세 가지 유형으로 구분된다. 즉, 약 25%의 환자는 일시적인 갑상선기능항진증(2~8주 지속)이 나타난 후에 갑상선기능저하증(4~12주 지속)을 거쳐 정상으로 회복되고, 32%의 환자는 갑상선기능항진증만 나타나며, 나머지 43%의 환자는 갑상선기능저하증만 나타난 후에 회복된다. 갑상선기능항진증이 나타난 환자의 약 30%는 증상이 없는데, 갑상선기능항진증은 보통 출산 2~10개월(주로 3개월) 후에 나타나고 2~3개월 후에 회복된다. 반면에 갑상선기능저하증은 출산 2~12개월(주로 6개월) 후에 나타난다.

(3) 진단

환자의 80%에서 항갑상선과산화효소 항체가 증가하며 ESR은 정상이다. 항갑상선과산화효소 항체가 있으면서 갑상선 기능이 정상인 여성에서 산후 갑상선염이 발생할 위험은 약 25%이다. 따라서 1형 당뇨병, 산후 우울증의 병력, 자가면역성 갑상선질환의 가족력 등의 위험인자가 있는 임산부에서는 흔히 선별검사로 항갑상선과산화효소 항체가 측정된다.

산후에 나타나는 그레이브스병과 산후 갑상선염은 감별해야 하는데, 그레이브스병의 특징적인 소견은 갑상선 잡음, 안구돌출, 도플러초음파에서 혈류증가를 동반한 혈류분포의 증가, 혈청 갑상선자극면역글로불린(thyroid-stimulating immunoglobulin) 및 RAIU 증가 등이다.

(4) 치료

갑상선기능항진증으로 인한 증상은 그리 심하지도 않고 일과성이므로 치료가 거의 불필요하다. 그러나 심계항진이나 미세 떨림(fine tremor)이 심한 경우에는 프로프라놀롤이 일시적으로 투여된다. 또한 갑상선기능저하증이 있더라도 대개의 경우는 치료가 불필요하다. 물론 증상이 심하면 일시적으로 T4가 투여되며, 6~9개월 이후에는 감량 후 중단된다.

(5) 합병증 및 예후

환자의 30~50%에서 9년 내에 영구적인 갑상선기능저하증이 발생한다. 급성기에 갑상선기능저하증이 발생한 경우, 항갑상선과산화효소 항체가 증가한 경우, 초음파에서 갑상선의 저에코 음영이 있는 경우에는 영구적인 갑상선기능저하증의 위험이 높다.

대부분(약 80%)의 환자는 1년 후에 갑상선의 기능이 정상화된다. 항갑상선과산화효소 항체가 나타난 산후 갑상선염 환자가 다음 번 임신에서 재발할 위험은 약 70%이다.

3) 산발성 무통성 갑상선염

(1) 정의 및 개요

산후 갑상선염(postpartum thyroiditis)과 산발성 무통성 갑상선염(sporadic painless thyroiditis) 또는 산발성 무증상 갑상선염(sporadic silent thyroiditis)을 '아급성 림프구성 갑상선염'이라고 한다. 아급성 림프구성 갑상선염은 출산 후 흔히 발생되며 산발적으로 나타난다. 따라서 산발성 무통성 갑상선염은 임상적으로나 병리학적으로 산후 갑상선염과 유사한데, 뚜렷한 차이점은 임신과 관련이 없다는 점이다. 아급성 림프구성 갑상선염은 자가면역과 관련이 있으며 갑상선에 림프구가 부분적으로 침윤되어 하시모토 갑상선염과 유사하지만, 섬유화와 Hürthle(Askanazy) 세포는 존재하지 않는다. 산발적으로 발생하는 경우에는 지역에 따라 다양한 빈도로 나타난다. 남성보다 여성에서 4배 더 많이 발생하고, 요오드 섭취가 많은 지역에서 위험성이 높다.

(2) 임상양상 및 진단

환자의 50%에서 작은 갑상선종이 나타난다. 5~20%의 환자에서는 저장되어 있던 T4와 T3이 유리되어 갑상선기능항진증이 나타나는데, 갑상선기능저하증으로 이행될 수도 있지만 대부분은 정상으로 회복된다. 갑상선기능항진증은 평균 3~4개월 지속되며 1년 이내에 회복된다. 약 50%의 환자에서는 항갑상선과산화효소 항체가 발견된다. 아급성 갑상선염과의 감별은 특별히 어렵지 않은데, 아급성 갑상선염에서 나타나는 전구증상(발열, 근육통, 피로 등)이 없고, 갑상선에 통증(압통 포함)도 없으며, ESR의 상승도 현저하지 않기 때문이다.

(3) 치료

치료는 산후 갑상선염과 유사하다.

4) 약물성 갑상선염

Amiodarone, interferon-α, interleukin-2, lithium 등의 약물은 갑상선에 염증을 유발시켜 갑상선중독증 또는 갑상선기능저하증을 일으킬 수 있다. RAIU는 감소되며 항갑상선과산화효소 항체가 다양하게 나타나는데, 치료는 아급성 갑상선염 또는 아급성 림프구성 갑상선염과 유사하다.

5) 리델 갑상선염

(1) 정의 및 개요

리델 갑상선염(Riedel's thyroiditis)은 갑상선 및 인근 조직에 광범위한 섬유화가 진행되는 원인 미상의 질환으로, '만성 섬유성 갑상선염(chronic fibrous thyroiditis)'이라고도 불리는 매우 드문 질환이다. 여성에서 남성에 비해 4배 이상 많이 발생하며, 30~60세 사이에 주로 발생한다.

(2) 임상양상

갑상선종의 크기는 다양한데, 대개는 크지 않다. 바위나 나무처럼 단단하고 통증은 없으며 주변 조직에 달라붙어

한의치료 동향

아급성 갑상선염 환자에 중약치료를 시행한 21편의 RCT에 대한 체계적 문헌고찰 논문에서는 스테로이드나 NSAID 같은 양약 치료에 중약 치료를 추가했을 때, 해열 진통 효과가 유의하게 컸고, 갑상선 종대의 감소와 재발율 감소도 유의하게 높았다고 한다. 치료기간은 1~12주로 연구마다 다양했고, 清熱消瘿湯(連翹 金銀花 蒲公英 荷葉 黃連 半夏 甘草)과 冰黃散(氷片 黃丹)을 동시 투여하거나, 加味平消湯 (黃耆 白朮 當歸 川芎 白芍藥 半夏 天花粉 桔梗 甘草), 双黃蓮 (金銀花 黃芩 連翹), 黃芩小加湯 (黃芩 人蔘 甘草 白朮 生薑) 등의 중약을 복용했고, 夏枯草 전탕액 및 雷公藤 제제 등도 사용되었다.

있는데, 비대칭적이거나 림프절이 커진 경우에는 악성종양을 의심해야 한다. 식도나 기관지 압박 증상이 흔히 나타나는데, 갑상선종의 크기에 비해 압박 증상은 심한 편이며, 천면, 호흡곤란, 언어장애, 쉰소리, 목이 졸리는 느낌 등도 나타난다.

(3) 진단

갑상선의 기능은 대개 정상이지만, 약 30%에서는 광범위한 섬유화가 진행되어 갑상선기능저하증이 나타난다. ESR은 증가하지만, 아급성 갑상선염처럼 현저하지는 않다. 약 2/3의 환자에서는 항갑상선과산화효소 항체가 나타나며 RAIU는 감소된다.

(4) 치료

기관지 및 식도 압박증상이 있는 경우에는 수술이 시행된다.

▣ 갑상선염 관련 임상참고문헌

- 강기훈, 김순일, 김영석, 이상헌, 두호경, 안영민 외. 안전이중탕 투여로 완치된 하시모토 갑상선염 환자 1례. 대한한방내과학회지. 2005;aut(1):103-10.
- 김미림, 김윤상, 임은미. 산후 갑상선염 진단을 받은 산후신통 환자 치험 1례. 대한한방부인과학회지. 2012;25(4):125-33.
- Luo H, Lü M, Pei X, Xia Z. Chinese herbal medicine for subacute thyroiditis: a systematic review of randomized controlled trials. J Tradit Chin Med. 2014;34(3):243-53.
- Yu H, Wu M, Yang Y, Li W. A systematic review and meta-analysis of the clinical efficacy and safety of Chinese patent medicines in treating subacute thyroiditis. Ann Palliat Med. 2021;10(11):11403-14.

VI. 갑상선결절
(Thyroid nodule)

1. 정의 및 개요

갑상선결절은 매우 흔하다. 부검에서는 50% 내외, 해상도 높은 초음파 검진에서는 일반 성인의 19~46 (약 30% 내외)에서 발견될 정도이다. 결절은 나이가 들수록 유병률이 높아지고, 여성이 남성보다 4~6배 정도 많이 발생하며, 요오드 섭취율이 낮은 지역일수록 흔하다.

갑상선결절이 나타나는 질환은 다양하지만, 대개는 양성결절과 악성결절로 구분된다. 양성결절은 다결절성 갑상선종(multinodular goiter), 하시모토 갑상선염(Hashimoto's thyroiditis), 단순 낭종(simple cyst), 여포성 선종(follicular adenoma), 아급성 갑상선염(subacute thyroiditis) 등의 병리 소견을 나타내지만, 정확한 진단이 쉽지 않아 총괄적으로 '양성결절'이라고 표현한다. 양성결절의 원인을 고려하면, 요오드 섭취가 충분한 우리나라에서는 하시모토 갑상선염에 의한 경우가 가장 많다. 가족(유전)적으로, 혹은 amiodarone, antithyroid drug 등의 약제를 장기간 사용했을 때, 방사선 피폭 경험이 있을 때도 갑상선결절의 발생이 증가한다. 악성결절로는 유두암(papillary carcinoma)이 약 80%로 가장 흔하며, 여포암(follicular carcinoma), 허들세포암(Hürthle cell carcinoma), 수질암(medullary carcinoma), 미분화암(anaplastic carcinoma), 림프종(primary thyroid lymphoma) 등이 있다.

양성 갑상선결절은 단지 미용적 측면과 국소적 압박 증상만이 문제이므로 임상적인 중요성은 거의 없다. 따라서 결절의 약 5~7%를 차지하는 악성결절 여부가 가장 중요하다.

증상이 없고 촉진되지 않으며 우연히 초음파 등의 검사

로 발견되는 결절을 '갑상선 우연종(thyroid incidentaloma)'이라고 하는데, 근래 우리나라에서도 검진 등으로 갑상선 초음파 검사를 시행하는 경우가 많아지면서 갑상선 우연종이 증가하는 추세이다.

2. 임상양상

촉진되는 결절이 있어도 병력이나 진찰 소견만으로는 악성 여부를 알 수 없는데, 대개 20세 이하 혹은 60세 이상, 여성보다는 남성, 두경부의 방사선조사 경험, 결절의 갑작스런 크기 증가, 목 쉼, 통증, 연하곤란, 호흡곤란 등이 있을 때 악성의 가능성이 높아진다. 특히 4 cm 이상인 경우, 결절이 매우 딱딱하고 고정된 경우, 성대 마비가 있거나 결절의 동측 림프절이 커져 있을 경우에는 악성일 확률이 더욱 높다.

갑상선결절을 촉진으로 파악하기는 쉽지 않다. 초음파로 우연히 발견되는 결절 중 크기가 1 cm 이하의 경우는 거의 촉진되지 않고, 1 cm 이상이더라도 50~60% 정도는 촉진되지 않는다. 결절의 위치와 크기, 환자 목의 길이와 두터운 정도 등에 따라 다르기 때문인데, 악성 유무는 크기와 큰 관계가 없다고 알려져 있다.

3. 진단

1) 임상검사

혈액검사로는 악성과 양성을 구별할 수 없다. 갑상선글로불린(thyroglobulin)은 갑상선 악성 종양 거의 대부분에서 증가되지만, 다른 양성 질환에서도 증가되는 경우가 많으므로 수술 후 암의 재발을 추적 관찰하는 데에만 이용된다.

2) 갑상선 초음파

초음파 검사는 결절의 크기, 결절의 수, 고형성이나 낭종성 혹은 복합 결절 여부, 석회화 상태, 주변 조직으로의 파급, 림프절 전이, 경정맥이나 경동맥으로의 전이 등을 파악

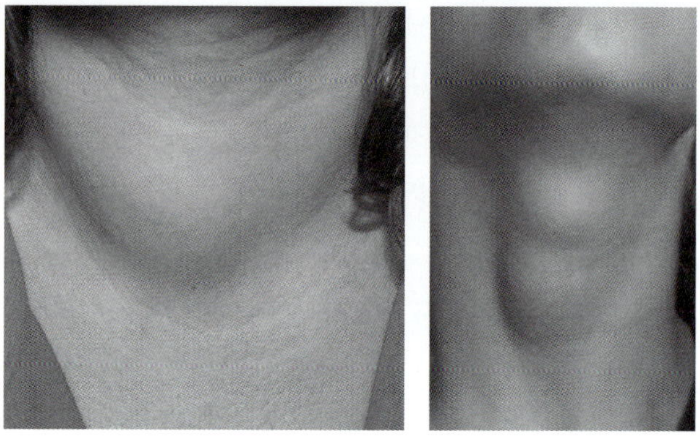

그림 3-11. 갑상선결절

하는 데 유용하다. 악성결절, 즉 암을 시사하는 초음파 소견은 ① 현저한 저음영 결절(hypoechogenic nodule), ② 불규칙한 경계(irregular or micro lobulated margin), ③ 결절 내부의 혈류 증가 소견, ④ 결절 내부의 미세 석회화(microcalcification), ⑤ 키가 큰 모양의 결절(a shape that is more tall than it is wide), ⑥ 결절을 둘러싼 불완전한 'halo'의 존재(incomplete peripheral halo), ⑦ 경부 림프절의 종대(cervical lymph node enlargement) 등이다.

대한갑상선영상의학회에서는 2021년 개정된 갑상선결절 평가 권고안(Korean Thyroid Imaging Reporting and Data System, K-TIRADS)을 발표하였다. 양성결절에 대한 불필요한 조직검사를 줄이기 위해서 초음파영상의 위험도에 따라서 조직검사가 필요한 결절의 크기를 정하였는데, 가장 위험도가 높은 경우에도 크기가 1.0 cm 보다 클 때에만 미세침흡인검사 등의 조직검사를 권고하고 있다.

3) 갑상선 방사성 동위원소 스캔

방사성 동위원소인 ^{123}I.^{99}mTcO4- 등을 이용한 스캔으로 결절의 동위원소 섭취양상에 따라 열결절과 냉결절로 구분하는 방법으로, 열결절인 경우에는 암일 가능성이 희박하다. 전체 갑상선결절의 대다수(77~94%)는 냉결절인데, 이들 중 암의 가능성은 5~8%로 전체 갑상선결절 중 암일 가능성과 큰 차이가 없어서 임상적으로 갑상선결절의 진

단에 큰 도움이 되지는 않는다.

4) 전산화 단층 촬영 및 자기공명영상

전산화 단층 촬영(CT)은 갑상선암의 staging work-up 및 종격동 갑상선의 확인 등으로 제한되어 사용되며, 자기공명영상(MRI)은 주로 갑상선 악성 종양의 전이 및 수술한 환자의 재발이나 종양의 종격동으로의 파급 등의 확인에 사용된다.

5) 조직 세포 검사

갑상선결절의 진단에서 가장 표준적인 검사로 인정되는 것은 미세침흡인검사이다. 검사 결과는 흔히 양성(benign), 악성(malignancy), 중간형(indeterminate) 혹은 종양의심(suspicious), 비진단적(nondiagnostic or unsatisfactory) 등의 네 가지 범주로 분류된다. 약 70%는 세포학적으로 양성이며, 조직병리 결과는 양성 콜로이드 결절(benign colloid nodule), 거대여포성 선종(macrofollicular adenoma), 림프구성 갑상선염(lymphocytic thyroiditis), 결절성 갑상선염(granulomatous thyroiditis), 양성 낭종(benign cyst) 등으로 보고된다. 악성이나 중간형은 각각 약 10%정도인데, 결과가 불분명한 중간형에는 여포 종양(follicular neoplasm), 허들 세포 종양(Hürthle cell neoplasm), 비전형적 유두암(atypical papillary carcinoma), 림프종(lymphoma) 등도 포함되므로 대개 수술이 권유된다.

의사의 숙련도에 따라 다르지만 10~20% 정도는 비진단적 결과(non-diagnostic aspirates)로 보고되며, 이럴 때는 초음파 유도 하에 반복적인 미세침흡인검사가 시행된다. 한편, 미세침흡인검사 상 결절의 약 15%를 차지하는 여포성 병변일 때에도 수술이 권유되는데, 여포암은 진단 자체가 종양의 피막 침윤이나 림프관, 혈관에 침윤되었을 때가 기준이기 때문이다. 따라서 미세침흡인검사만으로 양성 여포선종과의 구별이 불가능한 여포성 병변의 경우에도 대개 수술이 권유되는데, 수술로 적출된 조직 표본을 전부 검색했을 때 이들 중의 20~30%가 여포암으로 확진된다.

4. 치료

1) 갑상선호르몬(Levothyroxine, T4) 요법

T4 투여는 TSH의 분비를 억제함으로써 결절의 성장을 억제하기 위함이다. 주로 하시모토 갑상선염으로 인한 결절이나 비중독성 다결절성 갑상선종일 때 크기를 줄일 수 있다고 하지만, 그 효과가 불분명해서 적극 권장되지는 않는다. 그나마 교질이 풍부한 결절은 크기가 줄어들 가능성이 높다고 하지만, 석회화나 섬유화가 두드러진 결절은 거의 줄어들지 않아서 최근까지 T4 억제 요법의 효과에 대해서는 논란이 많다. 더구나 T4 투여는 폐경기의 여성에게는 골다공증을, 노인에게는 심방세동과 허혈성 심장 질환 및 심비대를 유발, 악화시킬 수 있다.

2) 수술

미세침흡인검사 상 악성 혹은 암이 의심되는 경우에는 수술이 시행된다. 수술 범위는 환자의 상황에 따라 달라지지만, 유두암의 경우에는 림프선을 포함한 아전절제(near-total) 혹은 전절제(total) 갑상선절제술(thyroidectomy)이 시행되고, 미분화된 여포 세포암, 허들세포암, 수질암의 경우에는 더욱 광범위한 절제가 시행된다. 또한 양성결절이더라도 연하곤란, 목을 조이는 느낌, 호흡곤란 등의 증상이 있는 경우, 갑상선항진증을 유발시키는 결절인 경우, 점점 성장하는 결절인 경우에는 수술이 권유된다.

3) 방사성 동위원소 요법

Radioiodine 치료는 기능성 결절(과기능성 선종 혹은 중독성 결절성 갑상선종)일 때 갑상선의 기능 상태와 관계없이 사용된다. 악성이 의심되거나 크기가 큰 결절, 임신이나 수유중인 여성에게는 권장되지 않는다.

4) 피하 에탄올 주사

피하 에탄올 주사는 초음파 유도 하에 시행되는 최소 침습적 방법으로, 주로 단순 결절인 갑상선 낭종에서 시행된다. 90% 이상에서 낭종의 크기가 50% 이상 줄어들고 재발률도 현저히 낮아진다고 하는데, 자율기능성 결절에서는 5년간의 치료 성공률이 약 35%이고, 재발도 빈번해서 적극적으로 권장되지는 않는다.

5) 장기 추적 관찰

미세침흡인검사는 위음성율이 약 5%이므로 추적 관찰이 필요하다. 정확한 기준은 없지만 결절의 직경이 2 mm 이상 증가하거나 결절의 용적이 20% 이상 증가하면 결절이 '성장'했다고 표현한다.

추적 관찰을 위한 초음파 검사는 6~18개월 이후에 시행하는 것이 추천되며, 미세침흡인검사 상 결과가 비진단적(nondiagnostic)일 경우, 추적 중 결절이 커지는 경우, 낭종이 재발한 경우, T4 억제요법으로 크기가 줄지 않을 경우, 4~5 cm 이상 크기의 결절일 경우에는 재차 미세침흡인검사가 권유된다.

6) 임신 중 갑상선결절

임신을 하면 대부분의 결절은 크기가 커지고 발생률도 증가한다. 임신 중 발견된 결절이라도 초음파 촬영이나 미세침흡인검사는 임신하지 않은 경우와 다를 바 없이 시행되며, 그 결과에 따라 적절한 요법이 권유된다. 단, 동위원소 스캔은 시행되지 않는다. 결과가 양성으로 나오면 T4 억제요법의 효과가 미비하므로 그대로 경과를 관찰하지만, 진단이 불확실하게 나오면 분만 시까지 기다렸다가 출산 후에 다시 검사해서 결과에 따라 치료법이 선택된다.

임신 중 발견된 갑상선암이 같은 연령대의 비임신 여성의 갑상선암에 비해 더 공격적이지도 않고, 분화된 갑상선암의 경우는 임신 중 수술과 분만 후 수술사이에 재발률 및 생존율에 차이가 없으며, 갑상선암 진단 후 1년 이내의 치료 지연 또한 환자의 결과에 큰 악영향이 없다. 따라서 임신 초기에 진단된 악성결절은 추적 관찰이 권유된다.

7) 소아의 갑상선결절

성인에 비해 소아에서는 갑상선결절의 빈도가 낮아 9~16세 소아의 0.22%, 11~18세 소아의 1.8%에서 관찰되는 반면, 악성 종양의 빈도는 18~21%로 성인보다 높다. 진단적 접근 방법이 소아라고 특별히 다르지는 않아서 성인과 같이 미세침흡인검사가 시행된다. 다만 소아 열결절의 경우는 중독 증상이 잘 나타나고(22%) 진행이 빠르므로 방사성 동위원소로 치료하지 않고 곧바로 수술이 시행된다.

▣ 갑상선결절 관련 임상참고문헌

• 이정은, 박경미, 정진홍, 유동렬. 갑상선종을 동반한 산후 우울증 환자에 대한 한방치험 1례. 대한한방부인과학회지. 2001;14(2):273-83.

VII. 갑상선암
(Thyroid cancer)

1. 정의 및 개요

임상적으로 촉진되는 갑상선결절 중에 갑상선암의 빈도는 약 5%정도로 추정된다. 갑상선암은 여성이 남성보다 3~6배 정도 많고, 연령적으로는 30~40대에 가장 많으며, 지역과 인종에 따라서도 발생에 차이를 보인다.

갑상선암은 요오드 섭취량이 적은 지역에서는 여포암의 빈도가 상대적으로 높은 반면, 요오드 섭취가 풍부한 지역에서는 유두암의 빈도가 월등히 높은데, 전체적으로는 요오드 섭취량이 적을수록 갑상선암의 빈도가 높다. 갑상선질환 이외의 질환으로 사망한 예의 부검소견이나 양성결절 절제 시 우연히 발견되는 갑상선 잠재암의 빈도는 6~28%로 보고자에 따라 다양하다.

한국인 갑상선암의 병리학적 분류에 따른 빈도는 유두

암이 가장 흔해서 전체 갑상선 암의 77~80%이고, 다음으로는 여포암이 15%이다. 예후가 나쁜 미분화암은 2~4%, 수질암은 1~2%, 림프종은 0.1~0.7%에 불과하다. 연령대로는 20~59세 사이가 전체 발생의 대부분인 83%를 차지하는데, 유두암의 남녀비는 1:6.4, 여포암의 남녀비는 1:5.5로서 여성에서 월등히 많다. 백인에 비해 미분화암과 수질암의 빈도가 낮고, 여성의 호발 정도가 더욱 현저하다.

2. 임상양상

전형적인 갑상선암은 동통이 없는 목의 종괴로부터 시작된다. 유두암이나 여포암의 경우, 특이증상이 없는 게 보통이지만, 일부에서는 결절이 갑자기 커지면서 동통을 느끼고, 간혹 주위 조직을 압박하거나 침입이 일어나 쉰 목소리, 연하곤란, 호흡곤란, 객혈 등의 증상도 나타난다. 갑상선결절은 대부분 견고하게 만져지며 상하로 잘 움직이지만, 종종 주위조직과 유착하면 고정되어 딱딱하게 만져지고, 간혹 결절과 동측의 경부림프절이 같이 만져지기도 한다. 최근에는 초음파 검사의 보편화로 인해 대부분의 환자가 증상 없이 우연히 발견된다.

갑상선암의 대표적 전이부위는 폐이고, 대개 전이로 인한 호흡기 증상은 없는 것이 일반적이지만, 간혹 호흡곤란, 객혈 등의 증상도 나타난다. 폐전이 환자 중 약 2/3만이 흉부 X선 촬영에서 나타나며, 나머지 1/3은 방사성요오드 전신촬영에서만 나타난다. 이외에 뼈로 전이되어 흔히 동통, 골절 등의 증상이 나타난다. 폐와 뼈 다음으로는 뇌전이가 흔하지만, 전체 원격전이 된 예의 6%정도에 불과하다. 다발성 원격전이를 보이는 여포암의 경우에는 전이부위에서 갑상선호르몬 생산이 과다해서 갑상선중독증을 일으킬 수도 있다.

갑상선 수질암은 대부분의 환자가 갑상선결절로 발현하는데, 전체의 74~84%에서 견고한 결절이 촉지되고 압통은 없다. 갑상선결절과 더불어 약 50%에서 진단 당시 경부 림프절이 촉지되는데, 종양이 주위조직으로 침입하면 목소리 변화, 연하곤란 등의 압박증상이 나타나기도 한다. 환자의 약 30%는 설사를 호소하는데, 진행된 환자에서 잘 나타나기 때문에 일반적으로는 불량한 예후인자로 여겨진다. 일부 환자는 안면홍조도 호소하고, 약 10%에서는 원격전이에 의한 증상도 호소하며, 드물게는 ACTH 분비에 의한 쿠싱증후군이 나타날 수도 있다.

미분화암의 경우는 대부분 갑자기 커진 목의 종괴를 주소로 내원한다. 종양이 빨리 성장하므로 기관이나 경부의 주요 조직을 압박하며, 그 결과 호흡곤란, 연하곤란, 목소리 변화 등의 증상이 진단 당시부터 나타난다. 종양이 갑자기 커지면서 흔히 목의 동통도 호소하는데, 이는 종양의 괴사 혹은 주위조직으로의 침범 때문이다. 목소리 변화, 기침, 발열, 체중감소 등의 전신 증상도 나타날 수 있지만, 대부분의 미분화암 환자의 갑상선기능은 정상이다. 종양은 매우 딱딱하고, 경계가 불분명하며, 주위조직에 유착된다.

갑상선 림프종 환자는 갑자기 커지는 갑상선종과 이로 인한 주위조직 압박증상을 호소하는데, 갑상선종은 수주 또는 2~3개월 사이에 갑자기 커진다. 갑상선의 한쪽 엽만 침범해서 결절 형태로 나타나거나, 혹은 미만성 종대로도 나타나는데, 비교적 딱딱하면서 압통은 없다. 대부분의 경우 주위조직과 결합하기 때문에 고정되어 있고, 많은 환자에서 하시모토 갑상선염이 동반된다.

3. 진단

1) 갑상선 기능검사

갑상선에 생긴 종양이 갑상선호르몬을 분비하는 기능을 하는지 여부를 알아보기 위한 검사이다.

2) 미세침흡인검사

가는 주사바늘이 달린 주사기를 갑상선에 찔러 조직을 흡인해서 현미경으로 세포를 검사하는 방법으로, 갑상선 기능이 정상인 갑상선 종양에서 양성종양인지, 악성종양인지를 구별하는 가장 편리한 방법이지만 이를 통해 여포암 등의 악성종양은 감별되기 어렵다.

3) 갑상선 초음파검사

갑상선 종양의 크기, 위치, 특성 등의 파악에 도움이 되지만, 초음파 검사만으로는 양성종양과 악성종양을 구분하기 힘들다. 미세침흡인검사 시행 시 초음파로 위치를 파악하면서 시행하면 검사의 정확도를 높일 수 있다.

4) 갑상선 동위원소 검사

방사성 동위원소를 이용해서 갑상선의 모양과 기능을 알아보는 검사로 갑상선이 커져 있는지, 위치는 정상적인지, 모양은 어떠한지, 전반적인 갑상선의 기능상태가 어떠한지를 알 수 있다.

5) 컴퓨터 단층 촬영, 자기공명 촬영

갑상선암의 치료 과정에서 암의 진행 정도를 추적, 관찰하는 데 이용된다. 갑상선 주위의 조직을 세밀하게 볼 수 있다는 장점이 있다.

4. 치료

1) 분화 암의 치료

(1) 수술

잘 분화된 갑상선암(유두암, 여포암)은 다른 장기로의 전이 여부에 관계없이 수술이 가능하다. 암의 크기가 1.5 cm 이하이면서 한쪽 갑상선에만 암이 있다면 암이 있는 한쪽 갑상선을 갈리내는 엽 절제술이 시행되며, 암이 크기가 1.5 cm 이상이거나 혹은 갑상선 근처 장기에 국소 전이가 있다면 최소의 갑상선만을 남겨놓고 절제된다. 만약 갑상선암이 양쪽 갑상선 모두에 있거나 양쪽 임파선에 전이가 있을 때에는 갑상선 전절제술(total thyroidectomy)이 시행된다.

(2) 방사성 요오드 요법

갑상선 조직에서 흡수되어 이용되는 요오드 중 방사능의 성질이 있는 요오드를 이용해서 방사선치료효과를 내는 것으로, 방사성 요오드를 체내에 주입하면 갑상선 조직에 흡수되고 방사능을 내게 되어 갑상선 세포를 파괴시킨다.

(3) 갑상선호르몬 치료

갑상선암의 성장을 촉진하는 성장인자로는 여러 가지가 거론되지만 이 중 TSH가 가장 강력한 영향을 미친다. 갑상선암 환자에서 갑상선호르몬 투여를 중단해서 혈청 TSH가 상승하면 암이 현저하게 자라는 것이 관찰된다. 과거에는 뇌하수체에서 TSH분비의 완전 억제를 목표로 했으나, 최근에는 정상보다는 낮지만 측정 가능한 수준, 즉 0.1~0.4 μIU/mL에 목표를 둔다.

(4) 방사선치료

갑상선 밖으로 침범해서 수술 후 현미경적 또는 육안적으로 암 조직이 남아있지만 암세포의 분화도가 낮아 방사성 동위원소가 섭취되지 않는 경우, 경부에 방사선치료를 받은 환자는 치료를 받지 않은 환자에 비해 재발률 및 사망률이 현저하게 낮다고 알려져 있다.

(5) 화학요법

분화된 갑상선암은 재발 또는 전이된 경우에도 수술 및 방사성 요오드를 통해 완치까지 가능하므로 화학요법에 대한 보고는 많지 않으며, 일반화학요법에 대한 반응도 매우 낮다. 그러나 방사성요오드치료 불응성 갑상선분화암에 대해서는 수술 등의 국소치료와 전신항암치료를 병행하는데, 최근에는 유전자변이 검사 후에 다중 kinase 억제제, TRK 억제제, RET 유전자 억제제 등의 표적치료제를 사용하여 양호한 치료성적을 보이고 있다.

(6) 적극적 관찰

적극적 관찰(Active surveillance, 감시) 요법은 즉시 수술하지 않고 주기적인 초음파검사로 경과를 추적하다가, 질병이 진행하는 경우에 수술을 시행하는 것이다. 병리진단검사와 초음파 등 영상검사를 통해 미세갑상선유두암이 확인된 성인 환자에서, 조직학적 고위험군(공격적인 세포형), 기도나 신경 등 주변 조직으로의 침습, 경부 림프절전이 및 원격전이 등의 위험소견이 없는 저위험군임이 확인된 경우 적극적 관찰을 고려할 수 있다.

2) 수질암의 치료

가장 적절한 치료법은 수술로 여겨지며, 가능하면 대개의 경우 갑상선 전절제술이 시행된다. 수술 시에는 먼저 갈색세포종의 유무 여부를 확인해서 갈색세포종을 먼저 제거한 후, 갑상선 절제술이 시행된다. 특히 가족형인 경우에는 대부분 양측성이므로 갑상선 전절제술이 꼭 필요하다. 림프절은 확인되는 대로 제거하는 것이 좋다고 여겨지는데, 경부 림프절 전이여부는 예후와 무관하므로, 예방적 림프절 절제는 불필요하다. 수술 이외에 잔여 갑상선 조직에 대한 방사성 요오드 투여, 외부 방사선조사, 항암제 요법 등이 있지만 모두 효과가 없다.

3) 미분화암의 치료

미분화암은 절제가 가능할 경우에 갑상선 절제술이 시행된다. 수술의 범위는 수술 후 합병증을 고려해서 선택된다. 방사성 요오드는 치료효과가 없으며, 방사선조사 역시 치료효과가 불량하다. 1일 4회씩 분할 방사선조사가 효과적이라는 보고가 있었으나, 경비가 많이 들고 방사선치료에 의한 합병증이 크며, 특히 최근의 보고결과 중앙 생존기간이 6개월에 불과해서 큰 도움이 안 된다. 미분화 갑상선암에 대한 화학요법의 성적에 대해서는 아직 논란이 많다. 어떤 약제가 가장 우수한지에 대해서도 아직 확실하지 않은데, 일반적으로는 독소루비신 단독 혹은 시스플라틴과의 병용요법이 가장 흔히 사용되며, 간혹 블레오마이신도 사용된다.

4) 림프종의 치료

갑상선 림프종의 표준 치료법은 아직 정립되어 있지 않으며, 수술요법, 방사선치료, 화학요법 중 방사선치료가 가장 많이 사용된다. 수술이 불필요하다는 학자들도 있지만, 가능하면 종양의 완전제거가 필요하다는 것이 일반적인 견해이다. 종양을 완전 제거한 경우는 종양이 잔존하는 경우보다 생존률이 높다. 방사선치료는 가장 많이 사용되며 효과면에서도 탁월하다고 보고되는데, 흔히 40 Gy가 4~5주에 걸쳐 갑상선을 중심으로 경부와 종격동에 조사된다. 화학요법은 방사선치료 후 보조요법으로 사용되는데, 사이클로포스파마이드, 아드리아마이신, 빈크리스틴, 프레드니솔론(CHOP) 병용요법이 가장 흔히 사용된다.

한의치료 동향

갑상선암 수술을 시행한 환자 중 陰陽俱虛 변증에 해당하는 104명을 대상으로 한 임상연구에서 갑상선호르몬제에 補氣養陰四君子湯 (太子蔘 麥門冬 沙蔘 百合 桑葉 枸杞子 赤芍藥 黃耆 山藥 甘草 當歸 玉竹 金魚草 女貞子 山慈姑 鬱金 白芍藥을 기본으로 하고 증상에 따라 약재 추가)을 3주간 복용한 치료군에서 갑상선호르몬제 단독 복용으로 치료한 대조군에 비해 FT4, FT3가 유의하게 높았고, TSH는 유의하게 낮았다. IgA, IgM, IgG 항체 수치도 유의하게 높아져서 한약치료가 면역기능 향상에도 도움이 되었다.

갑상선암 환자 14명을 대상으로 방사성 요오드 치료로 유발된 식욕부진에 대해 2주간 6회의 침치료(合谷 太衝 足三里 三陰交 然谷)를 시행한 예비 RCT 연구에서 sham 침군에 비해 진짜 침군에서 식욕부진과 악액질 상태를 측정하는 FACCT AGS와 VAS 점수가 더 호전되었지만 임상연구 대상자 수가 적어서 통계적 유의성은 없었다는 보고가 있다.

▣ 갑상선암 관련 임상참고문헌

- 고은비, 장권준, 양정민, 오재성. 갑상선 유두암의 외과적 절제술 이후 발생한 후유증에 대한 면역요법을 병행한 한방 치험 3례. 대한한방내과학회지. 2021;42(5):746-59.
- 김준영, 강지영, 손창규, 조정효. 침치료만으로 경과 관찰한 미세 갑상선 유두암 증례보고. 대한암한의학회지. 2014;19(1):53-9.
- 이수현, 김강산, 윤종민, 고하늘, 김래희, 이윤진 외. 가미소요산으로 호전된 갑상선암 수술 후 통증에 대한 치험 3례. 동의생리병리학회지. 2012;26(5):793-6.
- 이진수, 정의민, 정종수, 박재우, 정현식, 윤성우. 전이성 유두상 갑상선암 환자를 대상으로 투여한 알러젠 제거 옻나무 추출물의 종양소퇴 1례. 대한한방내과학회지. 2008;29(3):827-34.
- Jeon JH, Yoon J, Cho CK, Jung IC, Kim S, Lee SH, et al. Effect of acupuncture for radioactive-iodine-induced anorexia in thyroid cancer patients: a randomized, double-blinded, sham-controlled pilot study. Integr Cancer Ther. 2015;14(3):221-30.
- Zhou L, Qin S, Ba H, Wang P, Zhang Q. Combined Efficacy of Modified Buqi Yangyin Sanjie Decoction and Levothyroxine Sodium Tablets on Thyroid Function and Immune Function Among Patients After Thyroid Cancer Surgery. Altern Ther Health Med. 2024;30(7):168-73.

제4절 췌장

I. 췌장의 구조와 기능

췌장은 기능적으로 서로 다른 2개의 기관으로 구성되며, 이는 체내의 주요 소화선인 외분비 췌장(exocrine pancreas)과 인슐린, 글루카곤 등의 호르몬이 분비되는 내분비 췌장(endocrine pancreas)으로 나눌 수 있다.

외분비 췌장은 외부에서 섭취된 음식물이 소화, 흡수되게 하는 반면, 내분비 췌장은 호르몬을 분비해서 혈액으로 흡수된 영양소가 세포에서 이용, 저장되기까지의 여러 과정을 조절한다. 내분비 췌장에서 분비되는 이들 호르몬의 분비와 작용의 이상은 영양의 항상성에 중대한 영향을 미치는데, 그 대표적 상태가 당뇨병이다.

1. 내분비 췌장의 구조

내분비 췌장은 췌장 내에 흩어져 분포된 작은 내분비선, 즉 랑게르한스 소도(Langerhans islet)들로 구성된다. 이 소도의 부피는 췌장 전체 무게의 2~3%로 성인에서는 약 2 g정도이다. 현재까지 A, B, D, F세포 등의 네 가지 세포형이 확인되었는데, 이들 세포의 분포에 따라 랑게르한스 소도는 크게 두 가지로 구분된다.

췌장 폴리펩티드(pancreatic polypeptide, PP)를 분비하는 F세포는 췌장 두부의 뒤쪽에서 주로 발견된다. 막으로 두부의 앞쪽과 분리되는 이 부위는 태생학적으로 다른 부위와 달리 원시복측아(原始腹側芽, primordial

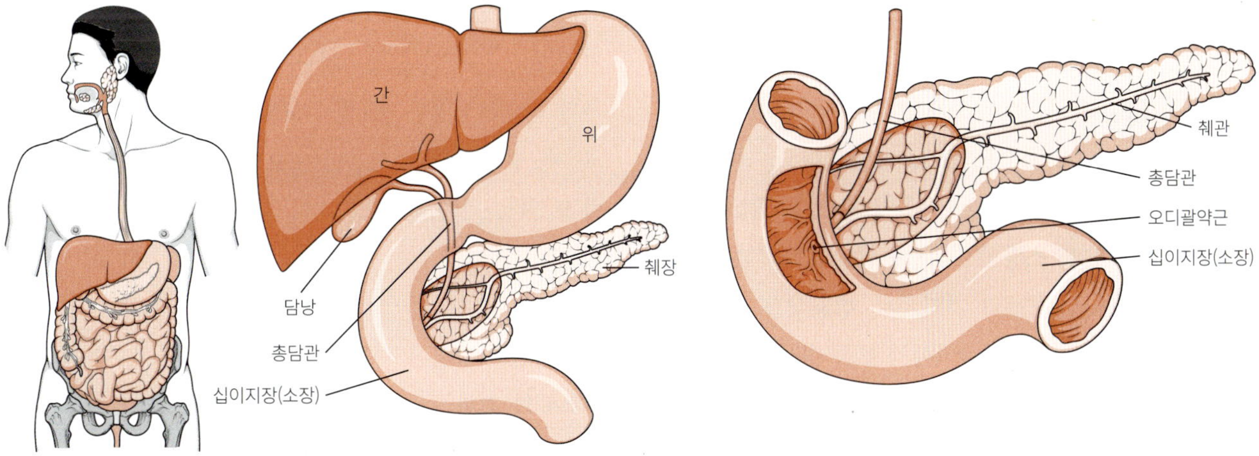

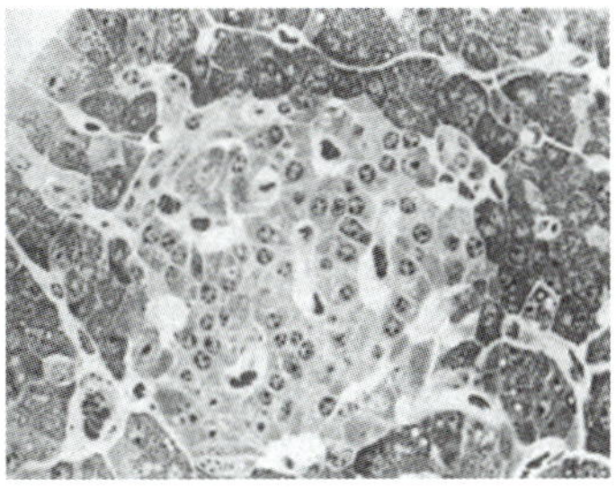
▲ 췌장 단면의 현미경사진

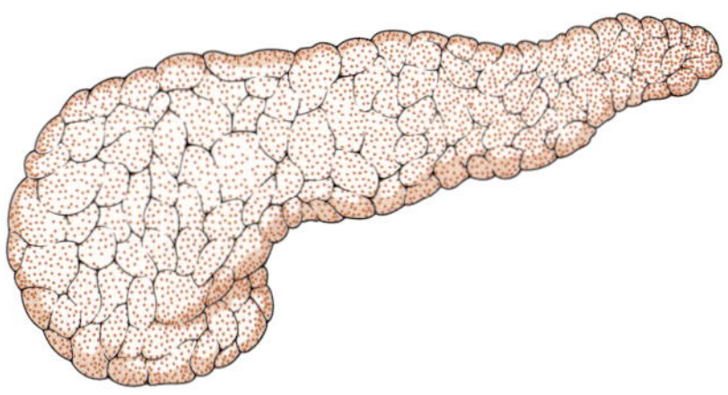
▲ 췌장에서 소도세포의 분포

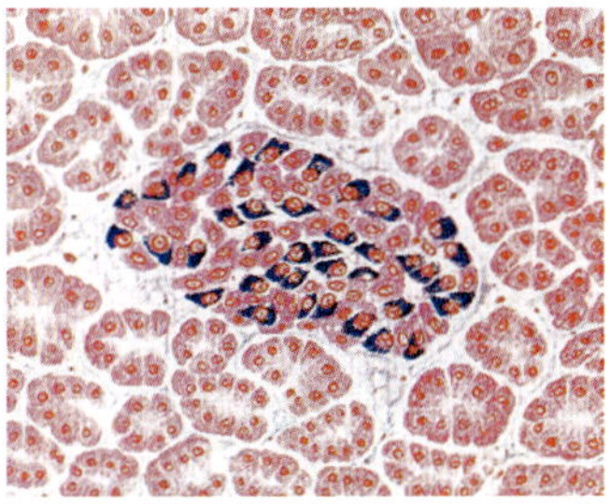
▲ 선포에 둘러싸인 소도세포 조직

그림 3-12. 췌장의 구조

ventral bud)에서 발생하는데, 이 부위의 소도세포는 F세포 80%, 베타세포 17~20%, 0.5% 미만의 알파 세포로 구성된다. 이에 반해서 F세포가 드문 소도는 췌장의 체부, 미부, 두부의 앞쪽 등에 위치하며 배측아(背側芽, dorsal bud)에서 발생한다. 이들 소도에는 인슐린을 분비하는 베타세포가 전체의 75%를 차지하며, 약 20%가 글루카곤을 분비하는 알파세포, 그리고 나머지 3~5%가 소마토스타틴을 분비하는 D세포로 구성된다.

2. 내분비 췌장의 호르몬

1) 인슐린

(1) 합성과 분비

인슐린(insulin)은 내분비 췌장의 주요 분비산물로 베타세포에서 합성된다. 전구물질은 전구프로인슐린(preproinsulin)으로서 분자량 12,000의 긴사슬펩티드(long-chain peptide)인데, 베타세포의 조면내형질세망(rough endoplasmic reticulum)에서 합성된다. 전구프로인슐린은 합성 후 마이크로솜(microsome) 속의 효소에 의해 프로인슐린(분자량 약 9,000)으로 나누어지고 프로인슐린은 골지체로 운반되는데, 이 과정을 전후해서 인슐린과 C-펩티드로 분리되어 과립의 모양으로 보관된다. 정상적으로 성숙된 분비과립은 인슐린과 C-펩티드를 같은 몰(mmol)량으로 함유하며, 또 소량의 프로인슐린도 포함하고 있다.

공복 시 혈중 인슐린의 기저치는 평균 10 μU/mL (69 pmol/L) 정도이다. 정상인에서 보통 식사 후 인슐린은 약 100 μU/mL (690 pmol/L)을 넘지 않는다. 인슐린 농도는 식후 8~10분부터 증가되고 30~45분에 정점에 이르렀다가 90~120분에 기저치로 돌아온다.

췌장 베타세포에서의 인슐린 분비는 크게 기저분비(basal secretion)와 자극분비(stimulated secretion)로 나뉘는데, 지금까지 포도당 자극에 의한 인슐린 분비의 자세한 기전은 잘 알려져 있지 않다. 단, 포도당은 베타세포막에 있는 포도당 운반체에 의해 세포로 이동한 후 대사가 이루어져야 인슐린의 분비를 자극한다. 한편, 2-디옥시글루코스(2-deoxyglucose)는 포도당과 분자구조가 거의 같고 베타세포 내로 동일하게 이동하지만, 포도당 대사를 방해함으로써 인슐린 분비를 억제한다.

인슐린 분비에는 칼슘이온이 필요하다. 즉, 인슐린을 함유한 분비과립이 미소관(microtubule)을 따라 배치되어 있다가 세포내 칼슘이온이 상승하면 미소관의 수축 등으로 분비된다. c-AMP도 중요한 인슐린 분비 조절을 담당한다. 포도당은 직접 c-AMP 생성을 촉진하는데, 다른 인슐린 분비 자극물질들도 세포내의 c-AMP를 상승시킨다. 이외에 C-키나제(C-kinase)와 이노시톨 인지질(inositol phospholipid)도 중요한 역할을 한다.

인슐린의 자극 분비란 생체 내에서는 결국 섭취한 음식물에 대한 베타세포의 반응을 말하며, 포도당은 가장 강력한 인슐린 분비 자극물질이다. 물론 인체 및 동물 실험에서 포도당에 대한 인슐린의 분비에는 두 단계가 있음이 증명되었다. 혈중 포도당을 급격히 증가시켰을 경우, 약 2~10분 사이에 혈중 인슐린이 급격히 상승했다가(초기 인슐린 반응), 이후 약 1시간까지 인슐린이 천천히 분비되는(후기 인슐린 반응) 두 가지 단계로 나뉜다. 당뇨병에서는 초기 인슐린 반응이 소실되거나 저하된다고 알려져 있는데, 후기 인슐린 반응은 제1형 당뇨병의 경우에는 소실되어 있고, 제2형 당뇨병의 경우에는 오히려 항진되어 있는 것처럼 보인다.

(2) 수용체

인슐린의 작용은 인슐린이 표적장기의 세포막에 있는 수용체와 결합함으로써 시작된다. 동물의 거의 모든 장기 세포에 인슐린 수용체가 발견되지만, 지방조직, 간, 근육 등에는 고농도의 수용체가 있어 인슐린과 결합 후 유의한 생물학적 반응이 나타난다.

인슐린 수용체는 각각 두 개의 알파 사슬 및 베타 사슬로 구성된 분자로서 세포 밖으로부터 세포내로 이어지는 구조이며, 세포내 부분은 티로신을 인산화(phosphorylation)시키는 능력이 있는데, 인슐린과 수용체가 결합하면 수용체 자체의 세포내 부분 티로신 잔기(tyrosine residue)도 인산화된다. 물론 수용체는 인산화를 촉진하는 것 이외에 다른 시스템을 통해 정보까지도 전달하는 역할을 한다. 인슐린이 수용체와 결합하면, 이 결합체의 상당수가 세포내로 들어가는 소위 내재화(internalization) 현상을 일으키는데, 내재화와 인슐린의 작용 사이에 어떤 관련이 있는지는 아직 분명치 않다.

인슐린 수용체의 수와 수용체의 결합능(affinity)은 당연히 인슐린의 작용에도 영향을 미칠 것으로 여겨진다. 하향조절(down regulation)은 혈중 인슐린 농도가 장기간 상승되어 있을 때 수용체의 숫자가 줄어드는 현상인데, 반대로 인슐린 농도가 낮으면 수용체 숫자는 상향조절(up regulation)된다. 혈중 인슐린이 높고 수용체 수가 낮은 경우는 비만증, 탄수화물의 과다섭취, 만성적 인슐린 과다 주사 등에서 볼 수 있는데, 이러한 수용체의 이상은 인슐린 저항성의 원인 중 하나로 논의되고 있다.

(3) 작용

인슐린의 주된 기능은 섭취된 영양소의 저장(storage)을 촉진시키는 것이다. 인슐린은 체내 거의 모든 조직 기능에 직접 또는 간접적으로 영향을 미치는데, 그 중에서도 특히 간, 근육, 지방조직 등의 3대 에너지 저장기관에 대한 효과가 중요하다.

① 방분비효과

내분비세포의 산물이 근접세포에 직접 영향을 미치는 경우를 '방분비효과(paracrine effect)'라고 하는데, 췌장의 β, δ세포는 근접한 α세포에 대해 상당히 중요한 영향을 끼친다. β세포에서 분비된 인슐린이 처음 영향을 미치는 곳은 곁의 α세포로서, 글루카곤의 분비를 억제한다. 또한 δ세포에서 분비되는 소마토스타틴(somatostatin)은 인슐린 분비 자극 촉진인자들의 자극을 받는데, 글루카곤의 분비와 인슐린의 분비를 함께 억제한다. 포도당은 β, δ세포들만 자극하고(그 결과 α세포는 억제), 아미노산은 글루카곤과 인슐린을 함께 자극하므로, 복합식품을 섭취한 경우에 당질과 단백질의 구성비에 따라 내분비 췌장 호르몬의 반응이 달라진다. 아미노산들은 포도당이 없을 때 인슐린의 자극보다 글루카곤 분비를 더 자극하기 때문에, 단백질 위주의 식사 때에는 글루카곤의 분비가 훨씬 더 강하다.

② 내분비 효과

간은 경구로 섭취한 탄수화물의 대사에 가장 중요한 역할을 하는 기관이다. 가령 100 g의 포도당을 섭취하면 3시간 동안 30~60 g의 포도당이 간에서 당원(glycogen)으로 전환되며 간은 최고 100~110 g의 당원, 약 440 kcal를 저장할 수 있다. 인슐린은 이와 같은 동화작용에 필수적으로, 당원 합성과 저장을 촉진하고 여분의 에너지를 이용, 중성지방을 합성해서 초저비중지단백(VLDL)에 포함되어 지방조직으로 이송하는 데 중심적 신호를 전달한다.

한편 인슐린은 간의 당원분해(glycogenolysis), 케톤 생성, 포도당 신생(gluconeogenesis) 등을 저해함으로써 음식물 섭취 후 이화작용을 역전시킨다. 간은 다른 조직에 비해 인슐린의 농도 변화에 대해 매우 민감하게 반응하는데, 가령 말초혈액 내의 인슐린 농도가 60~100 μU/mL이 되면 간에서의 포도당 방출이 거의 완전히 억제된다. 이에 반해, 근육이나 지방조직은 인슐린 농도 변화에 덜 민감하기 때문에, 말초조직에서 포도당 이용을 증가시키기 위해서는 간에서 포도당 방출을 억제하는 것에 비해 훨씬 높은 혈중 인슐린 농도를 필요로 한다. 인슐린은 근육에서 아미노산 운반을 증가시켜 단백질 합성을 촉진하는데, 단백질 분해 및 아미노산의 이용은 특히 류신(leucine), 이소류신(isoleucine), 발린(valine) 등의 분지쇄 아미노산(branched chain amino acid)에서 현저하며, 인슐린 결핍이 있는 경우는 이들 아미노산의 혈중 농도가 증가한다.

인슐린은 근육세포내로 포도당 운반을 증가시키는데, 운반된 포도당은 당원으로 저장된다. 정상 성인의 경우 약 500~600 g의 당원이 근육조직에 저장되어 있는데, 에너지원이 필요할 경우에는 해당작용을 거쳐 이용된다. 그러나 근육 내에는 당원으로부터 포도당으로 전환할 때 필요한 포도당 6-포스파타제(glucose 6-phosphatase)가 없기 때문에, 근육에 저장된 당원은 직접 포도당으로 전환되지 못한다. 즉, 근육에 저장된 당원이 심한 운동 등으로 인한 혐기적인 상황에서 포도당으로 전환되기 위해서는 근육에서의 해당작용에 의해 생산된 유산(lactate)이 간으로 이동되어 당신생 과정을 거쳐야 하는데, 이를 코리회로(Cori cycle)라고 한다. 한편, 해당과정에서 생산된 피루브산(pyruvate)이 아미노기 전달반응에 의해 알라닌(alanine)으로 전환되고, 간으로 운반된 알라닌이 당신생 과정을 거쳐 포도당이 되기도 하는데(alanine-glucose cycle), 이와 같은 두 가지 회로에 의해 해당작용과 근육의 아미노산 대사로부터의 당신생 과정이 통합되어 있다.

에너지를 저장하기 위한 수단 중 가장 효율적인 방법은 중성지방의 형태로, 지방 1 g 당 저장될 수 있는 에너지는 9 kcal (포도당, 단백질은 4 kcal/g)이다. 정상 성인에서 지방조직에 저장되는 에너지는 약 100,000 kcal인데, 인슐린은 여러 기전에 의해 체내 중성지방의 저장을 촉진한다.

인슐린 작용 하에 흡수된 포도당의 일부는 간에서 지방산 합성에 이용된다. 합성된 지방산은 중성지방의 형태로 초저비중지단백(VLDL)에 포함되어 혈류로 방출된다. 말초조직 미세혈관의 내피세포에 붙어있는 지단백리파제(lipoprotein lipase)는 인슐린의 작용에 의해 활성화되며, 이것은 순환하는 지단백에서 중성지방을 가수분해시켜 지방세포내로 유입시킨다. 이렇게 유입된 유리지방산은 지방세포내의 글리세롤과 함께 중성지방으로 에스터화되어 저장된다. 한편, 인슐린은 세포내에 있는 리파제(호르몬 감수성 지단백리파제)의 활성을 저하시켜 저장되어 있는 중성지방의 분해를 억제한다.

인슐린이 결핍된 상태에서는 이제까지 설명한 내용과 반대되는 기전에 의해, 지방세포에 저장되어 있던 중성지방의 분해가 일어나 혈중 유리지방산과 글리세롤의 농도가 올라간다. 체내 지방대사는 포도당 대사와 밀접하게 연관되어 있으며, 증가된 유리지방산은 인슐린이 부족한 상태(가령 공복 시)에서 주 에너지원으로 사용된다. 증가된 유리지방산은 근육 내에서의 포도당 이용을 경쟁적으로 감소시키는데(glucose-fatty acid-ketone cycle; 포도당-지방산-케톤 회로, Randle's cycle; 란들 회로), 이와 같은 기전에 의해 뇌 이외 다른 조직에서의 포도당 이용을 감소시킴으로써 저혈당에 의한 뇌 손상을 예방하는 데 기여한다. 한편 이와 같은 기전은 인슐린 결핍에서 흔히 관찰되는 인슐린 저항성의 원인 중 하나일 것으로 간주된다.

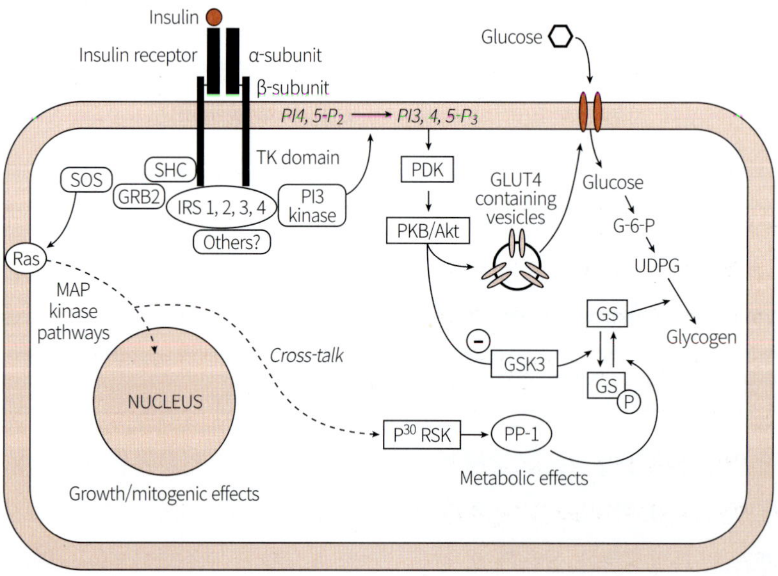

그림 3-13. 인슐린 신호전달의 개요

2) 글루카곤

(1) 합성과 분비

췌장 글루카곤(glucagon)은 분자량이 3,485이며, 29개의 아미노산으로 구성된 단일사슬의 펩티드로서, 췌장소도의 A세포에서 합성된다. 건강인에서의 공복 시 혈장 농도는 약 75 pg/mL인데, 이 중 30~40%가 실제 췌장의 글루카곤이며, 나머지는 생물학적으로 불활성인 전구물질이다(분자량 40,000 이상). 글루카곤은 주로 간과 신장에서 제거되며, 순환반감기는 3~6분이다.

글루카곤 분비는 인슐린 분비와는 반대로 포도당에 의해 억제된다. 이에 반해 많은 종류의 아미노산이 글루카곤 분비를 촉진한다. 따라서 식사에 따른 췌장소도의 호르몬 분비는 섭취한 단백질과 탄수화물의 비율에 의존하는데, 주로 단백질만을 섭취할 경우에는 인슐린과 글루카곤의 분비가 같이 자극되며, 당질만을 섭취할 경우에는 인슐린 분비만이 자극된다.

아미노산의 종류에 따라서도 췌장소도의 호르몬 분비 양상에 차이가 있는데, 알지닌(arginine)은 글루카곤과 인슐린 분비를 모두 촉진하고, 알라닌 등은 일차적으로 글루카곤의 분비를 촉진한다. 이에 반해 류신(leucine), 이소류신(isoleucine) 등의 분지쇄 아미노산은 인슐린의 분비만을 자극한다. 이외에 글루카곤 분비를 촉진시키는 물질로는 카테콜라민, 당류코르티코이드, 여러 종류의 위장관 호르몬, 콜레시스토키닌, 가스트린, 위억제 폴리펩티드(gastric inhibitory polypeptide, GIP) 등이 있다. 교감신경과 부교감신경은 모두 자극되면 글루카곤 분비를 촉진하는데, 이 기전은 저혈당으로부터의 회복에 중요한 역할을 한다. 혈중 유리지방산 상승은 글루카곤을 억제하며, 글루카곤이 상승하면 유리지방산은 증가된다.

(2) 작용

글루카곤은 식사와 식사 사이에 저장되어 있던 에너지를 조직에 공급해서 이용할 수 있게 하며, 저혈당으로부터 인체를 보호한다. 글루카곤은 주 표적장기인 간에 작용해서(문맥 글루카곤 농도는 300~500 pg/mL까지 상승한다), 저장 당원의 분해, 당신생, 케톤 생산 촉진 등의 역할을 한다. 이 기전은 수용체와의 결합과 c-AMP를 통해 일어나는데, 간 이외의 조직이 글루카곤에 반응하는지는 아직 분명하지 않다.

3) 소마토스타틴

소마토스타틴(somatostatin)은 분자량이 1,640이고, 14개의 아미노산을 가진 고리모양의 펩티드로, 췌장소도 주변부에 있는 δ세포에서 분비된다. 시상하부(hypothalamus)에서 처음 발견되어 성장 호르몬(growth hormone, somatotropin) 분비를 저해할 수 있기 때문에 이런 이름이 붙여졌지만, 그 후 뇌의 많은 부위와 위장관, 췌장 등 여러 조직에서도 이 물질이 발견되었다.

소마토스타틴은 성장 호르몬 이외에도 여러 물질, 즉 인슐린이나 글루카곤 등의 분비를 억제한다. 그밖에 위배출시간(gastric emptying time)을 지연시키고, 위산과 가스트린 생산을 억제하며, 외분비 췌장의 소화액 분비를 억제한다. 인슐린을 자극하는 모든 물질, 즉 포도당, 알지닌, 톨부타미드(tolbutamide), 위장관 호르몬 등이 소마토스타틴 분비를 촉진하며, 이에 의해 인슐린 분비가 조절되는 것으로 여겨진다. 사람에서 생리적인 소마토스타틴의 혈장 농도는 80 pg/mL을 거의 넘지 않으며, 대사제거율이 매우 빠르기 때문에 체외에서 주입한 소마토스타틴의 반감기는 2분 이하이다.

4) 췌장 폴리펩티드

췌장 폴리펩티드(Pancreatic polypeptide, PP)는 췌장 두부의 후부 소도에 주로 있는 F세포에서 발견된다. 췌장 폴리펩티드는 분자량 4,200의 36개 아미노산으로 구성된 펩티드인데, 이에 대한 기능은 자세히 알려지지 않았다.

II. 당뇨병
(Diabetes mellitus, DM)

1. 정의 및 개요

당뇨병은 혈당 조절에 필요한 인슐린의 절대적 혹은 상대적 결핍 및 조직에서의 인슐린 작용성 저하에 기인한 고혈당과 그에 수반되는 대사 장애로 정의된다. 당뇨병으로 인한 만성적 고혈당은 신체 각 기관의 손상과 기능부전을 초래하는데 특히, 망막, 신장, 신경, 심혈관계 등에 합병증을 유발한다.

1형(소아형) 당뇨병은 췌장의 베타세포가 파괴되는 질환으로, 유전적 요인과 환경적 요인이 복합되어 발생하며 인슐린 보충이 반드시 필요하다. 한편 2형(성인형) 당뇨병은 말초의 인슐린 저항성과 췌장의 베타세포 부전이 함께 나타나는 것이 특징이며, 비만, 유리지방산, 염증성 사이토카인(cytokines), 아디포카인(adipokines) 등이 병태생리학적 과정에 관여 한다. 또한 당독성(glucotoxicity), 지방독성(lipotoxicity), 아밀로이드(amyloid) 형성 등의 기전을 통해 베타세포 기능부전이 초래된다.

전체 당뇨병의 90% 이상을 차지하는 2형 당뇨병은 근래에 활동량이 적은 생활습관과 비만이 늘어감에 따라 급속히 증가하고 있다.

2020년 기준 30세 이상 성인 6명 중 1명(16.7%)이 당뇨병을 가지고 있고, 공복혈당만을 진단에 사용할 경우 당뇨병 유병률은 14.5%로 7명 중 1명이 당뇨병을 가지고 있다. 65세 이상 성인에서는 10명 중 3명(30.1%)으로 조사되었다. 2019년~2020년 통합 조사에서 당뇨병 전단계 유병률은 30세 이상 성인은 약 10명 중 4명(44/3%)이 당뇨병 전단계에 해당하였고, 65세 이상 성인에서는 2명 중 1명(50.4%)으로 조사되었다.

당뇨병은 거대혈관 및 미세혈관 합병증을 일으켜 동맥경화, 심혈관질환, 신장질환, 망막질환 등 신체 중요 부위 질환의 이환률과 이로 인한 사망률을 증가시킨다.

2. 임상양상

절대적 혹은 상대적인 인슐린 부족의 결과, 세포가 정상적으로 당을 이용하지 못하면 혈당이 증가하고, 에너지원으로 지방을 과다하게 이용하며, 단백질의 분해가 진행된다. 당뇨병의 증상은 주로 고혈당과 관련되는데, 다음(polydipsia), 다뇨(polyuria), 다식(polyphagia)과 체중감소가 특징적이다. 혈당이 증가하면 조직액의 포도당 함

표 3-9. 1형 당뇨병과 2형 당뇨병의 특징적인 차이

	1형	2형	비고
발병 연령	주로 40세 이하(peak age는 12세).	주로 40세 이상.	
체중	대부분 말랐는데, 흔히 최근에 체중이 감소한다.	대부분 비만이다	
케톤산혈증	특발성으로 발생한다.	특발성이지만, 매우 드물다.	심한 질병이 동반된 2형 당뇨병에서 발생할 수 있다.
인슐린에 대한 요구	케톤산혈증의 예방과 생존을 위해 인슐린에 의존한다.	케톤상혈증에 문제가 되지 않는 한 인슐린은 필요하지 않다.	
C-peptide 상태	음성	양성	어느 정도는 1형 당뇨병에서도 진단 시 양성이다.
Autoantibodies (ICA, anti-GAD)	양성	음성	위음성과 위양성이 일어날 수 있다.

ICA, islet-cell antibodies; anti-GAD, anti glutamic acid decarboxylase.

량도 증가되어 삼투압이 올라가는데, 당이 세포내로 들어가지 못하므로 세포내액이 유출된다. 적절한 수분공급이 없으면 탈수상태에 빠지며, 특히 당뇨병성 케톤산증이나 고삼투압성 비케톤성 혼수 때에는 극도의 탈수로 심각한 문제가 유발될 수 있다. 만성적인 혈당 상승은 발육저하를 초래하고 감염증도 쉽게 발생시킨다. 당뇨병이 장기화되면 거대혈관 및 미세혈관 합병증뿐 아니라 신경합병증도 유발되어 시력 이상, 신장기능 이상, 말초 신경염, 족부궤양, 자율신경계 기능 저하, 소화기계, 비뇨생식기계, 심혈관계 관련 증상들도 나타난다. 1형 당뇨병은 주로 10대에서 발생해서 40세 이후에 나타나는 경우는 매우 드문 반면, 2형 당뇨병은 주로 노인 인구에서 호발해서 65세 이상의 환자들이 45세 이하에 비해 10배 이상 많다. 또 1형 당뇨병은 주로 급격한 혈당 상승에 의한 갑작스런 당뇨병 증상 및 징후에 의해 발견되지만, 2형 당뇨병은 서서히 시작되므로 건강검진 등에서 우연히 발견되는 경우가 많다(표 3-9).

3. 당뇨병의 분류

당뇨병은 병태생리학적 및 임상적 특징에 따라 분류되는데, 대부분 1형 당뇨병(type 1 diabetes)과 2형 당뇨병(type 2 diabetes)에 속하고, 이외에 기타형 당뇨병, 임신성 당뇨병 등으로 나뉜다(표 3-10).

1) 1형 당뇨병

갑작스런 당뇨병 증세의 발현으로 진단되는 경우가 많다. 인슐린의 절대적 부족으로 인해 심한 체중감소를 보이는데, 생존을 위해서 인슐린 주사가 절대적으로 필요하므로, 인슐린 의존형 당뇨병(insulin dependent diabetes mellitus, IDDM)이라고 한다. 인슐린 주사 치료를 시행하지 않을 경우, 단기간 내에 케톤산혈증(Diabetic Ketoacidosis, DKA)이 나타나는 소견을 가진 환자군이다. 수년 동안 매우 서서히 진행되는 췌장소도의 자가면역성 염증에 의한 체도세포 파괴에 기인하여 발현되고, 당뇨병이 지속되는 동안 전형적인 합병증인 미세혈관합병증, 거대혈관합병증, 신경증상, 백내장 등 모든 합병증이 발생한다.

원인으로는 유전적 소인과 환경적 인자 및 자가면역이 관여하는데, 이들 요인들이 복합적으로 작용하여 췌장의 β세포를 파괴한다고 알려져 있다.

표 3-10. 당뇨병의 분류

I. 1형 당뇨병(췌장베타세포 파괴에 의한 인슐린결핍으로 발생한 당뇨병)
제1A형: 면역 매개성
제1B형: 특발성
II. 2형 당뇨병(인슐린분비 및 작용의 결함에 의해 발생한 당뇨병)
III. 기타형 당뇨병
A. 돌연변이로 인해 베타 세포 기능의 유전적 결함: MODY 1, MODY 2, MODY 3 등
B. 인슐린 작용의 유전적 결함
C. 췌장 외분비 기관 질환: 췌장염, 췌장절제, 종양 등
D. 내분비병증: 말단 비대증, 쿠싱증후군, 글루카곤종, 갈색세포종, 갑상선기능항진증, 알도스테론 분비종 등
E. 약제: Vacor, Pentamidine, Nicotinic acid, Glucocorticoids, Thyroid hormone, Diazoxide β-Adrenergic agonists, Thiazides, Dilantin, α-Interferon, Clozapine, β-blockers 등
F. 감염: Congenital rubella, Cytomegalovirus, Coxsackie 등
G. 드문 형태의 면역 매개성 당뇨병: "Stiff-man" syndrome, Anti-insulin receptor antibodies
H. 당뇨병과 동반될 수 있는 유전 질환: 다운 증후군, 클라인펠터 증후군, 터너 증후군 등
IV. 임신성 당뇨병

2) 2형 당뇨병

전체 당뇨병의 약 90% 이상을 차지하는 인슐린 비의존형 당뇨병(non-insulin dependent diabetes mellitus, NIDDM)이다. 2형 당뇨병에서 공통적으로 관찰되는 현상은 공복 시의 고혈당과 경구 또는 정맥으로 당부하 시 혈중 포도당 농도의 과도한 상승이다. 2형 당뇨병은 유전적 소인에 환경적 요소가 반응하여 발생하는데, 신체가 인슐린 효과에 저항(인슐린 저항성)하거나 인슐린의 분비가 충분하지 않은 경우에 발생한다. 인슐린 저항성이 생기는 기전은 불확실하지만, 비만이나 지방조직이 중요한 원인으로 생각되고 있다.

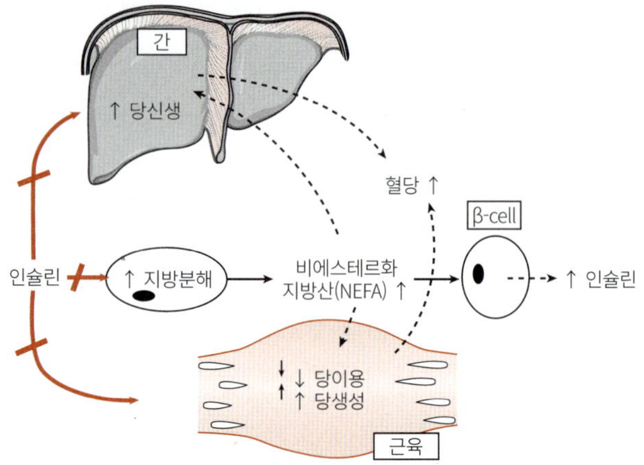

그림 3-14. 인슐린 저항성이 탄수화물과 지질대사에 미치는 영향

(1) 2형 당뇨병에서 비만과 영향인자

당뇨병의 발생 위험은 비만과 관계가 있는데, 특히 지방의 중심성(체간성) 분포 및 성인기의 체중 증가율과 관련된다고 알려져 있다. 인슐린 저항성은 골격근으로의 포도당 흡수를 감소하고 간에서의 당신생을 증가하는데, 지방분해를 억제하지 못하여 지방조직으로부터 방출된 비에스터화 지방산(non-esterified fatty acid)이 이런 효과들을 악화시킨다(그림 3-14). 즉, 내장지방의 축적으로 간문맥을 통해 NEFAs의 운반이 증가되면 간에서는 지방산 산화를 증가시켜 Acetyl CoA로 산화되고 계속해서 pyruvate carboxylase를 자극하여 Pyruvate에서 포도당의 생산을 증가하고, 증가된 NEFAs는 골격근에서 Acetyl CoA로 산화되어 Hexokinase를 억제하여 포도당 이용을 억제한다(그림 3-15). 고혈당과 증가된 NEFAs는 인슐린 분비를 자극하는데, 초기에는 인슐린 저항성이 극복될 수 있지만 β세포 기능부전이 계속해서 일어나면서 결국 당뇨병이 생긴다. 뿐만 아니라, 지방조직에서 생산되어 직간접적으로 인슐린 작용을 방해하는 지방세포 분비인자(Adipocytokine), 즉 TNF-α, resistin과 leptin, Adiponectin, PPAR-γ (peroxisome proliferator-activated receptor-γ) 등이 인슐린감수성에 영향을 주는 것으로 알려져 있다(그림 3-16).

(2) 인슐린 저항성

인슐린 저항성(insulin resistance)이란 주어진 인슐린 농도 하에서 인슐린에 대한 반응이 정상보다 감소된 상태

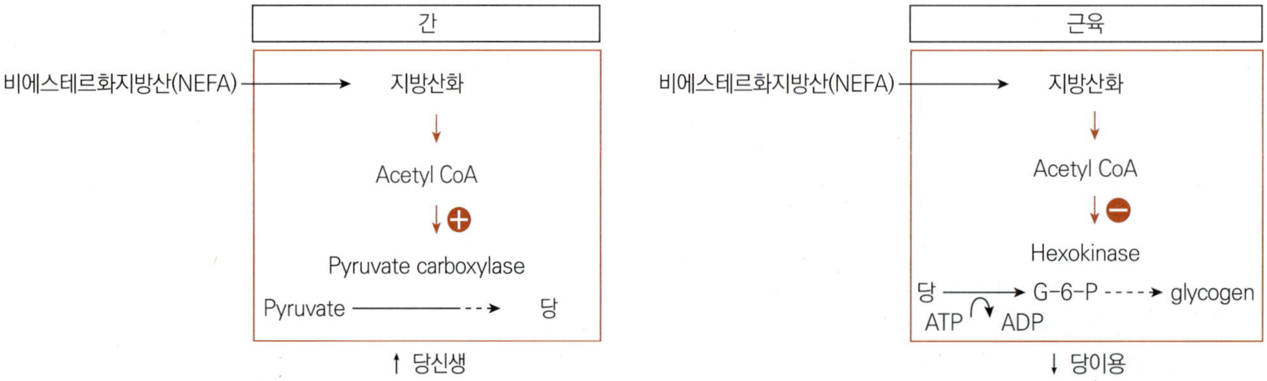

그림 3-15. 간과 근육에서의 NEFA의 작용기전

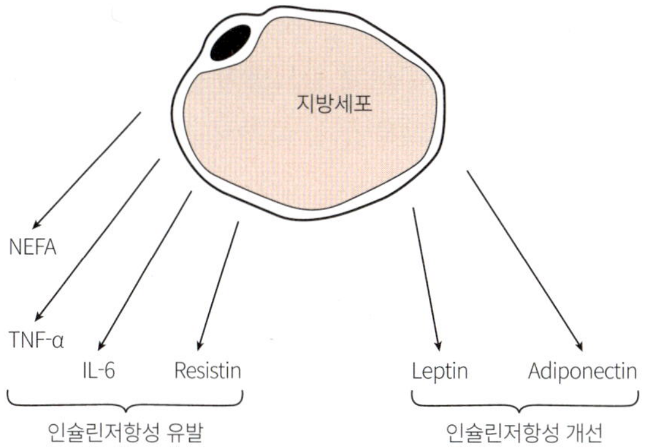

그림 3-16. 인슐린 민감성에 영향을 주는 지방세포분비인자

를 말하는데, 인슐린 분비 이상과 함께 2형 당뇨병의 특징으로 분류된다. 뿐만 아니라, 고혈압, 고지혈증, 죽상경화증 등 심혈관질환 위험인자들의 중심적인 병인이기도 하다. 정상적인 인슐린은 포도당 생산량을 줄이도록 간을 자극하는 한편, 에너지를 얻기 위해 체내 지방과 근육조직이 포도당을 이용하도록 도와주는데, 인슐린 저항성이 생기면 혈중에 인슐린이 있어도 이런 작용을 할 수 없게 된다. 즉, 정상적인 당 평형은 인슐린에 대한 조직(특히, 간과 근육)의 감수성과 인슐린 분비 사이의 평형과 동적상호작용으로 이루어지는데, 인슐린 저항성은 간에서 당원분해와 당신생을 억제하는 인슐린의 기능부전을 일으키고, 근육에서 약간의 당산화 감소 및 비산화경로(주로 glycogen 형성)에 의한 당 이용의 장애를 일으킨다(그림 3-17). 이런 인슐린 저항성은 유전적 결함이 주된 원인이고, 비만, 운동부족 등 환경적인 요인이 결합되어 발생한다고 알려져 있다.

3) MODY (Maturity-onset diabetes of the young)

가족성 NIDDM의 드문 형태로 알려져 있는데, 소아나 청소년기(주로 25세 이전)의 젊은 나이에 발생한다. 3대 이상에 걸친 상염색체 우성 유전을 특징으로 하는 β세포의 유전적 결함에 의한 질환으로, NIDDM의 1~3%를 차지한다. MODY에서는 3개의 genetic loci가 연관되어 있지만, 그 중에서 chromosome 7p의 glucokinase gene의 결함이 밝혀져 있다. glucokinase는 glucose의 인산화를 촉매하여 glucose-6-phosphate가 되고, β세포 내의A glucose sensor로서 작용하여 인슐린 분비를 자극하는데, 이 glucokinase gene에 결함이 있을 때 β세포의 기능에 장애가 오고 MODY가 발생한다고 알려져 있다. MODY는 대개 25세 이전에 당뇨병이 발생하고, 다음 세대로 당뇨병이 유전되며, 식이요법이나 경구혈당강하제로 치료되므로 인슐린 치료가 절대적이지 않다는 세 가지 주요한 특징을 갖는다.

4. 당뇨병의 진단

1) 당뇨병의 진단기준

미국당뇨병학회(American Diabetes Association, ADA)의 국제 전문가 위원회(International Expert

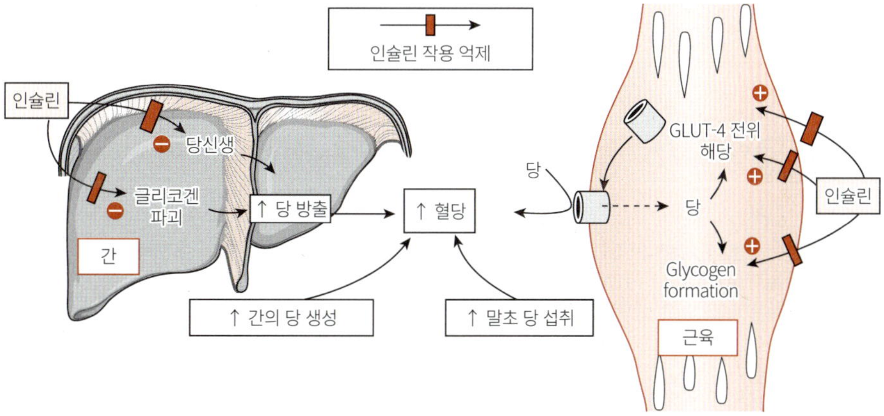

그림 3-17. 인슐린 저항성이 당 평형에 미치는 영향

Committee)에서는 1997년도에 당뇨병의 진단기준으로 공복 시 혈당은 과거 140 mg/dL이상에서 126 mg/dL (7.0 mmol/L) 이상으로 낮추고, 75 g 경구 당부하 검사는 2시간 후 혈당이 200 mg/dL(11.1 mmol/L) 이상으로 간편화하였다. 이후 WHO에서도 1999년도에 비슷한 내용의 진단기준을 발표하였는데, 두 가지 중요한 차이는 공복혈당장애(impaired fasting glucose, IFG)가 있는 경우 당뇨병의 선별을 위해 경구 당부하 검사를 하도록 권장하는 것과 임신성 당뇨병에 대한 진단기준이 다르다는 것이다.

2003년 ADA에서는 공복혈당 및 75 g 당부하 검사에서의 정상과 당 조절장애에 대한 새로운 기준을 제시하였으니, 공복혈당의 참고치는 과거 110 mg/dL미만에서 100 mg/dL미만, 공복혈당장애(impaired fasting glucose, IFG)는 공복혈당 농도가 100 mg/dL~125 mg/dL, 내당능장애(impaired glucose tolerance, IGT)는 과거와 같이 75 g 당부하 검사에서 2시간 혈당이 140 mg/dL~199 mg/dL (공복혈당 농도는 126 mg/dL 미만)로 정의했다.

공복혈당을 측정하기 위해서는 전날 밤 적어도 8시간 금식이 필요하며, 아침에 정맥혈에서 혈장 포도당을 측정한다. 공복혈당은 당부하 후 2시간 혈당 측정 보다 비용이 더 싸고 덜 침습적이면서도 재현성이 더 높다. San Antonio 연구에서 당부하 후 2시간 혈당만으로 당뇨병을 진단한 경우, 공복혈당 126 mg/dL을 기준으로 한 경우에 비해 7~8년 후 다시 검사하였을 때 당뇨병이 없는 것으로 진단된 경우가 5배 정도 증가하였다. 따라서 공복혈당이 당부하 후 2시간 혈당보다 당뇨병의 진단에 있어서 좀 더 신뢰할 수 있는 검사이다. 하지만 경구 당부하 검사는 공복혈당과 당부하 후 2시간 혈당을 모두 측정할 수 있으며 공복 혈당보다 민감도가 더 높다.

표 3-11. Criteria for the diagnosis of diabetes

1. HbA1c ≥6.5%. The test should be performed in a laboratory using a method that is NGSP certified and standardized to the DCCT assay.

OR

2. Fasting plasma glucose ≥126 mg/dL. Fasting is defined as no caloric intake for at least 8h.

OR

3. 2-h plasma glucose ≥200 mg/dL during an OGTT. The test should be performed as described by the WHO, using a glucose load containing the equivalent of 75 g anhydrous glucose dissolved in water.

OR

4. In a patient with class symptoms of hyperglycemia or hyperglycemic crisis, a random plasma glucose ≥200 mg/dL.

1979년 Diabetes Data Group (NDDG)에서 75 g을 사용하도록 권고한 이후 현재까지 당부하 검사의 표준 용량으로 사용되고 있다. 경구 당부하 검사를 위해서는 검사에 영향을 미치는 급성 질환이 없어야 하고, 검사 전에 적어도 3일 동안은 자유롭게 탄수화물 섭취가 되어야 하며, 검사는 전날 밤부터 8~14시간 금식 후 아침에 시행한다.

한편, 수십년 동안 당뇨병의 진단에는 특정 시점에서의 포도당 농도 측정에 바탕을 두었으나 이러한 검사법들에는 몇 가지 문제점이 있다. 공복혈당 측정이나 경구 당부하 검사를 위해서는 금식이 필요하며, 검사 전 며칠동안 식이요법이나 운동요법을 한 경우 위음성 가능성이 있다. 또한 공복검사는 민감도가 낮고 경구 당부하 검사는 비싸고 재현성이 뛰어나지 않으며 검사 시간이 많이 소요된다.

이에 비해 당화혈색소(HbA1c)는 여러 가지 이점이 있다. 첫째, 공복혈당과 당부하 후 2시간 혈당이 일시적인 혈당상태를 반영하지만, 당화혈색소는 2~3개월 동안의 평균 혈당을 나타낸다. 둘째, 당화혈색소는 공복 여부와 관계없이 하루 중 언제라도 검사가 가능하다. 셋째, 당화혈색소는 공복혈당 및 당부하 후 2시간 혈당과 좋은 상관성을 보이며, 수치가 증가함에 따라 미세혈관합병증의 위험성이 증가되는 역치가 관찰된다. 또한 당화혈색소는 공복혈당이나 경구 당부하 후 2시간 혈당에 비해 안정성이 높은 것으로 보고된다.

최근에 국제전문가위원회(International Expert Committee)는 광범위한 자료를 토대로 당화혈색소 6.5%이상이면 당뇨병으로 진단할 수 있다고 하였으며, ADA는 이를 수용하여 2010년에 진단기준으로 추가하였다. NGSP 단위에 의한 당화혈색소의 참고치는 4.7~6.4%이고, 고위험군은 5.7~6.4%이다. 이상의 진단법에 따라 당뇨병의 진단 기준을 도표로 나타내면 다음과 같다(표 3-11).

2) 당뇨병 발생 고위험군

공복혈당장애나 내당능장애는 흔히 당뇨병전기(pre-diabetes)로 명명되어 왔다. 국제전문가위원회는 HbA1c<6~6.5%가 당뇨병 발생의 고위험군으로 지적하였으나, 이 범위의 HbA1c는 많은 수의 공복혈당장애와 내당능장애를 간과할 수 있다. 또한 선형회귀분석 결과, 공복혈당 110 mg/dL에 해당하는 HbA1c는 5.6%, 100 mg/dL에 해당하는 HbA1c는 5.4%라고 보고되었다.

공복혈당 100 mg/dL에 비해 HbA1c 5.7%는 당뇨병의 발생위험에 대한 민감도는 낮으나, 특이도와 양성예측치가 높다. 대규모의 전향연구에서 HbA1c 5.7%가 향후 6년간의 당뇨병 발병을 예측하는데, 민감도 66%, 특이도 88%라고 보고하였다. NHANES (National Health and Nutrition Examination Survey)의 ROC 분석에서도 HbA1c 5.7%는 공복혈당장애 또는 내당능장애를 예측하는데, 적절한 민감도(39~45%)와 높은 특이도(81~91%)를 가졌다. 따라서 HbA1c 5.7~6.4%를 미래 당뇨병 발생의 고위험군으로 정의하는 데 무리가 없다.

임신성 당뇨병은 산모가 고위험군에 속하는지, 아니면 저위험군에 속하는지에 따라 다르다. 비만, 과거 임신성 당뇨병의 병력, 소변검사에서 요당 검출, 당뇨병 가족력이 있는 산모들과 같은 고위험군의 경우에는 당부하 검사가 시행되는데, 당부하 검사는 8시간 이상 금식한 상태에서 100 g 경구 당부하 검사가 바로 실시되거나 혹은 우선 50 g 당부하 검사 후 1시간 뒤의 혈장 혈당이 140 mg/dL가 넘는 산모들에게 100 g 당부하 검사가 시행된다. ADA에서 제시한 100 g 당부하 검사 후 임신성 당뇨병의 진단 기준은 공복혈당 ≥95 mg/dL, 1시간 혈당 ≥180 mg/dL, 2시간 혈당 ≥155 mg/dL, 3시간 혈당 ≥140 mg/dL 중 2개 이상에서 양성인 경우이다. 한편 25세 이하, 임신전 정상 체중, 임신성 당뇨병의 발생률이 낮은 민족, 직계 가족 중 당뇨병 환자 없음, 당부하 검사상 이상 병력 없음, 과거 출산에서 어려움이 없었던 산모 등과 같은 저위험군의 경우에는 당부하 검사가 필요없다. 임신성 당뇨병으로 진단받았던 산모들은 출산 후 2형 당뇨병의 발생위험이 높기 때문에 출산 6주 후에는 당뇨병에 관한 선별검사가 필요하며, 이후에도 당뇨병 발생의 조기 발견을 위해 주의깊게 관찰해야 한다.

표 3-12. Categories of increased risk for diabetes

- Fasting plasma glucose 100 mg/dL to 125 mg/dL
- 2 h plasma glucose in the 75 g OGTT 140 mg/dL to 199 mg/dL
- HbA1c 5.7~6.4%

5. 당뇨병의 선별검사

당뇨병 선별검사의 목적은 당뇨병의 위험성이 있는 무증상 개인에서 당뇨병을 조기에 발견하고 당뇨병으로 인한 합병증을 늦추거나 예방하는 데 있다.

1) 1형 당뇨병

1형 당뇨병은 일반적으로 고혈당으로 인한 급성 증상들이 동반되며 시작되기 때문에 무증상인 사람에서 1형 당뇨병이 진단되는 경우는 매우 드물다. 또 1형 당뇨병의 고위험군을 선별하기 위한 자가면역항체 검사는 아직은 추천되지 않는다.

2) 2형 당뇨병

2형 당뇨병은 약 1/3의 환자에서 합병증이 나타난 후 당뇨병으로 진단되기 때문에 무증상 성인을 대상으로 한 선별검사가 중요하다. 45세 이상의 성인, 특히 비만(BMI ≥25 kg/m^2)인 경우에는 2형 당뇨병에 대한 선별검사가 중요하며, 정상일 경우 흔히 3년마다 반복된다. 물론 아직도 무증상 성인을 대상으로 선별검사를 통한 2형 당뇨병의 조기발견에 따른 효과는 밝혀지지 않은 상태이다. 한편, 우리나라의 경우 대한당뇨병학회에서는 연령 40세 이상의 모든 성인과 당뇨병의 위험인자가 있는 30세 이상 40세 미

표 3-13. 2형 당뇨병의 선별검사가 필요한 고위험군

• 나이 ≥45세
• 비만(BMI ≥25 kg/m^2)
• 직계가족에 당뇨병 환자가 있는 경우
• 신체활동 저하
• 고위험 인종(e.g. 아프리카계 미국인, 라틴계 인디언, 아시아계 미국인, 태평양섬 인종)
• 과거 당 조절 장애 진단(공복혈당장애나 내당능장애)
• 임신성 당뇨병 진단 혹은 몸무게 4.1 kg 이상의 아기 출산 과거력
• 고혈압(≥140/90 mmHg)
• HDL 콜레스테롤 <35 mg/dL 혹은 중성지방 ≥250 mg/dL
• 다낭성 난소 증후군 등 인슐린 저항성 동반 질환
• 혈관 질환의 병력

표 3-14. 당화혈색소와 평균혈당의 관계

당화혈색소(%)	eAG (mg/dL)	eAG (mmol/L)
5	97	5.4
6	126	7.0
7	154	8.6
8	183	10.2
9	212	11.8
10	240	13.4
11	269	14.9
12	298	16.5

eAG, estimated average glucose.

만 성인에서 당뇨병의 선별검사를 시행하도록 권고하고 있다(표 3-13).

6. 치료

당뇨병의 치료 목표는 당뇨병의 증상과 급성 대사합병증(특히, 고삼투압성 비케톤성 혼수)을 없애고, 합병증의 위험을 줄이며, 비당뇨병 환자 정도로 기대여명(life expectancy)을 증가시키고, 삶의 질을 정상으로 회복시키는 것이다. 최근의 대규모 연구들에 의하면, 당뇨병에 의한 미세혈관 손상은 고혈당의 정도 및 기간과 직접적인 관련성이 있는 것으로 알려져 있다. 따라서 엄격한 혈당 조절에 의한 합병증의 발생과 진행의 억제가 중요하다. 한편, 당뇨병에서는 흔히 고혈압과 고지혈증이 동반되어 죽상경화증을 가속해서 거대혈관합병증의 위험이 증가하므로, 정상혈당의 유지와 함께 동반되는 고혈압의 조절, 이상지질혈증의 개선 등 포괄적 당뇨병 관리(comprehensive diabetes management)가 중요하다.

1) 혈당 조절 평가 방법 및 목표

자가 혈당측정(self-monitoring of blood glucose, SMBG)은 엄격한 혈당 관리를 위해 매우 중요하다. 인슐린을 사용하는 환자들은 하루 3~4차례의 자가 혈당측정이 원칙이지만, 경구혈당강하제를 사용하는 2형 당뇨병 환자

표 3-15. 혈당의 영역별, 환자군별 권장 목표

구분	1형 당뇨병/2형 당뇨병		고위험군/ 고령: 1형 당뇨병/2형 당뇨병	
	혈당범위(mg/dL)	일중 비율	혈당범위(mg/dL)	일중 비율
2단계 고혈당(매우 높음)	>250	<5% (1시간 12분)	>250	<10% (2시간 24분)
1단계 고혈당(높음)	>180	<25% (6시간)[1)]	>180	<50% (12시간)
목표범위내	70~180	>70% (17시간)	70~180	>50% (12시간)
1단계 저혈당(낮음)	<70	<4% (1시간)[2)]	<70	<1% (15분)
2단계 저혈당(매우 낮음)	<54	<1% (15분)	<54	<1% (15분)

혈당이 >250 mg/dL 비율을 포함하는 비율임.
혈당이 <54 mg/dL 비율을 포함하는 비율임.
목표범위는 제한된 근거에 기반함. 더 많은 연구가 필요함.
2형 당뇨병 임산부/임신당뇨병에 대한 근거가 매우 제한적이기 때문에 이에 대한 목표 범위 비율은 제시되지 않음.

들의 경우 가장 적절한 혈당 측정 횟수는 아직 미지수이다.

HbA1c 검사는 최근 2~3달에 걸친 혈당의 대략적 평균 수치를 나타내므로 현 치료법의 효과를 쉽게 파악할 수 있다. 따라서 HbA1c 검사는 모든 환자에게 매 3개월마다 시행되곤 한다. 효과적인 혈당 조절 여부는 자가 혈당측정과 HbA1c 검사가 함께 시행되었을 때 파악하기가 훨씬 용이한데, HbA1c와 평균 혈당 수치와의 비교는 표 3-14와 같다.

근래의 대규모 연구들에 의하면 HbA1c 수치를 평균 7% 이하로 유지하면 미세혈관 합병증이 유의하게 감소하고, HbA1c가 6% 이하에서도 수치에 비례해서 합병증 발생이 줄어드는 것으로 나타났다. 단 엄격한 혈당 관리는 심한 저혈당의 발생 위험을 증가시키므로 세심한 주의가 필요한데, 임신이 아닌 성인 당뇨병 환자에서 혈당 및 심혈관 위험인자의 치료 목표 수치는 표 3-15와 같다. 물론 환자마다 저혈당의 발생, 체중 증가, 기타 합병증 등에서 개인차가 있으므로 개인별 혈당 조절 목표를 세우는 것이 바람직하다.

2) 식이 요법

식이요법은 개인별로 균형 잡힌 식사가 되도록 하는 것을 말한다. 탄수화물 55~65%, 지방 25~30%, 단백질 15%가 되도록 칼로리를 적절히 배분하고, 주식과 부식을 합리적으로 배분해서 영양균형을 이루도록 한다. 비만, 고혈압 and/or 이상지질혈증 환자는 음주를 금해야 한다. 매일의 식염 섭취량은 6 g 이내로 해야 하는데, 특히 고혈압 환자에게는 더욱 그렇다.

(1) 지중해식 식사요법

① 식물성 식품 기반의 식사요법. 일반적으로 신선한 과일, 채소, 콩류, 견과류 및 곡류를 충분히 섭취

② 지방의 주요공급원은 불포화지방산이 많은 올리브유를 충분히 섭취

③ 유제품, 생선, 닭고기의 섭취는 중간 또는 그 이하로 섭취. 붉은색 살코기는 섭취 제한

④ 심혈관질환 고위험군 대상으로 한 무작위 전향적 임상연구에서 심혈관질환 발생 감소 효과가 확인되었다.

(2) 채식 식사요법(Vegetarian diet)

① 비건(vegan): 오직 식물성 식품만 섭취

② 베지테리언: 유제품 또는 계란까지 섭취 허용

(3) Dietary Approaches to Stop Hypertension (DASH) 식사요법

① 채소, 과일, 저지방 유제품, 전곡류, 닭고기, 생선 및 견과류의 충분한 섭취 강조

② 포화지방, 붉은 고기, 감미료 및 설탕첨가음료의 섭취 제한

③ 결과적으로 총 섭취 나트륨 양이 감소되는 식사요법

(4) 저지방 식사요법

① 채소, 과일, 전분, 저지방 단백질 및 저지방 유제품의 충분합 섭취 강조

② 지방은 총 섭취 에너지의 30% 이하로, 불포화지방산은 10% 이하로 제한

③ 전통적으로 체중감량을 위해 권고해 왔던 식이요법

(5) 저탄수화물 식사요법

단백질 및 지방의 함량이 높은 음식과 탄수화물이 적게 포함된 채소의 섭취를 강조

3) 운동 요법

운동은 인슐린 감수성을 증가시켜 혈당을 낮추고, 2형 당뇨병 위험군에서는 당뇨병 발생을 낮출 뿐 아니라 심혈관계 질환의 이환율도 감소시킨다. 운동의 효과는 1~2일간 지속되며, 1일 30~40분간, 1주일 3~4회 운동을 규칙적으로 하면 HbA1c를 약 1~2% 저하시킬 수 있다. 규칙적인 운동은 1형 당뇨병에서도 필요하고 이롭지만 간혹 counter regulatory hormone에 의한 조절 기전이 실조되면 문제가 야기된다. 즉, 평소 인슐린 치료를 잘 받지 않아 인슐린 농도가 매우 낮은 상태에서 운동으로 counter regulatory hormone이 분비되면 혈당이 급격히 높아져 케토산증을 유발할 수 있고, 반대로 체외 인슐린 공급이 과다한 상태에서 운동을 하면 운동에 의한 포도당 이동 방해로 운동 도중이나 운동 후 몇 시간이 지난 후에 저혈당이 발생할 수 있다. 또한 증식성 당뇨병성 망막증 환자가 과도하게 운동하면 유리체 출혈이나 망막박리가 일어날 수 있다. 아울러 당뇨병성 신장병증 환자들은 운동 능력이 떨어지는 경우가 많으므로 지나치게 격렬한 운동은 피하는 게 좋고, 당뇨병성 말초신경병증 환자들은 발에 대한 보호 능력이 떨어지므로 체중 부하 운동은 피해야 한다. 한편, 자율신경병증이 있으면 안정 시에도 빈맥이 생기거나 기립성 저혈압이 발생하므로, 돌연사나 심근 경색증 예방을 위해서라도 과격한 운동은 피해야 한다.

운동은 무엇보다 환자 자신이 좋아하고 즐길 수 있는 운동을 선택해야 하며, 2형 당뇨병 환자에게는 적어도 일주일에 150분 이상 중강도의 유산소운동이 권고된다. 운동은 일주일에 적어도 3일 이상 해야 하며 연속해서 이틀 이상 쉬지 않는다. 또한, 금기사항이 없는 한 일주일에 2회 이상 저항성 운동을 하도록 권고한다. 아울러 저혈당에 대한 충분한 지식을 습득해야 하고, 저혈당을 대비해서 사탕, 초콜릿 등을 준비해야 한다. 운동 전 혈당이 100 mg/dL 이하로 너무 낮으면 탄수화물이 포함된 간식을 미리 먹어야 하며, 더운 여름날에는 탈수에 빠지지 않도록 충분한 수분을 섭취해야 한다.

4) 비인슐린요법

제2형 당뇨병 환자에게는 약제 작용기전, 효능, 부작용, 환자의 특성, 순응도, 비용 등을 고려하여 약제를 선택한다. 일반적으로 경구약제의 첫 치료법으로는 metformin 단독 요법을 우선적으로 고려하나, 환자 상태에 따라 다른 약제를 고려할 수 있다. 단독 요법으로 혈당 조절 목표에 도달하지 못할 경우 작용기전이 다른 약제를 병합한다. 또한, 환자의 임상 상태에 따라 진단 당시부터 2제 병합요법을 시행할 수 있다. 병합요법 시에는 혈당강하 효과, 저혈

표 3-16. 혈당강하제의 종류와 특징

	적응기전 및 복용법	체중 변화	저혈당 감소(단독)	당화혈색소 감소(단독)	주의점
Biguanides	• 간에서 당신생성 감소 • 말초 인슐린 감수성증가 • 식사 직전 복용	없음	없음	1.0~2.0%	• 신기능 감소 시 사용 금지 • 위장장애, 젖산산증 위험
SGLT2 inhibitors	• 신장에서 포도당 재흡수 차단 • 식사와 상관없이 복용 가능	감소	없음	0.5~1.0%	• 신기능 감소 시 사용 주의 • 요로감염 및 케톤산증 위험
GLP-1 receptor	• 식후 혈당 조절 강화 • 주사제로 주 1회 또는 1일 2회 사용	감소	없음	0.8~1.5%	• 급성 췌장염 위험
DPP-4 inhibitors	• 인크레틴 증가; 포도당 의존 인슐린 분비 증가;식후 글루카곤 분비 감소 • 식사와 상관없이 복용 가능	없음	없음	0.5~1.0%	• 췌장염, 중증의 관절통
Sulfonylureas	• 췌장에서 인슐린 분비 촉진 • 식사 전에 복용	증가	있음	1.0~2.0%	• 저혈당 위험 높음
Thiazolidinediones	• 말초 조직에서 인슐린 감수성 증가 • 식사와 상관없이 복용 가능	증가	없음	0.5~1.4%	• 심부전 환자 사용 금지
Alpha-glucosidase inhibitors	• 탄수화물 흡수 억제 • 식사 직전 복용	없음 또는 감소	없음	0.5~1.0%	• 위장장애 가능
Meglitinides	• 췌장 베타세포에서 인슐린 분비 증가 • 식후 혈당 조절 강화 • 식사 직전 복용	증가	있음	0.5~1.5%	

표 3-17. 설폰요소제

약제	반감기(시간)	하루용량(mg)	투여횟수	배설
Chlorpropamide	36	100~500	1	신장
Glibenclamide	10	2.5~20	1~2	신장(50%)
Gliclazide	8~11	40~320	1~2	신장(50%)
Glipizide	2.5~4.7	2.4~40	1~2	신장(80%)
Gliquidone	3	15~90	1~3	담즙(95%)
Glimepiride	9	1~8	1	신장(60%)

당 위험, 체중이나 심혈관질환에 대한 효과를 고려하여 약제를 선택한다. 혈당 조절 목표에 도달하지 못할 경우, 생활습관 점검과 약제 복용 순응도 확인 후 적극적인 병합이나 증량 또는 인슐린 치료가 고려된다.

(1) 약물의 종류 및 특징

2형 당뇨병에 처방되는 경구혈당강하제는 인슐린 분비 촉진제(설폰요소제, 메글리티나이드계), 인슐린 감수성 개선제(바이구아나이드, 치아졸리딘디온계), 인크레틴 치료제(Dipeptidyl peptidase-4 inhibitor, DPP-4 inhibitor; 디펩티딜펩티다아제 억제제), 글루카곤양 펩티드-1 (Glucagon-like peptide-1, GLP-1) 수용체 작용제, SGLT2 억제제, 알파 글루코시다제 억제제 등으로 분류된다(표 3-16).

일반적으로 2형 당뇨병에서 경구혈당강하제는 HbA1c가 7% 이상일 때 우선적으로 고려된다. 물론 생활습관 교정도 함께 이루어져야 한다. 처음에는 설폰요소제나 메트포르민이 단독으로 사용된다. 이 두 약제는 자주 함께 사용되므로 사용 순서는 큰 의미가 없다. 두 약제의 혈당 강하 효과는 식전, 식후 혈당, HbA1c 수치에서 큰 차이가 없는 것으로 알려져 있다. 다만 대개 HbA1c가 8% 이상이면 설폰요소제가, 7~8%이면서 비만한 경우에는 저혈당의 위험이 적은 메트포르민이 추천된다. 흔히 혈청 크레아티닌이 2.0 mg/dL를 넘으면 곧바로 인슐린 치료가 시작되며, 1.5~2.0 mg/dL이면 메트포르민, DPP4 억제제 이외의 약제로 시작된다.

(2) 인슐린 분비촉진제

① **설폰요소제(Sulfonylurea)**

a. 기전: 췌장 랑게르한스 섬의 β세포에 작용하여 인슐린 분비를 촉진시킨다. 췌장 랑게르한스 섬의 β세포의 세포막에 존재하는 설폰요소 수용체에 설폰요소제가 결합하면 ATP-sensitive K+ channel이 차단되어 K+의 세포 밖 유출이 차단된다. 이로 인하여 세포막 탈분극이 유발되고, 탈분극에 의해 전압 의존성 칼슘통로가 열려 세포내 Ca2+이 유입된다. Ca2+은 칼모듈린(Calmodulin)과 결합하여 인슐린 과립을 세포 표면으로 이동시켜 인슐린 분비를 증가시킨다.

b. 부작용: 저혈당, 체중 증가, 피부반응(두드러기, 발진, 소양감 및 홍반 등), 위장관장애

c. 금기: 간, 신장질환자, 임신 중/수유 중, 1형 당뇨병 환자, 심한 당뇨 등

② **메글리티나이드(Meglitinide)계**

a. 기전: 설폰요소제처럼 췌장 랑게르한스 섬의 β세포 세포막에 존재하는 ATP-sensitive 칼슘통로를 차단하는데, 설폰요소제 수용체의 다른 부위에 결합한다(receptor의 작용 부위가 다름).

- Sulfonylurea와의 비교

i. 작용시간이 짧아 매 식전 투여가 일반적이다.

ii. 인슐린 분비 촉진 작용은 낮지만, 작용 발현 시간이 빨라 설폰요소제보다 인슐린이 신속하게 분비되도록 자극한다.

iii. 말초조직에서 인슐린 효과를 증대시키는 장점이 있고, 저혈당 빈도가 낮으며, 노인이나 신부전 환자에서도 안정성이 높다.

b. 부작용: 저혈당, 두통, 구역, 상기도 감염, 비염 및 부비강 염증, 기관지염, 요통, 관절통, 체중 증가

(3) 인슐린 감수성 개선제(Insulin sensitizer)

① 비구아나이드계(biguanides)

비만한 2형 당뇨병 환자에게 가장 먼저 선택된다. 위장관장애를 일으키기 쉽고, 노년의 환자에게는 용량이 과다하지 않게 투여되어야 젖산산증(lactic acidosis)을 피할 수 있다.

a. 기전: 간에서 당신생을 억제하고, 간과 말초조직(특히 근육)에서 인슐린에 대한 감수성을 증가시켜 인슐린 저항성을 감소시킨다. 위장관에서 당 흡수를 감소시키고, 근육과 같은 말초조직에서의 당 이용률을 높인다. 혈중 지질 농도를 낮추어, 고지혈증 개선에 유의한 효과가 있다. 췌장 랑게르한스 섬에 작용하지 않아 인슐린 분비에는 영향을 주지 않고, 저혈당을 일으키지 않는다.

b. 부작용: 쇠약감, 피곤, 졸음, 오심, 복부팽만감, 갑갑함, 식욕부진(금속성 맛), 설사 등 위장관 관련 증상이 나타난다. 부작용 발생을 방지하기 위해 저용량으로 시작하며, 식사와 함께 복용하도록 한다.

c. 금기: 심장병(허혈성 심질환, 만성 심부전), 신장질환(신기능 감소), 간질환(Lactic acidosis 발생), 조영제를 사용하는 방사선검사(ARF 유발 가능)

② 치아졸리딘디온계(Thiazolidinediones)

주된 작용은 인슐린 저항성을 떨어뜨려 β세포의 기능을 개선하는 것이다. 인슐린 저항성 위주의 2형 당뇨병 환자에게 적합하다. 체액이 저류된 환자, 이미 심장병이 있는 환자는 심부전의 상태를 더욱 악화시킬 수 있다. 활동성 간질환이나 GOT 수치가 정상의 2.5배를 초과하는 환자에게는 금한다.

a. 기전: 핵수용체 PPAR-γ에 대한 작용제이며, 결과적으로 인슐린에 대한 각 조직의 민감도를 높인다.

b. 부작용: 체액량 증가로 인한 부종, 체중증가, 심부전의 악화, 골절 등

c. 금기: 심부전, Lobeglitazone의 경우 유당 불내성

(4) 인크레틴 치료(Incretin therapy)

① 디펩티딜펩티다아제 억제제(Dipeptidyl peptidase-4 inhibitor, DPP-4 inhibitor)

a. 기전

- GLP-1, GIP: 소장 점막세포로부터 분비되는 incretin 호르몬으로 식사 직후에 분비가 촉진되는 호르몬이다. 췌장 β세포에 작용하여 인슐린 분비를 촉진하여 세포의 포도당 섭취를 증대시킨다. 특히 GLP-1은 췌장 α세포에 작용하여 글루카곤 분비를 감소시키고, 이에 간에서의 당생성을 감소시켜 간에서의 포도당 유출을 줄인다.
- DPP-4 (Dipeptidyl peptidase-4): GLP-1, GIP와 결합하여, 이들을 분해시켜 비활성화시킨다.
- DPP-4 inhibitor: DPP-4와 결합하여 GLP-1, GIP 분해를 억제하게 되고, 이에 활성화된 GLP-1, GIP 농도가 높아지게 된다. 결론적으로, GLP-1, GIP의 작용으로 혈당을 감소시킨다.

b. 부작용/금기

- Angioedema, Uticaria, 급성 췌장염, 관절통, 심부전 악화 가능성(saxagliptin, alogliptin)
- 간기능 저하 시 사용 불가

② 글루카곤양 펩티드-1 (Glucagon-like peptide-1, GLP-1) 수용체 작용제

모두 인슐린 분비 촉진 작용이 있으며, 인슐린의 생합성을 증가시킨다. 췌장 β세포의 포텐셜(potential)을 증가시키고, 글루카곤을 억제하며, 인슐린 저항성을 개선시킨다.

5) 당흡수, 배설 조절제

① Sodium-glucose cotransporter 2 억제제

a. 기전: 신세뇨관에서 포도당 재흡수를 억제하여 소변으로의 포도당 배출을 증가시킨다. SGLT-2는 포도당과 Na^{+}를 동시에 같은 방향으로 이동시키는 transporter이기 때문에, 복용 시 약제의 삼투성 작용으로 소변 나트륨량 또한 증가하며, 이뇨 작용으로 체중감소, 혈압 감소 효과도 있다.
b. 부작용: 저혈당, 요로 생식기감염, 이상지질, 케톤산혈증, 탈수로 인한 저혈압, 급성 신손상 가능성
c. 금기: 고령, 심부전, 저혈압, 신기능 저하 시 주의, eGFR 30 mL/min/1.73 m^2 미만에서는 금기

② 알파글루코시다아제 억제제(α-glucosidase inhibitors)

소장에서 탄수화물의 흡수를 지연시켜 주로 식후 혈당을 떨어뜨리는 동시에 공복 혈당도 떨어뜨릴 수 있다. 내당능장애와 2형 당뇨병 환자에게 적용하는데, 체중에 약간 부정적인 영향이 있다. 소화기계에 약물유해반응이 있는 환자는 소량부터 시작해야 한다.

a. 기전
- α-glucosidase: 소장점막의 효소로, 이당류를 단당류로 분해하는 기능을 가진다.
- α-glucosidase 억제제: α-glucosidase와 결합하여 소장점막에서의 이당류 분해과정을 억제한다. 이로 인해 소장에서 포도당 흡수속도가 감소되고 식후 혈당상승 속도가 느려지므로 식후 고혈당 상태를 호전시킬 수 있다. 혈당 수치를 보다 일정한 상태로 유지해 주는 역할을 하여 고혈당이나 저혈당 상태를 줄이는 효과가 있다.

b. 부작용: 가스배출, 복부팽만감, 설사 등 위장관 증상, 간수치 상승 저용량으로 시작 시 부작용 최소화
c. 금기: 위장관 질환 환자
d. 특징: 췌장에서의 인슐린 분비 효과에 관여하지 않아, 저혈당을 발생시키지 않는다.

6) 인슐린 요법

2형 당뇨병에서 두 가지 경구혈당강하제를 병합해도 혈당 조절이 실패하면 인슐린요법이 고려된다. 2형 당뇨병은 베타세포 기능부전이 진행성으로 발생하므로 경구혈당강하제만으로 HbA1c의 목표 수치인 7%에 이르지 못하는 환자들이 많은데, United Kingdom Prospective Diabetes Study (UKPDS) 연구 결과, 경구혈당강하제를 사용 중인 환자들에게 인슐린을 조기에 병합했을 때 당뇨병 진단 후 첫 6년 동안 HbA1c가 7%까지 안전하게 유지되는 것으로 나타났다. 이때 인슐린을 추가하는 방법은, 사용하던 경구약제를 모두 중단하고 1일 2회 이상 인슐린을 사용하는 방법과 설폰요소제는 중단하고 메트포르민은 유지하면서 인슐린을 사용하는 방법, 그리고 경구약제를 모두 사용하면서 취침 전 중간형 인슐린인 NPH 혹은 insulin glargine 10단위를 사용하고 공복혈당 수치에 따라 적정량의 인슐린 단위를 가감하는 방법 등 여러 가지이다. 이 중 맨 마지막 방법이 간단하고 효과적이며 저혈당 등의 부작용이 적다.

한편, 혈당이 250 mg/dL 이상이거나 혈청 크레아티닌이 2.0 mg/dL을 넘으면 처음부터 인슐린 치료가 추천된다. 일반적으로 중간형 인슐린 1일 1회 0.2~0.4 IU/kg으로 시작되어서 3~5일 간격으로 5IU 정도씩 용량이 높아진다.

인슐린 용량이 40~50 IU를 넘으면 분할 투여되는데, 총 인슐린 용량의 2/3는 아침 공복에, 나머지 1/3은 저녁식사 전에 투여된다. 중간형과 속효성을 혼합한 복합 분할요법은 아침과 저녁 인슐린이 각각 중간형 2/3, 속효성 1/3의 비율로 혼합되어 사용된다.

이외에, 소장 호르몬 주사제인 GLP-1 수용체 작용제는 인슐린 분비를 촉진하고, 글루카곤 분비를 억제시킨다.

(1) 적응증

- 1형 당뇨병 환자/특수 상황의 2형 당뇨병 환자

표 3-18. 인슐린 치료 시작과 용량조절

	시작용량	용량조절	저혈당 발생
기저인슐린	10단위/day 또는 0.1~0.2단위/kg/day	목표 공복혈당을 기준으로 3일 간격으로 2단위씩 증량(임상에 따라 조정방법 사용 가능)	원인을 분석하고 특별한 원인이 없으면 10~20% 감량
식사인슐린	4단위/day 또는 기저인슐린의 10%로 시작하고 당화혈색소 <8%인 경우 기저인슐린을 4단위/day 또는 10% 감량 고려	주 2회 1~2단위 또는 10~15% 증량	원인을 분석하고 특별한 원인이 없으면 10~20% 감량
혼합인슐린	인슐린 초치료인 경우 10~12단위/day 또는 0.3단위/kg/day	주 1~2회 1~2단위 또는 10~15% 증량	원인을 분석하고 특별한 원인이 없으면 2~4단위 또는 10~20% 감량
	기저인슐린용향의 2/3를 오전, 1/3을 오후에 또는 1/2를 오전, 1/2를 오후에 분할 투여		

- 경구혈당강하제 최대용량에도 고혈당이 유지되는 경우
- 경구혈당강하제의 심한 부작용이 나타나거나 경구혈당강하제에 대한 알레르기가 있는 경우
- 임신 혹은 모유영양 중인 경우
- 감염증, 급성 외상, 혹은 스트레스 등으로 혈당 조절이 되지 않는 경우
- 케톤혈증 또는 케톤뇨가 동반된 심한 고혈당
- 조절되지 않는 체중감소
- 수술 전후
- 신질환/간질환
- 성인에서 자가면역성 당뇨병

7) 고혈압 치료

당뇨병 환자에서 고혈압은 신장 및 심혈관질환 합병증의 이행을 촉진시키므로 당뇨병 환자는 혈압을 130/80 mmHg 미만으로 낮추도록 추천된다. 흔히 생활습관 교정과 함께 안지오텐신 전환효소 억제제(ACE inhibitor)나 안지오텐신 수용체 차단체(ARB)가 thiazide 이뇨제와 함께 사용된다. 특히 안지오텐신 전환효소 억제제와 안지오텐신 수용체 차단제는 미세 알부민뇨가 있는 2형 당뇨병에서 임상적 알부민뇨로 이행되는 것을 늦추기 위해, 안지오텐신 수용체 차단제는 신기능 저하(SCr. >1.5 mg/dL)와 임상적 알부민뇨가 있는 2형 당뇨병에서 신장병증으로의 이행을 억제하기 위해서 사용된다.

8) 고지혈증 치료

당뇨병에서 지질대사 이상은 특징적으로 저밀도 지단백 콜레스테롤(LDL-C)은 일반 인구와 차이가 나지 않지만, 중성지방(TG)은 상승되고 고밀도 지단백 콜레스테롤(HDL-C)은 저하되는 소견이 나타난다.

당뇨병 환자의 목표 지질 수치는 LDL-C 100 mg/dL, TG 150 mg/dL 미만, 그리고 HDL-C의 경우 남성은 40 mg/dL 이상, 여성은 50 mg/dL 이상이다. 다만 심혈관질환이 있거나 고위험 환자의 경우 LDL-C의 목표 수치는 70 mg/dL 미만이다.

흔히 Statin이 사용되며 fibrate와 niacin 등도 추천되는데, 병합요법은 부작용으로 간기능 수치 상승 및 횡문근융해(rhabdomyolysis)의 발생 가능성을 높인다.

7. 주요 합병증

1) 저혈당증(Hypoglycemia)

저혈당은 각 개인이 위해를 입을 가능성이 있는 낮은 혈중 포도당 농도로 정의하지만, 저혈당의 기준 수치에 대해서는 논란이 있어 왔다. 저혈당 단계를 구분할 때 생리적인 상황에서 나타날 수 없는 수준인 54 mg/dL 미만의 혈당 단계가 추가되어 현재 주의가 필요한 저혈당, 임상적으로 명백한 저혈당, 중증저혈당의 총 세 단계로 구분하고 있다(표 3-19).

저혈당이 발생하면 떨림, 불안, 혼란, 두근거림, 공복감

표 3-19. 저혈당 단계별 수준

저혈당 단계	저혈당 수준	혈당 수준	특징
1단계	주의가 필요한 저혈당 (Hypoglycemia alert value)	<70 mg/dL ≥54 mg/dL	탄수화물을 즉시 섭취해야 하며, 약물 종류나 용량을 조정해야 할 정도로 의미있게 혈당이 낮음.
2단계	임상적으로 명백한 저혈당 (Clinically significant hypoglycemia)	<54 mg/dL	저혈당 방어체계의 장애로 유발할 정도의 저혈당. 중증저혈당, 치명적인 부정맥, 사망의 위험이 유의미하게 증가함.
3단계	중증저혈당 (Severe hypoglycemia)	특정 포도당 역치 수준 없음	저혈당 상태를 해결하기 위해 외부의 도움이 필요한 수준임.

표 3-20. 당뇨병성 케톤산증(DKA)과 고혈당고삼투질상태(HHS)의 진단기준

	DKA 경증	DKA 중등증	DKA 중증	HHS
혈당(mg/dL)	>250	>250	>250	>600
동맥혈(정맥혈) pH	7.25~7.30	7.00~7.24	<7.00	>7.30
혈청 탄산수소염(mEq/L)	15~18	10~14	>10	>15
혈청 케톤이온과 소변케톤양성	양성	양성	양성	음성/약양성
효과 삼투압계수(mOsmol/kg)	다양	다양	다양	>320
의식상태	명료	명료/기면	혼미/혼수	혼미/혼수

등이 나타날 수 있으나, 저혈당 무감지증과 같은 상황에서는 증상이 없을 수도 있다. 반면 혈당이 평소에 지속적으로 높게 유지되던 환자는 혈당이 저혈당 수준까지 떨어지지 않고 정상 범위이더라도 저혈당 증상이 나타날 수 있다. 앞서 언급되었던 대응조절호르몬 작용의 장애 혹은 저혈당 무감지증과 같이 저혈당에 대한 방어체계가 무너진 경우에는 선행되는 저혈당 증상 없이 의식소실, 발작, 혼수, 심지어는 사망으로 직결되기도 한다.

2) 당뇨병성 케톤산증과 고혈당고삼투질상태

당뇨병성 케톤산증(diabetic ketoacidosis, DKA)과 고혈당고삼투질상태(hyperglycemic hyperosmolar state, HHS)는 인슐린의 절대적 또는 상대적인 부족과 길항호르몬의 증가에 의해 발생하는 심각한 급성 합병증이다. 당뇨병성 케톤산증은 제1형 당뇨병에서, 고혈당고삼투질상태는 제2형 당뇨병에서 주로 발생하지만, 일부 환자에서는 당뇨병성 케톤산증과 고혈당고삼투질상태가 동시에 병발하는 경우도 있다

당뇨병환자뿐만 아니라 당뇨병으로 진단받은 적이 없는 환자일지라도 고혈당과 함께 다뇨, 다음, 체중감소, 구토, 탈수, 쇠약, 의식변화 등이 있을 경우 DKA나 HHS를 의심해야 한다. 신체검사에서는 빈맥 및 저혈압, 피부긴장도 감소, 깊고 빠른 호흡곤란(Kussmaul respiration), 의식변화 등이 있는지 확인해야 한다. 구역, 구토, 복통 등은 DKA의 증상 중 하나일 수도 있으나 DKA의 선행인자 때문일 수 있으므로 감별이 필요하다.

DKA 진단은 고혈당과 고케톤혈증 및 심한 대사산증의 세 가지 요소로 이루어진다. 이들 중 가장 중요한 것은 혈청케톤체(serum ketone bodies)의 증가이다. 베타하이드록시뷰티르산염(β-hydroxybutyrate)이 케톤생산의 주요 생성물이므로, 케톤산증을 진단하기 위해 혈청/소변 베타하이드록시뷰티르산염을 측정하는 것이 가장 유용하다. DKA의 중증도는 대사산증과 의식수준에 따라 경증, 중등증, 중증으로 분류한다

고혈당은 DKA 진단에 중요한 인자이지만 DKA의 중증도를 결정하는 인자는 아니다. HHS는 고혈당(600 mg/dL 초과)과 고오스몰랄농도(유효혈청오스몰랄농도 320 mOsmol/kg 초과)는 있으나 대사산증이나 케톤산증은 동반되

지 않은 상태로 진단한다(표 3-20).

DKA와 HHS 치료의 목표는 순환혈액량과 조직관류를 회복하고, 케톤생성의 중단 및 산증의 교정, 전해질 불균형의 정상화, 고혈당으로부터의 회복이다. 또한 감염, 심근경색, 뇌졸중 등과 같이 교정이 가능한 선행인자를 함께 치료하는 것도 필수적이다. 치료 중 모니터링이 중요하며 중증도에 따라 중환자실이나 준중환자실에서 치료하도록 해야 한다.

3) 당뇨병성 신경병증

당뇨병성 신경병증(diabetic neuropathy)은 대칭적으로 나타나는 다발성 말초신경병증, 단일 신경병증 또는 신경근병증, 자율신경병증으로 분류된다. 당뇨병성 신경병증의 가장 흔한 형태는 다발성 말초신경병증으로, 환자들은 양쪽 발 혹은 손의 끝에서부터 시작하여 대칭적으로 이상감각, 무감각증, 통증 등을 호소한다. 통증의 양상은 고질병으로 밤에 더욱 악화되는 경향이 있고, 심해지면 점차로 근위부로 확장된다. 신체진찰 소견에서는 진동감각 소실이 가장 먼저 나타나는 초기 증후이다. 오랜 시간이 경과되면 보행장애, 전형적인 샤르코 관절(Charcot joint), 식욕부진, 우울증, 체중감소 등 신경병성 악액질 증상이 동반된다. 손처짐(wrist drop)이나 발처짐 등의 증상이 나타나는 단일신경병증은 드물다. 신경근병증(radiculopathy)도 발생할 수 있는데, Dermatome을 따라 생기는 통증이나 감각이상이 주로 흉부나 복부에 많이 나타난다. 대상포진과 심장질환 및 급성 복증과의 감별이 필요하며, 단일신경병증과 비슷하게 대부분 6개월에서 24개월 이내에 자연히 소실된다.

자율신경병증은 여러 가지 형태로 나타나는데, 위장관계통에 발생하면 연하곤란, 위배출 지연, 설사, 변비 등이 나타나고, 비뇨기계에 발생하면 방광의 무긴장증, 남성의 발기장애 등이 나타나며, 심혈관계에 발생하면 기립성 저혈압, 실신, 심박동이상 등이 나타난다.

치료는 만족스럽지 못해서 통증이 심할 때 아스피린이나 비스테로이드소염제들은 대부분 효과가 없다. 표준치료 약제로 선택되는 것은 삼환계 항우울제인 amitriptyline인데, 대개 60% 정도에서 효과가 있다고 알려져 있다. Amitriptyline에 효과가 없거나 부작용이 심할 때는 imipramine, clomipramine, nortriptyline, desipramine 등이 사용된다.

4) 당뇨병성 망막증

당뇨병성 망막증(diabetic retinopathy)은 실명의 가장 중요한 원인 중 하나로, 수년간에 걸쳐 서서히 진행하는 질병이다. 제일 중요한 위험인자는 당뇨병의 이환 기간으로, 20년간 당뇨병을 앓으면 1형 당뇨병에서는 거의 100%에서 나타나고 2형 당뇨병에서는 50~60%에서 나타난다. 당뇨병성 망막증의 발생은 당뇨병의 이환 기간과 가장 밀접한 관계가 있으며, 치료는 흔히 광응고술(photocoagulation)이 사용되고, 유리체 출혈이나 망막박리가 있는 경우는 평면부 유리체절제술(pars plana vitrectomy)이 사용된다.

일반적으로 망막증은 순차적으로 발생한다. 즉 혈관 투과성이 증가하는 경미한 비증식성 변화에서 혈관 폐쇄로 특징되는 중등도와 중증도, 그리고 신생혈관 생성이 특징인 증식성 망막증의 순서로 발전하는데, 임신이나 백내장 수술은 이런 변화를 촉진시킨다. 비증식성 망막병증에서는 모세혈관 투과성의 증가(가장 초기 징후), 모세혈관 폐쇄와 확장, 미세혈관동맥류(microaneurysm, 안저검사상 가장 초기 소견), 동정맥루(A-V shunt)와 정맥의 확장, 출혈, 삼출액의 병변이 있고, 증식성 막망병증에서는 신생혈관, 반흔(retinitis proliferans), 유리체 출혈(vitreous hemorrhage), 망막박리(retinal detachment)의 병변이 생긴다. 당뇨병성 망막증이 실명을 일으키는 것은 황반부종 등으로 중심시각에 이상이 생기거나, 신생혈관으로 망막조직에 이상이 생겨 망막박리가 일어나거나, 신생혈관 출혈로 망막전 출혈 혹은 유리체 출혈이 생기는 경우이다.

UKPDS 연구에 의하면 집중적 혈당 관리로 망막증 같은 미세혈관 합병증이 35%까지 예방되는 것으로 나타났다. 알부민뇨는 망막증과의 연관성이 입증되었고, 고혈압도 망막부종이나 증식성 망막증의 위험인자이며, 콜레스테롤 수치도 경성삼출물 빈도나 시력감퇴와 관련된다고 알려져 있으므로, 혈압조절과 단백뇨 및 지질 관리 역시 당뇨병성 망막증의 예방과 치료에 중요하다.

5) 당뇨병성 신장병증(Diabetic nephropathy)

20년 이상 된 당뇨병 환자의 20~40%에서 나타나는 당뇨병성 신장병증은 말기 신질환의 가장 흔한 원인으로 미세알부민뇨(microalbuminuria: 30~300 mg/day)로부터 비롯된다. 1형 당뇨병에서는 해마다 뇨중 알부민 배출이 10~20%씩 증가해서 10~15년 후에는 임상적 알부민뇨(clinical albuminuria: >300 mg/day)가 나타나고, 이후 사구체여과율이 해마다 감소해서 10년에 50% 정도가 말기 신질환으로 진행된다. 2형 당뇨병에서는 상당수가 미세알부민뇨를 보이는데, 미세알부민뇨가 있는 환자의 20~40%에서 임상적 알부민뇨가 나타나고, 20년 후에 말기 신질환으로 발전하는 경우는 20% 정도이다.

당뇨병 첫 진단 시 흔히 미세알부민뇨에 대한 선별검사가 실시되는데, 미세알부민뇨는 소변을 시간에 관계없이 조금 채취(random, spot collection)해서 알부민과 크레아티닌의 비(Albumin:Creatinine ratio, ACR)를 구하거나, 24시간 소변이나 일정시간(4시간 혹은 밤 동안) 동안의 소변을 모아서 측정한다. 첫 번째 방법이 흔히 사용되는데, 기계에 따라 참고치는 다소 차이가 있지만, 남성은 ≥2.5, 여성은 ≥3.5이다. 미세 알부민뇨로 진단하려면 6개월 이내에 실시한 3회의 검사에서 2회 이상 비정상소견이 나타나야 한다(표 3-21).

표 3-21. 소변 중 알부민 배설률

상태	소변 중 알부민 배설률	
	24 hour (mg/day)	Overnight (ug/min)
정상 알부민뇨 (normaoaluminuria)	<30	<20
미세알부민뇨 (microalbuminuria)	30-299	20-199
현성 신증 (overt nephropathy)	≥300	≥200

당뇨병성 신증은 크게 네 단계의 임상단계를 거친다. 첫 번째는 과기능기(superfunction stage)로, 사구체고혈압과 사구체과여과가 나타난다. 이로 인해 신장은 확장되고, 사구체여과율은 참고치의 약 40% 가량까지 증가한다. 두 번째는 미세단백뇨기(microproteinuric stage)로, 미세알부민뇨가 나타난다. 과기능단계에서 약 5년 후에 발생한다. 사구체여과장벽 손상의 첫 증상으로 30~300 mg/day의 미세알부민이 소변으로 배출되는데, 일반 뇨검사에서는 검출되지 않을 수 있다. 세 번째는 거대단백뇨기(macroproteinuric stage)로, 현성 신증(overt nephropathy)이 나타난다. 미세단백뇨기에서 약 5~10년 후에 발생한

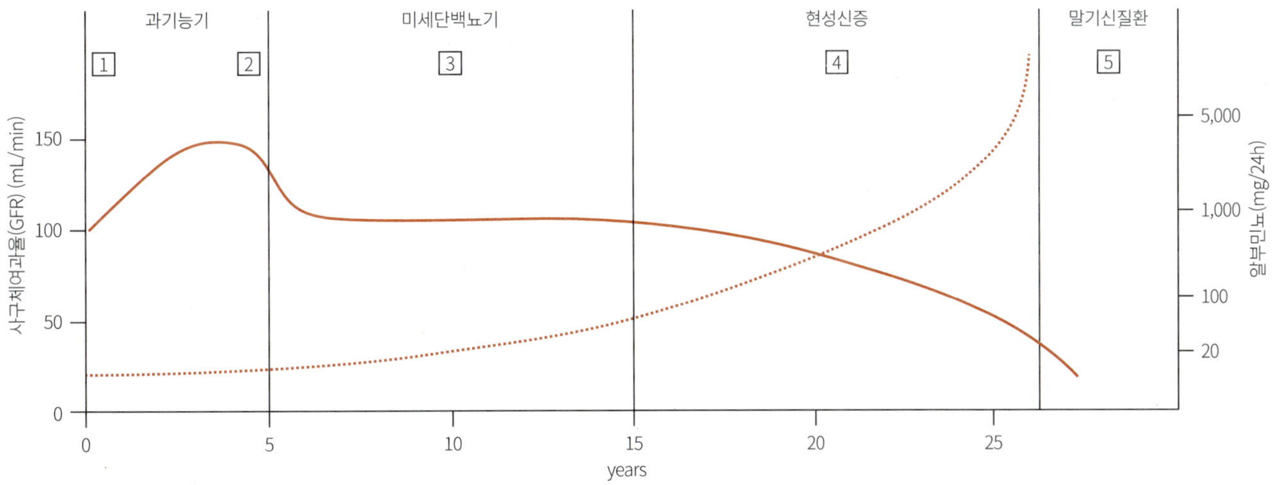

그림 3-18. 당뇨병성 신증의 임상경과

표 3-22. 당뇨병성 신증의 단계별 특징

	전단계	초기단계	현성 및 ESRD 단계
기능적 경과	GFR 상승(25~50%)	미세단백뇨, 고혈압	현성 단백뇨, 신증후군, GFR 하강
구조적 경과	신비대	사구체간질 팽창, 사구체기저막 비후, 소동맥의 유리질증	사구체간질 결절(Kimmelstiel-Wilson lesions), 세뇨관간질 섬유화

다. 일반 뇨검사에서 양성 단백뇨가 나타나고, 신증후군 수치까지 단백뇨가 증가할 수 있다. 네 번째는 말기신질환기(end stage renal disease)로, 일단 현성 신증이 나타나면 사구체여과율은 점차 감소하고 7~10년 내에 50%가 말기신질환에 이른다. 고혈압에 의해 신질환의 진행이 더욱 빨라질 수 있다(그림 3-18). 장기간의 무증상 기간이 선행되기 때문에, 대개 2형 당뇨병 진단 시에 이미 미세알부민뇨나 현성 신증이 있고, 고혈압이 동반되는 경우가 흔하다. 한편, 알부민뇨는 당뇨병과 상관없이 고혈압, 울혈성 심부전, 전립선질환, 감염 등에 의해 나타날 수 있으므로, 이들 질환을 감별해야 한다.

당뇨병성 신증의 진단은 대개 신장생검이 필요하지 않고 임상적인 소견으로 결정하는데, 진단에 중요한 단서로는 단백뇨의 출현 이외에, 정상이거나 증가된 크기의 신장, 증식성 당뇨병성망막증의 증거, 초자원주(hyaline cast)가 있다. 당뇨병성 신증은 신장생검상 병리학적으로 분명한 두 가지 양상을 보이는데, 수입세동맥의 미만성 사구체경화증과 초자질성 세동맥경화증(hyaline arterosclerosis), 결질성 신사구체경화증(nodular glomcrulosclerosis, Kimmelsteil-Wilson lesion)이다.

치료의 목적은 신병증의 진행을 늦추는 것이다. 일반적으로 알부민뇨와 당화혈색소는 비례한다고 알려져 있는데, 신병증 초기로서 현성 신증 이전에는 혈당관리가 신병증의 진행 속도를 늦출 수 있지만, 현성 신증 이후로 지속적으로 요단백이 양성인 경우는 비가역성 병변을 의미하므로 혈당관리는 신기능 악화 지연에 미치는 효과가 미미하다. 따라서 초기부터 적극적인 혈당관리와 함께 식이 단백질을 제한(비임신성 당뇨병 환자 0.8 g/kg 이하, American Diabetes Associaton)하면서 항고혈압 치료(목표 혈압 125/75 mmHg, The Modification of Diet in Renal Disease)를 시행하는데, 흔히 사용되는 약물은 안지오텐신 전환 효소 억제제나 안지오텐신 수용체 차단제이며, 이들 약물이 사용될 수 없는 경우에 비다이하이드로피리딘 칼슘 길항제(non-DCCB), 이뇨제, 베타 차단제 등이 고려된다.

6) 당뇨병성 족부병변(당뇨발; Diabetic foot)

당뇨병 환자에서 족부 궤양과 이로 인한 하지절단은 당뇨병성 신경병증의 가장 흔하고 치명적인 결과로, 하지절단의 비외상성 원인의 약 50%를 차지하는 질환이다. 한쪽 발 절단 환자의 약 50%는 18개월 이내에 다른 쪽 발에 하지위협(limb threatening)을 경험한다고 알려져 있다. 하지절단을 유발하는 족부 합병증의 약 70%는 사소한 피부 궤양으로 시작하기 때문에 궤양에 대한 조기 진단과 적절한 치료는 절단을 85%까지 예방할 수 있다. 족부 궤양의 고위험 요소는 남성, 이환기간 10년 이상, 혈당조절 불량, 심혈관계, 망막, 신장 합병증이 동반된 경우이며, 이로 인

표 3-23. 당뇨병성 족부병변의 하지절단 위험인자

1. 말초신경병증으로 인한 보호감각의 소실
2. 동맥부전(arterial insufficiency)
3. 특정국소부위에 높은 압력이 가해지는 족부의 기형 및 압박종(callus) 형성.
4. 발한 감소 및 건조한 균열성 피부를 유발하는 자율신경병증
5. 제한된 관절 가동성
6. 비만
7. 시력저하
8. 상처치유를 지연하는 불량한 혈당조절
9. 적절치 못한 신발
10. 족부 궤양 또는 하지절단의 병력

한 하지절단 위험인자는 표 3-23과 같다. 임상증상은 파행(claudication), 휴식 시나 밤에 발생하는 발 또는 다리의 동통, 슬와동맥이나 후경골동맥의 맥박 감소나 소실, 피부 온도의 감소, 피부 및 피하조직의 위축으로 인한 얇고 반짝이는 피부, 발톱의 각질화로 인한 두꺼워진 발톱, 발과 발가락 털의 소실, 25초 이상의 정맥 충만시간, 다리를 아래로 내리면 발적이 나타나고, 들어올리면 창백해지는 소견 등이다. 진단을 위한 비관혈적 검사에는 경피적 산소분압측정, 발목-상완지수(ankle-brachial index), 발가락의 절대적 수축기 혈압 측정이 있고, 동맥조영술이나 다른 영상진단 방법으로 확진한다. 발에 대한 점검은 흔히 Semmes-Weinstein monofilament 검사법을 통해 이루어지는데, 이 검사법은 플라스틱 막대 끝에 달린 나일론 실을 발의 피부에 수직 방향으로 닿게 해서 실이 휘어질 때까지 약 10 g의 압력을 가하는 것이다. 만약 환자가 이를 느끼지 못하면 거대섬유 신경병증이 있음을 시사하며, 이 검사를 발의 4군데 정도(엄지발가락, 1, 3, 5번째 중족골 두부)에 실시하면 약 90% 정도의 환자가 발견된다고 알려져 있다. 한편 발가락과 중족골 두부(metatarsal head)의 상태도 관찰해야 하는데, 발적, 열감, 압박종(callus) 등이 나타나면 압박으로 인한 조직 손상을 시사하므로 골 변형 유무, 관절 운동 제한, 보행 장애 여부 등을 살펴봐야 한다.

일반적인 발 관리 요령으로는 맨발로 다니는 것을 피하고, 발에 뜨거운 물이나 전기방석 등을 대어서는 안 된다. 매일 자신의 발을 세심히 관찰하고, 발톱은 일직선으로 자르며, 발의 청결을 유지하고, 발가락 사이는 마른 상태로

한의치료 동향

당뇨병에 대한 한의표준임상진료지침에서는 특히 2형 당뇨병 환자를 대상으로 한 다양한 한의학적 치료법을 제시하고 있다. 당뇨병 전단계 환자의 혈당 개선을 위해 防風通聖散과 같은 한약이 사용될 수 있으며, 이는 비교적 낮은 근거 수준이지만 혈당 조절에 기여할 수 있는 대안적 치료로 고려된다. 또한 Metformin과 비교하여 六味地黃丸을 사용하는 것이 더 나은 효과를 가질 수 있다는 권고도 제시되었다.

침치료 역시 당뇨병 전단계 환자의 혈당을 개선하는 데 효과적일 수 있으며, 전침 치료와 체침 치료와 같은 다양한 침치료 방법이 권고되고 있다. 이러한 침치료는 모두 비교적 낮은 근거 수준을 가지지만, 당뇨병 환자의 혈당 조절에 중요한 역할을 할 수 있는 방법으로 제안된다.

전통적인 운동요법으로는 태극권과 팔단금이 포함되며, 이는 유산소 운동보다 당뇨병 환자의 혈당 개선에 더 나은 효과를 보일 수 있는 방법으로 권고된다. 특히 팔단금은 당뇨병 전단계 환자에게 유산소 운동보다 효과적일 수 있으며, 이러한 전통 운동요법들은 환자의 전반적인 건강 개선에 긍정적인 영향을 미칠 수 있는 보완적 방법으로 사용될 수 있다.

2형 당뇨병 환자에 대해서는 한약 투여가 Metformin보다 더 나은 혈당 개선 효과를 가질 수 있다는 다양한 권고들이 포함되었다. 六味地黃丸, 金匱腎氣丸, 小柴胡湯, 黃連解毒湯 등의 한약이 제시되었으며, 이러한 한약들은 비교적 낮은 근거 수준을 가지지만, 당뇨병 환자의 혈당 조절을 돕는 데 중요한 역할을 할 수 있다. 또한, 경구 혈당강하제를 복용하는 환자에게 한약의 추가적 투여는 높은 근거수준의 권고를 받아 당뇨병 관리에 있어 매우 강력한 치료 방법으로 제시된다.

인슐린 주사요법을 받고 있는 환자에게 한약을 병행하여 투여하는 것도 권장된다. 이러한 병행 치료는 혈당 조절에 보조적인 효과를 기대할 수 있으며, 六味地黃丸, 補中益氣湯 등 다양한 한약들이 사용될 수 있다. 기공요법과 팔단금, 태극권 등 전통적인 운동요법도 당뇨병 환자의 혈당 개선을 위해 권고되며, 이들 방법은 유산소 운동보다 더 나은 효과를 보일 수 있는 대안으로 제시된다.

유지하는데, 피부가 건조하면 가벼운 보습제나 유화제를 발라 준다. 푹신하고 발에 편한 신발과 금연이 권장된다.

▣ 당뇨병 관련 임상참고문헌

- 강석봉. 소갈치옹탕으로 치료된 당뇨병성 족부병변의 치험 1례. 대한본초학회지. 2003;18(3):9-13.
- 고우석, 김경선, 임은철. 당뇨병성 족부궤양으로 진단된 태음인 환자 치험 1례. 사상체질의학회지. 2002;14(2):169-74.
- 권영구, 최기림, 이진신, 이병철, 안영민, 안세영 외. 보간탕으로 호전된 당뇨병성 말초신경병증 2례. 대한한의학회지. 2002;23(1):170-6.
- 김병우. 당뇨를 동반한 뇌경색 환자의 천화산가미방 치험 1례. 대한약침학회지. 2009;12(3):97-102.
- 김병우. 당뇨병성 족부병변 환자 치험 1례. 대한한방내과학회지. 2004;25(3):684-9.
- 김용진, 김방울, 김행진, 곽정진, 전상윤, 홍석. 당뇨병성 족부병변을 동반한 중풍환자 1례에 대한 임상적 고찰. 대한한방내과학회지. 2003;24(3):727-34.
- 김진미, 조충식, 김철중. 감각이상을 주소로 내원한 당뇨병 환자 8례에 대한 임상보고. 대한한방내과학회지. 2010;31(2):372-9.
- 김진성, 엄국현, 이준석, 류봉하, 윤상협, 이선령 외. 당뇨병성 위마비 환자에 대해 한방치료 후 위 운동성 및 혈당조절이 호전된 2례 보고. 대한한방내과학회지. 2005;26(1):265-74.
- 김호준, 김길수. 초저열량 식이와 한방비만치료를 통한 당뇨 개선 1례 보고. 대한한방비만학회지. 2002;2(1):83-7.
- 뇌졸중 환자의 당뇨병성신증에 시령탕가미방을 투여한 치험 1례. 대한중풍학회지. 2006;7(1):78-82.
- 류한천, 김준홍, 김영태, 신현수, 문장혁, 정동화 외. 동씨기혈자침이 중풍이 병발된 당뇨환자의 혈당치에 미치는 영향에 대한 임상적 고찰. 대한한방내과학회지. 2003;24(4):892-8.
- 문정환, 박송기, 권은희, 송광규, 전귀옥, 신현철 외. 한양방협진으로 호전된 당뇨병환자 1례. 대한한방내과학회지. 2004;25(3):602-8.
- 박상민, 강중원, 김동훈, 김종덕, 인창식, 우현수 외. 당뇨를 동반한 편측 무정위 운동(Hemichorea-Hemibllism)환자에 대한 사암침법 간정격 치험 1례. 대한침구학회지. 2003;20(4):230-6.
- 박성욱, 강준권, 문상관, 고창남, 조기호, 김영식 외. 당뇨병성 말초신경병증 치험 2례. 대한한방성인병학회지. 1997;3(1):251-8.
- 박송기, 권은희, 신현철, 강석봉. 빈소산가미방으로 호전된 당뇨병성 말초신경병증 치험1례. 대한한방내과학회지. 2005;26(4):935-40.
- 박재영, 유창길, 한재섭, 김형석, 이영훈, 박희수. 대포혈 자침이 당뇨병 환자의 혈당 및 뇨당에 미치는 영향. 대한침구학회지. 2002;19(1):1-10.
- 백호가인삼탕으로 호전된 노인당뇨병 환자의 구갈증상 1례. 대한중풍학회지. 2003;4(1):79-84.
- 병발증을 갖고 있는 음허증형 당뇨 환자 2례에 대한 육미지황탕가미방의 치료효과. 경원대학교 한의학 연구소 논문집. 2007;11:55-68.
- 사상의학처방으로 호전된 중풍환자의 2형 당뇨병 치험 2례. 경원대학교 한의학 연구소 논문집. 2005;9:83-93.
- 성경화, 송일헌, 김의철, 홍은기, 권도익, 심현섭 외. 뇌경색 환자의 당뇨병성 설사에 대한 한방 치험례. 대한한방내과학회지. 2005;188-95.
- 운기통합승강침법을 통한 당뇨환자 치험 2례. 대한한의학 경락진단학회지. 2004;103-12.
- 윤동업, 조봉관, 배종일, 구자성, 김종원, 이현민 외. 약쑥엑스제 쑥뜸방식에 의한 체간 온도 변화와 당뇨병 임상에 관한 연구. 대한한의학회지. 2006;27(1):165-83.
- 의료용 거머리 요법이 당뇨족에 미치는 영향. 대한한의학회지. 2003;24(4):136-8.
- 이병철, 권영구, 최기림, 이진신, 안영민, 안세영 외. 수풍순기환이 내당능장애 환자와 경증 당뇨병환자의 혈당조절에 미치는 영향. 대한한방내과학회지. 2001;22(3):285-90.
- 이상기, 이경로, 송정모. 당뇨로 인한 우측 족저부 및 좌수지 궤양을 동반한 환자 치험 1례. 사상체질의학회지. 2004;16(3):129-32.
- 이지영, 왕덕중, 김광호, 김진우, 이순이, 정병주 외. 수면장애를 동반한 당뇨병성 소양증 환자에 대한 육미지황탕가미방 투여 1례. 대한한방내과학회지. 2005;26(3):725-32.
- 이차로, 김태훈, 이준우, 나병조, 신원준, 정동원 외. 당뇨를 동반한 중풍환자에 이침의 혈당강하 효과에 대한 증례보고. 대한한방내과학회지. 2004;aut(1):1-11.
- 이태규, 임진희, 정용재, 김상복, 이수경, 송일병 외. 당뇨병성 신증으로 진단받은 소양인 부종 환자의 도적강기탕 치험례. 사상체질의학회지. 2003;15(2):129-36.
- 이현민, 조훈석, 신우진, 서상호, 박동일, 홍상훈 외. 당뇨 합병증에 대한 구치료의 임상적 연구. 동의생리병리학회지. 2004;18(1):294-300.
- 전침요법으로 호전된 당뇨환자에 대한 치험 1례. 경원대학교 한의학 연구소 논문집. 2007;11:81-7.
- 정성일, 김종원. 소양인 당뇨병환자에 양격산화탕을 투여한 증례. 동의생리병리학회지. 2002;16(6):1308-13.
- 정성일, 이현민, 김종원. 소양인 당뇨병환자에 인동등지골피탕을 투여한 증례. 사상체질의학회지. 2002;14(2):138-46.
- 정재호, 권강, 서형식. 당뇨망막병증으로 유발된 유리체출혈(폭맹)환자 1례에 대한 임상적 고찰. 한방안이비인후피부과학회지. 2004;17(2):112-9.
- 정한성, 유정석, 송범용. 당뇨의 한의학적 치료에 대한 최근 연구동향. 대한약침학회지. 2008;11(4):65-77
- 조훈석, 전수형, 설유경, 최비옥, 김종원. 소양인 중소증-당뇨병-에 인동등지골피탕을 투여한 증례. 사상체질의학회지. 2005;17(1):155-61.
- 차윤엽. 당뇨병을 동반한 비만환자의 치험1례. 대한한방비만학회지. 2004;4(1):193-9.
- 최기림, 변상혁, 권영구, 안영민, 안세영, 두호경. 당뇨병성 케톤산증 1례. 대한한방내과학회지. 2002;23(1):141-5.
- 최우석, 최영아, 문정환, 김대준, 이대현, 이형호 외. 하지부종 환자 치험 1례. 대한한방내과학회 추계학술대회. 2002;149-55.
- 최훈섭, 조충식, 김철중. 당뇨병성 말초 신경병증 2례에 대한 임상고찰. 대전대학교 한의학연구소 논문집. 2004;13(2):251-8.
- 한이수, 성기원, 김상욱, 정화갑. 당뇨를 동반한 중풍환자의 피부소양증에 대한 방풍통성산 투여 2례. 대한한방내과학회지. 2003;24(4):915-21.
- 홍광해, 최종배, 김용성. 고혈당을 동반한 인슐린 비의존형 당

뇨 환자에 대한 한의학적 치험 1례. 대한한방내과학회지. 2006;fal(1):1-8.

- American Diabetes Association [Internet]. eAG/A1C Conversion Calculator [cited 2025 Feb 17]. Available from: https://professional.diabetes.org/diapro/glucose_calc.
- Wu T, Betty B, Downie M, Khanolkar M, Kilov G, Orr-Walker B, et al. Practical Guidance on the Use of Premix Insulin Analogs in Initiating, Intensifying, or Switching Insulin Regimens in Type 2 Diabetes. Diabetes Ther. 2015;6(3):273-87.

제5절 부신

I. 부신의 구조와 기능

성인의 부신은 약 8~10 g (길이와 폭은 5.5×3.0 cm, 두께는 0.4~0.6 cm)이며, 신장의 상부 내측 후복막에 위치한다. 부신은 발생학적으로 전혀 다른 두 개의 계통인 피질(90%)과 수질(10%)로 구성되는데, 피질은 신장과 같이 중배엽성 및 복강상피 세포군에서 유래하고, 수질은 교감신경절과 같이 외배엽성 세포군에서 유래한다.

1. 부신피질

부신피질은 생명유지에 필수적인 조직으로서 수분과 전해질의 균형유지, 탄수화물의 평형유지, 결합조직의 기능유지, 외력에 대한 저항력 유지 등을 담당한다. 부신피질은 사구체양대(zona glomerulosa), 속상대(zona fasciculata), 망상대(zona reticularis)로 구성되는데, 외층의 사구체양대에서는 주로 염류코르티코이드(알도스테론)의 생합성이 이루어지고, 내층의 속상대와 망상대에서는 주로 당류코르티코이드(코티솔)와 부신 안드로겐(디하이드로에피안드로스테론)의 생합성이 이루어진다. 염류코르티코이드는 주로 혈압, 혈관 내 혈장량, 전해질에 관여하고, 당류코르티코이드는 대사, 면역반응에 관여하며, 부신 안드로겐은 2차성징 발현에 관여한다.

코티솔의 1일 분비량은 40~80 μmol (15~30 mg)로 뚜렷한 일중변동을 보이며, 혈장의 코티솔 농도는 그 분비율과 불활성화율 및 유리 코티솔의 배설율에 의해 결정된다. 알도스테론의 1일 평균 분비량은 0.1~0.7 μmol (50~250 μg) 범위이며, 순환 알도스테론은 정상적으로 간을 한번 통과하는 동안 75% 이상이 글루쿠론산과 결합되어 비활성화된다. 한편 부신 안드로겐은 디하이드로에피안드로스테론(DHEA)과 DHEA의 술폰산에스테르인 디하이드로에피안드로스테론 황산염이며, 1일 15~30 mg이 분비된다.

2. 부신수질

부신수질세포는 세포질 내에 크롬산(chromic acid)으로 염색할 때 갈색으로 염색되는 과립이 있는데, 이런 색깔은 에피네프린이나 노르에피네프린이 멜라닌(melanin)으

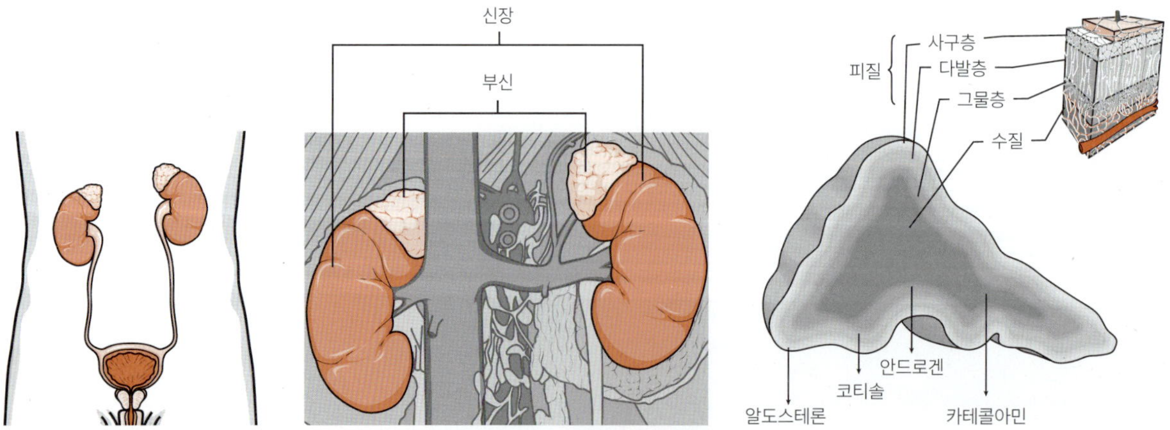

그림 3-19. 부신의 구조

로 산화된 때문이다. 즉, 수질세포는 크롬친화세포(pheochromocyte)이며, 이런 까닭에 수질세포종양, 곧 크롬친화세포종을 갈색세포종이라고도 한다.

부신수질호르몬은 에피네프린, 노르에피네프린, 도파민 등의 카테콜라민이다. 일반적으로 다른 교감신경계는 생리기능을 대부분 순간적으로 정교하게 조절하는 데 반해, 부신수질호르몬은 스트레스나 정신적 항상성을 현저히 벗어나는 신체상황에 대응해서 작용한다. 즉 교감신경계의 반응은 자극에 대한 반응 시간이 빠르며 반응이 신체 일부에 국한하여 나타나는 것이 특징인 반면, 부신수질호르몬은 자극에 대해 비교적 오랜 잠복기 후에 반응이 나타나며 작용범위가 넓고 오랜 시간 지속된다.

II. 쿠싱증후군
(Cushing's syndrome)

1. 정의 및 개요

쿠싱증후군은 어떤 원인에서든 코티솔(cortisol)의 만성적, 지속적 과다에 의해 나타나는 증후군이다.

내인성 쿠싱증후군은 약 85%가 ACTH (adrenocorticotropic hormone) 의존성이며, 이는 뇌하수체에서의 ACTH 과잉생성에 따른 양측성 부신증식증(bilateral adrenal hyperplasia, 쿠싱병) 혹은 뇌하수체에서 기원하지 않는 이소성 ACTH 분비가 주된 원인이다. 뇌하수체에서의 ACTH 과잉생성에 의한 쿠싱증후군(70%)은 남성에 비해 여성에서 약 3배 정도 높은 발병률을 보이며 30~40대에서 주로 발생한다. 이소성 ACTH 분비에 의한 쿠싱증후군(15%)은 ACTH나 CRH (corticotrophin releasing hormone)와 화학적, 생물학적, 면역학적으로 구분되지 않는 폴리펩티드(polypeptide) 분비로 인해 발생하며, 전형적인 쿠싱증후군의 증상보다는 저칼륨 알칼리혈증이 두드러지게 나타난다. 폐 소세포암, 기관지암 혹은 흉선, 췌장, 난소의 종양, 갑상선 수질암, 기관지 선종 등이 이소성 ACTH를 분비할 수 있는데, 이런 경우에는 특징적으로 기저 스테로이드의 증가와 피부의 색소침착이 나타나므로, 쿠싱증후군의 증상과 더불어 피부의 착색이 동반될 경우에는 반드시 부신 외 종양을 고려해야 한다.

쿠싱증후군 환자의 약 15%는 ACTH 비의존성이며, 이들은 부신에 신생물이 있다. 대부분은 일측성이며 약 반수에서 악성이다. 드물게 나타나는 부신의 결절성 증식증(nodular hyperplasia)은 양측성으로 대부분 뇌하수체의 ACTH 과잉생성 및 부신선종이 있을 경우 나타나는 생화학적 특성을 동시에 보이며, 가족력을 가진 어린이나 젊은 성인에서 발생하는 질환이다.

외인성 쿠싱증후군은 임상에서 가장 흔하며 의인성(iatrogenic)으로 나타나는데, 임상적 특징은 부신종양을 가진 환자에서 나타나는 양상과 유사하다. 의인성 쿠싱증후군의 발현양상은 투여된 당류코르티코이드(glucocorticoids)의 용량, 기간, 역가(potency)에 따라 다양하지

표 3-24. 합성 스테로이드제의 상대적 생물학적 효능

Steroid	Anti-inflammatory action	Hypothalamic-Pituitary-Adrenal Suppression	Salt Retension
Cortisol	1	1	1
Prednisolone	3	4	0.75
Methylprednisolone	6.2	4	0.5
Fludrocortisone	12	12	125
Triamcinolone	5	4	0
Dexamethasone	26	17	0

만, 일반적으로 시상하부-뇌하수체-부신축(HPA axis)을 억제할 수 있는 용량을 3주 이상 복용하면(프레드니솔론 5~7.5 mg/day) 외인성 쿠싱증후군이 발생한다고 알려져 있다(표 3-24). 당류코르티코이드는 몇몇 종양이나 염증성 혹은 류마티스성 질환의 치료에 매우 다양한 형태로 이용되는데, 이들 대부분에서는 고용량 혹은 장기간 스테로이드 사용으로 인해 쿠싱양 효과(cushingoid effect)가 나타난다.

2. 임상양상

주된 양상은 중심성 비만, 조모증(hirsutism), 고혈압, 당뇨, 골다공증 등이다. 소아의 경우 성장장애를 초래하며, ACTH 과잉과 동반된 경우 피부와 점막의 색소침착도 나타난다. 피하지방의 증가는 특히 안면부에 지방이 축적된 특징적인 월상안(moon face)을 초래하며, 이외에도 상체(buffalo hump)와 중심부에 지방축적이 증가한다(그림 3-20). 안면 다혈증과 피부가 쉽게 멍이 들고 얇아지며, 복부에 자색 선조(purplish striae) 등 피부 증상도 동반된다. 근육의 약화는 혈청 CPK의 증가와 함께 주로 견갑골 부위나 골반 부위 등 근위부에 나타나며, 이후 점차 사지의 근육이 위축된다. 골다공증이 진행되면 척추, 골반 부위, 손목 부위 등에도 골절이 일어난다. 또한, 만성적인 당류코르티코이드 과잉은 기분 변동, 우울, 조증, 정신증 등의 정신신경 증상도 유발할 수 있다. 부신 안드로겐(adrenal androgen)이 증가되어 안면부, 사지, 체간 등에 여드름, 조모증이 생기고, 여성에서는 무월경, 음성의 변화, 근육량 증가 등이 나타난다.

외인성 쿠싱증후군은 내인성의 경우와 같은 증상과 징후를 보이지만 몇 가지 중요한 임상적 특징이 있다. 장기간 고용량의 스테로이드에 노출되었기 때문에 내인성 쿠싱증후군보다 더 뚜렷하게 증상들이 발현되며, 보다 서서히 진행하는 것이다. 또 내인성 쿠싱증후군에 비해 고혈압, 저칼륨혈증, 다모증(hirsutism), 무월경 등의 소견은 흔하지 않은 반면, 백내장, 안압상승, 두 개내압상승, 골다공증, 대퇴골두 무균괴사, 췌장염 등은 더 흔하게 나타난다. 아울러, 뇌하수체의 ACTH 예비분비능이 감소하며, 내인성 쿠싱증후군과는 달리 혈중, 요중 코티솔 농도는 증가하지 않는다.

3. 진단

혈액과 소변 내 코티솔 농도를 측정했을 때, 쿠싱증후군에서는 농도 자체가 높고, 일중 변화 양상도 소실된다.

선별검사로 시행되는 24시간 요중 유리 코티솔 농도(24-h free cortisol) 측정 결과 코티솔 농도가 50 μg/day 이상이거나, 저용량 dexamethasone 억제검사 결과 코티솔 억제가 나타나지 않으면 쿠싱증후군의 가능성을 시사한다.

병인 감별을 위해 시행되는 고용량 dexamethasone 억제검사 결과 기저치의 50% 이하로 억제되면 뇌하수체 이

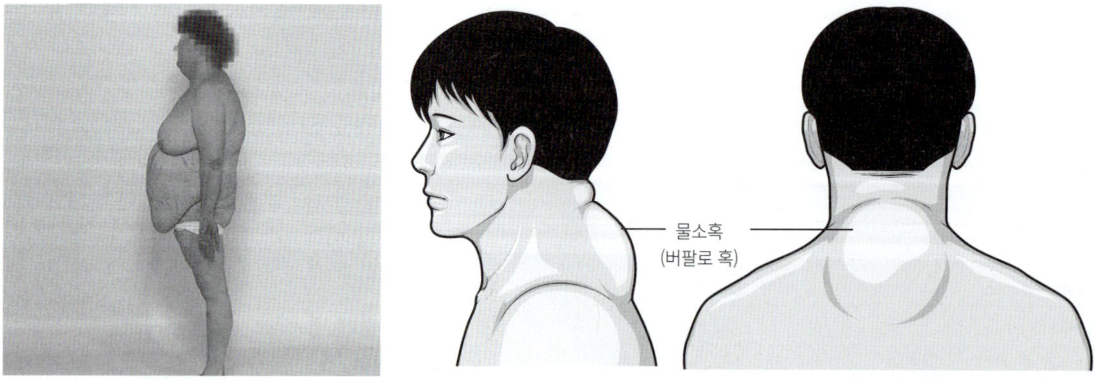

그림 3-20. 쿠싱증후군의 임상양상

한의치료 동향

쿠싱증후군에 대한 한의학적 치료는 최근 연구와 사례 보고를 통해 그 효과가 입증되고 있다. 한의학에서는 약물 치료와 침구 치료를 병행하여 다양한 증상을 완화하는 데 기여하고 있다.

스테로이드 과다 사용으로 발생한 의인성 쿠싱증후군 환자에게 한의학적 변증을 기반으로 약물과 침구 치료를 병행한 치료 방법이 보고되었다. 이 증례보고에서는 胃苓湯加減과 新法半夏湯을 10일간 투여했으며, 하루에 두 번 침구 치료를 병행했다. 치료 결과, 환자의 하지 무력과 진전이 현저히 개선되었고, 구토 및 구역질도 호전되었다. 이는 한방 치료가 의인성 쿠싱증후군의 다양한 증상을 효과적으로 개선할 수 있음을 시사한다.

또 다른 연구에서는 당뇨와 의인성 쿠싱증후군을 동반한 환자에게 폐와 피부에 발생한 콕시디오이데스 진균증 사례가 보고되었다. 이 사례에서는 한방 치료가 복합적인 증상 관리에 유용하게 사용될 수 있음을 보여주었다.

이 연구들은 한의학적 치료가 쿠싱증후군의 다양한 증상 관리에 효과적일 수 있음을 뒷받침한다. 환자의 상태와 증상에 맞춘 변증과 치료법이 필요하며, 이는 개별 환자에게 맞춤형 치료를 제공하는 데 중요한 역할을 한다.

상인 쿠싱병이고, 억제되지 않으면 부신종양이나 이소성의 경우이다. 이후 병소 확인을 위해 시행되는 검사로는 sella MRI나 CT, 복부 MRI 혹은 CT 등이 있다.

4. 치료

원발성 부신종양에 의한 경우 수술적 제거와 스테로이드 보충이 이루어진다. 만약 뇌하수체 종양(대부분 미세선종) 등에 의한 경우라면 수술로 제거하거나 방사선치료가 시행된다. 그러나 그동안 많이 시행되었던 양측성 부신절제술은 영구적인 부신의 기능저하를 초래하여 뇌하수체선종이 증식하고, 색소 침착이 악화되어 넬슨증후군을 유발하기 때문에 현재는 거의 시행되지 않는다.

약물치료로는 부신호르몬의 생합성을 억제하는 metyrapone (Metopirone 2~3 g/day), ketoconazole (Nizoral 600~1,200 mg/day), aminoglutethimide (Cytadren 1 g/day), o,p'-DDD (Mitotane 2~3 g/day) 등이 단독 혹은 병합요법으로 사용된다.

▣ 쿠싱증후군 관련 임상참고문헌

- 양동호, 임창선, 김성근, 이경윤, 신현승, 임준혁. 의인성 쿠싱증후군과 동반하여 발생한 스테로이드 근병증과 요추 압박 골절 1례. 척추신경추나의학회지. 2009;4(2):149-61.
- 이보람, 강유경, 정해룡, 김경민, 조성우, 김원일. 의인성 쿠싱증후군에 대한 한방 증례 보고. 대한한의학방제학회지. 2015;23(1):133-40.

III. 원발성 알도스테론증
(Primary aldosteronism)

1. 정의 및 개요

1955년 Conn은 고알도스테론혈증과 고혈압 및 저칼륨혈증을 가진 알도스테론분비선종 환자를 처음으로 보고한 바, 레닌-안지오텐신계와 무관하게 부신 자체에서 부적절하게 알도스테론을 과잉 생성하는 질환을 원발성 알도스테론증이라 한다. 이에 반해 레닌-안지오텐신계의 활성화에 의해 알도스테론을 과잉 생성하는 질환을 이차성 알도스테론증이라 하는데, 전체 고혈압 환자의 약 1% 정도가 이에 해당된다.

원발성 알도스테론증의 가장 흔한 원인은 일측성 부신선종(약 70%)이며, 나머지는 특발성 알도스테론증(양측 증식증) 등이다. 여성이 남성에 비해 발생율이 2배 이상 높으며, 특히 30~50대 여성에서 많다.

혈장(요중) 알도스테론이 증가되면 원위세뇨관에 작용하여 Na^+ 재흡수는 증가하지만 K^+과 H^+ 배설이 증가하여 고혈압, 저칼륨혈증, 대사성 alkalosis 등이 나타나고, 체액 증가로 혈장 레닌 활성도는 억제된다.

2. 임상양상

임상증상은 크게 저칼륨혈증에 의한 증상과 고혈압에 의한 증상으로 나눌 수 있다.

저칼륨혈증에 의한 증상으로는 근력저하 혹은 마비, 소변 농축력 감소로 인한 다음 및 다뇨, 심전도 변화, 내당능의 저하 등이 나타난다. 또한 대사성 alkalosis에 의해 트루소 징후(Trousseau's sign), 크보스테크 징후(Chvostek's sign) 등의 잠재성 강축(latent tetany) 소견이 나타나기도 한다. 경증의 환자 특히 양측성 증식증 환자에서는 정상 칼륨농도를 가지며, 저칼륨혈증의 임상증상이 나타나지 않는다.

고혈압에 의한 증상은 경도 혹은 악성의 고혈압이 나타나고, 두통, 현기증 등이 발생한다.

단백뇨는 일차성 알도스테론증 환자의 50%에서 발생되며, 신부전은 15%에서 동반될 수 있다. 그러나 울혈성 심부전 혹은 만성 신부전을 동반하지 않는 한 부종은 드물게 나타난다.

3. 진단

우선 선별검사를 시행하고, 고혈압 환자에서 K 소실형 이뇨제(furosemide, ethacrynic acid, thiazide)를 복용하지 않으면서 식이 염분을 충분히 섭취하는 동안에 저칼륨혈증이 나타나면 임상적으로 의심해야 한다. 그러나 고혈압 환자에서 나타나는 저칼륨혈증은 이뇨제 사용에 의한 경우가 가장 흔하므로, 2주간 이뇨제를 중단한 후 전해질의 재검사가 필요하다.

또한 혈청 K가 2.5 mmol/L 이하의 환자들에게서 임의로 측정한 알도스테론/레닌 비가 >20~25이면 의심을 해야 하며, >50이면 거의 확진할 수 있다.

확진을 위해서는 억제검사를 시행해야 하는데, 고염식이, 생리식염수, 정맥투여 혹은 염류 코르티코이드 투여에 의해 혈장 알도스테론이 억제되지 않으면 확진할 수 있다.

또한, 억제검사가 위험하면 자극검사를 시행할 수 있으며 저염식이, 이뇨제 투여 혹은 기립위에서 혈장 레닌 활성도의 증가가 없으면서 혈장 알도스테론이 증가되면 확진할 수 있다.

4. 치료

선종은 수술적 방법으로 고혈압과 저칼륨혈증의 완치가 가능하지만, 양측성 증식증(특발성 고알도스테론증)은 양측성 부신제거 수술로도 고혈압이 호전되지 않으므로 임상적으로 두 질환의 감별이 중요하다.

선종의 경우 수술적 방법으로 편측 선종절제술을 시행하며, 일반적으로 저칼륨혈증에 의한 수술위험도를 낮추고, 수술 후 고혈압의 완치 가능성을 높여주기 위한 목적으로 수술 전 알도스테론 수용체 길항제인 spironolactone을 포함한 항고혈압제를 투여하여 고혈압과 저칼륨혈증을 교정한 후 수술한다. 수술 후 고혈압은 완치 혹은 호전되며 저칼륨혈증은 완치된다.

증식증의 경우 내과적 약물 치료로서 오랜 기간 spironolactone을 포함한 항고혈압제가 사용된다.

IV. 부신피질기능저하증

1. 정의 및 개요

부신피질기능저하증은 크게 두 가지로 나뉜다. 일차성 부신피질기능저하증(Addison's disease; 애디슨병)은 부신 자체의 파괴나 일차적 기능부전에 의한 경우이고, 이차성 부신피질기능저하증은 뇌하수체에서의 ACTH 분비 저하에 의한 경우인데, 모두 부신피질에서 분비되는 당류코르티코이드(glucocorticoid)나 염류코르티코이드(mineralocorticoid), 혹은 이들 두 가지 호르몬 모두 결핍되어 나타나는 증후군이다.

일차성 부신피질기능저하증은 서구인의 경우 특발성이 약 80%를 차지하며, 대개 자가면역성 부신염에 의한 기능부전으로 추측되고 있다. 이 중 40~53%에서는 갑상선기능항진증, 갑상선기능저하증, 생식선 기능부전, 1형 당뇨병 등의 자가면역질환과 동반되어 나타나는 특징이 있다. 이외에 결핵성일 경우에는 50%에서 X-ray 상 석회화가 관찰되고, 50대 이후 성인에서는 항응고요법 등으로 인한 양측성 부신출혈 때문에 부신피질기능저하증이 종종 발생된다. 이에 비해 이차성 부신피질 기능저하증의 가장 흔한 원인은 외인성 스테로이드의 장기 투여이며, 이외에도 뇌하수체나 시상하부 종양 및 뇌하수체기능저하증 등으로도 발생한다.

2. 임상양상

약 90% 이상의 부신이 파괴되어야 부신기능부전의 임상증상이 나타나므로 특발성이나 부신을 침범한 만성적 질환에서의 증후는 서서히 진행하며, 부신이 파괴되는 경우의 25%는 진단 시 이미 발증(crisis)의 상태이다.

주된 증상은 부신피질기능의 일차적이고 만성적인 저하로 인한 전신쇠약과 심장작용의 현저한 약화, 위 과민성, 피부색조의 독특한 변화 등이다. 즉 서서히 진행하는 피로, 허약감, 식욕부진, 오심, 구토, 체중감소, 피부와 점막의 색소침착, 저혈압, 저혈당 등이다. 무력감은 기본적인 증상으로 초기에는 스트레스를 받을 때 간헐적으로 나타나지만, 부신의 기능이 저하됨에 따라 지속적으로 진행된다. 색소침착은 팔꿈치와 손바닥의 주름, 유두 근처의 유륜 등과 같은 부위에 미만성의 갈색이나 황갈색 혹은 청동색으로 나타난다. 또 초기 증후로 환자는 햇빛 노출 후 지속되는 황갈색의 색소침착도 호소한다. 특히 구강점막과 잇몸의 색소침착은 전신의 색소침착보다 먼저 나타나고, 혀의 색소침착은 모든 인종에서 비정상적인 소견이므로 중요하다.

체위에 따른 저혈압도 자주 나타나고, 위장기능의 이상도 자주 나타나는 증상이다. 이들 증상은 체중감소를 동반하는 가벼운 식욕부진에서부터 전격적인 오심, 구토, 설사, 복통 등에 이르기까지 다양하며, 과민성과 불안증의 성격 변화도 나타날 수 있다. 아울러 20% 정도는 식염갈증(salt craving)으로 짜게 먹으려 한다.

반면, 이차성 부신피질기능저하증에서는 뇌하수체에서의 ACTH와 베타리포트로핀 분비결핍이 있어서 피부의 색소침착도 나타나지 않고, 보통 염류코르티코이드의 분비는 정상이므로 탈수, 체액감소, 전해질 이상, 저혈압 등의 증상은 특수한 급성 스트레스 경우 외에는 나타나지 않는다.

한편 애디슨병 환자에서 감염증, 외상, 수술, 탈수증 등의 스트레스가 발생하면 급성 부신피질기능저하증이 나타날 수 있다. 이는 어떤 원인으로 부신피질이 괴사되면서 급격하게 기능이 저하된 것으로, 증상으로는 식욕부진, 오심, 설사, 변비, 혈압저하, 무뇨, 혼수, 사망 등이 나타나고, 검사실소견 상 저나트륨혈증, 고칼륨혈증, cortisol의 저하 등이 나타난다.

3. 진단

부신피질기능저하증은 스테로이드 생성에 대한 부신의

한의치료 동향

부신피질기능저하증(adrenal Insufficiency)에 대한 한의학적 치료는 최근 연구에서 그 효과가 점차 입증되고 있다. 한의학에서는 약물 치료와 침구 치료를 병행하여 다양한 증상을 완화하는 데 중점을 두고 있다.

부신피질기능저하증을 앓고 있는 38세 여성 환자가 益氣生津湯과 침치료를 받은 후 증상이 개선되고 혈중 코티솔 수치가 정상 범위로 회복된 사례연구, 補中益氣湯, 官桂附子理中湯 등으로 증상 및 부신피질 호르몬 수치를 개선시킨 사례 연구 등이 있다. 이는 스테로이드 보충 없이 한의학적 치료가 효과적일 수 있음을 보여준다.

또 다른 연구에서는 부신피질기능저하증의 증상을 한의학적 변증과 腎正格 치료법을 통해 분석하였다. 이 연구는 부신피질기능저하증의 증상이 腎氣虛와 유사하며, 腎正格을 이용한 침치료가 이러한 증상 완화에 도움이 될 수 있음을 시사한다. 즉, 한의학적 접근이 부신피질기능저하증의 다양한 증상 관리에 효과적임을 보여준다.

이 연구들은 한의학적 치료가 부신피질기능저하증의 다양한 증상 관리에 효과적일 수 있음을 뒷받침하며, 환자의 상태와 증상에 맞춘 맞춤형 치료가 필요함을 강조하고 있다.

예비능을 평가할 수 있는 부신피질자극호르몬 검사를 통해 확인할 수 있다. 허약감과 피로는 흔히 접할 수 있으나 체중감소, 식욕부진을 동반한 위장관 장애와 색소침착의 증가가 있으면 부신피질기능저하증을 확인해야 한다. 체중감소 유무도 허약감과 권태감의 의미를 파악하는 데 유용한 정보이며, 최근에 시작해서 점진적으로 증가하는 색소침착은 부신이 서서히 파괴되는 중요한 소견이다.

급속 ACTH 자극시험은 synthetic human ACTH (cortrosyn, cosyntropin) 0.250 mg을 정맥 또는 근육에 주사한 후 기저치, 주입 후 30분, 60분째 혈중 코티솔 및 알도스테론치를 측정하는 것이다. 정상인의 경우 기저 농도에 대한 30분과 60분의 혈청 코티솔 최대 증가량이 7 μg/dL 이상이지만(알도스테론치는 최소한 4 ng/dL 이상 증가해야 함), 일차성 부신피질기능저하증에서는 ACTH에 대해 전혀 반응하지 않고, 이차성 부신피질기능저하증에서는 종종 중간 정도의 반응을 나타낸다.

한편, 혈장 ACTH를 측정하면 일차성에서는 ACTH가 250 pg/mL 이상으로 상승(보통 400~2,000 pg/mL)되어 있고, 이차성에서는 ACTH가 20 pg/mL 이하로 저하(보통 0~50 pg/mL)되어 있다.

4. 치료

치료는 당류 코르티코이드(코티솔, 프레드니솔론, 프레드니손, 하이드로코티손 등)를 하루 필요한 용량(대치용량)만큼 투여하고, 일차성인 경우는 염류 코르티코이드(fludrocortisone, 9α-fluorocortisol; 플루드로코티손)를 함께 투여한다. 불면증, 과민성, 정신적 흥분, 고혈압, 당뇨병 등이 있을 경우에는 약물의 용량을 줄여야 하고, 비만이나 항경련제를 투여받는 경우에는 용량을 늘려야 한다.

물론 급성 부신피질기능저하증에서는 대량의 코티솔 투여와 함께 혈장 용적의 증가, 탈수 및 저혈당의 교정을 위해 생리식염수와 포도당이 급히 투여되어야 하며, 아울러 유발인자(감염 등)의 교정도 이루어져야 한다.

한편, 이차성 부신피질기능저하증 환자에서 당류 코르티코이드 요법은 애디슨병과 다르지 않으며, 일반적으로 염류 코르티코이드의 보충은 필요하지 않다.

▣ 부신피질기능저하증 관련 임상참고문헌

- 김범석, 백유상. 부신피질기능저하증의 변증논치와 신정격 적응증에 대한 고찰. 대한한의학원전학회지. 2014;27(3):101-22.
- 김영지, 권정연, 고호연, 공경환. 부신피질기능저하증에 대한 한의학적 치험 1례. 대한한방내과학회지. 2017;38(5):583-91.

• 이해솔, 전찬용, 최유경. 한방치료를 통한 허로환자의 증상개선과 DHEAS 수치개선의 연관성에 관한 증례보고 2례. 대한한방내과학회지. 2016;37(6):1059-68.

V. 크롬친화세포종
(Pheochromocytoma)

1. 정의 및 개요

크롬친화세포종(갈색세포종)은 카테콜라민을 생성, 저장, 분비하는 교감신경절 기원의 종양성 질환이다. 이들은 대부분 부신수질에서 기원하지만, 복부대동맥 주변, 신동맥 주변, 방광 부위 등에서도 나타날 수 있다. 임상양상은 주로 카테콜라민에 의해 나타나며, 가장 흔한 징후는 고혈압이다.

크롬친화세포종은 성인의 경우 약 80%는 편측성(우측에서 호발)이고, 10%는 양측성이며, 나머지 10%는 부신 이외의 부위에서 발생한다. 종양은 3 kg 이상으로 큰 경우도 있으나 대부분 100 g 이하이고, 직경은 10 cm 이하이며, 혈관이 잘 발달되어 있다. 대부분은 양성이어서 10% 이하만이 악성에 속하는데, 조직학적 소견만으로는 진단할 수 없다. 따라서 재발을 잘 하거나 주변 조직의 국소 침습이나 원격전이가 있다면 악성 종양을 의심해야 한다.

흔히 10%의 법칙으로 알려져 있는 크롬친화세포종의 특징은 네 가지이다. 첫째는 이소성(ectopic)으로 크롬친화세포종의 10%가 부신수질 이외의 부위에서 발생하고, 둘째는 양측성(bilateral)으로 크롬친화세포종의 10%는 양쪽의 부신수질에 종양이 나타나며, 셋째는 악성(malignancy)으로 크롬친화세포종의 90%는 양성이지만, 10%는 악성이고, 넷째는 가족성(familial)으로 크롬친화세포종의 90%는 단독으로 발생하지만, 10%는 가족성으로 나타난다는 것이다.

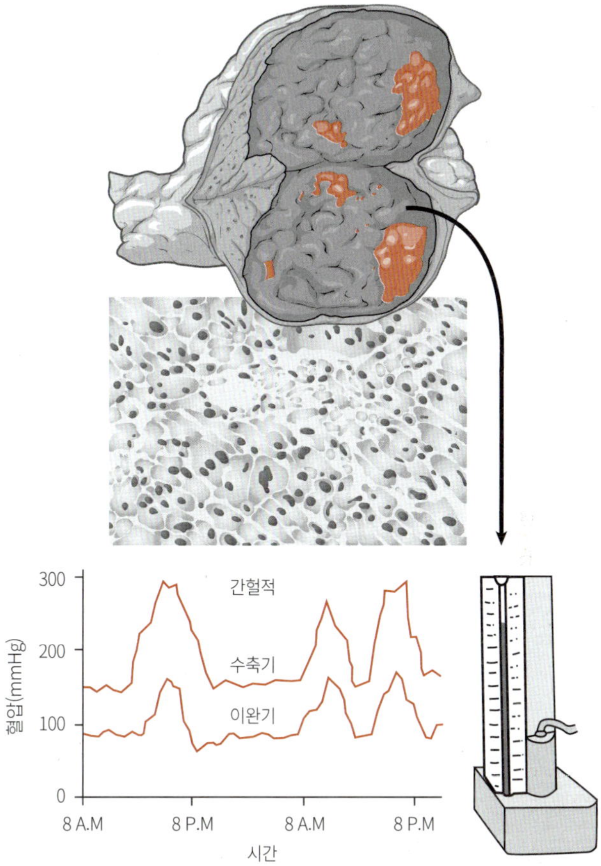

그림 3-21. 크롬친화세포종

2. 임상양상

크롬친화세포종은 모든 연령에서 발생하나 주로 청장년층에서 호발하며, 고혈압 환자의 약 0.1%가 크롬친화세포종으로 진단된다. 대표적인 3대 증상은 두통, 심계항진, 발한이지만, 대부분의 환자들은 고혈압성 위기, 발작장애, 불안 발작 등을 호소하거나, 일반적인 고혈압 치료에 반응이 없어서 병원을 찾게 된다.

가장 흔한 증상인 고혈압은 변동이 심하거나 혹은 발작적으로 나타나는 특징이 있으며, 60%에서는 지속성 고혈압이고, 나머지 40%에서는 발작성 고혈압이다. 그러나 자율신경장애로 인해 기립성 저혈압을 초래하는 경우도 있다. 반수 이상의 환자에서 발작이 일어난다. 수분에서 수시간 동안 두통, 과도한 발한, 심계항진, 불안, 죽을 것 같은 느낌이 빈발하며, 흉통 혹은 복통이 구역, 구토와 동반되어 나타날 수 있다. 발작은 복부 압박을 가하는 행위에 의해 촉발될 수 있으나 대부분 뚜렷한 유발요인이 없으며, 불안이 발작에 동반되지만 일반적으로 정신적 스트레스가 발작을 유발하지는 않는다.

3. 진단

임상증상이 있는 환자에서 혈장 내 카테콜라민이 2,000 pg/mL 이상 증가하거나, 현저한 증상과 징후가 있는 환자에서 혈장 내 카테콜라민이 1,000 pg/mL 이하일 때는 진단을 배제할 수 있다. 그러나 무증상 환자에서 혈장 내 카테콜라민이 참고치 이내라 하더라도 크롬친화세포종을 배제할 수 없다. 따라서 소변 내 유리 카테콜라민 및 대사물, 혈장 내 메타네프린 등의 다양한 생화학검사가 필요하며, 크롬친화세포종으로 진단될 경우 CT나 MRI 등으로 종양의 위치를 확인해야 한다. 이들 검사는 예민도는 높으나 특이도가 낮으므로, MIBG 스캔을 통해 기능성 크롬친화세포종임을 확인해야 한다.

한의치료 동향

크롬친화세포종(Pheochromocytoma)의 최신 한의학적 치료는 주로 증상 완화와 종양 관리에 중점을 두고 있다. 한의학에서는 약물 치료와 침구 치료를 병행하여 다양한 증상을 완화하는 접근법을 사용하고 있다.

한 사례 연구에서는 크롬친화세포종을 앓고 있는 환자에게 益氣生津湯과 침치료를 병행하여 치료하였다. 이 치료는 환자의 두통, 발한, 심계항진 등의 증상을 효과적으로 완화시켰으며, 환자의 전반적인 건강상태 개선에 도움이 되었다. 이는 한의학적 치료가 크롬친화세포종의 증상 관리에 효과적일 수 있음을 시사한다.

또 다른 연구에서는 크롬친화세포종의 증상을 한의학적 변증과 腎正格 치료법을 통해 개선하였다. 연구 결과, 腎正格을 이용한 침치료가 腎氣虛와 유사한 증상을 완화하는 데 효과적임을 확인하였다.

4. 치료

크기가 작은 비기능성 종양은 주기적으로 추적 관찰해야 하고, 기능성 종양은 편측성 부신적출술이 시행되거나 부신피질을 보존하는 부신적출술이 시행된다. 그러나 가족성의 경우에는 일률적인 양측성 부신적출술이 바람직하지 않다.

수술 후 5년 생존율은 보통 95% 이상이고, 악성 크롬친화세포종의 경우는 50% 이하이다. 재발률은 10% 이하이며, 종양을 완전히 제거할 경우 3/4에서 고혈압은 완치되며, 고혈압이 재발하더라도 항고혈압제에 의한 조절이 용이하다.

▣ 크롬친화세포종 관련 임상참고문헌

- 크롬친화세포종에 대한 한의학적 치험 1례. The Journal of Internal Korean Medicine. 2017.
- 크롬친화세포종의 변증논치와 신정격 적응증에 대한 고찰. The Journal of Korean Medical Classics. 2014.

제6절 부갑상선

I. 칼슘 대사

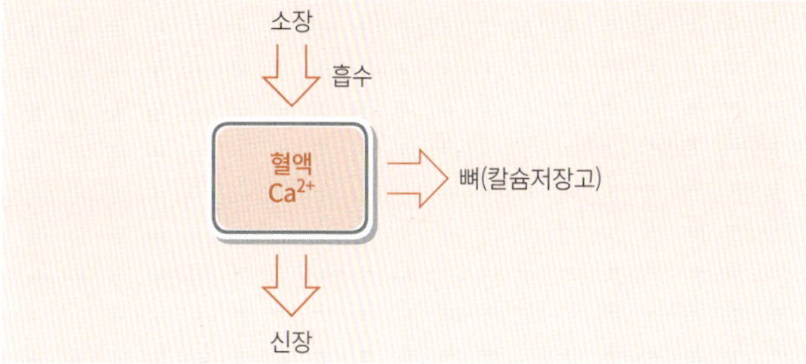

그림 3-22. 체내 칼슘 대사

1. 칼슘 대사에 관여하는 인자

성인의 체내에 존재하는 칼슘의 99.5%는 뼈와 치아에 존재하며, 혈액 속에는 일부만이 존재한다. 혈중에 얼마 되지 않는 칼슘의 농도가 생체에서는 중요한 영향을 미치므로 8.5~10.5 mg/dL의 좁은 범위 내에서 조절되고 있다. 이러한 칼슘 대사에 관여하는 호르몬에는 세 가지 종류가 있다. 부갑상선으로부터 분비되는 parathyroid hormone (PTH)과 갑상선의 방여포세포로부터 분비되는 calcitonin, 그리고 Vit. D이다. 단, Vit. D는 생체 안에서 자외선이 없이는 합성되지 않으므로 엄밀한 의미의 호르몬은 아니다.

1) 부갑상선호르몬(Parathyroid hormone, PTH, Parathormone)

부갑상선은 갑상선의 뒷면에 존재하는 기관으로 부갑상선에는 주세포와 호산성 세포 두 종류가 있다. 부갑상선호르몬을 분비하는 것은 주세포이다. 사람의 PTH는 84개의 아미노산으로 구성된 펩티드로 체내 주요 작용은 혈중 칼슘농도를 증가시키는 것이다.

부갑상선호르몬의 작용은 크게 세 부분으로 나눌 수 있는데, 뼈에 대한 작용과 신장에 대한 작용 및 Vit. D에 대한 작용이 그것이다.

(1) 뼈에 대한 작용

혈중 칼슘의 농도를 유지시키기 위해서 인체 내 칼슘의 최대 저장고인 뼈에서 칼슘을 인출해 내오는 역할을 한다. 즉, Osteoclast(파골세포)를 활성화시켜 그 수를 증식시키면, 뼈의 흡수가 촉진되어 혈중으로 유출되는 칼슘과 인 이온이 증가하게 된다. 골대사에서 파골세포가 활성화되면 조골세포는 자동적으로 이에 맞춰 활성화되는데, 보통은 그 관계가 균형 있게 이루어지므로 뼈 속의 칼슘-인 성분은 일정하게 유지되고 있다. 실제로 단기간의 PTH 투여에서는 골형성이 골흡수를 웃돌기도 한다. 그러나 PTH가 장기간 과잉으로 생성되면 초기에는 조골세포도 균형을 맞추지만 나중에는 그 속도를 따라가지 못한다. 따라서 뼈의 칼슘-인 성분이 감소되어간다. 궁극적으로 '섬유성 골염'의 형태가 된다.

(2) 신장에 대한 작용

혈중 칼슘의 농도를 유지시키기 위해서 인체 칼슘의 배설기관인 신장에서 칼슘의 배설을 억제시키는 역할을 한다. 즉, Ca^{2+}와 H^{+} 재흡수를 촉진하고 P와 HCO_3^- 재흡수를 억제한다. 이러한 결과, 첫째, 혈중 칼슘 농도를 상승시키고 혈중의 인 농도를 저하시켜 과잉분비 시 Hypercalcemia와 Hypophosphatemia를 유발한다. 아울러 Hypercalcemia는 신장의 요 농축작용을 억제하여 묽은 소변을 많이 생산하도록 작용하여 간접적으로 다뇨, 다음을 초래한다(신성 요붕증). 둘째, 중탄산이온(HCO_3^-)의 재흡수가 억제되어 혈액 중 산이 축적되는 것이 아니라 HCO_3^-

이라는 음이온이 감소되어 Metabolic acidosis가 나타난다. 이 경우에는 체내에서 다른 음이온의 보충이 필요하며, 이때 동원되는 이온이 K^+이므로 Hyperchloremia를 초래한다.

(3) 비타민 D에 대한 작용

PTH는 비타민 D (Vit. D)의 활성화를 촉진하는데, 근위세뇨관에 작용하여 1-α-수산화효소 활성화를 촉진하고, 활성형 Vit. D인 1,25-$(OH)_2D_3$의 생성을 증가시킨다.

PTH의 주요 작용은 혈중 칼슘농도를 증가시키는 것이므로 저칼슘혈증(hypocalcemia) 상태가 되면 분비가 촉진되고, 혈중 칼슘치가 상승하면 분비가 억제된다. 마그네슘에서도 같은 작용을 하기 때문에 저마그네슘혈증(hypomagnesemia)이 되는 경우에도 그 분비가 촉진된다. 활성형 Vit. D는 PTH분비를 억제하는 negative feedback 관계가 있다.

2) 칼시토닌

칼시토닌(calcitonin)은 32개의 아미노산으로 구성된 펩티드로 갑상선의 방여포세포로부터 분비되며, 체내에서 PTH와는 반대로 혈중 칼슘수치를 저하시키는 작용을 한다. 뼈와 신장에 대한 작용으로 나누어 설명할 수 있다.

(1) 뼈에 대한 작용

칼시토닌은 혈중 칼슘 농도를 저하시키기 위하여 PTH의 경우와 정반대로 골의 흡수를 억제시킨다. 즉, 파골세포의 생성을 억제하고 파골세포의 고사를 유도하여 그 수를 감소시키는 작용을 하여 그 결과로서, 골 흡수가 억제되어 혈중으로 유출되는 칼슘, 인 이온이 감소한다.

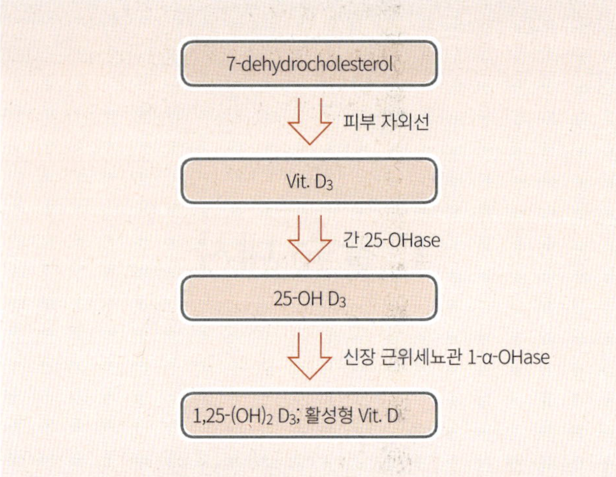

그림 3-23. Vit. D 합성 과정

(2) 신장에 대한 작용

혈중 칼슘 농도 저하를 위해 칼시토닌은 신장에서 칼슘, 인의 재흡수를 억제하여 배설을 촉진시킨다. 칼시토닌의 분비는 혈중 칼슘농도가 상승하면(Hypercalcemia) 항진되고, 칼슘치가 하강하면 저하된다. 또한 Hypermagnesemia과 gastrin 및 glucagon 등에 의해서도 분비가 촉진된다.

3) Vit. D

Vit. D는 호르몬이 아니기 때문에 생체 내에서 합성되

표 3-25. 칼슘 대사에 관여하는 호르몬의 작용

	PTH	Calcitonin	Vit. D
뼈	파골세포 활성화	파골세포 활성억제	칼슘의 용출↑
신장	칼슘재흡수↑ 인 재흡수↓ Vit. D 활성화	칼슘, 인의 재흡수↓	칼슘, 인의 재흡수↑
장			칼슘, 인의 흡수↑
혈중 칼슘 농도	증가	감소	증가
혈중 인 농도	감소	감소	증가

지 않는다. 식사로 섭취된 Vit. D는 그 자체로는 작용을 발휘하지 못하고 몸속에 흡수된 후 활성화를 위한 몇 단계를 거쳐야 작용을 발휘할 수 있는 형태가 된다.

활성화된 Vit. D는 혈중 칼슘의 농도를 상승시키는 작용을 하며, 뼈와 신장에서는 PTH와 유사한 작용을 하는데, 장관에서의 작용이 특징적이다.

(1) 뼈에 대한 작용

혈중 칼슘 농도를 상승시키기 위하여 조골세포와 파골세포의 분화를 촉진하고, 이는 골 흡수를 증가시키며 경우에 따라서는 골 생성을 촉진하는 데 기여하고 있다.

(2) 신장에 대한 작용

혈중 칼슘 농도 상승을 위해 신장에서 칼슘과 인의 배출을 억제하여 혈중 칼슘과 인의 농도는 상승시킨다.

(3) 장관에 대한 작용

혈중 칼슘 농도 상승을 위한 활성형 Vit. D의 특징적 작용으로, 장관에서 칼슘과 인의 흡수를 촉진시킨다. Vit. D가 이 작용을 발휘하기 위해서는 PTH의 존재가 필요하다. PTH가 공존함으로써 Vit. D의 장관에 대한 작용은 증가된다.

Vit. D는 그 활성화 중 신장 미토콘드리아에서의 1-α 수산화 단계가 Vit. D의 작용을 조절하는 역할을 하는데, 1-α-수산화효소의 활성을 높이는 인자는 부갑상선호르몬(PTH)과 저칼슘혈증(Hypocalcemia) 등이고, 1-α-수산화 효소의 활성을 낮추는 인자는 활성형 Vit. D 자체로 negative feedback작용을 한다.

4) 기타 골형성에 영향을 미치는 호르몬

(1) 성장호르몬

골 흡수와 골 생성을 증가시키는 것으로 알려지고 있다.

(2) 당류코르티코이드

골 생성을 억제시켜 이차성 골다공증의 가장 큰 원인이 된다.

(3) 갑상선호르몬

골 흡수와 골 생성을 증가시켜 골 교체율의 증가에 따른 골량의 감소를 일으킨다.

(4) 에스트로겐

뼈에 대한 PTH의 작용을 억제한다. 에스트로겐 감소는 골모세포의 활성을 떨어뜨리고 파골세포의 생성을 촉진한다. 최근 폐경기 골다공증과 노인성 골다공증의 원인으로 에스트로겐 결핍을 제시되고 있다.

II. 부갑상선질환

1. 부갑상선기능항진증 (Hyperparathyroidism)

1) 원발성 부갑상선기능항진증 (Primary hyperparathyroidism)

PTH의 과잉분비가 원발성으로 일어나고 그 결과 전해질 이상을 일으키는 질환이다. 원인으로는 선종이 압도적으로 많고, 그 밖에 과증식이나 암 등이 있다.

(1) Hypercalcemia에 의한 증상

신장 요 농축력 장애로 인해 혈액 삼투압이 높아져 다뇨, 다음 증상이 나타나고, Ca^{2+} 농도의 증가로 신경계 흥분이 억제되어 우울, 권태 증상을 보이며, 근육흥분 역시 억제되어 근력저하, 식욕저하, 변비, 오심, 구토 등이 나타날 수 있다.

(2) 대사성 산증에 의한 증상-요로결석 유발

세뇨관에서 중탄산이온(HCO_3^-)의 재흡수를 억제하여 발생한 대사성 산증에 의해 혈중 free Ca^{2+}이 증가되어서 사구체를 통과해 나가는 칼슘의 양이 상승한다. 따라서 PTH에 의해 세뇨관에서의 칼슘재흡수는 증가하지만 여과되는 칼슘의 증가가 그것을 상회하면 소변으로 배설되는 칼슘이온이 증가하여 요로결석, 특히 신결석을 일으킨다.

(3) 골 병변에 의한 증상

칼슘-인 성분이 빠져나가 섬유성 조직으로만 이루어지기 때문에 섬유성 골염 상태가 된다. 따라서 병적 골절이 일어나기 쉬워지고, 골막하 골흡수(손발가락 뼈 등에 많이 나타남) 또는 치조경막의 소실 등도 나타난다.

혈액검사 상 혈중 PTH와 칼슘치 및 혈청 ALP수치는 상승하고, 인 수치는 저하되며, 대사성 산증을 보인다. 요검사 상 요중 Ca농도는 상승하고 P의 배설량도 증가한다. 뼈 X선 촬영에서는 윤곽이 불분명해져 보풀처럼 보이는 골막하 골흡수가 눈에 띄며, 이러한 현상은 치아 X선에서도 치조백선의 소실상으로 관찰된다.

근본적인 치료로는 종양의 제거(수술)밖에 없다. 수술 후에 부갑상선의 혈액에 대한 기능 보충을 위해 칼슘의 보충과 Vit. D의 투여가 필수적이다.

2) 가성 부갑상선기능항진증(Pseudohyperparathyroidism)

부갑상선 이외의 조직에서 발생한 암이 PTH를 과잉 분비하는 것으로 증상이나 양상은 원발성 부갑상선기능항진증과 같다.

3) 이차성 부갑상선기능항진증(Secondary hyperparathyroidism)

혈중 칼슘의 저하에 대한 보상반응으로 PTH의 생성이 2차적으로 증가되는 대사 이상이다. 만성 신부전, 골연화증, 구루병 등의 원인에 의해 hypocalcemia가 오래 지속되면, 이를 해결하기 위하여 PTH가 과잉 분비된다. 문제는 이 상태가 지속될 경우, 뼈에 중대한 영향을 미치게 된다(신성 골이영양증).

2. 부갑상선기능저하증 (Hypoparathyroidism)

부갑상선에서 PTH가 적절히 분비되지 않아 PTH 작용이 부족한 질환으로, 대부분의 증상은 hypocalcemia가 원인으로 나타난다. 갑상선암이나 식도암 등의 경부 수술 시에 부갑상선이 손상되어 생기는 속발성의 경우가 많지만, 특별한 원인 없이 발생하는 특발성 부갑상선기능저하증도 있다.

세포외액 중의 칼슘이온 농도는 신경 및 근의 흥분성을 일정하게 유지하는 데 중요한데, 칼슘이온이 저하되면 신경과 근의 흥분성을 항진시키는 작용을 한다. 따라서 지각신경 흥분으로 지각이상(저림)이 나타나고, 운동신경의 흥분으로 tetany, 자율신경의 흥분으로 천식성 증상, 협심증성 증상, 경련성 변비 등이 나타나며, 중추신경의 흥분으로 초조, 주의산만, 히스테리, 신경질 등의 증상이 동반될 수 있다.

치료는 PTH를 보충해주면 되지만 가격이 비싸 장기간에 걸쳐 사용할 수는 없으므로, 주로 hypocalcemia의 개선에 맞추어진다. (Vit. D와 칼슘제제 투여).

3. 뼈의 대사 질환

1) 섬유성 골염(Osteitis fibrosa)

PTH의 과잉 생성 때문에 뼈의 흡수가 현저하게 항진되어 뼈 속의 칼슘과 인 성분이 빠져버린 상태이다. 뼈는 유골조직(osteoid: uncalcified matrix)이라는 구조물의 기둥 위에 칼슘과 인으로 만든 골 조직이 채워져 있는 구조를 하고 있으므로, 칼슘과 인 성분만이 빠져나가면 섬유성 유골조직만 남은 구조가 된다.

2) 골연화증(Osteomalacia)

활성형 Vit. D가 부족하기 때문에 혈중 칼슘과 인이 감

한의치료 동향

부갑상선질환과 관련된 한의학 연구는 현재까지는 원발성의 부갑상선질환 자체 연구보다는 골다공증으로 대표되는 골대사 전반 또는 신장 기능과 관련된 이차성 부갑상선기능항진증을 주로 다루고 있다.

- 대사성 질환 〈골다공증〉, 신장 〈만성 신질환〉 참조

소되어 발생하는 화골(ossification) 부전상태이다. 뼈를 만드는 재료의 부족으로 뼈의 골화가 충분히 일어나지 않기 때문에 유골조직 부분이 이를 보상하기 위해 증가하여 뼈의 대부분을 채우게 된다. 골조직과 섬유성 조직의 비율이 깨지게 되고, 부드러운 유골조직 부분이 뼈의 대부분을 차지하게 되므로 '연화증'이라는 이름이 붙은 것이다.

3) 골다공증(Osteoporosis)

뼈의 칼슘과 인 성분만이 아니라 유골조직까지 포함하여 전체가 감소되어 있는 상태로, 그 성분의 비율은 정상적인 뼈의 성분과 다르지 않다. 원인은 한마디로 말하기는 매우 어렵고, 내분비적 원인(에스트로겐의 감소), 물리학적 원인(중력의 영향), 영양적 원인(칼슘 섭취, 흡수 부족) 등이 원인으로 여겨지고 있다.

골다공증에서 가장 많이 볼 수 있는 골 변화는 척추에서 일어나는데, 특히 하부 흉추와 요추에 가장 많으며, 어추변형과 압박골절 등이 나타난다. 따라서 환자가 호소하는 증상으로서는 요통이 가장 많다. 병적 골절은 대퇴골의 경부에서 일어나기 쉽다.

- 대사성 질환 〈골다공증〉 참조

제7절 대사성 질환

I. 비만증
(Obesity)

1. 정의 및 개요

비만은 일반적으로 과체중 상태를 뜻하지만, 엄밀한 의미로는 체내에 지방조직이 과다하게 축적된 상태를 말한다. 체내 지방조직의 과다 정도를 판정할 때 정상과 비만을 구분하는 뚜렷한 기준은 없으므로 대개 인위적인 기준치를 사용하는데, 비만의 기준 설정 시 고려되는 방법으로는 크게 두 가지로 나뉜다. 첫째는 특정한 인구집단에서 체지방 조직의 평균치를 구해서 이를 표준으로 삼아 체지방 조직의 통계적 분포를 사용하는 것이다. 하지만 이 방법은 각 인구집단에 따라 평균치가 다르므로 공통된 진단의 기준치를 얻기 어렵다는 단점이 있다. 즉, 한 인구집단에서 정상으로 분류된 사람이 다른 인구집단에서는 비만으로 분류될 가능성이 있기 때문이다. 둘째는 비만과 관련된 심혈관계 합병증이나 대사질환의 발생 및 이들에 의한 사망률이 최소가 되는 체지방의 정도를 표준으로 정하고, 이보다 체지방이 과다하게 축적된 경우를 비만으로 간주하는 것이다. 이 방법은 비만의 기준 설정에 훨씬 합리적이지만, 많은 인구를 대상으로 체지방을 측정해야 할뿐더러 이들의 이환율 및 사망률을 추적 조사해야 한다는 단점이 있다.

2. 임상양상

1) 고지혈증

비만이 지질대사에 미치는 영향은 주로 중성지방 대사 이상에 의한 초저비중 지단백(VLDL)의 증가이다. 고중성지방혈증(hypertriglyceridemia)의 발생기전은 인슐린 저항성과 고인슐린혈증에 의해 간에서 중성지방의 생성이 증가되는 탓으로 추정되며, 일차성 고지단백혈증이나 가족성 고지단백혈증이 있는 환자에서는 비만이 지질대사 이상을 초래하는 선행 조건이나 대사 이상을 악화시키는 요소로 작용한다. 또한 비만은 혈중 콜레스테롤 농도 및 저비중 지단백(LDL)을 상승시키고 고비중 지단백(HDL)은 감소시킨다. 이러한 지질대사 이상은 체중을 정상 범위로 조절하면 대부분 정상으로 교정된다.

2) 심혈관계질환

비만은 관상동맥의 죽상경화 유발의 중요한 요인으로 작용해서 협심증, 심근경색증 등의 허혈성 심질환(ischemic heart disease)을 일으킨다. 이는 비만이 당뇨병, 고지혈증, 고혈압 등 죽상경화증의 위험인자를 유발시키므로 이로 인한 이차적 영향에 의해 발생하는 것으로 여겨진다. 비만에 의한 고혈압의 발생기전은 전체 혈류량의 증가, 심장에서 운동 부하의 증가, 말초 혈관의 저항성 증가 등에 의하며, 체중이 감소하면 염분 섭취와 관계없이 혈압이 떨어진다.

3) 인슐린 저항성과 당뇨병

비만에서 당대사 이상의 특징은 인슐린 저항성과 고인슐린혈증이다. 고인슐린혈증은 비만에 의한 인슐린 저항성이 말초 조직에서의 포도당 이용을 감소시키고 이를 극복하기 위해 췌장에서의 인슐린 분비 증가가 일어나고, 간문맥의 유리지방산 증가로 간에서의 인슐린 제거율 감소로 말초에서의 인슐린 농도 증가로도 일어난다. 특히 유리지방산에 의한 인슐린 제거율 감소가 중요한 역할을 하는데, 유리지방산은 지방, 근육 등의 말초에서의 포도당 이용률을 감소시켜 인슐린 저항성을 유발시킨다. 이러한 인슐린 저항성은 말초조직의 인슐린 수용체의 감소에도 기인하지만, 이보다는 수용체후 장애(postreceptor defect) 즉, 세포내에서의 포도당 운반 능력의 감소와 이로 인한 세포내 포도당 이용의 감소가 주된 원인이다. 2형 당뇨병 환자의 상당수가 비만한 사람인데, 이는 비만에 따른 인슐린 저항성에 의한다.

4) 폐기능의 장애

심한 비만에서는 과도한 지방조직의 축적으로 흉벽이나 횡격막의 운동이 제한되고 호흡장애가 초래되어 폐활량, 최대 환기량, 폐의 탄성이 감소되고, 저산소증, 과탄산혈증 등이 유발된다. 비만의 정도가 아주 심하면 저환기 상태와 이로 인한 기면상태(somnolence)가 유발되는데, 이를 피크위크증후군(Pickwickian syndrome)이라 한다. 한편, 상기도 주위에 지방조직이 과다하게 축적되면 기도 폐쇄에 의한 수면중 무호흡(sleep-apnea)이 발생하는데, 한편으로는 뇌중추로부터 환기 충동이 억제되어 수면중 무호흡이 발생하기도 한다.

5) 담석증

비만증에서는 콜레스테롤 합성의 증가로 콜레스테롤의 담즙 배설이 증가하여 과포화 담석의 발생 빈도가 높고, 담석증에 의한 담낭염도 잘 발생한다.

6) 관절염

비만의 정도가 심할수록 하지 관절이나 요추부 관절은 체중에 의한 과부하를 많이 받아 퇴행성 관절염이 발생하기 쉽다.

7) 수술 합병증

비만한 환자에서 복부 수술을 할 경우 수술에 따른 합병증의 발생률이나 사망률도 높다.

3. 진단

비만을 진단하기 위한 체지방 측정법은 직접측정법과 간접측정법으로 나뉜다. 체지방을 직접 측정하는 직접측정법이 보다 정확하지만, 방법이 복잡한 까닭에 임상에서는 주로 간접측정법과 표준체중표가 이용된다.

체지방 간접측정법은 다시 피부주름 두께 측정법, 체질량지수, 초음파법, 전산화단층촬영법 등의 네 가지로 나뉜다. 피부주름 두께 측정법은 피하지방의 정도를 측정해서 전체 체지방의 정도를 평가하는 방법으로, 피부주름의 두께(skinfold thickness)를 이두박근, 삼두박근, 견갑골하부, 장골릉상부 등의 네 부위를 캘리퍼(caliper)로 측정한 뒤 이들의 합을 구하는 것이다. 피부주름 두께의 합은 비중법과 같은 직접측정법으로 측정한 체지방의 정도와 매우 높은 상관관계를 나타내며, 연령에 따른 체지방의 백분율을 구할 수 있다.

임상에서 비만의 지표로 가장 많이 사용되는 체질량지수(body mass index, BMI)는 체중(kg)/키(m^2)로서 매우 간단히 구할 수 있는데, 체지방의 정도도 비교적 정확히 반영하는 방법이다. 현재 한국에서는 BMI 23~24.9 kg/m^2를 과체중, 25~29.9 kg/m^2를 1단계 비만, 30~34.9 kg/m^2를 2단계 비만, 35 kg/m^2이상을 3단계 비만으로 규정한다.

초음파법은 초음파를 이용해서 피하지방의 두께를 측정하는 것으로 캘리퍼를 이용한 피부주름 두께 측정법과 유사한 결과와 비슷한 오차를 나타낸다. 전산화단층촬영법은 지방조직이 전산화단층촬영 시 타조직과 명확히 구별되는 특징이 있으므로, 신체 각 부분의 단층촬영을 통해 각 부분에서의 지방조직의 정도를 매우 정확히 정량 분석할 수 있다.

비만 치료를 시작하기 전에 이차성 비만의 원인이 될 수 있는 유전질환, 내분비질환, 약제에 대한 문진을 하고, 필요 시 선별검사의 실시도 고려한다. 비만과 관련된 선천성 장애로는 프라더 윌리 증후군, 내분비질환 중에서는 쿠싱 증후군, 인슐린종, 다낭성난소증후군, 성인 성장호르몬 결핍증, 갑상선기능저하증 등이 비만의 원인이 될 수 있다. 우울증, 양극성 장애, 불안장애, 폭식장애, 알코올 의존증 등도 비만과 관련이 있다.

4. 치료

비만 치료의 목표는 최대한 제지방체중(lean body mass)에 영향을 주지 않으면서 지방조직의 양을 감소시키는 것이다. 그러나 비만은 단순히 약물이나 수술적 처치로만 치료되는 게 아니라 환자 본인의 철저한 자기 관리가 필요하므로 치료하기가 쉽지 않다. 보통 치료 전 체중의 5~10%를 6개월 내에 감량하는 것을 체중감량의 일차 목표로 한다. 특히 치료 시작 시 체중감량에 성공할지라도 지속적인 노력을 기울이지 않으면 곧 본래의 체중으로 환원되는 경우가 많으므로, 체중감량보다는 감량된 체중을 유지하는 것이 더 중요하다.

미국인 비만 환자의 약 42%는 '식이요법을 하다 말다'하는 사람들로 알려져 있는데, 이것은 체중이 식이요법을 하지 않을 때로부터 멀어질수록 기존의 체중을 되찾으려는 시상하부 등의 작용이 강해지기 때문이다. 이런 작용이 나타나는 요인 및 기전은 불명확하지만, 체중감량이 많았던 사람일수록 체중이 다시 그전처럼 또는 더 비만해지는 것은 사실이다. 이런 요요현상(yo yo phenomenon) 때문에도 체중감량은 중등도로 서서히 할 것이 권고된다. 실제로 비만했던 체중의 10% 이내의 감량만으로도 당뇨병이나 고혈압의 관리에는 충분히 효과적일 때가 많으며, 일부의 학자들은 비만증보다 비만증을 치료하려는 동안 환자가 겪는 여러 가지 스트레스(체중감량 자체가 스트레스로 작용한다)가 오히려 더 위험하다고 주장하고 있다.

비만에서 감소된 체중의 유지가 더 어려운 것은 체중이 감소하면 식이요법이나 운동으로 에너지의 섭취를 줄이고 소모를 늘리기 어려울 뿐 아니라, 체중이 감소될 때 기초대사율이 같이 감소하기 때문이다. 또 움직이기 싫어하며 에너지를 보존하려는 경향이 강한 사람들이 쉽게 비만해지는 것으로도 추정된다. 그러나 비만증이 있으면 사망률이 증가하므로, 심한 비만증(예를 들어 체질량지수가 30 이상)이 있으면 체중감량을 적극적으로 시도해야 하며, 중등도의 비만에서는 식이요법, 행동교정요법, 운동요법, 약물요법, 수술요법 등의 방법을 주의깊게 사용하도록 하고, 다른 심혈관 질환의 위험요인이 있으면 그 위험도가 증가하므로 흡연, 고혈압, 가족력, 당뇨병 등을 고려해서 적극적으로 조절해야 한다.

1) 식이요법

비만 치료의 이론적 근거는 열량 섭취보다 열량 소모를 많게 하는 것이다. 따라서 열량 섭취를 제한하는 식이요법은 비만 치료의 근간을 이루는 중요한 요소이다. 그러나 이러한 이론적 배경을 바탕으로 개발된 많은 식이요법 프로그램이 사용되고, 또 의사, 영양사, 사회보건관계 전문가 등의 노력에도 불구하고 식이요법에 의한 치료성적은 그리 좋지 않다. 이는 비만 치료가 꾸준한 장기적 노력이 요구되며, 따라서 음식의 종류나 식사습관 등 전반적인 생활습관을 바꿔야 하기 때문이다. 대략 1 kg의 체지방을 감소시키기 위해서는 7,700 칼로리의 열량 손실이 필요하다. 즉 일주일 이상 필요한 열량보다 매일 1,000 칼로리씩 적게 섭취해야 체중 1 kg이 감소된다는 것을 뜻한다.

정상 성인에서의 일일 필요 열량은 대략 30~40 kcal이다. 이는 체중 1 kg당 22~24 kcal의 기초대사량에 신체활동 시 필요한 열량을 고려한 것인데, 비활동적인 사람은 약 30 kcal, 중등도의 신체활동을 하는 보통 성인은 35 kcal, 심한 육체활동이 요구되는 경우는 약 40 kcal로 간주하기 때문이다. 일반적으로 체중감소를 위한 열량 섭취의 제한은 일일 1,100 kcal인데, 이보다 적은 열량의 식사는 비타민, 무기질 등의 필수영양소가 부족하기 쉽기 때문에 이들의 보충이 필요하고, 부정맥, 기립성 저혈압 등의 부작용도 발생할 수 있다.

섭취하는 음식물의 내용에 대해서는 논란이 많지만, 일반적으로는 설탕과 지방의 과다섭취는 제한하고, 모든 영양소를 균형있게 배합하며, 음성 질소 평형(negative nitrogen balance)을 최소화시키기 위해 표준체중 1 kg당 0.8~1.2 gm의 단백질을 섭취토록 한다. 또한 알코올은 1 g당 7 kcal의 고열량을 낼 뿐더러 고중성지방혈증을 유발하므로 금하도록 한다.

열량 섭취를 극도로 제한하는 방법은 장기적으로는 바

람직하지 않지만, 단기간에는 환자에게 체중감소의 성취감과 치료에 대한 동기부여를 갖게 할 수 있어 제한된 기간 동안 사용될 수 있다. 그러나 근래 비만증에서의 요요현상(yo yo phenomenon)이 인식되면서 추천되지 않는다. 또한 완전 금식은 심한 비만에서 단기간 사용될 수 있으나, 전해질 균형이나 체내 단백 소실 등의 부작용이 있고, 치료 후 거의 대부분 본래 체중으로 돌아오는 문제점이 있어 의미가 없다.

한편, 완전 금식의 부작용인 체내 단백 소실과 전해질 불균형을 최소화하고, 체지방만 선택적으로 줄이기 위한 단백절약형 변형 절식(protein-sparing modified fast. PSMF)도 사용되는데, 이는 70~80 mg의 단백질과 무기질 및 비타민이 포함된 300~400 kcal의 식사 처방으로서 일시적인 체중감량에는 효과적이지만, 원인불명의 부정맥 등 치명적인 부작용이 유발되므로 극히 주의해야 한다.

열량 섭취 제한에 의한 체중감소는 초기에는 주로 근육의 글리코겐 분해나 당신생을 위한 근육 단백질의 분해로 일어나는데, 이들 글리코겐이나 단백질은 지방조직에 비해 수분이 많으므로 이러한 체내 수분의 소실도 초기의 급격한 체중감소에 일조한다.

열량 제한이 계속되면 체지방 조직의 중성지방이 분해되어 제지방이 감소되지만, 지방조직은 수분 함유량이 적고 단위 무게 당 고에너지를 포함하므로 체중감소의 속도는 둔화된다. 또한 초기에 손실된 체내 수분이 다시 보충되면 실제 체지방이 많이 감소했더라도 체중에는 변화가 없을 수 있다. 따라서 열량 제한에 의한 비만 치료효과는 단순한 체중 측정보다는 피부주름 두께 등을 정기적으로 측정해서 판정해야 한다.

결론적으로 식이요법은 충분한 동기 부여와 환자의 노력 및 장기적, 지속적인 관리가 필요하다. 목표를 현 체중의 10% 이내 감량에 두고 서서히 진행하되, 식이요법의 실패에 의한 정신적 반응 등으로 비만증이 오히려 악화되는 요요현상을 막아야 한다. 최근에는 섭취에너지 제한 정도를 개인의 특성 및 의학적 상태에 따라 개별화하여, 저열량식, 초저열량식, 초저탄수화물식, 저탄수화물식, 고단백식, 간헐적 단식 등의 방법 중에서 선택하도록 권고하고 있다.

2) 운동요법

규칙적인 운동이 에너지 소모를 증가시켜 체지방을 감소시킨다는 것은 확실하다. 그러나 단위 운동에 따른 에너지 소모는 일반적인 생각과 달리 그렇게 크지 않으므로, 규칙적이고 지속적인 운동 계획을 실천해야만 효과를 낼 수 있다. 또한 심한 비만증에서는 운동능력이 제한되어 있어 처음부터 심폐기능을 고려하지 않고 많은 운동을 시행할 경우 신체적 위험이 따르게 된다. 그러므로 운동의 종류, 강도, 시간, 횟수 등과 운동의 진행 속도 등이 운동 계획에 고려되어야 하고, 연령, 타질환의 유무, 심폐기능, 골관절, 근육계 등에 대한 평가도 고려되어야 한다. 심혈관질환과 대사성질환 및 신장질환의 있는 경우에는 증상이 없더라도 의사와의 상담 후에 운동을 시작하고, 저, 중강도부터 점진적으로 운동을 시행하는 것이 좋다.

미국 스포츠의학회가 발표한 운동지침에 의하면 체지방의 감소를 위해서는 적어도 1주일에 3회 이상 주당 최소한 900 칼로리의 에너지가 소비되는 운동을 해야 하며, 이를 위해서는 대근육군을 율동적으로 움직이는 운동, 특히 유산소(aerobic) 운동이 가장 효과적인 것으로 알려져 있다. 체중감량 효과는 유산소운동과 근력운동을 병행할 때 더욱 크게 나타나므로, 유산소운동은 최소 주당 150분 이상 주당 3~5회 실시하고, 근력운동은 대근육군을 이용하여 주 2~3회 실시하는 것이 권고된다.

3) 행동교정요법

비만은 과다한 에너지 섭취로 발생되므로, 식사습관을 포함한 전반적인 생활방식의 교정은 치료에 많은 도움이 된다. 이를 위해서는 정신과 의사와 전문적인 영양사 및 여러 환자들이 함께 참여하는 치료그룹을 조직해서 개개인의 식생활 유형을 분석하고 음식물 섭취와 관련된 행동을 교정해야 한다. 효과적인 체중감량을 위해 훈련된 치료자가 대면행동치료를 6개월 이상 시행하면서 식사처방, 신체활동처방, 행동치료처방을 한 후 매일 일기와 매주 체중 점검과 함께 규칙적인 피드백을 해주는 것이 좋다. 최근에는 디지털 치료제 등 정보통신기술 기반 중재도 고려되고 있다.

4) 약물요법

비만증에 대한 약물 치료는 습관성이나 부작용이 있기 때문에 식이요법, 운동요법, 행동교정요법과 함께 보조적 수단으로 일부 환자에서 사용되고 있다. 따라서 체질량지수 25 kg/m² 이상인 환자에서 비약물치료로 체중감량에 실패한 경우 고려할 수 있다. 장기간 체중 관리를 위해서는 승인받은 약제를 사용해야 하는데, 현재 한국에서 주로 사용되는 약제는 크게 네 가지로 분류할 수 있다. 비만 치료제 유지 용량 투여 후 3개월 내에 5% 이상 체중감량이 없다면 약제를 변경하거나 중단해야 한다.

첫째, 펜터민(phentermine) 및 기타 펜디메트라진(phendimetrazine), 디에틸프로피온(diethylpropion), 마진돌(mazindol) 등 단기 사용 식욕억제제가 있는데, 펜터민은 교감신경작용제로서 강한 식욕억제를 유도하여 현재까지도 미국에서 가장 널리 사용되고 있다. 구갈, 어지럼증, 두통, 손떨림, 구역, 변비 등의 부작용이 흔하고, 수면장애도 잘 생긴다. 의존발생 위험이 높은 의료용 마약이므로 복용기간이 총 3개월을 넘기지 않도록 해야 한다. 뇌전증 및 편두통에 사용되는 토피라메이트도 식욕억제 효과가 있고, 두 약제를 조합했을 때 적은 용량으로 체중감량 효과가 우수해서 최근에는 펜터민/토피라메이트 복합제가 많이 사용되고 있다.

둘째, 오르리스타트(orlistat)는 식욕조절 기능은 없이 지방흡수를 억제하여 체중을 감량한다. 음식으로 섭취한 지방의 약 30% 정도가 흡수되지 않고 배출되므로, 지방변, 대변실금, 복부팽만, 방귀, 장불편감 등의 위장관계 부작용이 흔하다.

셋째, 날트렉손(naltrexone)/부프로피온(bupropion) 복합제가 있다. 부프로피온은 우울증과 니코틴중독에 사용되는 약제로서 식욕억제 효과도 있는데, 알코올 및 마약중독 치료로 사용되는 날트렉손은 이 효과를 강화한다. 의존성이나 오남용의 우려없이 장기간 처방이 가능하고, 일종의 쾌락적 음식중독인 식탐도 함께 통제하는 효과가 있으나, 부작용으로 오심, 구토, 변비가 흔하고 두통, 어지러움, 수면장애를 호소하기도 한다. 자살경향성이 높아지는 사례와 간효소 수치 상승의 사례들이 있어서 간손상에 대한 주의가 필요하다.

한의치료 동향

2024년에 발간된 비만 한의표준임상진료지침에서는 한의 난독지료로 성인 비민 횐지의 비만 관련 지표 개선을 위하여 한약 치료를 권고하면서(A/High) 太陰調胃湯, 防風通聖散, 薏苡仁湯 등의 한약 처방과 麻黃 가미 처방을 고려하도록 했다. 일반 침치료는 체질량지수, 체중, 허리둘레, 허리-엉덩이 둘레비의 감소를 기대할 수 있는데, 치료 경혈로 中脘 (CV12), 下脘 (CV10), 天樞 (ST25), 氣海 (CV6), 足三里 (ST36) 등을 선택하는 것을 고려해야 한다(B/Low). 전침(B/Low)과 약침(B/Moderate)의 사용도 고려해야 하며, 耳鍼이나 埋線 치료도 고려할 수 있다(C/Low).

일상 치료와 함께 복합치료로 한약을 복용하는 것을 고려해야 하는데(B/Moderate), 변증에 따라 防風通聖散, 六君子湯, 五苓散, 苓桂朮甘湯, 加味大柴胡湯 등을 고려할 수 있다. 일상 치료에 뜸치료(B/Moderate), 일반침, 耳鍼, 電鍼의 복합치료를 고려해야 하며(B/Low), 추나치료와의 복합치료도 고려할 수 있다(C/Low). 뜸, 한약, 일반침, 전침, 埋線 등의 한의 복합치료를 고려해야 하며(B/Low), 부항, 한약, 일반침, 전침, 온침, 埋線, 刮痧 요법의 복합치료를 고려해야 한다(B/Moderate).

넷째, 글루카곤유사펩티드-1 (glucagon-like peptide-1, GLP-1) 수용체 작용제가 있다. 당뇨병 치료제로 개발된 리라글루티드(liraglutide)는 혈당강하뿐만 아니라 중추신경계에 작용하여 식욕도 억제하므로 최근 비만 치료에 많이 사용되는데, 1일 1회 피하주사를 해야 한다. 2024년에는 주 1회 피하주사로 투여하는 세마글루티드(semaglutide)도 식품의약품안전처의 허가를 받은 후 출시되었다. 구역, 설사, 변비, 구토, 소화불량, 복통 등의 부작용이 흔하고, 췌장염 유발에 대한 우려가 있다.

5) 수술요법

체질량지수 35 kg/m^{2}이상이거나 30 kg/m^2 이상이면서 비만 동반질환이 있는 환자에서 비수술적 치료로 체중감량에 실패한 경우 수술요법을 고려할 수 있다. 효과와 안전성이 입증된 표준 수술방법 네 가지(조절형위밴드술, 위소매절제술, 루와이위우회술, 담췌우회술/십이지장 전환술) 중에서 환자의 상태에 맞게 선택하여 시행하고, 수술 후에는 다학제적 추적관리를 시행하면서 수술방법에 따라 미량 영양소를 보충한다.

▣ 비만증 관련 임상참고문헌

- 곽진영, 안택원. 태음조위탕 엑스과립이 비만을 포함한 대사증후군 위험인자에 미치는 영향에 대한 연구: 단일군, 전향적, 다기관 임상연구. 사상체질의학회지. 2020;32(2):48-60.
- 권동현, 이명종, 임지연, Shambhunath Bose, 이수진, 김호준. 비만 여성에서 한방 비만 변증에 따른 홍삼의 비만 개선 효과: 무작위 배정, 이중맹검, 위약 대조 임상시험. 한방비만학회지. 2011;11(1):1-13.
- 권미원, 김일환, 박은정, 강병기. 조위승청탕과 배수혈 침구요법을 통한 비만환자 66례의 임상적 보고. 대한한방소아과학회지. 2001;15(2):43-51.
- 권병조, 이은지, 장정현, 송창은, 이혜련, 김정은 외. 과체중 및 비만 환자의 체중감량을 위한 식사량 조절 및 복합 한약 단기 치료(5일 레스큐 프로그램)의 효과와 안전성: 진료기반 연구. 한방비만학회지. 2020;20(2):122-30.
- 권유경, 김서영, 임영우, 박영배. 비만치료에 있어서 감량 후 체중 유지에 영향을 주는 요인에 관한 고찰. 한방비만학회지. 2019;19(2):119-36.
- 김경남, 박성호, 홍서영, 윤호준, 김용기, 송윤경 외. 행동수정을 병행한 생식이 비만인의 신체조성에 미치는 영향. 대한한의학회지. 2003;24(1):9-28.
- 김경리, 한재경, 김윤희. 소아비만의 치료에 대한 국내 임상연구 동향. 대한한방소아과학회지. 2016;30(3):108-20.
- 김고운, 정원석, 정석희. 절식요법을 시행한 비만 환자의 체성분 및 혈액학적 변화 증례보고 1례. 대한한방비만학회지. 2010;10(1):49-56.
- 김길수, 김동열, 김동환. 남성 복부비만 환자의 치험 1례. 대한한방비만학회지. 2002;2(1):89-94.
- 김동열, 김길수. 고혈압, 고지혈증, 퇴행성 관절염을 동반한 비만 환자의 증례보고. 대한한방비만학회지. 2001;1(1):13-20.
- 김동환. 다낭성난소 소견을 동반한 비만여성 경지 치험 1례. 대한한방비만학회지. 2008;8(1):101-8.
- 김병준, 이은정, 김용진, 구원회, 이원구, 김기병 외. 비만 환자의 한의복합치료 후 비만 개선 효과: 후향적 연구. 한방비만학회지. 2022;22(1):47-53.
- 김선민, 김길수. 체감의이인탕 복용과 전침시술이 체지방 감소에 미치는 효과 -한방치료의 부분비만 개선 효과-. 대한한방비만학회지. 2002;2(1):13-23.
- 김성철, 장은하, 나원민, 이성용, 이종덕, 문형철 외. 이중맹검용 피내침을 이용한 단순성 비만여성의 사암침 치료효과에 관한 임상선행연구. 대한침구학회지. 2007;24(5):67-88.
- 김수진, 고병표, 김형도, 김진아, 박정미, 최승기 외. 저열량 식이요법을 한 폐경 전 비만 여성의 휴식 대사량에 대한 마황과 오수유의 효과. 대한한방비만학회지. 2004;4(1):45-54.
- 김정환, 고연석, 이정한, 원재균, 신병철, 권영달 외. 비만환자의 전기지방분해침 시술 후 허리둘레 감소에 대한 임상적 고찰. 한방재활의학과학회지. 2005;15(3):1-11.
- 김진혁, 신민섭, 최석우, 송범용, 육태한. 마황천오약침이 비만에 미치는 영향. 대한침구학회지. 2009;26(5):77-83.
- 김현진, 정아롱, 정은아. 비만을 동반한 희발월경 환자 치험 3례. 대한한방부인과학회지. 2008;21(4):247-57.
- 류향, 김서형, 김기봉, 천진홍. CAJ와 Pubmed를 이용한 비만아동의 추나치료에 대한 최신임상연구 동향. 대한한방소아과학회지. 2019;33(2):48-68.
- 문성원, 이정한, 박진상, 김혜정, 신병철, 송용선 외. 동서 협진 비만 클리닉을 이용한 비만환자 37례에 관한 임상 관찰. 대한한방비만학회지. 2003;3(1):49-59.
- 박경선, 황덕상, 조정훈, 이창훈, 이경섭. 한방비만치료 후 초음파 영상에서 비알코올성 지방간의 호전을 보인 환자 치험 1례. 대한한방비만학회지. 2009;9(1):79-86.
- 박병준. 퇴행성 관절염을 동반한 비만인의 한방비만치료. 대한한방비만학회지. 2004;4(1):201-11.
- 박서현, 안선주, 최성환, 강신우, 금동호. 비만치료에 대한 이침요법의 효과에 대한 고찰: 체계적 문헌고찰 및 메타분석. 한방비만학회지. 2020;20(1):52-68.
- 박수아, 이흔주, 백지영, 손경우, 임경태. 영지약침과 왕뜸 복합치료의 복부비만 개선사례: 증례보고. 한방비만학회지. 2017;16(1):64-9.
- 박원형, 차윤엽. 비만에 대한 절식요법의 임상연구 고찰: 국내 한의학 연구 중심으로, 한방비만학회지. 2016;16(1):50-63.
- 박정미, 김호준, 김진아, 김수진, 고병표. 오수유와 마황이 저열량 식이요법을 병행한 비만여성환자의 체구성성분 및 휴식대사량에 미치는 영향. 대한한의학회지. 2005;26(3):249-62.
- 박정식, 송윤경, 황의형, 정원석, 박원형, 차윤엽 외. 변증 진단 체계 개발 및 응용 연구 분석 -한방 비만변증을 중심으로-. 한방재활의학과학회지. 2014;24(2):107-14.

- 박정현, 이명종, 김호준, 홍선우, 이동기, 유재욱 외. 비만 환자에서 한방 비만 변증에 따른 방풍통성산과 방기황기탕의 치료효과 및 부작용 비교: 무작위 배정, 이중 맹검, 위약-대조군 임상시험. 한방재활의학과학회지. 2011;21(2):265-78.
- 박한송, 유희정, 하지수, 박현서, 서호석, 김진원. 과체중 및 비만 성인 대상 감비탕 복용 효과에 대한 후향적 분석. 대한한방내과학회지. 2022;43(3):413-22.
- 배정환, 정석희, 이종수, 김성수, 신현대. 비만 환자에 있어 양해(방풍통성산)의 유용성 평가를 위한 임상시험. 한방재활의학과학회지. 2003;13(1):37-46.
- 서남준, 남동우, 이은옥, 심범상, 안규석, 김성훈. 가미태음조위탕 전탕액을 활용한 비만 환자에 대한 임상 연구. 동의생리병리학회지. 2008;22(2):446-52.
- 서동민, 이상훈, 이재동. 비만 환자에 대한 조위승청탕의 효과 및 부작용에 관한 임상적 고찰. 대한침구학회지. 2005;22(3):145-53.
- 송성민. 장침 전기자극 시술이 복부지방과 비만지표에 미치는 효과. 한방재활의학과학회지. 2010;20(2):113-27.
- 신대희, 조국현, 이혁, 문미경, 강대길, 윤용갑 외. 방풍통성산이 비만인에 미치는 영향에 대한 임상적 연구. 대한한의학방제학회지. 2008;16(2):133-44.
- 신동길, 김덕곤, 이진용. 비만아 9례에 대한 곽향정기산 가미방의 치료효과에 대한 임상적 고찰. 대한한방소아과학회지. 2001;15(1):183-94.
- 신승우, 최영민, 심우진, 이형철, 김길수. 고주파요법이 부분비만치료에 미치는 영향. 대한한방비만학회지. 2006;6(2):75-83.
- 신승원, 이준희. 사상체질에 따른 과체중 및 비만 환자의 소증 특성 비교. 한방비만학회지. 2013;13(1):33-45.
- 신현택. 약주요법을 이용한 비만치료 1례 - 증례보고. 대한한방비만학회지. 2005;5(1):147-55.
- 신화영, 권효정, 이윤규, 임성철, 정태영, 이봉효 외. 매선요법을 이용한 부분비만치료 9례 보고. 대한침구학회지. 2011;28(6):27-34.
- 유정은, 장새별. 비만증에 대한 부항요법의 중의학 임상연구 고찰. 한방비만학회지. 2015;15(2):137-43.
- 윤보현, 임춘우, 김경훈, 박영준, 박주한. 비만증과 간기능 이상을 동반한 환자 11례에 대한 임상적 고찰. 대한한방내과학회지. 2001;22(4):547-55.
- 윤지원, 이헌, 김윤주, 강재희. 전기와 자기장 복합 침 자극을 활용한 복부비만 치료 6례에 대한 증례 보고. 대한침구의학회지. 2015;32(4):213-26.
- 이성현, 이재성. 한방치료의 체지방 및 복부비만 감소효과. 대한한방비만학회지. 2001;1(1):33-42.
- 이수경, 이시우. 한약과 전기침치료가 비만환자의 체성분변화에 미치는 영향. 동의생리병리학회지. 2006;20(3):697-700.
- 이수환, 이원준, 정지홍, 차윤엽. 조위승청탕의 비만 및 대사성 질환에 대한 연구동향 분석: 국내 학술지를 중심으로. 한방재활의학과학회지. 2021;31(4):13-23.
- 이아라, 양유정, 송미연, 조유정, 정원석. 소비음을 이용한 경피침주요법이 복부비만에 미치는 영향에 대한 임상연구. 한방재활의학과학회지. 2009;19(2):261-73.
- 이윤재, 류은경. 과체중·비만 소아에 대한 한방비만치료프로그램 효과. 대한한방비만학회지. 2009;9(1):45-51.
- 이윤재, 황덕상, 김용석, 이경섭. 내장형 고도비만 환자에 대한 한방 체형관리 프로그램의 치료 증례보고. 대한한방비만학회지. 2007;7(1):97-106.
- 이윤진, 이은별, 김현지, 안희덕, 양두화. 단순성 비만에 대한 추나요법의 효과: 체계적 문헌고찰과 메타분석. 척추신경추나의학회지. 2021;16(1):43-52.
- 이재성. 다낭성난소 소견을 동반한 비만여성 불임 치험 1례: 증례보고. 대한한방비만학회지. 2005;5(1):157-63.
- 이정훈. 절식요법을 시행한 비만환자의 적외선체열변화에 대한 임상적 연구. 한방재활의학과학회지. 2003;13(2):31-43.
- 이종립, 이종수, 김성수, 신현대. 방기황기탕의 혈위 주입이 비만에 미치는 영향. 한방재활의학과학회지. 2001;11(1):297-315.
- 이지은, 송윤경, 임형호. 비만 환자에 대한 태음조위탕 임상연구 - 무작위배정, 이중맹검, 위약 대조군 임상시험 -. 한방재활의학과학회지. 2010;20(4):197-213.
- 이지은, 송윤경, 임형호. 비만환자에 대한 방풍통성산의 무작위배정, 이중맹검, 위약-대조군 임상시험. 대한한방비만학회지. 2010;10(1):1-16.
- 이혜리, 오현주, 이미숙, 이준희. 비만의 체질한약치료에 대한 체계적 문헌고찰 및 메타분석. 사상체질의학회지. 2022;34(2):36-47.
- 장인영, 임주혁, 박지선, 김지성, 김태훈. 자기감시를 병행한 한의비만치료에서 체중감량 및 감량에 영향을 미치는 요인 분석: 후향적 관찰연구. 대한한의학회지. 2022;43(1):87-98.
- 전예진, 유정은. 부분비만 개선을 위한 매선과 약침의 병행치료 임상효과 증례보고. 한방비만학회지. 2015;15(2):144-8.
- 정선희, 이승연. 중등도 이상의 소아비만 치험 3례 보고. 대한한방소아과학회지. 2004;18(2):179-90.
- 정원석, 김고운, 조준영, 김호준. 한의 비만 표준 상담 매뉴얼의 개발. 한방비만학회지. 2019;19(2):113-8.
- 정지윤, 김종인, 이상훈, 강성길. 전침이 복부비만 성인의 비만관련 지표에 미치는 영향-무작위배정 단일 맹검 예비연구. 대한침구학회지. 2010;27(6):43-57.
- 조웅희, 박원형, 차윤엽, 지현철. 추나요법을 시행한 소아의 측만증과 비만도를 개선시킨 1례. 대한한방비만학회지. 2009;9(2):75-82.
- 조정훈, 송병재, 장영주. 태음조위탕과 전기침 병행치료의 비만에 대한 효과. 대한한방비만학회지. 2001;1(1):77-83.
- 조정훈, 장준복, 이경섭, 한지영. LIPODREN 및 이침을 이용한 과체중 및 비만 치료에서 식사일지작성과 병원운동치료의 임상적 유용성 고찰. 대한한방비만학회지. 2004.4(1):213-9.
- 조홍석, 서연호, 김고운, 조재홍, 송미연. H 감비탕(GB-001)이 폐경 전·후 비만 여성의 체중감량에 미치는 영향에 대한 후향적 연구. 한방비만학회지. 2020;20(1):20-30.
- 진성순, 이시형, 송윤경, 임형호. 한방비만치료를 통해 여드름이 개선된 환자 2례. 대한한방비만학회지. 2007;7(2):95-103.
- 차윤엽. 당뇨병을 동반한 비만환자의 치험1례. 대한한방비만학회지. 2004;4(1):193-9.
- 차윤엽. 비기허약침이 복부비만에 미치는 효과에 관한 임상적 고찰. 대한한방비만학회지. 2004;4(1):61-5.
- 차윤엽. 한방비만치료를 통한 상·하체 불균형을 개선시킨 증례 1. 대한한방비만학회지. 2005;5(1):141-6.
- 최가혜, 김하얀, 송인선. 한방치료로 호전된 비만으로 인한 소아의 지방간 치험 2례. 대한한방소아과학회지. 2008;22(3):95-103.
- 최빈혜, 허진일, 김동우, 박경, 김대준, 변준석. 대구한의대 비만클리닉 내원 환자 62명에 대한 임상적 관찰. 대한한방내과학회지.

2006;27(2):345-55.
- 한경선, 이명종, 김호준. 성인비만의 한약치료 임상연구에 대한 체계적 고찰. 한방재활의학과학회지. 2016;26(4):23-35.
- 한방비만학회. 비만 한의표준임상진료지침. 2024.
- 한효정, 김현진, 박은영, 장정아, 안태한, 서호석 외. 제 2형 당뇨병을 동반한 고도 비만환자에 대한 한방 비만치료 증례보고 2례. 대한한방비만학회지. 2010;10(1):57-63.
- 허자경, 황덕상, 이창훈, 이경섭. 한방 비만 치료 후 간기능 개선을 보인 비알코올성 지방간 환자 1례 보고. 대한한방비만학회지. 2007;7(2):85-94.
- 허진일, 최빈혜, 김동우, 박경, 김대준, 변준석. 한방비만치료를 통한 비알코올성 지방간염 의증 환자의 간기능 개선 1례 보고. 동의생리병리학회지. 2006;20(6):1785-8.
- Hioki C, Yoshimoto K, Yoshida T. Efficacy of bofu-tsu-sho-san, an oriental herbal medicine, in obese Japanese women with impaired glucose tolerance. Clin Exp Pharmacol Physiol. 2004;31(9):614-9.

II. 이상지질혈증
(Dyslipidemia)

1. 정의 및 개요

미국 콜레스테롤 교육 프로그램-성인치료패널 III (NCEP-ATP III)에서는 이상지질혈증을 저밀도지단백 콜레스테롤(LDL-C)이 높거나, 고밀도지단백 콜레스테롤(HDL-C)이 낮거나, 중성지방이 높은 경우로 정의하고 있다.

지질은 단백질이나 탄수화물과 함께 3대 영양소의 하나로 인체에서 중요한 역할을 담당한다. 중성지방(TG)은 매우 고효율의 에너지원이며, 콜레스테롤은 세포골격의 구성성분이자 담즙산, 스테로이드 호르몬의 원료로 작용하고 있다. 혈액 중 유리지방산은 알부민과 결합해 존재하고, 중성지방, 콜레스테롤, 인지질은 아포단백이라는 단백질과 결합하여 지단백(lipoprotein)의 형태로 혈중에서 이동하여 지방이 필요한 조직에 운반된다. 이러한 지질 대사과정에서 생성되는 지단백은 지질과 단백의 조성에 따라 킬로마이크론(CM), 초저밀도지단백(VLDL), 저밀도지단백(LDL), 고밀도지단백(HDL) 등으로 구분된다(표 3-26).

표 3-26. 지단백질(Lipoprotein)의 조성

	CM	VLDL	LDL	HDL
TG	85%	55%	10%	4%
콜레스테롤	7%	19%	45%	15%
인지질	6%	18%	22%	23%
단백질	2%	8%	23%	58%

지단백의 증가로 혈중의 콜레스테롤과 중성지방이 증가하는 병태를 고지혈증이라 칭해왔으나, 최근에는 HDL의 저하까지 포함해 이상지질혈증으로 총칭한다. 이상지질혈증은 고혈압, 당뇨병, 흡연과 함께 심혈관질환의 가장 중요한 위험요인 중 하나로서, 이상지질혈증의 치료 이유와 목표 역시 심혈관질환의 발생을 전반적으로 줄이는 것에 두고 있다. 따라서 현재 임상에서 이상지질혈증을 정의하고, 진단, 치료하는 과정은 대체로 죽상경화증을 바탕으로 한 심혈관계 질환과의 연관성 속에서 다루고 있음을 상기해야 한다.

1) 역학

2021 국민건강영양조사 결과에 따르면, 우리나라 만 19세 이상 성인의 고콜레스테롤혈증 유병률은 남성 21.5%, 여성 20.3%이며, 고중성지방혈증 유병률은 남성 18.4%, 여성 7.5%였다. 2012년 고콜레스테롤 유병율 남성 10.3%, 여성 13.3%에 비하면 10년간 유병율이 크게 증가한 결과이다. 남성의 고콜레스테롤혈증 유병률은 20대에는 3.4%이나 30대에 급증하여 18.6%에 이르고, 40대부터 60대까지 높게 유지되다가 70대 이후에는 다시 감소하는 패턴을 보인다. 반면 여성의 고콜레스테롤혈증 유병률은 20대~40대에는 남성에 비해 매우 낮게 유지되지만, 폐경 이후인 50대에 38.3%로 급격하게 증가하고, 60대에는 50.2%, 70대에는 44.65%로 남성보다 높은 유병률을 보이는 특징이 있다(그림 3-24).

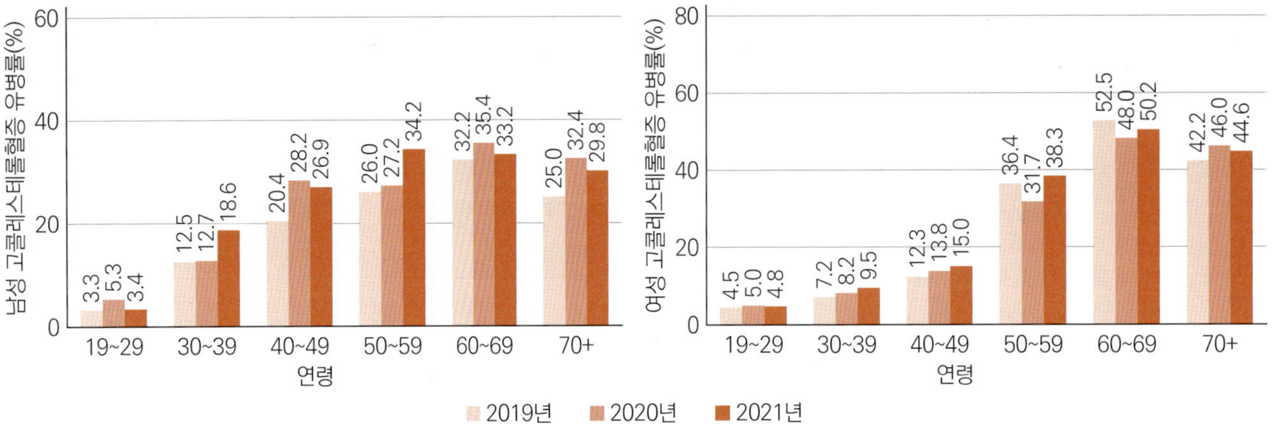

그림 3-24. 남성(좌) 여성(우)의 연령에 따른 고콜레스테롤혈증 유병률(2021 국민영양건강조사)

표 3-27. 2차성 고지혈증의 원인

콜레스테롤 증가	중성지방 증가	HDL-콜레스테롤 감소
• 갑상선기능저하증 • 신증후군 • 만성 간질환 • 담즙울체 • 급성 간헐성 포르피리아 • 신경성 식욕부진 • 약물: thiazide • tegretol • cyclosporin	• 임신 • 비만 • 스트레스 • 제2형 당뇨병 • 간염 • 만성 신부전 • 패혈증 • 췌장염 • 쿠싱증후군 • 약물: estrogen, β-blocker, 당질 코르티코이드, retinoic acid, 담즙산 결합수지	• 흡연 • 제2형 당뇨병 • 비만 • 영양실조 • Gaucher disease • 약물: anabolic steroid, • β-blocker

2) 원인

이상지질혈증은 흔히 원발성과 속발성으로 나뉜다. 속발성 이상지질혈증은 원인 요인을 해결해야 되는데, 원인 요인은 표 3-27와 같다.

2. 진단 및 평가

일반적으로 이상지질혈증 자체로 인한 증상은 없으므로 치료가 필요한 사람을 찾아내기 위해서는 선별검사가 필수적이다. 20세 이상의 모든 성인은 적어도 매 4~6년마다 총콜레스테롤, 중성지방, HDL 콜레스테롤, LDL 콜레스테롤을 측정하여 이상지질혈증 평가를 시행하는 것을 권장한다.

1) 혈액검사소견의 평가

실제로는 혈중에 존재하는 지단백 수치에 이상이 생기는 것이지만, 검사로는 혈청 안의 중성지방과 콜레스테롤 수치에 대한 측정이다. 중성지방은 외인성 지질인 킬로마이크론(CM)의 주성분으로 식사에 직접적으로 영향을 받으므로, 12시간 이상 금식 후에 검사를 시행해야 한다. 콜레스테롤은 총콜레스테롤, 에스테르형 콜레스테롤, HDL 콜레스테롤로 나누어 측정한다. LDL 콜레스테롤은 일반적으로 다음의 Friedewald 공식으로 계산하여 추정한다. 총콜레스테롤은 LDL 콜레스테롤, HDL 콜레스테롤, VLDL 콜레스테롤의 총합이므로, LDL 콜레스테롤은 이들 값을 이용해 추정해 낼 수 있다. Very low-density lipoprotein (VLDL) 콜레스테롤은 공복 후 중성지방 값을 5로 나누어 추정한다.

표 3-28. NCEP ATP III에 의한 지질 및 지단백 수치 평가

	수치(mg/dL)	평가
LDL-콜레스테롤	<100	Optimal
	100~129	Near or above optimal
	130~159	Borderline high
	160~189	High
	≥190	Very high
총콜레스테롤	<200	Desirable
	200~239	Borderline high
	≥240	High
HDL-콜레스테롤	<40	Low
	≥60	High
중성지방	<150	Normal
	150~199	Borderline high
	200~499	High
	≥500	Very high

표 3-29. LDL-콜레스테롤이 높을 때 평가해야 할 심혈관 위험 요인

위험 요인
• 흡연
• 고혈압: 수축기 혈압 140 mmHg 이상 또는 이완기혈압 90 mmHg 이상 혹은 항고혈압제 복용
• 낮은 HDL-콜레스테롤: <40 mg/dL
• 조기 관상동맥 질환의 가족력 : 직계가족 남성 <55세, 여성 <65세
• 연령: 남성 ≥45세, 여성 ≥55세

* 당뇨병은 관상동맥 실환이 있는 경우의 위험과 동등하다.
* HDL-콜레스테롤이 ≥60 mg/dL일 경우 위험요인 1개를 뺀다.

Friedewald 공식

LDL cholesterol (mg/dL) = 총 cholesterol (mg/dL) - HDL cholesterol (mg/dL) - TG (mg/dL)/5

그러나 중성지방 농도가 400 mg/dL 이상인 고중성지방혈증의 경우에는 Friedewald 공식의 정확도가 떨어지므로 LDL 콜레스테롤 직접 측정법을 권장한다.

이상지질혈증의 치료방침을 결정하기 위해서는 서로 다른 시점에 최소 2회 이상의 검사가 필요하며, 만약 2회의 검사결과 간에 현저한 차이가 있을 경우에는 다시 추가 검사를 시행한 후 치료방침을 정하도록 하고 있다. 이상지질혈증에 대한 NCEP ATP-III의 평가는 표 3-28과 같으며, 한국지질, 동맥경화학회에서 발간한 2022 이상지질혈증 진료지침 5판에서 제시한 한국인의 이상지질혈증 분류기준도 NCEP ATP-III의 기준을 따르고 있다.

2) 위험요인 평가

이상지질혈증은 그 자체만의 단독 평가보다는 동맥경화증을 일으키는 위험요인들을 총체적으로 평가해서 그 정도에 따라 관리하는 것이 중요하다. 따라서 일반적인 이상지질혈증 평가기준에도 불구하고 혈청 콜레스테롤의 경우 위험요인을 평가한 후 위험 수준에 따라 목표수치를 각기 따로 설정하여 고위험군의 경우에는 더 적극적인 관리를 시행하도록 권고하고 있다. LDL 콜레스테롤 외에 평가해

표 3-30. 심혈관 위험도에 따른 혈중 콜레스테롤 목표치(투약시작 권고수치. 2023.)

위험도	LDL 콜레스테롤(mg/dL)	non-HDL 콜레스테롤(mg/dL)
관상동맥질환[1]*	<55	<85
죽상경화성 허혈뇌졸중 및 일과성 뇌허혈발작*, 경동맥질환*, 말초동맥질환*, 복부대동맥류*, 당뇨병(유병기간 10년 이상 또는 주요 심혈관질환 위험인자† 또는 표적장기손상을 동반한 경우)[2]	<70	<100
당뇨병(유병기간 10년 미만, 주요 심혈관질환 위험인자†가 없는 경우)	<100	<130
중등도 위험군(주요 심혈관질환 위험인자† 2개 이상)	<130	<160
저위험군(주요 심혈관질환 위험인자† 1개 이하)	<160	<190

* LDL 콜레스테롤 기저치 대비 50%이상 감소시키는 것을 동시에 권고.
† 연령(남자≥45세, 여자≥55세), 조기 심혈관질환 발생 가족력, 고혈압, 흡연, 낮은 HDL 콜레스테롤 수치(<40 mg/dL).
1) 급성심근경색증은 기저치 LDL 콜레스테롤 농도와 상관없이 스타틴을 투약.
2) 표적장기손상(알부민뇨, 만성콩팥병[추정사구체여과율 60 mL/min/1.73 m^2 미만], 망막병증, 신경병증, 좌심실비대) 또는 3개 이상의 주요 심혈관질환 위험인자†를 동반한 당뇨병의 경우: LDL콜레스테롤 목표치<55 mg/dL 선택적 고려 가능.

야 할 심혈관 위험요인들은 연령, 관상동맥질환의 조기발병 가족력, 고혈압, 흡연, 저 HDL 콜레스테롤혈증이다(표 3-29).

3. 치료

국내외 이상지질혈증 진료지침에서는 심혈관계 위험요인들의 유무를 판단하여 위험수준 및 임상상황에 따라 목표 LDL 콜레스테롤 수치를 차등 설정하여 치료를 시행하도록 하고 있다(표 3-30). 제시된 위험군별 LDL 콜레스테롤의 목표치 이상이 되면 약물요법의 시행을 권고하며, 고위험군의 경우 강력한 지질강하요법의 시행을 원칙으로 한다. 고중성지방혈증의 경우(혈중 TG 200 mg/dL 이상)에는 체중증가, 음주 및 탄수화물 섭취 증가 등과 같은 생활습관 요인을 파악하여 식사, 운동, 체중 조절을 통한 우선 관련요인들의 교정이 우선되어야 한다. 혈중 TG 500 mg/dL 이상의 고도상승인 경우에는 체중 증가, 음주, 탄수화물 섭취 등 생활습관의 문제뿐만 아니라 만성 신장병, 당뇨병, 갑상선기능저하증, 임신, 에스트로겐, tamoxifen과 glucocorticoid 투약력 등 이차적인 원인을 확인하여 교정해야 하며, 지질대사이상을 일으킬 수 있는 유전적 문제에 대한 확인이 필요하다. 혈중의 중성지방 고도상승은 급성 췌장염의 위험을 증가시킨다고 알려져 있으므로 이차적인 원인이 없거나 교정된 뒤에도 지속적으로 500 mg/dL 이상의 중성지방 농도가 확인되는 경우에는 췌장염의 예방을 위한 약물치료의 시작을 권고한다. 또한 LDL 콜레스테롤의 동반 상승여부를 파악하여 같이 교정하는 것이 필요하다. 이상지질혈증 치료 시 이상지질혈증 자체의 개선과 심혈관질환 예방을 위해 생활습관 개선을 통한 비약물요법은 모든 단계에서 기본적으로 시행되어야 한다.

1) 비약물요법

(1) 식이요법

식이요법에 의해 총콜레스테롤 및 LDL-콜레스테롤은 약 10~15% 정도 감소하며, 중성지방은 더 많이 감소될 수 있다. 식이요법의 근간은 열량 섭취의 감소, 포화지방산과 트랜스지방 섭취의 감소, 단순당의 섭취 감소 및 식이섬유 섭취 권장 등이다. 총 열량의 과다섭취는 콜레스테롤 및 중성지방 수치 모두를 상승시킨다. 탄수화물의 과다섭취는 혈청 중성지방과 HDL 콜레스테롤에 부정적인 영향을 미치고, 포화지방산 섭취는 중성지방보다는 총콜레스테롤과 LDL 콜레스테롤 상승에 더 큰 영향을 미친다. 불포화지방산의 섭취는 LDL 콜레스테롤과 중성지방 수치를 낮추고 HDL 콜레스테롤을 높이는 효과가 있으며, 식이섬유의 섭취 역시 혈청 지단백 전반에 긍정적인 영향을 미친다는 다수의 보고가 있다. 콜레스테롤 섭취에 대해서는 결론을 내리기에 아직 근거가 부족하다. 최근 국제적으로 이상지질혈증의 관리 및 심혈관질환의 예방을 위한 식사지침은 단일 영양소가 아닌 전체적인 식사의 질을 강조하는 식사패턴 형태로 제시되고 있다. 그 대표적인 식사패턴으로 지중해식 식사와 DASH 식사패턴이 있다.

(2) 운동요법

규칙적인 유산소운동은 체지방과 중성지방을 낮추고, HDL 콜레스테롤을 증가시키며, 혈압과 인슐린 저항성에도 두루 개선효과를 보여 관상동맥질환을 예방하므로, 단순한 수치상의 개선보다 훨씬 더 큰 건강상의 이득을 볼 수 있다. 일반적으로 중강도로 주 5회 30분 이상 또는 고강도로 주 3회 20분 이상을 권장하는데, 대표적인 운동은 걷기, 자전거 타기 등이다. 저항성 운동 역시 인슐린 민감도를 개선하여 대사성질환의 위험도를 줄일 수 있으므로 적절한 근력운동의 병행도 권고된다.

(3) 금연

관상동맥 질환으로 인한 사망의 30~40%는 흡연 때문으로 여겨지며, 흡연으로 인한 지질대사 변화는 여러 연구에서 일관적으로 보고되고 있다. 금연은 전반적인 심혈관계 위험을 명백히 감소시키고, 특히 HDL 콜레스테롤을 개선시키므로 이상지질혈증 환자가 흡연자라면 반드시 금연해야 한다.

(4) 절주

소량의 음주가 HDL 콜레스테롤을 상승시킨다는 일부 보고가 존재하나, 일반적으로 알코올 섭취는 특히 혈청 중성지방을 증가시킬 뿐 아니라 심혈관질환, 암 등을 포함한 대부분의 만성 질환에 부정적 영향을 미치는 것으로 알려져 있다. 최근 발표되는 국내외 지침에 의하면, 이상지질혈증을 포함한 심혈관계 건강증진을 위해 알코올 섭취를 하루 1~2잔 이내로 제한하거나 금주하고, 알코올을 섭취하지 않는 사람의 경우는 음주를 시작하지 말 것을 권고하고 있다.

(5) 체중감소

비만한 환자에서 체중이 감소하면 중성지방과 LDL 콜레스테롤은 떨어지고, HDL 콜레스테롤은 상승하는 효과가 있다.

2) 약물요법

국내외 이상지질혈증 진료지침에서는 투약 전 지질 검사를 시행하고 투약시작 12주 후에 다시 지질 검사를 시행하여 목표치 도달 유무 및 순응도를 평가하는 것을 추천하며, 이후에는 환자의 심혈관계 위험도 및 투약 후 지질 강하 정도에 따라 3~12개월 간격으로 지질 검사를 시행하는 것을 권고한다.

(1) HMG-CoA 환원효소 억제제(Statin; 스타틴)

스타틴은 고콜레스테롤혈증 치료의 일차 선택 약제로서, 여러 연구에서 심혈관질환의 이환율과 사망률을 감소시키는 효과가 있는 것으로 확인되었다. 스타틴은 콜레스테롤 합성에 가장 중요한 단계인 hydroxymethylglutaryl-CoA (HMG-CoA)를 mevalonic acid로 전환시키는 단계를 억제해 간세포 내의 콜레스테롤을 감소시킨다. 혈중 LDL 콜레스테롤의 효과적인 감소와 중성지방 감소 및 HDL 콜레스테롤 증가 효과가 모두 확인된다. 중성지방 농도가 500 mg/dL 이하인 고중성지방혈증의 경우 생활습관개선이 치료의 우선이 되는데, 생활습관개선 후에도 중성지방 농도가 여전히 200~499 mg/dL이면서 LDL 콜레스테롤이 동반 상승되어 있는 경우, 일차적으로 스타틴 투약을 권고한다. 이 경우 중성지방을 낮추는데 효과적

표 3-31. 지질강하제의 적응증, 약제별 용량 및 흔한 부작용

약품성분명	주적응증	시작 용량	최대 용량	흔한 부작용
HMG-CoA 환원효소 억제제(statin)	LDL 상승			
Lovastatin		20 mg	80 mg	근육통, 관절통, 소화장애, 간기능 이상
Pravastatin		40 mg	80 mg	
Simvastatin		20 mg	80 mg	
Fluvastatin		20 mg	80 mg	
Atorvastatin		10 mg	80 mg	
Rosuvastatin		10 mg	40 mg	
담즙산 결합수지	LDL 상승			
Cholestyramine		4 g	32 g	복부팽만감, 변비, 중성지방 상승
Colestipol		5 g	40 g	
피브릭산 제제	TG 상승			
Gemfibrozil		600 mg bid	600 mg bid	소화장애, 근육통, 간기능 이상, 담석
Fenofibrate		160 mg qd	160 mg bid	
콜레스테롤 흡수 저해제	LDL 상승			
Ezetimibe		10 mg	10 mg	간기능 장애

인 피브린산 유도체 대신 스타틴을 권고하는 이유는 스타틴의 심혈관질환 예방효과에 대한 기대 때문이다. 스타틴의 가장 흔한 부작용은 근육통으로 스타틴 복용 환자 중 약 10%에서 근육통, 근육 위약감을 호소하지만, 아직 스타틴과의 연관성이 확실하지는 않다. 그밖에 소화장애, 속쓰림, 복통 등이 4% 정도에서 나타나며, 간독성, 근육 독성은 드물지만 치명적일 수 있다. 스타틴 사용 후 약 0.5~2%에서 ALT 상승이 발생한다고 알려져 있는데, 간효소 수치가 참고치 범위의 3배 이상이 되면 투약 중단을 권고한다. 근육독성의 경우 근육병증 증상과 함께 CK 수치 상승이 확인되는데, 10배 이상 증가하는 경우 투약을 중단하며, CK 4~9배 상승 시 투약을 우선 중단하고, 2~6주 후 CK 수치를 확인하여 다른 스타틴 투여 또는 동일한 스타틴의 감량 투여를 고려하도록 권고하고 있다. 간질환, 임신, 수유부, 약제 과민 반응 환자에게는 금기이다. 스타틴을 투여할 수 없거나 스타틴 내약성이 나쁜 경우에는 담즙산 결합수지, 에제티미브, PCSK9 억제제를 고려할 수 있으며, 병용해서 사용할 수 있다.

(2) 담즙산 결합수지(Bile acid sequestrants, resins; 레진)

레진이 장내에서 담즙산과 결합해 재흡수를 방해하면, 간세포에서 담즙산을 만들기 위해 콜레스테롤을 소모하는 과정에서 혈중 LDL 콜레스테롤을 많이 끌어들이므로 혈중 콜레스테롤이 감소된다. LDL 콜레스테롤은 15~30% 저하되는 반면 중성지방은 증가되므로, 중성지방이 증가된 환자에게는 사용되지 않는다. 부작용으로 변비, 소화불량이 나타날 수 있고, 담즙산 결핍에 의한 콜레스테롤 담석증이 발생할 수 있다. 아울러 Digitalis, warfarin, propranolol, thiazide, amiodarone, thyroxine, acetaminophen, naproxen, corticosteroids, piroxicam, folic acid, fat-soluble vitamins, tetracycline 등의 약제를 흡착해서 흡수를 방해할 수 있으므로 이들 약제는 레진 투여 1시간 전 혹은 4시간 후에 투여된다.

(3) 콜레스테롤 흡수저해제(Ezetimibe, 에제티미브)

에제티미브는 소장에서 내인성 콜레스테롤 재흡수를 억제하여 LDL 콜레스테롤을 감소시킨다. 단독 혹은 스타틴계 약물과 병용 투여되어 LDL 콜레스테롤을 19%까지 낮출 수 있으므로, 스타틴만으로 목표에 도달하지 못하는 환자에게 사용된다. 에제티미브와 스타틴 병용요법이 스타틴 2배 용량 사용보다 효과적이라는 보고가 있다. 흔한 부작용은 복통, 설사, 부글거림 등의 위장관 증상과 피로감이 있고, 비교적 흔하지 않은 부작용으로 소화불량, 위식도 역류, 식욕 감소, 관절통, 근육 연축, 흉통 등이 있다.

(4) PCSK9 억제제

PCSK9 (Proprotein convertase subilisin/kexin type 9) 억제제는 간세포에서 만들어져 세포막의 LDL 수용체를 감소시키는 단백질인 PCSK9을 차단하는 약제로, PCSK9에 대한 단일클론항체인 alirocumab과 evolocumab이 승인되어 피하주사제 사용되고 있다. 스타틴은 콜레스테롤 생합성을 억제하지만 반대로 PCSK9의 발현을 증가시키는 효과가 있는데, 스타틴과 PCSK9 억제제를 병용하면 세포막의 LDL 수용체도 증가하게 되어 더욱 혈중 콜레스테롤 강하 효과가 강해진다. 중성지방 감소 및 HDL 콜레스테롤 상승, ApoA1 지단백 상승 역시 유도된다고 보고되고 있다.

(5) 피브릭산 및 유도제

피브릭산 및 유도체(fibric acid and derivatives)는 중성지방을 낮추는데 가장 효과적인 약물로, 혈중 중성지방 500 mg/dL 이상의 고중성지방혈증 치료에 일차 선택 약물이다. 간에서 peroxisome proliferator-activated receptors (PPAR)를 활성화함으로써 지단백 대사를 조절하는 유전자의 전사과정을 변화시켜 혈장 지단백을 조절하는 것으로 알려져 있다. 또한 말초조직 및 혈청의 지단백 리파제(lipoprotein lipase)의 활성을 촉진해서 VLDL, LDL의 분해를 증가시키므로, 혈중 중성지방을 25~50% 낮출 수 있다. HDL 콜레스테롤 10~15% 증가, LDL 콜레스테롤 감

한의치료 동향

체계적 문헌고찰 및 메타분석에서 복합한약물, 단일 한약물, 침치료 등 다양한 한의약적 치료가 이상지질혈증 환자의 총콜레스테롤, LDL 콜레스테롤 등의 지질수치를 개선하고, 심혈관 질환 위험도를 감소시키는 것으로 확인되었다.

소, 섬유소원 감소 등도 함께 나타낸다. 부작용으로 간기능 장애와 근육병증(myopathy)이 드물게 나타난다. 약물 투여 후 신기능이 감소할 수 있는데, 일반적으로 투여를 중단하면 신기능이 가역적으로 회복된다. 중증 간장애, 중증 신장애, 담석증, 임신, 수유부 등에서는 금기이다.

(6) Omega-3 fatty acids (ω-3 fatty acids, fish oils)

생선에 고농도로 함유된 오메가-3 고도불포화지방산(polyunsaturated fatty acids, PUFA)에는 EPA와 DHA가 있어서 지방산 분해를 촉진하고, 간에서 VLDL 합성을 줄이는 한편 장으로의 분비를 촉진하며, VLDL의 LDL 전환을 유도해 혈중 중성지방을 낮춘다. 중성지방을 저하하고 HDL 콜레스테롤을 상승시키지만, LDL 콜레스테롤은 오히려 증가시키는 부작용이 생기기도 하므로 주의가 필요하다. 고중성지방혈증에 단독으로 투여하거나, 복합형 이상지질혈증에 스타틴과 병용 투여할 수 있다.

(7) 니코틴산 및 유도체

비타민 B3, 나이아신으로도 불리는 니코틴산(nicotinic acid)은 지방조직에서 지방분해를 억제하여 혈청 지방산 농도를 감소시키고, 간에서 VLDL의 생산을 억제함으로써 혈청 중성지방 농도를 낮추며, VLDL에서 변환되는 LDL 콜레스테롤 농도도 감소시킨다. 또한 간세포의 콜레스테롤 대사에 관여하여 HDL 콜레스테롤 분해를 억제하므로, HDL 콜레스테롤을 증가시키는 효과가 다른 약제에 비해 가장 뛰어나다. LDL 콜레스테롤 10~25% 저하, 중성지방 20~50% 저하, HDL 콜레스테롤 15~35% 상승의 효과를 나타내는 것으로 알려져 있으나, 현재 우리나라에서는 나이아신을 치료제로 중요하게 다루지 않고 있다. LDL 콜레스테롤과 중성지방이 높은 경우에 모두 사용되는데, 가장 흔한 부작용은 안면홍조이고, 가장 심한 부작용은 간독성이다. 말초 인슐린 감수성을 감소시켜 당뇨병을 악화시킬 수 있으므로 당뇨병 환자에게는 사용이 제한되며, 간기능 및 신기능 장애, 통풍, 임신, 수유부에서도 금기이다.

▣ 이상지질혈증 관련 임상참고문헌

- Bertuccioli A, Moricoli S, Amatori S, Rocchi MBL, Vici G, Sisti D. Berberine and Dyslipidemia: Different Applications and Biopharmaceutical Formulations Without Statin-Like Molecules-A Meta-Analysis. J Med Food. 2020;23(2):101-13.
- Blais JE, Huang X, Zhao JV. Overall and Sex-Specific Effect of Berberine for the Treatment of Dyslipidemia in Adults: A Systematic Review and Meta-Analysis of Randomized Placebo-Controlled Trials. Drugs. 2023;83(5):403-27.
- Dong H, Zhao Y, Zhao L, Lu F. The effects of berberine on blood lipids: a systemic review and meta-analysis of randomized controlled trials. Planta Med. 2013;79(6):437-46.
- Fogacci F, Banach M, Mikhailidis DP, Bruckert E, Toth PP, Watts GF, et al. Safety of red yeast rice supplementation: A systematic review and meta-analysis of randomized controlled trials. Pharmacol Res. 2019;143:1-16.
- Gerards MC, Terlou RJ, Yu H, Koks CH, Gerdes VE. Traditional Chinese lipid-lowering agent red yeast rice results in significant LDL reduction but safety is uncertain - a systematic review and meta-analysis. Atherosclerosis. 2015;240(2):415-23.
- Guo J, Chen H, Zhang X, Lou W, Zhang P, Qiu Y, et al. The Effect of Berberine on Metabolic Profiles in Type 2 Diabetic Patients: A Systematic Review and Meta-Analysis of Randomized Controlled Trials. Oxid Med Cell Longev. 2021;2021:2074610.
- Hernandez AV, Hwang J, Nasreen I, Sicignano D, Pasupuleti V, Snow-Caroti K, et al. Impact of Berberine or Berberine Combination Products on Lipoprotein, Triglyceride and Biological Safety Marker Concentrations in Patients with Hyperlipidemia: A Systematic Review and Meta-Analysis. J Diet Suppl. 2024;21(2):242-59.
- Huang L, Wang H, Shi M, Kong W, Jiang M. Lipid Profile in Patients With Primary Ovarian Insufficiency: A Systematic Review and Meta-Analysis. Front Endocrinol (Lausanne). 2022;13:876775.
- Jiang M, Gao Y, Wang K, Huang L. Lipid profile in girls with precocious puberty: a systematic review and meta-analysis. BMC Endocr Disord. 2023;23(1):225.
- Ju J, Li J, Lin Q, Xu H. Efficacy and safety of berberine for

dyslipidaemias: A systematic review and meta-analysis of randomized clinical trials. Phytomedicine. 2018;50:25-34.

- Lan J, Zhao Y, Dong F, Yan Z, Zheng W, Fan J, et al. Meta-analysis of the effect and safety of berberine in the treatment of type 2 diabetes mellitus, hyperlipemia and hypertension. J Ethnopharmacol. 2015;161:69-81.
- Li Y, Jiang L, Jia Z, Xin W, Yang S, Yang Q, et al. A meta-analysis of red yeast rice: an effective and relatively safe alternative approach for dyslipidemia. PLoS One. 2014;9(6): e98611.
- Liu M, Hu W, Xie S, Zhang J, Zhao Z, Liu M, et al. [Characteristics and laws of acupoint selection in treatment of hyperlipidemia with acupuncture and moxibustion]. Zhongguo Zhen Jiu. 2015;35(5):512-6.
- Millán J, Cicero AF, Torres F, Anguera A. Effects of a nutraceutical combination containing berberine (BRB), policosanol, and red yeast rice (RYR), on lipid profile in hypercholesterolemic patients: A meta-analysis of randomised controlled trials. Clin Investig Arterioscler. 2016;28(4):178-87.
- Noh JW, Lee BC. LDL cholesterol-lowering effect of Daeshiho-tang in patients with dyslipidemia: A pilot randomized, double-blind, placebo-controlled trial. Heliyon. 2023;9(8):e19162.
- Pirro M, Mannarino MR, Bianconi V, Simental-Mendía LE, Bagaglia F, Mannarino E, et al. The effects of a nutraceutical combination on plasma lipids and glucose: A systematic review and meta-analysis of randomized controlled trials. Pharmacol Res. 2016;110:76-88.
- Pirro M, Mannarino MR, Bianconi V, Simental-Mendía LE, Bagaglia F, Mannarino E, et al. The effects of a nutraceutical combination on plasma lipids and glucose: A systematic review and meta-analysis of randomized controlled trials. Pharmacol Res. 2016;110:76-88.
- Rahmani P, Melekoglu E, Tavakoli S, Malekpour Alamdari N, Rohani P, Sohouli MH. Impact of red yeast rice supplementation on lipid profile: a systematic review and meta-analysis of randomized-controlled trials. Expert Rev Clin Pharmacol. 2023;16(1):73-81.
- Xu G, Lin M, Dai X, Hu J. Comparing the effectiveness of Chinese patent medicines containing red yeast rice on hyperlipidaemia: A network meta-analysis of randomized controlled trials. Endocrinol Diabetes Metab. 2022;5(1):e00314.
- Zhao Y, Yang YY, DU YW, Yang HM, Wu SX. [Systematic review and Meta-analysis on efficacy and safety of berberine for dyslipidemia]. Zhongguo Zhong Yao Za Zhi. 2020;45(3):664-73.

III. 대사증후군
(Metabolic syndrome)

1. 개요

대사증후군은 1988년 Reaven GM이 명명하면서 임상적 의의가 확대된 질환이다. 대사증후군은 심혈관질환 발생률과 총 사망률을 25% 증가시키고, 향후 당뇨병 발생 위험도를 2배 증가시킨다. 따라서 대사증후군 구성 위험인자들에 대한 철저한 관리는 죽상경화성 심혈관질환를 비롯한 당뇨병, 치매 등의 예방과 예후 개선에 중요하다.

심장대사증후군 학회에서 분석한 Fact Sheet 2021 자료에 따르면, 우리나라의 성인 대사증후군 유병률은 22.9% (남성 27.9%, 여성 17.9%) 이다.

2. 진단

1998년 WHO에서는 당뇨병이나 혈당장애(공복혈당장애 혹은 당불내성 혹은 인슐린 저항성) 항목이 반드시 존재하면서 비만, 고혈압, 이상지질혈증, 미세알부민뇨 등의 타 요소가 두 가지 이상 존재하는 경우를 대사증후군으로 정의했다. 1999년 EGIR (European Group for the study of Insulin Resistance)에서 제시된 대사증후군의 기준은, WHO의 기준항목과 각 항목별 기준치에 대해서는 다소 차이가 있다. 2001년 NECP ATP III에서는 임상에서 손쉽게 적용되는 기준, 즉 허리둘레로 대변되는 복부비만, 높은 혈압, 높은 혈당, 고중성지방혈증, 저 HDL 콜레스테롤 등의 다섯 가지 중 세 가지 이상이 존재하는 경우를 대사증후군으로 정의했다(표 3-32).

이렇듯 여러 단체에서 각각 다른 기준을 설정했는데, WHO와 EGIR의 정의는 인슐린 저항성이 기본 병태생리로 작용한 까닭에 연구용으로 더 적당한 개념인 반면,

표 3-32. 각 단체에서 제시한 대사증후군의 진단기준

WHO 1998	EGIR 1999	NCEP 2001
당뇨병, 내당능장애, 인슐린 저항성 셋 중 하나	인슐린 저항성이나 고인슐린혈증이 있는 경우 (당뇨병 제외)	아래 중 3가지 이상일 때
+아래 중 2가지 이상일 때	+아래 중 2가지 이상일 때	
1. 이상지질혈증 TG ≥150 mg/dL or HDL-C 〈35(M), 40(F) mg/dL 2. 고혈압 BP ≥140/90 mmHg and/or 약물 복용 3. 비만 BMI >30 kg/m^2 and/or WHR >0.90(M), 0.85(F) 4. 미세알부민뇨 AER ≥20 μg/min or ACR ≥30 mg/g	1. 혈당장애 공복혈당 ≥110 mg/dL 2. 이상지질혈증 TG >180 mg/dL and/or HDL-C <40 mg/dL 약물 복용 3. 고혈압 혈압 ≥140/90 mmHg and/or 약물 복용 4. 중심성 비만 허리둘레 >94 cm (M), 80 cm (F)	1. 혈당 장애 공복혈당 ≥110 mg/dL 2. 고중성지방혈증 TG ≥150 mg/dL 3. 저 HDL-콜레스테롤혈증 HDL-C <40 (M), 50 (F) mg/dL 4. 고혈압 혈압 ≥130/85 mmHg and/or 약물복용 5. 복부(중심성) 비만 허리둘레 ≥102 cm (M), 88 cm (F)

AER, albumin excretion rate; ACR, albumin/creatinine ratio.

표 3-33. IDF에서 제시한 대사증후군의 진단기준

중심성 비만: 허리둘레에 의한 기준 사용
필수요건
인종별로 독자적인 기준 필요
중심성 비만 + 아래 4가지 중 2가지 이상일 때
1. 고중성지방혈증: TG≥150 mg/dL 또는 약물 복용 중
2. HDL-콜레스테롤 감소: HDL-C<40(남성), 50(여성) mg/dL 또는 약물 복용 중
3. 고혈압: 혈압≥130/85 mmHg 또는 약물 복용 중
4. 고혈당: 공복혈당≥100 mg/dL 또는 당뇨병의 과거력 또는 약물 복용 중

표 3-34. 인종별 복부 비만 진단을 위한 허리둘레의 기준

국가/인종	복부 비만 진단을 위한 허리둘레 기준(cm)	
미국	남성 ≥102	여성 ≥88
유럽	남성 ≥94	여성 ≥80
지중해, 아랍인	남성 ≥94	여성 ≥80
아프리카(사하라 이남)	남성 ≥94	여성 ≥80
남부/중앙 아메리카	남성 ≥90	여성 ≥80
남부 아시아(중국계, 말레이시아, 인도)	남성 ≥90	여성 ≥80
중국	남성 ≥90	여성 ≥80
일본	남성 ≥85	여성 ≥90
한국	남성 ≥90	여성 ≥85

표 3-35. 우리나라 대사증후군 진단기준(심장대사증후군학회, 2021)

제시된 5개 항목 중 3개 이상을 가지고 있는 경우	
1. 복부 비만(허리둘레)	남성: ≥90 cm, 여성: ≥85 cm
2. 중성지방	≥150 mg/dL 또는 약물 복용 중
3. 고밀도지단백 콜레스테롤(HDL-C)	남성: <40 mg/dL, 여성: <50 mg/dL 또는 약물 복용 중
4. 혈압	≥130/85 mmHg 또는 약물 복용 중
5. 공복혈당	≥100 mg/dL 또는 약물 복용 중

NCEP ATP III에서는 잘못된 생활습관으로 초래되는 심혈관 위험인자의 조합으로 구성되어 임상적으로 더 적용하기 편리한 개념이다.

한편, 2004년 IDF (International Diabetes Federation)에서는 대사증후군에 대한 정의를 재정립하려 하였는데, 복부 비만의 정도와 합병증에 대한 위험도의 증가 양상이 인종에 따라 다르게 나타난다는 점이 고려되었기 때문이다. 이후 2005년 IDF에서는 전 세계적으로 공통적으로 사용 가능하면서 민족적 특성을 고려한 대사증후군을 정의해서 발표했으니, IDF의 새로운 정의에서는 복부 비만을 최우선의 필수 항목으로 선정했다(표 3-33). 즉, 인종별 기준에 따른 복부비만이 있으면서 고중성지방혈증, 저 HDL 콜레스테롤, 높은 혈압, 높은 공복 혈당 혹은 당뇨병

이라는 네 가지 대사이상 중 두 개 이상일 때를 대사증후군으로 정의한 것이다. 이에 따라 우리나라에서도 국민건강영양조사결과를 바탕으로 남성에서는 허리둘레 90 cm 이상, 여성에서는 85 cm 이상일 때 복부 비만이라고 정의하게 되었다(표 3-34).

2005년 말에는 AHA/NHLBI (American Heart Association/National Heart, Lung, and Blood Institute)에서도 허리둘레에 인종적 특성을 고려한 기준을 제시했고, 공복혈당에 대해서도 100 mg/dL를 적용한 새로운 진단기준을 제시했다. 현재 우리나라에서는 간편성과 민감도를 고려해 AHA/NHLBI에서 제시한 진단기준을 따르되, 복부 비만 기준치를 남성 90 cm, 여성 85 cm로 대치해서 사용한다(표 3-34, 35).

3. 관리 및 치료

대사증후군 예방과 치료의 궁극적인 목적은 심뇌혈관질환 및 이로 인한 사망을 감소시키는 것이며, 복부 비만의 감소를 중심으로 한 체중조절과 혈압, 혈당 및 혈청 지질의 개선이 필수적이다. 이를 위해 식이요법과 운동을 중심으로 금연과 음주관리 등 생활습관교정이 가장 중요하며, 약물치료는 필요에 따라 이루어진다.

1) 체중조절

체중 증가는 대사증후군의 주요한 위험인자이다. NHANES III에 따르면, 정상 체중 인구의 5%, 과체중 인구의 22%, 그리고 비만 인구의 60%에서 대사증후군이 확인된다. 성인 비만이 빠르게 증가함으로 인해 대사증후군 예방 및 관리에서 체중조절의 중요성은 더욱 강조되고 있다. 체중조절이란 식사요법과 운동요법을 포함한 적극적인 생활습관개선을 통해 적정체중을 유지하는 것이다. 체중조절의 이상적인 목표는 6개월~12개월 동안 체중을 7~10% 감소시키고, 체중이 목표 체질량지수에 도달할 때까지 지속하는 것이다. 생활습관개선을 통한 체중감소는 수축기 혈압, 이완기 혈압, 혈당, 중성지방, 총콜레스테롤 수치들을 호전시킬 수 있어 대사증후군 이환율을 효과적으로 낮출 수 있다.

2) 혈압조절

대사증후군에서 동맥경화로 인한 심뇌혈관 질환의 이환율을 줄이기 위해서는 고혈압에 대한 관리가 무엇보다도 중요하다. 혈압조절을 위해 가장 우선되어야 하는 치료는 생활습관개선이다. 혈압조절을 위해 염분제한이 권고되며, 체중감량 역시 강조되고 있다. 과체중인 경우 체중 1 kg 감량 시 혈압 1 mmHg정도의 하강 효과가 있다고 알려져 있다. 혈압강하를 목적으로 하는 운동은 1주일에 6회, 한 번에 30분 이상의 유산소 운동이 권고된다. 과도한 음주와 흡연 역시 고혈압의 강력한 위험요인이므로, 금주와 금연 역시 필요하다. 수축기혈압 160 mmHg 이상이거나 이완기혈압 100 mmHg 이상의 2단계 고혈압에서는 약물치료를 시작하여 복용을 유지할 것을 권고한다. 항고혈압 약물로 안지오텐신전환효소 억제제, 안지오텐신 수용체 차단제, 칼슘통로차단제 등의 투여가 고려될 수 있다.

3) 혈당조절

대사증후군 환자는 심혈관질환의 위험도가 2배 높으며, 2형 당뇨병 발생의 위험도가 5배 높다. 혈당조절을 위해서는 식사습관을 개선하는 것이 무엇보다 중요하다. 주요 영양소 섭취 시 전체 영양소 중 탄수화물 특히 단순당의 비율을 낮추는 저탄수화물 식사가 혈당과 혈장 중성지방을 낮추고 내장지방을 감소시키는 데 효과적이다. 그 밖에도 염증지표개선 및 인슐린 저항성 개선을 위해 불포화지방산보다는 단일불포화지방산 또는 다가불포화지방산을 섭취하는 것을 권고하고 있다. 또한 국민영양조사 결과 신체활동 정도와 인슐린감수성 사이에 유의한 상관관계가 있었으며, 혈당조절을 위해 최소 주 5~6회, 1회 30분 이상의 중등도 강도의 규칙적인 운동을 권고하여 운동의 중요성을 강조하고 있다. 당뇨병 치료약물 중에서 SGLT2 억제제와 GLP-1 수용체 agonist는 혈당 조절 및 체중감소효과가 우수하여 대사증후군 환자에게도 유용한 약제이다.

4) 이상지질혈증의 관리

이상지질혈증에 대한 생활습관 관리의 핵심은 식사요법, 운동요법, 금연, 음주관리이다. 우리나라 성인은 전형적인 고탄수화물, 저지방 식사를 하고 있는데, 이러한 고탄수화물 식이는 혈중 중성지방(TG) 수치를 올리고 고밀도지단백 콜레스테롤(HDL-C) 수치를 낮춘다. 총 탄수화물 섭취량은 총 에너지 섭취량의 65% 이내로 과다하지 않도록 하고, 당류 섭취를 탄수화물 섭취의 10~20% 이내로 제한하며, 총 지방 섭취량은 총 에너지 섭취량의 30% 이내로 제한하는 것이 좋다. 포화지방산은 혈중 저밀도지단백 콜레스테롤(LDL-C) 수치에 가장 큰 영향을 미치는 영양요인이므로 과다한 섭취는 지양해야 한다. 이상지질혈증에서 불포화 지방산의 섭취량에 대한 관련 근거는 아직 충분하지 않으나, 포화지방산을 단일불포화지방산이나 다가불포화지방산으로 대체할 경우, 혈중 LDL-C 수치가 감소한다. 트랜스지방은 LDL-C/HDL-C 비율을 높이므로 반드시 피해야 하며, 식이섬유는 LDL-C 수치를 낮출 수 있다고 알려져 있어 충분한 섭취가 권고된다. 알코올은 지단백질분해효소의 활성을 감소시켜 TG수치를 높일 수 있으므로, 음주관리가 역시 필수적이다. 규칙적인 운동은 TG를 낮추고 HDL-C을 높이는 효과가 있어 그 중요성이 강조되는데, 이상지질혈증의 조절을 위해서 중등도 강도의 유산소운동을 30분 이상 주 4~6회, 저항성 운동은 주 2회 이상 규칙적으로 시행할 것을 권고하고 있다. 흡연은 혈중 유리지방산을 증가시키는 것으로 알려져 있어 이상지질혈증 환자에서 금연은 강력히 권고된다. HMG-CoA reductase inhibitor인 스타틴은 LDL-C을 낮추는 1차 치료약물이고, 콜레스테롤 흡수를 억제하는 에제티미브는 스타틴을 보완하는 효과를 보여 스타틴과 복합제로 처방된다. 고중성지방혈증 치료약물로는 페노피브레이트와 오메가-3 지방산이 사용된다.

한의치료 동향

최근 대사증후군 치료를 위한 한약 사용에 대한 체계적 문헌 고찰에서는 특히 복합 한약 처방이 긍정적인 효과를 보이고 있다. 또한 桂皮 (Cinnamomum cassia), 모링가(Moringa), 알로에 베라(Aloe vera), 페누그릭(Fenugreek), 고추(Capsicum annum) 같은 천연물은 인슐린 감수성을 개선하고, 중성지방을 낮추며, 산화 스트레스를 줄이는 데 효과적임이 확인되었다. 한약은 자연유래로 안전성이 높다고 여겨지며, 합성 의약품에 비해 부작용이 적고, 많은 환자가 기존 치료에 만족하지 못해 한약을 찾는 경향이 있다. 여러 임상 시험에서 한약이 체중과 체지방 감소에 기여할 수 있음을 보여주었다.

▣ 대사증후군 관련 임상참고문헌

- 최순영, 배광록, 박지영, 정재한, 신경민, 서광명. 한방치료와 식이요법을 병행하여 호전된 대사증후군 환자 증례보고. 대한한방비만학회지. 2009;9(2):65-73.
- IntechOpen [Internet]. Necessity of Herbal Medicine in the Management of Metabolic Syndrome [cited 2024 Sep 25]. Available from: https://www.intechopen.com.
- Palla AH, Amin F, Fatima B, Shafiq A, Rehman NU, Haq IU, et al. Systematic Review of Polyherbal Combinations Used in Metabolic Syndrome. Front Pharmacol. 2021;12:752926.

IV. 골다공증

1. 정의 및 개요

WHO에서는 골다공증을 골질량의 감소와 골조직의 약화로 인하여 골절의 위험성이 증가하는 전신적인 진행성 근골격계 질환으로 정의하였다. KCD 상병으로는 M80, M81, M82의 범주가 이에 해당한다. 임상적으로는 골밀도(bone mineral density, BMD)를 측정하여 골절과의 관련도를 평가하고, 표준편차를 계산하여 건강한 젊은 사람에 비하여 2.5 혹은 그 미만인 경우로 흔히 T-score로 표현된다.

골다공증은 골절의 위험도가 커질 때 진단이 이루어지는 질환으로, 골다공증에 의한 골절은 비외상성 골절로 분류된다. WHO에서는 BMD가 정상이라면 골절이 일어나지 않는 충격에 의해서도 골절이 발생하거나 본인이 인지하지 못하는 가운데 골절이 발생하는 경우도 골다공증에 의한 골절로 정의하였다.

골다공증 발생 원인으로는 여성호르몬의 부족에 의한 골밀도 감소, 노화, 글루코코르티코이드의 과사용 등이 있다. 골흡수와 골형성은 균형을 유지하여 항상성을 이루려 하지만, 여성호르몬의 부족 및 노화에 의하여 골형성이 둔화된다. 여성호르몬의 한 종류인 에스트로겐이 부족하면 파골세포의 활동은 활발해지고 조골세포의 활동은 둔화되어 골밀도가 감소하게 된다. 또한, 노화가 진행되면서 골세포의 사멸로 인하여 골세포의 수가 감소하며 골격에 가해지는 부하를 인지하는 능력이 저하되어 미세골절에 취약해진다.

글루코코르티코이드에 의한 골량의 감소는 두 단계의 과정을 거친다. 약물 복용 첫 3~6개월간 골밀도가 빠르게 감소하며, 이후 장기적인 글루코코르티코이드의 사용은 매년 3% 정도의 골량 감소를 야기한다. 이는 소주골과 피질골 모두에서 영향을 미치며, 특히 소주골의 분포가 많은 요추 추체에서 골절이 다발하는 원인으로 작용한다.

또한, 여러 가지 질환에 의하여 이차적인 골다공증이 발생할 수도 있다. 당뇨병, 부갑상선기능항진증, 갑상선기능항진증, 쿠싱증후군 등의 호르몬 질환에 의해 골다공증이 유발될 수 있으며, 이외에도 혈액질환이나 영양질환인 골전이, 골수종, 백혈병 등에 의해서도 골다공증이 발생할 수 있다.

2. 임상양상

1) 통증

통증은 일차성 골다공증에서 가장 빈도가 높은 증상으로 허리와 등 부위에서 주로 나타난다. 그러나 환자들은 다양한 부위에서 통증을 호소할 수 있다. 다른 원인에 의한 통증이 배제된다면 골다공증에 의한 골절을 의심할 수 있으며, 또한 환자는 피로를 자주 호소하게 된다.

2) 신장의 단축 및 낙타등

신장의 단축 및 낙타등은 허리와 등의 통증 이후 나타나는 중요한 증상이다. 골다공증에 의하여 추체가 변형되기 시작하면 낙타등 증상 및 신장 단축이 발생하기 시작한다. 특히 움직임과 체중부하가 많은 추체인 흉추 11번과 12번 및 제3요추 등에서의 척추 변형이 현저하다. 이러한 변형이 발생할 경우 내장기관을 압박하여 심폐기능에 영향을

표 3-36. 이차성 골다공증의 원인

내분비질환	위장관 질환	약물	결체조직 질환	기타 질환
• 당뇨병 • 말단비대증 • 성장호르몬결핍 • 부갑상선기능항진증 • 갑상선기능항진증 • 쿠싱증후군 성선기능저하증 • 저인산증 • 포르피린증 • 임신 고프로락틴혈증	• 위절제술 또는 우회술 • 신경성식욕부진증 • 칼슘결핍 • 만성간질환 • 흡수장애증후군 • 염증성 장질환 • 비타민D결핍 • 알코올중독	• 항경련제 • 아로마타제억제제 • 항암제 • Thiazolidinedione • 글루코코르티코이드 • 성선자극호르몬분비 호르몬제제 • 헤파린 • 리튬 • 프로톤펌프억제제 • 선택적세로토닌재 흡수억제제	• 강직성 척추염 • 류마티스관절염 • 전신성 홍반루푸스골 형성부전증 • 호모시스틴뇨증엘러스-단로스증후군	• 후천성면역결핍증 • 용혈성빈혈 • 만성폐쇄성폐질환 • 전이암 • 다발성골수종 • 고칼슘뇨증 • 부동 • 장기이식 • 파킨슨병 • 뇌성마비

줄 수 있다.

3) 골절

골다공증에 의하여 골절이 다발하는 부위는 척추 및 대퇴골 부위이며, 그밖에 요골이나 상완골 등에서도 발생할 수 있다. 척추에서의 골절은 압박골절이 많으며, 척추 추체의 변형을 일으킬 수 있다. 척추 추체의 모양이 오목하게 변화하거나 전만을 일으킬 수 있으며, 척추의 전주 부위가 가장 많이 골절되지만 중주 혹은 후주까지 침범하기도 한다.

3. 분류

1) 원발성 골다공증

(1) 폐경 후 골다공증

폐경 이후의 여성들에게서 골다공증이 많이 발생하는 경향성이 있다. 에스트로겐의 결핍에 의하여 소주골의 골량이 부족해지면서 유발되는 것이다. 이로 인하여 노년기의 여성이 남성에 비하여 골다공증에 더욱 취약하게 된다. 사람마다 골질량의 변화는 큰 편차가 있기 때문에 임상적인 예후를 예측하기는 쉽지 않다. 폐경 후 여성에게서 골절의 위험도를 평가하는 가장 좋은 수단은 BMD 검사이다.

(2) 노인성 골다공증

노화가 진행됨에 따라 소주골 및 피질골의 골량이 부족해지면서 발생하는 골다공증이다. 장기적인 추적관찰 결과 최대 골량에 달하는 20대 이후부터는 지속적으로 골밀도가 약화되는 경향성을 보인다. 폐경 후의 여성이 아닌 남성에게서도 골다공증이 발생하며, 노년층 고관절 골절의 20%는 남성에게서 발생한다.

(3) 청소년 골다공증

청소년에서 발생하는 골다공증의 주요 원인은 유전적인 문제 혹은 관절 불안정성이나 만성 염증 질환 등에 의한 이차적인 것으로 파악된다. 항경련제, 스테로이드, 백혈병 등에 의하여 이차적으로 유발되는 경우가 많다.

2) 이차성 골다공증

이차성 골다공증은 다른 질환에 의하여 유발되거나 약물의 복용에 의하여 골량이 감소하고 골조직의 구조가 변화함에 따라 유발된다. 이차성 골다공증의 원인으로는 약물, 내분비질환, 위장관질환, 골수질환 등이 있다.

(1) 침범 부위에 따른 분류

① 전신성 골다공증

전신성 골다공증(generalized osteoporosis)은 전신의 뼈, 특히 척추와 사지의 원위부 골에서 다발한다. 척추에서는 골밀도의 감소와 더불어 다양한 변형이 나타날 수 있다. 이러한 변형은 추체의 전주부 높이가 줄어들거나, 상하가 오목한 codfish 추체의 모습을 보이거나, 여러 추체의 압박골절에 의하여 과전만을 보일 수 있다.

② 부분 골다공증

부분 골다공증(regional osteoporosis)은 하나의 팔 또는 다리, 혹은 그중에서 한 구획에서만 선택적으로 발생하는 골다공증을 말하며, 그 원인으로는 고정화 또는 반사성 교감신경성 이영양증(Reflex Sympathetic Dystrophy, RSD)을 들 수 있다.

③ 국소 골다공증

국소 골다공증(localized osteoporosis)은 염증, 감염, 종양 등의 국소질환이 발생할 경우 해당 영역 주변에 국소적으로 발생하는 좁은 범위의 골다공증을 의미한다.

4. 진단

1) 문진 및 실험실 검사

기본적으로 확인할 사항으로 환자의 증상 및 자세에 대하여 문진해야 하며, 혈액학적 검사를 추가하여 환자의 병인이 무엇인지를 판단할 수 있다.

표 3-37. 골다공증의 진단기준

1	T-score ≥ -1.0	정상
2	-1.0>T-score>-2.5	골감소증
3	T-score≤-2.5/Z-score≤-2.0	골다공증
4	T-score≤-2.5+골다공증 골절	심한 골다공증

(1) 문진 및 평가

① 부위: 통증의 발생 부위

② 시진: 환자의 자세(척추 전만, 척추 후만, 체중부하, 추체 손상 가능성 여부)

③ 과거력: 이전의 골절 발병 여부, 평소 식습관, 골밀도에 영향을 줄 수 있는 약물의 복용 여부, 평소의 신체 활동 정보, 폐경 여부

④ 가족력: 골다공증, 골량 감소에 의한 골절

(2) 실험실 검사

실험실 검사는 이차성 골다공증의 원인을 판별하는 데 활용하며, 원발성 골다공증의 경우에는 남성과 여성에게 나누어 적용할 수 있다. 여성의 경우 폐경 이후의 골다공증 환자는 혈중 에스트라디올의 농도가 낮고, 남성 노인성 골다공증 환자는 혈중 테스토스테론의 수치가 낮다. 이외에 활용될 수 있는 지표는 혈청의 25-(OH) Vitamin D, 혈청 부갑상선호르몬, 혈청 프로락틴, 요검사 등이 골다공증의 감별진단을 위한 검사로 활용될 수 있다.

2) 영상의학적 검사

골밀도 검사는 임상적으로 골다공증의 진단에 가장 많이 활용되는 방법으로, 국내에서 많이 활용되는 골다공증 검사법으로는 DXA, 정량적 초음파법(Quantitative Ultrasound, QUS), 정량적 전산화단층촬영(Quantitative Computed Tomography, QCT), 말단골 정량적 전산화단층촬영(peripheral Quantitative Computed Tomography, pQCT) 등이 있다. 부위에 따라 이 검사들의 활용법이 각각 다른데, 흔히 요추와 대퇴골에서는 DXA와 QCT, 종골은 QUS와 DXA 및 pQCT, 요골은 DXA와 pQCT를 사용하여 평가하게 된다

(1) 진단기준

가장 널리 사용되는 골다공증 진단기준은 T-score와 Z-score를 사용한 것이다. T-score는 '[환자의 측정값-젊은 연령의 평균값]/젊은 연령의 표준편차'로 계산하여 골밀도가 가장 높은 젊은 연령대와 비교하여 상대적으로 골절에 대한 절대위험도를 나타낸 것이다. 한편, Z-score는 '[환자의 측정값-동일 연령집단의 평균값]/동일 연령집단의 표준편차'로 같은 연령대의 평균 골밀도와 비교한 것이다.

골다공증 진단 시 요추, 대퇴골경부, 대퇴골 전체 중에서 가장 낮은 T-score 값을 기준으로 한다. 소아, 폐경 전 여성, 청소년, 50세 미만의 남성에서는 T-score 대신 Z-score를 사용하며, Z-score 값이 -2.0 이하일 경우 동일 연령 평균보다 낮은 골밀도로 평가된다.

(2) 이중에너지 방사선흡수법(Dual-energy X-ray Absorptiometry, DXA)

이 검사는 요추 및 대퇴골의 골밀도를 중심으로 측정하여 T-score와 Z-score를 산출하는 데 유용한 방법이다. 요추의 골밀도를 측정할 때는 척추가 영상의 중앙에 위치하도록 해야 하며, T12부터 L5까지가 포함되도록 해야 한다.

진단할 때는 L1~L4의 평균치를 활용하지만, T-score가 주위 추체와 1 표준편차 이상 차이나거나 이전에 추체 성형술을 받은 경험이 있는 추체는 측정에서 제외시킨다. 대퇴골 골밀도의 측정은 대퇴골절 발생 예측에 유용하며, 대퇴골 전체 두 곳 중 골밀도가 낮은 곳을 중심으로 삼는다.

(3) 정량적 초음파법

정량적 초음파법(Quantitative Ultrasound, QUS)은 DXA에 비하여 간편하고 기기의 가격이 저렴하다는 특징이 있다. 그러나 얻어지는 결과값은 DXA에 비하여 낮은 경향이 있어 골다공증을 과잉진단할 가능성이 높다. 정밀도가 낮은 편이어서 추적검사에 적절하지 않고, 국내 보험 급여 기준에서도 인정받지 못하고 있다.

(4) 정량적 전산화단층촬영

정량적 전산화단층촬영(Quantitative Computed Tomography, QCT)은 기존의 CT 검사를 응용하여 골밀도를 측정하는 방식으로, 피질골과 소주골을 분리하여 골밀도를 측정할 수 있다는 장점이 있다. 골밀도 외에 대퇴골의 길이와 각도에 대한 정보를 함께 제공하여 보다 정확하게 골강도를 평가할 수 있다.

(5) 말단골 정량적 전산화단층촬영

말단골 정량적 전산화단층촬영(peripheral Quantitative Computed Tomography, pQCT)은 골밀도 측정만을 위하여 개발된 검사방식으로, 피질골의 소주골화 정도를 측정하거나 다공증의 평가에 활용될 수 있다.

3) 생화학적 골 표지자 검사

생화학적 골 표지자 검사는 골다공증의 진단기준은 아니지만 혈청 골형성 표지자와 골흡수 표지자 및 25-(OH) Vitamin D 측정은 진단 및 치료반응의 평가에 도움이 될 수 있다. 골흡수의 억제 치료 이후 골 표지자의 감소 정도도 평가할 수 있다.

4) 골절의 위험도 평가

(1) 골절 위험도 예측 프로그램 (Fracture Risk Assessment tool, FRAX)

BMD 검사만을 이용한 골절의 위험도 평가는 특이도는 높지만 민감도가 낮다는 단점이 있다. 이를 보완하기 위하여 WHO에서는 FRAX (fracture risk assessment tool)를 개발하여 향후 골절의 위험도 평가에 활용하였다. FRAX는 https://www.sheffield.ac.uk/FRAX에 접속한 후 필요한 정보를 입력하여 산출할 수 있다. 진료실에서 간단한 질문만으로도 쉽게 평가할 수 있고, 골밀도 검사 결과가 없더라도 어디서나 쉽게 측정 가능한 체질량지수(Body Mass Index, BMI) 활용으로 접근성을 높인 장점이 있다.

(2) 골다공증의 골절 위험 요인

BMI 지수가 낮은 경우 고관절 골절의 주요 위험 요인으로 작용한다. 골절의 과거력이 있는 환자는 추가적인 골절의 위험이 크며, 이전에 골절을 경험한 환자는 그렇지 않은 환자에 비해 골절 위험도가 약 2배로 증가한다. 부모가 고관절 골절을 경험한 가족력이 있는 경우에도 골절 발생 가능성이 높아진다.

흡연은 골밀도(BMD)와 무관하게 독립적인 골절 위험 요인으로 작용하며, 글루코코르티코이드 사용량이 많을수록 골절 위험도는 비례하여 증가한다. 음주의 경우 하루 2잔 이하의 섭취는 골절 위험에 큰 영향을 주지 않으나, 하루 3잔 이상 복용할 경우 음주량에 비례해 골절 위험이 상승한다.

류마티스관절염이 있는 환자는 다른 요인들과 달리 골밀도와 관계없이 독립적으로 골절 위험도가 증가하는 것으로 나타난다.

(3) 척추골절평가(Vertebral Fracture Assessment, VFA)

골밀도검사 상 T-score가 -1.0~-2.5 사이에 해당하는 골감소증 환자들에게서 골절을 평가하기 위한 방법이다. 임상적으로 골다공증보다는 골절 발생 확률이 낮지만, 전체 인구에서 골감소증 인구의 비율이 골다공증 인구의 비율보다 높기 때문에, 실제 골다공증 발생 건수는 골감소증에서 골다공증보다 많이 나타난다. 따라서 척추골절평가를 시행하여 골절의 위험도를 파악할 수 있는데, 아래는 척추 골절평가의 대상이 되는 경우이다.

① 폐경 여성(남성)에서 골밀도검사 상 골감소증이 있으면서 다음 중 하나 이상의 소견이 있는 경우
- a. 70세 이상(남성 80세 이상)
- b. 병력 상 4 cm 이상 키가 작아진 경우
- c. 임상적 관찰로 전향적으로 2 cm 이상 키가 작아진 경우
- d. 환자가 이전에 척추골절이 있었다고 하나 기록이 없는 경우

e. 아래 사항 중 2가지 이상이 있는 경우
- 여성 60~69세, 남성 70~79세
- 환자가 이전에 척추골절이 있었다고 하는 경우
- 병력 상 키가 2~4 cm 줄어든 경우
- 만성폐쇄성폐질환, 혈청검사 양성인 류마티스 관절염, 크론병 등의 만성 질환자
- 고환절제술이나 안드로겐 억제요법을 받은 경우

② 하루 5 mg 이상의 프레드니솔론을 3개월 이상 사용한 경우

③ 골다공증이 있는 폐경 후 여성이나 남성에서 하나 이상의 척추골절이 발견되면서 임상치료과정이 달라질 수 있는 경우

5. 치료

골다공증의 치료목표는 골량을 증가시켜 낙상의 위험성을 줄이고, 골절을 예방하며, 골절 발생 시 증상을 완화하여 신체 기능을 향상시키는 것이다.

국내에서 승인된 골다공증 치료제는 골흡수 억제제와 골형성 촉진제로 나눌 수 있다. 골흡수 억제제로서 비스포스포네이트 제제는 alendronate, risedronate, ibandronate, pamidronate, zoledronic acid 등이 있다. 이외에 여성호르몬, 선택적 에스트로겐 수용체 조절제(Selective Estrogen Receptor Modulator, SERMs), RANKL (Receptor activator of nuclear factor-κB ligand) 억제제 등이 있다. 골형성 촉진제로는 부갑상선호르몬제인 teriparatide가 있다.

1) 비스포스포네이트

비스포스포네이트(bisphosphonate)는 골다공증에 가장 널리 쓰이는 치료제로, 경구용과 주사용으로 나뉜다. 경구용 비스포스포네이트로는 alendronate, risedronate, ibandronate 등이 있고, 주사용 비스포스포네이트로는 ibandronate, zoledronate 등이 있다. 주사용 비스포스포네이트는 식도질환이나 위장질환이 있는 경우에 사용되고, 경구용 비스포스포네이트는 복용 후 기립자세를 유지하기 힘든 경우에 사용된다.

2) 여성호르몬 치료

여성호르몬 치료는 에스트로겐 단독요법(Estrogen Therapy, ET)과 에스트로겐-프로게스토겐 병합요법(Estrogen-Progestogen Therapy, EPT)의 두 가지로 분류된다. 자궁의 유무에 따라 치료방법이 선택되는데, 자궁이 있는 여성은 에스트로겐-프로게스토겐 병합요법이, 자궁이 없는 여성은 에스트로겐 단독요법이 선택된다.

에스트로겐 단독요법의 경우에는 자궁내막증과 암의 발생 위험이 증가하고, 에스트로겐-프로게스토겐 병합요법의 경우에는 부정기적인 출혈이 있을 수 있다. 이에 미국 식품의약국(FDA)에서는 골다공증 정도가 매우 심하거나 여성호르몬 이외의 다른 적합한 치료제가 없는 경우에만 예방 목적으로 처방할 것을 권고하고 있다.

여성호르몬 치료 시에는 득과 실에 대한 논의와 설명이 충분히 이루어져야 한다. 또한 정기적인 추적관찰과 검사가 필요하며, 이를 통해 치료의 지속 여부를 결정하는 것이 바람직하다.

3) 선택적 에스트로겐 수용체 조절제(SERM)

선택적 에스트로겐 수용체 조절제(SERM)는 호르몬이 아닌데도 에스트로겐 수용체와 반응하여 신체 조직에 따라 에스트로겐과 동일한 효과를 가진 에스트로겐 작용제로 작용하거나, 혹은 반대되는 길항제로 작용할 수 있는 특징을 가진 약제이다. SERM 중 FDA에서 골다공증 치료제로 승인받은 약제는 raloxifene이 유일하다.

4) 데노수맙(Denosumab; 프롤리아)

RANKL 억제제인 denosumab은 RANKL에 대한 인간 단일클론 항체로 파골세포의 분화와 골흡수 기능을 억제하는 새로운 골다공증 치료제이다. Denosumab은 골절 위험이 높은 폐경 후 여성 골다공증 환자와 남성 골다공증 환자에게 사용되는데, 6개월에 1회의 피하주사 투여로 순

응도가 우수하며, 신장기능이 떨어진 환자에게도 용량 조절 없이 사용할 수 있다.

5) 부갑상선호르몬제

부갑상선호르몬은 유일한 골형성 촉진제로 골흡수 억제제보다 우세한 골량 증가 효과를 보이며, 특히 척추의 골량을 증가시킨다. 부갑상선호르몬을 투여하면 초기에는 골형성을 자극하지만, 이후에는 골흡수와 골형성을 같이 자극해 전체적으로 골형성을 우세하게 유지한다. 현재 치료제로 미국과 유럽에서 모두 승인된 치료제로는 teri-

한의치료 동향

골다공증의 한의표준임상진료지침에서는 골밀도 및 통증 개선을 위해 다양한 한의 치료법을 권장한다.

한약 치료의 경우 淫羊藿, 枸杞子, 熟地黃, 黃耆, 丹蔘, 骨碎補 등의 약재 사용을 권고하며, 이는 골밀도 향상과 관련 지표 개선에 도움이 될 수 있다(B/Moderate).

침치료는 염전, 제삽, 호흡보사, 득기 등의 기법을 활용할 수 있으며, 온침이나 전기침을 포함한 다양한 방식의 침치료가 가능하고, 이를 통해 골다공증 환자의 골밀도와 통증 개선을 돕는다(B/Moderate).

뜸치료는 골밀도와 통증 개선을 위해 關元 (CV4), 足三里 (ST36), 腎兪 (BL23), 腰陽關 (GV3) 등 주요 경혈을 선택하여 시행하며, 한약을 가루로 만들어 격약물구로 활용하면 치료효과를 높이는 데 도움이 된다(C/Low). 약침 치료는 腎兪 (BL23), 足三里 (ST36), 關元兪 (BL26), 三陰交 (SP6) 등의 혈위를 활용하여 영양소의 체내 흡수를 촉진하고 골밀도를 높이는 데 도움을 준다(C/Low).

추나 치료는 주로 神闕 (CV8), 腎兪 (BL23) 등의 경혈을 사용하여 압박하는 방식으로 골다공증 환자의 골밀도와 통증 개선을 기대할 수 있다(C/Low). 부항 치료는 다양한 건식부항 방법을 적용하여 통증과 기타 관련 지표의 개선을 돕고, 특히 섬관법, 유관법 등의 방식이 유효할 수 있다(B/Moderate).

埋線 치료는 골다공증 관련 지표 개선을 위해 고려할 수 있으며, 변증에 따라 다양한 혈자리를 배합하여 치료효과를 극대화할 수 있다(C/Low).

골다공증 환자의 치료효과를 극대화하기 위해서는 한의 치료와 서양의학적 치료를 병행하는 것을 권장한다. 특히 한약 치료는 침, 약침, 뜸, 추나와 병행하여 사용할 경우 치료효과가 증대되며, 한약과 칼슘제를 함께 복용하면 골밀도 개선과 통증 감소에 유의한 효과가 있다(B/Moderate). 침치료는 양약 및 주사 치료와 병행하여 사용할 경우 치료효과를 높일 수 있으며, 온침과 전기침을 추가하여 시너지 효과를 기대할 수 있다(A/Moderate).

뜸치료는 양약, 물리치료와 병행하여 골다공증 환자의 골밀도 및 통증 개선에 도움이 될 수 있으며, 복부와 요추 부위의 다양한 경혈을 선택하여 적용할 수 있다(B/Moderate). 약침 치료는 서양의학적 치료와 병행하여 골다공증 치료의 효율을 높이는 방식으로 고려되며, 命門 (GV4), 腰陽關 (GV3), 腎兪 v(BL23) 등의 혈위를 사용한다(C/Low).

추나 치료는 한약 및 주사치료와 병행할 경우 통증 완화와 치료효과 증대를 기대할 수 있으며, 요배부 근육층 이완과 압박 기법 등을 활용한다(C/Low). 부항 치료는 통상적인 치료와 함께 사용하여 골다공증 환자의 통증과 관련지표 개선에 도움을 주며, 특히 건식부항을 활용한 다양한 기법이 효과적일 수 있다(B/Moderate). 埋線 치료 또한 탄산칼슘제제와 같은 경구약과 병행하여 시행하면 골밀도와 통증 개선에 긍정적인 효과를 기대할 수 있다(B/Moderate).

paratide가 있다.

6) 칼시토닌

칼시토닌은 비강내에 분무하는 연어 칼시토닌과 주사제 두 종류가 있다. 연어 칼시토닌은 사용 후 일부 악성종양의 발생이 증가하여 유럽에서는 사용이 금지되었지만, 칼시토닌 주사제는 갑작스러운 부동상태로 인한 골소실 예방을 위해 아직 사용되고 있다.

V. 통풍
(Gout)

1. 정의 및 개요

통풍은 요산결정(monosodium urate crystal)이 관절이나 조직에 침착되는 임상증후군으로, 발병의 필수조건은 만성적인 고요산혈증(혈중 농도 7.0 mg/dL 이상)이다. 통풍은 흔히 무증상성 고요산혈증, 급성 통풍성 관절염, 무발작 기간의 통풍(통풍 발작 사이의 무증상 기간), 만성 결절성 통풍 등의 네 단계로 나뉘는데, 단순히 고요산혈증만 있는 경우라면 치료는 불필요하다. 통풍은 주로 중년 이상의 남성에게 많이 발생하는데, 근래의 발생빈도 증가와 연령 감소 추세는 환경적 요인의 영향이 큰 것으로 여겨진다.

2. 임상양상

1) 무증상성 고요산혈증(Asymptomatic hyperuricemia)

요산은 퓨린(purine)의 최종 대사산물로 37℃의 혈장에서 약 7.0 mg/dL에 포화상태가 되므로 이 이상의 농도를 보일 때 고요산혈증이라 정의한다. 고요산혈증은 요산 생성의 과다 혹은 요산 배출의 감소로 발생하는데, 간혹 이 두 가지 문제가 동시에 작용해서 이루어지기도 한다. 요산 생성의 과다는 체외에서 간, 췌장, 신장, 새우젓, 맥주, 동물 내장 등 RNA와 DNA 퓨린이 다량 함유된 음식의 섭취가 많거나, 체내에서 용혈성 질환, 림프종, 백혈병, 진성 적혈구과다증, 횡문근융해(rhabdomyolysis) 등의 질병으로 요산의 생성이 많아지는 경우이다(표 3-38). 대부분의 고요산혈증 환자는 요산 배출에 문제가 있어 일반인의 약 40% 정도밖에 요산을 배출하지 못하는데, 이뇨제, 저용량 aspirin, ethambutol, pyrazinamide 등도 요산 배출을 억제한다.

표 3-38. 고요산혈증의 원인

체외 과잉 섭취: 간, 췌장, 신장 등 고퓨린 식사
체내 과잉 생산: 림프종, 백혈병, 항암요법 등
요산 배출 장애: 대부분의 고요산혈증 환자의 내재된 문제, 이뇨제

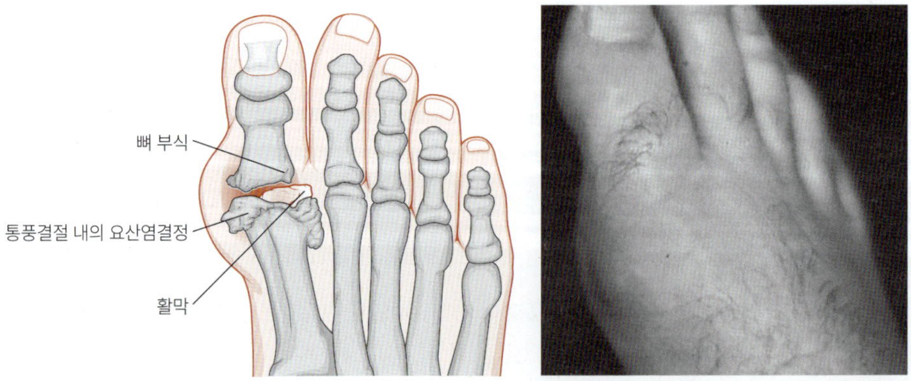

그림 3-25. 통풍

표 3-39. 2015 ACR/EULAR 통풍 진단기준

기준			점수
임상양상	침범된 관절이나 윤활낭	제1중족지	2
		발목이나 발등	1
		그 외	0
	특정적 증상, 관절 외부 피부 발적, 침범 관절의 심한 압통, 보행장애	1가지 증상	1
		2가지 증상	2
		3가지 모두	3
	시간대별 특징(아해 중 적어도 2개 이상 있어야 함), 급성 발작(최대통증 24시간 이내), 증상 해소 14일 이내, 증상 중간에 완전히 무증상 상태 존재	2번 이상	2
		1번	1
		0번	0
	통풍결절	양성	4
		음성	0
실험실 검사	혈청 요산 농도	4.0 mg/dL 미만	−4
		4.0~5.9 mg/dL	0
		6.0~7.9 mg/dL	2
		8.0~9.9 mg/dL	3
		≥10.0 mg/dL	4
	관절약 검사, 요산 결정 존재 여부	검사 안함	0
		음성	−2
영상 검사	초음파에서 통풍 결절 발견 또는 이중에너지 컴퓨터단층촬영(DECT)에서 요산축적의 증거	시행 안함 또는 통풍 소견 없음	0
		통풍 관절 양상	4
	단순 X선 사진에서 통풍과 관련된 관절 손상의 영상적 근거	시행 안함 또는 통풍 소견 없음	0
		통풍 관절 양상	4

2) 급성 통풍성 관절염(통풍 발작; Acute gouty arthritis)

제1중족지관절(first metatarsophalangeal joint)에 급성 단관절염(acute monoarticular arthritis)의 소견이 나타나면서 고요산혈증이 동반되면 통풍일 가능성이 높다. 통풍 환자의 90%는 최초 발작 시 단관절염으로 나타나고, 대부분 제1중족지관절이 이환되기 때문이다. 염증 소견은 제1중족지관절 이외에도 발목, 발뒤꿈치, 슬관절, 팔목, 손가락, 팔꿈치 등에도 자주 나타나는데, 이러한 급성 통풍 발작은 며칠에서 1~2주까지 지속되다가 서서히 호전되는 양상을 보인다.

3) 무발작 기간의 통풍(Intercritical gout)

통풍 발작 경험자의 1년 이내 재발률은 60%, 2년 이내 재발률은 78%이며, 10년 이내 전혀 재발하지 않을 확률은 7%에 불과하다. 따라서 한 번 통풍 발작이 있었다면 증상이 없는 기간에도 지속적인 관리가 필요하다.

4) 만성 결절성 통풍(Chronic tophaceous gout)

통풍 발작이 반복하면 통풍 결절이 주로 손과 발(이외에 귀, 팔꿈치, 아킬레스건)을 침범하면서 관절을 파괴하는 파괴성 관절병증(destructive arthropathy)이나 만성 이차성 골관절염(chronic secondary osteoarthritis)을 야기하는데, 이런 만성 결절성 통풍이 되기까지는 급성 통풍성 관절염이 시작된 후 평균 11.6년(3~24년)이 걸린다.

3. 진단

고요산혈증은 12시간 금식 후 혈중 요산 농도가 7.0 mg/dL (420 μmol/L) 이상인 경우이다. 고요산혈증이 확인되면 체외에서의 과잉 섭취 때문인지, 체내에서의 과잉 생산 때문인지 구분해야 한다.

급성 통풍성 관절염은 급성 단관절염의 소견이 있을 때 관절윤활액이나 조직, 결절에서 편광현미경상 바늘 모양의 특징적인 요산 결정 관찰로 확진되며, 혈액검사 상 백혈구 수치는 보통 10,000~30,000/μL정도이다.

무발작 기간의 통풍은 증상이 전혀 없으므로 환자와 보호자 모두 무시하기 쉽지만, 통풍 발작 경험자는 재발률이 높으므로 저퓨린 식사와 함께 혈중 요산치를 낮추는 약물을 지속적으로 복용해야 한다.

만성 결절성 통풍은 통풍 결절이 손과 발(이외에 귀, 팔꿈치, 아킬레스건) 등에서 만져지면서 파괴성 관절병증이나 만성 이차성 골관절염을 나타낼 때 진단되는데, 이 경우에도 관절액이나 결절에서 요산 결정이 발견되어야 한다.

관절윤활액 천자와 현미경 관찰이 쉽지 않기 때문에 이 방법으로 통풍이 확진되는 경우는 그리 많지 않고, 임상양상, 실험실검사, 영상검사 등을 종합하여 진단하는 경우가 많다. 2014년에 미국 류마티스학회(ACR)와 유럽류마티스학회(EULAR)가 공통 발표한 진단기준(표 3-39)에 의하면, 세 가지 영역의 점수를 더하여 총 23점 중 8점 이상인 경우에 통풍으로 진단할 수 있다.

4. 치료

1) 고요산혈증

(1) 무증상이며, 9.0 mg/dL 이하의 고요산혈증 자체에 대한 약물치료는 불필요하다. 그러나 9.0 mg/dL 초과 시에는 신장손상의 가능성이 커지므로 요산 저하 약물치료를 고려해야 한다. 원인이나 동반질환을 찾는 것이 중요하므로 현재 복용하는 약물 중에 요산을 상승시키는 것이 있는지 확인하고, 금주와 더불어 당뇨병, 고지혈증, 고혈압, 비만 등의 기존 질환 치료에 힘쓰는 한편 되도록 저퓨린 식사를 실천하도록 한다. 다만 항암제 투여로 급성 요산 신증(acute uric acid nephropathy)의 가능성 여부는 확인해야 한다.

표 3-40. 퓨린 함량에 따른 식품

1. 고퓨린식품: 내장부위(간, 지라, 뇌 등), 생선류(정어리, 청어, 멸치, 고등어)
2. 중등도퓨린함유식품: 고기류, 가금류, 콩류, 야채류(시금치, 버섯, 아스파라거스)
3. 저퓨린식품: 계란, 치즈, 우유, 빵, 야채류(위에 명시한 것 제외), 과일류

(2) 무발작 기간의 고요산혈증: 통풍 발작 이후 무발작 기간의 고요산혈증인 경우에는 통증 발작 예방을 위한 약물치료가 필요하다. 혈청 요산농도가 목표치에 도달하고 통풍 발작이 사라질 때까지 적어도 3~6개월 동안 비스테로이드성 소염제(NSAIDs) 혹은 저용량의 colchicine을 투여한다. 통풍 발작을 처음 경험한 환자에게 바로 요산 저하제를 사용하지는 않으나 무증상이라도 신기능 저하, 혈중 요산농도 8~9 mg/dL 이상, 요산요로결석이 있거나 피하 통풍결절, 방사선손상 등이 있다면 요산저하제를 투여해야 한다. 혈중 요산 목표치인 6 mg/dL 이하로 낮추기 위해 요산저하제를 저용량에서 시작해서 점차 용량을 증가시키고, 혈중 요산농도 추적 검사를 통해 조절한다.

2) 급성 통풍성 관절염

통풍 발작이 있을 때는 안정이 필요하며, 환측의 관절 부위를 높이면 통증 완화에 도움이 된다. 얼음찜질도 도움이 되는데, 얼음찜질이 요산 결정을 유발하지는 않는다. 운동, 음주를 금하면서 indomethacin, naproxenm, ibuprofen, celecoxib 등의 비스테로이드성 소염제를 투여한다. 그러나 소화성궤양, 신기능저하, 중증 간질환, 심부전, 65세 이상의 고령 등은 NSAIDs의 금기이므로, 이럴 때는 colchicine 사용이 고려된다. 신장, 심장, 간, 위장관질환을 동반한 환자에게는 경구 글루코코르티코이드를 투여할

한의치료 동향

2022년에 발간된 통풍 한의표준임상진료지침에서는 급성 통풍과 만성 통풍으로 나누어 한의약 치료 권고안을 제시하였다.

급성 통풍 환자의 증상 개선을 위해 일반 침치료 시행을 고려해야 하는데(B/Very low), 三陰交 (SP6), 血海 (SP10), 足三里 (ST36), 曲池 (LI11), 合谷 (LI4)을 기본적으로 취혈하고, 통풍 발생 부위의 아시혈 및 주요 혈위를 병용할 수 있으며, 유침 시간은 30분간 시행하는 것이 적절하다. 온침이나 화침 및 자락치료도 고려해야 하며(B/low), 전침 치료, 침도치료, 뜸치료, 약침치료를 고려할 수 있다(C/low). 한약 치료 시 요산 수치 감소를 위해 加味四妙湯을 고려할 수 있으며, 환자의 통증 및 종창의 정도에 따라 薏苡仁湯, 白虎加桂枝湯 加減方 등을 선택적으로 고려할 수 있다(C/low). 증상 개선을 위해 한약 치료와 통상적인 양방 약물 치료를 병행하는 것을 고려할 수 있는데(C/Very low), 加味四妙湯, 加減白虎桂枝湯, 宣痺湯 등을 고려할 수 있고, 濕熱에는 麻黃連翹赤小豆湯을 고려할 수 있다.

만성 통풍 환자의 증상 개선을 위해 뜸 또는 한약 단독 치료를 고려할 수 있다(C/Very low). 뜸과 자락 치료를 고려할 수 있는데(C/Low), 뜸치료 시 足三里 (ST36), 血海 (SP10), 關元 (CV4), 命門 (GV4) 등의 경혈을 고려할 수 있고, 자락관법의 경우 통증 부위 및 아시혈에 시행하고, 필요에 따라 부항요법을 병행할 수 있다. 또한 한약 치료와 통상적인 양방 약물 치료의 병행을 고려할 수 있다(C/Low).

수 있다.

한편 급성 발작이 소실되면 재발 방지를 위해 흔히 저퓨린 식사(표 3-40)와 함께 요산저하제가 사용되는데, 요산합성 억제제로는 allopurinol와 febuxostat가, 요산 배설 촉진제로는 benzbromarone이 사용된다.

일반적으로 통풍 발작 2주 후에 요산저하제를 통풍 발작 예방 약제와 함께 시작하는데, 알로퓨리놀을 선택하는 경우가 많다. 그러나 알로퓨리놀 과민반응이 심각하게 나타나서 사망하는 경우가 드물게 있기 때문에, HLA-B*5081 유전자 양성과 신장 기능이 3기 이상으로 나쁘다면 페북소스타트를 일차 약제로 사용해야 한다. 요산저하제 사용 시에도 혈중 요산농도가 목표치에 도달하지 않을 때는 벤즈브로마론을 흔히 같이 사용하는데, 치명적인 간독성 사례가 있으므로 정기적인 간기능검사가 필요하다.

5. 합병증 및 예후

고요산혈증이 지속되면 신수질에 요산염이 침착되므로 통풍환자의 10~25%에서 간질성 신염 및 요로결석이 발생한다. 환자는 과식, 고퓨린 식품을 피해야 하며, 알코올은 요산합성을 증가시킬 뿐 아니라 배설까지 억제하므로 반드시 금주해야 한다.

통풍 관련 임상참고문헌

- 김성웅, 임성철, 정태영, 서정철, 한상원. 오공약침을 사용한 통풍환자 치험 3례. 대한경락경혈학회지. 2004;21(4):117-23.
- 신혜란, 진광선, 송영일, 홍서영, 윤일지, 오민석. 자락요법을 시행한 급성 통풍성 관절염 환자 3례. 한방재활의학과학회지. 2005;15(4):157-65.
- 정호준, 장영철, 최동기, 고은상, 최용준, 김재훈 외. 급성 통풍성 관절염 환자 3례에 대한 임상보고. 대한한방내과학회 추계학술대회 논문집. 2002;116-22.
- 최민기, 정운기, 유준상. 통풍으로 진단된 소양인 망음증 환자의 사상방 투여에 의한 치험 1례. 사상체질의학회지. 2007;19(1):203-10.
- 한의약혁신기술개발사업단. 통풍 한의표준임상진료지침. 2022.
- 황지혜, 송애진, 송호섭. 급성 통풍에 적용한 침전기자극술에 대한 체계적 문헌 고찰 및 메타 분석. 대한한의학회지. 2022;43(2):92-109.
- 황지혜, 이광호, 남동우, 육태한, 송호섭. 통풍의 한의임상진료현황 - 온라인(웹기반) 설문조사. 대한경락경혈학회지. 2021;38(1):16-31.

IV

腎系內科學

老人醫學篇

1 노인의학의 개념, 목표 및 전망

1. 노인의학의 개념

노인의학의 시초는 宋代 (1085년) 陳直의 『養老奉親書』로서 여기서는 최초로 노인의학을 부인과와 소아과처럼 하나의 독립된 분야로 인식하였다. 본서는 『黃帝內經』 및 『千金方』 등의 학술사상을 바탕으로 노인의 食治方, 藥物療法, 飮食, 起居, 성격, 정서, 사계절 양생법, 질병 예방법 등을 소개한 종합 노인의학서이다. 이후 元代 (1307년) 鄒鉉은 陳直의 『養老奉親書』를 기본으로 하여 『壽親養老新書』를 저술하였다. 한편, 우리나라에서는 조선(1799년)의 康命吉이 『濟衆新編』에서 養老編을 별도로 두어 노인의 질병, 치료의 특성과 보양에 대해 기술하였다. 이에 반해 서양에서는 동양보다 훨씬 뒤인 1724년에야 비로소 Floyer가 『Medicina Gerocomica』라는 노년 관련 의학서적을 최초로 저술하였다. 노년학과 관련해서는 1835년에 Lambert가 『인간의 본질과 그 능력의 발달』이란 저술을 통해 신체 각 기관의 변화들을 연령대별로 구분해 노화의 진행상태를 기술하였고, 1884년에는 Galton이 인간의 신체적 특성이 加齡과 상관관계를 가진다는 연구결과를 발표하였다. 한편, Geriatrics (노인의학)라는 용어는 1909년에 Nascher에 의해 처음으로 사용되었는데, Geras (노인)와 Iatrikos (의료)라는 그리스어에서 유래한 합성어이다.

현대의 노인학(gerontology)이란 노인과 사회적, 심리적, 경제적 문제 등과의 관련 연구 및 학문을 일컫는다. 노인학은 노인의학(geriatric medicine, geriatrics)을 비롯하여 노화의 기전을 연구하는 노화학(biological gerontology), 노인과 관계된 사회보장 및 이와 관련된 연구를 하는 노인사회학(social gerontology)을 모두 포함하는 학문이다. 이 가운데 노인의학은 노인의 의학적, 생물학적 문제를 취급하며, 加齡에 따라 발생하는 질병의 치료뿐만 아니라 예방과 관리까지 포괄하는 분야로, 노인에 동반되는 질환을 주요 연구대상으로 한다. 또한 노인 의료로서의 임상적인 측면과 함께 노화에 대한 연구 및 노인사회학에 대한 지식이 함께 요구되는 심층 학문분야이다.

노인의학은 1900년 전후 노인 인구가 증가하기 시작한 영국과 미국에서 관심이 태동되어 발전단계에 있다. 우리나라에서는 1963년 내과학술대회에서 '노인병 심포지엄'을 처음 공개적으로 개최한 후, 1968년에 대한노인병학회가 설립되는 등 연구시작 단계이다. 이전까지 노인의학은 일종의 전문 분과로 생각되어 왔으나 청장년과는 다른 노인만의 의학적, 생리학적 특성들이 규명되면서 하나의 온전한 학문으로 자리잡고 있다.

2. 노인의학의 목표

노인의학의 기본적인 목표는 인간의 한계 수명 연장에 있는 것이 아니며, 노인병을 예방하고 진행을 지연시킴으로써 삶의 질을 향상시키고 수명의 한계에 이르기까지 신체적, 심리적, 사회적으로 건강한 인생생활을 영위하도록 하는 것에 있다.

우선, '노화하되 노쇠하지 않기' 위해서 노화를 지연시키고 노인병을 예방해야 한다. 노인병 예방을 위해서는 가령에 따라 신체에 발생하는 노화의 원인, 현상, 기전을 규명해야 한다. 노화는 작게는 세포에서 크게는 몸 전체에 이르기까지 구조와 생리기능에 변화를 일으키는데, 이로 인해 노인은 청장년과 생물학적으로 다른 존재가 된다. 그러므로 질병을 연구할 때 '연령차이'를 고려해야 하고, 노인의 의학적 진단과 치료에 있어서 청장년층과는 다른 검사 기준치가 요구된다. 그리고 노인환자는 특유의 질병 발현과 비전형적 경과를 보이므로, 노인병의 병태기전을 밝히고 치료법을 개발하여 질병의 악화와 진행을 방지해야 한다.

또한 시간에 따라 진행하는 노인병의 예방은 젊은 연령에서부터 시작되어야 하므로, 성공적인 노화를 위한 이론적이고 실제적인 방법을 제공하여야 한다. 동시에 건강한 노화를 돕는 사회적 환경을 구축해야 한다. 즉, 사회가 적극적으로 사회활동에 노인을 참여시키고 역할을 분배하여 자존감과 충족감을 얻어 삶의 질을 보장할 수 있도록 해야 한다.

이상과 같이 시간에 따른 인간의 생리적 변화를 이해하고 노화와 질병의 관계를 규명하여, 노인병의 예방과 치료를 통해 노인의 생활 기능을 향상시킴으로써 인생의 마지막까지 인간의 존엄성을 유지하도록 돕는 것이 노인의학의 목표라고 할 수 있다.

3. 노인의학의 전망

20세기 후반부터 세계적으로 노인 인구가 급격하게 증가하면서 노인의학에 대한 관심이 더욱 높아지고 있다.

노인에 대한 규정은 다양한데 WHO는 60~75세를 Elderly, 75~90세를 Old aged, 90세 이상을 Very old로 분류하였다. 일반적으로는 1880년대에 비스마르크(Bismark)가 발표한 법제에 의해 규정된 65세 이상을 노인이라고 간주하지만, 65세 이상은 임의적으로 역연령을 기준으로 삼아 설정된 노인의 정의일 뿐이며, 생리적, 심리적, 사회적 연령 기준으로는 개인차가 있다.

통계청이 발표한 '생명표 2022'에 따른 한국인의 평균기대수명은 83.6세로 지난 2011년 80.6세에 비해 3세 정도 증가하였다. 성별로는 남성의 평균기대수명이 80.6세, 여성이 86.6세로 여성의 평균수명이 조금 더 긴 것으로 나타났다. 또한 2022년 사망원인 통계에 의하면 주요 사망원인은 암, 심장질환, 당뇨병 등이었으며, 다만 코로나19의 대유행이라는 해당 연도의 특수성으로 인해 코로나19와 폐렴 또한 주요 사망원인에 포함되었다. 아울러 80세 이상 사망자가 전체 사망의 53.8%를 차지하여 10년 전보다 17.0% 증가하였으며, 코로나19라는 신종감염병의 대유행은 노년인구에 대한 영향이 컸다는 것을 알 수 있다. 코로나19라는 감염성 질환 외에 퇴행성 질환이 주요 사망원인인 까닭은 인간의 수명이 길어진 것과 무관하지 않다. 즉, 인간 평균 수명의 연장은 고령 인구의 증가를 의미하며, 이는 만성 질환으로 인한 신체 의존성 상승과 함께 고령층에서의 높은 의료 이용을 뜻한다.

국민건강보험공단 통계자료에 의하면, 2021년 65세 이상 노인의 진료비는 41조원을 돌파했다. 이는 2009년 12조원에서 크게 상승한 수치이며, 2021년 총 진료비의 43.4%에 해당한다. 의료보험 적용인구에서 65세 이상 인구가 16.2%를 차지하는 것에 비하면 꽤 높은 비율이다. 이와 같은 의료 대상자로써 노인은 청장년층과는 다른 의학적, 생리학적 특성을 가지고 있을 뿐만 아니라, 수명이 길어지면서 노인의 질병도 다양해져 최근 사회적으로 노인의학에 대한 요구가 많아지고 있다. 노인 스스로도 청장년과 같이 삶의 질이란 개념을 중요하게 인식하고 스스로 건강을 유지하고자 하는 욕구가 높아지고 있다. 이러한 사회적 분위기 속에서 현재의 노인의학은 이제 막 시작 단계에 이르렀다고 볼 수 있으며, 향후 노인의학에 대한 다방면의 지속적인 연구와 교육 및 임상 진료를 통해 적극적인 발전을 이루어야 할 것이다.

▣ 노인의학의 개념, 목표 및 전망 관련 임상참고문헌

- 국민건강보헌공단. 2022 국민건강보험주요지표. 2023.
- 국민건강보험공단. 2022 국민건강보험통계연보. 2023.
- 대한노인병학회. 노인병학. 제4판. 서울: 범문에듀케이션; 2023.
- 신현철, 정지천. 노인병학. 제2판. 경산: 대구한의대학교출판부; 2012.
- 통계청. 2022 사망원인통계. 2023.
- 한우리 편집부. 머크메뉴얼 노인병학. 서울: 한우리; 2003.
- Yoshio Yazaki. 내과학. 서울: 우리의학서적; 2020.

2 노화

1. 노화의 개념과 특징

인간은 생체의 시작인 수정으로부터 출생, 발육, 성장을 거쳐 인체의 형태와 기능이 최대로 발달하는 성숙기를 지나 세포수의 감소로 인한 노화에 이르러 사망하게 된다. 노화 현상은 40대 이후부터 시작된다고 할 수 있는데, 초로기(40~59세)까지는 진행이 경미하여 생리적인 노화 수준이고, 노년기(60~79세)부터 노화가 심화되어 전 기관과 조직에 명확한 기능저하가 나타나 노화 현상과 질병과의 구분이 명확하지 않을뿐더러 노화자체로도 질병을 발생시킬 수 있다. 고년기(80세 이상)에서는 생리적 기능이 성숙기의 약 50% 정도로 감퇴되고 현저한 퇴행성 변화에 따른 항상성 저하로 인해 작은 질병에도 큰 위기를 겪게 된다.

이러한 노화는 인체의 생리적인 과정의 하나로서, 수정부터 사망에 이르기까지 전체적인 생체 변화라는 견해와, 성숙기 이후에 발생하는 인체 기능의 감퇴 현상이라는 견해로 분류할 수 있다. 전자는 가령현상(aging)이라고 하고, 후자는 노화(senescence)라고 하는데, 일반적으로는 노화란 성숙기 후 사망할 때까지 인체에 일어나는 생체 변화를 의미한다. 즉, 노화란 '가령에 따라 대부분의 사람들에서 조직과 장기가 변화하는 동안에 일어나는, 대체적으로 현저한 급성 장애를 일으키지 않는 해부학적 변화'를 말한다.

노화 현상은 어떠한 환경의 영향으로 발생하는 것이 아니라 가령에 따라 생물 고유의 특성에서 발생하는 불가피한 자연현상이며(내재성, intrinsicality), 누구에게도 예외없이 발생한다(보편성, universality). 또한 노화는 인체 내 장기별 차이는 있으나 모든 장기조직에 진행성(진행성, progressiveness)으로 회복할 수 없는(비가역성, irreversible) 각 장기의 기능 저하, 저항력, 적응력, 회복력, 예비력 등의 감소를 일으킨다. 이로 인해 항상성이 감퇴되어 생존에 불리하게 작용하여(유해성, deleteriousness) 여러 가지 질병발생과 합병을 초래함으로써 사망에 이르도록 한다.

이에 대해서 1961년 Korenchevsky는 질병이 없고 이상적인 환경에 있어도 성장, 성숙 후에 자연적으로 퇴축, 사망하는, 시간 경과에 따라 피할 수 없는 항상적, 보편적 노화를 '생리적 노화'라고 하였고, 필연적인 것이 아니라 질병, 환경 등의 스트레스로 인해 노년기에 발생하는 노화를 '병적 노화'라고 구분하였다. 생리적 노화에 있어서 장기 기능 저하는 서서히 진행되며 비가역적인 변화인데 반하여, 병적 노화는 일부 노인에서 생리적 노화 과정이 보다 촉진되어 병적 상태가 일어난 것이며 치료에 의해 어느 정도 가역적이다. 일반적으로 말하는 노화는 생리적 노화를 뜻하지만, 실제로는 생리적 노화와 병적 노화의 경계가 모호하여 그 구별이 명료하지 않으므로, 현저한 임상 증상이 나타나지 않으면 생리적 노화라고 하며 병적인 임상 증상을 보이면 병적 노화라고 부른다.

한편, 노쇠(frailty)란 가령에 따른 노화에 의해 인체 여러 기관의 기능저하, 예비능 저하, 질병 취약성 등이 연속적으로 이어지는 일련의 증후군이며 종국에는 사망에 이르게 된다. 노쇠는 청장년기부터 갖고 있던 질병과 노년기에 발생한 질병이 생리적 노화의 영향으로 새로운 병적상태로 드러나는 것이며, 노인이 되어야만 겪는 특수한 상황으로서 향후 노인의학의 중요한 연구 및 진료 분야가 될 것으로 생각된다.

이환압축이론(compression of morbidity)이란 만일 노화나 만성 질환의 발병 연령이 예상 수명의 상승 속도를 앞서면, 질병이나 장애 상태로 지내는 기간이 압축되어 더 오랫동안 건강하고 활동적인 노년을 보낼 수 있다는 이론이다. 하지만, 개개 질병에 대한 치료와 예방은 노인 환자에서는 덜 효과적인데, 그 이유는 노인 환자들이 복합질환을 동반하고, 과잉 치료에 따른 합병증이 발생하며, 사망에 이르는 질환이 많기 때문이다. 따라서 건강수명 및 기대여명이 증가되기 위해서는 여러 질환에 대한 개개의 치료보다는 노화 및 노화에 의한 질병 감수성을 표적으로 하는 하나의 치료가 보다 효과적일 것으로 기대된다. 이를 장수 배당금(longevity dividend)이라고 하는데, 이를 통해 노화 생물학에 대한 연구뿐 아니라 유전적, 약물, 영양 중재 등으로 노화 및 노화 관련 질환을 늦추는 방법에 대해 많은 연구가 이루어지고 있다.

2. 노화에 영향을 미치는 인자

생애 전반에 걸쳐 진행되는 노화에 대해 과거에는 선천적으로 노화과정이 유전자에 프로그램화되어 고정되어 있다고 생각했다. 그러나 최근 다양한 연구를 통해 노화는 유전적 요인과 환경적 요인에 의해 좌우된다는 사실이 밝혀졌다. 스웨덴의 맥아더 재단이 15년 동안 25,000쌍의 일란성 쌍둥이를 대상으로 연구한 결과, 인간 수명이 유전적 요소에 따라 좌우되는 것은 30%이고, 나머지 70%는 생활환경, 습관, 양식 등의 후천적 요소에 의해 조절된다는 것을 보고하였다. 이것은 유전적 요소보다 조절 가능한 환경적 요소가 노화에 더 크게 관여함을 밝힌 것인데, 노화에 영향을 미치는 요인은 다음과 같다.

1) 유전인자

노화의 유전학설 혹은 프로그램설이라고 불리는 가설에 의해 제시된 노화인자로, 노화가 세포의 발생, 분화처럼 유전적으로 예정된 프로그램에 따라 경과한다는 견해이다. 노화에 유전요인이 존재함을 보여주는 예는 엘레간스 선충(C. elegans)으로 10종 이상의 수명 유전자를 발견하여 이를 실험적으로 증명한 바가 있다. 또 다른 예는 헤이플릭 모델(Hayflick model)로서, 이것은 세포에 이미 정해진 분열능력이 부여되어 있다는 가설인데, 1980년대에 세포분열이 있을 때마다 염색체의 텔로미어(telomere)가 짧아진다는 것을 발견함으로써 설득력을 얻게 되었다. 현대에 들어서도 텔로미어 단축, 미토콘드리아 기능장애, 노화 사이의 복잡한 상호 관계와 이들이 건강에 미치는 영향을 알아내려는 노력이 지속되고 있다.

2) 내분비 호르몬

설치류에서는 성장호르몬(growth hormone, GH)이 높으면 수명이 단축되고 노화가 촉진된다. 이것은 성장호르몬이 결핍된 엠스 왜소 생쥐의 수명이 정상 생쥐와 비교해 볼 때 약 1년 정도 긴 것으로 알 수 있으며, 성장호르몬이 노화와 연관이 있음을 암시한다. 이처럼 동물실험 결과 신체의 크기가 작은 것은 내분비계와 관련이 있고, 이것이 노화와 관련이 있음이 증명되었음에도 불구하고 인간에서는 성장호르몬이 부족하면 심혈관계 사망률이 증가하는 등 수명이 단축되는 것으로 보고되어 보다 많은 연구가 필요하다. 이외에 에스트로겐, 테스토스테론 등의 성호르몬과 dehydroepiandrosterone (DHEA) 등도 연령 증가에 따라 감소하는 것으로 보아 노화와 관련이 있으리라 추측되고 있다.

3) 환경인자

(1) 산소

산소는 생명 유지에 필수적인 요소이나 양면성이 있다. 인체에 섭취된 영양분은 산소에 의해 산화되어 에너지로 만들어져 생명을 유지시키는 반면, 생체 내의 대사과정에서는 산소의 약 3~4% 가량이 활성산소(reactive oxygen species, ROS)로 변화하여 인체에 산화손상을 일으킴으로써 노화를 발생시킨다. 이러한 활성산소종에는 과산화음이온(superoxide anion, $\cdot O_2^-$), 수산화라디칼(hydroxyl radical, •OH), 과산화수소(hydrogen peroxide, H_2O_2) 등이 있으며, 인체 내에는 산화손상에 방어할 수 있도록 글루타티온(glutathione), 비타민 C, 비타민 E, 베타카로틴(β-carotene) 등과 같은 항산화 방어물질 및 수퍼옥사이드 디스뮤타제(superoxide dismutase, SOD), 카탈라아제(catalase), 글루타티온 퍼옥시다제(glutathione peroxidase, GSH-Px) 등과 같은 항산화효소가 있다. 또한 산화손상이 발생하면 산화손상 복구계가 작용하여 인체 노화를 방지한다.

(2) 온도

실험에 의하면 변온동물은 사육 온도가 낮으면 수명이 연장되고, 온도가 높으면 수명이 짧아진다. 그러나 인간과 같은 항온동물에게는 온도의 영향이 거의 없으며, 오히려 체온 저하가 관찰되는 식이제한에서 수명연장 효과가 있는 것으로 밝혀져 그 관계가 불명확하다.

(3) 방사선

작은 동물에 X선이나 γ선을 조사하면 동물의 평균수명이 단축된다. 방사선은 상당히 강한 돌연변이 원생물질이고, DNA 사슬 절단면의 결합수복을 방해한다. 그러나 방사선조사가 생리적 노화를 촉진하는지에 대해서는 분명하지 않다. 저강도로 방사선을 조사시키면 동물의 수명이 연장되는 효과가 있는 것으로 보고되어 있다.

(4) 운동

낮은 강도의 규칙적인 운동은 노화를 방지하고 건강한 삶을 유지시킨다. 그러나 인체에 무 리한 고강도의 운동은 오히려 노화를 촉진시킨다. 고강도 운동 중에는 인체 산소 소비량이 평소보다 10~20배 이상 증가하게 되고, 이로 인해 산화적 손상이 가중된다. 또한 운동 중 골격근과 심장에 집중되어 있던 혈액이 운동이 끝나면 혈류가 부족했던 조직으로 되돌아가는 '재관류(reperfusion)'가 일어남으로써 또다시 산화 손상이 발생하게 된다. 그 결과로 고강도 운동은 인체 내 방어 기능을 위축시킴으로써 노화를 촉진시키게 된다.

(5) 영양(절식)

수명과 영양에 대해서 장수자를 대상으로 한 여러 가지 검토가 행해지고 있다. 일반적으로 어패류나 야채를 많이 먹는 지역에서는 장수자가 많고, 쌀을 많이 섭취하는 지역에서는 적은 경향이 있으나, 아직 수명연장을 위한 식품에 대해서는 명백한 연구 결과가 없는 실정이다. 또한 식이제한이 노화를 지연시킨다는 가설은 설치류를 대상으로 한 연구에서 시작하여, 산화 스트레스에 대응하는 유전자(oxidation resistance protein 1, OXR 1)가 식이제한에 의해 활성화된다는 사실이 밝혀져 적절한 식이의 중요성이 꾸준히 대두되고 있다.

(6) 스트레스

스트레스의 원인에는 온도, 날씨 등의 물리적인 것과 외상, 의약품 등에 의한 것까지 다양하다. 이러한 외계자극과 함께 사회적 인간관계에서 받는 정신적인 스트레스도 중요한 노화 인자가 된다. 인체가 스트레스 자극을 받으면 뇌의 시상하부가 그 정보를 받아서 뇌하수체로 전달한다. 뇌하수체에서 부신피질자극호르몬(adrenocorticotropic hormone, ACTH)을 통해 부신피질 호르몬 생산을 증가시키면 부신피질 호르몬에 의해서 인체 대사율이 높아지면서 산화손상이 가중되어 인체 노화가 촉진된다.

(7) 기타

흡연과 대기오염, 항암제인 독소루비신(doxorubicin)과 같은 일부 의약품도 인체 내 산화손상을 증가시켜 노화를 가속화하는 요인들이다. 또한 당뇨병이나 혈관질환 등과 같은 질병들도 노화로 인한 신체기능의 저하와 더불어 손상을 촉진시켜 인간 수명을 단축시킨다.

3. 노화 학설

인체 노화를 설명하기 위한 가설은 고대로부터 수없이 제기되어 현재 약 300여 가지가 넘는다. 그러나 아직 노화의 발생원인과 과정에 대해서 명확히 규명된 바는 없다. 여기에서는 수많은 노화학설 중에서 몇 가지만 요약하여 살펴보겠다.

1) 유전학설(Programmed theory, gene theory)

유전자 프로그램설은 인간의 발생과 분화현상처럼 노화도 유전적으로 예정된 프로그램을 따라서 일어난다는 것이다. 최근, 엘레간스 선충(*C. elegans*)의 수명을 정상보다 연장시키는 유전자(Age-1)의 존재가 밝혀졌으며, 이 유전자를 변이시키면 수명이 연장되었다.

한편, 1961년 헤이플릭(Hayflick)은 인간의 정상 세포가 분열할 수 있는 횟수는 한계가 있으며, 이 분열횟수(헤이플릭 한계, Hayflick limit)에 도달하면 세포분열이 정지하는 것을 알아내었다. 세포의 DNA가 복제되어 증식할 때마다 세포 말단의 텔로미어 끝부분의 DNA가 단축되며, 약 100회 정도의 세포분열을 완성하면 텔로미어는 소실된다. 또한 텔로미어의 길이가 짧아지면서 DNA 손상이 축적되어 세포의 노화가 촉진된다.

2) 대사산물 축적설(Waste product theory)

노화 색소인 lipofuscin과 같은 노폐물이 세포내 기관에 축적되어 세포 기능 저하를 일으키고 노화를 가져온다는 학설이다. 특히 뇌신경세포나 심근세포 등에서 노폐물 색소가 많이 축적되나 모든 세포에서 일어나는 현상은 아니며 그 기전 또한 명확하지 않아서 많은 연구가 필요하다.

3) 가교결합설(Cross-linkage theory)

인체 내 분자 간에 분자가교가 생겨 연결되면서 거대분자화되거나 이상분자가 되어 불활성화가 일어나 생리적 기능이 저하되는 것을 노화라고 보는 가설이다. 노화에 따라 세포내 단백질은 당화에 의해 가교결합된다. 세포내 단백질은 구조유지나 물질대사에 관여하는데, 특히 세포외기질이면서 신체 내 총단백질 중 25~30%를 차지하고 혈관과 장기세포 주변에 분포하는 콜라겐이 대표적이다. 콜라겐과 같은 교원섬유와 엘라스틴이 노화에 의해 단백분자간의 가교결합이 증가하면, 혈액과 영양분 등 물질 통과율의 저하와 함께 조직경화가 발생하고, 그로 인해 세포막 조직의 기능저하가 발생하여 노화가 진행된다. 이 가설은 모든 노화 현상을 설명하지는 못하지만, 수정체 혼탁으로 인한 노인 백내장과 같은 변화에는 부합된다.

4) 신경내분비설(Neuroendocrine theory)

인체는 자율신경계와 내분비계에 의해 항상성을 유지하며, 중추신경계가 주요 통합자의 역할을 한다. 노화에 의해 내부항상성을 유지하는 각 부분의 기능이 저하되는데, 특히 시상하부-뇌하수체-내분비계 축의 기능저하가 중요하다. 이 가설은 노화된 암컷 쥐의 생식능력 감소를 연구하던 중 시상하부의 중요성이 조명되면서 제시되었다. 이후 뇌하수체를 적출한 흰쥐의 수명이 단축된 실험과 부신피질 호르몬이 결핍된 쥐에게 다시 부신피질 호르몬을 공급하여 노화 억제 및 수명을 연장시킨 실험을 통해 지지받고 있다. 여러 가지 호르몬 중에서 성호르몬이 노화에 의한 변화가 가장 커서 치료에 응용되기도 한다.

5) 면역설

면역설(Immunological theory)은 T 임파구의 분화장소인 흉선의 중량이 사춘기에 최대가 된 이후 감소하여 T 임파구의 수와 기능저하가 일어나는 것을 기초로 제창된 가설이다. 노화에 의한 T 임파구와 B 임파구 등의 변질로 면역계 기능이 저하되고 염증 감수성이 증가하면 생존 유지에 중요한 문제가 발생한다. 또한 노화와 산화손상에 의해 단백질이 변화하면서 자가항체 생산이 높아지고 점차 자가항체가 축적되어 자가면역반응이 발생하면 연관 질환의 이환율이 높아진다. 그러므로 면역기능을 강화시켜 감염에 의한 병을 억제하고 자가면역질환을 예방하면 수명이 연장되는 것은 당연한 결과이다.

6) 자유라디칼설

자유라디칼설(Free radical theory)은 1956년 하먼(Harman)에 의해 제창된 가설이다. 자유라디칼(free radical)이란 하나 혹은 여러 개의 짝을 잃은 전자를 가진 불안정한 분자이며, 짝을 잃은 전자가 분자궤도를 돌 때 일종의 자기효과를 형성하여 자유라디칼이 분자와 강력하게 결합하는 힘이 된다. 이와 같은 자유라디칼을 가진 산소화합물을 활성산소라고 하며, 그 종류에는 $\cdot O_2^-$, $\cdot OH$, H_2O_2, 일중산소(singlet oxigen, $^1O_2$)가 있다.

정상적인 상태에서 자유라디칼은 박테리아를 제거하고 항염증작용을 하며 평활근육의 활동을 조절한다. 그러나 과다해지면 지질과 당질을 산화시켜 생성된 지질과산화물과 당질산화물 등과 같은 독성물질이 세포 및 DNA 손상을 초래하여 노화를 촉진시킨다. 예를 들어, 체중 당 산소 소비량이 더 큰 항온동물이 더 수명이 짧은데, 그 원인을 대사항진에 따른 활성산소 생성의 증대로 추정하는 것이다. 생체에 유해한 활성산소나 지질산화물 등의 자유라디칼에 대해 생체는 다양한 방어기구(scavenger계)를 갖추고 있다. 예를 들어, SOD는 $\cdot O_2^-$에 대한 방어물질로 $\cdot O_2^-$을 H_2O_2로 전환시키고, 카탈라아제는 H_2O_2를 물과 산소로 변화시킨다. 또한 GSH-Px는 $\cdot O_2^-$, H_2O_2를 물과 알코올로 변화시킨다. 쥐나 영장류의 SOD활성/기초대사율이 최장 수명과 상관관계를 가지는 것은 노령에 따른 SOD의 저하가 자유라디칼에 의한 세포독성(cytotoxic)을 증폭시키는 것을 시사한다.

이처럼 가령에 따라 자유라디칼 생성이 증가하여 이를 방어하는 기구에 손상이 축적되면 퇴행성 질환이 발생하고 노화가 진행한다는 것이 자유라디칼설의 주요 내용이다. 활성산소종 뿐만 아니라 활성질소종과 활성 알데히드 물질 등도 산화손상을 일으킨다는 사실을 실험적으로 규명한 것이 산화스트레스설(oxidative stress theory)인데, 활성산소종과 활성질소종의 생성원으로 분자수준에서 일어나는 미세염증반응을 제시하고, 이로 인해 노화 및 노인성 질환을 초래한다는 것이 분자염증가설(molecular inflammation theory)이다.

7) 영양-감지 기능이상설(Deregulated nutrient-sensing theory)

생명체의 영양 상태는 대사 경로를 통해 개체의 성장과 노화에 영향을 미치고, 인류의 진화 과정에서 영양소-감지 기능은 중요한 역할을 한다. 여기에는 인슐린 및 인슐린 유사성장인자(insulin like growth factor-1, IGF-1), mTOR (mammalian target of rapamycin), AMP-의존 단백질 키나아제(AMPK), sirtuins 신호 경로가 관여한다. 성장호르몬은 간에 작용하여 IGF-1의 분비를 촉진한다. IGF-1은 표적 조직에 작용하여 조직의 성장을 유도한다. 생쥐 모델에서 GH/IGF-1 경로가 억제되면 수명은 늘고, 백세인에서는 IGF-1 수용체 활성의 감소가 관찰되기도 한다. 성장인자의 자극이나 아미노산과 같은 영양이 풍부할 경우 mTOR 경로가 활성화된다. 반대로 영양이 부족하고 에너지 수준이 떨어질 때, AMP/ATP 비가 증가하여 AMPK 경로가 활성화 되고, NAD+/NADH 비가 증가하여 sirtuins 경로가 활성화 된다. 영양 부족 없이 30%의 칼로리를 적게 섭취하는 칼로리 제한에 의해 수명이 늘어난다는 것은 1935년 McCay에 의해 처음 보고되었다고 알려져 있지만, 우리 선조들은 평생 먹을 수 있는 쌀이 80가마니라는 문구를 통해 장수에 있어 적절한 소식의 중요성을 강조하였다. 성장기에는 이런 조절과정이 유익한 동화과정을 촉진하지만, 성인기에는 친노화 특성을 보이기에 연령별 조절이 필요하다. 칼로리 제한을 통해 노화를 지연시키고 수명을 늘리고자 칼로리 제한 모방약이 개발 중인데, AMPK 활성제인 메트포민, mTOR 저해제인 라파마이신 등이 대표적이다.

4. 노화 현상

인체의 노화과정에서는 세포수 감소와 대부분 조직의 중량감소가 특징적으로 발생한다. 세포수 감소에 세포사가 관여하고 있는 것으로 보여지며, 세포수 감소와 장기무게 감소에 따른 장기 위축이 각 기관들의 기능저하를 유발한다. 이러한 노화에 따른 기능저하는 개인차가 크고, 장기별로 차이가 있는데, 주요 내용은 다음과 같다.

1) 간담도계

간에서는 간세포수 감소가 크기 위축으로 이어져 90대 노인은 20대에 비하여 간의 크기, 혈류, 관류에서 30~40% 정도 감소한다. 이에 따라 간기능도 감소하는 데, 간에서 70% 이상의 기능적 예비능의 감소가 있을 때 임상적인 간기능의 저하가 나타날 것으로 여겨진다. 이러한 변화는 약물 대사능력을 크게 저하시켜 노인에서 약물 부작용 증가의 원인이 된다. 또한 한 연구에서는 가령에 기인된 fatty change로 인해 연령 증가에 따라 지방간이 증가한다고 보고하였다.

담낭은 노화로 인해 담낭벽이 비후되면서 수축력이 저하되어 담석생성이 쉬워진다. 뿐만 아니라 담도계의 상피 위축, 평활근 감소, 담도벽의 비후, 담낭의 이완, 총담관경 증대 등으로 인해 총담도 확장과 담낭 천공이 잘 발생한다. 또한 Oddi 괄약근 위축으로 인해 담즙의 유출장애도 나타나고, 총담관 말단부 점막의 위축으로 역류가 되기 쉽다.

2) 심혈관계

노화에 따라 심근세포에서도괴사가 일어나 세포수가 감소하지만 세포의 크기는 오히려 증가하므로, 좌심실 비후와 좌심방 크기 증가가 동반된다. 심내막이 섬유화로 두꺼워지고, 심장 판막도 두꺼워지며, 심장근육의 수축과 이완 속도가 감소한다.

혈중 콜레스테롤, 지방질, 저밀도 지단백(low density lipoprotein, LDL)이 동맥내부에 축적되고 플라그(plaque)가 형성되어 죽상동맥경화증이나 관상동맥혈관 질환의 바탕이 된다. 정맥의 혈관벽도 결합조직과 칼슘이 축적되어 두꺼워져 말초저항이 증가하는데, 특히 수축기 혈압은 성인에 비해 20~30%까지 증가한다. 이것은 심장 수축기 혈압 상승과 심근수축력의 약화와 함께 심박출량 감소를 일으킨다. 또한 운동과 같은 자극에 대한 자율신경 반응이 저하되어 심박률과 최대 박동수도 감소한다.

3) 소화기계

소화기계 중 위, 십이지장, 소장은 노화로 인한 변화가 적은 편이다. 그러나 노화과정 그 자체가 인후두와 상부 식도의 운동성과 대장기능 및 위장관 면역에 의미있는 영향을 미친다. 노인에게 나타나는 연하곤란은 구강에서 인두로 음식물을 보내는 작용이 노화에 의해 장애를 받아서 발생하는 것이며, 기타 뇌졸중, 치매, 신경퇴행성 질환에 의해서도 흔히 나타난다. 또한 노인에서는 분문 괄약근이 약해져 위-십이지장액의 유출이 일어나 역류성 식도염 발생이 쉬워진다.

가령에 따라 위점막 방어기전의 변화가 일어나 위점막이 손상되며, 소화성 궤양의 유병률은 성인과 비슷하나 이와 연관된 사망률과 합병률은 훨씬 높다. 또한 소수의 노인에서는 위축성 위염과 관련된 심한 위산분비 감소가 나타난다. 장기능을 조절하는 자율신경계 기능저하로 인해 대장기능이 저하되며, 대장의 장액분비 감소와 직장의 배변 반사 기능저하가 동반되어 변비가 호발한다. 한편 대변실금은 항문 내 괄약근이 얇아지기 쉬운 여성에게 호발한다. 게실은 노화된 대장에서 흔히 나타나는데, 대장 근육벽 장력의 감소와 복강 내압의 증가가 관련이 있고 게실염을 유발할 수 있다. 췌장은 췌장액 분비가 비교적 안정적이기 때문에 소화작용에 뚜렷한 영향을 미치지 않고, 단지 분비선 내 지방축적이 조금 증가된다.

4) 호흡기계

노화는 호흡기능의 저하를 부르며 특히 60세 이후에 현저해진다. 일차적으로 기관과 기관지벽의 평활근섬유가 섬유성 결체조직으로 대체되면서 수축이나 확장이 어렵게 되고 탄성이 감소하며 기도 크기가 작아져서 폐기종, 노력성 호기, 기도폐쇄 등의 주원인이 된다. 또한 기관지의 섬모활성과 면역글로불린 농도 및 세포성 면역 기능이 감소되므로 감염에 대한 방어능력이 감소한다. 폐포 역시 탄성이 감소되고 폐포의 표면적이 감소하여 산소교환 능력이 저하되므로, 심부전이나 호흡기감염과 같은 상황에서 생리학적 예비력이 부족하게 된다. 노화과정에서 횡격막의 강직도가 증가하면서 호흡근이 약화되는데, 노인의 척추후만, 늑골 경화, 척추변화에 의한 흉곽변화 등은 폐활량 감소를 야기한다. 그러나 잔기량이 조금 증가하므로 총폐활량에는 성인과 큰 차이가 없다.

5) 비뇨기계

신장은 노화에 따른 변화가 현저하다. 가령에 따라 신장의 중량이 줄어들고, 네프론수와 사구체수가 감소하여 사구체 괴사는 80대에 이르면 약 1/3 정도에 미친다. 이것은 신장혈류저하로 이어져 사구체여과율 감소를 초래해 신부전이 발생할 수 있다. 또한 신장 세뇨관의 기능 저하는 수분, 염분, 산, 포도당의 처리 문제를 일으키고, 혈액 중 나트륨, 칼륨, 칼슘, 인 등의 전해질대사 이상을 가져온다. 이러한 신기능 저하는 약물대사 능력에도 영향을 미쳐 노인 약물독성의 원인이 된다.

방광과 요도벽의 근육은 점차 약해지고 탄성이 줄어들어 수축력에 문제가 발생하므로 배뇨장애, 빈뇨, 요실금 등이 야기된다. 또한 성인의 방광용적이 600 mL 정도인데 반해, 노인은 250 mL 정도로 감소하여 급박뇨를 일으키는 원인이 된다. 또한 방광점막에 요로상피의 세균부착력이 증가하여 요로감염도 호발한다. 여성에서는 요도의 최대 폐쇄압과 괄약근의 기능적 길이가 감소하여 요실금이 유발될 수 있다. 남성에서는 전립선이 증식되면서 방광출구 폐쇄를 유발하여 요속감소 등 배뇨장애가 수반될 수 있다.

6) 생식기계

여성 생식기 조직의 노화성 변화는 난소에서 처음 나타나고 폐경기인 50세 전후에는 난소기능이 정지한다. 난소에서 분비하는 에스트로겐의 혈중농도는 약 40세까지 일정하다가 60세 이후부터 감소하여 성인의 1/10정도까지 도달한다. 자궁은 벽근육이 섬유성 결체조직으로 대체되므로 무게가 1/2 정도로 감소하고, 질 또한 위축되고 건조해지면서 약산성화되어 곰팡이 서식에 유리해지므로 감염률이 높아진다.

남성 생식계는 여성처럼 격심한 변화는 보이지 않는다. 정소의 무게는 크게 변하지 않고 크기와 견고성이 떨어진다. 또한 간질세포의 괴사로 인해 혈중 테스토스테론 양이 60세 이후에 감소하면서 20세 남성의 30% 정도로 저하된다. 나이가 들어도 정자생성은 지속되나 약 50세 이후에는 정자의 수와 운동능력이 감소된다. 또한 가령에 따라 음경해면체 내에 결합조직의 침착이 증가하고 탄성이 감소하며 발기 시 정맥이 해면체와 백막 사이에서 압박되지 못하여 혈액이 해면체 밖으로 누출되므로 발기가 유지되지 못하게 된다.

7) 내분비계

호르몬을 분비하여 항상성 유지에 기여하는 인체의 내분비조직으로는 시상하부, 뇌하수체, 부신, 갑상선, 부갑상선, 췌장, 생식선, 신장 등이 있다. 노화에 따라 조직에서 일어나는 중요한 현상은 호르몬에 반응하는 수용체 감소이며, 조직 자체의 변화가 일어난다고 해도 기능에 큰 영향을 미치지 않는다. 또한 노인에서 발생하는 내분비질환의 임상양상은 매우 비특이적이며 무증상 또는 비전형적으로 나타난다.

노화에 따른 시상하부-뇌하수체-부신축(HPA axis)은 큰 변화가 없고, 부신 기능의 저하로 인해 스트레스를 감내하는 능력과 환경 적응 능력이 감소된다. 생식 호르몬이 노화에 따라 가장 큰 변동을 보이며, 남성과 여성에서 분비되는 부신성 남성호르몬인 DHEA도 20세를 지나 점차 직선으로 감소하여 성기능 감소, 우울증, 체력저하, 골량감소 등과 연관된다.

시상하부의 기능적 변화와 뇌하수체의 노화로 인해 갑상선자극호르몬, 부신피질자극호르몬, 성장호르몬 등은 일정하게 존재하거나 60세 이후 약간 감소한다. 갑상선호르몬에서는 특히 티록신(T4)이 감소되지만 이것은 조직 속의 호르몬이 낮게 분해되기 때문이며, 이러한 표적기관의 반응 저하는 대사율 저하와 함께 체온반응의 둔화를 일으키므로 노인에서 체온조절 능력이 떨어지게 된다. 부갑상선호르몬은 남성에서 50세부터 감소하고, 여성은 40세까지 감소하다가 이후에 점점 증가한다. 40세 이상 여성의 높은 부갑상선호르몬 농도는 뼈의 재흡수를 촉진하여 골다공증을 초래한다.

췌장에서는 노화에 따라 인슐린을 합성하는 세포 위축과 혈중 인슐린 감소가 나타나지만 모든 사람에게 일어나는 현상은 아니다. 노인에서 인슐린 활성 감소는 분비량의 문제라기보다 인슐린에 대한 체세포의 감수성이 떨어지기 때문이며, 이로 인해 혈중 인슐린이 축적되어 당불균형이 일어나 64세 이상 연령층에서 당뇨병 발병률이 높아진다. 신장에서도 레닌과 알도스테론의 생산과 분비가 감소되므로, 노인에서는 탈수나 저나트륨혈증을 흔히 볼 수 있다.

8) 신경정신계

뇌세포는 재생이 불가능하고 산화 스트레스에 취약하기 때문에 다른 조직에 비해 노화의 영향을 많이 받아 뇌의 신경세포수 감소가 두드러진다. 또한 노화와 함께 신경계 세포막에 지방갈색소가 축적되어 세포를 죽게 만든다. 따라서 뇌 무게가 측두엽과 전두엽을 중심으로 약 10% 정도 감소하고, 뇌실의 면적이 증가한다. 이러한 뇌위축과 뇌실질 및 혈관내의 amyloid의 응집은 알츠하이머병 발생의 기질적 원인이 되고, 신경세포 변성과 시냅스의 퇴행은 파킨슨병과 헌팅톤병 등의 퇴행성 신경질환을 촉발 시킨다.

다른 기관에서와 마찬가지로 뇌혈관도 죽상경화증과 동맥경화증에 취약하게 되어 혈관이 쉽게 막히거나 터져 뇌졸중을 유발하게 된다. 또한 뇌혈류가 감소되어 뇌의 산소와 당 대사율 저하가 동반된다. 그리고 감각신경과 말초신경의 신경전도 속도도 감소한다. 이에 따라 신진대사 감소 및 신경전달물질 감소가 일어나므로 인식력, 감각력, 기억력, 운동능력이 감퇴되고, 방향감각과 수면 장애가 일어난다.

9) 근골격계

신장은 30세부터 감소하기 시작하며 여성에서 현저한데, 이것은 추간판 위축, 척추만곡, 척추골 편평화, 하지만곡 등이 원인이다. 성호르몬(특히 에스트로겐)의 영향으로 뼈의 칼슘과 단백질이 감소하여 골밀도 감소로 인한 골다공증이 유발되고, 노인 골절 질환의 원인이 된다. 그리고 골단의 연골이 마모, 쇠퇴하면서 탄력성이 상실되어 국소적인 관절통증을 초래한다.

50세를 넘어 노화가 진행되면 매년 1~2%의 근육량이 줄어드는데 이와 같이 근육세포 수가 감소하고 세포내의 근원섬유도 감소하여 근육세포 자체가 축소되는 것을 근감소증(sarcopenia)이라고 한다. 이 현상은 70세 미만에서는 10~25%, 80세 이상의 노인에서는 40% 이상 나타나는 것으로 보고된다. 근감소증이 진행되면 넘어짐, 보행속도 저하, 악력저하, 기초대사량 저하 등이 생기기 쉽고, 노화가 진행되면서 간병이 필요한 상태로 이어질 가능성이 높다. 근감소증은 고령자의 운동기능, 신체기능을 저하시킬 뿐만 아니라 수명 감소에도 영향을 미치며, 본인과 가족의 삶의 질을 저하시키는 경우가 많기 때문에 대책이 필요하다. 영양요법과 운동요법이 효과적이라고 보고되며, 조기발견 및 조기개입으로 고령자의 건강증진을 꾀할 수 있다.

노인은 근육량과 조직량 및 세포내액량이 감소하는 반면 지방량은 증가한다. 이와 같은 노인의 신체조성 변화는 약물 대사에 영향을 미치게 된다. 수분함량이 감소함에 따라 수용성 약물의 혈액과 장기 내 농도가 증가하게 되고, 지방함량 증가로 인해 지용성 약물의 신체 내 축적이 많아져 약물 부작용이 많아진다.

10) 안·이비인후·피부

시각의 대표적인 노화 현상은 40대가 되면 근점의 거리 증가, 수정체의 탄력성 저하, 수정체 조절근육의 쇠약 등이 일어나 시력이 저하되고, 안내 전달력 감소와 동공축소로 인해 암순응력이 감소되므로 낙상의 위험도가 높아진다. 또한 각막주변부에 윤상혼탁이 발생하여 노인환(arcus senilis)이 되고, 수정체에 혼탁점이 발생해 투명도가 떨어져 노인성 백내장이 된다. 청각은 점차 감퇴되어 고음의 청음능력에 지장이 생기는 노인성 난청을 나타내며, 음 식별 능력이 떨어져 대화를 잘 알아듣지 못한다. 후각 기능도 성인의 2~15배까지 감소하고, 미각 역시 미각세포와 타액선 분비가 감소되어 모든 맛의 인지능력과 식별능력이 저하되므로 식욕감퇴의 원인이 된다. 또한 고령자 식욕감퇴의 또 다른 원인으로는 치아 손실이나 잘 맞지 않는 의치로 인한 저작능의 저하가 있다. 노인에서는 충치 및 치주질환의 증가로 인해 치아가 탈락되고 치아간극이 벌어진다.

나이가 들면서 가장 먼저 노화 현상이 관찰되는 곳은 피부이다. 노화된 피부의 가장 현저한 변화는 진피에서 관찰되는데, 매년 1%의 콜라겐이 감소하고, 엘라스틴도 성글게 형성되어 피부 탄력성이 감소하면서 피부 이완과 주름을 형성한다. 노화에 따른 피부 각질층의 변화로 멜라닌 세포와 랑게르한스 세포 감소를 관찰할 수 있다. 노출 부위에서 멜라닌 세포수의 감소와 남아있는 멜라닌 세포 크기의 증가로 인해 불규칙적인 색소침착인 노인성 흑자(senile lentigene)가 나타난다. 랑게르한스 세포의 감소는 피부 면역조절 작용을 저하시켜 과도한 자외선 노출 시 피부암 가능성이 커지게 된다. 그리고 표피와 진피 사이 경계면의 굴곡이 감소되어 편평하게 되어서 표피가 진피에 붙어 있는 힘이 감소된다. 이것은 노인에서 수포 형성의 선행 요인이 된다. 또한 피부의 수분을 보존하는 피지막과 각질층에서 피지선의 기능과 갑상선기능이 저하되어 피지 분비가 감소되면서 노인의 가장 흔한 피부 문제인 피부건조증을 일으킨다.

한편, 머리카락은 표피와 진피 사이에 4 mm 깊이로 박혀 있으며 이 부분이 모포가 된다. 나이가 들면서 모포의 수가 감소하여 80세에는 30세의 60%정도로 줄어들어 머리카락이 저절로 탈락된다.

11) 면역기계

흉선은 유아기에 크기의 최대치를 보이다가 10대 후반에 줄어들면서 50세에 이르면 약 10%만 남는다. 75세 이상의 노인의 경우 T 세포 수는 성인에 비해 현격히 감소하는데, 나이가 증가함에 따라 세포독성 T림프구 활성도 감소되어 이식거부 반응이 나타나고, 바이러스와 암에 대한 저항력 또한 영향받는다. B림프구의 수는 크게 변화하지 않지만 활성이 저하되어 항원과 항체 반응이 감소되는데, 이것은 보조 T 림프구의 기능저하 또는 억제 T 림프구의 기능 증가에 따른 T 림프구 조절능의 결함 때문이다. 이처럼 세포성 면역과 체액성 면역 모두 감소되기 때문에 고령자에서는 미생물 감염과 자가면역질환이 다발한다.

비장과 림프구도 나이에 따라 변화를 겪으면서 비장은 60세 이후부터 퇴화하기 시작하고, 그 퇴화의 정도가 흉선 다음으로 크다. 림프구는 성인과 비교해 더 많은 대식세포와 혈장 세포를 가지지만 림프세포는 줄어들게 된다.

5. 노화의 조절

최근 경제, 교육 수준이 높아지고 노인 연령층이 증가함에 따라 건강하고 독립적이며 생산적인 노후생활에 대한 관심이 많아지고 있다. 즉, 일반적인 노화가 아닌 성공적인 노화(successful aging)에 대한 요구가 높아졌다. 성공적인 노화란 1998년 세계보건기구(WHO)에서 "신체적(기능상태), 정신적(정서적, 인지적 상태) 및 사회적(생산적 참여) 건강"으로 정의하였다. 또한 성공적인 노화와 비슷한 개념이지만 노화 자체에 대해 더욱 적극적인 방법들을 사용하여 노화를 조절하는 것을 항노화(노화방지; anti-aging)라고 한다.

항노화 연구와 항노화물질에 대한 연구가 활발하지만 아직 '노화방지'라고 할 수 있는 물질은 없다. 노화 조절은 획기적인 물질에 의존하여 성취되는 것이 아니며, 복합적 방법만이 효과적인 노화방지 전략이다. 현재까지 밝혀진 방법들을 종합하면 식이제한(少食), 운동(多動), 스트레스 및 생활습관 개선(少慾, 樂心), 항산화제 보충요법(多菜, 多果) 등이 있다.

1) 식이제한

식이제한은 가장 효과적인 노화조절 방법으로 알려져 있는데, 섭식 제한은 섭식량 제한과 칼로리 제한을 모두 포함한다. 식이제한이 노화를 방지하고 수명을 연장시키는 기전은 인체 대사율 저하에 있는 것이 아니라 활성산소종 생성과 세포막의 산화스트레스를 억제하고 항산화 방어계를 보강하기 때문으로 생각된다. 또한 식이제한은 노화와 결합된 종양 발생을 저하시키고, 면역반응을 향상시켜 자기면역질환을 감소시킨다.

식이제한은 성장기가 끝난 30~40대부터 시작하는 것이 좋고, 식이량은 자유식이의 80% 이하만 섭취하는 것이 일반적이며, 최대수명연장 효과는 정상 식이량의 60~70%만 섭취한 경우이다. 그러나 섭취량을 50% 이하로 제한하면 오히려 수명 단축을 초래할 수 있다.

성공적인 식이제한 방법은 생식이나 섬유질이 많은 음식을 섭취하는 것이다. 이러한 음식은 섭취 후 소화관에서 팽창하여 공복감을 감소시켜 오랫동안 포만감을 유지시키고, 가열, 조리한 음식보다 흡수력이 떨어져 소식의 효과를 극대화할 수 있다.

2) 운동

운동은 식이제한 다음으로 노화조절에 효과적인 방법이다. 적당한 양의 운동은 심폐기능 향상과 함께 중요한 혈관조절물질인 NO 합성효소를 유도함으로써 혈전을 억제하여 혈액 순환을 개선시킨다. 또한 SOD, GSH-Px, 카탈라아제 등의 항산화효소의 생성을 촉진시켜 자유라디칼 생성을 최소화시킨다. 또 골다공증을 예방하며 면역력을 강화시킬 뿐 아니라, 기억력, 인지력 등의 정신기능을 유지하게 하여 치매예방에도 도움이 된다.

하지만 고강도 트레이닝, 마라톤 등의 과도한 운동은 신체에 부담을 주어 오히려 인체 내 산소 사용량을 증가시키고 국소빈혈 재관류(ischemia reperfusion)를 일으켜 다량의 활성산소종과 활성질소종 방출을 유도한다. 이는 산화스트레스 손상을 가중시키고 오히려 노화를 촉진하며 면역력을 약화시킨다.

근육량 및 근력감소를 일으키는 근감소증의 예방과 관리를 위해서는 유산소 운동뿐만 아니라 저항성 운동도 병행하여야 한다. 규칙적인 저항성 운동은 근세포 자멸사 증가를 억제시키고 근육생성에 관여하는 단백질은 증가시켜 근감소증을 개선시킨다.

3) 스트레스 방지 및 생활습관 개선

인체가 스트레스를 받으면 시상하부가 뇌하수체에 ACTH를 분비하도록 신호를 보내고 이에 부신피질이 자극을 받아 코티솔을 분비한다. 코티솔은 에피네프린과 노르에피네프린을 생산하도록 자극하고 이로 인해 심박수, 호흡수, 혈압, 혈당, 콜레스테롤이 증가한다. 이 과정이 만성적으로 반복되면 심장병, 당뇨병, 뇌졸중, 우울증 등의 주요 원인이 된다. 따라서 노인은 낙천적이고 적극적인 사고로 취미생활을 즐기는 것이 중요하며, 동료들과의 친분 유지하기 및 가정과 사회에서의 역할 찾기 등을 통해 스트레스로 인한 손상을 방지해야 한다.

노화조절을 위해서는 음주관리, 수면관리, 금연 등의 생활습관개선도 필요한데, 이 중에서 금연은 필수적이다. 흡연자는 비흡연자에 비해 심폐기능이 저하되어 폐암, 심근경색 등의 이환률이 높고, 심근경색의 경우 6배 가량 차이가 있으므로 아무리 고연령이라도 금연을 권유하여야 한다.

4) 항산화제 보충요법

인체 노화에 대한 방어로 내부에 항산화효소인 SOD, GSH-Px, 카탈라아제 등이 있다면, 외부에서 섭취함으로써 항산화작용을 가지는 것들로는 비타민류, 베타카로틴, 미네랄 등이 있다.

비타민 중에서도 비타민C는 활성산소의 강력한 제거제이며 인체 친수성 부위에서 활성산소와 활성질소에 강력한 작용을 나타낸다. 또한 대식세포의 기능을 향상시키고 백혈구의 대사능력을 강화시켜 면역력을 증가시킨다. 비타민E는 소수성 부위에 작용해 활성산소를 제거하여 미토콘드리아를 보호하는데, 비타민C와 E는 동시에 섭취할 때 그 효과가 배가된다.

베타카로틴은 지용성 비타민A의 전구물질이며; 인체에서 산화, 환원되어 비타민A로 바뀌어 작용한다. 세포간 정보전달과 세포증식을 조절하고, 대식세포, NK 세포, 보조 T 세포 등을 활성화시켜 면역기능을 돕고 감염에 대한 저항성을 향상시킨다.

미네랄 중에서 특히 아연, 셀레늄, 망간, 구리는 중요한 항산화효소의 보조인자로 작용하여 활성산소의 제거능력을 증가시킨다. 칼슘은 골다공증 예방효과가 있으며, 비타민D와 함께 섭취하면 흡수율이 향상된다. 셀레늄은 활성산소로부터 조직을 보호하는 항산화작용이 있어서 지질의 과산화작용에서 세포막을 보호하면서 발암물질로부터의 유전자 돌연변이를 억제하여 암을 예방하는데, 비타민E와 함께 섭취하면 효과가 증대된다.

식품 중에서는 녹차, 과일, 채소 등이 항산화 작용이 우수한데, 특히 녹차는 카테킨(catechin)을 비롯한 여러 가지 항산화물질이 함유되어 있고, 차잎에는 비타민C, 비타민E, 베타카로틴 등이 포함되어 있어 노화 방지에 유익하다. 또한 마늘은 유황과 같은 화합물을 함유하여 강력한 항산화작용을 하고, 시금치, 브로콜리, 양파 등의 채소와 딸기, 체리 등의 과일도 노화 예방에 좋은 식품이다.

6. 한의학에서의 노화

1) 수명과 장수

生, 長, 壯, 老, 死는 생명의 자연적인 법칙이며, 장수하여 한계 수명을 극복하는 것은 인류 모두의 염원이었다. 『素問·上古天眞論』에서는 "盡終其天年, 度百歲乃去."라 하여 인간 수명의 한계를 100세로 보았고, 『尙書』에서는 "一日壽, 百二十歲也."라 하여 한계 수명을 120세로 보았다. 또한 『莊子·盜跖篇』에서는 "人上壽百歲, 中壽八十, 下壽六十."이라 하여 60세 이상을 壽라고 해서, 이 시기가 陰陽이 失調될 수 있는 중요한 시기임을 시사하였다.

인간의 수명이 사람마다 다른 이유와 長壽를 결정하는 요인에 대해 虞摶은 "人之壽夭 各有天命存焉. 夫所謂天命者, 天地父母之元氣也. 父爲天, 母爲地, 父精母血, 盛衰不同, 故人之壽夭, 亦異."라 하여 부모로부터 품부받은 선천적인 氣血盛衰가 중요하다고 했다. 그리고 "風寒暑濕之感於外, 飢飽勞役之傷乎內, 豈能一一盡乎, 所稟之元氣也."라 하여 후천적인 요인도 수명과 노화에 영향을 미치는 중요한 인자라고 했다. 특히 『素問·上古天眞論』에서는 "今時之人不然也, 以酒爲漿, 以妄爲常, 醉以入房, 以欲竭其精, 以耗散其眞, 不知持滿, 不時御神, 務快其心, 逆於生樂, 起居無節, 故半百而衰也."라 하여 七情, 勞逸, 飮食失調를 長壽에 영향을 미치는 세 가지 요소로 제시했다. 그리고 『靈樞·邪客』에서는 "人與天地相應."이라 했고, 『素問·生氣通天論』에서도 "天地之間, 六合之內, 其氣九州九竅五臟十二節, 皆通乎于天氣."라 해서 사람은 소우주로서 자연과 하나이며 불가분한 관계이므로 四時에 순응하여 風, 寒, 暑, 濕, 燥, 火 六淫之邪의 침습을 피하고 精, 氣, 神을 길러 질병과 노화의 지연을 강조했다.

결론적으로, 인간의 수명은 부모로부터 받은 先天之氣와 출생 후의 後天攝生에 따라 개인적인 차이가 있다. 선천적인 요인은 개인이 조절할 수 없는 것이므로 한의학에서는 후천적인 攝生을 통해 精氣神을 보존하는 것을 중요시하였으며, 특히 "古之神聖之醫, 能療人之心, 預使不致於有疾.", "治於未病之先, 醫家治於已病之後, 治於未病之先者, 曰治心, 曰修養, 治於已病之後者, 曰藥餌, 曰砭焫, 雖治之法, 有二而病之源則一, 未必不由因心而生也."라 하여 精神調養을 강조했다.

2) 노화의 원인

(1) 腎氣 虛衰

한의학에서는 '腎氣'가 생장과 발육 및 노화에 지대한 영향을 미치며 밀접한 관계가 있다고 인식하였다. 『素問·上古天眞論』에서는 사람의 일생에서 생장과 발육 단계에서는 腎氣가 盛, 實하고 균형을 이룬 상태인데 반하여, 노화되는 과정에서는 腎氣가 감퇴하고 虛衰한 상태가 된다고 했다. 따라서 연령이 증가함에 따라 腎氣의 虛衰가 완만하게 진행되면 노화과정도 비교적 완만하고 수명 역시 연장된다고 하였다. 반면에 腎氣虛衰의 정도가 비교적 빠르면 노화 역시 빠르고 수명 또한 단축되는 것으로 보았다.

(2) 臟腑機能 減退

『黃帝內經』에서는 腎氣가 노화와 깊은 관계가 있다는 인식 이외에, 기타 각 臟器의 기능 감퇴도 노화에 영향을 미친다고 보았다. 즉, 『靈樞·天年篇』에서는 "五十歲, 肝始衰, 肝葉始薄 … 目始不明. 六十歲, 心氣始衰, 善憂悲, 血氣懈惰 … 七十歲, 脾氣虛, 皮膚枯. 八十歲, 肺氣衰, 魄離, 故言善悞 …"라 해서 각 臟器 및 기관의 기능 쇠퇴가 곧 노쇠의 과정이라고 했다.

(3) 陰陽 失調

노화의 원인에 대하여 『黃帝內經』에서는 또한 인체의 음양적 측면을 중요하게 여기고 있다. 『素問·寶命全形論』에서는 "人生有形, 不離陰陽."이라 했고, 『素問·生氣通天論』에서는 "自古通天者, 生之本, 本于陰陽 … 數犯此者, 卽邪氣傷人, 此壽命之本也."라 했으며, 『素問·陰陽應象大論』에서는 "年四十而陰氣自半也, 起居衰矣."라 해서 陰陽失調의 현상을 표현했다.

3) 노화의 과정 및 증상

『黃帝內經』에서는 노화의 과정을 연령별로 구분하여 연령에 따른 신체의 각 구조 및 기능의 변화에 대하여 밝혔다. 특히 인체생명의 발전 규율을 논술하였는데, 『素問·上古天眞論』에서는 여성의 연령별 변화에 대해 "女子七歲, 腎氣盛, 齒更髮長. 二七而天癸至, 任脈通, 太衝脈盛, 月事以時下, 故有子. 三七, 腎氣平均, 故眞牙生而長極. 四七, 筋骨堅, 髮長極, 身體盛壯. 五七, 陽明脈衰, 面始焦, 髮始墮. 六七, 三陽脈衰於上, 面皆焦, 髮始白. 七七, 任脈虛, 太衝脈衰少, 天癸竭, 地道不通, 故形壞而無子也."라 했고, 남성의 변화에 대해서는 "丈夫八歲, 腎氣實, 髮長齒更. 二八, 腎氣盛, 天癸至, 精氣溢寫, 陰陽和, 故能有子. 三八, 腎氣平均, 筋骨勁强, 故眞牙生而長極. 四八, 筋骨隆盛, 肌肉滿壯. 五八, 腎氣衰, 髮墮齒槁. 六八, 陽氣衰竭於上, 面焦, 髮鬢頒白. 七八, 肝氣衰, 筋不能動, 天癸竭, 精少, 腎藏衰, 形體皆極. 八八則齒髮去."라 했다. 즉, 노화가 형태적으로 드러나는 시기는 腎氣가 쇠약해지는 연령으로 여성 35세, 남성 40세부터이며, 여성은 49세에 天癸竭하고 地道不通한다고 하여 주로 '經絕'을, 남성은 64세에 齒髮去라고 하여 '腎氣衰'를 노화 과정 중 중요한 변화로 보았다.

또한 『靈樞·天年』에서는 "四十歲, 五臟六腑十二經脈, 皆大盛以平定, 腠理始疏, 榮華頹落, 髮頗斑白, 平盛不搖, 故好坐. 五十歲, 肝氣始衰, 肝葉始薄, 膽汁始滅, 目始不明. 六十歲, 心氣始衰, 苦憂悲, 血氣懈惰, 故好臥. 七十歲, 脾氣虛, 皮膚枯. 八十歲, 肺氣衰, 魄離, 故言善悞. 九十歲, 腎氣焦, 四臟經脈空虛. 百歲, 五臟皆虛, 腎氣皆去, 形骸獨居而終矣."라 해서 10세를 주기로 인체 성장과 노화에 대해 五臟精氣가 결정적인 작용을 한다고 했다.

이와 유사하게 『素問·陰陽應象大論』에서는 "年四十而陰氣自半也, 起居衰矣. 年五十, 體重 耳目不聰明矣. 年六十, 陰痿, 氣大衰, 九竅不利, 下虛上實, 涕泣俱出矣."라 해서 연령에 따른 음양의 변화로 인해 각 기관이 구조적 혹은 기능적으로 변화되는 현상을 기술했다.

또한 『靈樞·營衛生會篇』에서는 "老者之氣血衰, 其肌肉枯, 氣道澁, 五臟之氣相博, 其營氣衰少而衛氣內伐"이라 하여 氣血衰少에 따르는 신체적 변화를 언급했다.

이상의 내용을 각 부위 및 기능별로 구분하여 설명하면 아래와 같다.

(1) 面焦髮墮

노인이 되면 臟氣가 나날이 쇠하여 攝生에 주의하지 않으면 얼굴이 시들고 머리카락이 희끗희끗해지면서 빠지게 된다. 이는 腎精의 쇠약과 陽氣의 쇠갈이 관계되는 것이다. 또한 피부가 메마르며 腠理가 거칠어지고 榮華가 퇴락하며 치아가 듬성해져서 빠지게 된다.

(2) 耳目不聽

"肝和則目能視五色"이라 하여 눈의 시각기능은 肝血의 滋養에 의지하는데, "五十歲, 肝氣始衰, 目始不明."하게 된다. 이처럼 노인은 肝血不足으로 인해 視物模糊, 笑則有淚하게 되고, 目赤乾澁, 昏花하고 심하면 夜盲이 된다.

耳의 청력기능은 腎臟精氣의 充養에 의존한다. 따라서 노년에 精虧하여 耳失濡養하면 耳鳴과 耳聾이 발생한다. 精虧하면 耳目의 시청능력이 감소하는데, 이는 노화의 징조이다.

(3) 健忘嗔怒

노쇠해지면 陰精이 不足하여 養心强神하지 못하여 健忘이 발생하고, 神이 滋養을 잃어서 失眠, 多夢하게 된다. 따라서 晝不靜夜不瞑의 상태가 된다. 또한 內虛脾弱, 陰虧性急하여 怒火가 쉽게 熾盛하게 된다. 이는 陽氣가 虛하거나 陰陽이 모두 虛하기 때문이며, 성격이 냉담하고 괴팍해진다. 심하면 치매나 망상 등의 정신질환이 나타날 수 있다.

(4) 飮食無味

脾氣虛弱하여 運化不足하면 食少, 腹滿, 便溏한다. 脾虛濕盛하여 運化가 장애를 받으면 口淡乏味하고, 胃陰虧虛하면 受納이 失調되어 飢不欲食한다.

(5) 腰痠陰痿

노년에는 腎陰과 腎陽이 부족해져 腰痠, 陰痿가 나타난다. 腰는 腎之府로 腎陽이 虛弱하면 督脈을 溫養할 수 없어 腰痠, 腰痛, 畏寒怯冷하고, 腎陰虛弱하면 骨髓를 생성하여 骨을 充養시키지 못하므로 역시 腰痠腰痛이 발생한다.

노년에는 생식기능 감퇴가 현저한 것이 특징이다. 腎陽이 不足하면 陽事鼓動이 不利하여 남성는 陰痿가 되고 여성은 陰冷이 된다.

▣ 노화의 개념 관련 임상참고문헌

- 권인순. 노화의 정의 및 분류. 대한의사협회지. 2007;50(3):208-15.
- 김경호, 김지훈. 한국 노인의 성공적인 노화요인의 구조분석. 한국노년학. 2009;29(1):71-87.
- 김광일. 노화의 생물학적 원인. 대한의사협회지. 2007;50(3):216-20.
- 이동욱, 유병팔. Food restriction as An Effective Modulator of Free Radical Metabolism in Aging Rats. 한국생화학회지. 1991;24(2):148-54.
- 전국한의과대학 간계내과학교수 공저. 간계 내과학. 제7판. 서울: 우리의학서적; 2024.
- 조주연. 노화의 임상적 의의 및 노인 질환의 특징. 대한의사협회지. 2005;1:17-8.
- 최지영, 김용진, 구승엽. 염색체 끝분절(telomere)의 기능장애와 노화. 인구의학연구논집. 2009;22:1-6.
- López-Otín C, Blasco MA, Partridge L, Serrano M, Kroemer G. Hallmarks of aging: An expanding universe. Cell. 2023; 186(2):243-78.
- Loscalzo J, Fauci A, Kasper D, Hauser S, Longo D, Jameson JL. Harrison's principles of internal medicine, twenty-first edition (vol.1 & vol.2). 21st ed. Columbus, OH: McGraw-Hill Education; 2022.
- Wilson KA, Bar S, Dammer EB, Carrera EM, Hodge BA, Hilsabeck TAU, et al. OXR1 maintains the retromer to delay brain aging under dietary restriction. Nat Commun. 2024;15 (1):467.
- Zhu Y, Liu X, Ding X, Wang F, Geng X. Telomere and its role in the aging pathways: telomere shortening, cell senescence and mitochondria dysfunction. Biogerontology. 2019;20(1):1-16.
- 李建生. 臨床中醫老年病學. 北京: 人民衛生出版社; 2008.
- 田金洲. 中醫老年病學. 天津市: 天津科學技術出版社; 1994.

03 노인병

1. 노인병의 개념과 범위

노인병은 노년에 발생하는 질병인데, 정확하게 정의하기는 어렵다. 이것은 '노인'에 대한 정의가 모호한 까닭도 있는데, 『黃帝內經』에서는 "人年五十以上爲老."라 했고, 『莊子·盜跖篇』에서는 "下壽六十."이라 했으며, 『說文解字』에서는 "七十曰老."라고 했다. 이것은 인체 내에서의 개체별 차이가 크기 때문으로 『黃帝內經』에서는 "年四十而陰氣自半也. 起居衰矣. 年五十, 體重, 耳目不聰明矣. 年六十, 陰痿, 氣大衰, 九竅不利, 下虛上實, 涕泣俱出矣."라고 했다.

인체는 60세까지는 쇠퇴하지 않고 기능이 왕성하므로 60세 이후로 발병이 많으나, 50대에도 발병이 될 수 있다. 노년전기는 45세에서 59세까지이며 노년기는 60세 이상을 가리키고, 노년병은 실제적으로 노년전기와 노년기의 질병을 포괄한다. 즉, 노인병이란 넓은 의미로는 40세 이후의 실병이고, 좁은 의미로는 65세 이상의 질병을 말하는데, 노인에 많은 질환 및 노인 특유의 질환들과 노화가 섞여 기존의 질병 명칭으로는 규정지을 수 없는 범주의 질병이다.

노인병은 세 가지로 나눌 수 있다. 첫째, 노쇠과정 중 인체가 노화하면서 발생하는 노년 특유의 질병으로, 노인성 백내장, 전립선증식증 등의 질병이다. 둘째, 다른 연령에서도 발생하지만 가령에 따라 발병율이 높아지면서 노인에게 발생하는 질환으로, 고지혈증, 고혈압, 심혈관계질환, 암질환 등이 있다. 셋째, 감기나 폐렴과 같이 모든 연령에서 발생하고 뚜렷한 연령 차이가 없으나 노인에게 발병할 경우 노인이 쇠약하고 회복이 완만하기 때문에 합병증과 사망에 이르게 하는 질환들이다. 또한 청장년기 때부터 갖고 있던 만성병이 변화하여 노인병을 이루는 것과 노쇠하여 노인이 되어서 생기는 특유질환으로 분류하기도 한다.

2. 노인과 노인병의 특징

『醫學入門』에서 "寧醫十丈夫, 莫醫一婦人, 寧醫十婦人, 莫醫一小兒"라고 하여 소아가 성인과는 다른 특성이 있는 것처럼, 노인도 성인과 다른 생리적, 병리적 특징이 있다. 노인은 노화 자체로 인한 생리적 변화와 발병에 의한 병리적 변화를 명확하게 구분하기 어렵고, 인체 내 대부분의 기능에 퇴행성 변화가 진행되므로 여러 가지 손상이 상호작용하여 복합적인 양상을 나타낸다. 노인의 특성을 바탕으로 발현하는 노인병을 이해하려면 먼저 그 특성을 파악해야만 노인환자 진료 시 정확한 평가와 치료를 수행할 수 있다.

1) 노인의 특징

(1) 서양의학

① 노인은 예비능과 방어능력이 저하되어 항상성 유지가 어렵다.

예비능이란 최대능력과 일상생활활동에 필요한 능력과의 차이를 뜻하며, 예비능은 인체가 운동이나 위기상황에 처할 때 대응할 수 있는 능력이다. 노인은 노화가 진행되면서 세포수 감소와 함께 기능저하가 동반되므로 예비능이 감소한다. 예비능이 저하되어 병적상태에 빠지면 여러 장기에 연쇄적 파급을 일으켜 항상성이 무너지게 된다. 또한 노화로 인한 면역력 저하는 방어능력을 약화시켜 작은 감염에도 질병이 발생하고 회복이 어려우며 쉽게 악화된다.

② 노인은 약물대사 능력의 변동으로 인한 약물 부작용이 빈번하다.

노인은 약물에 대한 반응이 일반 성인과 다르다. 이것은 나이에 따라 신체조성과 단백결합률이 변화하고, 간과 신장의 약물 대사 및 배설능력이 저하되기 때문이다. 노인은 신체조성 중에서 체액(total body water)이 감소하고 체지방(body fat)이 증가하므로, 지방 제외 무게인 제지방체중(lean body mass, LBM)은 감소한다. 이것은 곧 digoxin과 같은 수용성 약물의 분포 감소와 acetaminophen, diazepam 등의 수면제 혹은 진통제 같은 지용성 약물의 분포 및 작용시간을 증가시킨다. 또한 혈중 알부민 농도가 감소하기 때문에 단백 비결합 약물의 농도가 높아지는데, 이러한 약제로는 갑상선호르몬제, warfarin 등이 있다.

약물은 장에서 흡수된 후에 반드시 간에서 대사과정을 거친 후 전신 혈액으로 순환한다. 그러나 나이가 들면 간의 대사능력과 제거율이 감소하여 lidocane이나 propranol과 같은 약물이 체내에 축적되기 쉽다. 그리고 신장에서도 사구체여과율과 세뇨관 기능이 감소하고, 제지방 체중 감소로 인해 creatinine 생성 및 청소율이 저하되므로, penicilline 등 약물의 체외배출이 적어진다. 이상과 같은 약물대사능의 변동은 노인에서 청장년층에 비해 약물 부작용이 빈번한 원인이 되며, 약 2배까지 차이가 있다. 게다가 노인에서는 다약제복용으로 인한 약물간 상호작용까지 더해져 부작용이 심화되면 생명을 위협할 수도 있다.

③ 노인은 정신, 심리적 변화가 있다.

가령에 따라 노화는 신경계 기능감퇴를 일으키는데, 특히 기억력과 지남력 감퇴 등 인지기능의 저하가 중요하다. 노인은 과거의 일보다 최근의 일 기억에 어려움을 호소하며 학습 성취도가 저하된다. 그러나 경험과 학식의 축적에 의거한 종합적인 판단능력은 오히려 증대되며, 문제해결능력이나 사고능력은 훈련을 통해 증진될 수 있다.

또한 노인은 보다 확고한 성격을 형성하게 된다. 물론 노인층 전체적으로는 보수성, 자기중심성, 고독감, 급한 성질, 불만, 불안, 의존성, 체념 등의 특성을 가진다는 보고도 있지만, 이것은 노인 심리의 부정적인 면이 강조된 측면이고, 실제적으로는 교육수준, 직업, 종교, 봉사 등의 사회활동과 환경에 영향을 받아 개인차이가 크다.

④ 노인은 일상생활 활동능력과 적응력이 저하된다.

노인은 관절염, 골절, 뇌혈관질환 등의 여러 만성 질환으로 거동장애가 발생하기 쉽다. 이로 인해 독립적인 일상생활을 수행하기 어렵고, 신체활동에 기능손실이 일어난다.

또한 노화에 따라 예비력이 저하되기 때문에 갑작스러운 환경변화나 스트레스에 적응할 수 있는 능력이 저하된다. 그러나 노년기는 직업 은퇴, 거주지 이동, 배우자 사망, 시설 입소처럼 환경적인 변화가 발생하는 시기이며, 이러한 변동은 노인에게 스트레스가 될 뿐만 아니라 질병으로 발전할 수 있다. 그러므로 급격한 환경적인 변화를 피하되, 불가피한 상황에서는 가족과 가까운 사람들의 심리적 지지와 간호가 필요하다.

(2) 한의학

① 노인의 생리적 특징

노인은 생리적으로 臟腑와 氣, 血, 精, 神 등이 자연적으로 쇠퇴하고, 음양의 평형과 조절능력이 서서히 저하된다. 구체적으로는 아래와 같다.

가. 장부 기능의 쇠퇴

『靈樞·天年』에서는 "五十歲, 肝氣始衰 … 六十勢, 心氣始衰 … 七十勢, 脾氣虛 … 八十勢, 肺氣衰 … 九十勢, 腎氣焦 … 百歲, 五臟皆虛 …"라 하여 50세 이후에는 五臟의 생리기능이 점차 쇠퇴하여 虛衰한 방향으로 치닫는다고 했다. 『黃帝內經』에서는 腎의 작용을 중요시하여 腎의 精氣 減衰를 노화의 중요 원인으로 보았다. 腎精이 부족하면 腎陰과 腎陽도 역시 虛하고, 腎氣가 化生되지 못하며, 腎氣가 虛衰하면 五臟六腑의 기능이 감퇴되어 생식기관이 위축되고 성기능이 점차 소실되며 정신이 피곤해지고 腰膝酸軟 등의 노화 현상이 나타난다. 腎陽이 虛衰하면 腎의 氣化가 부족해져서 水液이 정상적으로 배설되지 못하므로 소변 배출이 무력하고 夜尿頻數 등의 증상이 발생한다. 노인은 腎의 攝納作用이 비교적 약하여 氣不歸源하므로 호흡 시 短氣가 있고, 노동 시에 가중된다. 노인은 腎精이 부족하여 精이 髓를 化生시키지 못하고 髓가 骨格

을 영양하지 못하므로, 걸음걸이가 불안정하고 치아는 드문드문하여 쉽게 빠지며 骨質이 疏松하여 骨折이 쉽게 발생한다. 腦髓가 불충분하면 頭暈, 記憶力 저하가 발생한다. 腎氣가 虛衰하면 모발을 生長시키는 기능이 失調되므로, 노년에 가까워질수록 모발이 점차 하얗게 되고 탈락, 건조해지는 원인이 된다. 腎精이 虛衰하면 耳를 滋養하지 못하므로 청력이 점차 감퇴되고, 심하면 耳聾이 된다.

나. 精血이 점차 소모되어 감소한다.

劉完素는 "五十至七十歲者, 和氣如秋, 精耗血衰."라 하여 노인의 생리적 변화에서의 주요 특징을 밝혔다. 精血은 인체를 구성하고 유지하는 생명활동의 기본 물질이다. '精'은 生殖發育을 주관하고, 臟腑를 濡潤하며, 骨髓를 生하고 腦로 통하며, 수염과 머리카락에 그 榮華가 나타난다. '血'은 안으로 臟腑를 營養하고, 밖으로 皮毛筋骨을 濡養한다. 加齡에 따라 精血은 감소되고 臟腑, 經脈, 五官九竅, 四肢百骸를 滋養하지 못하여 노화가 발생한다. 만약 精이 氣로 化生되지 못하면 臟腑의 생리기능에 영향을 미쳐 질병에 대한 방어능력이 저하되고 四時의 기후 변화에 적응하지 못하여 질병이 발생한다.

다. 陰陽이 모두 쇠하며 정상 이하에서 평형을 이루게 된다.

인체의 정상적인 활동은 陰陽의 대립, 통일, 협조 관계가 유지되는 결과인데, 만약 陰陽이 상호작용하지 못하고 분리되면 생명을 다하게 된다. 건강한 노인은 정상적인 생리상태에서 陰損陽衰의 병태 표현이 명확하지 않고, 陰陽이 점점 쇠퇴하여 정상 이하에서 평형을 유지한다. 청장년과 비교하면 陰陽의 평형과 협조가 낮은 수준에서 안정되어 외계의 적응능력에도 차이가 나타나므로, 저강도의 발병 요소에서도 陰陽이 失調되어 질병이 발생하게 된다.

② 노인의 병리적 특징

노인병은 正邪鬪爭, 陰陽失調, 升降失調 등 기본적인 기능에 문제가 발생하는 동시에 노인만의 병리적인 특징이 존재하는데, 구체적인 내용은 아래와 같다.

가. 陰陽이 모두 虛하며 平衡이 쉽게 失調된다.

평소 노인은 勞損病이 명확하게 드러나지 않더라도 노화로 인해 陰陽이 虛衰되어 나타나는 증상들이 출현한다. 노인이 되면 귀밑머리가 희끗희끗해지고 치아가 흔들리면서 탈락되며, 夜尿가 頻數하고 성기능이 감퇴되는 등 陰陽俱衰한 증상들이 나타난다. 이처럼 陰陽俱衰의 병리특징은 노인에서 陰陽이 낮은 수준으로 平衡을 유지하는 것이 관건이다. 이러한 陰陽平衡 상태는 불안정하여 각종 질병 발생의 원인이 되어 평형이 失調되기 쉽고, 陰陽平衡이 失調되면 원래의 생리적인 노쇠로 발생한 陰陽虧虛가 가중되어 병리적인 陰虧, 陽衰의 상태가 발생한다. '陰精'은 생명의 기본적인 물질이고, '陽氣'는 인체 기능이며 대표적인 생명의 활력이므로, 陰精, 陽氣가 부족해지면 陰陽의 相互資生, 相互作用이 어렵게 되고, 평형협조가 사라지며, 陰陽이 다시 회복되기 어렵게 된다. 그러므로 노인의 질병 치료는 효과를 얻기가 어렵고 지속적으로 악화되거나 變症이 발생되기 쉽다.

나. 氣機升降이 失調된다.

『素問·六微旨大論』에서 "升降出入, 無器不有."라 했으니, 升降出入은 臟腑, 經絡, 陰陽, 氣血運動의 기본 형식이며, 淸陽을 升하고 濁陰을 降하여 인체평형을 유지한다. 脾胃의 升降出入이 양호하면 升淸降濁의 기능과 全身을 영양하고 糟粕을 배설하는 기능이 유지되고, 他臟腑의 생리기능이 정상적으로 발휘된다. 반면 脾胃의 기능이 失調되면 淸陽之氣가 散布되지 못하고 後天之精이 저장되지 못한다. 이로 인해 노폐물이 배출되지 못하여 他臟腑에 영향을 미쳐서 여러 가지 증상이 발생한다. 예를 들어, 腎氣가 攝納하지 못하면 喘息, 氣短, 吸氣不足의 증상이 발생하고, 心火가 하강하지 못하고 腎水가 不升하면 心腎不交가 되어 心煩失眠, 腰酸, 潮熱 등의 증상이 발생하며, 肝이 升發의 기능을 잃으면 胸脇脹滿, 抑鬱煩燥하게 되고, 肺가 肅降 능력을 잃으면 氣逆咳喘, 膨滿 등의 증상이 발생한다.

다. 여러 臟腑가 손상을 받는다.

노인은 임상적으로 발병과 轉變이 쉬운 것이 특징적이며, 그 병리 변화를 관찰하면 결과적으로 여러 臟腑가 손상받는 것을 알 수 있다. 즉, 어떠한 臟에 발병이 되면 동시에 다른 臟腑도 손상을 입는다.

여러 臟腑가 손상을 받는 것에는 서서히 손상이 진행되는 것과 급격하게 진행되는 것이 있다. 서서히 손상이 진행되는 경우는 臟腑가 虛한 것이 특징이며, 갑자기 손상이 진행되는 경우에는 臟腑에 邪氣가 鬱滯되는 것이 특징이다. 전자는 노인 만성 질환의 경과 중에 다발하고, 후자는 노인 급성 질환의 과정 중에 다발한다. 일반적으로 腎虛, 脾虛가 가장 많은데, 이러한 노인 환자는 임상적으로 腰膝酸軟, 耳鳴, 聽力減退, 二便失調, 氣短流涎, 多涕, 脫髮, 皮膚乾燥 등의 증상이 나타난다.

라. 多痰, 多瘀, 多風의 특징이 있다.

노인의 병리적인 특징 중 多虛, 多臟腑損傷, 多痰, 多瘀, 多風은 질환을 복잡하게 하고 수많은 轉變을 일으키는 중요한 원인이다. 노인은 臟腑 기능이 감퇴되어 있고, 특히 腎虛, 脾虛가 많아 수액대사 장애로 인해 水濕이 정체되어 痰飮이 형성된다. 宿疾이 있는 환자는 종종 痰飮이 內伏되어 復病이나 外感六淫으로 인한 질병을 발생시킨다. 痰이 血을 阻碍시키거나 氣鬱로 인해 瘀血이 되거나 노인이 氣虛하여 血을 運行시키지 못하는 것 등은 모두 瘀血을 內停시킬 수 있다. 반대로, 血瘀가 있으면 水氣가 脈外로 滲出되거나, 水濕을 結聚시켜 痰飮을 형성할 수 있다.

임상적으로 眩暈, 痰壅氣急, 肢體麻木이나 哮喘, 肥滿, 舌苔膩가 나타나는 것은 痰邪로 인한 경우가 많다. 胸脇痛, 脘腹痛, 頭痛, 肩關節凝痛 등과 같이 痛處가 고정되고 出血斑이 나타나며 脣舌紫暗或有瘀點瘀斑이 나타나면 瘀血로 인한 것이 많다. 노인은 痰濁, 瘀血에서 外感까지 모두 熱化되어 熱盛動風하기 쉬운데, 여기에 노인이 腎虛肝旺한 것까지 더해지면 化風擾腦하므로 風症이 다발한다. 風邪로 인해 질병이 발생하면 口眼喎斜, 半身不遂, 抽搐, 振顫, 麻木 등의 증상이 갑자기 발생한다. 노인은 단순한 實症이 드물고 虛實挾雜의 偏實症 중에서 痰, 瘀, 風症이 다발하며, 특히 急症에서 현저하다. 노인에서 多痰, 多瘀, 多風의 세 가지 특징은 상호 관계가 있고 혼합되기도 한다. 특히 痰과 瘀血이 互結되면 노인병의 진단과 치료를 어렵게 하는 주요한 원인이 된다.

2) 노인병의 특징

(1) 병에 이르는 원인과 노쇠가 관계가 있다.

노쇠는 노인병의 중요한 원인으로, 두 가지에서 중요하게 작용한다. 첫째는 노쇠로 인해 질병이 발생하는 것이다. 『靈樞·天年篇』에서는 "五十歲, 肝氣始衰, 肝葉始薄, 膽汁始滅.........腎氣焦, 四臟經脈空虛."라 하였는데, 視力減退, 皮膚枯燥, 懶怠嗜臥, 多言善誤 등의 증상이나 징후들은 인체가 노화하여 臟腑의 기능이 감퇴함으로써 발생한 것이므로 노쇠로 인해 병이 된 것이다. 이것은 노인의 특발성 질병으로, 王淸任이 말한 "腦氣虛, 腦縮小"로 인해 노인성 치매가 된 것과, 李時珍이 "髓漸空也."라고 설명한 노인성 건망증 등이 있다.

둘째는 노쇠로 인해 邪氣를 받아 노인병이 발생하는 것이다. 『黃帝內經』에 사람이 나이가 들면 "血氣虛, 脈不通, 眞邪相攻, 亂而相引."이라는 서술이 있고, 金代 劉完素는 진일보하여 "老而衰", "衰而受邪."로 인해 노인병을 얻는다고 했다.

(2) 질병다발성을 보이며, 증상이 복잡하다.

노인은 동시에 여러 질병을 갖고 있다. 이것은 과거 질환이 만성화되어 축적되기도 하고, 하나의 병이 발생하면서 각 장기에 연쇄적으로 다발하기도 한다. 이로 인해 노인은 두 가지 이상의 질병에 이환되어 있으며 고령일수록 질병의 수가 늘어나 다약제 복용의 문제를 유발할 수 있다.

노년병의 증후는 虛한 것이 위주이며 虛實挾雜을 보이고 간혹 순수한 實症이 나타난다. 노인은 虛해서 병이 발생하며, 발병 후에 正氣가 더욱 虛해지기 때문에 한 곳에 병이 있으면 臟腑氣血의 陰陽이 失調되고 虛實挾雜, 寒

熱交錯되어 여러 臟腑에 병변을 일으키면서 증상이 복잡해지고 다양한 증상을 보이게 된다.

(3) 질병이 비전형적이다.

노인은 正氣不足, 抗邪能力 저하, 항상성의 약화로 인해 다른 장기 계통과 연관된 증상이 발현하므로 증상과 징후가 비전형적이다. 때로는 病情이 중하고 위독하거나, 종종 증상표현이 가볍고 명확한 증상이 없기도 해서 조기진단과 정확한 치료가 곤란할 때가 많다.

예를 들어 갑상선기능항진증에 안징후와 갑상선비대와 같은 징후가 없으면서 체중감소, 무력감, 심계항진 등을 보이거나, 요로감염에서 열이 나지 않거나, 폐렴에도 발열과 기침이 없는 경우 등인데, 이는 노인의 外感熱病에서 전형적인 高熱, 惡寒, 戰慄과 같은 正邪抗爭의 표현이 없는 것과 같다. 통증도 노인에서 흔히 보이는 증상이지만, 질병에 따라서 통증이 없거나 매우 경미할 수 있어서 심근경색에서도 흉통이 없을 수 있다.

(4) 발병, 경과, 회복과정이 완만하다.

노인병은 일반적인 질병과 비교할 때 病程이 길고, 발병이 분명하게 드러나지 않아서 해당 증상이 명확하게 나타났을 때에는 이미 질병이 발전했을 때가 많다. 病程이 길다는 것은 회복이 쉽지 않다는 것을 반영한다. 하지만 노인은 보상능력의 감퇴로 질병이 더 일찍 발현하기도 하므로 질병을 초기에 발견하면 치료할 수 있다. 또한 여러 가지 기능들이 동시에 저하되므로 치료 가능한 여러 이상소견 중에서 각각을 조금만 개선시켜도 전체적으로는 극적인 개선효과를 얻게 된다. 예를 들어 알츠하이머 병은 그 자체를 치료할 수는 없으나 빈혈, 전해질 장애, 우울 등 다른 악화요인들을 치료함으로써 상당한 호전을 볼 수 있다.

(5) 의식장애, 정신장애가 많다.

노인은 신경계 노화와 항상성 실조로 인한 탈수 및 전해질 이상으로 의식 및 정신 관련 질환이 많다. 노인층의 우울증은 알려진 것보다 훨씬 많고, 우울증이 신체증상화 되거나 질병으로 발전할 수 있으므로 필요 시 과감한 용약이 필요하다. 또한 여러 가지 신체질환이 발병할 때 다른 증상보다 정신혼돈이 먼저 나타나 치매로 오인할 수 있다. 이러한 경우에는 신체질환이 호전되면 정신장애도 회복되기 때문에 치매와 구분된다.

(6) 사회적, 경제적, 심리적 요인이 중요하다.

노인의 4중고(질병, 가난, 역할상실, 우울과 소외)에서 알 수 있듯이 노인은 의학적 요인 이외에도 경제적, 사회적, 심리적 요인들로 인해 기능손실이 증폭된다. 노인환자는 소외되기 쉽고 경제적으로 가난할 가능성이 많은데, 이러한 조건은 임상증상의 발현에 직접적인 영향을 미치고 인체 활동적 기능도 저하시킨다. 그러므로 노인 진료에 있어서 질병 상태만을 측정하는 것보다 인체 활동기능을 함께 측정하는 것이 필요하다.

3) 노인병의 위험인자

2022년 사망원인통계에 의하면 주요 사망원인으로 흔히 '성인병'이라 일컫는 암, 심장질환, 당뇨병, 고혈압성 질환 등에 의한 사망이 많았다. 다만 코로나19, 폐렴 등의 감염성 질환도 각각 3, 4위로 면역의 중요성이 대두되고 있다. '성인병'이라는 용어는 원래 '노인병'과 동일한 말이 아닌데, 단지 '노인'이라는 용어에 대한 거부감으로 인하여 '성인병'이라고 통용하고 있으므로 전술한 사망원인질환들이 모두 노인병이라고 할 수 있다. 이러한 질환들은 노화가 진행되는 생체에 각 질환들의 위험인자가 작용하여 발병된다. 노인병의 위험인자들에는 고혈압, 고지혈증, 비만, 운동부족, 흡연, 음주, 스트레스 등이 있다.

(1) 고혈압

고혈압은 동맥경화, 심근경색, 대동맥류, 뇌혈관질환 등의 합병증을 발생시켜 사망률을 높인다. 노인은 자율신경계 반응이 둔화되어 혈압변화가 심하고 기립성 저혈압이나 식후 저혈압이 자주 발생하므로, 하루에도 여러 번 혈압을 측정하고 자세나 식사에 따른 변화를 고려한다. 노인에서 적절히 혈압을 조절하면 심혈관계의 사망률과 유병률이 감소되므로 반드시 적극적으로 고혈압을 치료해야 한다. 혈압강하제와 같은 약제의 사용을 신중히 하되 저염식, 금주, 금연, 운동, 체중조절 등 생활습관교정을 병행한다.

(2) 고지혈증

현대인은 영양이 풍부한 반면, 운동량이 적어지기 쉬워 혈액 중 콜레스테롤, 중성지방, 인지질, 지방산 등의 지질이 과다해지기 쉽다. 혈청 내 지질량이 참고치 이상으로 증가된 상태를 고지혈증이라고 하며, 지질이 과다할 경우 인체조직에 침착되어 지방간을 유발하거나 혈관벽에 접착되어 혈관을 막히게 하고 혈전을 형성시켜 관상동맥질환, 뇌경색 등의 원인이 된다. Kannel과 Levy는 혈중 콜레스테롤 증가를 고혈압, 흡연과 함께 동맥경화증, 관상동맥 질환의 3대 위험요인으로 지적한 바 있다.

(3) 비만과 운동부족

체내의 지방량이 참고치보다 과다하게(20% 이상) 축적된 상태인 비만은 고혈압, 동맥경화증, 당뇨병, 관절질환 등의 위험인자이다. 만약 인체가 표준치보다 20% 과체중이면 고혈압과 당뇨병에 걸릴 위험은 3배, 고콜레스테롤증은 2배, 심장병에 걸릴 위험은 60%까지 증가한다. 또한 40% 초과한 사람은 결장, 유방, 전립선, 자궁, 난소 등에서 암 발생률이 증가한다.

운동부족은 체력을 감퇴시키고 관상동맥질환, 고혈압, 호흡기질환 등을 야기한다. 하루 종일 의자에 앉아서 작업하는 사람은 육체적인 활동을 하는 사람에 비해 심장병에 걸릴 확률이 2배나 높다. 반면 규칙적인 운동은 비만과 당뇨병을 교정할 뿐만 아니라 고혈압, 관상동맥질환을 유발하는 이상지질혈증을 치료하는 중요한 방법인 것으로 확인되었다.

(4) 음주와 흡연

매일 1~2잔의 와인이 심근경색의 위험을 감소시키는 것처럼 적당량의 음주는 건강에 유익하다. 그러나 과도한 음주는 심장병, 고혈압성 질환, 뇌혈관질환, 간염, 암 등의 위험요인이 된다. 과음은 혈압을 상승시키고 심장의 부담률을 높여 빈맥과 부정맥을 유발하기 쉽고, 심하면 심근경색을 일으킬 수 있다. 그리고 과음은 구강암, 식도암, 간암의 발생률을 높이는 요인도 되는데, 과음으로 인해 간경변증이 발생한 사람은 건강한 사람에 비해 간암이 발생할 위험이 40배 정도 높다.

한편, 10년 이상 흡연(하루 평균 20개피)한 사람은 비흡연자보다 노인병 발병률이 2배 높은 것으로 확인되었다. 담배 중의 니코틴, 타르, 일산화탄소 등은 심장병, 고혈압, 뇌혈관질환, 암 등을 발생시키는 유해물질이다. 흡연자는 비흡연자에 비해 심근경색의 위험률은 6배, 폐암의 위험률은 20배나 높다. 하지만 나이와 흡연 기간에 상관없이 흡연을 중단하면 흡연과 관련된 질환의 위험성이 현저하게 감소하므로 연령을 불문하고 반드시 금연한다.

(5) 스트레스

적당량의 스트레스는 일의 능률을 높이고 신체를 건강하게 유지시키는 활력소가 된다. 그러나 과도한 심리적 스트레스는 부신에서 에피네프린을 분비시켜 혈압과 맥박을 상승시키며, 이러한 긴장이 장기화되면 고혈압, 협심증, 심근경색과 같은 심장질환 및 뇌혈관질환을 초래하게 된다.

한 연구에 의하면 쉽게 화를 내는 사람들이 화를 잘 내지 않는 사람보다 심장발작과 심장 돌연사의 위험이 3배나 높은 것으로 보고하였다. 또한 다른 연구에서는 적개심 점수가 높고 의심이 많은 사람이 그렇지 않은 사람들에 비해 심장병 사망률이 4배 높은 것으로 나타났다. 따라서 인생을 긍정적이고 밝게 보는 태도를 가지고 대화, 운동, 취미활동으로 스트레스를 해소하면서 명상과 긴장이완의 방법을 이용하면 노인병을 예방하고 극복할 수 있다.

(6) 신종감염병

최근의 코로나19를 비롯해 메르스, 사스 등 신종감염병의 위협은 커져가고 있다. 예방 백신의 유효성과 안전성을 검증하는 데 10여 년의 기간이 드는데, 반복되는 신종감염병의 세계적 대유행 속에 범국가적 노력으로 신속한 개발과 개량이 이루어지고 있으나, 바이러스의 변종에 신속하고 정확하게 대처하기는 쉽지 않다. 이에 따라 면역력으로 표현되는 正氣의 함양을 위한 養生에 대한 관심은 커지고 있다. 본디 한의학은 예방의학의 선구자로서 그 가치가 빛나고 있다. 개별 바이러스에 대해 여러 가지 백신을 접종하기보다 면역력(正氣)을 키워 근본적으로 예방할 수 있다.

4) 노인병의 진찰

노인병 진찰 시에는 일반적인 환자의 진찰과 다른 방식의 접근을 요구하며, 임상적인 질병 평가와 기능 평가를 함께 시행하여야 한다. 이를 위해 다양한 전문분야에서 협력하여 노인의 신체적 문제, 정신심리적 건강, 사회적 활동 상태와 기능적 불능 여부를 선별하고 확인하는 진단과정을 거치게 되는데, 이를 포괄적 노인평가(comprehensive geriatric assesment, CGA)라고 한다. 포괄적 노인평가는 병력청취와 신체검사를 통한 의학적 평가와 기능평가, 인지 및 정서평가, 영양평가, 환경평가 등을 포함한다. 노인의학에 대한 관심이 높아짐에 따라 노인증후군 중 근감소증과 노쇠에 대한 평가도 중요해지고 있다.

(1) 의학적 평가

① 병력청취

노인 환자의 병력청취 중에는 시력, 청력 저하, 인지장애, 신체장애로 인해 정보를 얻기가 어려운 경우가 많다. 따라서 설문지와 가족과 친구 및 간병인으로부터 구체적인 정보를 파악해야 한다. 또한 노인의 질병 양상이 전형적인 증상으로 나타나기보다 일상생활 기능의 장애로 나타날 수 있으므로 일상생활에 변화가 없는지 질문한다.

가. 과거력

노인은 과거 질병의 축적 속에 살아가고 여러 가지 만성 퇴행성 질환을 가지고 있기 때문에 현재 질병과 과거 질병 간의 관련성 파악을 위해 과거력에 대한 문진이 필수적이다. 만성 질환 중에서 반드시 확인해야할 것은 고혈압, 당뇨병, 만성폐질환, 간장질환, 신장질환, 위장질환 등이다.

나. 가족력과 사회력

가족력은 당뇨병이나 암과 같이 유전적인 소인이 있는 질환에 대해 조사해야 한다.

사회력 파악은 노인의 직업력과 생활습관은 물론 가족력(결혼여부, 부부관계, 자식관계)과 동거인의 유무까지 포함된다. 또한 음주 및 흡연에 대한 질문을 빠뜨려서는 안 되고, 특히 과거에 술로 인한 신체적, 정신적, 가정적 문제가 있었는지 확인한다.

다. 약물 복용력

노인은 여러 질환을 가지며 여러 의료기관을 다니는 경우가 많으므로 중복된 약물이나 상호간 작용을 일으키는 약물을 복용하고 있을 소지가 많다. 환자가 현재 복용하고 있는 약물을 다음 의료기관 방문 시 모두 가지고 오도록 하여 약물 이름과 종류를 확인하고, 중복되거나 불필요한 약을 제외하고 용량을 줄여서 최소한의 약물을 복용하도록 한다.

② 신체검사

가. 생체 활력 징후

혈압과 맥박을 측정할 때에는 충분한 안정과 휴식을 취한 후 양쪽 팔에서 측정하되 여러 번 시행한다. 맥박은 30초 이상 측정하여 부정맥의 여부를 관찰한다. 노인은 기립성 저혈압이 흔하므로 와상, 기립 상태에서 모두 혈압을 측정하여 비교한다. 노인의 체온은 낮은 경우가 많으므로 2~3회 재측정하여 저체온의 유무를 확인하고, 감염이 있어도 열이 높지 않거나 정상인 경우가 있으므로 항상 감염의 여부를 확인한다. 호흡수는 보통 분당 16~25회 정도이고, 25회 이상이면 증상이 나타나기 이전의 하기도감염증일 수 있으므로 주의한다.

나. 피부와 손톱

피부 검사 시에는 피부궤양, 조직의 허혈로 인한 괴사, 암병변 등을 찾아야 한다. 가령에 따라 진피가 얇아져 출혈 반점이 흔하며, 특히 전완부에 잘 나타난다. 멜라닌세포가 감소되므로 노인은 잘 타게 되고 검은 부위가 얼룩덜룩할 수 있다. 손톱은 점점 얇아지면서 쉽게 부서지고, 손상에 의해 손톱 원위부에 검은 출혈이 쉽게 발생한다. 또한 진균 감염에 의해 발톱이 두꺼워지고 노랗게 될 수 있다.

다. 눈

노인은 백내장과 녹내장의 위험성이 커지므로 백내장, 녹내장의 유무를 확인하고, 시력검사 시에는 안경을 쓰고 검사한다. 시각은 표준화된 시력측정표(한천석 시력표)를 활용한다. 시력 측정표가 용이하지 않으면 신문의 헤드라인과 본문을 읽히는 방법도 신뢰도와 타당도가 높다. 또한 시력이 좋아도 시야가 좁은 환자가 있으므로 대면시야 검사(confrontation test)나 안저검사, 동공반사, 안구운동 상태 등을 확인한다.

라. 귀

노인성 난청은 양측성이며, 40~50세경 4~8 KHz의 고음에서 시작해 점차 회화영역을 침범하여 80세 이상에서는 90% 이상이 경험한다. 청력검사에 유효한 검사는 속삭인 질문법(whisper voice test)이며, 환자의 60 cm 정도 뒤에서 3~6개의 단어를 속삭이듯 말한 후 환자가 들은 것을 보고할 수 있는지 확인하는 것으로 양측 귀에 각각 시행한다. 청력저하가 심한 경우 환자에게 청진기를 착용시키고 의사가 청진기에 대고 말하면 문진이 유용해진다.

마. 구강

구강검사 전에 의치를 빼고, 치은종창, 출혈, 흔들리는 치아, 진균감염, 궤양, 종양의 유무 등을 살핀다. 혀도 상하면을 살펴야 하며, 지도상 혀는 정상적인 노화 현상이다. 의치를 한 환자는 혀가 커져 있을 수 있으므로 갑상선기능저하증에 의한 증상과 감별해야 한다.

바. 경부

경부 진찰 시에는 갑상선, 이하선, 임파선을 촉진하고, 경동맥 청진을 한다. 노인의 갑상선은 위치가 목 아래쪽으로 이동하며, 촉진 시 결절의 유무와 크기를 확인한다. 탈수된 이하선염 환자에서는 이하선이 붓거나 딱딱해지며 압통을 관찰할 수 있고, 임파선은 결핵이나 암으로 인해 종창되는 경우가 있다. 경동맥 청진 시 잡음이 들리면 경동맥 협착인지 심장잡음이 전도된 소리인지 구별해야 하는데, 청진기를 이동할수록 심잡음은 부드러워지고 경동맥 잡음은 커진다. 경추증 환자는 뇌수막염과 골관절염 등 경추질환과 감별해야 하며, 뇌수막염은 목을 좌우로 움직일 수 있으나 경추증과 골관절염에는 상하좌우 회전 시 모두 통증을 느낀다.

사. 흉부

흉부는 폐, 심장, 늑막, 유방 등을 중점적으로 관찰해야 하며, 청진기가 필수적이다. 폐는 청진과 타진을 통해 기능을 평가하는데, 정상인에서도 폐하부에 수포음이 들릴 수 있으므로 주의한다. 심장청진 시 노인은 대동맥 삼첨판의 경화로 인해 수축기 심잡음이 흔하게 관찰되는 반면, 확장기 잡음은 이상소견이므로 원인을 찾아야 한다. 심박수는 분당 40회로 낮아져도 특이증상이 없으면 정상이다. 여성환자는 유방종양의 진단을 위해 유방 촉진이 필수적이다.

아. 복부

복부 진찰 시 간과 비장의 종대 및 기타 종괴의 존재 여부를 살핀다. 상복부 촉진 시 위암이나 간암에 주의하고, 복부 대동맥류도 혹처럼 만져질 수 있다. 치골 상부에 압통, 불편감 등의 여부를 타진을 통해 관찰한다. 또한 변비가 다발하므로 변비나 설사를 자주 하는지 확인하고, 반대로 실금은 없는지 확인한다. 직장수지검사를 통해 치열, 치핵, 분변 및 암으로 인한 협착 여부를 확인하고, 남성는 전립선을 촉진하여 증식 정도와 종양 유무를 확인한다. 여성에서 정상 난소는 만져지지 않는데, 만약 촉진되면 난소종양을 의심한다.

자. 사지기능

사지관절의 압통, 종창, 부분탈구, 염발음, 열감, 발적의 유무 및 관절운동 범위와 제한 정도를 검사한다. 류마티스관절염이나 다른 관절염에 의한 관절의 변형과 구축을 관찰한다.

㉠ 상지기능: 상지기능은 근위성 상지운동과 원위성 상지운동으로 구분할 수 있다. 근위성 상지기능을 확인하는 방법으로는 머리 뒤로 양손을 깍지 끼는 동작을 시킨다. 이 동작은 견관절의 최대 외전과 주관절의 최대 굴곡이 요구되며, 동결견이나 관절염 등으로 인한 운동범위 제한을 검사하는 것이다. 원위성 상지기능 검사를 위해서는 연필이나 숟가락을 잡게 한다.

㉡ 하지기능: 노인은 낙상, 미끄러짐, 보행장애 등이 흔하고, 여기에는 감각과 인지 기능 및 하지기능의 손상이 복합적으로 관련된다. 하지기능을 확인하는 방법으로 '일어나 걷기(timed up and go test)' 검사법을 시행하여 보행평가와 균형을 측정한다. 이 검사는 환자에게 의자에서 일어나 3 m 정도 걸어간 후 돌아서 다시 의자에 앉으라고 시켜서 걸리는 시간 및 각 동작의 안정성과 균형성을 평가하는 방법이며, 동작수행에 10초 이상 걸리면 낙상의 위험이 높아진다.

차. 언어기능

언어기능은 노인환자가 말을 하고 이해하는지, 단어 찾기, 문장 반복, 글을 읽고 쓸 수 있는지 평가한다. 노인은 뇌신경장애와 인지능력의 저하, 우울증 등의 정서장애로 인해 언어문제가 다발한다. 언어기능에 있어서는 구음장애, 언어실행증, 실어증 등을 살핀다.

카. 신경기능

노인의 신경학적 검사는 성인과 유사하며 짧은 시간 내에 실시하고, 뇌신경 기능, 사지운동 기능, 감각기능, 정신상태 검사 등을 시행한다. 뇌신경 평가 중 노인은 노화에 의해 동공 대광반사가 느려지고, 동공축소가 흔하므로 주의한다. 또한 후각기능이 감퇴되나 비대칭적 소실은 병적이다. 미각기능도 후각기능의 영향과 타액분비의 감소로 저하될 수 있다.

감각기능은 나이가 들면서 하지 진동각이 떨어지지만 다른 감각은 변화하지 않는다. 또한 심부 건반사도 거의 변화가 없으며, 신경전도속도 저하로 인해 아킬레스건 반사는 감소될 수 있으나 비대칭적인 건반사는 이상소견이다.

정신상태 검사는 의식상태, 정서, 기분, 인지기능 등을 평가한다. 노인 환자는 의식이 흐려진 착란과 섬망의 감별이 필요한데, 착란이란 정신상태만 혼동된 것이고, 섬망이란 착란과 더불어 환시, 환청과 같은 지각장애와 주의력 상실 및 흥분 등의 이상행동이 나타나는 것이다. 그리고 인지기능은 크게 주의집중력, 기억, 실행기능, 시공간능력, 언어기능 등으로 나눌 수 있다. 이외에 지남력과 계산력이 있는데, 시간, 장소, 아는 사람을 물어보는 지남력은 기억력, 주의력, 시공간 능력의 종합평가이며, 계산력 평가에 쓰이는 100에서 7 빼기 검사는 계산능력과 주의집중력을 측정하는 지표가 된다.

③ 임상검사

노인환자는 의사표현의 어려움과 정보파악의 문제로 인해 진단과 경과관찰, 치료효과 평가와 예후 판정을 위해서 임상검사를 시행해야 하는 경우가 많다. 노인은 노화와 다질환 및 다약제 복용의 상호작용 등 변수가 많으므로, 검사결과 해석과 판정에 신중해야 한다(표 3-1).

특히 노인에서는 노화에 따라 각 장기의 기능이 저하되므로 상당수의 혈액검사 참고치가 청장년과는 다르다. 그 이유는 첫째, 노인에서는 장기의 기능이 감소하기 때문으로, 예를 들어 사구체여과율이 감소함으로써 BUN, creat-

표 3-1. 노인의 일반혈액검사, 임상화학검사 참고치

항목(단위)	노인남성(청장년)	노인여성(청장년)
WBC (×10^9/L)	3.6~9.8 (3.8~10.2)	3.3~8.6 (3.3~8.8)
RBC (×10^{12}/L)	3.91~5.46 (4.2~5.6)	3.64~4.8 (3.7~4.9)
Hb (g/dL)	12.9~17.2 (13.4~17.2)	11.8~15.1 (10.0~14.6)
HCT (%)	38.2~51.2 (39.9~51.0)	35.0~45.2 (31.3~43.4)
RDW (%)	12.1~15.6 (11.9~14.1)	11.9~14.5 (11.8~17.9)
Platelet (×10^9/L)	125.4~325.8 (149.0~345.6)	127.6~322.6 (146.1~366.4)
MCV (fL)	86.2~103.7 (84.5~103.9)	87.8~100.5 (75.6~99.8)
MCH (pg)	28.1~35.0 (29~34.3)	29.2~34.3 (24.0~34.0)
MCHC (g/dL)	32.5~34.7 (32.7~35)	32.6~35.0 (31.6~34.8)
PDW (fL)	13.0~17.6 (10.7~17.6)	11.7~17.0 (10.6~17.3)
MPV (fL)	6.8~10.7 (6.8~11)	6.8~11.3 (7.0~11.2)
Neutrophil (%)	36.9~74.7 (39.1~71.7)	34.6~73.4 (39.8~72.2)
Eosinophil (%)	0.4~10.3 (0.6~9.4)	0.4~6.5 (0.3~8.8)
Basophil (%)	0.2~1.4 (0.2~1.5)	0.2~1.4 (0.2~1.5)
Lymphocyte (%)	16.5~50.6 (19.7~49.2)	19.1~53.5 (20.0~48.1)
Monocyte (%)	4.2~10.5 (4.4~10.9)	4.2~10.5 (4.1~10.6)
ESR (mm/hr)	Age÷2 (0~15)	(Age+10)÷2 (0~20)
TSH (μU/mL)	0.4~7.0 (0.4~4.5)	
Total Protein	6.5~8.0 g/dL	
Albumin	4.0~4.9 g/dL	
Total Bilirubin	0.31~1.15 mg/dL	
AST	13.0~31.0 μ/L	
ALT	8.0~32.0 μ/L	
γ-GTP	9.0~41.0 μ/L	
ALP	41.0~107.0 μ/L	
K	3.6~5.0 mmol/L	
Na	138.0~145.0 mmol/L	
Cl	97.0~107.0 mmol/L	
Ca	8.74~10.10 mg/dL	
P	2.54~4.34 mg/dL	
Urea	19.27~49.30 mg/dL	
Glucose	81.0~133.2 mg/dL	
Uric Acid	3.14~7.94 mg/dL	
Creatinine (Cr)	0.55~1.24 mg/dL	
Total Cholesterol	118.95~259.47 mg/dL	
Triglycerides (Tg)	49.60~222.32 mg/dL	
HDL	30.56~79.68 mg/dL	
LDL	~171.86 mg/dL	
Direct Bilirubin	~0.392 μmol/L	
LDH	~235.0 IU/L	

inine, uric acid 등의 농도가 증가한다. 둘째, 노인에서는 성호르몬이 변화되면서 남성의 안드로겐 분비가 감소되고, 여성은 폐경 후 에스트로겐 분비가 갑자기 중단되므로 골흡수가 증가되어 혈중 calcium, phosphate, alkaline phosphatase 등의 농도가 증가한다. 셋째, 생활습관의 변화로 인해 식사량이 감소되면 vitaminA, vitaminC, folic acid 등의 농도가 감소하며, 야외활동의 감소로 vitaminD도 감소한다. 넷째, 잠재성 질환의 가능성을 고려해야 한다. 예를 들어 혈중 globulin은 진단되지 않은 골수종이나 만성 감염 때문에 노인에서 증가할 수 있다.

최신 지견에 따르면 일반혈액검사에서 노인 여성의 경우 MCV와 MCH가 유의미하게 증가하는 경향을 보였으며, 이는 가령에 따른 적혈구의 수명 변화가 원인인 것으로 추측된다. 노인 남성의 경우 60세 미만의 청장년과 비교하여 참고치의 유의한 차이를 보이지 않았다.

또한 검사치는 환자의 연령, 성별, 채혈시간, 체위 등에 따라 변동될 수 있으므로 유념한다. 또한 검사결과의 해석에 있어서 경도의 이상치를 얻었을 경우 상태가 개선된 후에 재검사하여 판정해야 하고, 과거력 이외에도 새로운 질환의 합병 가능성을 고려해야 하며, 환자 개인의 과거 검사치를 참고해서 진단의 정확도를 높여야 한다.

혈액검사 외에 노인에서 중요한 것은 암 선별검사이다. 2008년 사망원인통계에 의하면 사망원인 중 악성신생물(암)에 의한 사망률이 가장 높았고, 연령에 따라 암에 의한 사망률은 증가하여 40세 이후에 급증하였다. 암은 예방과 조기진단이 중요하므로 선별검사가 필수적이다.

먼저 노인의 대장암은 선암이 증가하고, 임파절 전이가 있는 대장암의 빈도가 감소하며, 직장암의 빈도가 낮은 반면 우측 결장암의 빈도가 증가한다. 무증상 노인에서 대장암의 선별검사로 쓰이는 항목은 직장수지검사, 대변잠혈검사, S결장경검사 등이다.

전립선암은 연령에 따라 증가하며 직장수지검사, 전립선 특이항원검사, 경직장 전립선 초음파검사 등를 통해 조기진단해야 한다. 특히 직장수지검사는 빠르고 간단한데, 전립선암의 65~75%가 손가락이 닿는 후면부와 측면부에 발생하므로 손쉽게 진단할 수 있다.

여성 노인은 자궁암검사 수진율이 매우 낮아 선별검사 권유가 필요하다. 우리나라 노인들은 낮은 수검율에 비해 Pap smear 이상소견 비율이 높으므로, 65세 이상이라도 이전에 Pap smear를 정기적으로 받지 않았거나 위험요인이 있으면 반드시 검사를 시행해야 한다.

60세 이상 노인은 자가검진을 통해 유방암을 진단할 수 있는 확률이 낮으므로 유방촬영검사가 추천된다. 특히 노인은 유방의 섬유선 조직이 지방조직으로 대체되어 유방촬영 시 투명하게 보이므로 진단이 용이하고, 양성 유방질환이 적어서 다른 질환과 혼동되는 경우가 적으며, 유방암의 성장속도가 느리기 때문에 유방촬영검사가 진단에 유용하다.

(2) 기능평가

기능평가는 노인의 노쇠 또는 장애를 평가하는 것으로, 노인평가에서 특징적인 항목이다. 기능평가에는 카츠 일상생활 활동척도(Katz ADL, 표2)와 로튼 도구적 일상생활

표 3-2. 카츠 일상생활 활동척도(Katz ADL Scale)

활동도	항목	점수
목욕-욕조내에서 목욕이나 샤워하기	혼자서 할 수 있다	2
	약간의 도움이 필요하다	1
	많은 도움이 필요하다	0
옷입기-옷을 꺼내어 입고, 신발신기	혼자서 할 수 있다	2
	약간의 도움이 필요하다	1
	많은 도움이 필요하다	0
용변보기-화장실에 가서 용변을 보고 뒤를 닦고 옷을 추스리기	혼자서 할 수 있다	2
	약간의 도움이 필요하다	1
	많은 도움이 필요하다	0
거동하기-잠자리에 눕고 일어나고, 의자에 앉고 일어나기	혼자서 할 수 있다	2
	약간의 도움이 필요하다	1
	많은 도움이 필요하다	0
대소변 가리기	혼자서 할 수 있다	2
	약간의 도움이 필요하다	1
	많은 도움이 필요하다	0
식사하기	혼자서 할 수 있다	2
	약간의 도움이 필요하다	1
	많은 도움이 필요하다	0

표 3-3. 로튼 도구적 일상생활 활동척도(Lawton IADL Scale)

활동도		점수
전화사용	자기 혼자서 모르는 전화번호도 전화번호부를 찾아서 걸 수 있다.	2
	몇 명 아주 잘아는 전화번호를 찾아서 걸 수있다.	1
	혼자서 전화를 받을 수 있으나 걸지는 못한다.	
	전혀 전화를 받지도 걸지도 못한다.	0
장보기와 물건사기	필요한 물건을 모두 혼자서 살 수 있다.	2
	자질구레한 물건들은 혼자서 살 수 있다.	1
	물건을 사려면 누군가의 도움이 필요하다.	
	도움 없이는 전혀 물건을 살 수 없다.	0
음식장만	혼자서 음식 재료를 준비하고, 음식을 만들어 먹을 수 있다.	2
	음식 재료를 준비해주면 음식을 만들어 자신이 먹을 수 있다.	1
	이미 만들어진 음식을 데워서 자신이 먹을 수 있다. 혹은 음식을 만들기는 해도 하루 3끼를 잘 찾아 먹지 못한다.	
	음식을 만들어 주고 떠먹여 주어야 한다.	0
가사 돌보기	집안일을 혼자서 하거나 힘든 일이 생길 때면 도움을 받아 처리할 수 있다.	2
	설거지나 이부자리 개기와 같은 가벼운 일들은 혼자서 할 수 있다.	
	가벼운 집안 일을 혼자하기는 하나 말끔하게 제대로 하지 못한다.	1
	모든 집안 일을 하는 데 도움이 필요하다.	
	혼자서는 집안일을 전혀 할 수 없다.	0
빨래하기	자기 빨래는 전적으로 혼자 할 수 있다.	2
	양말이나 팬티 정도는 혼자 빨아 입는다.	1
	모든 빨래를 남이 해주어야 한다.	0
바깥 다니기	대중교통을 이용해서 혼자 다니거나 자신이 직접 운전할 수 있다.	2
	택시를 타고는 원하는 곳에 다닐 수 있으나 대중교통을 이용해서는 할 수 없다.	1
	도움을 주거나 남이 동반하면 대중교통을 이용해서 다닐 수 있다.	
	도움을 주더라도 택시나 자가용으로만 다닐 수 있다.	
	혼자서는 전혀 여행을 하거나 다닐 수 없다.	0
약먹기	혼자서 시간과 용량을 지켜서 약을 먹을 수 있다.	2
	미리 약을 먹을 수 있도록 준비를 해주면 혼자서 먹을 수 있다.	1
	혼자서 약을 나누어 먹을 수 없다.	0
돈관리	지출 계획을 세우거나 공과금을 내고 은행을 가는 일을 환자가 할 수 있고 저축을 하거나 돈의 쓰임새를 안다.	2
	사소한 일일 수입 지출은 혼자 할 수 있으나 은행일이나 중요한 재정일은 도움을 받아야 할 수 있다.	1
	혼자서는 금전을 관리할 수 없다.	0

활동척도(Lawton IADL scale, 표 3-3)가 흔히 사용된다. ADL은 매일 개인이 수행해야 하는 자가관리 활동이며 기본적인 일상생활 활동에서 가장 먼저 장애를 받는 것은 '목욕하기'이다. IADL은 집에서 독립적으로 스스로 살 수 있게 하는 활동들이다. ADL과 IADL의 결과는 어떠한 기능에 장애가 있는지, 그리고 어떤 종류의 도움이 필요한지를 결정하는 도구이다. 이러한 기능평가는 노인의 생활장애 평가에만 목적이 있는 것이 아니다. 어떠한 기능장애가 있으면 그 원인을 밝히고, 노인 환자의 관리와 치료에 있어서 시간경과에 따른 기능의 변화를 평가하여 전반적인 상태를 파악하면서 만성 질환의 경과를 예측할 수 있다. 일반적으로 ADL이 낮을수록 조기에 사망한다고 보고되어 있다.

Katz ADL Scale과 Lawton IADL Scale은 여전히 세계적으로 가장 널리 쓰이는 평가도구이지만, 오래된 방법으로 간주되어 일부 한계를 개선하고 포괄적인 이해를 돕기 위한 새로운 평가도구가 개발되었다. 기능적 독립 척도

표 3-4. 간이영양평가(Mini nutritional assessment, MNA)

A. 지난 3개월 동안에 밥맛이 없거나 소화가 잘 안되거나 씹고 삼키는 것이 어려워서 식사량이 줄었습니까?
0= 예전보다 많이 줄었다.
1= 예전보다 조금 줄었다.
2= 변화 없다.

B. 지난 3개월 동안 몸무게가 줄어들었습니까?
0= 3 kg 이상의 체중감소
1= 모르겠다.
2= 1 kg에서 3 kg 사이의 체중감소
3= 줄지 않았다.

C. 집밖으로 외출할 수 있습니까?
0= 외출할 수도 없고, 집안에서도 주로 앉거나 누워서 생활한다.
1= 외출할 수는 없지만 집에서는 활동을 할 수 있다.
2= 외출할 수 있다.

D. 지난 3개월 동안 많이 괴로운 일이 있거나 심하게 편찮으셨던 적이 있습니까?
0= 예
1= 아니요

E. 신경정신과적 문제
0= 중증 치매나 우울증
1= 경증 치매
2= 특별한 증상 없음

F. 체질량지수(BMI)
0= BMI<19
1= 19≤BMI<21
2= 21≤BMI<23
3= BMI≥23

중간점수 I (A~F) 합계
* 12점 이상: 보통, 위험도 없음, 평가 불필요
* 11점 이하: 영양불량 위험군, 평가 필수

G. 평소에 어르신 댁에서 생활하십니까?
0= 아니요
1= 예

H. 매일 3종류 이상의 약을 드십니까?
0= 예
1= 아니요

I. 피부에 욕창이나 궤양이 있습니까?
0= 예
1= 아니요

J. 하루에 몇 끼의 식사를 하십니까?
0= 1끼
1= 2끼
2= 3끼

K. 단백질 식품의 섭취량
- 우유나 떠먹는 요구르트, 유산균 요구르트 중에서 매일 한 개 드시는 것이 있습니까?
○ 예 ○ 아니요
- 콩으로 만든 음식(두부포함)이나 달걀을 일주일에 2번 이상 드십니까?
○ 예 ○ 아니요
- 생선이나 육고기를 매일 드십니까?
○ 예 ○ 아니요

0.0=0 또는 1개=예, 0.5=2개 예, 1.0=3개 예

L. 매일 3번 이상 과일이나 채소를 드십니까?
0= 아니요
1= 예

M. 하루 동안에 몇 컵의 물이나 음료수, 차를 드십니까?
0.0= 3컵이하
0.5= 3컵에서 5컵 사이
1.0= 5컵 이상

N. 혼자서 식사할 수 있습니까?
0= 다른 사람의 도움이 항상 필요하다.
1= 혼자서 먹을 수 있으나 약간의 도움이 필요하다.
2= 도움 없이 식사할 수 있다.

O. 어르신의 영양상태에 대해 어떻게 생각하십니까?
0= 좋지 않은 편이다.
1= 모르겠다.
2= 좋은 편이다.

P. 비슷한 연세의 다른 할아버지, 할머니들과 비교해 봤을 때, 어르신의 건강상태가 어떻습니까?
0.0= 나쁘다.
0.5= 모르겠다.
1.0= 비슷하다.
2.0= 자신이 더 좋다.

Q. 상완위 둘레(MAC) (cm)
0.0= MAC<21
0.5= 21≤MAC<22
1.0= MAC≥22

R. 장딴지 둘레(CC) (cm)
0= CC<31
1= CC≥31

중간점수 II (G~R) 합계
총 점수 합계
1= 24점 이상(정상)
2= 17~13.5점(영양 불량위험)
3= 16.6점 이하(영양불량)

(Functional Independence Measure, FIM)는 노인의 일상생활 활동을 수행하는 데 어느 정도의 지원이 필요한지 나타내고, 바델 지수는 Katz ADL과 유사하게 일상생활의 10가지 기본활동 수행능력을 평가한다. TUG (Timed Up and Go) 테스트는 노인의 이동성, 균형, 보행능력, 낙상 위험 등을 측정하고, 보행속도는 노인의 기능저하 및 전반적인 건강상태에 대한 간단하지만 강력한 예측 변수로 자주 사용된다.

(3) 인지 및 정서평가

노인은 인지장애가 다발하므로 진료할 때 반드시 평가해야 한다. 가장 흔히 사용하는 인지기능 평가도구는 MMSE-K (mini mental state examination-Korean version)인데, 환자에게 인지기능의 저하가 있는지, 우울증이 있는지, 혹은 두 가지가 혼합된 상태인지를 구분하기 좋다. 또한 시계그리기 검사(clock drawing test, CDT)는 환자의 교육수준에 영향을 받지 않고 2분 내에 간편하게 시행할 수 있으며, 전두엽과 측두엽 및 두정엽의 기능까지 측정할 수 있다.

한편, 우울증은 노인에서 가장 흔한 정신질환 중 하나이다. 우울증을 측정하는 검사로 흔하게 사용되는 것은 GDS-K (geriatric depression scale-Korean version)이며 최근에는 단축형(GDSSF-K, 한국형 노인우울척도 단축형)도 다용한다. 노인성 우울증은 불안, 신체증상, 높은 자살률, 불면증, 인지기능 저하 등의 문제가 성인보다 다발하므로, 조기에 발견하여 치료하는 것이 중요하다.

(4) 영양평가

노인환자에서 영양불량은 노화 및 질병과 밀접한 관련이 있으며, 매우 흔한데도 간과되는 문제이다. 2022년 국민건강영양조사에 따르면 우리나라 70세 이상 노인의 3.1%가 저체중이며, 에너지 섭취량이 필요추정량의 75% 미만이면서 칼슘, 철, 비타민A, 리보플라빈 등의 섭취량이 모두 평균필요량 미만으로 정의되는 영양섭취부족자의 비율은 19.3%였다. 따라서 모든 노인에서 영양상태를 평가하는 것은 반드시 필요함에도 현재 정해진 기준이나 노인 영양불량에 대한 명확한 정의는 없다. 그러나 상당한 체중감소(1개월 동안 5% 이상, 3개월 동안 7.5% 이상, 6개월 동안 10% 이상)는 영양실조의 중요한 지표이며, 저체중(18.5 미만)과 비만(25 이상)을 평가하는 체질량지수(BMI) 역시 유용하지만 근육량 및 지방 분포 평가를 통해 보완해야 한다. 또한 저알부민혈증, 저트랜스페린혈증, 저콜레스테롤혈증, 저혈색소혈증, 총 림프구 수 감소 등은 영양실조뿐 아니라 간질환, 감염, 면역장애 등에서도 발생할 수 있기 때문에, 영양실조를 시사하는 혈액검사 결과는 여러 요인을 고려하여 포괄적으로 해석되어야 한다. 다시 말해 영양실조를 정확하게 평가하려면 영양상태와 현병력을 통합하는 전체적인 접근이 필요하다. 영양평가를 위해 간이영양평가(mini nutritional assesement, MNA, 표4)를 이용할 수 있다. 24~30점은 정상 영양상태, 17~23.5점은 영양실조 위험단계, 17점 미만은 영양실조 단계로 간주된다.

(5) 환경평가

환경평가에서 가장 중요한 것은 환자의 주거환경을 평가하는 것이다. 65세 노인의 약 30%는 매년 낙상을 경험하므로, 노인의 주거환경 중에서 낙상을 일으키는 위험요인을 평가해야 한다. 또한 환자의 하루일과, 취미생활, 운동, 사회활동, 친구관계, 가족관계 등에 대해서도 확인해야 하며, 본인의 경제력과 보호자 및 간병인에 대한 파악도 중요하다.

(6) 근육 평가

근감소증(sarcopenia)은 노화에 따른 근육량 감소를 동반한 근력 또는 신체기능 저하로 정의된다. 이것의 병태생리는 다양한 노화 관련 메커니즘과 연관되어 있어 그 자체로 노화 연관 질환이자 노인증후군이다. 근감소증은 결국 낙상과 기능저하로 인한 장기요양시설 입소 및 여러 합병증을 통해 사망 위험을 증가시킬 수 있어서, 전 세계적인 인구 고령화와 함께 노인의학 분야에서 중요성이 점점 더 커지고 있다. 세계보건기구(WHO)는 2017년 근감소증에 질병 분류 코드를 부여하였고, 우리나라도 2021년부터 근감소증을 M62.5로 분류하기 시작했다. 근육량 저하가 있으면서 근력 저하나 신체기능 저하 중 한 가지라도 있으면 근감소증으로 진단하며, 특히 근육량 저하와 함께 근력 저하와 신체기능 저하가 모두 확인되는 경우에는 중증 근감소증으로 진단한다. 또한 근감소증 자가진단 SARC-F 설문지(표 3-5)에서 합계가 4점 이상이면 근감소증을 강하게 의심할 수 있다.

근감소증은 일단 발병하면 빠르게 악화되기 때문에 조기관리가 중요하다. 근육감소가 심해지면 에너지 저장능력이 떨어져 쉽게 피로를 느끼고, 기초대사량이 줄어들어 체중변화가 잦고 체지방률이 쉽게 증가한다. 인슐린 저항성이 증가하여 혈당변동이 심해지므로 당뇨병 환자는 혈당조절에 어려움을 겪게 된다. 근력과 근지구력이 감소하면서 신체반응과 걸음걸이가 느려지고, 균형을 잡기 어려워져 다른 사람의 도움이 자주 필요하게 된다. 그 결과 신체활동이 줄어들어 골다공증과 낙상 및 골절이 쉽게 발생할 뿐만 아니라 만성 질환 관리가 어려워져 당뇨병과 심혈관 질환이 쉽게 악화될 수 있다.

표 3-5. 근감소증 자가진단 SARC-F 설문지

항목			점수
근력	무게 4.5 kg(9개 들이 배 한 박스)을 들어서 나르는 것이 얼마나 어려운가요?	매우 어렵다/할 수 없다	2
		좀 어렵다	1
		전혀 어렵지 않다	0
보행보조	방안 한쪽 끝에서 다른쪽 끝까지 걷는 것이 얼마나 어려운가요?	매우 어렵다/보조기(지팡이)를 사용해야 가능/할 수 없다	2
		좀 어렵다	1
		전혀 어렵지 않다	0
의사에서 일어나기	의자(휠체어)에서 일어나 침대(잠자리)로, 혹은 침대(잠자리)에서 일어나 의자(휠체어)로 옮기는 것이 얼마나 어려운가요?	매우 어렵다/도움 없이는 할 수 없다	2
		좀 어렵다	1
		전혀 어렵지 않다	0
계단 오르기	10개의 계단을 쉬지 않고 오르는 것이 얼마나 어려운가요?	매우 어렵다/할 수 없다	2
		좀 어렵다	1
		전혀 어렵지 않다	0
낙상	지난 1년 동안 몇 번이나 넘어지셨나요?	4회 이상	2
		1~3회	1
		전혀 없다	0

표 3-6. Korean Frailty Scale

항목		측정
Physical	Weight loss	① 4.5 kg 혹은 5% 이상의 비의도적인 체중감소
	Health status	② 현재 본인의 건강이 어떻다고 생각하십니까?
Mental	Loss of energy	③ 요즈음 들어 활동량이나 의욕이 많이 떨어지셨습니까?
	Fatigue	④ 지난 한달 동안 피곤하다고 느낀 적이 있습니까?
Social	Social network	⑤ 자주 보고 이야기를 나누는 친구와 얼마나 자주 보거나 이야기를 나누십니까?
	Social support	⑥ 귀하가 신뢰하는 사람으로 필요할 때마다 연락할 수 있는 가까운 사람이 많습니까?

Frail≥3, 1<Prefrail≤2, Robust=0.

(7) 노쇠

노쇠란 나이가 들면서 각 장기의 기능과 이를 조절하는 신경계 및 호르몬 조절기능이 저하되어, 결국 개체의 항상성을 유지하지 못하고 다양한 합병증을 거쳐 사망에 이르는 과정을 의미한다. 2008년 보건복지부에서 실시한 노인 실태조사에 따르면 전체 14,478명의 노인 중 건강한 상태는 42.4%, 노쇠 전단계는 49.3%, 노쇠 상태는 8.3%로 나타났다. Fried는 악력 감소, 보행 속도 감소, 신체 활동량 감소, 탈진 또는 극도의 피로감, 의도하지 않은 체중감소 중 세 가지 이상이 해당되면 노쇠로 정의하였다. 한국노인 노쇠코호트 연구를 통해 개발된 한국형 노쇠 척도(표 3-6)는 2년 후 일상생활 기능저하, 낙상, 입원, 사망 등을 예측하는 데 다른 평가 도구들보다 정확도가 높은 것으로 보고되었다.

3. 노인병의 치법

1) 서양의학

(1) 비약물요법

비약물요법은 환자에게 질병은 있으나 경미하여 약물요법이 불필요한 경우, 약물요법을 시행하고 있으나 치료효과를 증대시키기 위해 기타 치료요법을 병행하는 경우, 환자의 상태가 중하거나 약물의 부작용이 우려되어 약물요법을 시행할 수 없는 경우에 고려한다. 비약물요법의 종류에는 영양요법, 운동요법, 재활요법, 상담요법 등이 있다.

① 영양요법

노인들은 영양불량에 빠질 위험이 많고, 여러 가지 만성 질환들을 복합적으로 갖고 있는 경우가 많아 질병치료 및 건강상태의 개선을 위해 영양관리가 필수적이다. 특히 만성 질환에 있어서 약물요법만으로는 질병관리에 부족하고, 식사습관이 질병의 진행에 영향을 미치는 바가 크다. 따라서 노인에서 영양장애에 의한 발병을 예방하고 노인병에 대한 치료효과를 얻기 위해서는 식이요법을 적극적으로 활용해야 한다.

가. 고혈압

고혈압 환자에서 중요한 것은 전해질 균형인데, 나트륨 섭취에 특히 주의해야 한다. 혈압이 높은 환자에서 나트륨 섭취를 제한하는 저염식이 추천되고, 입맛을 돋우기 위해 소금, 간장, 조미료 대신 후추, 겨자, 식초, 레몬즙 등을 이용하도록 한다. 그리고 칼륨 섭취는 고혈압 환자에서 혈압을 저하시키므로 신선한 채소와 과일로 보충하도록 한다.

혈압과 체중과의 상관관계에 있어서 약 4~5 kg의 체중 감량만으로도 혈압을 유의하게 낮출 수 있다. 그리고 알코올 섭취도 혈압을 상승시키므로 제한해야 한다.

나. 이상지질혈증

혈청지질에 영향을 미치는 식사인자는 콜레스테롤과 포화지방산의 과잉섭취, 에너지 섭취와 소모의 불균형, 당질의 과잉과 식이섬유 섭취 부족, 알코올 섭취 등이다.

혈중 콜레스테롤 농도는 식이 콜레스테롤에 영향을 받으므로 하루 2,000 kcal를 섭취한다면 200 mg 이하의 콜레스테롤 섭취를 권한다. 콜레스테롤이 많은 식품은 난류, 내장류, 해산물 등이다. 또한 포화지방산 섭취가 많으면 혈중 콜레스테롤 농도가 상승하는데, 그 영향은 식이 콜레스테롤보다 강하므로 섭취를 제한하도록 한다. 포화지방산은 동물성 지방인 육류 지방, 버터, 유지방 등에 많고, 식물성 지방 중에서는 코코넛유, 팜유 등에 많이 함유되어 있다. 같은 양이라도 포화지방산 대신 다불포화지방산을 섭취하면 혈청 콜레스테롤이 감소된다.

고탄수화물 식사는 총콜레스테롤과 LDL 콜레스테롤을 감소시키지만, 중성지방을 증가시키고 HDL 콜레스테롤을 감소시킬 수 있다. 또한 소량의 알코올 섭취는 HDL 콜레스테롤을 증가시키고 관상동맥질환의 발생률을 감소시키지만, 과음은 중성지방을 증가시킨다.

다. 당뇨병

노인 당뇨병에서 영양치료의 목표는 적절한 혈당과 지질 및 혈압의 유지를 통한 급만성 합병증을 예방하는 데 있다.

비만한 당뇨병 환자의 경우 체중감량이 필요하지만, 노인에서의 급격한 체중감소는 바람직하지 않다. 따라서 평소의 섭취열량보다 약 200~400 kcal를 덜 섭취토록 하면서 한 달에 1~2 kg의 감량을 유도하도록 한다. 또한 탄수화물 섭취는 그 종류보다 전체 섭취량이 혈당조절에 중요하고, 뚜렷한 신증이 있다면 단백질의 섭취를 제한토록 한다. 마그네슘이 결핍되면 인슐린 저항성과 당불내인성이 연관되므로, 두류, 견과류, 녹황색 채소, 정제되지 않은 곡류 등을 통해 섭취토록 한다. 또한 꿀, 옥수수 과립, 과일주스, 과일즙 등은 열량으로만 작용하므로 과다섭취해서는 안되지만, 미각을 돋우기 위한 목적이라면 제한된 범위로만 사용토록 하고, 알코올 섭취도 과음하지 않도록 한다.

라. 골다공증

2022년 국민건강영양조사에 따르면 전 연령층에서 나트륨은 과잉섭취를 보이는데 반해 70% 이상에서 칼슘 섭취가 필요량에 못 미치는 것으로 조사되었다. 이런 경향은 노인층에서 더욱 두드러지는데, 노인의 하루 칼슘 권장섭취량은 700 mg인데 반해, 우리나라 노인들은 하루 평균 470 mg의 칼슘밖에 섭취하지 않는 실정이므로, 골다공증과 골절 등의 예방을 위하여 칼슘 섭취가 적극 권장되어야 한다. 우유는 칼슘 섭취에 좋은 식품인데, 1컵(200 cc)의 우유에는 칼슘이 200 mg 함유되어 있고, 25~35% 정도가 흡수되는데, 유당은 칼슘 흡수를 촉진시키므로 유제품의 섭취를 많이 하도록 추천된다. 또한 고콜레스테롤혈증과 골다공증이 공존한다면, 저지방 우유를 섭취하거나 두부, 멸치 등의 다른 칼슘 급원 식품으로 대치할 수 있다.

비타민D는 칼슘 흡수와 골무기질화에 중요한 역할을 하며, 생선간유, 기름진 생선, 난황 등에 함유되어 있다. 비타민K는 골단백질의 생합성에 필수적인데, 녹색 채소는 비타민K의 주요 급원식품으로 식품을 통해 충분히 섭취할 수 있다. 또한 나트륨 섭취는 요중 칼슘 배설을 유발하므로 주의가 필요하고, 알코올은 제한토록 한다.

② 운동요법

노인에서 적절한 운동은 심혈관계뿐만 아니라 근골격계와 신경계 등의 여러 기능을 증진시켜 일상생활 활동에 도움을 주고 삶의 질을 개선시키며 기대수명을 연장시킨다. 하지만 운동의 강도를 너무 높게 하면 오히려 해가 되고, 너무 약하게 실시하면 그 효과를 기대할 수 없으므로 적절한 운동 처방이 중요하다.

운동처방이란 건강과 체력의 유지 및 향상을 목적으로 각 개인의 체력수준에 맞는 적절한 운동강도(최대 심박수의 몇 %), 운동시간(시간이나 분), 운동빈도(주당 운동 횟수), 운동종류(걷기, 달리기, 수영, 줄넘기 등) 및 운동의 단계 등을 결정하는 것이다.

가. 운동처방

㉠ 운동형태: 노인에게는 국부적인 운동보다는 전신운동과 오래 지속하는 운동이 좋으며, 강도가 심하게 변화하는 운동은 추천되지 않는다. 노인에게 필수적인 체력 분야는 심폐기능, 근력과 근지구력, 유연성, 균형감각 등이다.

심폐기능을 강화시키는 운동은 유산소 운동으로서 노인병을 예방하고 치료한다. 이에 대해 60~70대 노인이 6개월간 유산소 운동을 하면 최대산소 섭취량이 30% 증가하였다는 보고가 있다. 노인에게 적절한 유산소 운동은 걷기, 속보, 가벼운 등산, 계단 오르내리기, 수영 등과 같은 낮은 강도의 운동이 적절하다. 만약 과다체중이나 관절염이 있으면 수영이나 실내 자전거 타기 운동이 적절하고, 민첩성을 요하는 운동은 피해야 한다.

또한 골밀도를 높이고 근골격계 기능을 개선시키기 위해서는 근력 운동이 필수적이다. 노인들은 특히 대퇴부, 복부, 하복부 등의 근력 저하가 두드러지고, 지근 섬유(slow muscle)보다 속근 섬유(fast muscle)가 선택적으로 감소되므로 민첩성이 저하된다. 근력 운동 시에는 저항성 운동을 위주로 하며, 아령, 모래주머니, 탄력밴드 등을 이용하면 되는데, 6주 이상 경

표 3-7. 최대 심박수와 목표 심박수

* 체력 수준이 낮은 사람의 경우: 최대 심박수=220-나이 체력 수준이 높은 사람의 경우: 최대 심박수=205-나이/2
* 목표심박수=운동강도(%)(최대심박수-휴식 시 심박수)+휴식 시 심박수 ex) 60세 60% 운동의 목표 심박수 0.6 (160-70)+70=124회/분

과되어야 효과가 있다. 일반적으로 근력 운동은 8~10가지 운동으로 1세트 당 8~12회 반복하고 1주일에 2~3회, 20~30분간 약간 힘들 정도로 시행한다.

유연성 운동은 관절이나 근육의 강직을 방지하기 위해 시행한다. 유연성이 좋아지면 통증이 예방, 치료될 뿐만 아니라 신체 관절에 적절한 가동 범위가 제공되어 일상생활에 불편함이 개선된다.

균형감 향상 운동은 한발로 서기, 눈감고 서기, 고전운동, 균형대 운동, 태극권 등 다양한 형태가 있다. 이러한 운동들은 노인에서 저하된 균형감각을 개선시키고 낙상 위험을 감소시킨다.

㉡ 운동강도: 운동강도는 개인의 심폐기능을 기준으로 정한다(표 3-7). 운동강도를 정하는 쉬운 방법으로 '최대 심박수=220-나이'를 이용한다. 건강한 노인의 운동강도는 최대 운동량의 60~80%로 정하되, 운동능력이 낮거나 처음 운동을 시작하는 사람은 50~60%에서 운동을 시작한다.

㉢ 운동시간: 운동강도와 운동시간은 반비례 관계로 운동강도가 높을수록 운동시간은 짧다. 가벼운 운동을 할 때는 30~45분, 중등도 강도에서는 20~30분, 강한 운동을 할 때는 15~20분 정도가 좋다. 일반적으로 준비운동과 정리운동을 포함하지 않은 20~30분이 적절하다. 그러나 체력이 약하고 질병이 있거나 초고령인 경우에는 하루 수분씩 수차례에 나누어 운동을 하고 준비운동과 정리운동 시간을 길게 한다.

㉣ 운동빈도: 유산소 운동은 1주일에 3회 이상 시행하는 것이 효과적이지만, 6회 이상 실시하면 외상의 가능성이 높아지므로 일주일에 3~5회 정도가 적절하다. 근력 운동은 일주일에 2~3회 실시하는 것이 좋은데, 이것은 노인이 운동 후 회복능력이 저하되기 때문에 회복시간을 충분히 확보하기 위함이다. 운동 초기에는 격일로 운동을 시행하고 점진적으로 운동 횟수를 늘린다.

나. 운동 시 주의사항

㉠ 준비운동과 정리운동: 준비운동은 관절을 유연하게 하고 혈액순환을 증가시켜 운동 상해를 예방하므로, 운동 시작 전 맨손 체조, 스트레칭, 걷기 등을 5~10분 정도 실시한다.

운동을 하다가 갑자기 중단하면 운동 중에 사지로 몰려 있던 혈액이 심장으로 돌아오기 전에 심박동수가 급격히 감소되어 심박출량이 줄어들면서 뇌로 가는 산소공급이 저하되어 현훈, 졸도가 발생할 수 있다. 그러나 정리운동을 하면서 천천히 운동강도를 감소시키면 혈액이 중심부로 충분히 재순환되는 것을 도울 수 있고, 운동 후의 근육통과 강직을 감소시킬 수 있다. 정리운동은 심장에서 먼 부위인 손과 발부터 시작해서 몸통까지 근육을 풀어주는 스트레칭과 걷기나 가벼운 제자리뛰기 정도로 하고 적어도 5분 이상 실시한다.

㉡ 운동수행: 노인에서는 탈수 및 전해질 손상이 발생하기 쉽다. 따라서 더운 날에 운동하거나 오래 운동할 계획이 있을 경우 운동 시작 2시간 전에 500 cc 정도의 물을 섭취하고, 운동 30분 전에 1~2컵, 운동 중에 15분마다 반컵의 음료를 마시고 운동 후에는 빠진 체중만큼 음료를 보충해야 한다. 운동복은 땀 흡수가 좋고 시원하며 바람이 잘 통하는 옷을 선택한다. 또한 온도 29℃ 이상, 상대습도 70% 이상이면 실외에서 30분 이상 운동하는 것을 삼간다.

노인은 혈압 상승의 위험성을 고려하여 느린 동작으로 하는 운동종목을 선택하고 빠른 반복 운동을 피하면서 너무 무거운 중량을 들어 올리는 운동을 삼가야 한다. 식사와의 관계는 경한 운동은 식사 후 1시간에, 강한 운동은 식사 후 2시간에 실시한다. 또한 운동 후에 미지근한 물로 샤워해야 하며 갑작스럽게 뜨거운 샤워는 피한다.

(2) 약물요법

노인들은 여러 퇴행성 질환을 갖고 있기 때문에 많은 약물을 복용하여 약물간 상호작용이 일어날 가능성이 높다. 2개 이상의 약물을 동시 복용할 때 상호작용이 일어날 가능성은 6%이며, 5개 약물은 50%, 8개 약물은 100%에서 약물간 상호작용이 일어날 수 있다. 게다가 노인환자들은 신체의 생리적 변화로 인해 약물의 흡수, 분포, 대사, 배설 등이 젊은 사람과 다르기 때문에 청장년층과는 용량과 용법에서 조절이 필요하다.

이러한 특성을 반영해 최근 다약제정리 등을 통해 노인환자의 건강을 도모하는 노년내과가 주목받고 있다.

① 노인의 약동학적, 약력학적 변화

가. 흡수

노인은 위장관 기능의 변화로 인해 대부분 치료약물들의 흡수 속도가 약간 지연되기는 하나 전체적으로는 약물반응에 영향을 미치지는 않는다. 그러나 위장운동이 느리기 때문에 약물이 위장점막과 접촉하는 시간이 연장되며, 특히 진통소염제와 같이 궤양을 유발하는 약물에 의해 궤양발생 가능성이 높아진다.

나. 분포

약물의 체내 분포는 체내 조성과 혈장단백과의 결합 및 각 장기로 가는 혈류량 등에 의해 영향을 받는다(표 3-8). 노인에서는 체내 총 수분량의 감소와 제지방량의 감소로 인해 수용성 약물의 분포용적이 작아지므로, 약물투여 후 초기의 혈장농도는 증가한다. 이러한 예로는 ethanol, digoxin, antipyrine, cimetidine 등이 있다. 반면 체지방이 상대적으로 증가되어 지용성 약물의 분포용적은 커지게 된다. 예를 들어 diazem과 nitrazepam은 분포용적이 커져 약물의 혈중농도가 낮아지고, 소실 반감기가 길어지며, 작용시간이 연장되므로 주의해야 한다.

표 3-8. 나이에 따른 체내 조성의 변화

체내 조성	젊은 성인(20~30세)	노인(60~80세)
체내수분(체중의 백분율)	61	61
제지방량(체중의 백분율)	19	12
체지방(체중의 백분율)	18~20 (남)	36~38 (남)
	26~33 (여)	38~45 (여)
혈청 알부민(g/dL)	4.7	3.8
신장무게(젊은 성인의 백분율)	100	80
간혈류(젊은 성인의 백분율)	100	55~60

혈장의 유리약물(free drug) 농도는 약물의 분포 및 제거에 중요한 결정인자이며, 약물이 혈장단백질과 적혈구 또는 다른 조직들과 결합하는 정도에 따라 약동학적인 변화가 나타난다. 이러한 변화는 albumin에 친화성이 큰 산성약물에 주로 나타나는데, 만성 질환이 있는 노인에서 albumin이 크게 감소되므로 naproxen과 같은 약물은 투여용량을 감량토록 해야 한다. 이와 유사한 약물로는 acetazolamide, etomidate, valproate, diflunisal, salicylate 등이 있다.

다. 대사

간에서의 약물 청소율은 약물대사에 관여하는 효소의 활성정도와 간 혈류량에 의해 결정된다. 노인에서는 대사효소에 의한 약물대사와 간혈류량에 의한 약물제거가 저하되므로, 간 청소율 감소 및 제거 반감기 증가가 초래된다. 또한 알코올이나 바이러스성 간염에 의한 간 손상으로부터 회복하는 능력이 저하되므로, 간에서 주로 대사되는 약물을 투여할 때 주의한다.

라. 배설

노화에 의한 가장 뚜렷한 약동학적인 변화는 신장 배설능력의 감소이다. 건강한 노인에서도 신혈류량과 사구체여과율 및 세뇨관 분비율이 감소하면서 크레아티닌 청소율이 저하된다. 크레아티닌 청소율은 신장을 통한 약물의 제거 정도를 판단할 수 있는 지표이며, 크레아티닌 청소율 저하는 결국 많은 약물들의 반감기 증가로 이어지게 된다. 그러므로 약물투여 용량과 횟수를 줄이지 않으면 체내에 약물이 축적되어 독성작용을 유발할 위험성이 커진다.

마. 약력학적 변화

노인은 약물에 대한 장기의 반응성 및 체내 항상성 유지에도 많은 변화를 겪는다(표 3-9). 가령에 따라 약물의 수용체 반응성이 저하되는데, 가장 많이 알려진 것은 β-아드레날린성 수용체에 대한 반응성의 감소이다. 반면, 정신과 영역에서 처방되는 수종의 약물들은 더 예민한 것으로 알려져 있다. 노인에서는 적은 용량에서도 benzodiazepine에 의한 정신운동 기능장애가 초래되며, morphine, warfarin, diltriazem, verapamil 등의 반응도 예민하게 나타난다.

노인은 체내 항상성 조절기능도 저하된다. 항상성 반응은 약물에 대한 인체 반응을 설명하는 중요한 부분이며, 이러한 생리적 변화는 결국 약물반응의 형태와 강도를 변화

표 3-9. 노인에서 약물반응과 관련있는 생체기능의 변화

	약리작용 요소	연령에 따른 생체변화
약동학적 변화	흡수	흡수면적 감소
		위장관 혈류량 감소
		장관 pH 상승
		위장관 운동의 변화
	분포	체내 제지방량 감소
		체내 수분량 감소
		혈청 알부민 농도 감소
		체지방량 증가
	대사	간실질 감소
		간혈류량 감소
		간의 약물대사효소 활성의 감소
	배설	신혈류량 감소
		사구체여과율 감소
		신세뇨관 분비율 감소
약력학적 변화	수용체 반응성	수용체 수의 변화
		수용체 친화성 감소
	세포신호전달	2차 전달자의 기능 변화
		세포 반응의 변화

시킨다.

② 약물처방 시의 주의사항

약물치료 시에는 '필요 최소량, 최단기간'이라는 원칙 아래 환자의 나이와 신체상태를 고려하고 질병을 파악하여 처방한다. 이를 위해서는 다음과 같은 사항에 주의한다.

가. 약물요법에 대한 필요성을 평가한다. 먼저 비약물적 치료방법에 대해 충분히 생각해본다. 즉, 관절염이나 뇌혈관질환에서 물리치료를 시행하거나, 당뇨병, 이상지질혈증, 변비, 고혈압 등에서 식이요법을 고려한 후 약물의 부작용과 이익을 저울질하여 약물투여를 결정한다.

나. 약물 복용력에 대한 세심한 문진을 시행한다. 영양제와 약국에서 쉽게 구입할 수 있는 약물 및 민간요법에 이용하는 약물 등의 복용 여부를 파악해야 한다.

다. 정확한 진단이 내려지기 전에는 약물투여를 삼간다. 증상이 경하고 비특이적일 때와 진단이 확실하지 않을 때는 약물처방을 서두르지 말고 약물사용의 이득이 확실하면 처방한다.

라. 노인에서는 낮은 용량에서 투여를 시작한다. 부작용이 흔히 발생할 수 있는 약물이면 소량으로 시작하고, 약물농도가 일정수준을 유지하면 독성이 나타나는지 주의깊게 관찰한다. 투여 용량에 대해서 알기 어려우면 정상 성인 용량의 25~50% 정도로 시작한다. 이후 약물의 적절한 효과가 나타날 때까지 서서히 증량하고, 환자 반응을 보고 용량을 조절한다.

마. 약물요법 계획을 정기적으로 점검하여 불필요한 약물을 오래 복용하지 않도록 한다. 정기적으로 사용 중인 약물들의 목록을 점검하여 단기간 사용하려 했던 약물이 장기적으로 사용되고 있지는 않는지, 약물간 상호작용의 가능성은 없는지, 노인에서 용량을 조절해야 하는 약물은 없는지 점검한다.

바. 환자의 순응도를 높이기 위해 약물투여 방법을 단순화한다. 즉, 약 복용횟수를 1일 1회 또는 2회로 처방하거

나. 약물 복용시간을 식사 후 또는 잠자기 전 등 일상 생활에 맞춘다. 환자가 정제나 캡슐을 삼키는데 문제가 있으면 먹기 쉬운 형태(액체)로 처방한다.

사. 약물 자체로 인한 질환이 새롭게 발생할 수도 있음을 주지시킨다. 질병과 약물의 상호작용 및 약물들간의 상호작용이 발생할 가능성도 설명한다. 만약 환자에게 치매나 우울증 등 인지기능의 문제가 있으면, 보호자에게 약물의 이름과 부작용에 대해 설명한다.

③ 다약제 복용(polypharmacy)과 약물 부작용

가. 약물 부작용으로 인한 연속적 처방(prescribing cascade)

약물 부작용은 과잉 처방의 가장 심각한 결과의 하나로서, 급성 노인 입원 환자의 5~28%를 차지한다고 알려져 있다. 심혈관계, 중추신경계, 근골격계약물이 가장 많은 부작용을 초래하며, 95% 이상의 약물부작용은 대부분 예측 가능하다. 85세 이상의 고령자이거나 예상 혈중 크레아티닌 청소율이 분당 50 mL 미만인 경우, 약물 관리에 각별한 주의가 필요하다. 하루에 12회 이상 약물을 복용하거나, 복용 약물의 종류가 9가지 이상일 때도 부작용 위험이 커진다. 또한, 과거에 한 번 이상 약물 부작용을 경험한 이력이 있는 사람이나 저체중 또는 체질량지수가 낮은 환자도 주의 대상이다. 이와 함께, 6가지 이상의 만성 질환을 동시에 앓고 있는 경우 약물 상호작용 위험이 증가하므로 신중한 관리가 필요하다.

나. 노인에서 주의해야 할 약물 목록

노인 약물요법 시, 안전한 처방을 위한 가이드라인으로 가장 잘 알려진 것이 미국 노인의학회에서 제정한 Beers criteria이다. 1997년 미국의 Beers라는 의학자가 처음 요양원 입소환자를 대상으로 주의해야할 약물의 목록을 정했고, 이후 시간이 흘러 많은 신약이 개발되고 처방 기준의 변화도 많아 2012년부터 3~4년 마다 revised Beers Criteria가 발표되고 있다. 2019년 beers criteria에서는 '노인 부적절 약물'을 다섯 가지 그룹으로 나누었다.

a. 노인에게 부적절한 약물
b. 약물-질병 간 상호작용으로 인하여 증세를 악화시킬 수 있는 부적절 약물
c. 노인에게 주의해서 사용해야할 약물
d. 임상적으로 중요한 약물간 상호작용으로 피해야할 약물
e. 신기능에 따라 피하거나 용량 감소가 필요한 약물

이전의 부적절약물(PIM: potentially Inappropriate Medication) 목록을 세분화하여 실제로 임상에 적용할 때보다 쉽게 사용할 수 있도록 했으며, 약물 목록과 함께 선정한 근거(rationale)와 근거수준(quality of evidence), 권고(recommendation) 및 권고수준(strength of recommendation)을 함께 제시하고 있다.

2) 한의학

한의학에서 노인병 치료 시에는 그 생리, 병리적인 질병 특징을 고려하고 整體觀念, 辨證施治 등의 적용 하에 치료원칙을 확립한다.

(1) 치료원칙

노인병은 임상적으로 虛實挾雜이 많고 多虛, 多痰, 多瘀, 多風이 많으므로, 순수하게 攻法이나 補法을 사용하는 것은 모두 적절하지 않다. 이러한 까닭에 通補兼施가 노인병의 가장 기본적인 치료원칙이 된다. 또한 노인병에는 다양한 臟腑가 손상을 받고 여러 질병이 공존하므로, 整體觀念을 유지하며 臟腑 기능을 조절해야 한다. 그리고 노인은 개인차가 크므로 반드시 사람에 따라 辨證施治해야 한다. 또한 노인병은 病機가 복잡하고 轉變이 많다는 점을 유의해야 한다.

노인병의 치료 과정에 있어서 주의해야 하는 것들은 아래와 같다.

① 신체가 허약한 고령 환자는 먼저 胃氣를 살펴야 한다.

『養老奉新書』에서 "脾胃者, 五臟之宗也."라 했고,

노인은 "腸胃虛薄, 不能消納, 故成疾患."이라 해서 脾胃를 調理하는 것이 치료의 가장 큰 원칙이 된다. 脾胃를 調理하는 방법은 甘溫한 약으로 補益하거나 淸淡한 약으로 滋潤하는 것이다. 단, 補法만의 이용은 곤란한데, 이것은 노인은 신체가 허약하고 運化力이 부족하여 오직 補하기만 하면 쉽게 泥滯될 수 있기 때문이다. 마땅히 補法 중에 消法을 더하고, 補法 중에 通法을 곁들이면서 輕劑를 사용하여 脾升胃降하도록 하여 運化力을 정상으로 회복시킨다.

② 신체가 허약하고 邪氣가 實한 경우 通法과 補法을 함께 진행한다.

노인은 五臟이 견고하지 않고 精血이 耗損되며 神氣가 浮弱하고 氣血 運行에 장애가 있어서 痰濁이 內生하거나 瘀血이 阻滯되고, 六淫之邪가 인체의 虛한 틈을 타고 침입하는 등의 虛實挾雜 증상이 발생되기 쉽다. 그리고 노인은 痰濁과 血瘀에서 六淫之邪에 이르기까지 모두 熱化되기 쉬워서 病程이 더욱 복잡해지고 病情이 가중된다. 이때 祛邪法으로 인해 正氣를 손상시키거나 扶正法으로 인해 邪氣를 阻滯시킬 수 있으므로, 치료 시에는 扶正祛邪를 위해서 通法과 補法을 함께 시행하거나 消法과 補益法을 같이 진행한다.

③ 病症에 맞으면 해가 없으므로(有故無殞) 攻下法이 필요하면 응용할 수 있다.

노인병은 補法이 위주가 되지만 攻瀉法을 버려서는 안 된다. 『素問·示從容論』에서 "年長則求之於腑."라 한 것은 通降腑氣의 이용을 설명한 것이며, 『中藏經』에서 "基本實者, 得宜通之性必延其壽."라 한 것은 邪實之症이 있으면 노인에게 下法을 이용해서는 안된다는 견해에 얽매일 필요가 없다는 것이다. 그러나 반드시 '中病卽止'하여야 하며, 攻伐을 함부로 써서 正氣를 손상시켜서는 안 된다.

④ 元氣大虧한 경우에는 병을 지닌 채로 延年하도록 한다.

朱丹溪는 『養老論』에서 "人生之六十七十以後, 精血俱耗", "而況人身之陰難成易虧, 六七十後陰不足而配陽, 孤陽氣欲飛越."이라 했고, 『張子和攻擊注論』에서는 "攻擊宜詳審, 正氣須保護"라 했다. 그러나 이것은 병을 치료하지 말라는 의미가 아니라 노인 환자 중에서 絶證에 元氣가 大虧한 경우 경솔하게 병을 공격하지 말라는 의미이다.

⑤ 陰陽이 모두 虧損되면 溫法과 潤法을 병행한다.

葉天士는 『臨証指南醫案』에서 여러 차례 노인병의 발생과 陰陽脈의 쇠함 및 腎虛의 관계성을 논하였다. 노인은 49세, 64세가 되면 腎氣가 虛衰해지고 天癸가 다하므로 질환이 다발하게 된다. 이러한 노인병은 陰陽雙虛가 매우 많고 陰陽이 相互轉化되므로, 張景岳은 "善補陽者, 必于陰中求陽則陽得陰助而生化無窮. 善補陰者, 必于陽中求陰則陰得陽升而泉源不竭."이라 하여 扶陽, 滋陰시켜서 陰陽雙補하도록 강조했다.

(2) 常用治法

노인병 치법의 기본원칙은 辨證論治와 通補兼施를 근간으로 한다. 노인병은 광범위하고 다양한데다 病因과 病機가 다르고 임상 표현이 제각각이므로 "觀其脈證, 知犯何逆, 隨證治之."의 辨證論治 정신을 강조한다. 또한 노인은 각 臟腑 기능이 감퇴되어 多虛, 多痰, 多瘀, 多風하며 本虛標實이 많고, 虛實相兼의 생리적, 병리적인 특징이 있으므로, 通補兼施는 노인병 치료의 처음과 끝을 관통하는 원칙이 된다.

① 解表法

解表法은 노인 外感表症의 상용치법이며 임상적으로 扶正法과 합용하는 경우가 많으므로 扶正解表法이라고 한다.

가. 益氣解表法: 益氣法과 解表法을 합용한 것으로 노인 外感表症에 氣虛가 겸한 경우이다.

나. 滋陰解表法: 滋陰法과 解表法을 합용한 것으로 노인 外感表症에 陰虛가 겸한 경우이다.

다. 助補解表法: 溫陽法과 解表法을 합용한 것으로 노인 外感表症에 陽虛가 겸한 경우이다.

라. 養血解表法 : 養血法과 解表法을 합용한 것으로 노인 外感表症에 血虛가 겸한 경우이다.

이외에, 理氣解表法도 노인 外感表症에서 상용한다. 또한 外感된 病邪의 차이에 근거하여 상응하는 치법을 선택한다. 예를 들어 風熱外感에는 辛凉解表시키고, 風寒外感에는 辛溫解表시킨다.

② 清熱法

清熱法은 노인병 熱症의 치료방법이며, 清熱生津法, 益氣清熱法, 滋陰清熱法 등이 있다.

가. 清熱生津法: 노인병에서 肺胃熱이 심하여 津液이 손상된 病症에 응용한다.
나. 益氣清熱法: 노인병에서 氣分熱이 심한데 氣虛를 겸하여 惡寒이 나타나는 病症에 응용한다.
다. 滋陰清熱法: 노인병에서 陰虛發熱과 邪熱로 인해 陰이 소모된 病症에 응용한다.

이외에 李東垣의 甘溫除熱法은 清熱法의 범주에 속하지는 않지만 노인의 氣虛發熱에 상용한다.

③ 通下法

通下法은 노인의 裏實症을 치료하는 방법이며, 임상에서는 扶正法과 합용한다.

가. 滋陰通下法: 노인의 陰虛便秘나 燥熱로 인해 津液이 손상되어 발생한 便秘, 實邪에 陰虛를 겸한 경우에 응용한다.
나. 益氣通下法: 노인의 氣虛便秘와 實邪에 氣虛를 겸한 경우 응용한다.
다. 溫陽通下法: 노인의 陽虛寒凝便秘와 實邪에 陽虛가 겸한 경우 응용한다.
라. 養血通下法: 노인의 血虛腸燥便秘와 實邪에 血虛가 겸한 경우 응용한다.

④ 和解法

노인병에서 가장 많이 상용되는 치료법이며, 調和肝脾法, 和解少陽法, 調和腸胃法 등이 있다.

가. 調和肝脾法: 肝鬱脾虛 등 肝脾失調된 모든 증상에 응용한다.
나. 和解少陽法: 邪氣가 少陽에 침입하여 氣機가 不利해진 少陽病이나 노인의 신체가 허약한데 外感 發熱하는 것, 熱病 후기에 邪熱이 머물러 변화하여 時寒時熱하는 증상에 응용한다.
다. 調和腸胃法: 노인의 腸胃 기능이 失調되어 寒熱錯雜하고 大便이 時稀時秘하거나 때때로 嘔吐하는 증상에 응용한다.

⑤ 活血法

노인병은 瘀血이 흔하게 나타나므로 活血法은 노인병의 상용치법이 된다. 그러나 노인병의 瘀血은 항상 氣虛, 陰虛 등의 虛象을 동반하므로, 峻攻破血시키는 약물을 사용해서는 안 된다.

가. 益氣活血法: 노인의 氣虛血瘀症이나 血瘀에 氣虛가 겸한 경우 응용한다.
나. 滋陰活血法: 노인의 陰虛脈澁한 血瘀症이나 久瘀之病에 陰虛血燥를 겸한 경우 응용한다.
다. 溫陽活血法: 노인의 陽虛血瘀症에 응용하며 寒凝血瘀症에도 참작하여 응용할 수 있다.

⑥ 理氣法

노인은 기능이 감퇴되어 있어 氣鬱滯가 나타나기 쉬우므로 理氣法을 상용하며, 益氣行氣法, 益氣通降法 등이 있다.

가. 益氣行氣法: 노인의 氣虛留滯症에 응용하며, 脾虛肝鬱, 脾虛腹脹 등의 病症이 있다.
나. 益氣通降法: 氣虛鬱滯되어 不降하며 심하면 氣機가

반대 작용을 하는 경우 응용한다.

⑦ **調津法**

津은 停滯되면 濕이 되고, 化液되면 痰이 되며 濕이 結聚되면 水가 되므로 이러한 병들은 모두 津液調節이 失常되어 발생한다. 그러므로 調津法도 化痰, 祛濕, 利水를 합용하며 임상에서는 증상에 맞게 응용한다.

가. 化痰法: 痰濁이 內阻된 증상에 다용하며 임상에서는 寒凝, 痰熱, 濕痰, 瘀痰의 차이가 있으므로 溫化, 淸化, 燥化, 活化의 구별이 있다.
나. 利水化濕法: 노인의 水濕之症에 다용하며 임상에서는 氣虛水濕, 陽虛水停, 陰虛水濕의 차이가 있으므로 益氣利水法, 溫陽利水法, 滋陰利水法의 구별이 있다.

⑧ **補益法**

補益法은 노인의 虛症을 치료하는 방법으로, 補氣養血, 滋陰, 溫陽法을 포괄하고, 노인병에서 임상적으로 여러 가지 치법과 합용하는 경우가 많다.

가. 益氣滋陰法: 노인의 氣陰兩虛症에 응용한다.
나. 氣血雙補法: 노인의 氣血兩虛症에 응용한다.
다. 陰陽雙補法: 노인의 陰陽兩虛症에 응용한다.

⑨ **固澁法**

固澁法은 노인의 滑脫症을 치료하는 방법이며 상용하는 치법은 아래와 같다.

가. 固表斂汗法: 노인의 表虛不固로 인한 多汗症에 응용한다.
나. 澁腸止瀉法: 노인의 久瀉, 滑脫症에 응용한다.
다. 固精止泉法: 노인의 滑精, 小便不禁症에 응용한다.

⑩ **開竅法**

開竅法은 노인의 閉症에 응용하는 치법이다. 凉開法은 노인의 熱病神昏, 中風閉症에 응용하고, 溫開法은 노인의 痰閉, 氣厥症에 응용한다.

⑪ **熄風法**

熄風은 노인의 動風症에 사용하는 치법이다.

가. 淸熱熄風法: 노인의 熱盛動風症에 응용한다.
나. 鎭肝熄風法: 노인의 肝陽化風症에 응용한다.
다. 養血熄風法: 노인의 血虛風動症에 응용한다.
라. 化痰熄風法: 노인의 風痰阻絡症에 응용한다.

(3) 用藥의 주의사항

① 脾胃를 중요시하여 藥味가 和平한 것을 선택한다.

노인은 脾胃가 약하기 때문에 약물에 대한 과민성도 높다. 따라서 補陽藥으로는 藥性이 峻烈한 것이나 藥味가 有毒한 것은 쓰지 않는 것이 좋다. 예를 들면, 陽虛에는 補骨脂, 肉桂, 乾薑, 杜冲을 다용하고 附子는 신중하게 선택해야 한다.

② 滋補藥에는 利水濕藥으로 보조한다.

예컨대 肝腎을 滋補하는 약물에 澤瀉를 가하여 설사를 방지한다든지 牧丹皮를 가하여 肝火를 淸瀉하는 방법으로, 전체로서는 補劑이지만 농후하지 않도록 배려한다.

③ 瀉火할 때는 陽을 傷하지 않도록, 溫補할 때는 陰液을 傷하지 않도록 한다.

노인환자는 대개 陽衰陰虛하며 陰陽이 交錯, 相互轉化하여 本虛標實한 경우가 많다. 그래서 鼻乾, 目赤, 咽痛, 便秘 등의 증상에 苦寒한 瀉火藥을 쓸 때는 胃나 脾陽을 손상하여 腹脹不快하고 食慾不振 등 脾胃陽虛의 상태를 일으키지 않도록 주의해야 한다. 반면 溫補藥을 쓸 때는 陰液을 손상하지 않도록 주의한다.

④ 노인성 질환에는 引經藥을 상용한다.

노인은 經氣가 부족하고 氣血의 運行力이 약하므로 藥을 복용해도 藥效가 經絡을 따라 病所에 쉽게 전해지지 않으므로 引經藥을 사용한다. 예컨대 補肝腎의 약물에는 牛膝을 頻用하는데, 이는 牛膝이 약효를 下行시키는 작용이 있기 때문이며, 脾胃中氣를 補하고자 할 때는 足陽明胃經의 引經藥인 升麻를 사용한다.

⑤ 調暢氣滯, 活血化瘀를 다용한다.

최근 노인에서 심뇌혈관계 질환이 증가하는 것은 氣滯血瘀가 많기 때문이며, 임상관찰의 결과 理氣行瘀 혹은 益氣活血을 포함하는 活血化瘀 療法이 노인에게 유용하다는 것이 확인되었다.

⑥ 調養하는 것 중에서 食療가 중요하다.

노인은 신체가 허약하고 元氣가 부족하므로 食療를 통해 저항력을 증강시켜 질병을 예방하도록 한다. 『養老奉親書』에서는 "高年之人, 眞氣耗竭, 五臟衰弱, 全仰飮食以資氣血."이라 했고,『太平聖惠方』에서는 "食能排邪而安臟腑."라 해서 노인병 치료 시 음식의 治療 및 調養 작용을 소홀히 보지 않도록 강조했다. 食療에서는 질병의 치료과정 중에서 음식물과 약물의 배합작용을 중요시한다. 그 다음에는 病邪가 제거되고 正氣가 약할 때 食療를 통해 調補한다.

⑦ 약량을 적게 시작해서 점차 적절량으로 증가시킨다.

노인의 약량은 적은 양으로 시작하고 점차 적합한 양으로 증가시켜서 목표 효과를 달성하도록 한다. 이것은 노인에서 약량이 과다하면 인체를 손상시킬 우려가 크기 때문이다. 60세 이상 노인은 성인의 약량보다 3/4 정도를 사용하도록 하고 있으나 이것은 하나의 예시일 뿐이며, 노인의 약량은 성인의 1/2, 2/3, 3/4의 범위에서 사용한다.

⑧ 노인에 적합한 劑型을 선택한다.

노인은 정제나 캡슐을 삼키는데 곤란한 경우가 많고, 약이 클 때에도 삼키는 것을 어려워한다. 따라서 정제나 캡슐제를 피하고, 액체형이나 물에 타서 복용할 수 있는 과립제를 선택하는 것이 좋다.

(4) 常用處方

① 瓊玉膏: 塡精 補髓 調眞養性 返老還童. 補百損 除百病 萬神俱足 五藏盈溢 髮白復黑齒落更生 行如奔馬 日進數服 終日不飢渴 功效不可盡述. 一料分五劑 可救癱瘓五人 一料分十劑 可救勞瘵十人 若二十七歲服起 壽可至三百六十 若六十四歲 服起 壽可至五百年. (生地黃, 人參, 白茯苓, 白蜜)

② 三精丸: 久服 輕身 延年 益壽 面如童子. (蒼朮, 地骨皮, 黑桑椹)

③ 延年益壽不老丹: (何首烏, 地骨皮, 白茯苓, 生乾地黃, 熟地黃, 天門冬, 麥門冬, 人參)

④ 遐齡萬壽丹: 遐齡萬壽丹 服食魂魄安. (茯神, 赤石脂, 川椒, 朱砂, 乳香, 燈心)

⑤ 延齡固本丹: 治諸虛 百損 中年 陽事不擧 未至五十鬚髮先白 服至半月 陽事雄壯 至一月 顔如童子 目視十里 服至三月 白髮還黑 久服 神氣不衰 身體輕健 可升仙位. (兎絲子, 肉蓯蓉, 天門冬, 麥門冬, 生地黃, 熟地黃, 山藥, 牛膝, 杜冲, 巴戟, 枸杞子, 山茱萸, 白茯苓, 五味子, 人參, 木香, 栢子仁, 覆盆子, 車前子, 地骨皮, 石菖蒲, 川椒, 遠志, 甘草, 澤瀉)

⑥ 斑龍丸 : 常服 延年益壽. (鹿角膠, 鹿角霜, 兎絲子, 栢子仁, 熟地黃, 白茯苓, 破故紙)

⑦ 人參固本丸 (二黃元): 夫人心藏血 腎藏精 精血充實 則鬚髮不白 顔貌不衰 延年益壽 藥之滋補 無出於生熟二地黃 世人徒知服二地黃 而不知服二門冬 爲引也. 盖生地黃 能生心血 用麥門冬 引入所生之地 熟地黃 能補腎精 用天門冬 引入所補之地 四味互相爲用. 又以人蔘 爲通心氣之主. (天門冬, 麥門冬, 生乾地黃, 熟地黃)

⑧ 玄菟固本丸: 鬚髮不白 顔貌不衰 延年益壽. (兎絲子, 熟地黃, 生乾地黃, 天門冬, 麥門冬, 五味子, 茯神, 山藥, 蓮肉, 人參, 枸杞子)

⑨ 固本酒: 治勞 補虛 益壽 延年 烏鬚髮 美容顔. (生乾地黃, 熟地黃, 天門冬, 麥門冬, 白茯苓, 人參)

⑩ 烏鬚酒: 治勞 補虛 益壽 延年 烏鬚髮 美容顔. (黃米, 麥門冬, 生地黃, 何首烏, 天門冬, 熟地黃, 枸杞子, 牛膝, 當歸, 人參)

⑪ 腎氣丸: 治虛勞腎損, 治虛勞腰痛及男子消渴小便多

婦女轉胞不得溺. (熟乾地黃, 山藥, 山茱萸, 茯苓, 牧丹皮, 澤瀉, 附子, 桂枝)

⑫ 八味丸: 治命門火不足 陽虛. (熟地黃, 山藥, 山茱萸, 牧丹皮, 白茯苓, 澤瀉, 肉桂, 附子)

⑬ 加減八味丸: 專補腎水兼補命門火. (熟地黃, 山藥, 山茱萸, 澤瀉, 牧丹皮, 白茯苓, 五味子, 肉桂)

⑭ 三一腎氣丸: 治虛勞 補心腎 諸藏精血 瀉心腎 諸藏火濕. (熟地黃, 生乾地黃, 山藥, 山茱萸, 牧丹皮, 白茯苓, 澤瀉, 瑣陽, 龜板, 牛膝, 枸杞子, 人參, 麥門冬, 天門冬, 知母, 黃栢, 五味子, 肉桂)

⑮ 左歸飮: 此壯水之劑也 凡命門之陰衰陽勝者 宜此方加減主之 此一陰煎四陰煎之主方也. (熟地黃, 山藥, 枸杞子, 灸甘草, 茯苓, 山茱萸)

⑯ 右歸飮: 如始陰盛格陽 眞寒假熱等證 宜加澤瀉二錢煎成 用凉水浸冷服之 尤妙. (熟地黃, 山藥, 山茱萸, 枸杞子, 炙甘草, 杜冲, 肉桂, 附子)

⑰ 二賢散: 淸肺消痰 下氣 解酒毒. (橘紅, 甘草, 塩)

⑱ 四君子湯: 治脾胃虛弱 飮食少思 或大便不實 體瘦面黃 或胸膈虛痞 呑酸痰嗽 或脾胃虛弱 善患瘧痢等證. (人參, 白茯苓, 白朮, 甘草)

⑲ 六君子湯: 治氣虛痰盛. (半夏, 白朮, 陳皮, 白茯苓, 人參, 甘草)

⑳ 異功散: 治脾胃虛弱 不思飮食 腹痛自利. (人參, 白朮, 白茯苓, 陳皮, 甘草, 生薑, 大棗)

㉑ 補中益氣湯: 治勞倦虛損 身熱而煩 內傷虛證一切 治勞役太甚 或飮食失節 身熱而煩自汗倦怠. (黃芪, 人參, 白朮, 當歸, 甘草, 陳皮, 柴胡, 升麻)

㉒ 增損白朮散 : 補養衰老. (人參, 白朮, 白茯苓, 陳皮, 藿香, 乾葛, 木香, 乾生薑, 甘草)

㉓ 衛生湯 : 補虛勞 除煩熱 順血脈. (黃芪, 白芍藥, 當歸, 甘草)

㉔ 金水六君煎: 治肺腎虛寒 水泛爲痰 咳嗽喘息. (熟地黃, 當歸, 半夏, 白茯笭, 陳皮, 甘草灸, 白芥子, 生薑)

㉕ 三子養親湯: 治咳嗽氣急 養脾進食. (蘇子, 蘿葍子, 白芥子)

㉖ 却病延壽湯: 治老人 小水短少. (人參, 白朮, 牛膝, 白芍藥, 陳皮, 白茯苓, 山査肉, 當歸, 甘草)

㉗ 脾腎雙補丸: 健脾溫腎 脾胃虛寒 腹瀉便溏 腰痠肢冷. (人參, 山茱萸, 五味子, 兎絲子, 蓮子, 補骨脂, 山藥, 巴戟天, 車前子, 肉豆寇, 砂仁, 陳皮)

㉘ 固眞飮子: 治陰陽兩虛 氣血不足 飮食少思 五心煩熱 潮熱自汗 精氣滑脫 行步無力 時或泄瀉 脈度沈弱 咳嗽痰多 將成勞瘵. (熟地黃, 人參, 山藥, 當歸, 黃芪, 黃栢, 陳皮, 白茯苓, 杜冲, 甘草, 白朮, 澤瀉, 山茱萸, 破故紙, 五味子)

㉙ 大補元煎: 益氣養血 補益肝腎 用于腎陰不足 氣血兩虧. 症見腰痛腿軟 頭昏 耳鳴 頭痛 氣短 體虛身倦. 適用于腎虛而無內熱及痰濕等見症. (人參, 山藥, 熟地黃, 杜冲, 當歸, 枸杞子, 山茱萸, 灸甘草)

㉚ 十全大補湯: 治氣血俱虛 惡寒發熱 自汗盜汗 肢體困倦 眩暈驚悸 晡熱作渴 遺精白濁 二便見血 小便短少 便泄閉結 喘欬下墜等證. (人參, 白茯苓, 陳皮, 熟地黃, 白芍藥, 當歸, 川芎, 黃芪, 肉桂, 甘草)

㉛ 人參養榮湯: 治脾肺俱虛 惡寒發熱 肢體瘦倦食少作瀉 口乾心悸自汗. (人參, 黃芪, 當歸, 白朮, 炙甘草, 桂心, 陳皮, 熟地黃, 五味子, 茯苓, 白朮, 遠志, 生薑, 大棗)

㉜ 歸脾湯: 治思慮傷脾 不能攝血 致血妄行 或健忘怔忡 驚悸盜汗 嗜臥少食 或大便不調 心脾疼痛 瘧痢鬱結 或因病用藥失宜 剋伐傷脾 以致變症者 最宜用之. (白朮, 茯神, 黃芪, 龍眼肉, 酸棗仁, 人參, 木香, 當歸, 遠志, 炙甘草)

㉝ 天王補心丹: 寧心保腎 固精益血 壯力强志 令人不忘 去煩熱 除驚悸 淸三焦 解乾渴 育養心氣. (生地黃, 人參, 玄參, 丹參, 遠志, 桔梗, 白茯苓, 五味子, 當歸, 麥門冬, 天門冬, 柏子仁)

㉞ 黃芪延壽湯: 治老人淋 氣虛遺尿 小便短少不利. (人參, 黃芪蜜灸, 白朮, 牛膝, 白茯笭, 陳皮, 白芍藥, 山査, 當歸, 麥門冬, 川芎, 升麻, 甘草, 生薑)

㉟ 四神丸: 治稟賦虛弱 小便頻數不禁. (五味子, 兎絲餠,

熟地黃, 肉蓯蓉)

㊱ 疏風順氣元: 治腸胃積熱 二便燥澁 諸風秘 氣秘 皆治之 老人秘結 尤宜 (大黃, 車前子, 郁李仁, 檳榔, 麻子仁, 兎絲子, 牛膝, 山藥, 山茱萸, 枳殼, 防風, 獨活)

㊲ 蘇麻粥: 順氣 滑大便 治老人 虛人 風秘 血秘 大便艱澁 婦人産後便秘 皆宜服之. (蘇子, 麻子)

㊳ 潤下丸: 治痰積氣滯及痰嗽 降痰甚妙. (陳皮, 塩, 甘草)

㊴ 濟川煎: 溫潤通便 升淸降濁. 腎氣虛弱 腰痠背冷 小便淸長 大便秘結. (當歸, 牛膝, 肉從容, 澤瀉, 枳角, 升麻)

㊵ 三氣飮: 治風寒濕三氣乘虛 筋骨痺痛 及痢後鶴膝風. (熟地黃, 杜冲, 枸杞子, 當歸, 牛膝, 白茯笭, 白芍藥炒, 肉桂, 細辛, 白芷, 炙甘草, 附子炮, 生薑)

㊶ 當歸地黃飮: 治腎虛腰膝疼痛等證. (當歸, 熟地黃, 山藥, 杜冲, 牛膝, 山茱萸, 炙甘草)

▣ 노인병의 개념 관련 임상참고문헌

- 권용철, 박종한. 노인용 한국판 Mini-mental state examination (MMSE-K)의 표준하 연구. 신경정신의학. 1989;28;125-35.
- 김영돈. 노인의 정신과적 진단 및 평가. 대한의사협회지. 2000;43(7):650.
- 박건우. 노인에서의 신경학적 검사. 노인병학회지. 2000;4(1):12-9.
- 박주성. 포괄적 노인평가와 접근법. 대한임상노인의학회 추계학술대회. 2005;6(3):277-91.
- 백현욱. 노인환자의 영양평가와 관리. 노인병. 2000;4(2):39-42.
- 서영환. 성인병 예방을 위한 운동프로그램 처방. 한국스포츠리서치. 2003;14(4): 1141-58.
- 손동렬. 노인 환자의 약동, 약력학적 특징과 약물 사용의 주의사항. 대한임상노인의학회. 2005;292-7.
- 안현국, 유창순, 김준한, 류영수. 노화예방 및 노인보건에 관한 문헌적 고찰. 대한의료기공학회지. 2000;4(1):244-69.
- 양윤준. 노인 운동 실제. 대한노인병학회. 2002;317-24.
- 윤창열. 노인병의 변증시치원칙에 대한 연구. 대한한의학원전학회지. 1999;12(2):186-97.
- 이수정. 면역 시스템을 고려한 노인 운동처방. 한국스포츠리서치. 2008;19(2):119-30.
- 이은주. 노인의 다약제복용. 대한내과학회 추계학술대회. 2019;234-6.
- 이은진, 김미영, 이은엽, 전기범, 이지원, 김한성 외. 건강 노인에서의 일반혈액검사 참고구간의 설정. Journal of Laboratory Medicine and Quality Assurance. 2018;40(1):27-37.
- 이화, 윤창열. 노인 보건에 대한 연구. 대전대학교 한의학연구소 논문집. 2001;9(2):1-27.
- 정채빈, 서동진, 김정필, 이기남. 노인건강에 대한 동서의학적 비교고찰. 한국전통의학지. 1998;8(2):58-85.
- 정한종, 고성경, 황수관, 박철빈. 정상인 및 성인병 집단에서 유산소성 운동능력이 혈중 지질에 미치는 영향. 대한스포츠의학회지. 1997;15(2):389-98.
- 질병관리청. 2022 국민건강통계. 2023.
- Barajas-Nava LA, Garduño-Espinosa J, Mireles Dorantes JM, Medina-Campos R, García-Peña MC. Models of comprehensive care for older persons with chronic diseases: a systematic review with a focus on effectiveness. BMJ Open. 2022;12(8):e059606.
- Brigden ML. Clinical utility of the erythrocyte sedimentation rate. Am Fam Physician. 1999;60(5):1443-50.
- Cesari M, Kritchevsky SB, Penninx BW, Nicklas BJ, Simonsick EM, Newman AB, et al. Prognostic value of usual gait speed in well-functioning older people--results from the Health, Aging and Body Composition Study. J Am Geriatr Soc. 2005;53(10):1675-80.
- Katz S, Ford AB, Moskowitz RW, Jackson BA, Jaffe MA. Studies of illness in the aged. The index of ADL; A standadized measure of biological and psychological function. JAMA. 1963;185(12);914-9.
- Keith RA, Granger CV, Hamilton BB, Sherwin FS. The functional independence measure: a new tool for rehabilitation. Adv Clin Rehabil. 1987;1:6-18.
- Lawton MP, Brody EM. Assessment of older people; self-maintaining and instrumental activites of daily living. Gerontologist. 1969;9(3):179-86.
- Ma C, Xia L, Chen X, Wu J, Yin Y, Hou L, et al. Establishment of variation source and age-related reference interval models for 22 common biochemical analytes in older people using real-world big data mining. Age Ageing. 2020;49(6):1062-70.
- Podsiadlo D, Richardson S. The timed "Up & Go": a test of basic functional mobility for frail elderly persons. J Am Geriatr Soc. 1991;39(2):142-8.
- Roy CW, Togneri J, Hay E, Pentland B. An inter-rater reliability study of the Barthel Index. International Journal of Rehabilitation Research. 1988;11(1):67-70.
- Taylor PN, Lansdown A, Witczak J, Khan R, Rees A, Dayan CM, et al. Age-related variation in thyroid function - a narrative review highlighting important implications for research and clinical practice. Thyroid Res. 2023;16(1):7.
- Tkacheva ON, Kotovskaya YV, Runikhina NK, Frolova EV, Ostapenko VS, Sharashkina NV, et al. Arterial hypertension and antihypertensive therapy in older patients. The agreed opinion of experts from the Russian Association of Gerontologists and Geriatricians, the Antihypertensive League, the National Society for Preventive Cardiology. Ration Pharmacother Cardiol. 2021;17(4):642-61.
- 張問渠, 張昱. 老人病 中醫治療學. 北京: 科学技术文献出版社; 2000.

4 양생

'養'은 保養, 調養, 調攝, 培養의 의미를 가지고 있고, '生'은 생명활동을 의미한다. 따라서 養生은 생명을 保養한다는 의미로, 질병을 예방하고 체력을 증강시켜 早衰, 早老를 방지하고 精力을 충실하게 하여 健康長壽하는 것에 그 목적이 있다. 攝生이란 구체적인 養生 방법을 말하는 것이며, 飮食, 起居, 勞動, 休息, 精神情志의 조절, 導引按蹻 등을 시행하여 氣血을 왕성하게 하고 질병을 예방하며 신체를 건강하게 하는 실천방법을 의미한다.

사람이 나이가 들면 적응 능력과 저항력이 저하되면서 질병에 쉽게 이환되고, 발병 후에는 회복이 느려지므로, 노인병에는 調養하는 것이 중요하다. 또한 발병 후에 치료하는 것보다 질병이 발생하지 않도록 미연에 예방하는 것이 최선책이 되며, 『黃帝內經』에서도 "聖人, 不治已病, 治未病."이라 해서 예방의 중요성을 강조했다.

대표적인 養生法은 精神調養, 飮食調理, 養生運動, 起居調理 등으로 분류할 수 있다.

1. 養生의 원칙

1) 질병의 예방과 조기치료

『黃帝內經』은 未病 상태에서 미리 질병을 예방하는 것과 질병 발생 후 조기에 치료하는 것을 원칙으로 하였다. 즉, 『素問·八正神明論』에서 "上工救其萌芽 … 下工救其已成, 救其已敗."라 하여 병의 초기에는 易治이지만 병이 이미 심해져서 위험한 상태에 이르면 치유가 어려우므로 조기 치료를 강조했다.

2) 自然順應

『黃帝內經』에서 인간은 항상 자연계의 영향과 제약을 받는다고 보았고, "人與天地相應, 與四時相副.", "夫道者, 能却老而全形."이라 해서 자연의 법칙에 순응할 때 天壽를 누린다고 했다. 또한 "春生夏長秋收冬藏, 是氣之常也, 人亦應之."라 하여 四時의 기운에 인간 역시 順應해야 養生의 목적에 도달할 수 있다고 보았으며, "聖人春夏養陽, 秋冬養陰."이라 하여 구체적인 방법을 제시했다.

3) 精氣神의 保養

『素問·金匱眞言論』에서 "夫精者, 身之本也."라 하여 精은 인간생명의 근본이라고 했고, 『靈樞·決氣論』에서는 "兩神相搏, 合而成形, 常先身生, 是謂精."이라 하여 神과 精의 불가분한 관계를 밝혔다. 또한 『上古天眞論』의 '天眞'은 '腎氣' 혹은 '精氣를 의미하며, 養生의 방법으로 精을 保養하는 것에 중점을 두었다.

氣가 의미하는 바는 다양하지만 그 중 가장 중요한 것은 正氣이며, 正氣를 保養하는 것이 養生의 으뜸이 된다. 『素問·刺法論』에서는 抗病長壽하는 데 있어서 正氣의 중요성을 강조하여 "正氣存內, 邪不可干."이라 했고, 『素問·評熱病論』에서는 "邪之所湊, 其氣必虛."라 했다.

광의의 神은 사람의 생명활동 및 神態와 表象을 의미하고, 협의의 神은 사람의 사유 활동을 의미하는데, 『靈樞·平人絶穀篇』에서 "故神者, 水穀之精氣也."라 하여 臟精이 충족되고 기능이 협조적일 때 神氣가 充實하고, 臟精이 衰竭하고 氣機가 쇠하면 神氣가 흩어지게 된다. 또한 "得神者昌, 失神者亡."이라 하여 神의 중요성을 설명했다.

4) 陰陽氣血의 평형

『素問·生氣通天論』에서는 "陽强不能密, 陰氣乃絶, 陰平陽秘, 精神乃治, 陰陽離決, 精氣乃絶."이라 했고, 『靈樞·至眞要大論』에서는 "氣血正平, 長有天命."이라 하여 장수를 위한 養生法으로 陰陽氣血의 평형을 중요시했다.

2. 精神調養

精神調養은 '調神', '養性', '修性'을 의미한다. 이것은 精

神을 調養하여 건강을 지키고 질병을 예방하며 노쇠를 완만하게 하는 방법이며, 한의학 養生 분야의 주요한 내용이다.

1) 精神調養의 의의

精神調養은 養生益壽의 주요한 방법이며 예로부터 "養生莫如養性"이라 했다. 養性은 도덕을 수양하고 잡념을 배제하는 것을 포괄하며, 우환을 없애고 허영심을 좇지 않으며 항상 낙관적인 마음을 유지하는 것이다. 孫思邈은 『千金翼方』에서 '養性'과 '長壽'의 관계에 대해 "老人之性, 必恃其老無有藉在, 率多驕姿, 不循軌度, 勿有所好, 卽須稱情."이라 하여 調攝心身에 주의를 기울이고 太過不及하지 않도록 했다.

한의학에서는 精神情志 활동과 인체의 관계를 중요시하여 '形神合一' 학설을 제창하였고, 養神하면 반드시 養形이 되고, 養形하면 반드시 調神이 되므로 養生法 중에서 精神調養을 가장 강조하였다. '精, 氣, 神'은 인체의 三寶이자 健康長壽의 내재요소이므로 '養精, 愛氣, 惜神'하면 精力이 충족되고 五臟六腑의 기능이 잘 발휘되어 인체가 건강하게 된다. 그러나 精神이 失調되면 眞氣가 소모되어 百病이 발생하고, 명을 단축하여 요절하게 되며, 精神을 보존하여 內守되면 질병이 사라져서 생명이 연장된다.

또한 사람에게는 七情이 있는데, 『素問』에서는 "余知百病生於氣也. 怒則氣上, 喜則氣緩, 悲則氣消, 恐則氣下, 驚則氣亂, 思則氣結.", "怒傷肝, 喜傷心, 思傷脾, 悲傷肺, 恐傷腎."이라 하여 喜怒憂思悲恐驚의 七情이 수시로 자극되면 臟腑 기능이 失調되고 氣血이 逆亂되어 인체에 병리적인 영향을 미친다고 했다. 만약 정서가 불안하거나 강렬한 정신적 자극을 받으면 정신질환의 직접적인 원인이 될 뿐만 아니라 노화를 촉진하고 질병을 발생시킨다. 노인은 생리 기능의 감퇴로 인해 근심, 분노, 정서불안정 등의 정신, 심리적 변화가 나타나기 쉽다. 따라서 노인은 항상 정신적인 자극을 피하며 스스로 자아를 조절, 통제하며 비관적인 생각을 떨치고 긍정적인 마음을 유지해야 한다.

2) 精神調養의 내용과 방법

喜, 怒, 憂, 思, 悲, 恐, 驚의 7가지 情志 변화는 정상적인 정서이므로 질병을 야기하지 않는다. 그러나 정서자극이 지나치거나 오래 지속되고 情志 변화가 심하면 질병을 발생시킨다. 따라서 『素問·上古天眞論』에서는 질병예방과 노화지연의 방법으로 '精神內守'를 제시했다. '精神內守'란 자신의 의지와 사유활동으로 자아를 조절, 통제하여 氣機를 평안하게 유지하는 것으로, 구체적인 내용은 다음과 같다.

(1) 낙관적인 마음을 가지고 暴怒를 경계한다.

樂觀이라는 것은 유쾌하고 밝은 정신상태이며, 외부환경에 능동적으로 대응하는 심리상태이다. 이를 유지하려면 주관적인 의지로 현실에 잘 적응하여 사회의 객관적 조건에 위배되지 않도록 하고 부정적인 감정 자극을 피하도록 한다. 특히 환자는 질병을 이겨낼 수 있는 마음가짐과 낙관적인 심리상태를 유지하여 질병 치유를 돕도록 한다. 이에 대해 『壽世青編』에서는 "未事不可先迎, 遇事不可過憂, 旣事不可留住, 聽其自來, 應以自然, 任其自去, 忿懥恐懼, 好樂憂患, 皆得其正, 此養生之法也."라 하여 근심이 있어도 마음을 안정하면 유쾌해진다고 했다. 또한 '知足常樂'도 낙관적인 정서를 유지하는 것에 중요한 요소이다.

七情 중에서도 暴怒가 사람을 상하게 하는 것이 가장 심하므로 수시로 '戒怒', '制怒'해야 한다. 『素問·生氣通天論』에서는 "大怒則形氣絶而血菀于上, 使人薄厥."이라 했고, 화를 내면 氣가 逆亂하여 肝을 상하게 되고 노화를 가속시키며 노인병을 발생시킨다. 옛 사람들이 제창한 '忍讓'은 분노를 제어하는 중요한 방법으로, 『養老奉親書』에서는 "百戰百勝不如一忍, 萬言萬當不如一默."이라 했다. 이처럼 분노를 참으면 神이 어지러워지지 않아 노화가 방지되고 延年益壽하게 된다.

(2) 思慮를 적게 한다.

思慮는 정신활동 중의 하나이며, 『黃帝內經』에서는 '思傷脾', '思則氣結', '思慮損傷心脾'라 해서 思慮가 지나치면 氣가 鬱結되어 각종 질병을 초래한다고 했다. 예를 들어 思慮가 지나치면 心情不快, 頭目眩暈, 不思飮食, 善太息하고, 심하면 面色萎黃, 倦怠乏力, 心悸氣短 등의 증상이 나타난다.

그러므로 과도한 思慮를 피하고 淸心하면서 욕심을 줄이며 잡념을 배제하고 일과 휴식을 적절하게 조절해야 한다. 『素問·上古天眞論』에서는 "外不勞形于事, 內無思想之患, 以恬愉爲務, 以自得爲功, 形體不敝, 神不散, 亦可以百數."라 하여 생각을 적게 하는 것이 건강에 유익하다고 밝혔다.

(3) 憂愁를 해소한다.

憂愁는 思慮가 풀리지 않아 마음이 기쁘지 않고 기분이 저하되며 의기소침해지는 情志 표현이다. 갑자기 일이 발생하거나 뜻대로 풀리지 않을 때 憂愁에 빠지게 되고, 憂愁가 오래 지속되면 五臟精氣를 손상시키게 되어 정신이 억압되고 소극적이게 되며 점차 그 기분에서부터 벗어나기 어려워지고, 심하면 큰 질병을 부르게 된다.

복잡한 사회와 인간관계 속에서 사람들은 어려움에 봉착하면 憂愁를 가지게 된다. 따라서 자기수양을 강하게 하는 것이 필요하고, 정확한 인생관과 자아를 정립하여 현실에 직면해 생각을 개방하여 憂愁를 해소시켜야 한다.

(4) 驚恐을 피한다.

驚恐은 갑자기 자극을 받아 발생하는 일종의 긴장된 정서반응이자 심리활동이다. 驚과 恐은 모두 무서워하고 두려워하는 감정인데, 단지 두 가지의 구별이 있을 뿐이다. 驚은 놀라는 것이고 외부에서부터 발생하는 것이 많은데, 외계의 갑작스러운 자극으로 인해 발생한다. 恐은 두려워하는 것이고 내부에서 발생하는 것이 많고, 마음속에서 놀래서 허둥대며 불안한 것이다. 『黃帝內經』에서 '驚則氣亂', '恐則氣下'라 한 것은 驚恐이 氣를 逆亂시켜서 인체에 해가 됨을 밝힌 것이다. 이를 방지하기 위해서는 평소 생활 중에 의지를 강하게 단련하고, 스스로 불필요한 공포심을 없애야 한다. 또한 갑작스러운 큰 소리나 이상한 물건을 피하고, 고혈압이나 관상동맥질환 환자는 평소 무섭고 긴장되는 영상매체를 접하지 않는 것이 좋다.

3. 飮食調理

한의학에서는 飮食調理를 중요시하는데, 특히 노인에 있어서는 더욱 그러하다. 『千金要方』에서는 "精以食氣, 氣養精以榮色, 形以食味, 味食形以生力, 精得氣以靈也. 若食氣惡則傷精也, 形受味以成也, 若食味不調則損形也."라 했다. 이것은 건강과 장수에 있어서 飮食調理의 유익한 측면에 대한 설명으로, 만약 음식이 부적절하면 신체를 손상시키고 수명을 단축시킬 수 있다.

1) 飮食調理의 원칙

(1) 완전히 갖추어진 식사, 합리적인 배합

완전하게 갖추어진 식사란 음식 내용이 다양한 것을 말하고, 육식과 채식, 주식과 부식, 정찬과 간식, 먹는 것과 마시는 것 등을 합리적으로 배합하는 것이다. 구체적으로 설명하면, 곡류를 주식으로 하고, 육류를 부식으로 하며, 채소류를 충분하게 이용하고, 과일을 보조식품으로 하는 것이 좋다. 노인의 음식으로는 저열량, 저지방, 저당류, 충분한 단백질과 비타민, 적당한 무기염류가 추천되고, 육류와 야채 요리를 결합하되 채소가 기본이 되어야 한다.

노인 식사의 합리적인 배합은 음식에 있어서 酸, 苦, 甘, 辛, 鹹인 五味의 조화를 포괄한다. 五味의 작용에 있어서 辛味는 發散, 甘味는 緩和, 苦味는 涌泄, 酸味는 收澁, 鹹味는 軟下, 淡味는 滲泄한다. 또한 辛甘味는 熱性이며 酸苦鹹味는 寒性이므로, 陰陽寒熱을 적절하게 배합해야 한다. 그리고 五味의 相互 制約과 生化 작용을 통해 五味相生의 법칙을 이용할 수 있다. 예를 들어 酸勝辛의 원리에 따라 辛辣한 식품에 酸味를 가미하면 辛燥를 收斂할 수 있다. 이처럼 음식 배합이 적절하고 五味가 조화로우면 소화흡수를 돕고 臟腑, 筋骨, 氣血을 滋養하기 때문에 健康長壽에 유익하다.

(2) 식사를 규칙적으로 하고 정해진 양을 일정한 시간에 먹는다.

규칙적인 식사는 노인의 飮食調理에 있어서 매우 중요하다. 음식량의 조절 원칙은 過飽過飢하지 않고, 하루 세 끼의 식사량은 “朝飯宜好, 午飯可飽, 晩飯宜少”를 원칙으로 한다. ‘朝飯宜好’는 아침 식사의 영양 가치를 높게 평가하여 흡수에 편리한 음식을 충분한 양으로 공급하는 것이다. ‘午飯可飽’는 점심 식사에서 일정한 음식량을 섭취하되 지나치게 배불리 먹어서는 안 된다. ‘晩飯宜少’는 저녁 식사를 저열량으로 적게 섭취하는 것이다.

정해진 시간에 식사를 하면 소화, 흡수 기능이 좋아진다. 식사시간이 불규칙하거나 간식을 자주 섭취하고 배고픔을 참는 것은 脾胃의 기능을 失調시켜 소화기능이 저하되고 식욕이 감퇴된다.

(3) 사람, 시간, 지역의 구체적인 상황을 고려한다.

음식 선택 시에는 연령, 체질, 개성, 습관 등 다방면의 차이에도 주의해야 한다. 예를 들어, 노인은 脾胃가 허약하므로 음식의 五味와 寒熱의 부조화를 가장 피해야 한다. 元代 朱震亨은 『格致餘論·養老論』에서 “夫老人, 內虛脾胃, 陰虧性急 … 所以物性之熱者, 炭火制作者, 氣之香辣者, 味之甘膩者, 俱不可食.”이라 해서 胃腸에 장애를 일으켜 痰을 생성시키고 火를 動하게 하는 음식들은 삼가야 한다고 했다. 이외에도 딱딱해서 소화시키기 어려운 것, 육류와 기름진 것, 굽거나 태운 것, 짜고 탁한 것, 생 것, 찬 것 등의 음식은 삼가야 한다. 노인에서 肝腎陰虛, 肝陽上亢하여 頭昏目眩한 사람은 조개류와 해산물을 많이 섭취해야 하고, 腸燥便秘가 있으면 유지가 많은 식물종자나 섬유소가 많은 채소뿌리 종류를 많이 섭취해야 한다.

春, 夏, 秋, 冬의 四時는 노인에게 미치는 영향이 매우 크므로 주의해야 한다.

일반적으로 봄은 기후가 추위에서 따뜻하게 바뀌고, 초목이 生長하며 만물이 다시 생생해진다. 인체에 있어서 봄은 木에 속하고, 五臟에서는 肝에 속한다. 臟을 써서 臟을 補한다는 이론에 근거하여 동물의 肝臟을 이용하며 酸味를 많이 먹지 말고 脾氣를 調養한다. 이외에도 봄은 모든 병이 발생하는 계절이므로 胃腸病, 過敏性 哮喘, 偏頭痛 등 만성 질병을 가진 노인은 生冷物과 기름진 식품을 적게 섭취해야 한다. 胃寒한 사람은 生薑湯을 조금씩 마시고, 哮喘을 앓는 사람은 꿀과 生薑水를 마신다.

여름의 기후는 찌는 듯이 더워 땀을 과다하게 흘리게 되고 津液이 소모되며 津液이 새어나가면서 氣도 따라 나가므로 氣陰이 부족해진다. 따라서 노인의 여름철 飮食調理는 淸暑熱과 補氣陰을 위주로 해야 하고, 苦味를 많이 먹지 않도록 해서 肺氣를 길러야 한다.

長夏는 陽熱이 하강하고 기후가 濕해져서 1년 중에서 濕氣가 가장 성한 계절이다. 濕은 陰邪이므로 陽氣를 쉽게 상하게 한다. 脾는 水濕을 運化하며 燥한 것을 좋아하고 濕한 것을 싫어한다. 만약 濕邪困脾하면 陽氣가 손상을 받으므로 淡味로 補해야 하고, 黨蔘, 白朮, 茯苓, 山藥, 薏苡仁, 蓮子肉, 芡實, 표고버섯 등을 쓸 수 있다. 濕하고 기온이 높은 날씨는 각종 세균번식에 좋은 환경이 되므로 위생에 주의해야 한다. 또한 과식을 삼가고, 生冷한 과일과 기름진 음식물을 과다하게 섭취하지 않도록 하여 胃腸을 보호하고, 嘔吐, 泄瀉, 腹痛 등의 소화기계 증상을 예방한다.

가을의 기후는 건조하고, 燥邪가 乾澁하므로 肺의 津液을 상하게 하여 口鼻乾燥, 咽乾口渴, 皮膚皸裂, 毛髮不榮, 大便秘結, 小便短少, 咽痛咳嗽 등의 증상이 나타난다. 따라서 가을에는 ‘養陰潤燥’하며 매운 음식물을 적게 먹는 것이 중요하고, 흰목이버섯, 百合, 꿀, 배, 은행, 오리고기, 玉竹, 沙蔘, 麥門冬 등이 좋다.

겨울에는 기후가 寒冷하므로 노인은 여름철 음식량보다 25% 정도 증량하여 섭취해야 한다. 따라서 노인에게 겨울은 補藥이나 補身하기에 가장 좋은 계절이다. 겨울은 五臟에 있어서 腎이 되고 寒은 陰邪이므로 腎陽이 傷하게 된다. 그러므로 陽氣를 溫補하는 양고기, 개고기, 부추, 鹿茸, 紫河車, 黨蔘, 黃芪, 山藥, 山茱萸, 蛤蚧 등이 좋다.

한편, 지리환경과 기후조건 및 생활습관이 다르면 사람의 생리활동과 병변에도 차이가 있으니 음식을 선택할 때 반드시 고려해야 한다. 높고 추운 산간 지역에서는 신선한 채소와 해산물 섭취가 비교적 적고, 소고기와 각종 유제품 섭취가 많으며, 甘溫한 性味의 음식이 도움이 된다. 덥고 눅눅하고 습한 지역에서는 매운 맛을 즐기는데, 이는 매운 음식이 땀을 배출시켜 열을 발산하는 데 유리하기 때문이다. 地勢가 낮고 濕熱한 해안지역에서는 濕氣가 심하므로 평소에 白扁豆처럼 淸熱利濕하는 식품이 좋다.

(4) 음식을 청결하고 신선하게 관리하여 위생을 유지한다.

음식위생은 음식 청결과 신선도뿐만 아니라 요리환경의 청결 및 안전을 포괄하고, 식사자의 정서상태 등도 고려한다. 노인은 抗病力이 약하기 때문에 음식위생에 특히 주의해야 한다. 예를 들어, 식사 후 양치질을 해야 하고, 식사 후 곧바로 눕거나 격렬한 운동을 피해야 한다. 또한 음식물을 깨끗이 하고 끓여서 소독하는 것 외에 청결과 신선도를 확보하여 부식과 변질 및 식중독을 방지한다.

감정 기복, 思慮過度, 건강 불량, 불량한 환경 등이 식욕에 영향을 미칠 수 있다. 식사 시 독서, 분노, 우울, 큰 소리로 이야기하는 것 등은 모두 좋지 않은 습관이다. 긍정적인 감정상태, 안정된 환경, 깨끗한 식탁, 가벼운 음악 등은 식사에 도움이 된다.

2) 飮食調理의 방법

(1) 淸淡한 음식을 먹고, 厚味한 음식은 삼간다.

淸淡한 음식은 병을 내쫒고 건강하게 하며 수명을 연장한다. 반면 膏粱厚味와 肥甘한 음식은 濕熱을 생성하고 질병을 초래하므로 삼가야 한다. 이른바 '厚味'라는 것은 기름이 많고 느끼한 식품들이고, '淸淡한 飮食'이란 기름이 적고 입을 상쾌하게 하는 식품으로 주로 잡곡, 채소, 과일 등을 의미한다. 특히 채소는 腸의 연동운동과 脾의 運化 및 음식물의 소화, 흡수를 증진시키고 血脈을 소통시키는 작용이 있어서 동맥경화와 고혈압 환자에게 더욱 좋다. 또한 淸淡한 음식은 담담한 음식을 포괄하므로 식염의 섭취량을 적절하게 제한해야 한다.

(2) 미음과 죽으로 調養하는 것이 좋다.

'粥'은 예부터 '糜'라고도 불렀다. 진하고 걸쭉하게 끓이거나 희멀겋게 끓이며, 일반적으로 '糜粥'이라고 부른다. 粥은 인체를 調養하는 좋은 식품이며, 예부터 "粥能益人, 老年尤宜"라고 하여 노인의 보양장수 식품으로 가장 좋게 여겼다. 각종 음식물을 끓여서 죽을 만들면 소화흡수가 용이해져 胃腸을 상하지 않고, 인체를 滋養하여 정신을 充實하게 하며 생명력을 강화시킨다. 李梴은 『醫學入門』에서 "蓋晨起食粥, 推制致新, 利膈養胃, 生津液, 令人一日淸爽, 所補不小."라 했고, 張文潛은 『粥記』에서 "粥能暢胃氣, 生津液."이라며 그 유익함을 말했다.

(3) 음식은 물렁물렁하고 부드럽게 익혀야 하며 寒熱이 적절해야 한다.

노인은 치아가 빠져서 씹고 소화하는 데 장애가 있어 소화력이 저하되고, 脾胃가 받아들이는 능력이 약해져 삼키는 것에 곤란함을 겪는다. 이 때문에 음식물은 연하고 부드럽게 만들며 잘게 씹고 천천히 삼켜서 사례 걸리는 것을 피해야 한다.

음식 寒熱을 적절하게 조절하는 것은 飮食調理의 중요한 방법 중 하나이다. 음식이 지나치게 차거나 뜨거우면 五臟六腑에 해가 되므로 "熱無灼脣, 冷無冷齒."하도록 해야 하는데, 『靈樞·師傳』에서는 "食飮者, 熱無灼灼, 寒無滄滄, 寒溫中適."이라 하여 寒溫의 적절한 조절을 주장했다. 특히 노인에서는 음식이 지나치게 뜨겁거나 차가운 것을 경계해야 하며, 일반적으로 따뜻한 것이 좋다.

(4) 음식을 깨끗이 하고, 많이 씹어서 천천히 삼킨다.

노인 환자의 음식 위생은 매우 중요하니, 부패된 생선, 고기, 채소, 과일, 곰팡이가 생긴 음식물, 병사한 가축 등은 섭취하지 말아야 하고, 식중독이나 암 유발을 피해야 한다. 이외에 노인은 식사 시 많이 씹어서 천천히 넘기는 것이 중요하다. 저작을 세밀하게 하면 타액과 음식물이 충분히 혼합되고, 소화 흡수에 용이하게 된다. 반면 노인 환자는 대충 씹어서 삼키거나 暴飮, 暴食을 피해야 한다. 임상적으로 무절제하게 먹고 마시면 협심증과 고혈압으로 중풍 등의 질병이 유발될 수 있다.

(5) 식사는 유쾌하게 하고 온 마음을 기울여야 한다.

좋은 심리 상태는 소화흡수에 유리하고, 마음이 복잡하고 우울하면 건강에 해가 된다. 동시에 부드럽고 경쾌한 음악과 깔끔한 환경은 중추신경계에 양성 자극이 되어서 소화기능을 좋게 한다. 반면, 요란하고 시끄러운 소리와 혼란스러운 환경 및 역겨운 냄새 등은 소화기능에 부정적인 영향을 미친다. 식사 시에 혼란스러운 생각, 대화, 독서, 다른 일을 하는 것 등은 음식물 소화와 흡수에 방해가 되므로 식사에 온 마음을 기울여야 한다.

(6) 식후에 養生을 하면 소화가 촉진된다.

『千金翼方』에서는 "飽食卽臥, 乃生百病."이라 했으니, 포식 후 바로 눕는 것은 음식을 정체시키고 소화불량을 유발하므로 삼가야 한다. 식후에는 마땅히 천천히 행동하되 빠르게 달리는 것을 삼가야 한다. 식사 후에 빠르게 달리거나 격렬한 운동을 하는 것은 養生의 금기사항이다. 하지만 식후에 산보를 하면 소화흡수에 좋다. 『千金要方』에서는 "食畢當行步 … 令人能飮食, 無百病."이라 했고, 『養性延命錄』에서는 "養性之道, 不欲飽食便臥及終日久坐, 皆損壽也."라 했다. 식사 후의 산보는 氣血의 順行을 돕고, 脾胃를 건강하게 하여 소화, 흡수를 촉진시키고 질병의 발생을 감소시킨다.

4. 養生運動

운동은 병을 예방하고 養生하는 중요한 방법이다. 예부터 "養生莫善於習動"이라 하여 운동이 건강을 증진시키고 체력을 강화시킨다고 했다.

1) 養生運動의 의의

운동은 氣血의 順行을 촉진시키고 臟腑 기능을 증가시키며 심장을 강화하여 혈압을 안정시킴으로써 동맥경화와 관상동맥질환을 예방한다. 운동은 폐활량과 환기기능을 증가시키고, 衛外力을 증가시켜 기후변화에 의한 호흡기 질환을 예방한다. 그리고 운동은 脾胃와 肝腎을 강하게 하고 수면을 개선하며 인체 精力을 충만하게 하여 筋骨을 강하게 하고 온몸을 편안하게 하여 심신을 건강하게 한다.

2) 養生運動의 방법

(1) 산보(散步)

散步란 형식에 구애받지 않고 여유롭게 걷는 것으로 가장 쉬운 운동 방법이다. 散步에 대해 "散步者, 散而不拘之謂, 且行且立, 且立且行, 須得一種閑暇自如之態."라 하여 氣血의 運化를 돕고 긴장과 피로를 풀어주며 정신을 조절하는 등 여러 가지 기능이 있다고 했다.

시행 요령은 散步 전에 온몸을 이완시키고, 四肢를 활동시키며 이후에 여유롭게 걷도록 한다. 散步 시에는 일이 있어도 생각하지 말고, 생각을 한가롭고 유쾌하게 가진다. 걸음걸이는 홀가분하고 자연스럽게 하여 氣血을 평안하게 하고 신체가 노곤하지 않도록 한다.

(2) 도인법(導引法)

導引法은 肢體運動과 呼吸을 결합시킨 건강유지방법 중의 하나이다. 導引法은 그 형태에 따라 內功 (靜功, 運氣法)과 外功 (動功, 體操法)으로 구분된다.

광범위하게 전해져 오는 導引法 중 하나인 팔단금(八段錦)은 調形, 調神, 調息이 결합된 것이 특징이다. 동작이 완만하고 운동의 폭도 작아서 피로감을 느끼지 않는 까닭에 노인 만성병의 보조치료법으로 활용할 수 있다.

(3) 기공법(氣功法)

氣功法은 자신의 氣를 단련하여 체력을 증강시키고 抗病益壽하려는데 목적이 있다. 氣功養生은 調身 (신체자세의 조정과 肢體의 자연스런 운동)과 調息 (호흡의 조절) 및 調心 (의식의 控除와 心身의 放松)을 통하여 心身을 일체시켜서 營衛氣血가 잘 순행하도록 하고 百脈을 暢通시키며 臟腑를 조화롭게 한다.

調身은 신체를 일정한 자세로 유지하거나 일정한 동작을 진행하여 心身을 단련하는 것으로, 그 주요내용은 動, 靜, 松, 緊 네 글자로 개괄된다. 이것은 調息과 調心이 결합되므로 일반적인 운동요법과 다르다.

調息은 意守呼吸이라고도 하며 意念을 이용해 호흡의 빈도와 깊이를 조절하여 調和陰陽, 利臟腑, 宣通經絡하는 방법이다. 一呼一吸이 一息이 되니 調息養氣하여 眞氣를 배양하고 淸心하여 神을 단련한다.

調心은 氣功에서 주도작용을 하며 자세단련은 물론 호흡단련도 의식의 지도하에 진행된다. 調心은 심리활동을 제어하고 잡념을 배제하여 入靜 상태로 들어가 神을 기르고 神靈을 편안하게 하는 목적이 있으며, 意守 두 글자로 개괄된다. 이는 인체의 주관적 사유활동인 識神을 잘 조리하여 元神을 손상받지 않게 한다.

상용하는 氣功法을 몇 가지 소개한다.

① 방송공(放松功):

放松功은 신체 각 부위를 의식하고 집중하면서 묵념을 결합시킨다. '松'은 각 신체부위를 점점 자연스럽고 홀가분하며 유쾌하게 조정함으로써 氣血을 조화시키고, 臟腑를 조절하며 질병을 제거할 수 있다.

㉠ 신체를 구분하여 放松시킨다.

전신을 몇 부분으로 나누고 위에서부터 아래까지 구분하여 이완시킨다. 두 가지 방법을 상용하는데, 첫째는 頭部→兩肩臂手→胸部→腹部→兩足部의 순이다. 둘째는 頭部→頸部→兩上肢→胸腹背腰→兩大腿部→兩小腿部→兩足部의 순이다. 먼저 한 부위에 집중하고 '松 (편안하게 이완된다)'을 생각하며 묵념하고, 각 부위마다 2~3 차례 묵념한다. 이후 아래의 한 부위에 다시 집중하고 전신을 돌아가면서 반복한다. 최후에는 배꼽에서 호흡을 정돈한다.

㉡ 몸 전체를 放松시킨다.

신체 전체를 하나로 여기고 묵상하면서 이완시키는데, 세 가지 방법이 있다. 머리에서 발끝까지 물 흐르듯이 아래로 放松한다. 3개의 선을 따라 차례대로 아래를 향해서 放松하며 정지하지 않는다. 제1선은 양측면으로, 頭頸兩側→兩肩部→上臂→肘→前臂→腕→手→指兩側의 순이다. 제2선은 전면으로, 面→頸→胸→腹→兩大腿前面→膝→小腿→足背→足部의 순이다. 제3선은 후면으로, 後腦→項部→背→腰→兩大腿後面→兩膕窩→兩小腿後面→兩足底部→足趾部의 순이다.

㉢ 주의사항

放松功을 할 때 어떠한 부위에 이완되는 감각이 느껴지지 않거나 이완되는 느낌이 불명확하면 조급해하지 말고, 자연스럽게 맡기며 다음 순서에 이완되도록 따른다. 연공을 하기 전에 생각을 집중시키고 마음을 안정시키고 편안한 옷과 안정된 환경이 필요하다.

② 내양공(內養功)

內養功은 묵념과 호흡정돈과 舌體의 騰落 및 氣를 丹田으로 가라앉히는 동작 등을 강조하며, 大腦와 臟腑를 안정시키는 것에 목적이 있다.

㉠ 자세

a. 측와위: 침대에 측와위로 누워서 머리를 약간 앞으로 기울이고 평온하게 베개를 베고 눕는다. 척주를 앞으로 활처럼 기울이고 가슴은 무언가를 품듯이 하며 등을 뒤로 뺀다.
b. 앙와위: 침대에 바로 누워서 머리는 약간 앞으로 기울이고, 몸은 곧게 편다. 양팔은 자연스럽게 펴고, 손가락도 신전시키되 손바닥은 내측으로 향하도록 하고 몸 옆에 둔다. 다리는 자연스럽게 펴고 발뒤꿈치가 서로 닿도록 하며 발끝은 서로 분리시킨다.
c. 좌위: 의자 위에 단정하게 앉아서 머리를 앞으로 기울이고, 몸을 단정하게 하며, 양어깨를 이완시

키고 팔을 아래로 내려놓으며 열손가락을 펴고 손바닥을 대퇴부와 무릎을 향해서 아래로 놓고 양 발의 앞뒤가 어깨와 평행하도록 놓는다.

ⓛ 호흡방법

a. 제1종 호흡법: 긴장을 풀고 눈을 감으며 코로 호흡을 한다. 먼저 숨을 들이마시고, 吸氣시 혀끝을 상악골 위로 들어 올리면 공기가 자연스럽게 흡입된다. 동시에 氣를 목에서 小腹으로 내려 보낸다고 생각하는 것이 氣沈丹田이다. 吸氣 후에 呼氣를 바로 행하지 말고, 호흡을 정돈한 이후에 서서히 숨을 내쉰다. 吸氣 시에 힘을 쓰지 말고 氣를 小腹을 향해서 누르지 말며 呼氣 시에는 혀를 아래로 내린다. 吸氣를 연습할 때 동시에 '己 (중지하다)'를 묵념하고, 呼氣에는 '靜 (고요하다)'을 묵념한다.

b. 제2종 호흡법: 코로 호흡을 하거나 입과 코를 겸용한다. 먼저 자연스럽게 숨을 마시고, 小腹으로 氣를 끌어내린다고 생각하면서 호흡을 정돈하지 않고 천천히 숨을 내쉰다. 呼氣가 끝나면 천천히 정돈한다. 제1종 호흡법과 동일하게 묵념한다. 동작과 배합하면, 吸氣 시에는 혀를 上顎에 대고, 呼氣 시에는 혀를 아래로 내리며, 정돈 시에는 혀를 움직이지 않는다.

ⓒ 黙念字句

호흡을 연공할 때에는 반드시 문구를 묵념하며, 뜻을 간직하되 소리를 내지 않는다. 일반적으로 세 글자에서 시작하고 아홉 글자를 넘지 않도록 한다. 문구의 유도와 암시를 통해서 그 뜻과 상응하는 효과를 얻을 수 있다.

ⓔ 意守法

意守는 잡념을 배제하고 마음을 안정시킨다. 意守法은 丹田에 뜻을 간직하는 것이고, 호흡을 복벽의 운동과 결합시키고 吸氣 시에는 氣가 小腹에 들어가듯이 하는데, 이것을 "氣貫丹田"이라고 하며 여기가 "氣海" 穴이다. 意守丹田하는 이외에 意守膻中하는 것도 가능하다.

(4) 태극권(太極拳)

太極拳은 동작이 완만하고 부드러우면서 조화롭고 전신을 이완시키며 생각을 안정시킨다. 또한 심폐기능 증가, 신진대사 촉진, 수면 개선, 위장운동 증가 등의 효과가 있다. 太極拳은 전신 肌肉을 이완시키고, 골관절과 인대의 탄성을 개선하여 관절을 부드럽게 하므로, 노인의 신체 운동 중 이상적인 방법이다.

5. 起居調理

起居調理는 인체를 건강하게 하고 생명을 연장시킨다. 일찍이 『黃帝內經』에서 '起居有常'의 원칙을 제시하였는데, 그 주요 내용은 起居有常, 不妄作勞, 順應四時 등을 포괄한다.

1) 起居調理의 의의

起居에 규칙을 정하고 유지하는 생활 습관은 健康長壽에 유익하다. 만약 起居가 신중하지 않고, 四時에 순응하지 않으면 五臟이 손상되어 病變이 발생한다. 예를 들어 식사가 불규칙하고 식후에 바로 눕거나 극렬한 신체 활동을 하면 脾胃가 손상 되고, 胃痛, 腹脹, 倦怠, 消瘦 등의 病症이 발생한다. 특히 노인은 精氣가 소모되고 체력이 쇠퇴되어 환경과 기후변화에 적응할 수 있는 능력이 부족하므로 起居有常에 주의해야 한다.

2) 起居調理의 내용과 방법

(1) 起居有常

起居有常은 생활의 규율화를 뜻하며, 일상생활에 규칙을 정하고 일과 휴식을 합리적으로 분배하는 것이 起居調理의 중요한 원칙이다. 『千金方』에서 "善攝生者, 臥起有

四時之早晚, 興居有至和之常制.”라 했으니, 노인은 사계절의 기후 특징과 早晩의 변화에 相應하도록 일과 휴식을 정해야 한다. 또한 연령, 체질, 지역, 직업, 습관, 조건 등 구체적인 상황을 고려해 기본적인 생활시간표를 작성하여, 규칙적이고 절제 있는 생활을 해야 한다. 만약 起居에 규율이 없고 일과 휴식이 적절하지 않으면 氣血이 혼란스러워져 각종 질병이 발생한다.

(2) 不妄作勞

① 勿勞傷形體:

過勞는 신체를 손상시킬 수 있으니, 이에 대해 『素問·宣明五氣篇』에서는 “五勞作傷, 久視傷血, 久臥傷氣, 久坐傷肉, 久立傷骨, 久行傷筋, 是謂五勞所傷”이라 하여 行, 坐, 臥, 立이 과도하면 형체를 손상시킨다 했고, ‘勞則氣耗’라 하여 과로가 氣을 소모시킨다고 했다. 그러므로 노인은 작업 시에 과로를 피하여 건강에 위해가 없도록 한다.

② 勿勞傷心神

七情이 과도하면 心神이 손상되니, 예부터 心神調理를 중시하여 七情이 지나치지 않도록 ‘勿使悲歡極’, ‘少思以養神’이라 했다. 이를 위해서는 평소 낙관적인 생각과 평정심을 가지고 욕심을 줄이며 喜怒의 감정을 일으키지 말아야 한다. 또한 생각을 아끼고 근심을 적게 하며 驚恐을 피하도록 노력하여 精神調養을 실천한다.

③ 勿房勞過度

노인은 腎氣가 이미 쇠하였으므로 성생활을 함부로 하거나 부적절하게 해서는 안 된다. 그렇지 않으면 精이 소모되고 神이 손상되어 생명의 근본이 흔들리게 된다. 이 외에 ‘醉而入房’해서는 안되고, 분노와 놀래고 두려움이 있을 때, 피로할 때에는 성생활을 금하며, 기후가 이상할 때, 새로운 질병이나 오래된 질병이 있을 때에도 삼가야 한다.

(3) 順應四時

① 春

봄은 發陳의 계절이며 모든 생명체가 활력으로 가득 차고 인체도 陽氣가 生長하여 肝膽의 氣가 왕성해진다. 『素問·四氣調神大論』에서는 “夜臥早起, 廣步于庭, 披發緩形, 以使志氣.”라 해서 저녁 늦게 잠자리에 들고 아침 일찍 얼어나 봄기운과 서로 조화되도록 하였다. 또한 春氣는 溫하므로 熱性의 음식은 元氣를 손상시켜 陽氣의 生長에 불리하므로 피하고, 入春할 때 肝을 保養하는 약물을 복용한다.

② 夏

여름은 가장 무더운 계절이며 만물이 무성하게 生長하고, 인체의 陽氣가 발산되어 心火가 왕성해진다. 起居調攝의 방면에 있어서 『素問·四氣調神大論』에서는 “夜臥早起, 無厭于日, 使志無怒, 使華英成秀, 使氣得泄. 若所愛在外, 此夏氣之應, 養長之道也.”라 하여 아침에 일찍 일어나야 하며, 해가 긴 것을 싫어하지 말아야 한다고 했다. 또한 마음을 유쾌하게 유지하고 화내지 말아야 하며 氣를 宣通시킨다. 여름에는 더워서 땀을 많이 흘리므로 의복은 얇게 입고 부지런히 씻되 冷水에 목욕하는 것은 삼가야 한다. 寒冷한 음식을 적게 먹고 오히려 따뜻한 음식을 먹되, 淸淡한 음식을 섭취하여 脾를 손상시키지 않아야 한다.

③ 秋

가을에는 만물이 성숙되고 안정되며 하늘이 높아지고 기후가 차가워지며 淸肅해진다. 이러한 까닭에 起居 방면에서는 “早臥早起, 與鷄俱興, 使志安寧, 以緩秋刑, 收斂神氣, 使秋氣平, 無外其志, 使肺氣淸.”이라 했다. 또한 가을에는 기후가 가볍고 서늘하기 때문에 옷을 더 입도록 한다. 가을은 陽氣가 약해지고 陰寒이 점차 성해지므로 따뜻한 음식물을 섭취해야 한다. 그리고 宿疾이 다발하는 계절이므로 痰涎喘息, 風眩痺癖, 秘泄勞倦, 寒熱進退 등을 살펴 적절한 약을 미리 복용하면 질병을 예방할 수 있다.

④ 冬

겨울에는 기후가 寒冷하고 만물이 收藏되는 상태에 처하게 된다. 겨울에는 추위를 막고 신체를 따뜻하게 유지하여 陰精이 안에서 潛藏되도록 하며 腠理의 密閉에 상응하여 陽氣를 보호해야 한다. 노인의 신체 특징은 陽氣가 內伏되어 있으므로 "早臥晚起, 必待日光, 使志若伏若匿. 若有私意, 若已有得. 去寒就溫, 勿泄皮膚, 使氣亟奪, 此冬氣之應, 養藏之道也."라 했다. 특히 겨울에 지나치게 따뜻하게 하여 땀을 흘리면 땀과 함께 陽氣가 發泄되어 몸을 손상시키게 되므로 의복에 주의해야 한다. 또한 겨울에는 熱性의 음식을 먹어 養陰하고, 鹹味를 먹어 腎氣를 滋養해야 한다.

▣ 양생의 개념 관련 임상참고문헌

- 김경환, 윤종화. 기공의 도인법과 십이정경의 관련성에 관한 고찰. 대한침구학회지. 1996:13(1):92-129.
- 김복해, 이남구. 양대 도홍경의 양성연명록에 대한 연구. 대한한의학방제학회지. 1998;6(1):245-84.
- 백남귀. 동의보감 내경편의 양생적 고찰. 원광대학교 대학원 논문집. 2004;32-55.
- 신창환. 황제내경의 양생론에 대한 고찰. 경산대학교 박사학위논문. 1999.
- 안현국, 신용현, 구병수. 기공양생과 노인보건에 대한 고찰. 동의신경정신과 학회지. 2000;11(2):177-87.
- 조성기, 조종관. 내경의 양생학에 관한 고찰. 대전대학교 한의학연구소 논문. 1992;1(2):103-10.
- 劉占文. 黃帝內經 養生全集. 北京: 重慶出版社; 2009.

V

腎系內科學

處方篇

每服4錢, 水1.5盞, 生薑3片煎. 喘甚, 加馬兜鈴 桑白皮. 夏月, 減麻黃.

加減蘆薈丸(『景岳全書』)

【主治】 小兒肝脾疳積 腹脹 發熱體瘦 熱渴 大便不調 或瘰癧結核 耳內生瘡 牙腮蝕爛 目生雲翳.

【內容】 蘆薈(真者) 5錢 宣黃連(去須) 胡黃連 枳實 青皮 各2.5錢 青黛 木香 山楂肉 各2錢 麥芽(炒) 3錢 麝 1分 乾蝦蟆 1只(酥炙). 右爲細末, 湯浸蒸餅爲丸, 綠豆大. 每服7~8分, 量兒大小與之.

加味固本丸(『醫學入門』)

【主治】 男婦聲音不清.

【內容】 天門冬 麥門冬 訶子 阿膠 知母 各5錢 生地 熟地 當歸 茯苓 黃柏 各1兩 人蔘 3錢 烏梅 15個 人乳 牛乳 梨汁 各1碗. 為末, 蜜丸黃豆大. 每8~9丸, 訶子煎湯或蘿卜煎湯下.

加味瀉白散(『症因脈治』)

【主治】 傷風咳嗽 脈浮數 自汗身熱.

【內容】 桑白皮 地骨皮 甘草 防風 荊芥 桔梗.

加減三奇湯(『醫學發明』)

【主治】 咳嗽上氣 痰涎喘促 胸膈不利.

【內容】 桔梗(去蘆) 陳皮(去白) 甘草 青皮(去白) 人蔘(去蘆) 紫蘇葉 桑白皮 各0.5兩 半夏(湯洗) 7錢 杏仁 3錢(研) 五味子 4錢. 上㕮咀. 每服4錢, 水2大盞, 加生薑3片, 煎至1盞, 去滓, 食后溫服.

加味三拗湯(『得效方』)

【主治】 肺感寒邪發喘.

【內容】 杏仁(去皮尖) 北五味子 各7.5錢 陳皮 1兩 甘草 3.5錢 麻黃 1.2兩 辣桂 55錢. 上銼散.

加味轉舌膏(『古今醫鉴』)

【主治】 中風瘈瘲 舌塞不語.

【內容】 连翘 薄荷 柿霜 远志(甘草水泡) 各1两, 栀子(炒) 黄芩(酒炒) 桔梗 玄明粉 大黄(酒炒) 防风 甘草 各5钱 川芎 犀角 各3钱 石菖蒲6钱. 上为极细末, 炼蜜为丸, 如弹子大, 朱砂5钱为衣. 每用1丸, 临卧薄荷汤调下.

假蘇散(『醫學心悟』)

【主治】 氣淋.

【內容】: 荊芥 陳皮 香附 麥芽(炒) 瞿麥 木通 赤茯苓 各等分為末. 每服3錢, 開水下.

甘麥大棗湯(『金匱要略』)

【主治】 臟躁.

【內容】: 甘草 3兩 小麥 1升 大棗 10枚. 上3味, 以水6升, 煮取3升, 分溫3服.

甘草乾薑茯苓白朮湯(『金匱要略』)

【主治】 腎着.

【內容】 甘草 白朮 各2兩 乾薑 茯苓 各4兩. 以水5升, 煮取3升, 分溫3服. 腰中即溫.

擧元煎(『景岳全書』)

【主治】 氣虛下陷 血崩血脫 亡陽垂危.

【內容】 人蔘 黃芪(炙) 各3~5錢 炙甘草 1~2錢 升麻(炒) 5~7分 白朮(炒) 1~2錢. 水1.5鍾, 煎7~8分. 溫服.

擧陷湯(『醫碥』)

【主治】 瘧疾 邪陷陰分.

【內容】 柴胡 升麻 葛根 羌活 防風 桃仁 紅花 猪苓

四物湯.

芡實粉粥 (『本草綱目』)

【主治】 益精氣, 强志意, 聰利耳目.

【內容】 芡實粉 1兩 核桃肉 (打碎) 5錢 紅棗 (去核) 5~7枚 糖適量. 芡實粉先用涼開水打糊, 放入滾開水中攪拌, 再拌入核桃肉 紅棗肉, 煮熟成糊粥, 加糖.

桂星散 (『直指』)

【主治】 耳聾 耳鳴 頭痛.

【內容】 辣桂 川芎 當歸 細辛 淨石菖蒲 白蒺藜 (炒, 杵去刺) 木通 木香 麻黃 (去節) 甘草 大南星 (煨裂)白芷梢 各4錢.

啓陽娛心丹 (『辨證錄』)

【主治】 抑鬱憂悶 心包閉塞 陽痿不振 擧而不剛.

【內容】 人蔘 2兩 遠志 生棗仁 當歸 各4兩 茯神 5兩 菖蒲 甘草 橘紅 砂仁 柴胡 各1兩 菟絲子 白朮 各8兩 白芍 山藥 各6兩 神曲 3兩. 各為末, 蜜為丸, 每日白滾水送下5錢, 服1月, 陽不閉塞矣.

桂枝人蔘湯 (『傷寒論』)

【主治】 太陽病 外證未除 而數下之 遂協熱而利 利下不止 心下痞硬 表裏不解者.

【內容】 桂枝 (別切) 甘草 (炙) 各4兩 白朮 人蔘 乾薑 各3兩. 上5味, 以水9升, 先煮4味, 取5升, 肉桂, 更煮取3升, 去滓. 溫服1升, 日再夜1服.

膏淋湯 (『醫學衷中參西錄』)

【主治】 膏淋之證 小便混濁 更兼稠粘 便時淋澁作疼.

【內容】 生山藥 1兩 生芡實 生龍骨 (搗細) 生牡蠣 (搗細) 大生地 (切片) 各6錢 潞黨參 生白芍 各3錢.

固陰煎 (『景岳全書』)

【主治】 肝腎兩虧 遺精滑泄 帶下崩漏 胎動不安 產後惡露不止 婦人陰挺.

【內容】 人蔘 (隨宜) 熟地 3~5錢 山藥 (炒) 2錢 山茱萸 1.5錢 遠志 (炒) 7分 炙甘草 1~2錢 五味 14粒 菟絲子 (炒香) 2~3錢. 水2鐘, 煎7分, 食遠溫服.

固眞湯 (『證治準繩』)

【主治】 小兒身發火熱 自汗不止 眼睛昏花 呵欠啼叫 未愈而痘隨見.

【內容】 人蔘 (去蘆) 附子 (湯浸泡裂, 去皮臍) 白茯苓 (去皮) 白朮 各2.5錢 山藥 (去黑皮) 黃芪 (蜜水涂炙) 肉桂 (去粗皮) 甘草 (濕紙裹, 煨透) 各2錢. 上件, 咬咀. 每服2錢, 水1盞, 薑3片, 棗1枚, 煎7分, 空心溫服, 或無時.

固脬湯 (『沈氏尊生書』)

【主治】 產後脬損 小便不禁.

【內容】 酒炒桑螵蛸2錢 酒黃芪5錢 沙苑子 山茱萸各3錢 酒炒全當歸 茯神 茺蔚子各2錢 生白芍 1.5錢 升麻2錢.

固脬丸 (『普濟方·小便遺失』)

【主治】 元臟氣虛弱 榮衛不調 肢體倦怠.

【內容】 鹿茸 (去毛, 酥炙) 2.5兩 當歸 (洗, 焙) 牛膝 (焙) 補骨脂 (炒) 各一1.5兩 附子 (炮, 去皮臍) 巴戟 (去心) 遠志 (去心) 白茯苓 (焙) 柏子仁 (研) 鹿角膠 (麸炒) 各1兩 桑螵蛸 (酒蒸1宿, 焙) 1.1兩 肉蓯蓉 (洗, 焙) 菟絲子 (酒浸1宿, 焙) 各4兩, 澤瀉 (炒) 0.5兩.

昆布散 (『證治準繩』)

【主治】 癭氣.

【內容】 防風 荊芥 黃連 (酒炒) 昆布 海藻 海粉 羌活

升麻 連翹 青皮 膽星 貝母 牛蒡子 (炒) 夏枯草 沈香 香附子 川芎 黃芩 (酒炒). 上薄荷煎服, 或末, 或丸俱可. 痰多加南星 半夏, 又宜灸天突穴, 為妙.

鞏隄丸 (『景岳全書·新方八陣』)

【主治】 膀胱不藏 水泉不止 命門火衰 小水不禁.

【內容】 熟地 菟絲子 (酒煮) 白朮 (炒) 各2兩 北五味 益智仁 (酒炒) 破故紙 (酒炒) 附子 (製) 茯苓 家韭子 (炒) 各1兩. 上為末, 山藥糊丸, 如桐子大. 每服100余丸, 空心滚湯 ,或溫酒下. 如兼氣虛 必加人蔘1~2兩更妙.

交泰丸 (『脾胃論』)

【主治】 怠惰嗜臥 四肢不收 沉困懶倦.

【內容】 乾薑 (炮製三分) 巴豆霜 (5分) 人蔘 (去蘆) 肉桂 (去皮已上各1錢) 柴胡 (去苗) 小椒 (炒去汗幷閉目去子) 白朮 (已上各1錢5分) 厚朴 (去皮剉炒各加7錢) 酒煮苦練 白茯苓 砂仁 (已上各3錢) 川烏頭 (炮去皮製4錢5分) 知母 (7錢一0.5炒一0.5酒炒 此一味春夏所宜秋冬去之) 吳茱萸 (湯泡七次5錢) 黃連 (去鬚秋冬減1錢5分) 皂角 (手洗煨去皮弦) 紫菀 (去苗已上各6錢) 右除巴豆霜 別研入外同爲極細末 煉蜜爲丸 如梧桐子大 每服十丸 溫水送下 虛實加減.

芎歸散 (『直指方』)

【主治】 小兒內釣 胎寒腹痛 軀啼.

【內容】 官桂 當歸 川芎 香附 各1分 川白薑 木香 甘草 (炒) 0.5分. 上為末. 每服0.5錢, 水煎, 乳食前服.

歸脾湯 (『濟生方』)

【主治】 思慮傷脾 健忘怔忡 吐血下血.

【內容】 白朮 茯苓 (去木) 黃芪 (去蘆) 龍眼肉 酸棗仁 (炒, 去殼) 各1兩 人蔘 木香 (不見火) 0.5兩 甘草 (炙) 2.5錢.

橘皮湯 (『丹溪心法』)

【主治】 七情所傷 中脘不快 腹脇脹滿.

【內容】 橘皮 枳殼 (炒) 川芎 槐花 (炒) 各0.5兩 檳榔 木香 桃仁 (炒去皮) 紫蘇莖葉 香附 甘草 (炙) 各2.5分. 上銼. 每服8錢 薑棗煎服.

橘核丸 (『濟生方』)

【主治】 四腫癩病 卵核腫脹 偏有大小 或堅硬如石 或引臍腹絞痛 甚則膚囊腫脹 或成瘡毒 輕則時出黃水 甚則成癰潰爛.

【內容】 橘核 (炒) 海藻 (鹽酒炒) 昆布 (鹽酒炒) 海帶 (鹽水洗) 桃仁 (麸炒) 川楝子 (炒) 各1兩 玄胡索 (炒) 厚朴 枳實 桂心 木香 木通 各5錢. 右爲末, 酒糊和丸梧子大, 溫酒或鹽湯下 60~70丸.

金匱腎氣丸 (『金匱要略』)

【主治】 虛勞腰痛 少腹拘急 小便不利 或短氣有微飮 或男子消渴 小便反多 以飮一斗 小便一斗 及婦人病飮食如故 煩熱不得臥 而反倚息者 此名轉胞 以胞系了戾 故致此病.

【內容】 乾地黃 8兩 山藥 山茱萸 各4兩 澤瀉 丹皮 茯苓 各3兩 桂枝 1兩 附子 (炮) 1枚. 上八味, 末之. 煉蜜和丸梧子大. 酒下15丸, 可至20丸. 日再服.

金沸草散 (『南陽活人書』)

【主治】 傷寒中脘有痰 令人壯熱 頭痛 項筋緊急.

【內容】 前胡 旋覆花 各3兩 荊芥 4兩 半夏 (洗淨, 薑汁浸) 細辛 甘草 (炙) 各1兩 赤芍藥 2兩.

金鎖固精丸 (『醫方集解』)

【主治】 火炎上而水趨下 心腎不交之精滑不禁.

【內容】 沙苑蒺藜 (炒) 芡實 (蒸) 蓮須 各2兩 龍骨 (酥炙) 牡蠣 (鹽水煮1日1夜, 煅粉) 1兩. 蓮子粉糊爲丸. 鹽湯下.

氣淋湯 (『醫學衷中參西錄』)

【主治】 氣淋 少腹常常下墜作疼 小便頻數 淋澁疼痛.

【內容】 生黃 5錢 知母 4錢 生白芍 3錢 柴胡 2錢 生明乳香 生明沒藥 各1錢.

桔梗湯 (『傷寒論』)

【主治】 少陰病二三日 咽痛不瘥者.

【內容】 桔梗 1兩 甘草 2兩. 上以水3升. 煮取1升. 分溫再服.

煖肝煎 (『景岳全書』)

【主治】 肝腎陰寒 小腹疼痛 疝氣.

【內容】 當歸 2~3錢 枸杞 3錢 茯苓 小茴香 烏藥 各2錢 肉桂 1~2錢 沈香 (或木香亦可) 1錢. 水1.5鐘, 加生薑3~5片, 煎7分, 食遠溫服. 如寒甚者, 加吳茱萸 乾薑; 再甚者, 加附子.

暖腎丸 (『直指』)

【主治】 腎虛多溺 或小便不禁而濁.

【內容】 胡蘆巴 (炒) 故紙 (炒) 川楝 (用牡蠣炒, 去牡蠣) 熟地黃 益智 鹿茸 (酒炙) 山茱 代赭石 (燒醋淬7次, 另研) 赤石脂 禹余糧 (煅, 淬) 各7.5錢 龍骨 海螵蛸 熟艾 (醋拌炙焦) 丁香 沈香 乳香 各5錢. 上為末, 糯米粥丸如梧子大. 服50丸, 煎菖蒲湯空心送下.

男化育丹 (『辨證錄』)

【主治】 男子身體肥大 痰濕多 不能生子者.

【內容】 人蔘 山藥 白朮 芡實 熟地 薏仁 各5錢 半夏 白芥子 各3錢 茯苓 1兩 肉桂 2錢 益智 1錢 肉豆蔻 1枚 訶黎勒 5分. 水煎服. 服4劑而痰少, 再服4劑, 痰更少, 服1月而痰濕盡除, 交感亦健, 生來之子, 必可長年.

勞淋湯 (『醫學衷中參西錄』)

【主治】 勞淋.

【內容】 生山藥 1兩 生芡實 知母 真阿膠 (不用炒) 生白芍 各3錢.

鹿茸補澁丸 (『雜病源流犀燭』)

【主治】 濁病 下元虛冷 莖中不痛 脈來無力.

【內容】 人蔘 黃芪 菟絲子 桑螵蛸 蓮肉 茯苓 肉桂 山藥 附子 鹿茸 桑皮 龍骨 補骨脂 五味子.

鹿茸丸 (『三因方』)

【主治】 失志傷腎 腎虛消渴 小便無度.

【內容】 鹿茸 (去毛切, 炙) 人蔘 各3分 麥門冬 (去心) 2兩 熟地黃 黃芪 雞膍胵 (麸炒) 蓯蓉 (酒浸) 山茱萸 破故紙 (炒) 牛膝 (酒浸) 五味子 各3分 茯苓 玄參 地骨皮 各0.5兩. 上為末, 蜜丸, 如梧子大. 每服30丸至50丸, 米湯下.

丹蔘丸 (『聖濟總錄』)

【主治】 風瘡痒 搔之成瘡.

【內容】 丹參 苦參 升麻 枳殼 (去瓤, 麸炒) 烏頭 (炮裂, 去皮臍)各1兩 黃芩 (去黑心) 防風 (去叉) 各0.5兩.

當歸四逆湯 (『傷寒論』)

【主治】 傷寒厥陰病 手足厥寒 脈細欲絶者.

【內容】) 當歸 桂枝 (去皮) 芍藥 細辛 各3兩 甘草 (炙) 通草 各 2兩 大棗 (擘) 25枚 (或 12枚). 上7味, 以水8升, 煮取3升, 去滓, 溫服1升, 日3服.

當歸龍薈丸 (『丹溪心法』)

【主治】 常服宣通血氣 調順陰陽.

【內容】 草龍膽 當歸 大梔子 黃連 黃芩 各1兩 大黃 蘆薈 各0.5兩 木香 1.5錢 黃柏 1兩 麝香 0.5錢. 上10味為末, 面糊丸. 一方, 加柴胡 川芎 各0.5兩. 又方, 加青黛 0.5兩. 蜜丸.

當歸芍藥散 (『金匱要略』)

【主治】 婦人懷妊 腹中絞痛 婦人腹中諸疾痛.

【內容】 當歸 川芎 各3兩 芍藥 1斤 茯苓 白朮 各4兩 澤瀉 0.5斤. 上6味, 杵為散. 取方寸匕, 酒和, 日2服.

大補元煎 (『景岳全書』)

【主治】 男婦氣血大壞 情神失守.

【內容】 人蔘 (補氣補陽, 以此為主) 少則用1~2錢 多則用1~2兩 山藥 (炒) 杜仲 各2錢 熟地 (補精補陰, 以此為主) 少則用2~3錢 多則用2~3兩 當歸 2~3錢 (若泄瀉者, 去之) 山茱萸 1錢 (如畏酸吞酸者, 去之) 枸杞 2~3錢 炙甘草 1~2錢. 水二鍾, 煎7分, 食遠溫服.

大補陰丸 (『丹溪心法』)

【主治】 肝腎不足 陰虛火旺的骨蒸潮熱 盜汗遺精 尿血淋濁 腰膝痠痛.

【內容】 黃柏(炒褐色) 知母(酒浸炒, 各4兩) 熟地黃 (酒蒸) 龜板(酥炙, 各六兩) 上為末, 豬脊髓蜜丸. 服七十丸, 空心鹽白湯下.

大分淸飮 (『景岳全書』)

【主治】 積熱閉結 小水不利 或致腰腹下部極痛 或濕熱下痢 黃疸 溺血 邪熱蓄血 腹痛淋閉.

【內容】 茯苓 澤瀉 木通 各2錢 猪苓 梔子 或倍之 枳殼 車前子 各1錢. 水1.5鍾, 煎8分. 食遠溫服.

大腎着湯 (『聖濟總錄』)

【主治】 腎着 腰冷如冰 腹中如物所墮.

【內容】 桂心 (去粗皮) 杜仲 (去粗皮銼炒) 各3兩 白朮 赤茯苓 (去粗皮) 各4兩 澤瀉 牛膝 (去苗酒浸焙) 甘草 (炙銼) 乾薑 (炮) 各2兩. 上8味, 粗擣篩, 每服3錢匕, 用酒2盞, 煎1盞, 去滓不拘時服.

大烏頭煎 (『金匱要略』)

【主治】 腹痛 脈弦而緊 弦則衛氣不行 卽惡寒 緊則不欲食 邪正不相搏 卽爲寒疝 寒疝繞臍痛苦 發則白津出 手足厥冷 其脈沉緊者.

【內容】 烏頭 (大者五枚熬去皮不必咀). 上以水3升, 煮取1升, 去滓, 內蜜2升, 煎令水氣盡, 取2升. 強人服7合, 弱人服5合. 不瘥, 明日更服, 不可1日更服.

大定風珠 (『溫病條辨』)

【主治】 熱邪久羈 吸爍眞陰 或因誤表 或因妄攻 身倦瘈瘲 脈氣虛弱 舌絳苔少 時時欲脫者.

【內容】 生白芍 乾地黃 麥門冬 (連心) 各6錢 阿膠 3錢 生龜板 生牡蠣 炙甘草 鱉甲 (生) 各4錢 麻仁 五味子 各2錢 雞子黃 (生) 2枚. 水8杯, 煮取3杯, 去滓, 再入雞子黃, 攪令相得, 分3次服.

大靑龍湯 (『傷寒論』)

【主治】 太陽中風 脈浮緊 發熱惡寒 身疼痛 不汗出而煩燥者.

【內容】 麻黃 (去節) 6兩 桂枝 (去皮) 甘草 (炙) 各2兩 杏仁 (去皮尖) 40枚 生薑 (切) 3兩 大棗 (擘) 10枚 石膏 (如雞子大, 碎). 上7味, 以水9升, 先煮麻黃, 減2升, 去上沫, 內諸藥, 煮取3升, 去滓, 溫服1升, 取微似汗.

大菟絲子丸 (『得效方』)

【主治】 腎氣虛損 五勞七傷 小腹拘急 四肢酸疼 面色黧黑 脣口乾燥 目暗耳鳴 心忪氣短 夜夢驚恐 情神困倦 喜努無常 悲憂不樂 飮食無味 擧動乏力 心腹脹滿 脚膝痿緩 小便滑數 房室不擧 股內濕痒 水道澀痛 小便出血 時有餘瀝.

【內容】 菟絲子 (淨洗, 酒浸) 澤瀉 鹿茸 (去毛, 酥炙) 石龍芮 (去土) 肉桂 (去粗皮) 附子 (炮, 去皮) 各1兩 石斛 (去根) 熟乾地黃 白茯苓 (去皮) 牛膝 (酒浸一宿, 焙乾) 續斷 山茱萸 肉蓯蓉 (酒浸, 切) 防風 (去苗) 杜仲 (去粗皮) 補骨脂 (去毛, 酒炒) 蓽澄茄 沈香 巴戟 (去心) 茴香 (炒) 各3分 五味子 桑螵蛸 (酒浸, 炒) 芎藭 覆盆子 (去枝葉萼) 各0.5兩.

導氣除燥湯 (『蘭室秘藏』)

【主治】 血澁至氣不通而致小便閉塞不通.

【內容】 茯苓 (去皮) 滑石 (炒黃) 各2錢 知母 (細銼, 酒洗) 澤瀉 各3錢 黃柏 (去皮, 酒洗) 4錢.

導氣湯 (『蘭室秘藏』)

【主治】 兩腿痲木沈重.

【內容】 黃芪 8錢 甘草 6錢 青皮 4錢 升麻 柴胡 當歸稍 澤瀉 各2錢 橘皮 1錢 紅花 少許 五味子 一白二十介.

都氣丸 (『症因脈治』)

【主治】 肺腎兩虛, 咳嗽氣喘, 呃逆, 滑精, 腰痛, 肺虛身腫, 肺氣不能收澁, 泄利喘咳, 面色慘白, 小便淸利, 大便時溏.

【內容】 熟地 (君) 山藥 (臣) 五味 (使) 萸肉 (佐) 丹皮 (佐) 茯苓 (臣) 澤瀉 (佐).

導痰湯 (『脈因證治』)

【主治】 痰注脇痛.

【內容】 台芎2兩 香附8兩 陳皮 蘇葉 乾薑1兩.

導痰湯 (『傳信活用方』)

【主治】 痰凝氣滯, 胸膈痞塞, 脇肋脹滿, 頭痛吐逆, 痰嗽喘急, 不思飮食, 裏急頭暈, 不寐, 短氣, 譫語, 中風, 痰厥, 痰吃.

【內容】 半夏 (湯泡7次) 4兩 天南星 (細切, 薑汁浸) 1兩 枳實 (去瓤) 1兩 橘紅 赤茯苓 1兩.

導水茯苓湯 (『普濟方』)

【主治】 水腫, 頭面手足偏身腫如爛瓜之狀, 手起隨手而高突, 喘滿倚坐不得息, 不能轉側, 不能着床而睡, 飮食不下, 小便秘澁, 溺出如割, 便絶少, 雖有而如黑斗汁, 煮服喘嗽氣逆諸藥不效.

【內容】 赤茯苓 麥門冬 (去心) 澤瀉 白朮 各3兩 桑白皮 紫蘇 檳榔 木瓜 各1兩. 大腹皮 陳皮 砂仁 木香 各7.5錢. 上咬咀, 每服1~2兩, 水2鐘, 燈草10~20根, 煎8分, 食煎服. 如病重者可用藥5兩, 再倍加麥冬及燈草0.5兩, 以水1斗, 于砂鍋內熬至1大碗, 再下小銚內煎至1鐘, 五更空心服, 再煎. 連進此3服, 自然小水通利, 1日添如1日.

導水丸 (『經驗秘方』)

【主治】 水痼虛腫.

【內容】 大黃 黃芩2兩 滑石 黑牽牛4兩 木香 檳榔 郁李仁 白芥子0.5兩.

導赤散 (『小兒藥證直訣』)

【主治】 心熱目內赤, 目直視而搐, 目連眨而搐; 視其睡, 口中氣溫, 或合面睡, 及上竄咬牙.

【內容】 生地黃 甘草 (生) 木通 各等分 (一本不用甘草, 用黃芩).

導赤承氣湯 (『溫病條辨』)

【主治】 陽明溫病, 下之不通, 左尺牢堅, 小便赤痛, 時煩渴甚.

【內容】 赤芍 3錢 細生地 5錢 生大黃 3錢 黃連 黃柏 各2錢 芒硝 1錢. 水5杯, 煮取2杯, 先服1杯, 不下再服.

桃紅四物湯 (『醫宗金鑑』)

【主治】 瘀血所致腰痛麻木, 月經不調, 吐衄屎黑, 及血腫, 下利膿血.

【內容】 四物湯加桃仁 紅花.

麻雀粥 (『本草綱目』)

【主治】 老人臟腑虛損羸瘦, 陽氣乏弱.

【內容】 麻雀 5隻 粟米 1合 葱白 3莖.

麻杏甘石湯 (『傷寒論』)

【主治】 傷寒發汗後, 汗出而喘, 無大熱者.

【內容】 麻黃 (去節) 4兩 杏仁 (去皮尖) 50個 甘草 (炙) 2兩 石膏 (碎, 綿裹) 0.5斤.

麻黃附子湯 (『金匱要略』)

【主治】 水病, 其脈沈小.

【內容】 麻黃 3兩 附子 1枚 (炮) 甘草 2兩. 上3味, 以水7升, 先煮麻黃, 去上沫, 內諸藥, 煮取2.5升. 溫服8合, 日3服.

麻黃連翹赤小豆湯 (『傷寒論』)

【主治】 傷寒瘀熱在裏, 身必黃.

【內容】 麻黃 (去節) 連軺 (連翹根是) 生薑 (切) 甘草 (炙) 各2兩 杏仁 (去皮尖) 40個 赤小豆 生梓白皮 (切) 各1升 大棗 (擘) 12枚. 上8味, 以潦水1斗, 先煮麻黃再沸, 去上沫, 內諸藥, 煮取3升, 去滓.

麻黃定喘湯 (『張氏醫通』)

【主治】 寒包熱邪, 哮喘痰嗽, 遇冷卽發.

【內容】 麻黃 (去節) 厚朴 (薑製) 各8分 杏仁 (泡去皮尖, 研) 14粒 款冬花 (去梗) 桑皮 (蜜炙) 蘇子 (微炒, 研) 各1錢 甘草 (生炙) 4分 黃芩 半夏 (薑製) 各1.2錢. 煎成去滓, 以生銀杏7枚, 搗爛入藥, 絞去滓, 乘熱服之. 去枕仰臥, 暖覆取微汗效.

麻黃湯 (『傷寒論』)

【主治】 太陽病, 頭痛發熱, 身疼腰痛, 骨節疼痛, 惡風, 無汗而喘者; 太陽與陽明合病, 喘而胸滿者; 太陽病, 脈浮緊, 無汗, 發熱, 身疼痛, 8, 9日不解, 表證仍在者.

【內容】 麻黃 (去節) 3兩 桂枝 (去皮) 2兩 甘草 (炙) 1兩 杏仁 (去皮尖) 70個. 上4味, 以水9升, 煮麻黃減2升, 去白沫, 內諸藥, 煮取2.5升, 去滓. 溫服8合, 覆取微似汗.

麻黃杏仁湯 (『病因脈治』)

【主治】 傷寒咳嗽, 傷寒肺, 無郁熱, 惡寒無汗, 頭痛喘咳, 脈浮緊者.

【內容】 麻黃 杏仁 桔梗 甘草.

萬全木通散 (『醫統』)

【主治】 時氣咳嗽, 咽喉不利, 心胸煩悶.

【內容】: 木通 1兩 (銼) 桑根白皮 1兩 (銼) 葛根 3分 (銼) 射干 3分 紫菀 3分 (去苗土), 半夏 1兩 (湯浸七遍去滑), 馬兜鈴 0.5兩.

麥門冬飮子 (『宣明論方』)

【主治】 鬲消. 胸中煩滿, 津液燥少, 短氣多消.

【內容】 麥門冬 (去心) 2兩 瓜蔞根 知母 (焙) 甘草 (炙) 五味子 生乾地黃 (焙) 人蔘 葛根 茯神 (去木) 各1兩.

麥門冬湯 (『金匱要略』)

【主治】 火逆上氣, 咽喉不利.

【內容】 麥門冬 7升 半夏 1升 人蔘 甘草 各2兩 粳米 3合 大棗 12枚. 上6味, 以水1.2斗, 煮取6升, 溫服1升, 日3夜1服.

麥味地黃丸 (『瘍科心得集·方匯』)

【主治】 腎陽不足, 火爍肺金, 喘咳勞熱, 或有鼻衄, 鼻淵.

【內容】 麥冬 生地 茯苓 五味子 鬱金 白芍 烏葯 丹皮 澤瀉 萸肉 山葯 歸身. [麥冬60 g, 五味子 40 g, 熟地黃160 g, 山茱萸 (制)80 g, 牡丹皮 60 g, 山藥80 g, 茯苓60 g, 澤瀉60 g]

木香分氣湯 (『普濟方』)

【主治】 心腹刺痛.

【內容】 烏葯 2兩 木香 0.5兩 甘草 0.5兩 陳皮 1兩 (洗淨) 香附子 2兩 (去毛土, 淨 1.5兩) 枳殼 1兩 (去瓤 0.5兩) 縮砂 1兩 (去皮).

無比山藥丸 (『和劑局方』)

【主治】 丈夫諸虛白損, 五勞七傷, 頭痛目眩, 手足逆冷, 或煩熱有時, 或冷痺骨疼, 腰髖不隨, 飮食雖多, 不生肌肉; 或小食而脹滿, 體無光澤, 陽氣衰絶, 陰氣不行.

【內容】 薯蕷 2兩 蓯蓉 4兩 五味子 6兩 菟絲子 杜仲 各3兩 牛膝 澤瀉 乾地黃 山茱萸 茯神 (一作茯苓) 巴戟天 赤石脂 各1兩.

ㅂ

斑龍丸 (『醫統方』)

【主治】 眞陰虛損.

【內容】 鹿角膠(炒成珠子)0.5斤, 鹿角霜0.5斤, 菟絲子(酒浸, 研細)0.5斤, 柏子仁(取仁, 洗淨)0.5斤, 熟地黃0.5斤, 白茯苓4兩, 補骨脂4兩. 上為細末, 酒煮米糊為丸, 或以鹿角膠入好酒烊化為丸, 如梧桐子大.

半夏厚朴湯 (『金匱要略』)

【主治】 婦人咽中如有炙臠.

【內容】 半夏 1升 厚朴 3兩 茯苓 4兩 生薑 5兩 蘇葉 兩. 上5味, 以水1斗, 煎取4升, 分溫4服, 日3, 夜1服.

防己茯苓湯 (『金匱要略』)

【主治】 皮水爲病, 四肢腫, 水氣在皮膚中, 四肢攝攝動者.

【內容】 防己 黃芪 桂枝 各3兩 茯苓 6兩 甘草 2兩. 上5味, 以水6升, 煮取2升, 分溫3服.

防己黃芪湯 (『金匱要略』)

【主治】 風濕或風水脈浮身重, 汗出惡風者.

【內容】 防己 1兩 甘草 (炙) 0.5兩 白朮 7.5錢 黃芪 1.1兩. 上銼麻豆大, 每抄5錢匕, 生薑4片, 大棗1枚, 水0.5盞, 煎8分, 去滓, 溫服.

排氣飮 (『景岳全書』)

【主治】 氣逆食滯脹痛.

【內容】 陳皮 藿香 枳殼 各1.5錢 木香 0.7~1錢 香附 澤瀉 烏藥 各2錢 厚朴 1錢. 水1.5鍾, 煎7分, 熱服.

排風湯 (『千金』)

【主治】 男子婦人風虛濕冷, 邪氣入臟, 狂言妄言, 精神錯亂, 其肝風發, 則面青心悶亂, 吐逆嘔沫, 脇滿頭暈, 重耳不聞人聲, 偏枯筋急, 曲拳而臥.

【內容】 白蘚皮 白朮 芍藥 桂心 川芎 當歸 杏仁 防風 甘草 各 2兩 獨活 麻黃 茯苓 各 3兩 生薑 4兩.

柏子養心丸 (『體仁滙編』)

【主治】 補血寧神, 滋陰壯水.

【內容】 柏子仁 (蒸, 曬, 去殼) 4兩 枸杞子 (酒洗, 曬) 3兩 麥門冬 (去心) 當歸 (酒浸) 石菖蒲 (去毛, 洗淨) 茯神 (去皮心) 各1兩 熟地 (酒蒸) 元參 各2兩 甘草 (去粗皮) 5錢. 上為末, 內除柏子仁 熟地黃蒸過, 石器內搗如泥, 余藥末和勻, 加煉蜜為丸, 如梧桐子大.

百合固金湯 (『眞齋遺書』)

【主治】 手太陰肺經, 因悲哀傷肺, 背心, 前胸, 肺募肝熱, 咳嗽咽痛, 咯血惡寒, 手大拇指循赤白肉間上肩臂之胸前如火烙.

【內容】 生地黃 熟地黃 當歸身 各3錢 白芍藥 甘草 各1錢 桔梗 玄蔘 各 8分 貝母 麥門冬 百合 各1.5錢.

百合丸 (『醫統』)

【主治】 失聲不語.

【內容】 百合 百藥煎 杏仁 (去皮尖) 訶子 薏苡仁 各等分. 上為末, 雞子清和丸, 彈子大. 臨臥噙化. 或用蜜丸亦妙.

白虎加人蔘湯 (『傷寒論』)

【主治】 服桂枝湯 大汗出後 大煩渴不解 脈洪大者; 傷寒 若吐若下後 七八日不解 熱結在裏 表裏俱熱 時時惡風 大渴 舌上乾燥而煩 欲飮水數升者; 傷寒 無大熱 口燥渴 心煩 背微惡寒者; 傷寒 脈浮 發熱 無汗 其表不解 不可與白虎湯 渴欲飮水 無表證者.

【內容】 知母 6兩 石膏 (碎, 綿裹) 1斤 甘草 (炙) 2兩 粳米 6合 人蔘 3兩. 上5味, 以水1斗, 煮米熟, 湯成去滓, 溫服1升, 日3服.

補肝湯 (『醫宗金鑑』)

【主治】 肝虛脇痛.

【內容】 當歸 川芎 白芍 熟地 酸棗仁 炙草 木瓜.

補氣運脾湯 (『統旨方』)

【主治】 中氣不運, 噎塞.

【內容】 人蔘 2錢 白朮 3錢 橘紅 茯苓 1.5錢 黃芪 (蜜炙) 1錢 砂仁 8分 甘草 (炙) 4分. 水2鐘, 加生薑1片, 大棗1枚, 煎8分, 空腹服.

補腎丸 (『濟生方』)

【主治】 腎氣不足, 眼目昏暗, 瞳人不分明, 漸成內障.

【內容】 磁石 (火煆, 醋淬7次, 水飛) 菟絲子 (淘淨, 酒浸蒸, 別研) 各2兩 五味子 熟地黃 (酒浸, 焙) 枸杞子 楮實子 覆盆子 (酒浸) 肉蓯蓉 (酒浸, 焙) 車前子 (酒蒸) 石斛 (去根) 1兩 沈香 (別研) 青鹽 (別研) 各0.5兩. 上為細末, 煉蜜為丸, 如梧桐子大, 每服70丸, 空心, 鹽湯送下.

補陰益氣煎 (『景岳全書』)

【主治】 勞倦傷陰, 精不化氣, 或陰虛內乏, 以致外感不解, 寒熱痎瘧, 陰虛便結不通, 凡屬陰氣不足而虛邪外侵者.

【內容】 人蔘 1~3錢 當歸 2~3錢 山藥 (酒炒) 2~3錢 熟地 3錢~2兩 陳皮 炙甘草 各1錢 升麻 (火浮于上者, 去此不必用) 3~5分 柴胡 (如無外邪者, 不必用) 1~2錢. 水2鐘, 加生薑3~7片, 煎8分, 食遠溫服.

普濟消毒飮 (『東垣試效方』)

【主治】 時毒, 大頭天行, 初覺憎寒體重, 次傳頭面腫盛, 目不能開, 上喘, 咽喉不利, 舌乾口燥.

【內容】 黃芩 黃連 各0.5兩 人蔘 3錢 橘紅 (去白) 玄蔘 生甘草 各2錢 連翹 黍粘子 板蘭根 馬勃 各 1錢 白僵蠶 (炒) 7分 升麻 7分 柴胡 2錢 桔梗 2錢.

補中益氣湯 (『內外傷辨惑論』)

【主治】 飮食失節, 寒溫不適, 脾胃受傷; 喜怒憂恐, 勞役過度, 損耗元氣, 脾胃虛衰, 元氣不足, 而心火獨盛, 心火者, 陰火也, 起于下焦.

【內容】 黃芪 (勞役病熱甚者 1錢) 甘草 (炙) 各5分 人蔘 (去蘆) 升麻 柴胡 橘皮 當歸身 (酒洗) 白朮 各3分. 上件 㕮咀, 都作1服, 水2盞, 煎至1盞, 去粗, 早飯后 溫服. 如傷之重者, 2服而愈, 量輕重治之.

補中益氣湯 (『脾胃論』)

【主治】 脾胃氣虛, 發熱, 自汗出, 渴喜溫飮, 少氣懶言, 體倦肢軟, 面色皖白, 大便稀溏, 脈洪而虛, 舌質淡, 苔薄白. 或氣虛下陷, 脫肛, 子宮下垂, 久瀉, 久痢, 久瘧 等, 以及淸陽下陷諸證.

【內容】 黃芪 (病甚勞役熱者 1錢) 甘草 (炙) 各5分 人蔘 (去節, 有嗽去之) 3分. 以上3味 除濕熱煩熱之聖藥也. 當歸身 (酒焙乾, 或日乾, 以和血脈) 3分 橘皮 (不去白) 2~3分. 以導氣, 又能益元氣, 得諸甘藥乃可, 若獨用瀉脾胃. 升麻 2~3分. 引胃氣上騰而複其本位, 便是行春升之令. 柴胡 2~3分. 引淸氣, 行少陽之氣上升. 白朮 3分. 降胃中熱, 利腰臍間血.

補中治濕湯 (『醫宗金鑑』)

【主治】 水病.

【內容】 人蔘 白朮 各1錢 蒼朮 陳皮 赤茯苓 麥門冬 木通 當歸 各7分 黃芩 5分 厚朴 升麻 各3分. 右剉, 作1貼, 水煎服.

補肺阿膠散 (『小兒藥證直結』)

【主治】 小兒肺虛, 氣粗喘促.

【內容】 阿膠(1兩5錢麩炒) 黍粘子(炒香) 甘草(炙各2錢5分) 馬兜鈴(5錢焙) 杏仁(7個去皮尖炒) 糯米(1兩炒) 上為末, 每服一, 2錢, 水一盞, 煎至6分, 食后溫服.

補肺湯 (『備急千金要方』)

【主治】 肺氣不足, 心腹支滿, 咳嗽喘逆上氣, 唾膿血, 胸背痛, 手足煩熱, 或哭或歌或怒, 乾嘔心煩, 耳中聞風雨聲, 面色白.

【內容】 五味子 3兩 乾薑 桂心 款冬花 各2兩 麥冬 1升 桑根白皮 1斤 大棗 100枚 粳米 1合. 上8味㕮咀, 以水1斗, 先煮桑白皮5沸下藥, 煮取3升, 分3服.

補虛丸 (『丹溪心法』)

【主治】 虛弱.

【內容】 人蔘 白朮 山藥 枸杞 鎖陽. 上為末, 面糊丸服.

茯苓琥珀散 (『衛生寶鑑』)

【主治】 小便數而欠, 日夜約去二十余行, 臍腹脹滿,腰脚沈重, 不得安臥, 脈沈緩, 時時帶數.

【內容】 茯苓 (去皮) 白朮 琥珀 各0.5兩 甘草(炙) 桂(去皮) 各3錢 澤瀉 1兩 滑石 7錢 豬苓(去皮) 0.5兩.

復元丹 (『三因』)

【主治】 水脹. 眞火氣虧, 不能滋養眞土, 故土不制水, 水液妄行, 三焦不瀉, 氣脈閉塞, 樞機不通, 喘息奔急, 水氣盈溢, 三焦經絡, 皮膚溢滿, 足經尤甚, 兩目下腫, 腿股間冷, 口苦舌乾, 心腹堅脹, 不得正偃, 偃則咳嗽, 小便不通, 夢中虛冷, 不能安臥.

【內容】 附子 (炮) 2兩 南木香 (煨) 茴香 (炒) 川椒 (炒去汗) 獨活 厚朴 (去皮, 銼, 薑製, 炒) 白朮 (略炒), 橘皮 吳茱萸 (炒) 桂心 各1兩 澤瀉 1.5兩 肉荳蔻 (煨) 檳榔 各0.5兩.

復元通氣散 (『醫方類聚』)

【主治】 癰癤, 發背, 惡瘡, 偏身生瘡, 氣不順, 胸膈刺痛, 挫氣腰疼, 腎氣發動.

【內容】 木香 大黃 (煨) 粉草 (炙) 皂角刺 (銼, 炒) 各3錢 瓜蔞子 (炒) 青木香 天花粉 黃荊子 穿山甲 (地炭炒焦) 白芷 各0.5兩.

復元活血湯 (『醫學發明』)

【主治】 從高墮下, 惡血留於脇下, 疼痛不可忍.

【內容】 柴胡 0.5兩 瓜蔞根 當歸 各3錢 紅花 甘草 穿山甲 (炮) 各2錢 大黃 (酒浸) 1兩 桃仁 (酒浸, 去皮尖, 研如泥) 50個.

復聰湯 (『丹溪心法附余』)

【主治】 痰火上攻, 耳聾耳鳴.

【內容】 半夏(制)1錢, 陳皮(去白)1錢, 白茯苓(去皮)1錢, 甘草(炙)1錢, 萹蓄1錢, 木通1錢, 瞿麥1錢, 黃柏(去粗皮, 炒褐色)1錢. 上用水二茶鐘, 加生薑三片, 煎至一茶鐘, 空心, 臨臥各一服.

封髓丹 (『御藥院方』)

【主治】 虛損.

【內容】 黃柏 3兩 縮砂仁 1.5兩 甘草 2兩.

附子八味湯 (『活人書』)

【主治】 風濕體痛欲絶, 肉如錐刀所刺.

【內容】 附子 乾薑 芍藥 茯苓 人蔘 甘草 桂心 各3兩 白朮 4兩.

秘元煎 (『景岳全書』)

【主治】 遺精帶濁, 久遺無火, 不痛而滑者.

【內容】 遠志 (炒) 8分 山藥 (炒) 芡實 (炒) 棗仁 (炒, 搗碎) 各2錢 白朮 (炒) 茯苓 各1.5錢 炙甘草 1錢 人蔘 1~2錢 五味 (畏酸者去之) 14粒 金櫻子 (去核) 2錢. 水2鐘, 煎7分, 食遠服. 此治久遺無火, 不痛而滑者, 乃可用之. 如尚有火覺熱者, 加苦參 1~2錢, 如氣大虛者, 加黃芪 1~3錢.

秘精丸 (『醫學心語』)

【主治】 相火濕熱, 夢遺精滑, 尿濁.

【內容】 白朮2兩, 山藥2兩, 茯苓2兩, 茯神2兩, 蓮子肉(去心, 蒸)2兩, 芡實4兩, 蓮花須1兩5錢, 牡蠣1兩5錢, 黃柏5錢, 車前子3兩. 上為末, 金櫻膏為丸, 如梧桐子大. 每服70~80丸, 開水送下.

秘精丸 (『濟生方』)

【主治】 下虛胞寒, 小便白濁 或如米泔, 或若凝脂, 腰重少力.

【內容】 牡蛎 (煅) 菟丝子 (酒浸, 蒸, 焙, 别研) 龙骨 (生用) 五味子 韭子 (炒) 桑螵蛸 (酒炙) 白茯苓 (去皮) 白石脂 (煅) 各等分. 上為細末, 酒糊為丸, 如桐子大, 每服70丸, 空心, 鹽酒鹽湯任下.

萆薢分清飮 (『醫學入門』)

【主治】 治眞元不足, 下焦虛寒, 小便白濁頻數無度.

【內容】 萆薢 石菖蒲 茯苓 甘草 烏藥 益智仁各等分.

四君子湯 (『鶏峰』)

【主治】 脾胃病.

【內容】 人蔘 甘草 茯苓 白朮 各 1兩.

四苓散 (『丹溪心法』)

【主治】 泄瀉.

【內容】 白朮1.5兩, 豬苓1.5兩, 茯苓1.5兩, 澤瀉二.5兩.

四磨湯 (『濟生方』)

【主治】 七情傷感, 上氣喘息, 妨悶不食.

【內容】 人蔘 檳榔 沈香 天台烏藥 上四味, 各濃磨水, 和作七分盞, 煎三, 五沸, 放溫服. 或下養正丹尤佳.

四物湯 (『和劑局方』)

【主治】 調益營衛, 滋養氣血.

【內容】 當歸 (去蘆, 酒浸, 炒) 川芎 白芍藥 熟乾地黃 (酒洒, 蒸) 各等分. 上為粗末, 每服3錢, 水1.5盞, 煎至8分, 去渣, 熱服, 空心, 食前.

瀉白散 (『小兒藥證直結』)

【主治】 小兒肺盛, 氣急喘嗽.

【內容】 地骨皮 桑白皮 (炒) 各1兩 甘草 (炙) 1錢. 上銼散, 入粳米1撮, 水2小盞, 煎7分, 食前服.

沙蔘麥門冬湯 (『溫病條辨』)

【主治】 燥傷肺胃陰分, 或熱或咳者.

【內容】 沙參 麥冬 各3錢 玉竹 2錢 生甘草 1錢 冬桑葉 生扁豆 天花粉 各1.5錢. 水5杯, 煮取2杯, 日再服. 久熱久咳者, 加地骨皮3錢.

四柴胡飮 (『景岳全書』)

【主治】 凡人元氣不足, 或忍飢勞倦而外感風寒, 或六脈緊數微細, 正不勝邪.

【內容】 柴胡 1~3錢 炙甘草 1錢 生薑 3~7片 當歸 (瀉者少用) 2~3錢 人蔘 (酌而用之) 2~7錢. 水2鍾, 煎7~8分, 溫服. 如胸膈滯悶者, 加陳皮1錢.

瀉青丸 (『小兒藥證直訣』)

【主治】 肝熱搐搦, 脈洪實.

【內容】 當歸 (去蘆頭切焙秤) 龍腦 (焙秤) 川芎 山梔子仁 川大黃 (濕紙裹煨) 羌活 防風 (去蘆頭切焙秤). 上件等分為末, 煉蜜和丸, 雞頭大, 每服0.5~1丸, 煎竹葉湯同沙糖溫水化下.

酸棗仁湯 (『證類本草』)

【主治】 惊悸不眠.

【內容】 酸棗仁 2升 茯苓 白朮 人蔘 甘草 各 2兩 生薑 6兩.

蔘苓白朮散 (『和劑局方』)

【主治】 脾胃虛弱, 飮食不振, 多困少力, 中滿痞噎, 心忍氣喘, 嘔吐泄瀉, 及傷寒咳噫.

【內容】 人蔘 白朮 (炒) 茯苓 (去皮) 山藥 (炒) 甘草 (炙) 各2錢 蓮肉 (去心) 白扁豆 (薑汁浸炒) 各1.5錢 薏苡仁 (炒) 砂仁 桔梗 (去蘆) 各1錢. 上為細末, 每服2錢, 棗湯調下. 量兒歲數加減.

蔘附湯 (『醫方類聚』)

【主治】 眞陽不足, 上氣喘息, 自汗盜汗, 氣短頭暈, 但是陽虛氣虛之證.

【內容】 人蔘0.5兩 附子炮1兩.

蔘蘇飮 (『和劑局方』)

【主治】 開胃進食.

【內容】 木香 枳殼 (去瓤, 麩炒) 桔梗 (去蘆) 甘草 (炙) 陳皮 (去白) 各0.5兩 紫蘇葉 乾葛 (洗) 半夏 (湯洗7次, 薑汁製, 炒) 前胡 (去苗) 人蔘 茯苓 (去皮) 各0.5錢. 上㕮咀, 每服4錢, 水1.5盞0.5, 薑7片, 棗1個, 煎6分, 去滓, 微熱服, 不拘時候.

滲濕湯 (『雜病源流犀燭』)

【主治】 腰重.

【內容】 茯苓 豬苓 白朮 澤瀉 蒼朮 陳皮 黃連 山梔 秦艽 防己 葛根.

三拗湯 (『和劑局方』)

【主治】 感冒風邪, 鼻塞聲重, 語音不出; 或傷風傷冷, 頭痛目眩, 四肢拘倦, 咳嗽多痰, 胸滿氣短.

【內容】 甘草 (生) 麻黃 (不去節) 杏仁 (不去皮尖) 各2錢.

三陰煎 (『景岳全書』)

【主治】 肝脾虛損, 精血不足, 及營虛失血. 凡中風, 血不養筋, 及瘧疾汗多邪散而寒熱 猶不能止者; 産後陰虛發熱, 怔忡恍惚.

【內容】 當歸 2~3錢 熟地 3~5錢 炙甘草 1錢 芍藥 (酒炒) 棗仁 各2錢 人蔘 (隨宜).

三仁湯 (『溫病條辨』)

【主治】 頭痛惡寒, 身重疼痛, 舌白不渴, 脈弦細而濡, 面色淡黃, 胸悶不飢, 午後身熱, 狀若陰虛, 病難速已, 名曰濕溫.

【內容】 杏仁 半夏 各5錢 飛滑石 生薏仁 各6錢 白通草 白蔻仁 竹葉 濃朴 各2錢. 甘爛水8碗, 煮取3碗, 每服1碗, 日3服.

三才封髓丹 (『衛生寶鑑』)

【主治】 滋陰養血, 潤補下燥.

【內容】 天門冬 (去心) 熟地黃 人蔘 各0.5兩 黃柏 3兩 砂仁 1.5兩 甘草 (炙) 7.5錢.

三層茴香丸 (『百一』)

【主治】 腎與膀胱俱虛, 爲邪氣搏結, 遂成寒疝, 伏留不散, 臍腹撮痛, 陰核偏大, 膚囊癰腫, 重墮滋長, 有防行步, 瘙痒不止, 時行黃水, 浸成瘡瘍; 或瘡怪肉, 屢治不痊, 致冷腎經閉結, 陰陽不通, 外腎腫脹, 冷結如石, 漸漸丑大者.

【內容】 第一料 舶上茴香 用鹽0.5兩, 同炒焦黃, 和鹽秤用1兩, 連下共重4兩 川楝子 炮, 去核 沙參 洗 木香 各1兩. 右爲細末, 米糊丸, 桐子大. 每服二三十丸, 空心溫酒或鹽湯下, 日三服. 小病一料可安, 病深者, 一料纔盡, 便可用第二料.

【第二料】 如前方加蓽茇 1兩 檳榔 5錢. 右六味, 共重5兩0.5, 依前糊丸, 服如前. 若未愈, 再服第三料.

【第三料】 如前方加白茯苓 佳者, 4兩 附子 炮, 去皮臍, 或5錢, 或1兩. 右八味, 共重10兩, 丸服如前, 漸加至三四十丸. 凡小腸氣頻發及三十年者, 或大如栲栳者, 皆可消散, 神效.

桑菊飮 (『溫病條辨』)

【主治】 太陰風溫, 但咳, 身不甚熱, 微渴者.

【內容】 杏仁 苦梗 葦根 各2錢 連翹 1.5錢 薄荷 8分 桑葉 2.5錢 菊花 1錢 甘草 8分. 水2杯, 煮取 1杯, 日2服. 2~3日不解, 氣粗似喘, 燥在氣分者, 加石膏 知母; 舌絳暮熱, 甚燥, 邪初入營, 加元參 2錢 犀角 1錢; 在血分者, 去薄荷 葦根 加麥冬 細生地 玉竹 丹皮 各2錢; 肺熱甚加黃芩; 渴者加花粉.

桑白皮湯 (『醫統』)

【主治】 肺氣有餘, 痰火盛而作喘者.

【內容】 桑白皮 半夏 蘇子 杏仁 貝母 山梔 黃芩 黃連 各8分. 水2鍾, 薑3片, 煎8分.

桑螵蛸散 (『本草衍義』)

【主治】 小便數, 如稠米泔, 色亦白, 心神恍惚, 瘦瘁食減, 或男女虛損, 陰痿夢遺.

【內容】 桑螵蛸 遠志 菖蒲 龍骨 人蔘 茯神 當歸 龜甲 醋炙. 以上各 1兩, 為末.

桑杏湯 (『溫病條辨』)

【主治】 秋感燥氣, 右脈數大, 傷手太陰氣分者.

【內容】: 桑葉 象貝 香豉 梔皮 梨皮 各1錢 杏仁 1.5錢 沙參 2錢. 水2杯, 煮取1杯, 頓服之, 重者再作服.

生脈散 (『內外傷辨惑論』)

【主治】 聖人立法, 夏月宜補者, 補天眞元氣, 非補熱火也, 夏食寒者是也. 故以人蔘之甘補氣, 麥門冬苦寒瀉熱, 補水之源, 五味子之酸, 清肅燥金, 名曰生脈散.

【內容】 人蔘 麥冬 五味子. 上銼, 水煎服.

生髓育麟丹 (『辨證錄』)

【主治】 男子精少, 泄精之時, 只有一二点, 不能生子.

【內容】 人蔘 麥冬 肉蓯蓉 各6兩 山茱萸 山藥 各10兩 熟地 桑椹 (乾者) 各1斤 鹿茸 1對 龜膠 枸杞子 各8兩 魚鰾 菟絲子 各4兩 當歸 5兩 北五味 3兩 人胞 2個 柏子仁 2兩. 各為細末, 蜜搗成丸, 每日早晚時用白滾水送下5錢.

生津養血湯 (『古今醫鑑』)

【主治】 上消, 火盛制金, 煩渴引飮.

【內容】 當歸 白灼藥 生地黃 麥門冬 各1錢 川芎 黃連 各八分 天花粉 七分 知母 黃柏並蜜炒 蓮肉 烏梅 薄荷 甘草 各5分.

石燕丸 (『三因』)

【主治】 沙石林, 每發不可忍者.

【內容】 石燕子 1兩 滑石 石韋 瞿麥 穗各等分.

宣氣散 (『普濟方』)

【主治】 小便不通, 臍腹急痛.

【內容】 甘草3錢, 木通3錢, 梔子2錢, 葵子1錢, 滑石1錢. 上為末. 每服0.5錢, 燈心湯調下.

旋覆花代赭石湯 (『傷寒論』)

【主治】 傷寒發汗 若吐若下 解後 心下痞硬 噫氣不除者.

【內容】 旋複花 甘草 (炙) 各3兩 人蔘 2兩 生薑 5兩 代赭 1兩 半夏 (洗) 0.5升 大棗 (擘) 12枚. 上7味, 以水1斗, 煮取6升, 去滓, 再煎取3升, 溫服1升, 日3服.

宣志湯 (『辨證錄』)

【主治】 年少之時人事體未遂, 抑郁忧悶, 遂之陽痿不振, 擧而不剛.

【內容】 茯苓 山藥 生棗仁 各5錢 菖蒲 甘草 遠志 柴胡 人蔘 各1錢 當歸 巴戟天 白朮 各3錢. 水煎服, 2劑而心志舒矣, 再服2劑而陽事舉矣, 不必多劑也.

小降氣湯 (『景岳全書』)

【主治】 氣不升降, 上盛下虛, 痰涎壅盛; 脾氣痛, 多由傷損而成者, 每因失飢遽成過飽, 胃弱幷難克化, 氣候心腹脹, 心下痞塞, 吐酸水, 不能食, 脇背皆痛.

【內容】 家紫蘇 台烏藥 白芍 陳皮 各2錢 炙甘草 5分. 水1.5鐘, 生薑3片, 棗1枚, 煎7分, 食遠服.

小健中湯 (『傷寒論』)

【主治】 傷寒, 陽脈澁, 陰脈弦, 腹中急痛; 傷寒二三日, 心中悸而煩者.

【內容】 桂枝 (去皮) 生薑 (切) 3兩 甘草 (炙) 2兩 大棗 (擘) 12枚 芍藥 6兩 膠飴 1升. 上6味, 以水7升, 煮取3升, 去滓, 內飴, 更上微火消解, 溫服1升, 日3服.

小薊飮子 (『濟生方』)

【主治】 下焦結熱, 尿血成淋.

【內容】 生地黃 (洗) 4兩 小薊根 滑石 通草 蒲黃 (炒) 淡竹葉 藕節 當歸 (去蘆, 酒漫) 山梔子仁 甘草 (炙) 各0.5兩. 上㕮咀, 每服4錢, 水1.5盞, 煎至8分, 去滓, 溫服, 空心食前.

少腹逐瘀湯 (『醫林改錯』)

【主治】 小腹積塊疼痛, 或有積塊不疼痛, 或疼痛而無積塊, 或小腹脹滿, 或經血見視先腰痠小腹脹, 或經血一月見三五次, 接連不斷, 斷而又來, 其色或紫或黑, 或塊或崩漏, 兼小腹疼痛, 或紛紅兼白帶.

【內容】 小茴香 (炒) 7粒 乾薑 (炒) 2分 玄胡索 官桂 川芎 各1錢 靈脂 (炒) 沒藥 (研) 赤芍 各2錢 當歸 蒲黃 (生) 各3錢. 水煎服.

小分淸飮 (『景岳全書』)

【主治】 小水不利, 濕滯腫脹泄瀉者; 濕盛無汗而瀉者; 濕熱下流. 火伏陰中而遺精者; 溺白症, 飮食濕滯無內熱者; 濕熱症熱微者; 陰濁初起, 無火而但有窒塞者; 氣瘕, 氣結膀胱, 小水不利者; 小兒吐瀉; 痘疹, 濕熱下痢, 煩熱大渴, 小水熱澁而腹痛者, 小水不利, 濕滯腫脹, 不能水補者.

【內容】 茯苓 澤瀉 猪苓 各2~3錢 薏仁 2錢 枳殼 厚朴 各1錢. 水1.5鍾, 煎7~8分, 食前服. 如陰虛水不能達者, 加生地 牛膝 各2錢.

小柴胡湯 (『傷寒論』)

【主治】 傷寒五六日, 中風, 往來寒熱, 胸脇苦滿, 黙黙不欲飮食, 心煩喜嘔, 或胸中煩而不嘔, 或渴, 或腹中痛, 或脇下痞硬, 或心下悸, 小便不利, 或不渴, 身有微熱, 或咳; 傷寒四五日, 身熱惡風, 頸項强, 脇下滿, 手足溫而渴; 婦人中風七八日, 續得寒熱, 發作有時, 經水切斷者, 此爲熱入血室, 其血必結; 傷寒中風, 有柴胡證, 但見一證便時, 不必悉俱; 嘔而發熱.

【內容】 柴胡 0.5斤 半夏 (洗) 0.5升 黃芩 人蔘 甘草 生薑 (切) 各3兩 大棗 (擘) 12枚. 上7味, 以水1.2斗, 煮取6升, 去滓, 再煎取3升, 溫服1升, 日3服.

消瘻五海散 (『萬病回春』)

【主治】 脂瘤, 氣瘤.

【內容】 海帶 海藻 海布 海蛤 海螵蛸 各2.5兩 木香 三棱 莪朮 桔梗 細辛 香附米 各22兩 豬琰子 (陳壁土炒, 去油焙乾) 7個. 上為末, 每服7.5分, 食遠米湯下.

小營煎 (『景岳全書』)

【主治】 三月虧弱, 血虛經亂, 無熱無寒, 經期腹痛, 痛在經後者; 婦人體本虛而血少, 產後腹痛; 產後陰虛發熱, 必素稟脾腎不足及產後氣血俱虛, 其證倏忽往來, 時作時止, 或晝或夜, 進退不常, 或精神困倦, 怔忡恍惚, 但察其外無表證, 而脈見弦數, 或浮弦豁大, 或微細無力, 其來也漸, 非若他症之暴至者.

【內容】 熟地 2~3錢 當歸 芍藥 (酒炒) 山藥 (炒) 枸杞 各2錢 炙甘草 1錢. 水2鐘, 煎7分, 食遠溫服. 如營虛于上, 而為驚恐怔忡, 不眠多汗者, 加棗仁 茯神 各2錢; 如營虛兼寒者, 去芍藥, 加生薑; 如氣滯有痛者, 加香附 1~2錢, 引而行.

逍遙散 (『和劑局方』)

【主治】 血滯勞倦, 五心煩熱, 肢體疼痛, 頭目昏重, 心忪頷赤, 口燥咽乾, 發熱盜汗, 減食嗜臥; 血熱相搏, 月水不調, 臍腹脹痛, 寒熱如瘧; 及室女血弱陰虛, 營衛不和, 痰嗽潮熱, 飢滯羸瘦, 漸盛骨蒸.

【內容】 甘草 (微炙赤) 0.5兩 當歸 (去苗.微炒) 茯苓 (去皮, 白者) 芍藥 (白) 白朮 柴胡 (去苗) 各1兩. 上為粗末, 每服2錢, 水1大盞, 燒生薑1塊切破, 薄荷少許, 同煎至7分, 去渣熱服, 不拘時候.

蘇子降氣湯 (『和劑局方』)

【主治】 男女虛陽上攻, 氣不升降, 上盛下虛, 隔壅痰多, 咽喉不利, 咳嗽, 虛煩引飲, 頭目昏眩, 腰疼腳弱, 肢體倦怠, 肚腹㽲刺, 冷熱氣瀉, 大便風秘, 澀滯不通, 肢體浮腫, 有妨飲食.

【內容】 紫蘇子 半夏 (湯洗7次) 各2.5兩 川當歸 (去蘆) 肉桂 (去皮) 各1.5兩 甘草 2兩 前胡 (去蘆) 厚樸 (去粗皮, 薑汁拌炒) 各1兩, (一本有陳皮去白 1.5兩). 上為細末, 每服2大錢, 水1.5盞, 入生薑2片, 棗子1個, 紫蘇5葉, 同煎至8分, 去滓熱服, 不拘時候.

消腫湯 (『玉案』)

【主治】 腰以下腫, 小便不利.

【內容】 猪苓 澤瀉 木通 車前子 葶藶子各2錢 地骨皮 五加皮 生薑皮 海金沙 枳殼各1錢.

疏鑿飲子 (『濟生方』)

【主治】 水氣, 通身洪腫, 喘戶氣急, 煩躁多渴, 大小便不利, 服熱藥不得者.

【內容】 澤瀉 赤小豆 (炒) 商陸 羌活 (去蘆) 大腹皮 椒目 木通 秦艽 (去蘆) 檳榔 茯苓皮. 上等分, 㕮咀, 每服4錢, 水1.5盞, 生薑5片, 煎至7分, 去滓, 溫服, 不拘時候.

小青龍湯 (『傷寒論』)

【主治】 傷寒表不解, 心下有水氣, 乾嘔, 發熱而咳, 或渴, 或利, 或噎, 或小便不利, 少腹滿, 或喘者; 傷寒, 心下有水氣, 咳而微喘, 發熱不渴.

【內容】 麻黃 (去節) 芍藥 細辛 乾薑 甘草 (炙) 桂枝 (去皮) 各3兩 五味子 半夏 (洗) 各0.5升. 上8味, 以水1斗, 先煮麻黃減2升, 去上沫, 內諸藥, 煮取3升, 去滓, 溫服1升.

疏風敗毒散 (『準繩』)

【主治】 打撲諸損, 動筋折骨, 跌磕打傷者.

【內容】 當歸 川芎 白芍藥 熟地黃 羌活 獨活 桔梗 枳殼 柴胡 白茯苓 白芷 甘草 紫蘇 陳皮 香附.

蘇合香丸 (『活人方』)

【主治】 外感風寒暑熱, 山巒瘴氣, 尸浸鬼注客邪, 內傷生冷瓜果難消之物, 寒凝濕熱郁痰積滯之氣, 以致心腹絞痛, 嘔吐泄瀉, 乾濕霍亂.

【內容】 麝香 沈香 丁香 白檀香 香附 蓽撥 白朮 訶子 煨去皮 朱砂 水飛 青木香 烏犀角 各2兩 熏陸香 龍腦 各1兩 安息香 2兩, 另爲末, 用無灰酒一升熬膏 蘇合油 2兩, 入安息香膏內. 右爲細末, 用安息香膏並煉蜜, 每兩作十丸, 熔黃蠟包裹爲善. 每用溫水化服一丸. 或丸如桐子大, 每服四·五丸.

水陸二仙丹 (『證類本草』)

【主治】 益氣補眞.

【內容】 金櫻子 鷄頭實.

壽脾煎 (『景岳全書』)

【主治】 脾虛不能攝血等症, 犯憂思郁怒積勞, 及誤用攻伐等藥犯損脾陰, 以致中氣虧陷, 魂神不寧, 大便脫血不止, 或婦人無火崩淋.

【內容】 白朮 2~3錢 當歸 山藥 各2錢 炙甘草 1錢 棗仁 1.5錢 遠志 (製) 3~5分 乾薑 (炮) 1~3錢 蓮肉 (去心, 炒) 20粒 人蔘 (隨宜 1~2錢, 急者用1兩). 水2鍾, 煎服.

守癭丸 (『宣明論』)

【主治】 癭瘤結硬.

【內容】 通草 2兩, 杏仁 1大合(去皮尖, 研), 牛蒡子 1合(出油), 㫾射干 4兩, 昆布 4兩(去咸), 訶黎勒 4兩, 海藻 4兩(去咸). 上為末, 煉蜜為丸, 如彈子大. 每服一丸, 含化, 咽津下, 日進三服.

順氣歸脾丸 (『外科正宗』)

【主治】 思慮傷脾, 致脾氣鬱結, 乃生肉瘤, 軟如綿, 脾氣虛弱, 日久漸大, 或微疼或不疼者.

【內容】 陳皮 貝母 香附 烏藥 當歸 白朮 茯神 黃芪 酸棗仁 遠志 人蔘 各1兩 木香 甘草 (炙) 各3錢. 上為末, 合歡樹根皮 4兩煎湯煮老米糊, 丸如桐子大, 每服60丸, 食遠白滾湯送下.

純一丸 (『辨證錄』)

【主治】 男子身體肥大, 必多痰涎, 精中帶濕, 流入子宮而仍出, 往往不能生子者.

【內容】 白朮 山藥 芡實 各2斤 薏仁 0.5斤 肉桂 4兩 砂仁 1兩. 各為細末, 蜜為丸, 每日服1兩, 服1月即可得子.

升陷湯 (『醫學衷中參西錄』)

【主治】 胸中大氣下陷, 氣短不足以息, 或努力呼吸, 有似乎喘; 或氣息將停, 危在頃刻.

【內容】 生黃芪 6錢 知母 3錢 柴胡 桔梗 各1.5錢 升麻 1錢. 水煎服.

柴胡清肝散 (『外科樞要』)

【主治】 肝膽熱盛, 頭昏目眩, 乍寒乍熱, 或寒熱往來, 口中味酸, 或耳前後腫痛, 或發瘡瘍, 或患乳癰, 脈弦數.

【內容】 柴胡 山梔 (炒) 各1.5錢 黃芩 (炒) 人蔘 川芎 各1錢 連翹 桔梗 各8分 甘草 5分. 上水煎服.

柴胡聰耳湯 (『靈蘭秘藏』)

【主治】 耳中乾結, 耳鳴耳聾.

【內容】 連翹 4錢 柴胡 3錢 炙甘草 當歸身 人蔘 各1錢 水蛭 (炒, 別研) 5分 麝香少許 (別研) 虻蟲 (去足, 炒別研) 3個. 上除3味別研外, 加生薑3片, 水2大盞, 煎至1盞, 去滓, 再下3味, 上火煎1~2沸, 食遠稍熱服.

腎氣丸 (『金匱要略』)

【主治】 虛勞腰痛, 少腹拘急, 小便不利, 或短氣有微飮, 或男子消渴, 小便反多, 以飮一斗, 小便一斗, 及婦人病飮食如故, 煩熱不得臥, 而反倚息者, 此名轉胞, 以胞系了戾, 故致此病.

【內容】 乾地黃 8兩 山藥 山茱萸 各4兩 澤瀉 丹皮 茯苓 各3兩 桂枝 1兩 附子 (炮) 1枚. 上8味, 末之, 煉蜜和丸梧子大, 酒下15~20丸, 日再服.

腎着散 (『聖濟總錄』)

【主治】 腎着, 腰冷如冰, 服中如物所墮.

【內容】 桂心(去粗皮3兩) 白朮(4兩) 赤茯苓(去粗皮4兩) 澤瀉 牛膝(去苗酒浸焙)甘草(炙銼) 乾薑(炮各2兩) 杜仲(去粗皮銼炒3兩).

神效開結散 (『校注婦人良方』)

【主治】 癭塊.

【內容】 沈香 木香 各 2錢 橘紅 4兩 豬靨子(生于豚豬項下) 珍珠 49粒 (入砂鍋內泥封固, 煅赤取出去火毒用) 豬靨肉子 49枚(用豚豬者, 生項間, 如棗子大).

實脾飮 (『濟生方』)

【主治】 陽虛水腫, 身0.5以下腫甚, 手足不溫, 口中不渴, 胸腹脹滿, 大便溏薄, 舌苔厚膩, 脈沈遲者.

【內容】 濃朴(去皮, 薑製, 炒) 白朮 木瓜(去瓤) 木香 (不見火) 草果仁 大腹子 附子(炮, 去皮臍) 白茯苓(去皮) 乾薑(炮, 各1兩) 甘草(炙, 0.5兩) 上㕮咀, 每服4錢, 水一盞0.5, 生薑五片, 棗子一枚, 煎至七分, 去滓, 溫服, 不拘時候.

十補丸 (『濟生方』)

【主治】 腎臟虛弱, 面色黧黑, 足冷足腫, 耳鳴耳聾, 肢體羸瘦, 足膝軟弱, 小便不利, 腰脊疼痛.

【內容】 附子 (炮, 去皮臍) 五味子 各2兩 山茱萸 (取肉) 山藥 (銼, 炒) 牡丹皮 (去木) 各2兩 鹿茸 (去毛, 酒蒸, 1錢 熟地黃 (洗, 酒蒸) 2兩 肉桂 (去皮, 不見火) 1錢 白茯苓 (去皮) 澤瀉 各1兩. 上為細末, 煉蜜為丸, 如梧桐子大, 每服七十丸, 空心, 鹽酒鹽湯任下.

十全流氣飮 (『外科正宗』)

【主治】 憂鬱傷肝, 思慮傷脾, 致脾氣不行, 逆于肉裏, 乃生氣癭肉瘤, 皮色不變, 日久漸大者.

【內容】 陳皮 赤茯苓 烏藥 川芎 當歸 白芍 各1錢 香附8分 青皮 6分 甘草 5分 木香 3分. 薑3片, 棗2枚, 水2鐘, 煎8分, 食遠服.

養心湯 (『古今醫鑑』)

【主治】 用心過度, 心熱遺精, 恍惚多夢, 或驚而不寐者.

【內容】 黃芪 (蜜炙) 遠志 (去心, 薑汁炒) 各8分 白茯苓 生地黃 當歸 茯神 各1錢 半夏曲 6分 川芎 酸棗仁 (炒) 柏子仁 各7分 甘草 (炙) 3分 辣桂 (少許) 五味子 14個 人蔘 5分. 上銼, 薑棗煎, 食前服. 治停水怔忡, 加檳榔 赤茯苓.

養心湯 (『直指』)

【主治】 心血虛少, 惊惕不守.

【內容】 黃芪(炙)0.5兩, 白茯苓0.5兩, 茯神0.5兩, 半夏曲0.5兩, 當歸0.5兩, 川芎0.5兩, 遠志(取肉, 薑汁淹焙)一分, 辣桂一分, 柏子仁一分, 酸棗仁(浸, 去皮, 隔紙炒香)一分, 北五味子一分, 人蔘一分, 甘草(炙)4錢.

連翹潰堅湯 (『玉機微義』)

【主治】 馬刀. 從手足少陽經中來, 耳下或至缺盆, 或肩上生瘡, 堅硬如石, 動之無根, 或生兩脇, 或已流瘡, 作瘡未破.

【內容】 柴胡 (1兩2錢) 連翹 當歸尾 (酒製) 芍藥 生黃芩 (各0.5兩) 炙甘草 (3錢) 土瓜根 (酒炒) 草龍膽 (酒製四次各1兩) 蒼術 (2錢) 黃芩 (酒炒二次2錢) 黃連 (酒炒二次2錢) 廣術 京三棱 (細切各0.5兩同廣術酒製一次微炒乾).

苓桂朮甘湯 (『傷寒論』)

【主治】 傷寒, 若吐若下後, 心下逆滿, 氣上衝胸, 起則頭眩, 脈沈緊, 發汗則動經, 身爲振振搖者.

【內容】 茯苓 4兩 桂枝 (去皮) 3兩 白朮 甘草 (炙) 各2兩. 上4味, 以水6升, 煮取3升, 去滓, 分溫3服.

榮衛飮子 (『活幼口議』)

【主治】 癭孩氣血俱虛, 營衛不順, 四肢頭面手足俱浮腫, 以至喘急者.

【內容】 川當歸, 熟乾地黃(淨洗), 人蔘, 白茯苓, 川芎, 白朮, 甘草(炙), 白芍藥, 枳殼(炒, 別研), 黃芪(蜜炙), 陳皮各等分. 㕮每服2錢匕 水小盞 煎至0.5 去滓 通服 不拘時候.

苓朮菟絲丸 (『景岳全書』)

【主治】 脾腎虛損, 不能收澁, 以致夢遺, 精滑, 困倦.

【內容】 白茯苓 白朮 (米泔洗, 炒) 蓮肉 (去心) 各4兩 五味 (酒蒸) 山藥 (炒) 各2兩 杜仲 (酒炒) 3兩 炙甘草 5錢 菟絲子 (用好水淘淨, 入陳酒浸1日, 文火煮極爛, 搗為餅, 焙乾為末) 10兩. 上用山藥末以陳酒煮糊為丸, 桐子大. 空心滾白湯或酒下100余丸. 如氣虛神倦, 不能收攝者, 加人蔘3~4兩尤妙.

五苓散 (『傷寒論』)

【主治】 太陽病, 發汗後, 脈浮, 小便不利, 微熱, 消渴者; 中風發熱, 六七日不解而煩, 有表裏證, 渴欲飮水, 水入則吐者; 霍亂頭痛發熱, 身疼痛, 熱多欲飮水者.

【內容】 豬苓 (去皮) 18銖 澤瀉 1兩6銖 白朮 茯苓 各18銖 桂枝 (去皮) 0.5兩. 上5味, 搗為散, 以白飮和服方寸匕, 日3服.

五磨飮子 (『醫便』)

【主治】 七情郁結等氣, 或脹痛, 或走注攻沖.

【內容】 木香 烏角 沈香 檳榔 枳實 臺烏藥 各等分. 白酒磨服.

吳茱萸湯 (『傷寒論』)

【主治】 少陰病 吐利 手足逆冷 煩躁欲死者.

【內容】 吳茱萸 (洗) 1升 人蔘 3兩 生薑 (切) 6兩 大棗 (擘) 12枚. 上4味, 以水7升, 煮取2升, 去滓, 溫服7合, 日3服.

五子衍宗丸 (『攝生衆妙方』)

【主治】 腎虛腰痛, 尿後餘瀝, 遺精早泄, 陽痿不育.

【內容】 枸杞子 8兩 菟絲子酒浸製 8兩 覆盆子 4兩 車前子 2兩 五味子 2兩. 右搗爲末 蜜丸梧子大 空心 溫酒呑下九十丸 臨臥 鹽湯呑下五十丸.

五精丸 (『醫方大成』)

【主治】 腎虛瘘弱

【內容】 秋石 鹿角霜 白茯苓 陽起石 山藥 各等分. 右爲末 酒糊和丸梧子大 每服五十丸 常近火氣使乾燥 服之無巒膈之患.

玉女煎 (『景岳全書』)

【主治】 水虧火盛, 六脈浮洪滑大, 少陰不足, 陽明有餘, 煩熱乾渴, 頭痛牙疼, 失血.

【內容】 生石膏 3~5錢 熟地 3~5錢 或1兩 麥冬 2錢 知母 牛膝 각1.5錢. 水1.5鍾, 煎7分, 溫服或冷服. 如火之盛極者, 加梔子 地骨皮之屬亦

可; 如多汗多渴者, 加北五味14粒; 如小水不利, 或火不能降者, 加澤瀉 1.5錢, 或茯苓亦可; 如金水俱虧, 因精損氣者, 加人蔘2~3錢尤妙.

玉屛風散 (『醫方集解』)

【主治】 腠理不密, 易于感冒.

【內容】 白朮 2.5錢 防風 黃芪各1錢二分 右剉 作一貼 水煎服 防風 黃芪實表氣 白朮燥內濕 所以有效.

溫脾湯 (『千金要方』)

【主治】 腹痛, 臍下絞結, 繞臍不止.

【內容】 甘草 附子 人蔘 芒硝各1兩 當歸 乾薑各3兩 大黃5兩 上七味咬咀, 以水七升煮取三升, 分服, 日三.

溫肺湯 (『太平惠民和劑局方』)

【主治】 肺虛, 久客寒飮, 發則喘咳, 不能坐臥, 嘔吐痰沫, 不思飮食.

【內容】 白芍藥 6兩 五味子 (去梗, 炒) 乾薑 (炮) 肉桂 (去粗皮) 半夏 (煮熟, 焙) 陳皮 (去白) 杏仁 甘草 (炒) 各3兩 細辛 (去蘆, 洗) 2兩. 上件銼粗散, 每服3大錢, 水1.5盞, 煎至8分, 以絹汁, 食后服, 兩服滓再煎1服. 一方去白芍藥 細辛2味, 可加減用.

王不留行散 (『聖惠』)

【主治】 虛勞小腸熱, 小便淋瀝, 莖中痛.

【內容】 王不留行1兩 赤芍藥3分 木通3分 當歸3分 滑石1兩 子芩0.5兩 生乾地黃1兩 楡白皮3分.

龍膽瀉肝湯 (『蘭室秘藏』)

【主治】 陰部時復熱痒及臊息.

【內容】 柴胡梢 澤瀉各1錢 車前子 木通各5分 生地黃 當歸梢 草龍膽各3分.

龍膽瀉肝湯 (『醫方集解』)

【主治】 肝膽經實火, 濕熱, 脇痛耳聾, 膽溢口苦, 筋痿陰汗, 陰腫陰痛, 白濁溲血.

【內容】 龍膽草 (酒炒) 黃芩 (炒) 梔子 (酒炒) 澤瀉 木通 車前子 當歸 (酒洗) 生地黃 (酒炒) 柴胡 甘草 (生用).

龍膽瀉肝湯 (『醫部全錄』)

【主治】 陰部時復濕痒及臊臭.

【內容】 柴胡梢 澤瀉 各1錢 車前子 木通 各 5分 當歸梢 龍膽草 生地黃 各 3分. 右咬咀, 水三大盞, 煎至一盞, 空心稍熱服, 更以美膳壓之.

龍膽瀉肝湯 (『醫宗金鑑』)

【主治】 脇痛口苦, 耳聾耳腫, 乃膽經之爲病也.

【內容】 龍膽草 柴胡 澤瀉各1錢 木通 車前子 赤茯苓 生地黃 當歸竝酒拌 山梔仁 黃芩 甘草各5分 右剉 作一貼 水煎 空心服.

禹功散 (『壽世保元』)

【主治】 小便不通, 百法不能奏效者.

【內容】 陳皮 半夏薑制 赤茯苓 猪苓 澤瀉 白朮炒 木通各1錢 條芩8分 升麻3分 甘草3分 山梔子稍1錢.

右歸飮 (『景岳全書』)

【主治】 命門之陽衰陰勝者.

【內容】 熟地 (用如前) 山藥 (炒) 枸杞 杜仲 (薑製) 各2錢 山茱萸 1錢 甘草 (炙) 肉桂 1~2錢 製附子 1~3錢. 水2鐘, 煎7分, 食遠溫服.

右歸丸 (『景岳全書』)

【主治】 元陽不足, 或先天禀衰, 或勞傷過度, 以致命門火衰不能生土, 以爲脾胃虛寒, 飲食少進.

【內容】 大懷熟 8兩 山藥 (炒) 枸杞 (微炒) 鹿角膠 (炒珠) 菟絲子 (製) 杜仲 (薑湯炒) 各4兩 山茱萸 (微炒) 當歸 (便溏勿用) 各3兩 肉桂 2兩 (漸可加至4兩) 製附子 2兩 (漸可加至5~6兩). 上丸法如前, 或丸如彈子大. 每嚼服2~3丸. 以滾白湯送下, 其效尤速.

越婢加朮湯 (『金匱要略』)

【主治】 一身面目黃腫, 其脈沈, 小便不利.

【內容】 麻黃 6兩 石膏 0.5斤 生薑 甘草 各2兩 白朮 4兩 大棗 15枚. 上6味, 以水6升, 先煮麻黃, 去上沫, 納諸藥, 煮取3升, 分溫3服. 惡風加附子 (炮) 1枚.

胃苓湯 (『丹溪心法』)

【主治】 陰囊腫, 狀如水晶, 時痛時痒出水, 小腹按之作聲, 小便頻數, 脈遲緩.

【內容】 甘草 茯苓 蒼朮 陳皮 白朮 官桂 澤瀉 豬苓 濃朴. 上銼, .每服5錢, 水煎, 薑5片, 棗2枚.

六磨湯 (『得效』)

【主治】 氣滯腹急, 大便秘澁而有熱者.

【內容】 大檳榔 沈香 木香 烏藥 大黃 枳殼各等分.

六味地黃丸 (『小兒藥證直訣』)

【主治】 腎怯失音, 囟開不合, 神不足, 目中白睛多, 面色皖白.

【內容】 熟地黃 8錢 山萸肉 乾山藥 各4錢 澤瀉 牡丹皮 白茯苓 (去皮) 各3錢. 上為末, 煉蜜丸, 如梧子大, 空心, 溫水化下3丸.

六安煎 (『景岳全書』)

【主治】 風寒咳嗽, 及非風初感, 痰滯氣逆者.

【內容】 陳皮 1.5錢 半夏 2~3錢 茯苓 2錢 甘草 杏仁 (去皮尖, 切) 各1錢 白芥子 5~7分 (老年氣弱者不用). 水1.5鍾, 加生薑3~7片, 煎7分, 食遠服.

肉蓯蓉粥 (『太平聖惠方』)

【主治】 五勞七傷, 久積虛冷, 陽事都絶.

【內容】 肉蓯蓉2兩(酒浸一宿, 刮去皺皮, 細切), 粳米三合, 鹿角膠0.5兩(搗碎, 炒令黃燥, 為末), 羊肉4兩(細切). 煮羊肉, 蓯蓉, 粳米作粥, 臨熟, 下鹿角膠末, 用鹽, 醬, 味末調和, 作兩頓食之.

銀翹散 (『溫病條辨』)

【主治】 太陰風溫, 溫熱, 溫疫, 冬溫, 初起但熱不惡寒而渴者.

【內容】 連翹 銀花 各1兩 苦桔梗 薄荷 牛蒡子 各6錢 竹葉 芥穗 各4錢 生甘草 淡豆豉 各5錢. 上杵為散, 每服6錢, 鮮葦根湯煎, 香氣大出, 即取服, 勿過煎.

異功散 (『小兒藥證直訣』)

【主治】 小兒虛冷吐瀉, 不思乳食.

【內容】 人蔘 (切去頂) 茯苓 (去皮) 白朮 陳皮 (銼) 甘草 各等分. 上為細末, 每服2錢, 水1盞, 生薑5片, 棗2個, 同煎至7分, 食前, 溫量多少與之.

二妙散 (『丹溪心法』)

【主治】 筋骨疼痛因濕熱者.

【內容】 黃柏 (炒) 蒼朮 (米泔浸炒) 各等分. 上2味為末, 沸湯, 入薑汁調服. 2物皆有雄壯之氣, 表實氣實者. 若痰帶熱者, 先以舟車丸, 或導水

丸 神芎丸下伐, 後以趁痛散服之.

理陰煎 (『景岳全書』) 熟地 3~7錢 (或1~2兩) 當歸 2~3錢 (或5~7錢) 炙甘草 1~2錢 乾薑 (炒黃色) 1~3錢 或加肉桂 1~2錢. 水2鐘, 煎 7~8分, 熱服.

理中湯 (『傷寒論』)

【主治】 霍亂, 頭痛發熱, 身疼痛, 寒多不用水者.

【內容】 人蔘 乾薑 甘草 (炙) 白朮 各3兩.

二陳湯 (『和劑局方』)

【主治】 痰飮爲患, 或嘔吐惡心, 或頭眩心悸, 或中脘不快, 或發爲寒熱, 或因食生冷, 脾胃不和.

【內容】 半夏 (湯洗7次) 橘紅 各5兩 白茯苓 3兩 甘草 (炙) 1.5兩. 上為㕮咀, 每服4錢, 用水1錢, 生薑7片, 烏梅1個, 同煎6分, 去滓, 熱服, 不拘時候.

理血湯 (『醫學衷中參西錄』)

【主治】 血淋及溺血, 大便下血證之由于熱者.

【內容】 生山藥 1兩 生龍骨 (搗細) 生牡蠣 (搗細) 各6錢 海螵蛸 (搗細) 4錢 茜草 2錢 生白芍 白頭翁 真阿膠 (不用炒) 各3錢. 水煎服. 溺血者, 加龍膽草3錢. 大便下血者, 去阿膠, 加龍眼肉5錢.

益氣養榮湯 (『證治準繩』)

【主治】 氣血損傷, 四肢頸項等處患腫, 不問軟硬赤白痛否, 日晡發熱, 或潰而不斂者.

【內容】 人蔘 茯苓 陳皮 貝母 香附(炒) 當歸(酒洗) 川芎 黃芪 (炒) 熟地黃(自製)芍藥(炒. 各1錢) 甘草(炙) 桔梗(各5分) 白朮(炒) 柴胡(6分). 上, 每服二3錢, 薑水煎.

益氣聰明湯 (『醫方集解』)

【主治】 飮食不節, 勞役形體, 脾胃不足, 得內障, 耳鳴或多年目暗, 視物不能.

【內容】 黃芪 人蔘 (5錢) 葛根 蔓荊子 (3錢) 白芍 黃柏 (2錢如有熱煩亂, 春月漸加, 夏倍之; 如脾虛, 去之; 熱減少用) 升麻 (0.5錢) 炙甘草 (1錢). 每4錢, 臨臥服 五更再服.

益元散 (『宣明論』)

【主治】 身熱, 吐利泄瀉, 腸澼, 下痢赤白, 癃閉淋痛, 石淋, 腸胃中積聚寒熱, 心躁, 腹脹痛悶.

【內容】 滑石6兩 甘草炙1兩. 右細末 每3錢 溫蜜水調服 欲冷飮者 井水調下.

益胃湯 (『溫病條辨』)

【主治】 陽明溫病, 下後汗出, 胃陰受傷.

【內容】 沙參 3錢 麥冬 細生地 各5錢 冰糖 1錢 玉竹 (炒香) 1.5錢. 水5杯, 煮取2杯, 分2次服, 渣再煮1杯服.

人蔘固本丸 (『簡易方』)

【主治】 虛勞肺腎陰虛, 咳嗽痰血, 盜汗自汗, 虛熱燥渴, 小便短赤; 反胃, 津枯胃燥者.

【內容】 生地黃 熟地黃 天門冬去皮 麥門冬去心各1兩 人蔘0.5兩

人蔘補肺湯 (『證治準繩』)

【主治】 肺症, 咳喘短氣, 或腎水不足, 虛火上炎, 痰涎涌盛, 或唾膿血, 發熱作渴, 小便短澁.

【內容】 人蔘 黃芪 (炒) 白朮 茯苓 陳皮 當歸 各1兩 山茱萸 (去核) 山藥 各2錢 五味子 (杵) 麥門冬 (去心) 甘草 (炙) 各7分 熟地黃 (自製) 1.5錢 牡丹皮 1錢. 上薑水煎服.

人蔘養榮湯 (『和劑局方』)

【主治】 積勞虛損, 四肢沈滯, 骨肉酸疼, 吸吸少氣, 行動喘咳, 小便拘急, 腰脊强痛, 心虛驚悸, 咽乾脣燥, 飮食無味, 陰陽衰弱, 多臥少氣.

【內容】 白芍藥 3兩 當歸 陳皮 黃蓍 桂心 (去粗皮) 人蔘 白朮 (煨) 甘草 (炙) 各1兩 熟地黃 (制) 五味子 茯苓 各7.5錢 遠志 (炒, 去心) 0.5兩. 上銼散, 每服4錢, 水1.5盞, 生薑3片, 棗子2枚, 煎至7分, 去滓溫服.

人蔘蛤蚧散 (『衛生寶鑑』)

【主治】 虛勞咳嗽咯血, 潮熱盜汗, 不思飮食.

【內容】 蛤蚧 1對全者 (河水浸5宿 逐日換 水洗去腥 酥炙黃色) 杏仁 (去皮尖, 炒) 甘草 (炙) 各5兩 知母 桑白皮 人蔘 茯苓 (去皮) 貝母 各2兩. 上8味為末, 淨瓷合子內盛, 每日用如茶點服, 永除, 神效.

一貫煎 (『柳州醫話』)

【主治】 脇痛, 呑酸, 吐酸, 疝瘕, 一切肝病.

【內容】 北沙參 麥冬 地黃 當歸 枸杞 川楝. 6味, 出入加減投之, 應如桴鼓.

ス

滋補養營丸 (『雜病源流犀燭』)

【主治】 虛勞. 氣血俱不足, 精神短少, 脾胃虛弱.

【內容】 遠志 白芍藥 黃芪 白朮 1.5兩 熟地黃 人蔘 五味子 川芎 當歸 山藥各1兩 陳皮8錢 白茯苓7錢 生乾地黃5錢 山茱萸4錢. 右爲末 蜜丸 梧子大 清米飮下七九十丸.

資壽解語丹 (『雜病源流犀燭』)

【主治】 風癔. 咽喉作聲, 言語謇澁, 心胸不利.

【內容】 桂心3分 防風3分 前胡1兩 枳殼1兩 羚羊角3分 射干1兩 甘草0.5兩 獨活3分 細辛0.5兩.

滋腎丸 (『蘭室秘藏』)

【主治】 熱在下焦血分, 口不渴而小便閉.

【內容】 黃柏 (去皮銼酒洗焙) 知母 (銼酒洗焙乾)各1兩 肉桂5分.

滋腎丸 (『萬病回春』)

【主治】 腎虛聲不出.

【內容】 黃柏 (用酒拌濕, 陰乾) 知母 (酒浸濕, 陰乾) 各2兩 肉桂 1錢. 上知柏氣味俱陰, 以固腎氣, 故能補腎以瀉下焦火也.

滋陰養榮湯 (『醫學入門』)

【主治】 消渴. 汗下過多, 內亡津液, 或病後水虧火炎, 口燥咽乾.

【內容】 當歸 2錢 人蔘 生地 各1.5錢 麥門冬 芍藥 知母 黃柏 各1錢 五味子 14粒, 甘草 4分. 水煎溫服.

滋陰地黃丸 (『萬病回春』)

【主治】 婦人經水不調, 或不通, 虛勞吐血, 衄血, 咳血, 便血, 發熱咳嗽, 盜汗痰喘, 一切虛損瘦怯之病.

【內容】 熟地黃 (薑汁浸, 焙) 4兩 山藥 1兩 山茱萸 (酒蒸去核) 2兩 白茯苓 (去皮) 牡丹皮 (去皮) 澤瀉 (去毛) 各1.5兩 天門冬 (去心) 生地黃 (酒洗) 麥門冬 (去心) 知母 (酒炒, 去毛) 貝母 (去心) 當歸 (酒洗) 香附米 (童便浸, 炒) 各2兩. 上為細末, 煉蜜為丸, 如梧桐子大, 每服100丸, 空心, 鹽湯下. 痰吐, 淡薑湯下.

滋血繩振丸 (『辨證錄』)

【主治】 男子血少, 面色痿黃, 不能生子者.

【內容】 黃芪 2斤 當歸 麥冬 熟地 巴戟天 各1斤. 上各為末, 煉蜜為丸, 每服5錢, 每日早晚白滾水送下. 服2月, 血旺生子, 必長年也.

猪肚丸 (『千金要方』)

【主治】 消渴.

【內容】 豬肚治如食法 黃連 粱米各5兩 栝蔞根 茯神各4兩 知母3兩 麥門冬2兩. 上七味為末, 納豬肚中縫塞, 安甑中蒸極爛, 乘熱入藥, 臼中搗可丸, 如硬加蜜和丸如梧子大, 飲服二十丸, 日三.

猪苓湯 (『萬病回春』)

【主治】 熱結小便不通.

【內容】 木通 豬苓 澤瀉 滑石 枳殼 (炒) 黃柏 (酒浸) 牛膝 (去蘆) 麥門冬 (去心) 瞿麥 車前子 各等分. 甘草稍 減0.5 蓄葉 10片. 上銼1劑, 燈心1團, 水煎, 空心服.

赤茯苓丸 (『醫學發明』)

【主治】 脾濕太過, 四肢腫滿, 腹脹喘逆, 氣不宣通, 小便赤澁.

【內容】 木香 0.5兩 赤茯苓 2兩 防己 2兩 苦葶藶 (炒) 4兩. 上為末, 棗肉丸如桐子大, 每服30丸, 煎桑白皮湯送下, 食前.

塡(添)精嗣續丸 (『辨證綠』)

【主治】 男子天分薄, 腎精虧少, 泄精之時, 只有一, 二点之精.

【內容】 人蔘 鹿角膠 龜板膠 山藥 枸杞子 (各6兩) 山茱萸肉 麥冬 菟絲子 肉蓯蓉 (各5兩) 熟地黃 魚鰾 (炒) 巴戟天 (各8兩) 北五味(1兩) 柏子仁 (3兩) 肉桂 (1兩) 各為末, 將膠酒化入之, 為丸. 每日服8錢. 服二月, 多精而可孕矣.

葶藶大棗瀉肺湯 (『金匱要略』)

【主治】 肺癰, 喘不得臥, 胸滿脹, 一身面目浮腫, 鼻塞, 清涕出, 不聞香臭酸辛, 咳逆上氣, 喘鳴迫塞, 支飮胸滿者.

【內容】 葶藶 (熬令黃色, 搗丸如彈子大) 大棗 12枚. 上先以水3升, 煮棗取2升, 去棗納葶藶, 煮取1升, 頓服.

丁香楝實丸 (『醫學發明』)

【主治】 腎肝受病, 男子七疝, 痛不可忍; 婦人瘕聚, 帶下.

【內容】 當歸 酒洗 附子 炮 川楝肉 茴香 各1兩. 以上㕮咀, 用好酒3升同煮, 酒盡焙乾爲末, 每藥末1兩, 入沒藥 丁香 木香 各5分 全蝎 12個 玄胡索 5錢. 右俱爲末, 拌匀, 酒糊丸, 桐子大. 每服35丸, 加至100丸, 空心溫酒送下.

濟生腎氣丸 (『濟生方』)

【主治】 治腎虛腰重腳重, 小便不利.

【內容】 附子 (炮) 2兩 白茯苓 (去皮) 澤瀉 山茱萸 (取肉) 山藥 (炒) 車前子(酒蒸) 牡丹皮 (去木) 各 1兩 官桂 (不見火) 川牛膝 (去蘆, 酒浸) 熟地黃 各 0.5兩. 上為細末, 煉蜜為丸, 如梧桐子大, 每服七十丸, 空心. 米飮下.

調元腎氣丸 (『外科正宗』)

【主治】 房欲勞傷, 憂恐損腎, 致腎氣弱而骨失榮養, 逐生骨瘤, 其患堅硬如石, 形色或紫或不紫, 推之不移, 堅漸于骨, 形體日漸衰瘦, 氣血不榮, 皮膚枯槁, 甚者寒熱交作, 飮食無味, 舉動艱辛, 脚膝無力者.

【內容】 生地 (酒煮, 搗膏) 4兩 山萸肉 山藥 (炒) 丹皮 白茯苓 各 2兩 澤瀉 麥冬 (去心, 搗膏) 人

蔘 當歸身 龍骨 (煆) 地骨皮 各1兩 知母 (童便炒) 黃柏 (鹽水炒) 各5錢 縮砂仁 (炒) 木香 各3錢.

調胃承氣湯 (『傷寒論』)

【主治】 傷寒 脈浮 自汗出 小便數 心煩 微惡寒 脚攣急 反與桂枝欲攻其表 此誤也 得之便厥 咽中乾 煩燥 吐逆者 作甘草乾薑湯與之 以復其陽 若厥愈足溫者 更作芍藥甘草湯與之 其脚則伸 若胃氣不和 譫語者; 發汗後 惡寒者 虛故也 不惡寒 但熱者 實也; 傷寒十三日 過經譫語, 自下利, 脈和, 內實者; 太陽病 過經十餘日 心下溫溫欲吐 而胸中痛 大便反溏 腹微滿 鬱鬱微煩 先此時 自極吐下者; 陽明病 不吐不下 心煩者; 太陽病 三日 發汗不解 蒸蒸發熱者; 傷寒吐後 腹脹滿者.

【內容】 大黃 (去皮, 清酒洗) 4兩 甘草 (炙) 2兩 芒硝 0.5升. 上3味, 以水3升, 煮取1升, 去滓, 內芒硝, 更上火微煮令沸, 少少溫服之.

左歸飮 (『景岳全書』)

【主治】 命門之陰衰陽勝者.

【內容】 熟地 2~3錢 (或加至1~2兩) 山藥 枸杞 各 2錢 炙甘草 1錢 茯苓 1.5錢 山茱萸 1~2錢 (畏酸者, 少用之). 水2鐘, 煎7分, 食遠服.

左歸丸 (『景岳全書』)

【主治】 眞陰腎水不足, 不能滋養營衛, 漸至衰弱, 或虛熱往來, 自汗盜汗; 或神不守舍, 血不歸原; 或虛損傷陰; 或遺淋不禁; 或氣虛昏動; 或眼花耳聾; 或口燥舌乾; 或腰痠腿軟, 凡精髓內虧, 津液枯槁之證.

【內容】 大懷熟 8兩 山藥 (炒) 菟絲子 (製) 鹿膠 (敲碎, 炒珠) 龜膠 (切碎, 炒珠, 無火者, 不必用) 枸杞 山茱萸肉 各4兩 川牛膝 (酒洗, 蒸熟) 3兩 (精滑者, 不用). 上先將熟地蒸爛, 杵膏, 加煉蜜丸, 桐子大. 每食前用滾湯或淡鹽湯送下100余丸.

駐景丸 (『聖惠』)

【主治】 肝腎俱虛, 眼傷昏暗.

【內容】 菟絲子 5兩, 熟乾地黃 3兩, 車前子 各1兩. 為末, 蜜丸梧子大. 每五十丸鹽湯下, 或茯苓, 菖蒲煎湯下.

竹葉石膏湯 (『金匱要略』)

【主治】 傷寒解後 虛羸少氣 氣逆欲吐.

【內容】 竹葉 2把, 石膏 麥門冬 (去心) 各 1斤 半夏 (洗) 0.5斤 人蔘 甘草 (炙) 各2兩 粳米 0.5升.

增液承氣湯 (『溫病條辨』)

【主治】 陽明溫病, 津液不足, 無水舟停, 下之不通, 間服增液仍不下者.

【內容】 增液湯加大黃 3錢 芒硝 1.5錢. 水8杯, 煮取3杯, 先服1杯, 不知再服.

拯陽理癆湯 (『醫宗必讀』)

【主治】 勞傷氣耗, 倦怠懶言, 動作喘乏, 表熱自汗, 心煩, 偏身作痛.

【內容】 黃芪 (酒炒) 3錢 人蔘 (去蘆) 2錢 肉桂 (去皮) 7分 當歸 (酒炒) 1.5錢 白朮 (土炒) 1錢 甘草 (酒炒) 5分 陳皮 (去白) 1錢 北五味 (打碎) 4分. 水二鐘, 薑三片棗肉二枚, 煎一鐘服.

知柏地黃丸 (『醫宗金鑑』)

【主治】 腎勞, 背難俯仰, 小便不利, 有餘瀝, 囊濕生瘡, 少腹裏急, 便赤黃者; 腎氣熱, 則腰脊不擧, 骨枯而髓減, 發爲骨痿.

【內容】 熟地黃 8兩 山茱萸 (去核, 炙) 山药 各 4兩 澤瀉 牧丹皮 (去木) 白茯苓 各3兩 黃柏 知母各 2兩.

地膚子湯 (『醫學正傳』)

【主治】 姙娠子淋, 小便澁數.

【內容】 地膚草 車前子 各 1錢 知母 (去毛, 秒) 黃芩 赤茯苓 白芍藥 枳殼 (麩炒黃色) 各 7分 升麻 通草 甘草 各 3分.

地黃飮子 (『宣明論』)

【主治】 腎氣虛厥, 語聲不出, 足廢不用.

【內容】 熟乾地黃 巴戟 (去心) 山茱萸 石斛 肉蓯蓉 (酒浸, 焙) 附子 (炮) 五味子 官桂 白茯苓 麥門冬 (去心) 菖蒲 遠志 (去心) 各等分. 上為末, 每服3錢, 水1.5一盞, 生薑5片, 棗1枚, 薄荷少許, 同煎至8分, 不計時候.

鎭肝熄風湯 (『醫學衷中參西錄』)

【主治】 內中風證.

【內容】 懷牛膝 生赭石 (軋細) 各 1兩 生龍骨 (搗碎) 生牡蠣 (搗碎) 生龜板 (搗碎) 生白芍 玄參 天冬 各 5錢 川楝子 (搗碎) 生麥芽 茵陳 各 2錢 甘草 1.5錢. 水煎服.

眞武湯 (『傷寒論』)

【主治】 太陽病 發汗 汗出不解 其人仍發熱 心下悸 頭眩 身瞤動 振振欲擗地者; 少陰病 二三日不已 至四五日 腹痛 小便不利 四肢沈重疼痛 自下利者 此爲有水氣 其人或咳 或小便利 或下利 或嘔者.

【內容】 茯苓 芍藥 生薑 (切) 各 3兩 白朮 2兩 附子 (炮, 去皮, 破8片, 1枚). 上5味, 以水8升, 煮取3升, 去滓, 溫服 7合, 日 3服.

鎭陽丸 (『辨證錄』)

【主治】 男子精力甚健, 入房甚久, 泄精之時, 如,熱湯澆立子宮, 婦人受之必然吃惊, 反不生育者.

【內容】 熟地 玄參 各 8兩 生地 茯苓 麥冬 山藥 地骨皮 沙參 各 4兩 牛膝 天門冬 車前子 各 2兩. 各為末, 蜜為丸, 每日白滾水送下5錢. 服1月而精溫和, 可以納矣.

ㅊ

車前葉湯 (『聖濟總錄』)

【主治】 小便出血.

【內容】 車前葉 (乾者) 茜根 (洗銼) 黃芩 (去黑心) 阿膠 (炒燥) 地骨皮 (洗) 紅藍花 (炒) 各 1兩. 上6味, 粗搗篩, 每服3錢匕, 水1盞, 煎至7分, 去滓溫服, 不拘時候.

車前子粥 (『養老奉辛』)

【主治】 熱毒攻眼疼痛, 發歇不定, 心神煩渴, 不得睡臥.

【內容】 車前子 5合 青梁米 3合.

贊育丹 (『景岳全書』)

【主治】 陽萎精衰, 虛寒無子.

【內容】 熟地 (蒸搗) 白朮 (用冬朮) 各8兩 當歸 枸杞 各6兩 杜仲 (酒炒) 仙茅 (酒蒸一日) 巴戟肉 (甘草湯炒) 山茱萸 淫羊藿 (羊脂拌炒) 肉蓯蓉 (酒洗去甲) 韭子 (炒黃) 各4兩 蛇床子 (微炒) 附子 (製) 肉桂 各2兩. 上煉蜜丸服, 或加人蔘 鹿茸亦妙.

滌痰湯 (『奇效良方』)

【主治】 中風, 痰迷心竅, 舌强不能言.

【內容】 南星 (薑制 2.5錢) 半夏 (湯洗七次 2.5錢) 枳實 (麩炒 2錢) 茯苓 (去皮 2錢) 橘紅(1.5錢)

石菖蒲 (1錢) 人蔘 (1錢) 竹茹 (七分) 甘草 (0.5錢). 上作一服, 水二鐘, 生薑五片, 煎至一鐘. 食后服.

川楝散 (『直指方』)

【主治】 膀胱小腸氣, 木腎, 諸疝通用; 外腎脹大, 麻木, 痛硬及奔豚疝氣偏墮.

【內容】 川楝子 (不蛀者) 49個 (先切7個, 取肉, 以茴香2.5錢, 慢火同炒, 并留茴香; 又切7個, 以破故紙2.5錢同炒, 并留破故紙; 又切7個, 以黑牽牛2.5錢同炒, 并留牽牛; 又切7個, 以鹽1錢同炒, 并留鹽; 又切7個, 以斑蝥14個去翅同炒, 去斑蝥不用; 又切7個, 以巴豆肉14個作兩斷同炒, 去巴豆不用; 又切7個, 以蘿卜子2.5錢同炒, 去蘿卜子不用, 外更別入) 茴香 (炒) 青木香 各0.5兩 辣桂 南木香 各2.5錢. 上並為末, 酒調稀面糊丸桐子大, 每服30丸, 食前鹽湯下, 積日計功.

天門冬丸 (『聖濟總錄』)

【主治】 骨蒸勞氣.

【內容】 天門冬 3.5兩 桑根白皮 白茯苓各3分 杏仁 甘草炙 貝母各1兩.

千緡導痰湯 (『古今醫鑒』)

【主治】 痰喘不能臥.

【內容】 天南星 (制, 1錢)半夏 (7個, 火炮破皮, 每1個切作4片), 陳皮 (1錢), 枳殼 (去瓤, 1錢)赤茯苓(1錢)皂莢 (1寸, 炙, 去皮弦) 甘草 (炙, 1錢). 上銼1劑. 加生薑3片, 水煎服.

天王補心丹 (『回春』)

【主治】 健忘.

【內容】 生乾地黃酒洗4兩 黃連酒炒2兩 石菖蒲1兩 人參 當歸酒洗 五味子 天門冬 麥門冬 柏子仁 酸棗仁炒 玄參 白茯神 丹參 桔梗 遠志各5錢. 右爲末 蜜丸梧子大 朱砂爲衣 臨臥 以燈心 竹葉煎湯 呑下三五十丸.

天台烏藥散 (『醫學發明』)

【主治】 腎肝受病, 男子七疝, 痛不可忍, 婦人瘕聚, 帶下.

【內容】 天台烏葯 木香 茴香炒 青皮 良薑各0.5兩 檳榔2个 川楝子10个 巴豆70粒.

清肝蘆薈丸 (『外科正宗』)

【主治】 惱怒傷肝, 致肝氣鬱結爲瘤, 堅硬色紫, 結若蚯蚓, 遇喜則安, 遇怒則痛.

【內容】 川芎 當歸 白芍 生地 (酒浸, 搗膏) 各2兩 青皮 蘆薈 昆布 海粉 甘草節 牙皂 黃連 各5錢. 上為末, 神曲糊為丸, 如梧桐子大, 每服80丸, 白滾湯量病上下 食前后服之.

清宮湯 (『溫病條辨』)

【主治】 暑溫, 邪入手厥陰, 脈虛, 夜寐不安, 煩渴舌赤, 時有譫語, 目常幷不閉, 或喜閉不幷及陽明溫病, 邪在血分, 舌黃燥, 肉色絳, 不渴者.

【內容】 元參心 連心麥冬 各3錢 蓮子心 5分 竹葉卷心 連翹心 犀角尖 (磨沖) 各2錢.

青金瀉白散 (『症因脈治』)

【主治】 燥火傷肺金之血所致的腋痛.

【內容】) 桑皮 地骨皮 甘草 黃芩 山梔.

清氣化痰丸 (『醫方考』)

【主治】 諸痰火症.

【內容】 陳皮 (去白) 杏仁 (去皮尖) 枳實 (麩炒) 黃芩 (酒炒) 栝蔞仁 (去油) 茯苓 各1兩. 薑汁為丸.

清心蓮子飮 (『和劑局方』)

【主治】 心中蓄積, 時常煩躁, 因而思慮勞傷, 憂愁抑鬱, 是致小便白濁, 或有沙膜, 夜夢走泄, 遺瀝澀痛, 便赤如血.

【內容】 黃芩 麥門冬 (去心) 地骨皮 車前子 甘草 (炙) 各0.5兩 石蓮肉 (去心) 白茯苓 黃芪 (蜜炙) 人蔘 各7.5兩. 上銼散, 每3錢, 麥門冬10, 水1.5盞, 煎取8分, 去滓, 水中沉冷, 空心, 食前服. 發熱加柴胡 薄荷煎.

清營湯 (『溫病條辨』)

【主治】 暑溫, 邪入手厥陰, 脈虛, 夜寐不安, 煩渴舌赤, 時有譫語, 目常開不閉, 或喜閉不開及陽明溫病, 邪在血分, 舌黃燥, 肉色絳, 不渴者.

【內容】 犀角 元參 銀花 麥門冬 各3錢 生地 5錢 竹葉心 1錢 丹參 連翹 (連心用) 各2錢 黃連 1.5錢. 水8杯, 煮取3杯, 日3服.

清音湯 (『外科正宗』)

【主治】 肺氣受傷, 聲音嘶啞, 或久咳嗽傷聲啞.

【內容】 訶子 眞阿膠 天門冬 知母 各 5錢 麥門冬 白茯苓 黃柏 當歸 生地 熟知 各 1兩 人蔘 3錢 烏梅肉 15个 人乳 牛乳 梨汁 各 1碗.

清咽寧肺湯 (『統旨方』)

【主治】 咳嗽.

【內容】 桔梗 2錢, 山梔 (炒) 黃芩 桑皮 甘草 前胡 知母 貝母 各1錢. 水2鐘, 煎8分, 食后服.

清腸湯 (『壽世保元』)

【主治】 心移熱於小腸, 小便出血.

【內容】 當歸 生地黃 (焙) 梔子 (炒) 黃連 芍藥 黃柏 瞿麥 赤茯苓 木通 蓄 知母 麥門冬 (去心) 各1錢 甘草 減0.5. 上銼1劑, 燈心 烏梅 水煎, 空心服.

清燥救肺湯 (『醫門法律』)

【主治】 諸氣膹郁, 諸痿喘嘔.

【內容】 桑葉 (經霜者 得金氣而柔潤不凋 取之為君 去枝梗淨葉) 3錢 石膏 (稟清肅之氣 極清肺熱) 2.5錢 甘草 (和胃生金) 胡麻仁 (炒研) 各1錢 人蔘 (生胃之津 養肺之氣) 杏仁 (泡, 去皮尖, 炒黃) 各7分 真阿膠 8分 麥門冬 (去心) 1.2錢 枇杷葉 (一片刷去毛蜜涂炙黃). 水1碗, 煎6分, 頻頻2~3次滚熱服.

清聰化痰丸 (『萬病回春』)

【主治】 飮食厚味, 來怒氣以動肝胃之火, 而致耳聾耳鳴, 壅閉不聞聲音.

【內容】 橘紅 1兩 (鹽水洗, 去白), 赤茯苓 1兩 (去皮), 蔓荊子1兩, 枯芩 (酒炒) 8錢, 黃連 7分 (酒炒), 白芍 7分 (酒浸, 煨), 生地黃 7分 (酒洗), 柴胡 7分, 半夏 (薑汁炒) 7分, 人蔘 6錢, 青皮 (醋炒) 5錢, 生甘草 4錢.

清肺飮 (『證治準繩·瘍醫』)

【主治】 衄血不止.

【內容】 麥門冬 生地黃 各等分.

清火滋陰湯 (『萬病回春』)

【主治】 吐血, 咳血, 嗽血, 唾血, 嘔血.

【內容】 天門冬 (去心) 麥門冬 (去心) 生地黃 牡丹皮 赤芍 梔子 黃連 山藥 山茱萸 (去核) 澤瀉 赤茯苓 (去皮) 甘草. 上銼一劑. 水煎.

椒桂湯 (『普濟方』)

【主治】 肝虛轉筋入腹, 胸悶絶, 體冷.

【內容】 雞糞 (1合微炒) 肉豆蔻 (1錢去殼) 胡椒 (1錢) 桂心 (0.5兩) 木瓜 (3錢). 上為粗散.

聰耳蘆薈丸(『外科正宗』)

【主治】 肝膽有火, 耳內蟬鳴, 漸至重聽, 不聞聲息者.

【內容】 蘆薈5錢, 大黃 (蒸熟)5錢, 靑黛 5錢, 柴胡 5錢, 龍膽 1兩, 當歸 1兩, 山梔 1兩, 靑皮 1兩, 黃芩 1兩, 木香 2錢, 南星 3錢, 麝香 5分. 上為末, 神曲糊為丸, 如綠豆大. 每服21丸, 食后薑湯送下, 日3次.

撮風散(『直指小兒』)

【主治】 小兒撮口.

【內容】 赤蜈蚣 (炙) 0.5條 鈞藤 2.5錢 朱砂 直僵蠶 (焙) 全蠍稍 各1錢 麝香 1字. 上為末, 每服1字, 取竹瀝調下, 竹瀝解熱極好.

抽薪飮(『景岳全書』)

【主治】 火熾盛而不宜補者.

【內容】 黃芩 石斛 木通 梔子炒 黃檗 各1~2錢 枳殼 1.5錢 澤瀉 1.5錢 細甘草 3分. 水1.5鍾, 煎7分, 食遠溫服.

縮泉丸(『魏氏家藏方』)

【主治】 丈夫小便頻數.

【內容】 烏藥 益知 川椒 吳茱萸 各等分.

春澤湯(『得效』)

【主治】 傷暑煩渴, 引飮無度, 兼治傷寒溫熱, 表裏未解, 煩渴引水, 水入則吐, 或小便不利.

【內容】 人蔘 白朮 茯苓 澤瀉 猪苓.

七味白朮散(『校注婦人良方繩』)

【主治】 脾胃虛弱, 運化失司, 津液耗傷, 虛熱內熾, 嘔吐, 泄瀉, 霍亂, 痢疾, 煩渴飮水, 羸困少力.

【內容】 人蔘2.5錢 白茯苓5錢 白朮5錢 藿香5錢 木香2錢 甘草1錢 葛根5錢.

七寶美髥丹(『醫方集解』)

【主治】 氣血不足, 羸弱, 周痺, 腎虛無子, 消渴, 淋瀝遺精, 崩帶, 癰瘡, 痔腫.

【內容】 何首烏 (大者, 赤白 各1斤, 去皮, 切片, 黑豆拌, 9蒸9晒) 白茯苓 (乳拌) 牛膝 (酒浸, 同首烏第7次蒸至第9次) 當歸 (酒洗) 枸杞 (酒浸) 菟絲子 (酒浸, 蒸) 0.5斤 破故紙 (黑芝麻拌炒, 淨) 4兩. 蜜丸, 鹽湯或酒下, 幷忌鐵器.

七福飮(『景岳全書』)

【主治】 氣血俱虛, 心脾爲甚者.

【內容】 即前方 (五福飮) 加棗仁 2錢 遠志 3~5分, 製用.

七子散(『備急千金要方』)

【主治】 丈夫風虛目暗, 精氣衰少, 無子.

【內容】 五味子 鐘乳粉 蔓荊子 菟絲子 車前子 菥蓂子 石斛 乾地黃 薯蕷 杜仲 鹿茸 遠志 各8銖 附子炮 蛇床子 川芎 各6銖 山茱萸 天雄 人蔘 茯苓 黃芪 牛膝 各3銖 桂心 10銖 蓯蓉 10銖 巴戟天 12銖. 上24味, 治下篩, 酒服方寸匕, 日2, 不知, 增至2匕, 以知為度, 禁如藥法. 不能酒者, 蜜和丸服亦得. 一方加覆盆子8銖.

七正散(『景岳全書』)

【主治】 痘症小便秘澁.

【內容】 車前子 赤茯苓 山梔仁 木通 龍膽草 扁蓄 生甘草稍. 加燈心 竹葉, 水煎服.

沈香桂附丸(『衛生寶鑑』)

【主治】 中氣虛弱, 脾胃虛寒, 飮食不美, 氣不調和, 臟腑枳冷, 心腹疼痛, 脇肋膨脹, 腹中雷鳴, 面色不澤, 手足厥冷, 便利無度; 及下焦陽虛, 七疝痛引小腹不可忍, 澆屈不能伸, 喜熱蔚稍煖.

【內容】 沈香 附子 (炮, 去皮臍) 川烏 (炮, 去皮臍, 切作小塊) 乾薑 (炮) 良薑 (炒) 茴香 (炒) 官桂 吳茱萸 (湯浸去苦) 各1兩. 上為末, 醋糊丸如桐子大, 每服50丸至70~80丸, 熱米飲湯送下, 溫酒呑下亦得. 空心食前, 日2服. 忌冷物.

沈香散 (『三因方』)

【主治】 五內郁結, 氣不得舒, 陰滯於陽, 而致氣淋壅閉, 小腹脹滿, 使溺不通, 大便分泄, 小便方利.

【內容】 沈香 石韋 (去毛) 滑石 王不留行 當歸 各 0.5兩 葵子 白芍 各 3分 橘皮 甘草 各 1分.

沈香散 (『聖惠』)

【主治】 小腸虛冷, 臍下急痛, 小便滑數.

【內容】 沈香 桂心 附子炮 白龍骨1兩 木香3分 當歸 2分 枳實3分.

ㅌ

澤瀉散 (『普濟方』)

【主治】 酒風, 身熱懈惰, 汗出如浴, 惡風少氣.

【內容】 澤瀉 朮各10分 麋銜5分.

菟絲子丸 (『普濟方』)

【主治】 腎臟虛冷, 陽道痿弱, 嘔逆多唾, 體瘦精神不爽, 不思飮食, 腰脚沈重, 臍腹急痛, 小便頻數.

【內容】 菟絲子 (酒浸, 別搗) 0.5兩, 革薢0.5兩, 補骨脂 (炒) 1分, 防風 (去叉) 1分, 硫黃1分, 續斷 1兩, 巴戟天 (去心) 1兩, 細辛 (去苗葉) 2銖, 蜀椒 (去目并閉口者, 炒出汗) 2兩. 上為末, 煉蜜為丸, 如梧桐子大. 每服30丸, 空心鹽湯送下.

通竅活血湯 (『醫林改錯』)

【主治】 頭面, 四肢, 周身血管血瘀所致的頭髮脫落; 眼疼白珠紅; 糟鼻子; 耳聾年久; 白癜風, 紫癜風.

【內容】 赤芍 川芎 各1錢 桃仁 (研泥) 紅花 鮮薑 (切碎) 各3錢 老蔥 (切碎) 3根 紅棗 (去核) 7個 麝香 (絹包) 5厘. 用黃酒0.5斤, 將前7味煎1盅, 去渣, 將麝香入酒內, 再煎2沸, 臨臥服.

ㅍ

八仙長壽丸 (『醫方集解』)

【主治】 年高之人陰虛, 筋骨柔弱無力, 面無光澤或暗淡, 食少痰多, 或喘或咳, 或便溺數澁, 陽萎, 足膝無力; 腎氣久虛, 形體瘦弱無力, 憔悴盜汗, 發熱作渴; 虛火牙齒痛浮, 腎虛耳聾.

【內容】 六味地黃丸 加五味 2兩 麥冬 3兩.

八正散 (『和劑局方』)

【主治】 大人, 小兒心經邪熱, 一切蘊毒, 咽乾口燥, 大渴引飮, 心忪面熱, 煩躁不寧, 目赤睛疼, 唇焦鼻衄, 口舌生瘡, 咽喉腫痛. 又治小便赤澁, 或癃閉不通, 及熱淋, 血淋.

【內容】 車前子 瞿麥 萹蓄 (亦名地扁竹) 滑石 山梔子仁 甘草 (炙) 木通 大黃 (面裹.煨, 去面, 切, 焙) 各1斤. 上為散, 每服2錢, 水1盞, 入燈心, 煎至7分, 去滓, 溫服, 食后. 小兒量力, 少少與之.

ㅎ

寒淋湯 (『醫學衷中參西錄』)

【主治】 寒淋. 寒熱凝滯, 寒多熱少之淋, 其證喜飮熱湯, 喜坐暖處, 時常欲便, 便後益抽引作疼.

【內容】: 生山藥 1兩 當歸 3錢 小茴香 (炒搗) 生白芍 椒目 (炒搗) 各2錢.

解急蜀椒湯 (『外臺秘要』)

【主治】 寒疝氣, 心痛如刺, 繞臍腹中盡痛, 自汗出, 困急欲死者.

【內容】 蜀椒 200枚 附子 (炮) 1枚 粳米 0.5升 乾薑 0.5兩 半夏 (洗) 12枚 大棗 20枚 甘草 (炙) 1兩. 上7味, 切, 以水7升, 煮取3升, 澄清, 熱服1升.

海帶丸 (『衛生寶鑑』)

【主治】 癭氣久不消.

【內容】 海帶 貝母 青皮 陳皮. 上件各等分為末, 煉蜜丸如彈子大, 食后噙化1丸, 大效.

解語丹 (『婦人良方』)

【主治】 心脾經受風, 言語謇澁, 舌强不轉, 涎唾溢盛; 及淫邪搏陰, 神內鬱塞, 心脈閉滯, 暴不能言.

【內容】 白附子 (炮) 1兩, 石菖蒲 (去毛) 1兩, 遠志 (去心, 甘草水煮十沸) 1兩, 天麻1兩, 全蝎 (酒炒) 1兩, 羌活1兩, 白僵蠶 (炒) 1兩, 南星 (牛膽釀, 如無, 只炮) 1兩, 木香0.5兩.

解語湯 (『簡易方』)

【主治】 中風失音不語.

【內容】 桂心1兩 羌活 防風2兩 附子炮 赤箭 羚羊角屑 酸棗仁 1兩 甘草炙0.5兩.

海藻玉壺湯 (『外科正宗』)

【主治】 癭瘤初起, 或腫或硬, 或赤不赤, 但未破者.

【內容】 海藻 (洗) 陳皮 貝母 (去心) 連翹 (去心) 昆布 半夏 (製) 青皮 獨活 川芎 當歸 甘草 (節) 各1錢 海帶 (洗) 5分. 水2鍾, 煎8分, 量病上下, 食前後服之.

海藻丸 (『得效方』)

【主治】 偏墮小腸氣.

【內容】 海藻 海帶(各1兩) 斑蝥(二十八個, 去足, 翅) 巴豆(28個, 去殼, 完全者).

杏仁煎 (『外臺秘要』)

【主治】 咳上氣, 中寒冷, 鼻中不利.

【內容】 杏仁 5兩 五味子 3合 甘草 (炙) 4兩 麻黃 (去節) 1斤 款冬花 3合 紫菀 乾薑 各 3兩 桂心 4兩.

響聲破笛丸 (『萬病回春』)

【主治】 謳歌運化, 失音不語.

【內容】 連翹 桔梗 甘草 各2.5兩 川芎 1.5兩 砂仁 訶子 (炒) 大黃 各1兩 百藥 2兩 薄荷 4兩. 上為細末, 雞子清為丸, 如彈子大, 每服1丸, 臨臥時噙化, 徐徐咽下.

香茸丸 (『百一』)

【主治】 下痢危困,

【內容】) 麝香 (別研, 臨時入) 0.5錢 鹿茸 (火燎去毛, 酥炙黃為末, 入麝令勻) 1兩.

香貝養榮湯 (『醫宗金鑑』)

【主治】 肝郁凝結於經絡, 石疽生於頸項兩傍, 形如桃李, 皮色如常, 堅硬如石, 痛而不熱, 初少漸大, 難消難潰, 卽潰難斂, 而屬氣虛者.

【內容】 白朮 (土炒) 2錢 人蔘 茯苓 陳皮 熟地黃 川

芎 當歸 貝母 (去心) 香附 (酒炒) 白芍 (酒炒) 各1錢 桔梗 甘草 各5錢. 薑3片, 棗2枚, 水2鍾, 煎8分, 食遠服.

血府逐瘀湯 (『醫林改錯』)

【主治】 頭痛, 無表症, 無理症, 無氣虛, 痰飲等症, 忽犯忽好, 百方不癒者; 忽然胸疼, 諸方皆不應者; 胸不任物; 胸任重物; 天亮出汗, 用補氣, 固表, 滋陰, 降火, 服之不效, 而反加重者.

【內容】 當歸 生地 牛膝 紅花 各3錢 桃仁 4錢 枳殼 赤芍 各2錢 柴胡 甘草 各1錢 桔梗 川芎 各 1.5錢. 水煎服.

荊防敗毒散 (『攝生衆妙方』)

【主治】 瘡腫初起.

【內容】 羌活 獨活 柴胡 前胡 枳殼 茯苓 防風 荊芥 桔梗 川芎 各 1錢 5分 甘草5分. 上藥 用水 300毫升, 煎至240毫升, 溫服.

荊蘇湯 (『直指方』)

【主治】 失音.

【內容】 荊芥 蘇葉 木通 橘紅 當歸 桂 石菖蒲 各等分. 銼, 煎4錢服.

胡桃粥 (『本草綱目』)

【主治】 石淋通禁, 便中有石子者.

【內容】 胡桃肉一升. 細米煮漿粥一升, 相和頓服. 即瘥.

紅花散瘀湯 (『外科正宗』)

【主治】 魚口便毒. 因入房忍精, 强固不泄, 以致於精濁血凝結兩胯或小腹之旁, 結成腫痛, 小水澁滯者.

【內容】 當歸尾 皂角針 紅花 蘇木 殭蠶 連翹 石決明 穿山甲 乳香 貝母 各1錢 大黃 3錢 牽牛 2錢. 水酒各1碗, 煎8分, 空心服, 行5~6次, 方吃稀粥補之.

華蓋散 (『和劑局方』)

【主治】 肺感寒邪, 咳嗽上氣, 胸膈煩滿, 項背拘急, 聲重鼻塞, 頭昏目眩, 痰氣不利, 呀呷有聲.

【內容】 紫蘇子 (炒) 赤茯苓 (去皮) 桑白皮 (炙) 陳皮 (去白) 杏仁 (去皮尖, 炒) 麻黃 (去根, 節) 各1兩 甘草 (炙) 0.5兩. 上7味為末, 每服2錢, 水1盞, 煎至7分, 去滓, 溫服, 食后.

活腎丸 (『醫學入門』)

【主治】 木腎, 不痛者.

【內容】 蒼朮1兩 黃柏 枸杞子 滑石 各7錢 南星 半夏 山楂 白芷 神曲 各5錢 昆布 吳萸 各3錢. 為末, 酒糊丸梧子丸. 每70丸, 空心鹽湯下.

黃芪建中湯 (『金匱要略』)

【主治】 虛勞裏急諸不足.

【內容】 即小建中湯內加黃芪 1.5兩.

黃芪補中湯 (『醫方類聚』)

【主治】 肚疼脾虛, 及腹脹長鳴, 發熱煩躁, 大便滑瀉, 米谷不化, 心下痞悶滿, 氣逆痰悶, 咳逆而喘, 嘔噦不實, 困倦無力.

【內容】 茯苓 0.5兩(去皮), 白朮 7錢, 黃芪 1兩, 陳皮 0.5兩, 官桂 4錢, 甘草 8錢(炙), 人蔘 7錢, 當歸 0.5兩(切, 焙), 熟地黃 6錢, 白豆蔻 0.5兩. 右麤末, 每服3錢, 小兒2錢, 生薑棗兒同煎, 去滓, 空心, 食前溫服.

黃連阿膠湯 (『傷寒論』)

【主治】 少陰病 得之 二三日以上 心中煩 不得臥.

【內容】 黃連 4兩 黃芩 芍藥 各2兩 雞子黃 2枚 阿膠 (一雲三挺) 3兩. 上5味, 以水6升, 先煮3物,取2升, 去滓; 內膠烊盡, 小冷; 內雞子黃, 攪令相得. 溫服7合, 日3服.

黃連溫膽湯 (『六因條辯』)

【主治】 傷暑汗出, 身不大熱, 煩閉欲嘔, 舌黃膩.

【內容】 半夏 陳皮 竹茹 枳實 茯苓 炙甘草 大棗 黃連. 水煎服.

黃連淸心飮 (『內經拾遺』)

【主治】 白淫.

【內容】 黃連 生地 (酒洗) 歸身 (酒洗) 甘草 (炙) 茯神 (去木) 酸棗仁 遠志 (去骨) 人蔘 (去蘆) 石蓮肉 (去殼).

黃連解毒湯 (『外臺秘要』)

【主治】 大熱盛, 苦煩悶, 乾嘔, 口燥, 呻吟, 錯譔不得臥.

【內容】 黃連 3兩 黃芩 黃柏 各2兩 梔子 (擘) 14枚. 上4味切, 以水6升, 煮取2升.

回陽救急湯 (『傷寒六書』)

【主治】 寒邪直中陰經眞寒症. 初病起無身熱, 無頭疼, 只惡寒, 四肢冷厥, 戰慄腹疼, 吐瀉不渴, 引衣自盖, 倦臥沈重; 或手指甲脣靑; 或嘔吐涎沫; 或遲無脈; 或脈來沈遲無力.

【內容】 熟附子 乾薑 人蔘 甘草 白朮 肉桂 陳皮 五味子 茯苓 半夏 或嘔吐涎沫, 或有小腹痛, 加鹽炒茱萸. 無脈者, 加豬膽汁一匙. 泄瀉不止, 加升麻, 黃芪. 嘔吐不止, 加薑汁. 水二鐘, 薑三片, 煎之. 臨服入麝香三厘調服.

색인

ㄱ

ㄴ

ㄷ

ㄹ

ㅁ

ㅊ

ㅋ

ㅌ

ㅍ

ㅎ

한자

A

B

C

D

E

I

J

K

L

M

N

O

P

Q

R

S

T

Y

V

W

Y

번호

기호